肝硬化循证诊疗

主　　编　张学海

主　　审　杜芳金

副 主 审　谢显伦　赵　谦　王德成

审核人员　刘贵献　黄建国

　　　　　刘　波　杜来峰

中国协和医科大学出版社

图书在版编目（CIP）数据

肝硬化循证诊疗/张学海主编.—北京：中国协和医科大学出版社，2017.6
ISBN 978－7－5679－0743－0

Ⅰ.①肝…　Ⅱ.①张…　Ⅲ.①肝硬变—诊疗　Ⅳ.①R575.2

中国版本图书馆 CIP 数据核字（2016）第 326898 号

肝硬化循证诊疗

主　　编：张学海
责任编辑：王朝霞

出版发行：**中国协和医科大学出版社**
（北京东单三条九号　邮编 100730　电话 65260431）
网　　址：www.pumcp.com
经　　销：新华书店总店北京发行所
印　　刷：北京新华印刷有限公司

开　　本：889×1194　1/16 开
印　　张：48.75
字　　数：1120 千字
版　　次：2017 年 6 月第 1 版
印　　次：2017 年 6 月第 1 次印刷
定　　价：160.00 元

ISBN 978－7－5679－0743－0

序　一

　　肝硬化是各种慢性肝脏疾病的共同结局，其病因繁多、发病机制复杂，早期无特异临床表现，晚期并发症多且较严重。过去几十年来，在肝硬化病因及并发症诊疗方面取得了激动人心的进展。以乙型肝炎、丙型肝炎相关肝硬化为例，有效的抗病毒治疗不仅彻底改变了肝硬化不可逆转的观念，而且可使部分失代偿期肝硬化重新回到代偿期，即所谓失代偿期肝硬化的"再代偿"（recompensation）。生化、影像及内镜技术的飞速发展也极大地促进了肝硬化并发症诊疗水平的提高。尽管如此，如何及时诊断出早期肝硬化，如何有效处理晚期肝硬化的各种并发症，仍是临床医师面临的严峻挑战。

　　为帮助临床医生尽快全面了解和掌握肝硬化诊疗的基本知识和最新进展，我的大学校友和学长张学海医生参考大量有关肝硬化诊疗的原始文献、指南、共识或专家意见，终于编撰成《肝硬化循证诊疗》一书。此书的四个部分涵盖了肝硬化相关的主要临床问题：①基础篇，全面阐述了有关肝纤维化、门静脉高压、高动力循环综合征及肝病预后评估的各种技术和方法；②病因篇，包括了 HBV、HCV、NASH、ALD、AIH、PBC、PSC、BCS 等相关肝硬化诊疗进展；并对相应的病因治疗做了详细介绍；③并发症篇，对肝硬化的 20 种常见并发症的发生机制、防控对策进行了深入讨论，并提出循证诊疗推荐意见；④外科篇，对外科相关的肝损伤，TIPS 和肝移植技术进展作了全面综述。

　　正如其名称所示，本书的最大特点是"循证"。作者参阅了 4600 多篇文献，以大量数据和图表深入浅出地阐释基本概念，在深度分析高质量证据的基础上介绍相关推荐意见。我相信，本书内容不仅有助于解决临床实际问题，而且有助于培养年轻医生的循证医学理念。因此，我谨以个人名义向广大消化、肝病、传染病等相关专业的同道推荐这本内容丰富、特点鲜明的专业参考书。

贾继东　主任医师，教授

首都医科大学附属北京友谊医院肝病中心主任

国家消化系统疾病临床医学研究中心副主任

中华医学会肝病学分会 前任主任委员

亚太肝病学会（APASL）2009～2010 年主席

国际肝病学会（IASL）2015～2016 年主席

2015 年 10 月 8 日

序 二

　　慢性肝脏疾病无论原因如何，都有炎症的存在。炎症的持续存在，本来是机体排除病因、促进修复的一个重要组成部分，但如果炎症迁延不愈，释放的炎性介质会激发处于静止状态的肝星形细胞，使之激活、转化、增殖、分泌，过量的细胞外基质在肝脏中的沉积，形成肝脏纤维化，甚至是肝硬化，导致终末期肝病的各种表现，甚至是临床死亡。失代偿期肝硬化患者面临的不仅仅是肝脏疾病，往往会伴有多脏器的疾病，临床治疗效果不满意，因此，从慢性肝病的早期就要注重肝纤维化、肝硬化的防治研究，具有很重要的意义。

　　中国无疑是病毒性肝炎患者数目居多，也是引起肝纤维化、肝硬化的主要疾病类型。随着抗乙型肝炎病毒（HBV）核苷（酸）类似物的广泛使用，乙型肝炎的抗病毒治疗已经取得了阶段性成果，虽然还不能有效地清除体内的病毒，但是可抑制病毒的复制，延缓疾病进展。近期由于针对丙型肝炎病毒（HCV）的直接抗病毒药物（DAAs）的上市，能够在短期内清除体内的 HCV，因此，抗病毒治疗迎来了显著的进展。虽然 HBV 和 HCV 抗病毒治疗取得了决定性的进展，但既往体内病毒感染引发的炎症瀑布反应，是不是因为抗病毒治疗奏效而"戛然而止"？这个观点还有待于进一步考证。但至少目前还不能说由于抗病毒治疗有效而完全解决了肝脏疾病的进展。肝纤维化和肝硬化的进展是不是完全可以解决？还需要积累更多的临床证据。关于非感染性肝脏疾病，有些发病机制不太清楚，或者对机制有些了解，但治疗效果欠佳，控制肝脏炎症的效果并不总是满意的。因此，这些肝病患者的肝纤维化、肝硬化的问题更应引起关注。

　　近年来由于细胞和分子生物学的研究进展，特别是组学研究的进步，使我们对于肝纤维化和肝硬化的发生机制有了更多的认识。除了转化生长因子 β（TGFβ）、血小板衍生生长因子（PDGF）等炎症因子对于星状细胞的调节之外，对 NS5ATP9 负向调节星形细胞及以 NS5ATP9 为靶基因的治疗探索，为肝纤维化和肝硬化的治疗探索了新的方向。但肝纤维化和肝硬化的治疗，除了国内使用的一些中药复方制剂，目前还缺乏有效的"西药"。我和上海的陆伦根教授一起领导全国羟尼酮治疗肝纤维化的 II 期注册临床研究还在进行中，但国际上还没有批准上市的药品。因此，关于肝纤维化和肝硬化的基础与临床研究，新药的研究，显得十分迫切。

　　仰望星空的同时，也要脚踏实地。一方面我们对于未来肝纤维化的研究进行关注，但对目前大量的肝硬化患者来说，临床治疗的需求也很迫切。因此，如何利用目前关于肝硬化的最新知识，合适地处理好临床治疗问题，就显得很有难度了。我国著名肝病学家张学海主任医师是我多年的朋友，他将积累了很长时间的关于肝纤维化和肝硬化的临床经验，博采众长，通读这个领域最为先进的研究进展，写就了这本专著，是现阶段这一领域的最权威的诠释，这本专著的出版一定会极大地推动我国肝纤维化和肝硬化的研究和临床进展。通读全稿，爱不释手，愿意推荐给全国肝病同行作为参考。希望更多的年轻肝病医生加入这一领域，共同攻关，早日找到治疗肝硬化的有效药物和方法。

是为序。

博士、教授

2017 年元旦，北阜

前　言

　　过去30年全球肝硬化（LC）死亡人数从1980年67.6万上升至2010年超过100万，占同期全球死亡人数百分比从1.54%升至1.95%。并导致三千一百万患者残疾及其双倍数量的LC患者处于半残疾病态。另有研究显示超过10%的LC病例仅在尸检时被发现，提示近二十年来可能一直低估了LC病死率。特别是酗酒和肥胖相关LC发病率持续攀升。因LC病程漫长，迫使全球大多数地区患者难以承受昂贵诊疗费用。实际上LC已经成为人类死亡及疾病负担的主要驱动器。慢性肝病和LC持续流行给全球经济带来沉重负担；并对不断增长的经济和社会进步产生影响。

　　十多年来，慢性肝病病因明显变化，发病机制显著进展，特别是肝纤维化和LC并发症、相关肾功能不全、血管扩张、心脏及循环功能障碍（高动力循环）发生机制已获深入认知。非侵入性诊断肝纤维化和门静脉高压（PHT）技术日趋完善。超声和MRI进展已从定性扩展至定量解剖和功能影像学领域。最重要的是LC并发症防治技术快速进展。特别是胃食管静脉曲张出血防治，乙型肝炎和丙型肝炎LC抗病毒治疗，门脉性肺动脉高压特异疗法，有效防治LC继发感染，特异性V2受体拮抗剂治疗LC并发顽固性腹水及低钠血症，TIPS治疗PHT相关并发症，有效防治HRS，终末期LC肝移植进展等等。

　　本书广泛收集LC相关基础和临床最新技术信息，荟萃全球近十多年来4600多项肝病研究成果，突出循证医学理念。融合作者36年临床诊疗经验；解析LC及其并发症分子机制、基础与临床。讨论LC复杂、疑难问题解决方案。深度分析证据（书中部分图表和观点源自原作者，因难能征得各自同意，谨对他们的医学贡献深表敬意），不但在引证处标注引文，而且对重要诊疗技术按照循证级别显示的感叹号数！、!!、!!!分别表示一般推荐、常规推荐和强力推荐供读者参考（下表），可能有助于开启LC"精准"诊疗新时代。并提出未来重点研究参考内容，全视角构建LC医学论坛。

证据评估质量和推荐分级标准

证据评估质量	推荐等级	代表符号
专家共识及/或小样本、回顾性研究或注册登记资料	一般推荐	!
单个随机临床试验或大样本非随机临床研究	常规推荐	!!
多个随机临床试验（RCT）或荟萃分析	强力推荐	!!!

　　书中内容分为四部分：①基础篇（第1～8章）综述肝脏解剖基础、门静脉高压、LC影像学进展、肝纤维化和LC预后评估；②病因篇（第9～20章）综述临床常见不同病因LC诊疗进展；③并发症篇（21～40章）详细阐述肝硬化20种常见并发症相关临床诊疗新技术；④外科介入篇（41～44章）讨论临

床常见 LC 外科风险、TIPS 和肝移植技术进展。涵盖 LC 主要临床复杂和疑难问题。总结难点，分享经验，回馈读者。

本书可供相关学科（例如肝病科、传染病科、消化内科、肾内科、妇产科、儿科、肝胆外科、放射科、检验科等）卫生工作者和肝病专业研究生培训参考用书。也可供关注肝病保健的知识分子和 LC 患者阅读。并可作为肝病科、感染病科、消化内科医师洞察和掌握 LC 相关技术最新进展必备工具书。深信读者将从各章节中获知最新技术信息和经验益处。然而，考虑到人为误差和医学科技快速进步，特别是编者水平和参考文献有限，难以确保每个观点都能达到精确或完美程度，欢迎读者提出批评指正意见（ZXH26@163.COM）。

希望本书不仅能够引起临床医师对 LC 及其并发症研究兴趣，而且期盼此书出版将成为 LC 领域讨论交流和学术争鸣的新平台；在促进我国 LC 防治水平和相关专业诊疗质量提高方面有所帮助；携手努力使众多肝病患者获得最佳临床结局；并渴望唤起对相关临床课题的深入研究。

特别感谢帮助本书图表制作的李清运和徐潘峰等。并对支持和鼓励编著本书的所有人员表示真诚谢意。

张学海

2017 年 3 月 29 日

目　录

外 科 篇

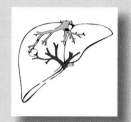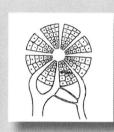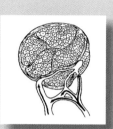

基 础 篇

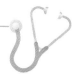

第一章 肝脏结构及其血液循环

第一节 肝脏解剖基础

肝脏位于右上腹，是人体最大、血管最丰富的消化器官。肝脏呈不规则楔形，大部分位于右季肋部，小部分过中线达左侧膈下。正常人仰卧时肝上界平右锁骨中线第五肋间，下缘近右侧肋弓。正常情况下肋缘下触及不到肝脏，有时剑突下可触及，但一般不超过3cm，而婴幼儿多可在肋缘下触及。从前面看，肝脏分为较大的右叶和较小的左叶。从后面看，在左、右叶之间还有更小的两叶，其间为肝门，是门静脉和肝动脉和胆管入出肝脏的门户。

肝脏分为五叶四段。正中裂将肝脏分为左、右两部分，右叶间裂将右半肝分为右前叶和右后叶；左叶间裂将左半肝分为左外叶和左内叶（Ⅳ段）。另有尾状叶（Ⅰ段）。右段叶间裂将右后叶分Ⅶ、Ⅵ两段，左段叶间裂将左外叶分为Ⅱ、Ⅲ两段，右前叶分Ⅴ、Ⅷ段。

第二节 肝脏血液循环

一、肝脏血供

肝脏是人体内最大的接受双重血供器官。虽然其重量不足人体质量的3%（男约1800g，女约为1400g），但供肝血量占心排血量（CO）的25%[1]。肝血流量男女分别近1800ml/min和1500ml/min。肝大、中动脉壁外膜分布着众多无髓鞘神经纤维。这些肝脏血管经叶间、小叶间动脉最终通往汇管区。末梢肝动脉缺乏弹性。肝动脉血流入肝血窦（肝窦）后经肝静脉和淋巴管流出。肝动脉在胆囊周围产生动脉丛，并延伸至间质门静脉组织动脉分支，滋养门静脉、中央静脉和肝静脉分支。汇管区动脉供应门静脉分支血管壁和胆管，并形成门静脉系统特殊的动脉网。门静脉入肝后反复分支至小叶间门静脉，其后与肝动脉血液一起汇入肝窦[2-4]。在汇管区也有极少量的肝动脉–门静脉交通支（图1-2-1）。

肝动脉和门静脉路径不同点在于门静脉血液全部流入肝窦，但肝动脉血并非全部注入肝小叶，其部分分支甚至可能绕过肝小叶直接排入中央静脉及/或小叶下静脉，最后汇入下腔静脉（IVC）。这些肝动脉的血流通道被称为"旁通管"。肝血供70%～80%来自门静脉，20%～30%来自肝动脉。除此之外，肝动脉血富含氧，但缺乏营养素，而门静脉血相对缺乏氧，但富含营养素和肠源性毒物。

在肝脏微细结构中，肝腺泡和肝小叶是两个对应的结构模式。围绕着门静脉末端的球状肝腺泡被分为3个区。依照圆柱形肝小叶内的肝细胞与门静脉的距离远近不同，存在着氧浓度梯度。肝小叶近门静脉区（肝腺泡1区）肝细胞优先获得更多的氧和营养物质，而近中央静脉区（3区）肝细胞接受的血氧饱和度最低（图1-2-2）。上述不同肝腺泡区的肝细胞不但呈现代谢差异，而且远离门静脉血供的肝细胞（肝腺泡2和3区）对低氧和毒素暴露反应不同。肝静脉血流阻塞（HVOO）更是如此（第17章）。

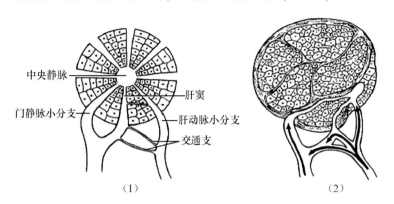

图1-2-1　门静脉、肝动脉小分支之间的交通支

（1）正常时交通支关闭（2）肝硬化时交通支开放，压力较高的肝动脉血注入门静脉，促进门静脉高压

（此图源自陈孝平等主编《外科学》第八版）

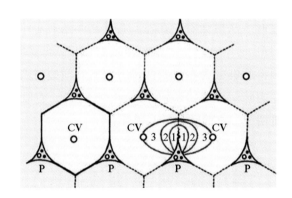

图1-2-2　肝小叶和肝腺泡结构图（erwin kuntz. hepatology-principles and practice，2 ed）

注：CV：中央静脉；P：汇管区；肝腺泡循环和代谢分区：1区：门静脉周围区；2区：中间区；3区中央静脉周围区

正常情况下每100g肝组织的氧耗量近6ml/min。肝窦前血管阻力相对较低，并且超过70%的门静脉压力传导至肝窦。正常肝脏门静脉至肝静脉末端（中央静脉）的压力下降近2/3，而中央静脉至IVC的压力下降1/3[5-6]。肝窦前肝动脉压力梯度随着肝动脉多级分支显著下降。

肝血流量随体位和呼吸而变化。人体直立位时肝血流量少于仰卧位。睡眠时肝血流量减少。肝静脉血流量吸气时减少、呼气时增加。餐后内脏和肝脏血流灌注均显著增加。老年人肝血流灌注减少[7]。健康肝脏血流动力学参数见表1-2-1。

表1-2-1　正常肝脏血流动力学参数

血　　管	压力（mmHg）	血　　供	血流量（ml/min）
肝动脉	100	全肝	1500
汇管区肝动脉	30	肝动脉	350
门静脉	5～8	门静脉	1150
门静脉末端	4.8	肝脏血容量（ml）	500

续表

血　　管	压力（mmHg）	血　　供	血流量（ml/min）
肝静脉	1.7	门静脉供氧比例	50%
下腔静脉	1~2	肝动脉供氧比例	50%
肝静脉楔压（WHVP）	5~8		
游离肝静脉压（FHVP）	1~2		
肝静脉压力梯度（WHVP-FHVP）	<6		

二、肝窦微环境

肝窦壁主要由三种类型的细胞组成：肝窦内皮细胞（LSEC），肝巨噬细胞（KC）和肝星形细胞（HSC）。其中 LSEC 是肝窦壁主要结构。肝脏大多数内皮细胞驻留在肝窦，而 KC 与 LSEC 排成一行，发挥肝脏巨噬细胞功能。LSEC 的两个特性区别于其他部位的内皮细胞，首先是 LSEC 含有大量细胞间窗孔（半径为 100~500nm），且缺乏内皮下间充质，这种独特结构允许大分子物质进入 Disse 间隙，使得肝血流和肝细胞之间能够顺畅地进行物质交换。这是肝窦与毛细血管的主要不同点。其次是 LSEC 缺乏基底膜，这增加了内皮层对较大溶质分子的通透性[8]。这种非常独特的肝窦微循环结构更有利于分子物质从血管内转运至 Disse 间隙，极易供肝细胞摄取。LSEC 窗孔属于动态结构，不但在肝细胞和血液中的物质交换过程中起着筛选屏障作用，并且受多种细胞因子的调控，其中血管内皮生长因子（VEGF）是最重要的调节 LSEC 窗孔大小及其数量的分子。与其他内皮细胞一样，LSEC 合成血管活性物质，作用于肝血管床的其他类型细胞，调节肝内血管张力[9]。在肝脏充血性炎性反应过程中，Disse 间隙被蓄积的胶原组织拓宽，并且 LSEC 间的很多窗孔变小、甚至消失，导致通过肝窦壁的转运通道不畅，营养物质和代谢产物通透性降低，并发肝功能障碍。

三、肝静脉血流特征

三条主要肝静脉（肝左、中、右静脉）使肝脏血液流入下腔静脉（IVC）。其中肝中、左静脉在进入 IVC 前汇合者占 80%。在肝静脉血流受阻时，肝内静脉分支形成吻合支。由于尾状叶（1 段）血液并不通过肝静脉流入 IVC，而是通过数条单独静脉直接流入 IVC。因此，在所有三条肝静脉均发生血栓性闭塞时，肝脏其他部分的血液通过肝内侧支网绕道尾状叶进入 IVC，使得尾状叶代偿性肥大。

肝脏很像一个"富含血液的海绵"，在肝静脉压升高时，例如右心衰或肝静脉血栓，可能导致肝脏血容量升至 60ml/100g 肝组织。

第三节　门静脉系统胚胎发生学

一、胚胎学

熟知门静脉侧支路径及其胚胎发生学有助于诊疗相关疾病。胚胎期门静脉系统起源围绕肝芽的二条卵黄静脉和脐静脉发育[10-12]。卵黄静脉在原始横膈中相互联络、并由此发育成肝窦。伴随着胚胎生长，卵黄静脉演变成肝内门静脉和肝静脉及肝内下腔静脉（IVC）部分。这些静脉也形成门静脉主干，并延续形成脾静脉和肠系膜静脉。伴随着胚胎发育右脐静脉萎缩，但左脐静脉保持着与左门静脉系统的连通，并且形成静脉导管与卵黄静脉相连；静脉导管发育成肝静脉韧带（静脉导管索），并且出生后左脐静脉也萎缩。这种退化链可解释门静脉高压（PHT）时脐静脉再通。奇静脉和半奇静脉衍生于上主静脉，并且下行至腹部与左肾上腺静脉相连。伴随着胚胎发育这些连接退化萎缩，但在PHT时是易于形成门体侧支循环的根源，并且极易并发胃肾分流。下主静脉伴随着胚胎发育合并为腹部IVC和双肾、肾上腺和性腺静脉。在胎儿血循环中形成很多肝窦旁路血流，使大量胎盘血绕过肝脏。胚胎期这些血管发育广泛性重构成门静脉系统。令人惊奇的是罕见门静脉系统先天性发育异常。

在探讨胃静脉曲张（GV）和异位静脉曲张（ECV）时，这些系统的发生学很重要，因为静脉曲张常常联系到他们的解剖起源。例如，脾静脉血栓（Svt）患者常并发胃静脉曲张（GV）、胃底静脉、胃短静脉高压，他们均起源于卵黄静脉，通过食管末端较小的门体侧支血管常与奇静脉相通，他们均起源于上主静脉[10]。基于对这些解剖和静脉血流流入和流出方向的理解有助于指导临床诊断和治疗[11]。

二、门静脉解剖

门静脉系统起自肠壁等处的毛细血管，止于肝窦，无静脉瓣。成人门静脉主干长约 6 ~ 8cm，直径 1 ~ 1.2cm。其主要分支有肠系膜上静脉、肠系膜下静脉、脾静脉、胃左静脉、胃右静脉、胆囊静脉和附脐静脉等。也就是说这些静脉血流通过门静脉系统直接流向肝脏[13]。因此门静脉正常收纳几乎全胃肠道的血液（其中脾和胰腺占25%，胃肠占75%）[14]。上述解剖学结构易于解释众多病因导致的肝硬化并发PHT相关血流动力学变化，可在不同解剖部位（食管、胃、十二指肠、小肠、直肠、胆囊）发生自发性门体分流（SPSS）[15]（图1-3-1）。甚至部分PHT患者的门静脉血液离肝逆流至侧支静脉，临床上常常见到相关解剖部位的静脉曲张，并且很容易导致静脉曲张破裂出血而威胁患者生命（第22和23章）。

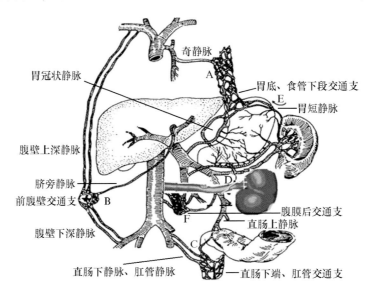

图 1-3-1　门静脉循环解剖图和门体侧支循环部位

注：A：食管黏膜下静脉，收纳胃冠状静脉和胃短静脉血液，并通过奇静脉使血液流入上腔静脉。B：脐旁静脉，使血液流入脐周腹壁静脉。

PHT 时这些静脉可形成水母头样曲张。C：直肠黏膜下静脉，通过直肠上静脉收纳肠系膜下静脉血液，

并通过直肠中静脉使血液流入髂内静脉。D：脾肾分流，可自发性产生或经外科手术分流。

E：胃短静脉向胃底、食管静脉交通支分流。F：腹膜后交通支

参照陈孝平主编《外科学》（第八版）修改

第四节　肝脏淋巴系统

因为肝小叶内未发现淋巴管，提示 Disse 腔内的体液可与细胞间隙和肝窦相互自由渗透，由此产生的淋巴液通过近汇管区的 Mall 间隙（位于汇管区结缔组织周边和近汇管区端肝细胞板之间）进入毛细淋巴管，随逐级增粗的淋巴管在肝门出肝，与来自其他器官（包括胰腺、脾、肾、肾上腺、胃、大肠、小肠、胆囊和肠系膜）淋巴液一起，流经主动脉旁淋巴丛和乳糜池进入胸导管[16]。正常人，通过胸导管进入体循环的淋巴液可达 800~1000 ml/d。肝内淋巴网络通过疏散的被膜下丛与被膜淋巴管相通联。

第五节　肝脏神经分布

肝内广泛分布着肾上腺素能（交感）、胆碱能（副交感）和肽能神经纤维分支网络[17~19]，并影响肝细胞代谢、肝脏血流动力学和胆管胆汁动力学[20]。

副交感神经纤维受迷走神经支配。交感神经支配效应源自 $T_{5~9}$ 腰椎神经节，并发出节后纤维。在肝门部围绕肝动脉、门静脉和胆管形成自主神经系统神经丛。大部分为无髓鞘神经进入肝脏，并且沿途伴随着肝动脉分支和胆管延伸至汇管区最小分支，支配血管和胆管。在窦周隙有一种精密的神经网络直接接触肝细胞和肝脏星形细胞。肝动脉主要受交感神经支配，而肝实质和胆管受交感和副交感神经双重支配。

肽能神经递质主要与肾上腺素能神经纤维有关。血管活性肠肽，生长抑素，胃泌素/C-端胆囊收缩素，神经降压肽，神经肽 Y，P 物质，胰高糖素，类高血糖素多肽，血清素和甘丙肽（加兰肽）均被发现在人体肝脏中[21]。然而，这些肽能神经支配的生理学意义尚不清楚。

感觉神经纤维源自肝脏和肝外胆管，并与迷走神经、内脏神经和右膈神经伴行。它们接受并传导渗透压，离子浓度，化学和代谢物受体（例如葡萄糖感受器）和压力及损伤感受器的生物信号。传入神经影响糖代谢动态稳定，并且调节胰岛素的肝脏效应。刺激交感神经诱导糖原分解，并释放葡萄糖，并且抑制糖原合成。刺激副交感神经效应则相反[22~23]。最重要的神经递质传导结果似乎是影响肝细胞间生物信号传递及代谢[24]。

肝脏神经分布使其成为独特感受器，可接受压力、代谢、体液等各种刺激，并转换成神经信号通过脑干传导至下丘脑发挥完美的生物调节功能。但至今难以理解肝移植（LT）离断神经支配患者的肝功能并无实质性影响。然而，LT 患者的上述传入性体液和神经反射丢失，不但影响肝脏代谢自我平衡及"肝肾反射"，而且促进体质量增长[25]。

第六节　肝脏血液循环调节

截至目前，仅了解部分肝脏血流调节机制。并且很多信息来自动物实验。肝脏需氧量和肝脏代谢并非决定于肝动脉血流量。正常肝氧摄取率近 40%。其需氧量增加并非通过提升血流量，而是强化氧摄取率。肝血流量过低时氧摄取率可升至 95%。推测这是通过固有肝内自我调节和神经控制共同完成肝血流调节[8]。肝内自我调节似乎比外在神经支配更重要。

肝血流自主调节程度弱于肾和脑。然而，肝动脉压力调节肝血流变化。血流阻力增加导致压力升高，使动脉血流量下降，血管阻力下降导致肝动脉压力降低，动脉血流量增加。

实际上门静脉是一个被动性储血系统。门静脉血流量并无压力依赖性自我调节。而是主要依赖内脏血流量。然而，门静脉血流变化将影响肝动脉血流。门静脉血流增加将导致肝动脉阻力升高，而门静脉血流减少时将导致肝动脉扩张，并可能导致肝动脉血流代偿性增加25%～100%，而在门－体静脉分流情况下可能导致肝动脉血流增至400%；与此相反，肝动脉血流减少时并不伴有门静脉血流代偿性增加。

一、肝脏血流的神经调节

肝动脉分支血管平滑肌纤维具有 α 肾上腺素能缩血管受体，$β_2$ 肾上腺素能扩血管受体和多巴胺能扩血管神经元。刺激肝脏 α 肾上腺素能缩血管受体导致动脉血管收缩，肝血流减少，刺激交感神经并未直接影响门静脉血流。然而，肾上腺素能神经兴奋时肝内阻力增加可能加重 PHT，末端门静脉和肝窦收缩，交感神经兴奋可能促进肝窦和肝静脉血流入体循环[26]。

二、肝内阻力因素

肝窦血液大部分来自门静脉循环，汇管区门静脉分支和小叶间远端肝静脉仅仅含有很稀疏的平滑肌纤维。健康肝脏的肝窦没有平滑肌纤维维持被动开放的血流通过压力。实验研究显示门静脉压是流动的血流与其流过肝脏微管系统阻力之间的相互作用力，并通过括约肌样的机制完成其血管阻力调节。在汇管区存在动脉－门静脉吻合支，最小门静脉分支，肝窦和窦后血管均可产生肝内阻力。位于门静脉终端前的肌源性"输入"和"输出"括约肌和位于肝窦和肝静脉末端括约肌具有调节肝窦血流的作用[27]。肝窦内皮细胞也能够在某种程度上影响肝窦直径，从而调节肝窦阻力。大概这些细胞通过收缩和膨胀发挥着某种括约肌样的功能。肝脏受损时星形细胞处于收缩状态，进而影响窦腔直径，并且调节肝脏微循环[28]。体液调节介质也诱导肝星形细胞收缩。

三、血管活性物质

旁分泌/自分泌血管活性物质有：内皮缩血管肽、一氧化氮、一氧化碳、腺苷和其他（P 物质、血管紧张素 II、血清素、NE、凝血酶及前列环素）均是重要的调节血管张力和肝血流量的介质。

参考文献

[1] Lautt WW, Greenway CV. Conceptual review of the hepatic vascular bed. Hepatology, 1987, 7：952 – 963.

[2] Lautt WW Hepatic vasculature. a conceptual review. Gastroenterology, 1977, 73：1163 – 1169.

[3] Shah V, Garcia-Cardena G, Sessa WC, et al. The hepatic circulation in health and disease：report of a singletopic symposium. Hepatology, 1998, 27：279 – 288.

[4] Yamamoto K, Sherman I, Phillips MJ, et al. Threedimensional observations of the hepatic arterial terminations in rat, hamster and human liver by scanning electron microscopy of microvascular casts. Hepatology, 1985, 5：452 – 456.

[5] Bohlen HG, Maas-Moreno R, Rothe CF Hepatic venular pressures of rats, dogs and rabbits. Am J Physiol, 1991, 261：G539 – 547.

[6] Maas-Moreno R, Rothe CF Contribution of the large hepatic veins to postsinusoidal vascular resistance. Am J Physiol, 1992, 262：G14 – 22.

[7] Wynne HA, Cope LH, Mutch E, et al. The effect of age upon liver volume and apparent liver blood fl ow in healthy

man. Hepatology，1989，9：297 – 301.

［8］McCuskey RS，Reilly FD. Hepatic microvasculature：dynamic structure and its regulation. Semin Liver Dis，1993，13：1 – 11.

［9］Shah V，Haddad F，Garcia-Cardena G，et al. Liver sinusoidal endothelial cells are responsible for nitric oxide modulation of hepatic resistance. J Clin Invest，1997，100：2923 – 2930.

［10］Evans GR，Yellin AE，Weaver FA，et al. Sinistral（left-sided）portal hypertension. Am Surg，1990，56（12）：758 – 763.

［11］Patten BM，Carlson BM. Patten's foundations of embryology. 6th edition. New York：McGraw-Hill，1996. 752.

［12］Zachary Henry，Dushant Uppal，Wael Saad et al. Gastric and Ectopic Varices. Clin Liver Dis，2014，18：371 – 388.

［13］Douglas BE，Baggenstoss AH，Hollinshead WH The anatomy of the portal vein and its tributaries. Surg Gynecol Obstet，1979，91：562 – 576.

［14］Myers JD The hepatic blood fl ow and splanchnic oxygen consumption in man：their estimation from urea production or bromsulphthalein excretion during catheterization of the hepatic veins. J Clin Invest，1947，26：1130 – 1137.

［15］Salam AA，Warren WD Anatomic basis of the surgical treatment of portal hypertension. Surg Clin North Am，1974，54（6）：1247 – 1257.

［16］Gnepp D Lymphatics. In：Staub N，Taylor AE（eds）Edema. New York：Raven Press，1984，263 – 298.

［17］Bioulac-Sage P，Lafon ME，Saric J，et al Nerves and perisinusoidal cells in human liver. J Hepatol，1990，10：105 – 112.

［18］Ding WG，Fujimura M，Mori A，et al Light and electron microscopy of neuropeptide Y-containing nerves in human liver，gallbladder and pancreas. Gastroenterology，1991，101：1054 – 1058.

［19］Tiniakos DG，Lee JA，Burt AD Innervation of the liver：morphology and function. Liver，1996，16：151 – 60.

［20］Teutsch HF The modular microarchitecture of human liver. Hepatology，2005，42：317 – 325.

［21］Bataller R，Gines P，Nicolas JM，et al. Angiotensin II induces contraction and proliferation of human hepatic stellate cells. Gastroenterology，2000，118：1149 – 1156.

［22］Gardemann A，Puschell GP，Jungermann K Nervous control of liver metabolism and hemodynamics. Eur J Biochem，1992，207：399 – 411.

［23］Jungermann K，Gardemann A，Beuers U，et al. Regulation of liver metabolism by the hepatic nerves. Adv Enzyme Regul，1987，26：63 – 88.

［24］Seseke FG，Gardemann A，Jungermann K Signal propagation via gap junctions，a key step in the regulation of liver metabolism by the sympathetic hepatic nerves. FEBS Lett，1992，301：265 – 270.

［25］Richardson RA，Garden OJ，Davidson HI Chronic liver disease and transplantation-uncovering the role of the liver in ingestive behaviour. Clin Nutr，2001，20：S141 – S145.

［26］Richardson PDI，Withrington PG Liver blood flow. Intrinsic and nervous control of liver blood flow. Gastroenterology，1981，81：159 – 173.

［27］McCuskey RS Morphological mechanisms for regulating blood fl ow through hepatic sinusoids. Liver，2000，20：3 – 7.

［28］Rockey D The cellular pathogenesis of portal hypertension：stellate cell contractility，endothelin and nitric oxide. Hepatology，1997，25：2 – 5.

第二章 　肝纤维化

肝纤维化是慢性肝损伤的修复反应，以细胞外基质（ECM）合成、沉积和降解失衡，ECM 净沉积增加为特征，是损伤 - 炎症 - 再生 - 修复综合病理反应的结果。ECM 不断沉积和降解导致纤维化程度及其结构处于动态变化中，并具有潜在可逆性。几乎所有慢性肝病均存在不同程度的肝纤维化，依照肝损伤程度的不同肝纤维化进展速率不一。伴随着纤维化进展，肝组织结构和血管、胆管系统扭曲、形态学、血流动力学和肝脏功能同步改变，逐渐演变为肝硬化（LC）和门静脉高压（PHT），并具有肿瘤转化习性。近年来肝纤维化研究取得的重大进展已经进入重要转变期，并达成部分共识。本章综述肝纤维化病因学、发生机制、组织学和治疗策略。

第一节　肝纤维化病因及发生机制

所有病因导致的肝损伤均可导致肝纤维化和 LC（第 9 章）。我国 1.2 亿多慢性 HBsAg 携带者中肝纤维化发病比例很高。而在发达国家酗酒、不断升高的慢性丙型肝炎（CHC）发病率和非酒精性脂肪肝（NAFLD）是主要病因[1]。美国 NAFLD 快速成为肝病最常见原因，超过 1/3 的人被证实患有 NAFLD，并且 NAFLD 相关肝纤维化和 LC 患病率很可能持续上升[2]。

肝纤维化发病机制复杂，涉及多种细胞、细胞因子与化学因子及相关受体、信号转导分子间相互作用。研究特点已经从 ECM、肝星形细胞（HSC）内信号转导发展到创伤修复整合或整体反应的新时代。慢性肝纤维化是慢性炎症和组织损伤修复性愈合反应，同时导致胶原沉积和瘢痕形成。炎症刺激纤维化是全球最流行肝损伤和纤维化的代表。只有另外少数疾病，例如血色病表现的组织学炎症证据不明显，但可诱导肝纤维化。肝局限性纤维化以局灶性肝实质细胞损失后的愈合为特征；这与慢性肝损伤和慢性炎症反应导致的弥漫性纤维化不同。弥漫性肝纤维化主要病理变化是 ECM 合成与降解失衡导致 ECM 过度沉积，其中巨噬细胞和 HSC 发挥重要作用[3]（图 2-1-1），这是肝病学的重要内容。

一、反复损伤和炎症反应

反复损伤是肝纤维化进展的重要机制。肝纤维化进行性增加必须具备肝脏慢性和持续损伤性刺激。慢性肝病进行性肝纤维化可能最终形成 LC[4]。而短暂、一次性创伤（例如暴发性肝炎或中毒性肝损伤）可能导致宽广的纤维带，形成整齐规则的肝实质结构扭曲，但通常无进行性纤维化。

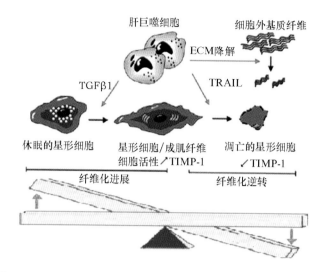

图 2-1-1　巨噬细胞在肝纤维化进展和逆转中的作用（源自[3]修改）

注：TRAIL：肿瘤坏死因子相关凋亡配体

二、肝纤维化发生过程中三个值得特别关注的重要环节

（一）星形细胞（HSC）

HSC 扮演着肝纤维化效应器的关键作用。肝损伤激活 HSC，使其转变为肌成纤维样细胞（MFB），MFB 大量合成并分泌以胶原蛋白为主的 ECM，尤其是胶原纤维 I 和 III 型、纤连蛋白。MFB 来源于 HSC、骨髓源性 MFB、小静脉周围肌成纤维细胞、汇管区成纤维细胞、胆管上皮细胞、肝窦内皮细胞（LSEC）、KC、肝细胞等[5]。不同病因肝纤维化发病机制不同，参与肝纤维化的主要细胞也不尽相同。尽管如此，在肝纤维化过程中发挥核心作用的仍是 HSC。持续性肝损伤使静止型储存维生素 A 的 HSC 通过自分泌因子维持自身活化状态，并增殖转化为具有收缩性、能产生纤维的 MFB。其中主要表型变化包括增殖、收缩、纤维形成、基质降解、化学趋化、类维生素 A 损耗和白细胞化学诱导。肝损伤消退过程中活化 HSC 的命运尚不清楚，但可能包括恢复为原休眠状态或经过凋亡选择性清除。上述 HSC 活化和基质降解酶及其抑制因子相互作用的复杂过程最终导致 ECM 蓄积[6]（图 2-1-2）。

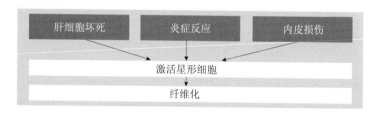

图 2-1-2　不同关键刺激因素激活 HSC 导致肝纤维化主要机制

（二）细胞因子和肽类

多种合成 ECM 的细胞分泌众多细胞因子［例如：转化生长因子（TGF）、血小板衍生生长因子（PDGF）、胰岛素样生长因子（IGF）等］和肽类，并表达相关受体，它们是细胞间相互影响、调控肝纤维化的纽带或关键因子[7-8]。最重要的是同时呈现旁分泌和自分泌，不但形成纤维化，而且也发挥炎性反应、细胞增生和再生等效应[9]。细胞因子和肽类在纤维形成中的整体效能见表 2-1-1。

表 2-1-1 影响肝纤维化的细胞因子和肽类[10]

促纤维生成作用		抗纤维生成作用	
细胞因子和肽类	相对影响力	细胞因子和肽类	相对影响力
转化生长因子 β	+ + +	肿瘤坏死因子-α	+
转化生长因子 α	+	干扰素-γ	+ + +
白细胞介素-1	+	白细胞介素-10	+ +
白细胞介素-4	+	肝细胞生长因子	+ +
胰岛素样生长因子Ⅰ和Ⅱ	+		
白细胞介素-6	+		
血小板衍生生长因子	+ +		
单核细胞趋化因子-1	+		
成纤维细胞生长因子	+		
凝血酶	+		
血管内皮生长因子	+		
内皮缩血管肽-1	+ +		
瘦素	+ +		

（三）ECM

不论肝损伤病因如何，ECM 增加及其重塑是肝纤维化形成的基本步骤。同时肝内呈现非常复杂的肝纤维化标志物（图 2-1-3）。检测这些标志物有助于肝纤维化诊断（第 3 章）。

三、非炎症机制

（一）收缩性

肝脏修复即包括肝再生，又包括以合成 ECM 为特征的损伤性修复（纤维化），并受实质细胞和非实质细胞动态协同调节[11]。而收缩性是人体伤口愈合的必然要素。与其他组织伤口愈合相同，肝内 MFB 总数决定其收缩活性。活化 MFB 的收缩性能促进 PHT。

（二）血管病变

肝纤维化伴有血管病变。多表现为肝窦毛细血管化、分流、微血管新生和 PHT 等[12-14]。这种血管病变的成因很多：纤维化肝脏富含促血管生成因子，例如：VEGF 和 PDGF。组织显著缺氧可刺激血管生成，并且 HSC 可能具有直接促血管生成活性[12,15~16]。近来通过 VEGF 对巨噬细胞浸润作用以及促进退化机制诱导肝纤维化消退[17]。在肝损伤的早期阶段，肝窦毛细血管化过程发生于肝纤维化形成之前，使得肝窦内层窗孔变小或消失。这种"肝窦毛细血管化"导致肝小叶血液功能性分流，引发肝细胞营养物质和供氧不足。肝血管新生不仅是肝纤维化的重要病理表现，也是贯穿肝纤维化发生和发展全程的病理原因。肝实质相对缺氧应激释放血管生成因子已经被动物实验证实[18]，进而促进连接门静脉和汇管区，或更有意义的连接门静脉和中央静脉纤维组织内的血管新生及其结构变化。导致病理性套叠式血管再生、结节性再生诱发不规则血流模式，致使肝内循环血管阻力增加，最终形成 PHT[19]。近年来肝脏微血管成像技术（体式显微镜，MRI）进展有助于诊断血管新生和肝纤维化程度[20]。并且抑制血管增生能够逆转肝纤维化。因此，肝小叶内功能性和解剖性血液分流，形成低氧和纤维化恶性循环。此外，肝内血管血栓也促进血管功能不全。影像学研究证实 LC 患者门静脉发生不同程度的栓塞[21]，并且 LC 尸体解剖发现门静脉和肝静脉分支闭塞发生率分别为 36% 和 70%[22]。

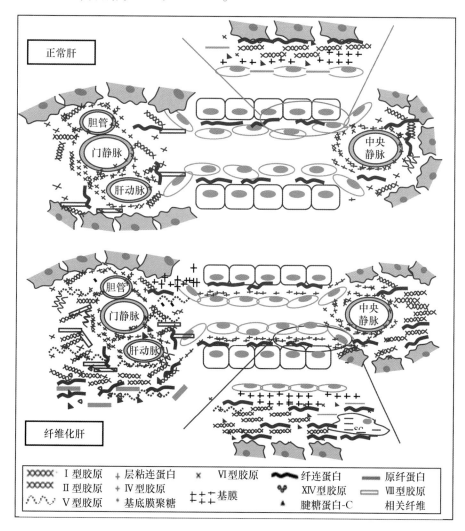

图 2-1-3　正常肝脏和肝纤维化模式图

（三）非炎性进展模式

已经提出肝纤维化发生的其他机制，最广泛采用的非炎性纤维化进展范例是血色病（肝活检显示缺乏炎性细胞浸润）。酒精性肝病肝组织学研究证实单纯脂肪变即可诱发纤维化[23]。但有确切证据证实在酒精性肝损伤背景下，炎症与纤维化、LC 进展相关。然而，导致纤维化进展的不同机制间存在显著重叠和协同作用。

四、影响纤维化进展的临床因素

依照肝损伤程度、肝纤维化进展速率不同，全球人群中众多肝损伤病因和复杂宿主因素协同影响肝纤维化进展速率。病原因素显然具有协同作用，像酗酒、铁过量和代谢综合征可能增加其他病因导致的肝纤维化进展速率[24]。同一种疾病不同患者和不同疾病间的纤维化演变速率不同。一般而言，纤维化进展需要数月至数年的持续性病因刺激。但也有例外，例如儿童胆道闭锁，可能在数周内发展为 LC。在肝移植（LT）后丙型肝炎复发数月后即可能重新发展为 LC。与此相反，慢性丙型肝炎平均需要 30 年进展为 LC。影响慢性病毒性肝炎（CVH）肝纤维化进展的因素包括男性、感染持续时间、老年期获得感染（>40 岁）、长期大量酗酒、免疫抑制、合并其他嗜肝病毒感染和抗病毒治疗无应答[25]。此外，纵向研究显示首次肝活检时炎症坏死程度可预测未来纤维化[26]，并且以非线性方式增加纤维化进展。由宿主和病毒共同影响下的乙型肝炎持续炎症，与纤维化相互关联[27]。NASH 进展的危险因素仍在继续探索中，应包括肥胖，胰岛素抵抗和年龄[28]。在丙型肝炎和 NASH 疾病中，为何患病时年龄影响纤维化进展？越来越多的证据显示宿主遗传表型影响纤维化进程，例如：宿主遗传基因 PNPLA3 与肝纤维化进展有关[29]。因此，纤维化进展可通过一系列共同路径，但许多因素影响着到达终末期 LC 的病变程度和速度。

虽然反复肝损伤和持续性炎症反应将会不断的驱动纤维化，但 HSC 一旦转变为活化状态，将会产生持续纤维化表型，也就是说，有时甚至在去除继续损伤动因的情况下也可能发生持续性纤维化反应。此外，HSC 能够调节炎症反应。有观察衰老 HSC 可产生一种促炎症反应现象。推测存在持久性调节纤维化反应的细胞和分子，但其详细机制尚不清楚。可以预科，反复损伤过程中的 HSC 驱动细胞增殖恶性循环，进而与持续性炎症和纤维化反应有关。

五、从纤维化进展至肝硬化

肝纤维化并非静止不变，而是反映细胞外基质持续形成、降解和重构的动态过程。慢性持续性纤维化最终可导致终末期 LC，但不应认为这就是纤维化晚期。应注意 LC 是一种形态学定义，并且也伴有增生结节，无此特征不能诊断为 LC（第 9 章）。

六、基质降解

正常情况下异常 ECM 被逐渐降解，其过程依赖基质金属蛋白酶（MMP）及其抑制剂（TIMP）之间的平衡。MMP 促进 ECM 降解；而 TIMP 抑制 MMP 对 ECM 的降解，并抑制 HSC 凋亡，使肝脏代谢保持自我平衡，总基质量相对稳定，但进行性纤维化破坏了这种平衡导致基质沉积。MMP 活性受特殊激活剂和抑制剂调节，纤维蛋白溶解酶原激活系统是 MMP 最重要的激活器，纤溶酶直接和通过 MMP 活性作用降解 ECM。虽然肝脏病态基质降解活性也增强，但实际基质沉积量逐渐超过其降解量。基质降解发生在肝损伤的两种背景下：作为正常结构破坏的一部分，和对已形成的纤维化重塑和逆转。基质蛋白具有很强的蛋白酶耐受性（抗蛋白酶本性），这些特性常常与肝纤维化交联，甚至顽强抵抗降解；因此，基质纤维断裂需要超过 25 种特殊 MMP 蛋白酶家族共同参与。MMP 表达和基质蛋白溶解活性非常复杂，并接受高度细腻性调节，以便预防不适当的蛋白分解和暴露适宜降解靶点。

正常肝窦内皮下低密度基质是早期纤维化象征，并促进肝窦毛细血管化和 HSC 迁移。伴随着纤维化形成，MMP-2 增加[30-31]。采用限制 MMP 活性的方法可使 ECM 动态平衡转向纤维化形成，例如抑制它的活性或刺激它的抑制因素（图 2-1-4）。

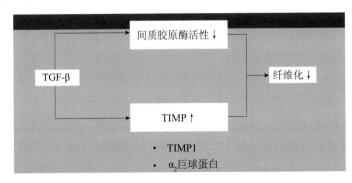

图 2-1-4　TGF-β 是一种纤维生成的中枢性调节器。基质金属蛋白酶活性及其组织抑制剂之间的平衡决定纤维生成和纤维降解程度

七、纤维化逆转

伴随着肝纤维化和 LC 时间延长，胶原纤维及蛋白聚糖类和其他 ECM 组分不断累积，致其密度增高，老的纤维性间隔比新沉积的胶原纤维更难以降解。这些纤维间隔持续超过 1 年的特征是细胞质稀少和 ECM 相互交联增加[32]。这种胶原交联使其顽强抵抗降解，并成为肝纤维化难以逆转的关键因素。但肝纤维化具有显著逆转性已在许多疾病研究中被证实，包括自身免疫性肝炎采用皮质类固醇治疗，酒精性肝病成功戒酒，抗病毒治疗 CVH（CHB 和 CHC）和胆道减压治疗胆汁性纤维化等[12,33~37]。近年来，肝纤维化逆转研究获得长足进步，大多集中在 HSC 去活化调控机制，包括凋亡、衰老和回复至静息状态，但其相关机制尚不完全清楚[38]。

纤维化逆转需要损耗产纤维细胞、基质降解和结构重构（图 2-1-5[39]）。抗纤维化逆转因素包括晚期肝纤维化、年龄、肝脂肪变、男性、糖尿病、酗酒和遗传多态性。研究显示感染 HCV、获 SVR 的拉丁美洲人与非拉丁美洲人比较肝纤维化逆转发生率显著降低（分别为 37% 和 55%）[40]，然而，尚无影响逆转的遗传变异研究。伴随着肝纤维化逆转，肝内成纤维细胞数量减少。这种现象是细胞凋亡的结果，而不是 MFB 去分化为非成纤维细胞（图 2-1-5）。有新的大量关于肝脏 MFB 活性调节文献，包括转录因子 NF-kB、C/EBP-b、自然杀伤细胞和完整的 I 型胶原[35]。来自动物实验和临床观察获得的令人信服的研究数据证实肝纤维化具有消退潜能。是否自发性纤维化逆转，或抗纤维化治疗可导致纤维化完全逆转、肝功能临床恢复尚不清楚，但纤维化逆转证据确凿。

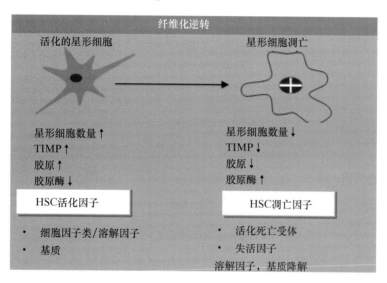

图 2-1-5 肝 HSC 凋亡介导纤维化逆转[39]

第二节 组织病理学

肝脏结缔组织可延伸至间质和血管周围间隙引起不同模式的纤维化。按照其主要沉积位置不同可有门静脉/门静脉周围、窦周和肝静脉周围为主的纤维化（表 2-2-1）。当然也有全肝脏弥漫性纤维化，并侵及肝腺泡和门静脉区。上述每种模式均有不同程度的差异。并且实践中常很难清晰描绘这种差别。

一、门静脉和门静脉周围纤维化

向肝窦或肝细胞外伸展的纤维化，可弥漫至全肝小叶或局限在门静脉周围或肝小叶中心区。若进行性加重，Disse 间隙纤维沉积导致其胶原化，并且 LSEC 窗孔样结构损失，逐渐形成基底膜层。此过程被称为"肝窦毛细血管化"，并阻碍肝窦内血液成分与肝细胞间的物质交换（图 2-2-1）[41]。

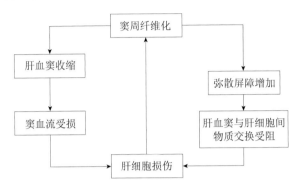

图 2-2-1　肝细胞损伤和窦周纤维化形成的恶性循环[41]

表 2-2-1　肝纤维化组织学模式

纤维化模式		注　解
门静脉纤维化		汇管区纤维化扩展
门静脉周围纤维化		门静脉纤维化外延伸至邻近肝实质，与门静脉间间隔绕成三叶形实质结节
胆管纤维化		慢性胆管病变性纤维化。但与 LC 不同的是基本肝小叶和血管结构关系仍存
向心性胆管周围纤维化		胆管纤维化。结缔组织围绕胆管积聚形成薄的半透明样纤维化病变。发生各种各样的胆管消失综合征，和作为 PSC 中的纤维闭塞性胆管炎
胆管周围纤维化		在慢性胆汁淤积性肝病中伴有的胆管反应
静脉及其周围纤维化		至少 2/3 的末端肝静脉（中央静脉）壁纤维化增厚≥4mm
小叶中央纤维化		肝静脉末端周围纤维瘢痕形成。在酒精性肝病中可能显示"硬化性玻璃样坏死"
细胞外或窦周纤维化		围绕单个肝细胞或组群肝细胞沉积纤维组织条丝，形成"鸡爪"样纤维化模式。多见于 ALD 和 NASH
间隔性纤维化		结缔组织增加形成不同宽度的纤维化间隔
纤维化间隔	门静脉－门静脉间隔	连接邻近汇管区。慢性胆汁淤积性显著胆管反应或慢性肝炎"碎屑样坏死"后形成
	中央静脉之间间隔	邻近中央静脉。代表中央静脉－中央静脉间桥状坏死的瘢痕期，即：邻近肝腺泡发生融合性实质性坏死后形成
	门静脉－中央静脉间隔	连接汇管区和中央静脉。继发于门静脉－中央静脉间桥状坏死，即：单一肝腺泡发生融合性实质性坏死后形成
	活跃性间隔	邻近肝实质单核细胞浸润形成炎性病灶。炎性细胞持续刺激形成纤维化间隔
	被动性间隔	静止纤维丝无炎性细胞浸润；代表瘢痕愈合期，如融合性实质坏死
原发性塌陷性纤维化		正常肝实质融合性坏死后组织塌陷和纤维瘢痕。汇管区和肝静脉末端大量纤维
继发性塌陷性纤维化		既往肝病继发广泛性坏死塌陷型纤维瘢痕。汇管区和肝静脉间解剖关系扭曲
肝内门静脉硬化		符合血栓和 PHT 引起的门静脉分支硬化。常常伴有门静脉和门静脉周围纤维化

二、小叶中央纤维化

小叶中央纤维化可见于慢性静脉性充血。慢性酗酒或毒素或 NAFLD 均可导致临床常见、最重要的肝纤维化，常常开始于肝小叶中央区，并可进展为小叶间鸡爪样纤维化。

三、纤维间隔

进行性门静脉和小叶中央纤维化可导致纤维间隔形成。连接汇管区（门静脉 – 门静脉），肝静脉末端和汇管区（门静脉 – 中央静脉），和邻近肝小叶中央静脉（中央静脉 – 中央静脉）（表 2-2-1）。桥状纤维化间隔伴血管结构变化，在本质上不应误解为 LC。活动性炎症过程可发展为纤维化间隔（主动间隔），或可能横过肝实质作为无细胞性瘢痕（被动间隔），例如，缺血损伤后或炎症愈合后。

第三节　治　疗

肝纤维化是各种原因引起的肝脏疾病发展至终末期肝病（ESLD）的中间环节和必经阶段，若不治疗，进行性肝纤维化可导致 LC 及其并发症。有效阻止肝纤维化进展或最大程度地逆转 LC 能够减少 ESLD，从而降低肝病相关病死率。因此，肝纤维化治疗已成为当前慢性肝病研究焦点。肝纤维化形成和降解的分子机制进展已经为新的治疗方法铺路搭桥。可通过降低纤维化形成及/或刺激基质降解实现抗纤维化目标。

一、病因治疗

显著肝纤维化患者可经过病因疗法获益[42]，见第 10 ~ 20 章。

二、抗纤维化药物

美国 FDA 尚未批准临床应用抗纤维化生物和化学药物。正在观察中的一些化合物靶向不同纤维化机制，包括特异性抗-TGFb 抗体，小分子 toll 样受体拮抗剂、整合素类、半胱氨酸水解蛋白酶、血管紧张素-1 受体、血管紧张素转化酶和大麻素受体 1、CB2 和 FXR 激动剂（例如奥贝胆酸）等。

像大多数慢性疾病那样，LC 特征是氧化应激增强[43]，导致活性氧增加，这是一类基于氧分子具有高度化学反应物质，包括自由基，例如，过氧化阴离子，过氧化氢。这些自由基与 NO 快速反应显著降低 NO 生物利用度。因此，防止 NO 清除将会导致较高的 NO 生物利用度。近年来已经提出了一些治疗策略。

（一）维生素 C

维生素 C 是一种天然强力抗氧化剂，LC 患者体内维生素 C 含量常常减少。有研究显示静脉输注大剂量维生素 C 后，LSEC 功能障碍改善（以餐后门静脉压力峰值降低为证）和氧化应激缓解 [以丙二醛（MDA）水平降低为证][44]。

（二）四氢生物蝶呤（BH_4）

因 LC 合成 BH_4 的关键酶 GTP 环化水解酶表达减少和活性减弱，使 BH_4 水平显著降低[45]。另外，LC 氧化作用下使大部分 BH_4 失活，导致 eNOS 解偶联，进一步降低 NO 生物利用度[45]。短期补充 BH_4 能够纠正 eNOS 解偶联[46]，这是 BH_4 治疗门静脉高压（PHT）的理论基础。

（三）胞外超氧化物歧化酶（SODs）

SODs 是重要的催化过氧化物生成氧合过氧化氢的抗氧化酶。有报道 LC 患者肝细胞质和线粒体 SOD 亚型表达减少，并且 SOD 活性减弱。SOD 转基因后的 PHT 鼠表达 SOD 增加，并发现门静脉压力（PVP）降低[47]。Tempol，一种类似于 SOD 的抗氧化剂，能够增加 LSEC 分泌 NO 和降低 PVP[48]。近来，应用重组人超氧化物歧化酶（rMnSOD）显示改善 PHT，并伴有降低肝纤维化和改善 LSEC 功能效应[49]。

（四）非诺贝特

非诺贝特是一种过氧化物酶体增生物激活受体 α（PPARα）活化剂。PPARα 能够调节血管张力、氧化应激和纤维生成。非诺贝特处理的 LC 鼠能诱导其 PVP 降低 30%，并升高动脉压[50]。这些效应与显著降低肝纤维化、改善乙酰胆碱扩血管反应和增加 NO 生物利用度有关[50]。因贝特类药物早已用于治疗其他疾病，上述鼓舞人心的数据可作为进一步转化研究基础。

（五）白藜芦醇

白藜芦醇是一种发现在一些水果中的多酚类黄酮，特别是红葡萄、草莓和坚果，并且肝脏摄取率较高。在其多种有益效应中（抗肿瘤、抗炎和抗血小板聚集活性），它是一种强力抗氧化剂，并显示保护血管内皮效应；可降低肝内血管阻力，并使 LC 鼠 PVP 降低[51]。此外，此药效已在患者中初试，虽然尚未发现安全问题，但主要限制是其稳定性较差（遇热或光后沉淀）和水溶性较低限制了它的吸收。

（六）COX-1 调节剂

公认 LC 肝内血管扩张介质 NO 不足，而 COX-1 衍生的血管收缩介质前列腺素增加，例如，血栓素（TXA2）使肝内血管张力增强。COX 也促进 LC 肝脏氧化应激。LC 动物模型研究已证实 COX-1 抑制剂能够改善 LSEC 功能障碍[52]。然而，在临床研究中，COX-1 抑制肾脏循环的不利作用妨碍了这种治疗策略的应用。更特异性的直接针对 TXA2 阻滞剂抗纤维化策略值得进一步研究[53]。

三、抑制或下调 HSC 活性或拮抗促纤维化形成因子

众所周知活化的 HSC 可重新回复至静止状态，虽然其确切机制尚不清楚。活化 HSC 合成的 IL-10 具有抗炎和抗纤维化活性。IL-10 经过负反馈可限制形成新的 ECM 自分泌信号[54]。肝细胞生长因子也具有使 HSC 失活效应。

选择性损毁 HSC 和诱导 HSC 凋亡是非常有吸引力的治疗方法（图 2-1-5）。HSC 和 ECM 之间的生物信号联络是纤维化形成的先决条件。而 HSC 凋亡可促进基质降解。HSC 凋亡与 TIMP-1 表达减少有关。阻断巨噬细胞浸润可使 HSC 活性受到抑制，进而抑制肝纤维化形成[55]。另外，具有潜在抗纤维化活性物质，例如，姜黄素，丹参缩酚酸和重组人 MnSOD 正在试验中。很多天然抗纤维化物质也显示抗氧化和抗血管生成特性。

四、增强 MMP 活性或降减 TIMP 活性强化基质降解

治疗策略并非肝纤维化本身，还应考虑隐存疾病和渴望继发性纤维溶解。大量待选药物已在动物和细胞培养研究中得到验证。然而，治疗 LC 患者的有效性仍缺乏临床验证。主要困难在于缺乏靶向肝纤维化特异性药物。为解决这些问题，试图选择性结合肝纤维化形成细胞特异表达受体的抗纤维化药物[56]。表 2-3-1 总结了已用于慢性肝病或针对纤维化试验过程中的药物。但至今尚未临床验证出被广泛认可的抗肝纤维化药物，而中国具有中医药抗肝纤维化的传统技术优势，并且在临床上显示出潜在疗效。

表 2-3-1　试验性治疗慢性肝病肝纤维化的药物

药　　物	评　　议
皮质激素	皮质激素抑制胶原合成和抑制 MMP 和 TIMP 表达。仅仅对 AIH 采用皮质激素抑制炎症反应，降低纤维生成[57]
秋水仙碱	体外研究显示秋水仙碱通过抑制胶原合成显示抗纤维化效应。秋水仙碱也能够刺激 MMP 活性。尽管如此，至今缺乏临床证据
熊去氧胆酸（UDCA）	UDCA 能够稳定肝细胞膜和保护肝细胞。但 UDCA 无直接抗纤维化效应。其减缓 PBC 患者肝纤维化进展可能归因于降低胆管炎症
己酮可可碱	目前研究显示其总体抗肝纤维化效应较弱
柳氮磺吡啶	一种 kB-激酶抑制剂，并可诱导激活 HSC 凋亡[58]。其疗效尚未肯定
前列腺素	前列腺素 E_2 在动物实验中显示抑制胶原和 TGF-β 的表达
脯氨酸类似物	能够与新合成的胶原分子发生整合，因此，削弱胶原合成
非诺贝特	PPARα 活化剂，理论上能够调节血管张力、氧化应激和纤维生成
水飞蓟素	动物实验显示抗肝纤维化效应。然而，临床应用尚未确认其疗效
内皮素 A 受体抑制剂	具有抑制肝脏胶原沉积效应
干扰素	干扰素具有抗肝纤维化效应，并且能够抑制 HSC 活性。对 CVH 显示的抗肝纤维化作用似乎不依赖其抗病毒效应[59]
四氢生物蝶呤（BH₄）	短期补充 BH₄ 能够纠正 eNOS 解偶联，这是 BH₄ 治疗 PHT 理论基础。有待临床验证
脯氨酰羟化酶抑制剂	抗肝纤维化治疗的重要酶靶点。体外试验显示能够抑制 HSC 活性
抗转化生长因子-β	TGF-β 是纤维形成的关键调节器。动物实验显示直接抗-TGF-β 或其受体抗体能够抑制肝纤维化[60]
维生素 E	维生素 E 是公认的抗氧化剂，但临床试验尚未显示令人信服的抗肝纤维化效应
维生素 C	强力天然抗氧化剂，大剂量维生素 C 缓解氧化应激
维生素 D	维生素 D 可作为抗纤维化治疗的一种试验性选择，用于特定维生素 D 受体多态性患者，但维生素 D 受体多态性可能影响其疗效
大麻酚类	LC 患者肝内显著上调大麻酚受体 CB2 表达。进而触发抗肝纤维化效应，表现为生长抑制和凋亡[61]。可能为潜在抗纤维化药物
白藜芦醇	一种强力抗氧化剂，可降低肝内血管阻力。需进一步临床验证
脂联素	降低 HSC 活化增生。其抗纤维化特征尚未确认
瘦素	脂肪细胞衍生的瘦素具有促纤维形成作用，肝损伤时激活肝脏 MFB 诱导纤维形成。因此，瘦素拮抗剂具有潜在抗肝纤维化效应
格列奈类	在体内外试验模型中均显示降减肝纤维化，提示可能有望成为治疗肝纤维化药物[62]
基因疗法	人肝外中性粒细胞胶原酶互补 DNA 克隆入腺病毒载体，使 LC 鼠肝纤维化改善[63]。腺病毒编码脂联素治疗 LC 鼠显示肝脏纤维化缓解[64]。但相关人类试验尚未获得理想效果
干细胞	通过调节 TNFα/TGFβ 水平抑制 HSC 活化改善肝纤维化[65-66]
他汀类药物	可直接作用于 HSC 发挥抗纤维化作用[67]

五、近年来发现骨髓干细胞（BMSC）治疗肝纤维化和 LC 有诸多优势

移植后 BMSC 生存率较低，使得仅仅有小部分干细胞到达器官，致使其长期疗效并无显著改善[65]。

六、近来也有大量不断增加的流行病学研究证据证实咖啡可能缓解肝纤维化

咖啡可以降低 HCV 相关 HCC 风险，然而，其机制尚不清楚[68]。

七、中医药治疗肝纤维化策略

以活血化瘀、补气为主的中医药抗肝纤维化临床治疗实践取得了较好疗效，并得到国际社会越来越多的关注和肯定[69]。相对于作用靶点单一的西药，中医药抗肝纤维化涉及其病理过程多环节、多层次、多靶点的综合性药理作用特点，并显示出独特优势。扶正化瘀胶囊[70]、安络化纤丸、复方鳖甲软肝片等中药有助于缓解肝纤维化、肝硬化及 PHT 相关并发症。深入研究单味中药、复方中药中抗肝纤维化有效成分、药理作用是今后中医药学基础研究的重要任务之一。

总之，持续基础研究对于实现靶向治疗 LC 和肝纤维化目标带来希望。影响患者获得最佳治疗目标的因素仍然主要是去除肝病病因。虽然具有潜在疗效的药物正在临床试验中，但尚无公认的抗纤维化药物用于临床，目前初步对策是借鉴艾滋病鸡尾酒疗法。但不应忽视的是急需改善评估肝纤维化进展和逆转方法，特别是迫切需要非侵入性评估方法（第 3 章）。更好的临床试验（包括基因检测，鉴定肝纤维化和患者风险分层）将会取得进展，抗纤维化或 LC 治疗也需根据原发病病因、肝病分期和分级以及肝功能受损程度采用个性化方案。

参考文献

［1］ Lim YS，Kim WR. The global impact of hepatic fibrosis and end stage liver disease. Clin Liver Dis，2008，12（4）：733 – 746.

［2］ Browning JD，Szczepaniak LS，Dobbins R，et al. Prevalence of hepatic steatosis in an urban population in the United States：impact of ethnicity. Hepatology，2004，40（6）：1387 – 1395.

［3］ Duffield JS，Forbes SJ，Constandinou CM，et al. Selective depletion of macrophages reveals distinct，opposing roles during liver injury and repair. J Clin Invest，2005，115：56 – 65.

［4］ Parola M，Robino G Oxidative stress-related molecules and liver fibrosis. J Hepatol，2001，35：297 – 306.

［5］ Forbes SJ，Russo FP，Rey V，et al. A significant proportion of myofibroblasts are of bone marrow origin in human liver fibrosis. Gastroenterology，2004，126：955 – 963.

［6］ Friedman SL Molecular regulation of hepatic fibrosis，an integrated cellular response to tissue injury. J Biol Chem，2000，275：2247 – 2250.

［7］ Marra F，Tacke F. Roles for chemokines in liver disease［J］. Gastroenterology，2014，147（3）：577 – 594.

［8］ TSOCHATZIS EA，BOSCH J，BURROUGHS AK. Livers on cirrhosis［L］. Lancet，2014，383（9930）：1749 – 1761.

［9］ Friedman SL，Rockey DC，Bissell DM Hepatic fibrosis 2006：report of the third AASLD single topic conference. Hepatology，2007，45：242 – 249.

［10］ Rockey DC The cell and molecular biology of hepatic fibrogenesis：clinical and therapeutic implications. Clin Liver Dis，2000，4：319 – 355.

［11］ Diehl AM. Neighborhood watch orchestrates liver regeneration［J］. Nat Med，2012，18（4）：497 – 499.

［12］ Pinzani M，Vizzutti F. Fibrosis and cirrhosis reversibility：clinical features and implications. Clin Liver Dis，2008，12（4）：901 – 913，x. 224.

［13］Desmet VJ，Roskams T. Cirrhosis reversal：a duel between dogma and myth. J Hepatol，2004，40（5）：860 – 867.

［14］Popper H. Pathologic aspects of cirrhosis. A review. Am J Pathol，1977，87（1）：228 – 264.

［15］Novo E，Cannito S，Zamara E，et al. Proangiogenic cytokines as hypoxia-dependent factors stimulating migration of human hepaticstellate cells. Am J Pathol，2007，170（6）：1942 – 1953.

［16］Semela D，Das A，Langer D，et al. Plateletderived growth factor signaling through ephrin-b2 regulates hepatic vascular structure and function. Gastroenterology，2008，135（2）：671 – 679.

［17］YANG L，KWON J，POPOV Y，et al. Vascular endothelial growth factor promotes fibrosis resolution and repair in mice［J］. Gastroenterology，2014，146（5）：1339 – 1350.

［18］Corpechot C，Barbu V，Wendum D，et al. Hypoxia-induced VEGF and collagen I expressions are associated with angiogenesis and fibrogenesis in experimental cirrhosis. Hepatology，2002，35（5）：1010 – 1021.

［19］DILL MT，ROTHWEILER S，DJONOV V，et al. Disruption of Notch1 induces vascular remodeling，intussusceptive angiogenesis，and angiosarcomas in livers of mice［J］. Gastroenterology，2012，142（4）：967 – 977.

［20］Johnson A，Dipietro LA. Apoptosis and angiogenesis：an evolving mechanism for fibrosis［J］. FASEB J，2013，27（10）：3893 – 3901.

［21］Gaiani S，Bolondi L，Li BS et al.（Prevalence of spontaneous hepatofugal portal flow in liver cirrhosis. Clinical and endoscopic correlation in 228 patients. Gastroenterology，1991，100（1）：160 – 167.

［22］Wanless IR，Wong F，Blendis LM，et al. Hepatic and portal vein thrombosis in cirrhosis：possible role in development of parenchymal extinction and portal hypertension. Hepatology，1995，21（5）：1238 – 1247.

［23］Reeves HL，Burt AD，Wood S，et al. Hepatic stellate cell activation occurs in the absence of hepatitis in alcoholic liver disease and correlates with the severity of steatosis. J Hepatol，1996，25（5）：677 – 683.

［24］Mallat A，Hezode C，Lotersztajn S. Environmental factors as disease accelerators during chronic hepatitis C. J Hepatol，2008，48（4）：657 – 665.

［25］SU TH，KAO JH，LIU CJ. Molecular mechanism and treatment of viral hepatitis-related liver fibrosis［J］. Int J Mol Sci，2014，15（6）：10578 – 10604.

［26］Ryder SD，Irving WL，Jones DA，et al. Progression of hepatic fibrosis in patients with hepatitis C：a prospective repeat liver biopsy study. Gut，2004，53（3）：451 – 455.

［27］Lindh M，Horal P，Dhillon AP，et al. Hepatitis B virus DNA levels，precore mutations，genotypes and histological activity in chronic hepatitis B. J Viral Hepat，2000，7（4）：258 – 267.

［28］Angulo P，Keach JC，Batts KP，et al. Independent predictors of liver fibrosis in patients with nonalcoholic steato-hepatitis. Hepatology，1999，30（6）：1356 – 1362.

［29］Trepo，E.，Pradat，P.，Potthoff，A.，et al. Impact of patatin-like phospholipase-3（rs738409 C > G）polymorphism on fibrosis progression and steatosis in chronic hepatitis C. Hepatology，2011，54：60 – 69.

［30］Benyon RC，Iredale JP，Goddard S，et al. Expression of tissue inhibitor of metalloproteinases 1 and 2 is increased in fibrotic human liver. Gastroenterology，1996，110（3）：821 – 831.

［31］Takahara T，Furui K，Funaki J，et al. Increased expression of matrix metalloproteinase-II in experimental liver fibrosis in rats. Hepatology，1995，21（3）：787 – 795.

［32］Issa，R.，Zhou，X.，Constandinou，，et al. Spontaneous recovery from micronodular cirrhosis：evidence for incomplete resolution associated with matrix cross-linking. Gastroenterology，2004，126：1795 – 1808.

［33］Dufour JF，DeLellis R，Kaplan MM Regression of hepatic fibrosis in hepatitis C with long-term interferon treatment. Dig Dis Sci，1998，43（12）：2573 – 2576.

［34］Hammel P，Couvelard A，O'Toole D，et al. Regression of liver fibrosis after biliary drainage in patients with chronic pancreatitis and stenosis of the common bile duct. N Engl J Med，2001，344（6）：418 – 423.

［35］Gieling RG，Burt AD，Mann DA. Fibrosis and cirrhosis reversibility-molecular mechanisms. Clin Liver Dis，2008，12（4）：915－937.

［36］Chang TT，Liaw YF，Wu SS，et al. Long-term entecavir therapy results in the reversal of fibrosis/cirrhosis and continued histological improvement in patients with chronic hepatitis B. Hepatology，2001，52：886－893.

［37］Friedman SL，Bansal MB. Reversal of hepatic fibrosis-fact or fantasy？Hepatology，2006，43（2 Suppl 1）：S82－88.

［38］Friedman，S. L.，Sheppard，et al. Therapy for fibrotic diseases：nearing the starting line. Sci. Transl. Med，2013，5：167sr1.

［39］Henderson NC，Iredale JP Liver fibrosis：cellular mechanisms of progression and resolution. Clin Sci，2007，112：265－280.

［40］Issa R，Zhou X，Constandinou CM，et al. Spontaneous recovery from micronodular cirrhosis：evidence for incomplete resolution associated with matrix cross-linking. Gastroenterology，2004，126（7）：1795－1808.

［41］Schaffner F，Popper H Capillarization of hepatic sinusoids in man. Gastroenterology，1963，44：239－242.

［42］Liver EAFTSOT EASL clinical practice guidelines：management of chronic hepatitis B. J Hepatol，2009，50：227－242.

［43］Gracia-Sancho J，Lavina B，Rodriguez-Vilarrupla A，et al. Increased oxidative stress in cirrhotic rat livers：a potential mechanism contributing to reduced nitric oxide bioavailability. Hepatology，2008，47：1248－1256.

［44］Hernandez-Guerra M，Garcia-Pagan JC，Turnes J，et al. Ascorbic acid improves the intrahepatic endothelial dysfunction of patients with cirrhosis and portal hypertension. Hepatology，2006，43：485－491.

［45］Matei V，Rodriguez-Vilarrupla A，Deulofeu R，et al. The eNOS cofactor tetrahydrobiopterin improves endothelial dysfunction in livers of rats with CCl4 cirrhosis. Hepatology，2006，44：44－52.

［46］Matei V，Rodriguez-Vilarrupla A，Deulofeu R，et al. Three-day tetrahydrobiopterin therapy increases in vivo hepatic NOS activity and reduces portal pressure in CCl4 cirrhotic rats. J Hepatol，2008，49：192－197.

［47］Lavina B，Gracia-Sancho J，Rodriguez-Vilarrupla A，et al. Superoxide dismutase gene transfer reduces portal pressure in CCl4 cirrhotic rats with portal hypertension. Gut，2009，58：118－125.

［48］Garcia-Caldero H，Rodriguez-Vilarrupla A，Gracia-Sancho J，et al. Tempol administration，a superoxide dismutase mimetic，reduces hepatic vascular resistance and portal pressure in cirrhotic rats. J Hepatol，2011，54：660－665.

［49］Guillaume M，Rodriguez-Vilarrupla A，Gracia-Sancho J，et al. Recombinant human manganese superoxide dismutase reduces liver fibrosis and portal pressure in CCl4-cirrhotic rats. J Hepatol，2013，58：240－246.

［50］Rodriguez-Vilarrupla A，Lavina B，Garcia-Caldero H，et al. PPARa activation improves endothelial dysfunction and reduces fibrosis and portal pressure in cirrhotic rats. J Hepatol，2012，56：1033－1039.

［51］Di Pascoli M，Divi M，Rodriguez-Vilarrupla A，et al. Resveratrol improves intrahepatic endothelial dysfunction and reduces hepatic fibrosis and portal pressure in cirrhotic rats. J Hepatol，2013，58：904－910.

［52］Graupera M，Garcia-Pagan JC，Pares M，et al. Cyclooxygenase-1 inhibition corrects endothelial dysfunction in cirrhotic rat livers. J Hepatol，2003，39：515－521.

［53］Rosado E，Rodriguez-Vilarrupla A，Gracia-Sancho J，et al. Terutroban，a TP-receptor antagonist，reduces portal pressure in cirrhotic rats. Hepatology，2013，58（4）：1424－1435.

［54］Nelson DR，Lauwers GY，Lau JY，et al Interleukin 10 treatment reduces fibrosis in patients with chronic hepatitis C：a pilot trial of interferon nonresponders. Gastro enterology，2000，118：655－660.

［55］Imamura M，Ogawa T，Sasaguri Y，et al. Suppression of macrophage infi ltration inhibits activation of hepatic stellate cells and liver fibrogenesis in rats. Gastroenterology，2005，128：138－146.

［56］Lotersztajn S，Julien B，Teixera-Clerc F，et al Hepatic fibrosis：molecular mechanisms and drug targets. Annu Rev Pharmacol Toxicol，2005，45：605－628.

［57］Schwarcz R，Glaumann H，Weiland O Survival and histological resolution of fibrosis in patients with autoimmune chronic active hepatitis. J Hepatol，1993，18：15－23.

［58］Oakley F，Meso M，Iredale JP，et al. Inhibition of inhibitor of kB kinases stimulates hepatic stellate cell apoptosis and accelerated recovery from rat liver fibrosis. Gastroenterology，128，108 – 120.

［59］Castilla A，Prieto J，Fausto N Transformig growth factors b1 and a in chronic liver disease. Effects of interferon alfa therapy. N Engl J Med，1991，324：933 – 940.

［60］Yata Y，Gotwals P，Koteliansky V，et al. Dosedependent minhibition of hepatic fibrosis in mice by a TGF-b soluble receptor：implications for antifibrotic therapy. Hepatology，2002，35：1022 – 1030.

［61］Julien B，Grenard P，Teixeira-Clerc F，et al. Antifibrogenic role of the cannabinoid receptor CB2 in the liver. Gastro enterology，2005，128：742 – 755.

［62］Galli A，Crabb DW，Ceni E，et al. Antidiabetic thiazolidinediones inhibit collagen synthesis and hepatic stellate cell activation in vivo and in vitro. Gastroenterology，2002，122：1924 – 1940.

［63］Siller-Lopez F，Sandoval A，Salgado S，et al. Treatment with human metalloproteinase-8 gene delivery ameliorates experimental rat liver cirrhosis. Gastroenterology，2004，126：1122 – 1133.

［64］Kamada Y，Tamura S，Kiso S，et al. Enhanced carcon tetrachloride-induced liver fibrosis in mice lacking adiponectin. Gastroenterology，2003，125：1796 – 1807.

［65］HUEBERT RC，RAKELA J. Cellular Therapy for Liver Diseease ［J］. Mayo Clin Proc，2014，89（3）：414 – 424.

［66］Tanimoto H，Terai S，Taro T，et al. Improvement of liver fibrosis by infusion of cultured cells derived from human bone marrow. Cell Tissue Res，2013，354：717 – 728.

［67］MARRONE G，RUSSO L，ROSADO E，et al. The transcription factor KLF2 mediates hepatic endothelial protection and paracrine endothelial-stellate cell deactivation induced bystatins ［J］. J Hepatol，2013，58（1）：98 – 103.

［68］Freedman，N. D.，Everhart，J. E.，Lindsay，K. L.，et al.，. Coffee intake is associated with lower rates of liver disease progression in chronic hepatitis C. Hepatology，2009，50：1360 – 1369.

［69］ZHANG LJ，DETLEF S. Traditional Chinese Medicine （TCM） for fibrotic liver disease：hope and hype ［J］. JHepatol，2014，61（1）：166 – 168.

［70］GUJ，ZHANG Q，XUED，et al. A randomized controlled study offuzhenghuayu capsule for prevention of esophageal variceal bleeding in patients with liver cirrhosis ［J］. Evid Based Complement Alternat Med，2013，2013：534960.

第三章 肝纤维化临床评估

　　肝脏炎症和纤维化患者处于肝衰竭或 HCC 高风险中。评估肝纤维化对于判断患者病情、预后、优化治疗方案及其治疗应答、是否肝纤维化逆转均具有重要意义。因为缺乏轻、中度肝纤维化的相关临床症状和体征，因此，临床广泛深入研究诊断肝纤维化的非侵入性和侵入性技术，并取得显著进展。本章综述不同诊断肝纤维化技术，综合比较其临床应用价值，并提出临床应用推荐意见。

第一节　肝活检

一、肝活检诊断肝纤维化技术特点

　　肝活检是目前评估肝纤维化程度、分布、进展、逆转和病期的金标准。患有持续性潜在 LC 病变，伴有死亡风险预兆的无症状 LC 患者需要肝活检，并且是疾病进展的量度标准。新的肝活检分析技术可能改善对患者远期预后的预测。采用胶原染色或抗肌成纤维细胞抗体标记平片染色，形态学定量评估可改善肝纤维化进展和逆转的评估效果[1-2]，并提供与未来活检相比较的基线信息。免疫组化分析活检标本可洞察纤维化病因，并增添重要诊断信息。应用特异性单克隆或多克隆抗体检测的原位杂交技术可分析独特基质分子，便于直观发现独特的基质蛋白。在肝纤维化形成早期可沉积腱糖蛋白，它被认为是未成熟基质组织潜在可逆性指示器，而玻连蛋白是一种成熟细胞外基质（ECM）标志。在分析肝活检标本肌成纤维样细胞（MFB）时，免疫组化技术评估活化 HSC 是一种新的有希望的方法。测定基质沉积和降解的方法，使肝活检不但能够评估静止型纤维化，且也能评估其动态变化和临床相关纤维化生成和降解图片[2]。α_1-肌动蛋白和神经细胞黏附分子被当作 HSC 活化标志。近来研究认为 PrP 可作为 HSC 活化新指标[3]，然而，似乎与炎症分级（比较纤维化分期）相关性更强。这些技术并非临床组织病理学评估肝纤维化常规技术。

二、肝纤维化组织学评分系统

　　多种肝纤维化组织学评分系统能够提供重要的个性化预后信息，其中最常用的两个评分系统是 METAVIR 和 Ishak。用于评估组织学病变分级（炎症坏死活动度）和分期（纤维化程度）[4]；起初为评估慢性丙型肝炎（CHC）肝纤维化程度设计，目前也常用于慢性乙型肝炎（CHB）和其他肝病。METAVIR 系统评估肝纤维化程度，从无纤维化至肝硬化（F0～F4）。Ishak 评分系统分 5 期，F0 至 F4，从无纤维化至 LC[5]；因其复杂性，多用于临床试验研究[6]。这两个评分系统与 Desmet/Scheuer 评分系统类似，均为半定量评分方法，反映从门静脉周围纤维化至纤维化间隔，进而形成结节和 LC，但并未考虑逆转期可能发生的组织学变化[7]。一般将 Ishak 评分下降≥1 分，或将治疗前后进展期纤维化及 LC 患者 Ishak 评分下降比例判断为肝纤维化/LC 好转[8]。无论是 METAVIR 还是 Ishak 评分系统均不适合窦周纤维化；但常被临床用于评估酒精性和非酒精性脂肪性肝炎（NASH）患者，但它们评估这类患者并不是理想的评估系统。针对 NASH 患者纤维化评分系统主要采用 NAFLD 活动性计分（NAS）[9]。

虽然形态学研究显示病变呈现高度异质性，但持续肝纤维化进展最终可促成 LC[1]。临床上 LC 被分为 4 期，1 期和 2 期为代偿型 LC，3 期和 4 期为失代偿型肝硬化（DC）；其定义基于是否存在并发症，例如腹水等。这种分类法具有评估患者预后的价值[10-11]。近来推荐一种扩展的临床或组织学评分系统，依照肝纤维间隔厚度及 LC 结节大小或多少，将 METAVIR F4 期描述的 LC 病态细分为 3 个亚期[12-13]（表 9-3-1）。通常做 Masson 三色染色和网状纤维染色，以辅助评估肝纤维化和肝小叶改建程度！！但这些分类方法是否能够提供潜在纤维化逆转信息，或是否存在组织学所能定义的不可逆点仍不清楚。上述评分系统均不是连续性变量，对这些肝纤维化半定量评分值进行比较分析尚存争议。目前所有组织学评分系统均采用同样法则描述肝组织学病态，但应注意无一与肝纤维化具有特异性量化关系（并非真正算术上的相关数据）[14]。而且指定的评分值并非测量结果（为估定的数值结果），仅仅属于形态学描述的速记标签，也就是说组织学上描述的 2 期纤维化绝不等于 4 期纤维化的一半[15]。另外，主要为一种特殊肝病设计的评分系统并不能随意挪用于其他病因的肝病[9,16]。LC 研究特别需要染色和形态计量法的改进。有关 LC 亚分类评估系统对于未来抗纤维化临床试验十分必要。

三、肝活检局限性

过去几十年，肝活检一直是评估肝纤维化的"金标准"[17]。但因为肝脏病变并非均匀累及，并且细针肝活检标本仅占全肝的 1/50000，导致肝活检结果易产生采样误差。有时依照单次肝活检可能低估肝纤维化，且可能漏诊大约 10%～30% 的 LC 患者[18]。另有研究显示超过 30% 的单次肝活检错过 LC 的诊断[19]。也有研究认为肝脏左、右叶同时活检发现的炎症和纤维化程度不一，而且肝包膜下近 4～5mm 组织纤维化程度一般偏重。再加上病理图片观察者间差异可能最终导致结果偏差[20-23]。Bedossa 等[24]发现 LC 和门静脉纤维化评分一致性很高，而疾病活动度和炎症特征评分一致性中等或一般。若肝活检标本达到 25mm，不同病理学家采用标准评分系统（例如，METAVIR，Ishak）判断肝纤维化一致率 ≥80%。这种一致率与肝活检标本长度直接相关，肝活检标本长度为 15 mm 时，上述判断一致率降至 65%[25]。所以临床医师在解读本科室所送的此类标本时应格外慎重。定位肝活检也可能产生标本误差。囊性病变下 0.5cm 肝实质纤维化程度较高，这种局灶性病变显然并不代表全肝[26]。活检标本较小更易低估炎症活动度和纤维化分期[27]。这与影响分期准确度的因素活检获取的完整汇管区数相一致[28]。一些专家认为活检标本至少需要 5 个完整汇管区，虽然其他专家采用更严格的 11 个完整汇管区标准[27]。但难以确定诊断慢性肝炎分期的最小可靠标本长度。并且活检标本长度和粗细同等影响完整汇管区数[27]，而实际研究中多重视长度。一般建议肝活检标本长度范围为 1～3cm，临床研究采用的标准长度为 1.5 cm[28]。近来 AASLD 指南推荐肝活检长度至少 2～3 cm，采用 16G 针可获得 >11 个完全汇管区标本[29]，但很多临床肝活检难以满足此标准[30]。与 Menghini 针比较，空芯切取针获取更有代表性肝组织的可能性较大，特别是对于进展性肝纤维化患者肝活检，因为抽吸针导致纤维化标本易脆碎，影响 LC 评估[19]。诚然，空芯针肝活检并发症发生率也较高。

为改善肝活检诊断准确度，推荐获取三个连续肝活检标本的方法。但多次肝活检不但增加并发症风险，而且难能期望患者依从超过 2 次肝活检。腹腔镜肝活检优点是能够直观评估肝脏表面，有助于 LC 诊断。并且腹腔镜直视下可能较易获得肝脏多部位活检，增加诊断准确性[31～32]。腹腔镜肝活检发现肝左叶和右叶间纤维化程度不一致患者约占 1/3[33]。欧洲国家，特别是德国采用诊断性腹腔镜肝活检较多，并认为腹腔镜直视下肝活检在诊断肝纤维化和 LC 方面优于经皮肝活检。

表 3-1-1　肝活检评估肝损伤优点和局限性

优缺点	参　数	临床价值
优点	诊断	证实纤维化分期，结构扭曲，坏死 – 炎症活动度，细胞内包涵体和沉积物（例如脂肪、铁及色素等），共存病及其鉴别诊断
	评估预后指导治疗	该作用明确
	肝移植后	鉴别诊断作用明确
缺点	局限性	评估纤维化分期标本误差率达33%，特别是被膜下肝活检或标本较小时
	观察者间差异	纤维化分期差异为10%，炎症活动度（METAVIR）差异为40%
	标本需求	直径≥1.2 mm，长度≥1.5～2 cm
	不良事件	经皮肝活检：病死率 1～2/10000，并发症发生率 0.3%，局部疼痛发生率 6/10
	禁忌证	①难能合作；②严重共存病；③凝血病（可采用经颈静脉肝活检）；④肥胖（相对禁忌证）

　　另外，不论是经皮、腹腔镜或经颈静脉 – 肝静脉路径肝活检，均属侵入性操作，操作后明显疼痛等并发症发生率为 30%[34]，偶尔可并发严重并发症（0.57%）[35]，例如腹腔积血和气胸等[36]，出血发生率为 0.3%。因为这些风险，患者可能拒绝肝活检，特别是评估治疗应答的重复肝活检患者更难接受[36]。尽管有这么多限制，肝活检仍然是纤维化分期和炎症坏死活动度分级的唯一金标准。肝活检病理发现结合临床、血流动力学及生物学特征对 LC 进行分层，更能准确判断肝纤维化动态变化。

四、定量评估肝纤维化技术新进展

　　近年来，采用计算机辅助数字化图像分析系统测定胶原面积比例（CPA）量化评估肝纤维化技术已经通过验证，并常规用于临床实践[37]。正常肝脏中 CPA 为 1%～7%，而 LC 组织中可达 12%～36%，因此，检测 CPA 实现了全量化分析，可将 LC 进一步细分，而且是 LC 失代偿的独立预测因素[38]。研究显示：与传统分期 Ishak 评分比较，CPA 是一种较好的组织学纤维化指数。Calvaruso 等[39]研究 115 例丙型肝炎 LC 肝移植患者肝活检，CPA 与 HVPG 相关性良好。这些结果需要进一步验证[40]。

　　近来应用非线性光学显微技术 – 二次谐波（SHG）和双光子激发荧光（TPEF），结合计算机分析系统对肝活检标本进行全自动纤维化评估[41]。这种技术利用胶原内在特性，使 SHG 显微技术敏感地捕获非染色肝组织胶原定量信息。无需人工染色即可洞察胶原结构及早期纤维化。能够准确、客观、快速定量评估肝纤维化。另有研究发现，抗纤维化治疗后，采用传统肝组织评分未能发现明显变化时，SHG 显微技术则能敏锐的检测到胶原减少[42]。

　　在激光下，肝细胞内分子产生大量荧光可被 TPEF 记录。而变性、坏死肝细胞核、胞质、脂肪滴聚集区缺乏荧光信号，在 TPEF 中显示为暗区，适宜观察肝细胞形态。SHG/TPEF 技术可快速采集肝组织图像信息转化为数字图像，经过计算机分析直接反映肝组织切片胶原和坏死性炎症[43]，其优点是无需组织染色和人工阅读病理切片，避免了染色剂和观察者偏差，重现性更好；根据病因建立不同肝纤维化模型，使评估标准化；并可获得肝纤维化胶原三维空间结构及其分布信息，使评估更加精确。该技术可能很快用于不同病因肝纤维化和 LC 评估，有助于抗纤维化新药研发和优化个性化治疗方案。

　　慢性肝病研究需要组织学信息，但也应结合临床，例如：将 LC 并发症，门静脉压力和死亡作为度量肝纤维化终点，但这些相关肝纤维化数据绝不可能与组织学数据互换[15,44～46]。另外肝活检虽然重要，但因其局限性并不是完美的参照标准，再加上大多数患者不易接受肝活检，导致临床对非侵入性和可靠性试验需求程度上升。

第二节　非侵入性技术评估肝纤维化

近年来非侵入性评估肝纤维化技术快速进展，其主要优点是可反复系统检测。这些技术已不再局限用于评估纤维化严重程度，而且也作为预测肝病患者长期临床结局的工具。

一、血清肝纤维化标志物及其数学模型

（一）血清肝纤维化标志物

肝纤维化血清学标志包括直接或间接指标，均能够较准确诊断显著（或进展性）肝纤维化和 LC（METAVIR F3，F4）[47]。直接指标反映 ECM 沉积和降解（图 2-1-3），包括糖蛋白类，例如透明质酸（HA）、层黏连蛋白（LN）和 YKL-40；胶原，例如氨基端Ⅲ型前胶原肽（PⅢ-NP）、Ⅳ型胶原；胶原酶类及其抑制剂，例如基质金属蛋白酶（MMP）及其抑制剂（TIMP-1）和纤维形成相关细胞因子（表3-2-1）[19,47]。肝纤维化间接标志物包括转氨酶类、PT、胆红素、白蛋白（Alb）、GGT、PLT、α_2 巨球蛋白、触球蛋白和载脂蛋白 A_1（表 3-2-2）。这些生物学标记不但易得，而且诊断 LC 也较准确，但受到特异性不强和共存病影响的限制。

表 3-2-1　肝纤维化血清学标志物

标记物	注　解
Ⅲ型前胶原氨基末端肽（PⅢ-NP）	PⅢ-NP 是最广泛研究的纤维化血清标志物。与原纤维胶原合成和沉积有关。然而，一些因素能够降减血清 PⅢ-NP。胶原纤维降解也可导致其血清水平升高。因此，血清 PⅢ-NP 水平与肝脏纤维形成相关的敏感性似乎稍微被减弱
Ⅳ型胶原	Ⅳ型前胶原是肝窦基膜主要结构蛋白，其血清水平升高与 LN 等一起反映基膜更新加快。并与肝纤维化分期和 PHT 程度相关
Ⅵ型胶原	血清Ⅵ型胶原蛋白水平升高有助于鉴别轻度和重度肝纤维化
ⅩⅣ型胶原	肝病早期血清ⅩⅣ型胶原水平升高，但不能鉴别肝纤维化分期
层黏连蛋白（LN）	肝星形细胞合成 LN 后沉积在肝窦基膜。酒精性肝病患者血清 LN 水平很高，且与纤维化程度和炎症活动度相关[49]
腱糖蛋白	窦周隙增生的结缔组织表达腱糖蛋白
透明质酸（HA）	人体内普遍存在 HA。血清 HA 水平与肝纤维化和坏死炎症活动度有关
基质金属蛋白酶（MMP）	理论上 MMP 是基质降解的理想标志物。但其临床实用性欠佳，因血清浓度依赖很多尚未了解的调节因子
TIMP	CHC 患者血清 TIMP-1 和 2 水平似乎与肝纤维化分期和炎症分级有关。但缺乏特异性
转化生长因子 β_1	TGF-β_1 是纤维形成的主要调节剂。肝纤维化患者血清 TGF-β_1 水平可能升高，涉及很多生物学过程，且其含量变化即缺乏纤维化特异性，也与纤维化分期缺乏相关性
血清组学分析	为洞察纤维化先兆，血清蛋白组学和糖组学指纹分析技术是一种很有希望的诊断方法。蛋白组学和蛋白糖组学初步研究产生了鼓舞人心的结果，证明与 METAVIR 分期和其他血清纤维化标志相关[50-51]。然而，这种技术尚未用于临床

表 3-2-2 肝纤维化相关生物学标志[48]

间接标志（并不反映 ECM 代谢）	炎症和纤维化细胞因子	直接标志（ECM 重构和其他标志）
氨基转移酶和 GGT	TGF-β	Ⅰ 和 Ⅲ 型前胶原肽
PT	TGF-α	Ⅳ，Ⅵ，ⅩⅣ 型胶原
PLT	IL-10	层黏连蛋白和纤连蛋白
载脂蛋白类	IL-2	腱糖蛋白
胆红素	IL-2 受体	基质金属蛋白酶（MMP）
白蛋白	IL-12	金属蛋白酶类抑制剂
α_2 巨球蛋白	血管内皮生长因子	YKL-40
触球蛋白	瘦素	透明质酸（HA）和玻连蛋白

尽管做了上述所有努力，而且目前非侵入性诊断试验在评估肝纤维化的临床实践中不断普及，但无一可作为十分可靠的纤维化标志。即便是临床已经批准应用的纤维化标志也有缺陷。虽然检测某些蛋白和肽类具有一定临床意义，但其表达并不局限在肝脏，因此，它们对肝纤维化缺乏特异性，所有这些方法均参考组织学评分系统。这些指标的临床影响力仍然有限，提醒临床医师应仔细解读实验室报告的血清纤维化标志物结果。而肝纤维化联合参数模型的深入研究在某种程度上弥补了上述单一指标效能不足问题，成为近年来临床研究热点。

（二）肝纤维化无创诊断模型

十多年来，临床研发很多联合肝纤维化生物标志的数学模型评分系统。例如 FibroTest（FT）模型、AST/ALT 值（AAR）、AST/血小板比率指数（APRI）、FIB4 指数、Forns 模型、Fibrometer、Hepascore、CD163-HCV-FS 模型等[52-54]（表 3-2-3）。这些模型并非与肝纤维化直接相关，但能够反映肝纤维化及其相关肝脏功能障碍程度；其优点为适用范围宽、重现性好，普遍易得[47]。现有模型大多对肝纤维化谱的始末阶段（即 F0-1 和 F4）判别作用较好，但对 F2 和 F3 分辨准确性有限。使得很多患者无法详细分类，且诊断 LC 效能不如瞬时弹性成像（TE）[19,47]。虽然 Fibrotest-Fibrosure 具有对所有患者分类的优点，但也有识别中期纤维化欠佳现象（与进展性肝纤维化比较）[19]。尽管如此，这些模型已成为替代肝活检，用于诊断或排除 LC 的常用技术方法。但应注意表中 AUC 值并非头对头的研究（仅仅为模糊比较），并且在不同病因的肝纤维化和 LC 患者中的最佳截断值及其 AUC 值很可能不一致。

表 3-2-3 肝纤维化无创性诊断模型

评分系统	组成参数	解读
AST/PLT 值指数（APRI）[55]	AST 水平（/ULN）×100/PLT（10^9/L）	诊断乙肝明显肝纤维化（METAVIR F2）的低和高临界值分别为 0.5 和 1.5，诊断敏感性分别为 71%~84% 和 28%~45%，特异度分别为 50%~69% 和 90%~95%；诊断 LC 的低和高临界值为 1.0 和 2.0，其敏感性分别为 55%~73% 和 22%~49%，特异度分别为 70%~80% 和 81%~94%

评分系统	组成参数	解读
Fibrotest（FT）模型[56]	$4.467 \times \log \left[\alpha_2 MG（g/L）\right] - 1.357 \times \log$ [肝结合珠蛋白（g/L）] $+1.017 \times \log$ [GGT（IU/L）] $+0.281 \times$ [年龄（岁）] $+1.737 \times \log$ [胆红素（μmol/L）] $- 1.184$ [载脂蛋白 A1（g/L）] $+0.301 \times$ [性别（女性为0；男性为1）-5.540]	丙肝诊断评分 = 0.60～1.00：显著纤维化（marked fibrosis：METAVIR F2、F3、F4）评分 = 0～0.10：排除显著纤维化
Forns 指数[57]	$7.811 - 3.131 \times \log$（PLT [$10^9$/L]）$+0.781 \times \log$（GGT [IU/L]）$+3.467 \times \log$（年龄）$-0.014 \times$（胆固醇 [mg/dl]）	丙肝诊断指数 ≥6.9：显著纤维化（marked fibrosis：METAVIR F3、F4）指数 ≤4.21：排除显著纤维化
Pohl 评分[58]	AST/ALT（U/L）和 PLT/ml	诊断丙肝 AST/ALT >1 和 PLT <1.5×10^5/ml：显著纤维化（marked fibrosis：METAVIR F3、F4）AST/ALT <1 和 PLT >1.5×10^5/ml：排除显著纤维化
FibroIndex[59]	$1.738 - 0.064$（血小板 [$\times 10^4$/mm^3]）$+0.005$（AST [IU/L]）$+0.463$（γ-球蛋白 [g/dl]）	诊断丙肝指数 ≤1.25：无或轻微纤维化（F0、F1）；指数 ≥2.25：显著纤维化（F2、F3）
S 指数	$1000 \times$GGT/（PLT×白蛋白2）	判断 CHB 患者有无明显肝纤维化和早期 LC 的 AUC 值分别为 0.686 和 0.767；优于 Forns 模型和 APRI
FIB4	（年龄×AST）÷（PLT×ALT 平方根）	判断 CHC 患者 AUC 为 0.89[76]
AAR	AST/ALT 值	诊断肝纤维化效能明显不如 APRI
HALF	肝结合珠蛋白、载脂蛋白 A1、α_2MG 和肝硬度	诊断显著肝纤维化效能良好
CD163-HCV-FS[52]	sCD163、年龄、AST、IR 内稳态模型、PLT	诊断丙肝 F0-1 和 F≥2 的临界值分别为 1.55 和 3.5，敏感度和特异度分别为90%、42% 和34%、93%；诊断 F≥2、F≥3、F≥4 的 AUC 分别为 0.79、0.86 和 0.9
Fibrospect Ⅱ[48]	HA、TIMP-1、α_2MG	AUC 值为 0.801
ELF	年龄、HA、MMP-3 和 TIMP-1	主要用于评估 CHC 及相关 LC
FPI	年龄、AST、总胆固醇、HOMA-IR、饮酒史 >6 个月	AUC 值为 0.77～0.84
Hepascore	胆红素、HA、GGT、α_2MG、年龄、性别	AUC 值为 0.85～0.94
Fibrometers	PLT、PT、AST、α_2MG、HA、尿素氮和年龄	AUC 值为 0.778～0.94
FPM 模型	α_2MG、HA、GGT、年龄	AUC 值为 0.84
Hui 评分	$3.148 + 0.167 \times$BMI $+0.088 \times$胆红素 $-0.151 \times$白蛋白 $-0.019 \times$血小板	主要用于评估 CHB 及相关 LC
NFS	[$-1.675 + 0.037 \times$年龄 $+0.094 \times$BMI $+1.13 \times$空腹血糖受损/糖尿病（是 =1，否 =0）$+0.99 \times$AST/ALT $-0.013 \times$PLT（$\times 10^9$/L）$-0.66 \times$白蛋白（g/dl）]	主要用于 NAFLD 肝纤维化评分

APRI：AST/血小板值指数；APRI 的主要效力是排除 HCV 相关明显肝纤维化[60]。ULN：正常值上限；α_2MG：α_2 巨球蛋白；HA：透明质酸；PLT：血小板计数；sCD163：巨噬细胞表面的白细胞分化抗原 163

一项关于 CHC 患者的荟萃分析显示 FT 模型判断明显肝纤维化（METAVIR≥F$_2$）和 LC 受试者特征曲

线（ROC）下面积（AUC）分别为 0.81 和 0.90[61]；另有队列研究显示 CHB 患者肝纤维化的 AUC 为 0.85[62]。因此，FT 模型被认为是评估 HBV 感染者明显肝纤维化和 LC 的较好指标。但一项大样本队列研究并未显示 FT 模型检测 CHB 患者明显肝纤维化令人鼓舞的结果[63]。并且近年来不同研究的临界值有明显差异。具有强力证据的排除或确认明显肝纤维化的临界值仍未确定。另外，FT 模型计算因子中的 α_2 巨球蛋白，触珠蛋白并不是临床常规检查项目（多数医院不能检测）。而且其检测价格比其他常规指标更高。这些因素限制了 FT 模型的临床应用。

FibroIndex 模型预测 CHC 明显肝纤维化的 AUC 为 0.83，并且应用适宜临界值可避免 35% 的患者肝活检；还可作为 CHC 患者抗纤维化治疗期间的疗效评价指标。但在国内外学者发表的许多肝纤维化无创诊断模型中，FibroIndex 模型的分类准确性仅仅为 79%。虽然大多数生物标志模型有助于诊断显著纤维化，且研究确认的 AUC 值均 >0.85[64]，但尚无独立性研究确认单一模型的理想有效性。因此，联合使用 2~3 种血清诊断模型可有效提高诊断符合率[65]。这些标志可降低肝活检的必要性，并且能够帮助评估疗效[66]。然而，除 API 和 FIB4 外，为获得排除或确诊 LC 标准，应确定临床应用的临界值。

Vincent 等[67] 比较 ［Fibrotest（FT），Fibrometer（FM）和 Hepascore（HS）］诊断 CHC 和 CHB 患者效能差异的研究显示：无论使用何种血清学检测方法，METAVIR F≥3 的 CHB 和 CHC 组患者纤维化程度被低估的风险如下：Fibrotest 分别为 47%、26%；Fibrometer 分别为 24%、6%；Hepascore 分别为 41%、24%，P<0.01。研究结论认为在评估肝纤维化程度上，CHB 和 CHC 血清学模型总体诊断能力近似。但是，CHB 患者显著肝纤维化和 LC 低估风险可能更高。应对患者疾病特征及临床状况进行全面分析后使用严格的临界值，以避免误诊 LC。因为肝纤维化进展常需超过很多年，为验证肝纤维化生物标志临床应用实际价值，有必要对更大样本的系列血清标本与其肝活检结果进行相关性研究。

（三）血清分子生物学诊断肝纤维化新技术

近年来组学在医学研究中的作用越来越重要。对 NAFLD 患者进行基因组学分析显示可能存在肝纤维化新指标。采用血清蛋白质组学检测技术诊断显著肝纤维化的 AUC 值为 0.848~0.966[68]。采用血清糖组学技术检测血清 N-糖组图谱可作为一种无创诊断肝纤维化方法，并且能够高效预测 CHB 患者肝纤维化程度[69]。再加上基因组学、转录组学变化及对海量信息科学统计处理，有望提高对肝纤维化预测、预警、预防、诊断、评估及预后判断的准确性。

二、评估肝纤维化影像学技术

（一）超声（US）

评估肝纤维化的 US 参数分为肝实质性（例如肝表面结节，回声特征，肝静脉）和非肝实质性（例如脾大，腹水，侧支血管）。若肝表面呈现锯齿状和肝实质不规则强回声，诊断进展性肝纤维化/肝硬化敏感度为 54%，特异度为 95%，相应阴性拟然比（NLR）为 0.5，阳性拟然比（PLR）为 11.5[70]。为改善诊断敏感性，近年来研发的 US 评分系统代偿期肝硬化指数（CCI）包括肝脏表面、肝实质、肝血管、脾脏大小、胆囊参数、年龄、PLT、胆红素和 Alb 等[71]。

超声检查纤维化准确度明显依赖操作者专业经验。但即便是富有经验的熟练操作者，超声也难能检测到早期纤维化。据报道在专业水平较高的医院，超声诊断 LC 准确率已达 82%~88%，诊断桥状纤维化准确率达 84%[72]。不同医院或不同操作医师间诊断准确率差异较大。

（二）声弹性成像技术和 MRE（第 8 章）

总之，检测肝纤维化的非侵入性方法适宜诊断显著肝纤维化或 LC，但其主要限制是难以鉴别轻中度纤维化。评估肝纤维化的影像学技术主要包括 TE、ARFI 或 MRE。主要限制因素是需要设备和价格昂贵。

目前评估肝纤维化和 LC 无创诊断方法的优缺点见表 3-2-4。伴随着方法学改善，他们评估肝纤维化的作用无疑会进一步提高。

表 3-2-4　目前用于评估慢性肝病的无创诊断方法的优缺点[73~74]

	血清标志物	TE	ARFI（pSWE）	2D-SWE	MRE
优点	重复性好	广泛使用并经验证的技术	可用 US 仪器操作	可用 TE 仪器检测	可用 MRI 仪器操作
	适应性好（95%）	易操作（床头操作；快速、易学）	ROI 比 TE 小但操作者可自行定位	可选择 ROI、校正大小、定位	可检测全肝
	成本低且应用广泛	数值范围广 2~75kPa	比 TE 适应范围广（腹水和肥胖）	可实时检测肝脏硬度	比 TE 适应性好（腹水和肥胖）
	充分验证	定义质控标准明确	诊断显著纤维化及 LC 与 TE 等效	数值范围广（2~150kPa）	对 LC 诊断效能好
	可门诊操作	重复性好	实时成像避开结节/血管	适应性好，实时成像避开结节/血管	评估组织体积更大
		对 LC 诊断效能好（AUC 为 0.8~0.98）可评估 LC 预后	肝纤维化分期稍优于或近似于 TE	诊断 LC 效能优于或近似于 TE	肝纤维化分期明显优于 TE
缺点	非特异性	需要专门设备	无法区分中度纤维化	需进一步验证	需验证，并与 TE 比较
	无法区分中度纤维化分期	无法选择 ROI	单位（m/s）不同于 TE（kPa）	无法区分中度纤维化分期	不适用于肝脏铁沉积
	对 LC 诊断效能不及 TE	无法区分中度纤维化分期	数字范围窄（0.5~4.4m/s）	无明确定义的质控标准	需要 MI 设备，费用高
	成本高且适应性有限	80% 低于血清学指标；受肥胖、腹水、操作者影响	无明确定义的质控标准	学习曲线？	耗时
	局限性（溶血反应、Gilbert 综合征、炎症等）	急性肝炎、肝外胆汁淤积、肝淤血、进食及过量饮酒可现假阳性	LC 预后的预测价值？	是否受炎症影响？	价高

第三节　诊断肝纤维化技术综合比较及推荐意见

一、不同诊断肝纤维化技术综合比较

评估肝纤维化的血清标志物和影像学技术（第 8 章）近年来获得显著进展。但应强调以超声为基础评估肝纤维化技术检测结果并不相同；甚至在不同厂家的相同技术之间检测值及其标准也有不同。另外不同人种之间和不同病因肝纤维化分期界值也可能不同。弹性成像值正常可诊断无肝纤维化；但弹性成像硬度值增加则应酌情判断。

FT 模型检测 LC 的 AUC 高达 0.90[61]；APRI 和 FIB4 的 AUC 分别为 0.83[75] 和 0.89[76]。FIB4 具有较好的评估肝纤维化效果，虽然其预测效果不如 FT 模型[76]，但它是临床实践中容易获得的检测项目。

APRI 评估 HBV 相关显著肝纤维化和 LC 的准确度低于 FT 模型和 FIB4，但因其简单易操作，最早用于评估 HBV 相关纤维化。但 APRI 诊断显著肝纤维化效能显著优于 AAR（0.76∶0.55，P=0.03），并且 APRI 诊断 LC 的效能也显著优于 AST（0.77∶0.56，P=0.02）。目前，APRI 是最常用的评估 HCV 和 HBV 感染者肝纤维化和 LC 程度的指标，特别是在卫生资源受限地区。一些学者提出计算 APRI 可不考虑脾脏大小[77]。但若按照脾脏大小将患者分层，将会改善 APRI 评估纤维化效果。近来临床研究显示血清弹性蛋白评估肝纤维化使得诊断 LC 更准确；例如，Elasto-Fibro-Test 优于单一 Fibroscan 或 Fibrotest[78]。

TE 诊断 LC（准确率 85%~94%）比进展性肝纤维化（准确率 57%~90%）更准确[47]。但 TE 诊断轻、中度肝纤维化仅仅具有适度敏感性，大约有 20% 的患者检查结果难以判断[79]。最新指南认为 TE 和血清学标志物对 CVH 患者显著肝纤维化的诊断效能相同[74]！！！。为了促进 TE 的整体诊断效能，近年来研究了 TE 和血清标志物联合评估[80]，可进一步提高评估准确性！！，但仍需进一步研究确认。因为单一界值常不能同时满足排除诊断（高灵敏度）和确定诊断（高特异度）的需要。例如 APRI 单临界值 1.0 诊断 LC 的敏感度及特异度分别为 76% 和 72%[76]，因此，推荐双临界值模式。应用双界值模式后 TE 可准确诊断近 80% 的胆红素正常 CHB、进展性肝纤维化/LC 患者，并可免于肝活检[77]。

另一评估肝纤维化的方法是 MRE，对显著肝纤维化和轻微纤维化或无纤维化之间的鉴别，和 LC 与其他各期肝纤维化之间的鉴别准确性最佳。MRE 优点是能够评估全肝，并且适用于腹水和肥胖患者。Kruskal Wallis 试验结果显示不同纤维化分期之间的 MRE 检测结果有显著性差异（P<0.001）。AUC 分析显示 MRE 具有较高的识别各期肝纤维化的效能 ≥F1，≥F2，≥F3 和 F4。其准确度高于 TE 和 APRI，但研究数据有限[47,81-82]。采用 MRE 检测和诊断单病因 CHB 患者肝纤维化准确度报道更少[82]。采用 MRE、肝组织学和常规血清纤维化标志物（即血清 ALT、AST、AAR、APRI 和 PI）诊断 63 例 CHB 患者肝纤维化准确度比较，结果显示诊断轻度肝纤维化（≥F1），明显纤维化（≥F2），进展性肝纤维化（≥F3）和 LC（F4）；MRE（ρ=0.94，P<0.0001），APRI（ρ=0.42，P=0.0006），PI（ρ=0.42，P=0.0006）和 AST（ρ=0.28，P=0.028）与纤维化分期显著相关。MRE 比血清纤维化标志物诊断显著纤维化（0.99∶0.55~0.73）和 LC（0.98∶0.53~0.77）更准确，其敏感度，特异度，阳性预测值（PPV）和阴性预测值（NPV）分别为 97.4%，100%，100%，96%，和 100%，95.2%，91.3%，100%。肝纤维化分期和 MRE 之间强相关。而肝纤维化分期与 AST，APRI 和 PI 之间仅显示适度相关（非显著相关）。

二、临床推荐意见

（一）几十年来非侵入性技术诊断肝纤维化获显著进展。一些血清学生物标志和影像学方法陆续应用于临床实践。其中最广泛应用的是 TE，FT 模型和 API。在临床实践中应优选 TE、APRI 和肝纤维化相关生物标志，注意事项如下：①联合两种不相关方法（例如 TE 联合血清标志物或序贯性应用）可提高评估准确度！！！；②应注意胆红素异常显著影响 TE 评估肝纤维化的准确度，即便是胆红素正常患者采用 TE 评估肝纤维化时，也最好依照 ALT 正常或异常进行分层后分析评估；③采用不同非侵入性方法检测结果不一致时应重复检测。

（二）由于肝纤维化评估在临床中的重要性，非侵入性诊断工具不应低估肝纤维化分期或误诊 LC。MRE、ARFI 和肝纤维化血清学标志物诊断肝纤维化的临床使用频率依次递增，其价格递减。综合考虑最明智的方法是首先采用高度准确的非侵入性方法判断肝纤维化或 LC，对非侵入性肝纤维化评估结果无法解读的患者才考虑肝活检（图 3-3-1）。

（三）综合评判 API、FIB4、Forns 指数、HepaScore、FibroMeter、FT 模型、Zeng 指数和 Hui 指数在评估进展性肝纤维化和 LC 的准确度较满意，其 AUC 均 >0.85，诊断效能优于明显肝纤维化[74]！！！。这些模型反映 CVH 肝纤维化的准确性已得到验证（CHC 比 CHB 有更多证据）；但对 NAFLD 尚未充分验证，对其他类型的慢性肝病也尚未获得验证[74]！！！。且大多数上述综合生物标志及其建议的临界值尚未获得充分验证。应结合其他检测结果（生物化学、影像学和内镜检查）综合判断，并注意分析每次检测是否达到推荐的质量标准以及可能出现的误判！！！。

（四）AUC 是标准评估诊断有效性的表达方法。按照 Swets 建议[83]，可采用如下判断标准：无意义（AUC = 0.5），准确度较低（0.5 < AUC ≤ 0.7），适度准确（0.7 < AUC ≤ 0.9），高度准确（0.9 < AUC < 1）或理想结果（AUC = 1）。然而，将肝活检作为参比标准评判非侵入性诊断方法诊断肝纤维化准确度不够完善。考虑到肝活检的准确度范围，难能获得 AUC > 0.90[84]。

（五）为降低肝活检必要性，采用非侵入性方法获得较高的诊断准确度，应使用较低的临界值排除诊断、较高的临界值确诊。因此，肝纤维化的诊断界值应采用双界值，而不是单临界值。对处于低临界值和高临界值之间（灰区）无法确诊的患者可考虑肝活检[85]（图 3-3-1）。另外，应提醒临床医师注意的是近年来相关 CVH 抗病毒进展使得肝活检必要性降低，例如 CHB 抗病毒治疗大多数患者不需要肝活检即可开始抗病毒治疗。特别值得关注的是 DAAs 药物上市后，CHC 抗病毒治疗进展使得众多既往基于肝活检分期确定治疗的 CHC 患者失去了肝活检必要性，因为所有各期纤维化均可治疗获益。这些变化改变了当今 CVH 肝活检临床应用状况。然而，采用 CHB 患者血清学和生化学检测数据难以确诊炎症活动度和纤维化程度，使得肝活检成为处理这类亚型患者的重要工具。

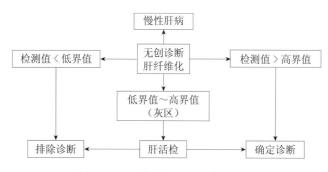

图 3-3-1　联合诊断肝纤维化路线图

（六）应深入研究血清学生物标志和 US 识别肝纤维化技术，并与 TE 临床应用价值相比较，特别是确认高度准确的诊断和排除纤维化分期的临界值。

参考文献

［1］Goodman ZD，Becker Jr RL，Pockros PJ，et al. Progression of fibrosis in advanced chronic hepatitis C：evaluation by morphometric image analysis. Hepatology，2007，45（4）：886 – 894.

［2］Afdhal NH，Nunes D. Evaluation of liver fibrosis：a concise review. Am J Gastroenterol，2004，99（6）：1160 – 1174.

［3］Kitada T，Seki S，Ikeda K，et al. Clinicopathological characterization of prion：a novel marker of activated human hepatic stellate cells. J Hepatol，2000，33：751 – 757.

［4］Goodman ZD. Grading and staging systems for inflammation and fibrosis in chronic liver diseases. J Hepatol，2007，47（4）：598 – 607.

［5］Bedossa P，Poynard T. An algorithm for the grading of activity in chronic hepatitis C. The METAVIR Cooperative Study Group. Hepatology，1996，24（2）：289 – 293.

［6］Ishak K，Baptista A，Bianchi L，et al. Histological grading and staging of chronic hepatitis. J Hepatol，1995，22（6）：696 – 699.

［7］ Desmet VJ，Gerber M，Hoofnagle JH，et al. Classification of chronic hepatitis：diagnosis，grading and staging. Hepatology，1994，19（6）：1513－1520.

［8］ Marcellin P，Gane E，Buti M，et al. Regression of cirrhosis during treatment with tenofovir disoproxil fumarate for chronic hepatitis B：a 5-year open-label follow-up study［J］. Lancet，2013，381：468－475.

［9］ Kleiner DE，Brunt EM，Van Natta M，et al. Design and validation of a histological scoring system for nonalcoholic fatty liver disease. Hepatology，2005，41（6）：1313－1321.

［10］ D'Amico G，Garcia-Tsao G，Pagliaro L. Natural history and prognostic indicators of survival in cirrhosis：a systematic review of 118 studies. J Hepatol，2006，44（1）：217－231.

［11］ de Franchis R. Evolving consensus in portal hypertension. Report of the Baveno IV consensus workshop on methodology of diagnosis and therapy in portal hypertension. J Hepatol，2005，43（1）：167－176.

［12］ Friedman SL. Mechanisms of hepatic fibrogenesis. Gastroenterology，2008，134（6）：1655－1669.

［13］ Garcia-Tsao G，Friedman S，Iredale J，et al. Now there are many（stages）where before there was one：In search of a pathophysiological classification of cirrhosis. Hepatology，2010，51（4）：1445－1449.

［14］ Cholongitas E，Senzolo M，Standish R，et al. A systematic review of the quality of liver biopsy specimens. Am j clin pathol，2006，*125*：710－721.

［15］ Grizzi F. On the reversal of liver cirrhosis：mystery or reality? Clin exp pharmacol physiol，2012，*39*：401－403.

［16］ Ghiassi-Nejad Z，Friedman SL. Advances in antifibrotic therapy. Expert rev gastroenterol hepatol，2008，*2*：803－816.

［17］ Bravo AA，Sheth SG，Chopra S. Liver biopsy. N Engl J Med，2001，344：495－500.

［18］ Bedossa P，Darge're D，Paradis V. Sampling variability of liver fibrosis in chronic hepatitis C. Hepatology，2003，38：1449－1557.

［19］ Sebastiani G，Alberti A. Non invasive fibrosis biomarkers reduce but not substitute the need for liver biopsy. World J Gastroenterol，2006，12：3682－3694.

［20］ Skripenova S，Trainer TD，Krawitt EL，Blaszyk H. Variability of grade and stage in simultaneous paired liver biopsies in patients with hepatitis C. J Clin Pathol，2007，60：321－324.

［21］ Regev A，Berho M，Jeffers LJ，et al. Sampling error and intraobserver variation in liver biopsy in patients with chronic HCV infection. Am J Gastroenterol，2002，97：2614－2618.

［22］ Regev A，Berho M，Jeffers L，et al. Sampling error and intraobserver variation in liver biopsy in patients with chronic HCV infection. Am J Gastroenterol，2002，97：2614－2618.

［23］ Colloredo G，Guido M，Sonzogni A. Leandro G Impact of liver biopsy size on histological evaluation of chronic viral hepatitis：the smaller the sample the milder the disease. J Hepatol，2003，39：239－244.

［24］ Bedossa P，Bioulac-Sage P，Callard P，et al. Intraobserver and interobserver variations in liver biopsy interpretation in patients with chronic hepatitis C. The French METAVIR Cooperative Study Group. Hepatology，1994，20：15－20.

［25］ Bedossa P，Dargere D，Paradis V Sampling variability of liver fibrosis in chronic hepatitis C. Hepatology，2003，38：1449－1457.

［26］ Theise ND. Liver biopsy assessment in chronic viral hepatitis：a personal，practical approach. Mod Pathol，2007，20（suppl1）：S3e14.

［27］ Colloredo G，Guido M，Sonzogni A，et al. Impact of liver biopsy size on histological evaluation of chronic viral hepatitis：the smaller the sample，the milder the disease. J Hepatol，2003，39：239－244.

［28］ Guido M，Rugge M. Liver biopsy sampling in chronic viral hepatitis. Semin Liver Dis，2004，24：89－97.

［29］ Rockey DC，Caldwell SH，Goodman ZD，et al. Liver biopsy. Hepatology，2009，49：1017－1044.

［30］ Rockey DC，Caldwell SH，Goodman ZD，et al. Liver biopsy. Hepatology 2009；49：1017－1044.

［31］ Pagliaro L，Rinaldi F，Craxi A，et al. Percutaneous blind biopsy versus laparoscopy with guided biopsy in diagnosis f cirrhosis：a prospective，randomized trial. Dig Dis Sci，1983，28：39-43.

［32］ Poniachik J，Bernstein DE，Reddy KR，et al The role of laparoscopy in the diagnosis of cirrhosis. Gastrointest Endosc，1996，43：568-571.

［33］ Regev A，Berho M，Jeffers LJ，et al. Sampling error and intraobserver variability in liver biopsy in patients with chronic HCV infection. Am J Gastroenterol，2002，97：2614-2618.

［34］ Castera L Invasive and non-invasive methods for the assessment of fibrosis and disease progression in chronic liver disease. Best Pract Res Clin Gastroenterol，2011，25：291-303.

［35］ Cadranel JF，Rufat P，Degos F. Practices of liver biopsy in France：results of a prospective nationwide survey. For the group of epidemiology of the French Association for the Study of the Liver（AFEF）. Hepatology，2000，32：477-481.

［36］ Bravo AA，Sheth SG，Chopra S Liver biopsy. N Engl J Med，2001，344：495-500.

［37］ Abe T，Hashiguchi A，Yamazaki K，et al. Quantification of collagen and elastic fibers using whole-slide images of liver biopsy specimens. Patholint，2013，*63*：305-310.

［38］ TSOCHATZIS E，BRUNO S，ISGRO G，et al. Collagen proportionate area is superior to other histological methods for sub-classifying cirrhosis and determining prognosis［J］. J Hepatol，2014，60（5）：948-954.

［39］ Calvaruso V，Burroughs AK，Standish R，et al. Computer-assisted image analysis of liver collagen：relationship to Ishak scoring and hepatic venous pressure gradient. Hepatology，2009，49（4）：1236-1244.

［40］ Sethasine S，Jain D，Groszmann RJ，et al. Quantitative histologicalhemodynamic correlations in cirrhosis. Hepatology，2012，55（4）：1146-1153.

［41］ Xu S，Wang Y，Tai DC，et al. qFibrosis：A fully-quantitative innovative method incorporating histological features to facilitate accurate fibrosis scoring in animal model and chronic hepatitis B patients. Hepatology，2014，61：L260.

［42］ Manabe N，Chevallier M，Chossegros P，et al. Interferon-α 2b therapy reduces liver fibrosis in chronic non-A，non-B hepatitis；A quantitative histological evaluation. Hepatol，1993，18：1344-1349.

［43］ Friedenberg MA，Miller LM，Chung CY，et al. Simplified method of hepatic fibrosis quantification：design of a new morphometric analysis application. Liver Int，2005，25：1156-1161.

［44］ 2Desmet VJ. Liver tissue examination. J hepatol，2003，39（Suppl 1）：S43-49.

［45］ Desmet VJ. Comments on cirrhosis reversal. Dig liver Dis，2005，37：909-916.

［46］ Garcia-Tsao G，Friedman S，Iredale J，et al. Now there are many（stages）where before there was one：In search of a pathophysiological classification of cirrhosis. Hepatology，2010，51：1445-1449.

［47］ Castera L. Noninvasive methods to assess liver disease in patients with hepatitis B or C. Gastroenterology，2012，142：1293-1302.

［48］ Patel K，Rockey DC Clinical utility of biomarkers of liver fibrosis. Gastroenterol Hepatol，2006，2：48-57.

［49］ Korner T，Kropf J，Gressner AM. Serum laminin and hyaluronan in liver cirrhosis：markers of progression with high prognostic value. J Hepatol，1996，25：684-688.

［50］ Callewaert N，van Vlieberghe H，van Hecke A，et al. Noninvasive diagnosis of liver cirrhosis using DNA sequencerbased total serum protein glycomics. Nat Med，2004，10：429-434.

［51］ Poon TC，Hui AY，Chan HL，et al Prediction of liver fibrosis in chronic hepatitis B infection by serum proteomic fi ngerprinting：a pilot study. Clin Chem，2005，51：328-335.

［52］ Kazankov K，Barrera F，Moller HJ，et al. Soluble CD163，a macrophage activation marker，id independently associated with fibrosis in patients with chronic viral hepatitis B and C［J］. Hepatology，2014，60（2）：521-530.

［53］ Castera L Noninvasive methods to assess liver disease in patients with hepatitis B or C. Gastroenterology，2012，142：1293-1302.

［54］ Shrivastava R，Sen S，Banerji D，et al. Assessment of non-invasive models for liver fibrosis in chronic hepatitis B virus related liver disease patients in resource limited settings. Indian j pathol microbiol, 2013, 56：196－199.

［55］Xiao G, Yang J, Yan L. Comparison of diagnostic accuracy of aspartate aminotransferase to platelet ratio index and fibrosis-4 index for detecting liver fibrsis in adult patients with chronic hepatitis B virus infection：a systemic review and meta-analysis. Hepatology, 2015, 61（1）：292－302.

［56］Castera L, Vergniol J, Foucher J, et al. Prospective comparison of transient elastography, Fibrotest, APRI, and liver biopsy for the assessment of fibrosis in chronic hepatitis C. Gastroenterology, 2005, 128：343－350.

［57］Forns X, Ampurdanes S, Llovet JM, et al. Identifi cation of chronic hepatitis C without hepatic fibrosis by a simple predictive model. Hepatology, 2002, 36：986－992.

［58］Pohl A, Behling C, Oliver D, et al. Serum aminotransferase levels and platelet counts as predictors of degree of fibrosis in chronic hepatitis C virus infection. Am J Gastroenetrol, 2001, 96：3142－3146.

［59］Koda M, Matunaga Y, Kawakami M, et al FibroIndex, a practical index for predicting significant fibrosis in patients with chronic hepatitis C. Hepatology, 2007, 45：297－306.

［60］Shaheen AA, Myers RP Diagnostic accuracy of the aspartate aminotransferase-to-platelet ratio index for the prediction of hepatitis C-related fibrosis：a systematic review. Hepatology, 2007, 46：12－921.

［61］Shaheen AA, Wan AF, Myers RP FibroTest and FibroScan for the prediction of hepatitis C-related fibrosis：a systematic review of diagnostic test accuracy. Am J Gastroenterol, 2007, 102：2589－2600.

［62］Sebastiani G, Vario A, Guido M, et al. Sequential algorithms combining non-invasive markers and biopsy for the assessment of liver fibrosis in chronic hepatitis B. World J Gastroenterol, 2007, 13：525－531.

［63］Poynard T, Ngo Y, Marcellin P, et al. Impact of adefovir dipivoxil on liver fibrosis and activity assessed with biochemical markers（FibroTest-ActiTest）in patients infected by hepatitis B virus. J Viral Hepat, 2009, 16：203－213.

［64］Zhou K, Gao CF, Zhao YP, et al. Simpler score of routine laboratory tests predicts liver fibrosis in patients with chronic hepatitis B. J Gastroenterol Hepatol, 2010, 25：1569－1577.

［65］Wang Y, XU MY, ZHENG RD, et al. Prediction of significant fibosis and cirrhosis in hepatitis B e-antigen negative patients with chronic hepatitis B using routine parameters［J］. Hepatol Res, 2013, 43（5）：441－451.

［66］Sebastiani G, Vario A, Guido M, Alberti A Sequential algorithms combining non-invasive markers and biopsy for the assessment of liver fibrosis in chronic hepatitis B. World J Gastroenterol, 2007, 13：525－531.

［67］Vincent Leroy Prospective evaluation of FibroTest®, FibroMeter®, and HepaScore® for staging liver fibrosis in chronic hepatitis B：comparison with hepatitis C. ［J］Hepatol. 2014 Jul；61（1）.

［68］XU MY, JIA XF, QU Y, et al. serum dihydroxyacetone kinase peptide m/z 520.3 as predictor of disease severity in patients with compensated chronic hepatitis B［J］. J Transl Med, 2013, 11：234.

［69］XU MY, QU Y, JIA XF, et al. Serum proteomic MRM identify peptideions of transferring as new fibrosis markers in chronic hepatitis B［J］. Biomed Pharmacother, 2013, 67（7）：561－567.

［70］Colli A, Fraquelli M, Andreoletti M, et al. Severe liver fibrosis or cirrhosis：accuracy of US for detection-analysis of 300 cases. Radiology, 2003, 227：89－94.

［71］Chen YP, Dai L, Wang JL, et al. Model consisting of ultrasonographic and simple blood indexes accurately identify compensated hepatitis B cirrhosis. J Gastroenterol Hepatol, 2008, 23：1228－1234.

［72］Hung CH, Lu SN, Wang JH, et al. Correlation between ultrasonographic and pathologic diagnoses of hepatitis B and C virus-related cirrhosis. J Gastroenterol, 2003, 38：153－157

［73］Aube C, Oberti E, Korali N, et al. Ultrasonographic diagnosis of hepatic fibrosis or cirrhosis. J Hepatol, 1999, 30：472－478.

［74］European Association for the Study of the Liver. Electronic address：easloffice@ easloffice. eu；Asociacion Latinoamericana para el Estudio del Higado. EASL-ALEH clinical practice guidelines：non-invasive tests for evaluation of liver disease severity and prognosis ［J］J Hepatol，2015.

［75］Lin ZH，Xin YN，Dong QJ，et al. Performance of the aspartate aminotransferase-to-platelet ratio index for the staging of hepatitis Crelated fibrosis：an updated meta-analysis. Hepatology，2011，53（3）：726－736.

［76］Martinez SM，Fernandez-Varo G，Gonzalez P，et al. Assessment of liver fibrosis before and after antiviral therapy by different serum marker panels in patients with chronic hepatitis C. Aliment Pharmacol Ther，2011，33：138－148.

［77］Kim BK，Kim SA，Park YN，et al. Noninvasive models to predict liver cirrhosis in patients with chronic hepatitis B. Liver Int，2007，27：969－976.

［78］Poynard，T.，de Ledinghen，V.，Zarski，et al. Performances of Elasto-FibroTest（（R））, a combination between FibroTest（（R））and liver stiffness measurements for assessing the stage of liver fibrosis in patients with chronic hepatitis C. Clin. Res. Hepatol. Gastroenterol，2012，36：455－463.

［79］Castéra L，Foucher J，Bernard PH. et al Pitfalls of liver stiffness measurement：a 5-year prospective study of 13，369 examinations. Hepatology，2010，51：828－835.

［80］Park MS，Kim SU，Kim BK，et al. Prognostic value of the combined use of transient 3elastography and fibrotest in patients with chronic hepatitis B. Liver Int，2015，35（2）：455－462.

［81］Poynard T，Ngo Y，Munteanu M，et al. Noninvasive markers of hepatic fibrosis in chronic hepatitis B. Curr Hepat Rep，2011，10：87－97

［82］Huwart L，Sempoux C，Vicaut E，et al. Magnetic resonance elastography for the noninvasive staging of liver fibrosis. Gastroenterology，2008，135：32－40.

［83］Sudhakar Kundapur Venkatesh. et al. Eur Radiol，2014，24：70－78.

［84］Swets JA. Measuring the accuracy of diagnostic systems. Science，1988，240：1285－1293.

［85］Mehta SH，Lau B，Afdhal NH，et al. Exceeding the limits of liver histology markers. J Hepatol，2009，50：36－41.

［86］Chen YP，Liang XE，Zhang Q，et al. Larger biopsies evaluation of transient elastography for detecting advanced fibrosis in patients with compensated chronic hepatitis B. J Gastroenterol Hepatol，2012，27（7）：1219－1226.

第四章　肝硬化门静脉高压

肝硬化（LC）门静脉血流阻力增加使门静脉压力（PVP）升高，并影响肝外内脏和全身循环血管床，导致动脉血管扩张和侧支血管形成，使门静脉血流量增加，进而加重门静脉高压（PHT），并发高动力循环（HDC）。因此，PHT 既是影响慢性肝病预后的重要因素，也是肝硬化大多数并发症的病理基础。本章综述 PHT 病因学、发病机制、诊断和治疗；论述肝内血管阻力、内脏及全身循环血流量增加因素和临床PHT 研究重点。

第一节　门静脉高压分类及其病因

一、分类

按照 PHT 病因和病变解剖位置不同分为肝前、肝内和肝后性 PHT，而肝内 PHT 又分为窦前、窦性和窦后性 PHT。然而，这种简单的解剖学分类不足以完全概括 PHT 动力学变化。因为在大部分肝病中，这种动力学变化导致的 PVP 升高不仅是单一解剖位置病变。特别是慢性肝病可能出现多病因、不同解剖部位病变导致不同程度的 PHT。另外，在慢性肝病进程中，不同时间点病理学变化常涉及不同的血管区域。例如，酒精性肝硬化（AC）可导致窦前、窦性和窦后性血流阻力升高。因此，一个更有用的分类系统可能是基于 PHT 病因分类。

二、病因学

已发现很多导致 PHT 的病因，其中最常见病因是 LC。在华支睾吸虫病流行区（非洲）华支睾吸虫病和门静脉系统血栓（PVST）（印度）是 PHT 的主要病因。PHT 其他病因 <10%；这些罕见病因多导致肝外门静脉血栓（EHPVO）和"特发性"非肝硬化门静脉高压（NCPH）。本章仅分列主要病因，其他病因以表格方式提及（表4-4-1）。

（一）常见病因

1. 肝硬化　亚洲 LC 并发 PHT 最常见病因是慢性乙型肝炎（CHB）和慢性丙型肝炎（CHC）。而 AC 和自身免疫性肝炎（AIH）并发的 PHT 均可发生在 LC 之前。

2. EHPVO　EHPVO（不包括单纯脾静脉或肠系膜上静脉血栓）是肝前性 PHT 的主要病因。在成人，血栓病可能由先天性（例如抗凝血酶、蛋白 C 或蛋白 S 缺乏症）或获得性（例如骨髓增生性疾病）及/或局部因素（如败血症、腹部创伤、胰腺炎或外科手术）引发，这些综合病因约占 70%，而剩余 30% 为特发性病因[1]。在儿童，PVST 常常与脐炎或脐静脉插管有关。

3. 血吸虫病（第 9 章）

（二）少见病因

NCPH 病因有很多种（表4-4-1），其中多为门静脉或其分支阻塞性血管损害[2]。

（三）特发性门静脉高压（IPH）

IPH 也被称为非肝硬化门静脉纤维化（NCPF；肝门静脉硬化），是一种病因不明的 PHT 综合征，虽然慢性砒霜中毒，氯乙烯暴露和维生素 A 过多症可能是其潜在的致病因素。具有明确 PHT 证据、又无 LC 和肝外门静脉梗阻患者可诊断为 NCPF。亚洲部分地区（主要在印度和日本）NCPF 是 PHT 的常见病因。其特征是光学显微镜下缺乏肝损害背景（肝组织学维持着肝小叶结构）的 PHT[3]，伴有不同程度的门静脉纤维化、硬化和细小门静脉分支消失，伴随着疾病进展肝实质组织塌陷，被膜下瘢痕形成。NCPF 临床表现为隐匿性发病，85%～95% 的患者以静脉曲张出血为首发表现，以脾肿大、贫血和相对耐受的静脉曲张出血为特征。在社会经济条件较差地区成人中多发，肝功能代偿。因为肝静脉楔压接近正常，需要检测曲张静脉压或脾内压评估 NCPH 患者的 PVP。然而，临床上罕见实施这些检查措施。脾、门静脉造影术显示门静脉和脾静脉显著扩张，并可见侧支循环。然而，近年来上述技术已经被 CT 或 MRI 血管造影替代。在一些患者中，内皮缩血管肽 1（ET-1）水平升高，这或许是其重要病理生理学发生机制[4]。NCPF 患者预后良好，控制曲张静脉出血患者 5 年生存率近 95%～100%[5-7]。

第二节　门静脉高压发病机制

肝静脉压力梯度（HVPG）是门静脉血流阻力的间接指标。并符合欧姆定律：$\Delta P = QXR$。式中 ΔP 代表 PVP 梯度，Q 代表门静脉血流，R 代表阻力。因此，在门静脉血流、阻力或两项均增加情况下 PVP 可能升高。R 主要为肝内血管阻力，并与血管直径呈反比。血流量与其血管半径的 4 次方（r^4）直接相关。因此，血管直径微小变化将显著改变其血管阻力和肝血流量。

一、门静脉血流阻力增加

正常肝内血流阻力很低，仅仅对 PVP 起到很小的作用。生理情况下 PVP 在一定范围内波动，餐后 PVP 升高被肝窦反应性扩张而缓冲，甚至门静脉血流增加亦发生这种缓冲现象。

LC 肝内阻力升高的机制非常复杂，并且不同病因 PHT 形成机制总不尽相同，难以清晰描绘。在 LC 并发 PHT 发病机制中重要的病理生理学因素见表 4-2-1。

表 4-2-1　PHT 形成中重要病理生理因素

增加门静脉血流阻力的因素	增加门静脉血流量的因素
• 固定因素	• 一氧化氮
– 纤维化	• 高血糖素
– LC 血管扭曲	• 前列腺素
• 可变因素	• 内毒素类
– 血管收缩因子例如：内皮缩血管肽类	• 肿瘤坏死因子-α

（一）不可逆性结构变化

不同病因肝损伤，均可导致纤维组织间隔和结节形成，伴随着肝脏再生潜能，其结果是肝组织结构扭曲[8]，导致血流机械性阻塞。肝脏微循环结构扭曲归因于纤维化，结节形成，血管再生和血管闭塞。

其他具有特征性机械阻力机制包括肝窦毛细血管化，进一步损害肝窦与肝细胞间的双向物质交换（图4-2-1）。

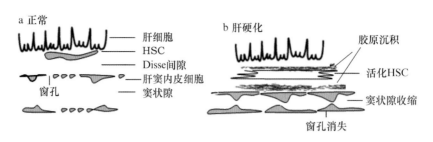

图 4-2-1　肝硬化肝窦毛细血管化示意图

（二）肝内血管阻力增加

1. 肝窦病变　HSC 和肝窦内皮细胞（LSEC）在增加肝内血管阻力方面发挥关键作用。活化 HSC 通过释放血管生成因子激活 LSECs，例如，血管生成素[9]和血管内皮生长因子（VEGF）[10]。

（1）LSEC 是防卫性保护肝脏受损的前哨站[11]，并辅佐肝细胞发挥功能作用，包括血液净化、血管张力、免疫、肝细胞生长[12]和血管生成或肝窦重建[13]。因此，LSEC 功能障碍可导致血管舒缩调节功能障碍、炎症、纤维化和肝脏再生受损[14]，并促发 LC 和 PHT。

（2）HSC 活化：PHT 与肝窦阻力密切相关（动态变化），而缩血管和扩血管因子综合影响肝窦阻力（表4-2-1）。在对纤维生成刺激的应答中，转化生长因子-β 激活 HSC 成为肌成纤维细胞，并合成胶原。这些活化的 HSC 位于 LSECs 基膜外，在肝脏微循环中发挥收缩效能，使得肝窦腔变窄，导致肝内阻力增加（图4-2-1）。公认位于 LSEC 基膜外 Disse 间隙的 HSC 参与肝脏微循环调节。HSC 收缩和松弛影响肝窦张力及其血流[15-16]。在 LC 患者的肝脏中，围绕新生窦状血管不断补充这些活化的 HSC，进而增加了肝内血管阻力[17]。因此，HSC 活化在 PHT 发生中发挥关键作用。

另外，被激活的 HSC 对血管扩张剂（例如 NO）反应性减弱，并且 LC 患者的 ET-1 强化 HSC 收缩性[16]。LC 患者的肝脏 ET-1 表达增加，NO 生成降低，进而促发 PHT。然而，采用 ET 受体拮抗剂抑制 ET 受体的反应复杂，因为基于他们的细胞定位显示他们不同的血管活性效应。近年来研究显示以肝窦（如肌成纤维细胞）收缩为主的血流动力学失衡是一个重要治疗靶点。

2. 肝内血管病变基础　静止、固定的机械性瘢痕缺乏缓解肝内血管阻力的潜能，其机械力学和 PHT 病因学研究进展相对缓慢。更多兴趣聚焦在血管功能变化研究[18-19]。对血管因素在 PHT 发病机制中作用的关注集中在肝内血管收缩、扩张受损和血管新生，这些因素共同促进肝内阻力增加。

（1）血管扩张减弱：在 PHT 发生过程中，研究发现一氧化氮（NO）是目前已知最强力的血管扩张分子。改变 NO 生成信号发挥枢纽样作用。在正常肝脏中，NO 主要由 LSEC 产生[20]。LC 患者的肝脏产生 NO /生物利用度均显著降减，进而促进肝内血管阻力增加[21]。至少有 2 种机制解释 NO 产生减少：首先是 NO 合成酶的负性调节抑制内皮 NO 合酶（eNOS）；因此，NO 产生减少[21]；其次是众多因子（例如细菌内毒素、病毒、药物和乙醇等）使肝硬化 LSECs 遭受氧化应激[22]。LC 本能的增加过氧化物自由基与 NO 发生反应生成过氧亚硝酸（ONOO-），一种内源性毒物[23]，从而降低血管扩张剂 NO 的生物利用度。而抗氧化分子，例如维生素 C，维生素 E[24]、过氧化物歧化酶[25]和 N-乙酰半胱氨酸[26]已经显示改善肝内血管阻力和 PHT 效应。

在肝内发生 PHT 时，不但 LSEC 产生 NO 减少，而且 HSC 也显示抵抗 NO 介导的松弛。与肝内 NO 生物利用度下降相反，内脏和全身产生 NO 相对增多[27-29]，导致内脏和全身血管扩张。NO 也促进 PHT 患者的血管重构，进而通过侧支血管缓冲 PHT 升高。

（2）血管收缩增加：LC 不但肝脏血管扩张减弱，而且血管收缩使其张力升高（动力因素），是肝脏血管功能障碍的代表。在 PHT 升高的阻力中，局部产生血管收缩介质：ET-1，血管紧张素Ⅱ，去甲肾上腺素（NE）和血栓素 A_2 增加和释放的内皮扩血管介质（主要是 NO）降低；目前估计这种血管功能性变化所起的作用占肝硬化 PVP 升高程度的近 30%[18-19,30-31]。LC 患者的肝脏环氧化酶 1（COX-1）活性增强，导致大量产生 TXA2，因此肝内血管阻力增加。当 ET-1 与 HSC 表面受体结合时是另外重要的血管收缩机制[32]。靶向治疗可潜在逆转区域血管阻力。采用前列环素 H2/TXA2 受体阻滞剂 SQ-29548 抑制 TXA2，或采用 COX-1 抑制剂 SC-560 阻断 COX-1 活性，可缓解肝内血管阻力增加[33]。

（3）肝脏血管新生：在 PHT 患者的肝内循环中，新生血管发挥重要的病理生理学作用。LC 纤维间隔和再生结节周围已经发现血管数量增加[34]。LC 活化 HSC 及/或其他成肌纤维细胞，例如门静脉成肌纤维细胞被认为促进血管新生（第二章）。

（4）大多数 NCPH 患者患有门静脉小分支（直径 < 0.2mm）闭塞性损伤。这种病变起初导致局灶性萎缩，随之而来的是继发性肝实质结节性增生。

（三）门静脉血流状态改变

LC 内脏和体循环动脉血管扩张促进门静脉血流量增加，发挥着维持和加重 PHT 的主要作用。PHT 和新生血管形成共同促进自发性门体分流（SPSS）和静脉曲张形成[35]。上述 LC 结构变化和功能紊乱为 PHT 靶向治疗提供了理论基础[30]。

门静脉系统无静脉瓣，依赖于两侧毛细血管的压力差形成向肝性血流。LC 时因肝纤维化和再生结节形成使得肝窦压升高，门静脉系统两侧的压力差缩小，门静脉内血流迟缓或淤滞，是形成门静脉血栓的血流动力学基础。

（四）微生物/细菌易位

微生物/细菌易位属于 PHT 发病机制中尚未完全阐明的重要领域。近年来不断积累的证据提示：肠道菌群和细菌易位在许多种疾病发病机制中的重要性。肝脏与肠道通过门静脉相互关联（肠肝轴）、相互影响。肝脏持续暴露在来自肠道吸收的毒素和菌群产物的侵扰之下[36]。细菌易位与腹水的发生也密切相关[37]。而且，肠道微循环能够率先感应到 PVP 的轻微变化。PHT 导致的 PVP 升高可能影响肠肝轴，进一步促进肝纤维化/LC 病变恶化，并加重 PHT，形成恶性循环。因此，肠道微生态在诱导和维持 PHT 病理生理机制中可能发挥重要作用。另外，肠道微生态可能影响肝脏表达细胞因子/趋化因子，进而也可能加重 PHT。

二、淋巴系统在 LC 和 PHT 发病机制中的作用

LC 肝内和内脏淋巴液产生增加。淋巴系统在腹水和水肿的形成中发挥重要作用[38]。此外，有报道 PHT 与淋巴管生成有关[39]。然而，淋巴系统在 LC 和 PHT 发病机制中的详细作用大多不清楚，属于重点探索的领域[40]。

第三节　门静脉高压侧支循环路径

一旦发生 PHT，可并发 SPSS，使消化器官血液转向流入侧支血管，同时来自内脏循环的门静脉血流量增加，以便补偿经侧支血管分流的血液。

一、PHT 侧支循环路径

伴随着肝硬化 PVP 升高，通过原血管开放或新生血管形成这些侧支循环，最终导致门静脉血液反流及 SPSS。肝硬化患者 SPSS 患病率高达 38%~40%，其中最常见类型为脾肾分流（SRS，发生率为 14%~21%）[41]和脐静脉再通等，SPSS 部位及其程度各异（图 1-3-2），并可能诱发严重并发症，包括静脉曲张出血和 HE[42]。这些血管床产生不同的血管生成因子，例如胎盘生长因子（PLGF）[43]，共同促进 SPSS。

（一）胃食管静脉曲张（GOV）

Vianna 等[44]采用放射学、腐蚀铸形和形态计量法三项技术观察胃食管连接处和食管下端血管分布结构正常静脉解剖，发现与 PHT 密切相关[44-45]。研究采用的组织块标本包括下 2/3 食管和全腹腔门静脉系统。经脾静脉插管注射腐蚀铸形剂后，采用放射摄影技术研究目标区域 1cm 片层的主要静脉网络，并进行形态学测定。详细描述 4 个不同的静脉流域。

1. 胃区指胃食管结合处向下延伸 2~3cm，为胃食管交界区；胃其余部分见到的是纵行静脉，而不是不规则静脉网络。胃黏膜下层和黏膜固有层静脉汇集，最终流入胃短静脉和胃左静脉（图 4-3-1）。

2. 栅区从胃上缘至食管下段延伸 2~3cm。其静脉均匀分布，纵向平行排列，并且与食管黏膜襞相伴行。这些静脉之间有很多吻合支，它处于黏膜固有层。栅区无穿静脉，因此缺乏食管末端内外静脉吻合支。这些观察结果强力支持栅区为门体循环的分水岭。

3. 食管裂孔区为栅区食管向上延伸大约 2cm。纵行静脉结构丢失，伴静脉网络。此区主要特征是穿支静脉穿过食管肌层连接食管黏膜下静脉和食管周围静脉及旁静脉间的桥梁，其内血流具有双向性。穿支静脉开放、扩张使得食管壁内外血管间的血流流通更顺畅。

4. 干区长约 8~10cm，以黏膜固有层 4~5 条纵行静脉为特征。穿支静脉从黏膜下层穿过不规则间隔到达食管周围静脉丛（图 4-3-1）。

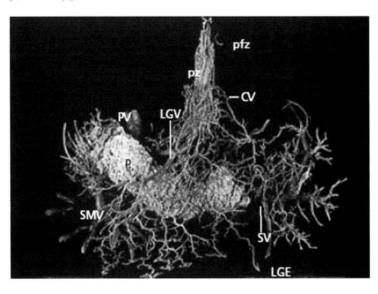

图 4-3-1　门静脉系统的腐蚀铸型图，显示胃底通过食管下段的栅区形成纵向密集静脉丛[44]

P：胰腺；SMV：肠系膜上静脉；PV：门静脉；LGV：胃左静脉；SV：脾静脉；pz：栅区；pfz：食管裂孔区

曲张静脉压依赖门静脉和右心房之间的压力梯度，并随呼吸变化。平均曲张静脉压为 20~25cm H_2O。有两条汇入 GOV 的静脉血流通道。首先是胃左或胃冠状静脉，这是主要促进 GOV 的血流。其次是从脾门至胃短静脉的血流。脾静脉血主要流向胃曲张静脉。因此，单一脾静脉血栓患者可发生单纯胃底静脉曲张，此时所有脾脏流出的静脉血经胃短静脉流向胃底。确诊重要依据之一是这类患者的肝脏正常，因此，其治愈方法是脾切除术。

上述侧支循环路径临床意义特别重要，因为这些侧支曲张静脉固有出血本性。洞察静脉曲张发生发展的病理生理学和解剖学变化可提供治疗和降低出血风险相关基本理论。PHT 相关 GOV 变化特征是多变性，难能出现任何恒定不变或规则性变化模式。但一般规律总结如下。

1. 胃底曲张静脉主要收纳胃短静脉血液，但也可收纳胃左静脉血。从临床角度讲，胃静脉曲张可为食管曲张静脉的延续或单独存在。而胃底急性静脉曲张出血（AVB）频度较高，并且临床处理困难。

2. 临床最常见到胃和食管下端的曲张静脉。这两个解剖位曲张静脉纵行排列，并且常常延连。因该区无穿支静脉，黏膜下静脉特别容易破裂和出血。这是胃食管静脉曲张出血（GOVB）的主要解剖位置，可能快速威胁患者生命。

3. 食管裂孔区和干区静脉曲张，该区上方食管裂孔区血管为 GOV 及其黏膜下静脉曲张之间的交通支。这些交通支可增加黏膜下静脉曲张压力，并且在一些患者中，流向黏膜下静脉的血流可增加出血风险。采用多普勒超声研究 PHT 患者穿支静脉呈现双向血流[46]。推测这种紊流可能是出血危险因素。

4. 食管曲张静脉导致临床出血的危险性相对较小，但可发展为粗大静脉，并伴有显著血流。临床检测其血流量有助于评估 PHT。当存在上述紊流时这些血流通道显得很重要，因为如此大量流动的血液增加了黏膜下静脉压及其血流量。

（二）其他侧支循环路径

除了非常重要的 GOV 外，还可有如下几处临床上相对"温和"的侧支循环。

1. 直肠及肛门静脉丛血液流经直肠上静脉进入肠系膜下静脉，随后流入门静脉。与此相反，成对的直肠中静脉和直肠下静脉排出的血液流经髂静脉进入 IVC。肠系膜下静脉的逆向血流（流向直肠和肛管）符合 PHT 病变，但仅仅表现为静脉扩张。

2. 肝硬化患者的 PHT 常常驱使退化状态的脐静脉再通，甚至其直径扩张至 2cm。正常成人脐静脉残腔闭塞成条索状结构（肝圆韧带），LC 并发 PHT 时，再通的脐静脉自门静脉左支向肝外延伸，沿腹壁扩展至脐周，形成脐周水母头样体征，这时在上腹部剑突下听诊可听到持续的血流杂音（"静脉哼鸣音"）。超声可见管状无回声及血流信号。PHT 淤滞在门静脉系统的血液源源不断的远离肝脏，经开放的脐静脉回流至下腔静脉，使门静脉血流量和压力降低，剥夺了门静脉系统的向肝性血流。但再通的脐静脉可因血栓形成而再次闭塞。

3. 腹膜后侧支循环将血液自发性分流至性腺血管。这种情况较多见于女性患者，其腹膜后侧支循环常与较大的卵巢血管相通，并自发性分流至髂静脉内。

目前良好的 CT 血管造影及 MR 对比增强三维血管成像技术已经能够显示到门静脉系统 4～6 分支。深入细化研究门静脉循环解剖学（特别是胃食管结合区）促进了我们对 GOV 发生发展规律的理解，也提供了治疗选择的重要信息。

第四节　临床诊断和鉴别诊断

一、临床诊断

PHT 相关早期病变难以通过体检发现。晚期 PHT 可见腹壁静脉曲张、腹水和脾大。儿童 PHT 及其并发症是重要的临床问题，可导致显著发病率和病死率。儿童 PHT 最常见病因是胆道闭锁和肝外门静脉梗阻（EHPVO）。成人 PHT 处理循证指南已发表；然而，仍然缺乏儿童相关指南，并且大多数推荐意见是基于儿科专家见解[47]。儿童 PHT 的发病机制与成人类似，但在临床特征，特别是并发症的诊断和治疗有其特殊性，分别在相关章节中讨论。PHT 辅助检查见第 5 章。

二、鉴别诊断

PHT 鉴别诊断主要包括大多数 LC 病因（第 9 章）和非肝硬化门静脉高压（NCPH）（表 4-4-1 和图 4-4-1）或各种不同类型的腹水病因学（第 21 章）。

表 4-4-1 非肝硬化相关 PHT 患者 HVPG 变化[48]

病变部位	分　类	病　因	HVPG 变化
肝　前		门静脉血栓，挤压或侵入	正常
肝　内	常见慢性肝病	部分结节性病变	正常
		局限性结节状增生	正常或轻度升高
		先天性肝纤维化	正常或轻度升高
		肝门静脉硬化或特发性 PHT	正常或轻度升高
		血吸虫病	正常或轻度升高
		慢性活动性肝炎	轻度升高
		酒精性纤维化	轻度升高
		原发（或继发）胆汁性肝硬化（LC 前期）	升高
		慢性静脉血栓性疾病	升高
		紫癜肝病	升高
	罕见慢性肝病	Rendu-Osler 病	升高
		结节病，结核，淀粉样变，肥大细胞增多症	正常或轻度升高
		多发性骨髓瘤，Waldenström 病	正常或轻度升高
		淋巴瘤，骨髓增生性疾病	正常或轻度升高
		转移癌	正常或轻度升高
		多囊肝	正常或轻度升高
	急性肝损伤	急性酒精性肝炎	正常或轻度升高
		急性或暴发性肝炎	轻度升高
		妊娠急性脂肪肝	轻度升高
		急性静脉血栓性疾病	升高
肝　后		布加综合征；下腔静脉阻塞；右心衰	均正常

NCPH 包括 PHT 相关一大组疾病，其肝脏合成功能储备良好，且 HVPG 正常或轻微升高。NCPF/IPH 和肝外门静脉阻塞（EHPVO）是两种独特的疾病，前者年轻成人多发，而后者好发于儿童。其发病机制均可能与血栓形成倾向者的反复感染有关。诊断 NCPF/IPH 需要排除 LC，而诊断 EHPVO 应排除海绵状血管瘤性门静脉阻塞。有效治疗 PHT 可能获得长期存活。

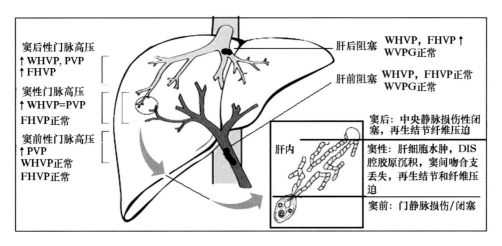

图 4-4-1　肝外（肝前和肝后）和肝内（窦前、窦性和窦后性）血管阻塞特征

WHVP：肝静脉楔压；PVP：门静脉压力；FHVP：游离肝静脉压

第五节　自然史

LC 与 PHT 存在着不可否认的因果关系，PHT 是 LC 自然史中的关键事件，而临床显著性门静脉高压（CSPH）代表肝病重要转折点，因为 CSPH 意味着打开了诱发 GOV 和肝脏失代偿的阀门；重度 PHT 是 LC 患者住院，死亡和 LT 的首要原因。在所有无症状 LC 患者中，约 80%~90% 的患者已经存在门静脉压力梯度（PPG，门静脉和 IVC 压力差）升高，内镜检查发现 40% 的患者存在 EV。在那些无 EV 的 LC 患者中，每年将会有 6% 的患者出现 EV（HVPG > 10 mmHg 患者超过 10%）。代偿型 LC 患者在 10 年内，将会有近 50% 的患者出现 PHT 相关临床表现（最常见腹水）。GOV 患者若不治疗，2 年内并发 GOVB 者占 10%~30%。一旦发生 GOVB，6 周内病死率为 12%~20%，若未给予有效治疗，将会有 2/3 的患者在 2 年内再次并发 GOVB。现代治疗技术降低初次及/或再次 GOVB 风险近 50%（第 22、23 章）。

第六节　治　疗

一、治疗 PHT 的理论基础

近年来证实的一个非常重要的概念是确定 LC 并发症的主要因素是 PVP（临床实践中采用 HVPG 评估）高于临界值。在 HVPG 升至 10 mmHg 前不会发生静脉曲张，并且 HVPG 应至少升至 12 mmHg 时才会出现相关并发症，例如 AVB 和腹水[49-51]。此概念的含意是预防 HVPG 至此值以下，将能够预防 PHT 相关并发症。应强调 LC 肝内血管阻力增加不但是由于肝病组织结构紊乱导致的机械性原因，而且也有继发性肝内血管张力动力学变化（伴有可逆性成分）。这提供了采用血管扩张剂治疗 PHT 的理论基础。若采用药物治疗[51-52]或肝病自发性改善[53]使 HVPG 降至此阈值以下，能够降低曲张静脉直径和完全预防 AVB。此外，即使此目标未能获得，降低 HVPG 基线值的 20% 也能够预防几乎全部 AVB[54-56]；近年来认为较基线值下降 ≥10% 或降至 12 mmHg 以下（含），预示 NSBB 应答[57]，并且是治疗 PHT 患者新的广泛接受的战略目标。获得此治疗目标也与相关并发症和死亡风险降低有关[57]。这也验证了降低 PVP 呈现 PHT 综合征可逆性概念。

二、病因治疗

引起肝硬化 PHT 的病因包括病毒性、酒精性、胆汁淤积性、自身免疫性、遗传代谢性、药物性肝病及寄生虫病等，病因治疗是降低 PHT 的关键措施。乙型肝炎和丙型肝炎是我国 LC 的主要病因，抗病毒治疗可减轻肝纤维化，降低 PVP，从而起到预防 PHT 相关并发症的作用，具体抗病毒方案参阅相关指南。其他原因所致肝病也应积极针对原发疾病进行治疗，以阻止肝硬化进展、延缓 PHT 并发症的出现（第 10 ~ 19 章）。

三、药物治疗

PHT 病理生理学讨论传统聚焦在肝内形态学变化致血流阻力增加。近来关注的焦点转移至肝脏、内脏和侧支循环血管异常在 PHT 发生和持续性升高过程中的作用。伴随着对血管生物学的了解，PHT 发病机制有了显著进展，揭示出为什么肝内外血管异常均促进 PHT[58]。并且依此制订降低 PVP 策略（图 4-6-1）。

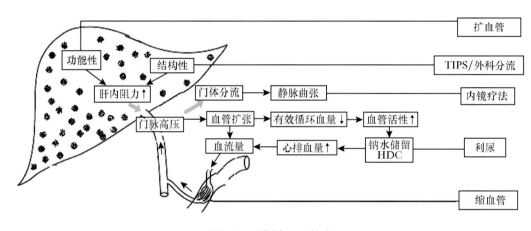

图 4-6-1　降低 PVP 策略

（一）减少门静脉血流量药物

促进 PHT 的因素是由于内脏小动脉广泛性扩张导致流向门静脉系统的血流量增加。PVP 升高加重或促进了内脏淤血，这解释了为什么出现 SPSS（可分流超过 80% 的门静脉血流量）还仍持续存在 PHT。内脏和全身循环动脉血管扩张可加重 PHT。抑制内脏动脉血管扩张，降低门静脉血流量是治疗 PHT 的重要措施[11]，例如：内脏血管收缩药物加压素及其衍生物，生长抑素及其类似物和非选择性 β 受体阻滞剂（NSBBs）。普萘洛尔降低 PVP 的作用机制[59]是：①阻滞 β_2 受体，促进脾动脉为主的内脏动脉收缩，减少门静脉血流量；②阻滞 β_1 受体减慢心率，减少心输出量，从而减少门静脉血流量；③对门静脉侧支循环的直接效应降低胃食管侧支循环血流量。内脏血管扩张伴有心脏指数和循环血量增加，表现为 PHT 伴 HDC[60]。为了维持 HDC，体内存在扩容机制，这提供了采用低盐饮食和利尿药缓解 HDC 和降低 LC 患者 PVP 的基本原理[61]。全面深入讨论降低 PHT 的药物见第 22 章。本节仅以表格方式简要分列临床治疗 PHT 的主要药物（表 4-6-1）。

表 4-6-1　临床治疗 PHT 的主要药物

急症患者注射用药	特利加压素	长效加压素类似物，与血管受体的亲和力高于加压素
		诱导内脏血管显著收缩和动脉血压升高
		初始 24～48 小时静脉注射 2 mg/4 h，而后 2～5 d，1 mg/4 h
		RCTs 和荟萃分析均证实有效
	生长抑素	生物半衰期很短
		由于抑制胰高血糖素和肾上腺素能血管收缩的易化作用适度诱导血管收缩
		静脉推注 250 毫克后静脉输注 250～500 mg/h，疗程 5 天
	生长抑素类似物（奥曲肽，伐普肽）	比生长抑素半衰期长
		因快速脱敏作用对 PVP 的效应期限短
		静脉推注 50 毫克后，静脉输注 50 mg/h，疗程 5 天；RCTs 评估有效
长期治疗口服用药	普萘洛尔	β₁ 和 β₂ 肾上腺素受体拮抗剂（NSBB）
		诱导 CO 减少和内脏血管收缩
		开始口服 10～20 mg，tid，每 2～3 天逐步增剂量至最大耐受量（使患者收缩压 >100 mmHg 和心率不低于 50 bpm）。剂量不应 >320 mg/d。终生维持治疗
		一些研究证实有效
		LC 患者获得的最大效能，HVPG 降至 <12 mmHg 或降低治疗前基线值≥20%
	纳多洛尔	β₁ 和 β₂ 肾上腺素受体拮抗剂（NSBB）；诱导 CO 减少和内脏血管收缩
		初始 20 mg qd，按普萘洛尔方式上调剂量（不应超过 160 mg/d）。终生治疗
		一些研究证实有效
		LC 患者获得的最大效能，HVPG 降至 <12 mmHg 或使治疗前基线值降低≥20%
	卡维地洛	β₁ 和 β₂ 肾上腺素受体拮抗剂（NSBB），伴有抗-α₁ 肾上腺素能活性
		诱导 CO 减少，内脏血管收缩和肝内血管扩张
		开始 6.25 mg/d，bid 口服，按普萘洛尔方式上调剂量（最大剂量 25 mg/d）
		其疗效尚未完全证实，但有效证据越来越多，具有替代其他 NSBB 药物的潜能

（二）抗纤维化药物

众多研究中的抗纤维化药物均具有降低 PVP 的潜能（第 2 章）。

1. 黑色巧克力　黑色巧克力富含抗氧化剂可可黄酮类化合物（如儿茶酚和表儿茶精），且增加全身循环 NO 生物利用度。2 项荟萃分析确认可可黄酮醇有利于心血管病变恢复。近来 2 期 RCT[62]，餐食中补充黑色巧克力（0.55 g/kg 体质量）可显著缓解餐后 PVP 升高。其效果显示在膳食补充黑色巧克力患者 HVPG 升高程度低于膳食补充白色巧克力（缺乏可可黄酮类化合物）患者的 50%。

2. 利福昔明　细菌易位和内毒素进一步恶化失代偿型肝硬化（DC）患者的高动力循环，并促进细胞因子刺激肝内释放 ET-1 和 COX，通过增加血管阻力升高 PVP。因此，控制细菌易位是治疗 PHT 的一个靶点。利福昔明是一种广谱抗生素，口服后不吸收，仅仅在胃肠道发挥作用。并且被美国 FDA 批准用于治疗 LC 并发 HE 患者[63]。在一项前瞻性失代偿 AC 患者的研究中，口服利福昔明（1200 mg/d×28d）选择性肠道净化（SID）后大多数患者的 HVPG 显著降低，并显示与内毒素水平相平行[64]。另一项长期采用利福昔明治疗类似患者的研究显示存活率改善[65]。虽然这种策略还应进一步治疗评估其他病因的 LC，上述证据提示利福昔明有助于降低 PVP。

四、TIPS 治疗 PHT 见第 32 章。近来采用可解脱球囊治疗 PHT 取得良好疗效（第 39 章）。

五、外科治疗

PHT 的外科治疗一直存在难题和不少争论。采用现代影像学技术全面评估 LC 患者门静脉系统及各侧支循环的分布位置、曲张程度及血流方向、流速、流量，是否存在 SPSS，对判断手术可行性，制定个性化手术方案十分重要。

六、肝移植

假设所有有效治疗选择均无效应考虑 LT（第 43 章）。

七、PHT 治疗临床研究动向

（一）降低肝内血管阻力

肝硬化 PHT 的主要原因是肝内血管阻力增加。肝内血管阻力下降可减轻 PHT。因此，为了改善 PHT，首先应降低 LC 患者的肝内血管阻力。LSEC 表达血管扩张分子增加和降低 HSC 的收缩性十分重要。例如，诱导高活性 HSC 凋亡[66]，从而降低 HSC 收缩性，可能是有效降低 PVP 治疗策略。在分子水平上，肝内 NO 诱导的血管扩张减弱，血管阻力增加，而内脏循环产生的 NO 过多使门静脉血流量增加。全身性给予 NO 试图补充肝内 NO 缺乏，将会促进全身和内脏血管扩张。针对肝内循环靶向释放 NO，能够选择性纠正这种异常，值得进一步研究。

血管扩张剂是一类通过抑制肝窦肌成纤维细胞主动收缩，降低肝内血管阻力或扩张门静脉侧支循环，降低 PVP 的药物。这类药物有：硝酸盐、α₂ 受体阻滞剂、钙离子阻滞药、5-HT 受体阻滞剂等。但临床研究的有效性证据很少[67]。另外，近年来研究发现螺内酯可降低 PVP，与减轻肝纤维化、肝内阻力和抑制肝星形细胞活化有关[68]。

（二）抗血管生成药

血管生成强力诱导、并维持 PHT[69]。PHT 与显著的血管生长及新生血管有关。特别是治疗食管新生血管、脾脏血管增生与过表达血管生长因子、血小板衍生生长因子（PDGF）及胎盘生长因子有密切关系。因此，近年来，有关血管生成抑制剂、抗氧化剂、环氧化酶抑制剂、他汀类药物等研究取得令人振奋的进展[70]。在 PHT 动物模型中，新生血管形成的标志，例如 VEGF 和 PDGF 表达增加[69]。采用抗-VEGF 抗体和抗血管生成药物抑制上述介质可显著减弱内脏血管扩张和侧支循环形成，并且可降低 PVP[69]。LC 和 PHT 动物模型研究显示采用抗 VEGF 受体 2[71]联合抗-VEGF（雷帕霉素）/抗-PDGF（格列卫）[72]、抗-PLGF[43]、apelin 拮抗剂[73]、索拉菲尼[74]和大麻素受体 2 拮抗剂[75]治疗，能够降低门体侧支循环的 18%～78%。

这些发现支持阻断病理性新生血管生成是一个新的治疗 PHT 的靶点[76]。小剂量索拉菲尼（一种用于治疗晚期 HCC 的多激酶抑制剂，伴有较低毒性）治疗 LC 并发 PHT 动物模型研究显示能够减轻肝纤维化，降低 PVP 和门体分流[77]。关于索拉菲尼治疗 PHT 患者的疗效和安全性数据极少，但有研究提示可降低 PVP 和门静脉侧支血流量[78-79]。

（三）调控内皮缩血管肽效应

ET-1 合成抑制剂或 ET-1 受体阻断剂是相关治疗 PHT 备受关注的试验方法[80]。因此，坎沙曲拉，一种内啡肽酶抑制剂在动物实验中基于降低肝内血管张力的作用，已经显示具有降低 PVP 作用[81]。然而，这些试验性方法在应用到临床前仍有很长的验证性道路要走。

（四）干细胞疗法

干细胞疗法作为一种 LT 的替代技术已受到广泛关注。研究显示干细胞移植正如 LC 试验模型那样[82]，能够促进 LC 患者的肝脏功能[83]。虽然干细胞疗法在改善肝纤维化和 PHT 方面已经显示很有希望的疗效，但仍然需要更多的研究证实。

总之，降低 PVP 的理想药物应靶向内脏血管床、并维持肝脏有效血液灌注及改善肝功能，但目前所有药物均不具备上述 3 个条件。因此，寻找新的降 PVP 药物及评价药物的确切疗效尚需基础和临床深入研究。

参考文献

［1］DeLeve LD，Valla DC，Garcia-Tsao G. American Association for the Study Liver Diseases. Vascular disorders of the liver. Hepatology，2009，49（5）：1729-1764.

［2］Wanless JR Noncirrhotic portal hypertension：recent concepts. Progr Liv Dis，1997，4：265-278.

［3］Kobayashi K，Hashimoto E，Ludwig J，et al. Liver biopsy features of acute hepatitis C compared with hepatitis A，B，and non-A，non-B，non-C. Liver，1993，13（2）：69-72.

［4］Kamath PS，Carpenter HA，Lloyd RV，et al. Hepatic localization of endothelin-1 in patients with idiopathic portal hypertension and cirrhosis of the liver. Liver Transpl，2000，6（5）：596-602.

［5］Dhiman RK，Chawla Y，Vasishta RK，et al Noncirrhotic portal fibrosis（idiopathic portal hypertension）：experience with 151 patients and a review of the literature. J Gastroenterol Hepatol，2002，17：6-16.

［6］Haag K，Rössle M，Ochs A，et al. Correlation of duplex sonography fi ndings and portal pressure in 375 patients with portal hypertension. AJR Am J Roentgenol，1999，172：631-635.

［7］Sarin SK，Kapoor D Non-cirrhotic portal fibrosis：current concepts and management. J Gastroenterol Hepatol，2002，17：526-534.

［8］Friedman SL. Liver fibrosis-from bench to bedside. J Hepatol，2003，38 suppl 1：S38-53.

［9］Thabut D，Routray C，Lomberk G，et al. Complementary vascular and matrix regulatory pathways underlie the beneficial mechanism of action of sorafenib in liver fibrosis. Hepatology，2011，54：573-585.

［10］Novo E，Cannito S，Zamara E，et al. Proangiogenic cytokines as hypoxiadependent factors stimulating migration of human hepatic stellate cells. Am J Pathol，2007，170：1942-1953.

［11］Iwakiri Y，Groszmann RJ. The hyperdynamic circulation of chronic liver diseases：from the patient to the molecule. Hepatology，2006，43：S121-131.

［12］Ding BS，Nolan DJ，Butler JM，et al. Inductive angiocrine signals from sinusoidal endothelium are required for liver regeneration. Nature，2010，468：310-315.

［13］Jagavelu K，Routray C，Shergill U，et al. Endothelial cell toll-like receptor regulates fibrosis-associated angiogenesis in the liver. Hepatology，2010，52：590-601.

［14］Iwakiri Y，Groszmann RJ. Vascular endothelial dysfunction in cirrhosis. J Hepatol，2007，46：927-934.

［15］Rockey DC The cellular pathogenesis of portal hypertension：stellate cell contractility，endothelin and nitric oxide. Hepatology，1997，25：2-5.

［16］Rockey DC，Weisiger RA. Endothelin induced contractility of stellate cells from normal and cirrhotic rat liver：implications for regulation of portal pressure and resistance. Hepatology，1996，24：233-240.

［17］ Kim MY，Baik SK，Lee SS. Hemodynamic alterations in cirrhosis and portal hypertension. Korean J Hepatol，2010，16：347 – 352.

［18］ Bhathal P，Grossman H. Reduction of the increased portal vascular resistance of the isolated perfused cirrhotic rat liver by vasodilators. J Hepatol，1985，1：325 – 327.

［19］ Morales-Ruiz M，Cejudo-Martin P，Fernandez-Varo G，et al. Transduction of the liver with activated Akt normalizes portal pressure in cirrhotic rats. Gastroenterology，2003，125（2）：522 – 531.

［20］ Shah V，Haddad FG，García-Cardena G，et al. Liver sinusoidal endothelial cells are responsible for nitric oxide modulation of resistance in the hepatic sinusoids. J Clin Invest，1997，100：2923 – 2930

［21］ Iwakiri Y. The molecules：mechanisms of arterial vasodilatation observed in the splanchnic and systemic circulation in portal hypertension. J Clin Gastroenterol，2007，41：S288 – 294.

［22］ Lavina B，Gracia-Sancho J，Rodriguez-Vilarrupla A，et al. Superoxide dismutase gene transfer reduces portal pressure in CCl4 cirrhotic rats with portal hypertension. Gut，2009，58：118 – 125.

［23］ Radi R. Peroxynitrite，a stealthy biological oxidant. J Biol Chem，2013，288：26464 – 2672.

［24］ Yang YY，Lee TY，Huang YT，et al. Asymmetric dimethylarginine（ADMA）determines the improvement of hepatic endothelial dysfunction by vitamin E in cirrhotic rats. Liver Int，2012，32：48 – 57.

［25］ Garcia-Caldero H，Rodriguez-Vilarrupla A，Gracia-Sancho J，et al. Tempol administration，a superoxide dismutase mimetic，reduces hepatic vascular resistance and portal pressure in cirrhotic rats. J Hepatol，2011，54：660 – 665.

［26］ Yang YY，Lee KC，Huang YT，et al. Effects of N-acetylcysteine administration in hepatic microcirculation of rats with biliary cirrhosis. J Hepatol，2008，49：25 – 33.

［27］ Langer DA，Shah VH Nitric oxide and portal hypertension：interface of vasoreactivity and angiogenesis. J Hepatol，2006，44：209 – 216

［28］ Rockey DC，Chung JJ Reduced nitric oxide production by endothelial cells in cirrhotic rat liver：endothelial dysfunction in portal hypertension. Gastroenterology，1998，114：344 – 351，

［29］ Shah V，García-Cardena G，Sessa WC The hepatic circulation in health and disease：report of a single-topic symposium. Hepatology，1998，27：279 – 288.

［30］ García-Pagán JC，Gracia-Sancho J，Bosch J. Functional aspects on the pathophysiology of portal hypertension in cirrhosis. J. Hepatol，2012，57（2）：458 – 461.

［31］ Gracia-Sancho J，Lavina B，Rodriguez-Vilarrupla A，et al. Enhanced vasoconstrictor prostanoid production by sinusoidal endothelial cells increases portal perfusion pressure in cirrhotic rat livers. J Hepatol，2007，47：220 – 227.

［32］ Iwakiri Y. Endothelial dysfunction in the regulation of cirrhosis and portal hypertension. Liver Int，2012，32：199 – 213.

［33］ Graupera M，March S，Engel P，et al. Sinusoidal endothelial COX-1-derived prostanoids modulate the hepatic vascular tone of cirrhotic rat livers. Am J Physiol Gastrointest Liver Physiol，2005，288：G763 – 770.

［34］ Rappaport AM，MacPhee PJ，Fisher MM，et al. The scarring of the liver acini（cirrhosis）. Tridimensional and microcirculatory considerations. Virchows Arch A Pathol Anat Histopathol，1983，402：107 – 137.

［35］ Fernández M，Semela D，Bruix J，et al. Angiogenesis in liver disease. J. Hepatol，2009，50（3）：604 – 620.

［36］ Seo YS，Shah VH. The role of gut-liver axis in the pathogenesis of liver cirrhosis and portal hypertension. Clin Mol Hepatol，2012，18：337 – 346.

［37］ Frances R，Chiva M，Sanchez E，et al. Bacterial translocation is downregulated by anti-TNF-alpha monoclonal antibody administration in rats with cirrhosis and ascites. J Hepatol，2007，46：797 – 803.

［38］ Cardenas A，Bataller R，Arroyo V. Mechanisms of ascites formation. Clin Liver Dis，2000，4：447 – 465.

［39］ Barrowman JA，Granger DN. Effects of experimental cirrhosis on splanchnic microvascular fluid and solute exchange in the rat. Gastroenterology，1984，87：165 – 172.

［40］ Chung C，Iwakiri Y. The lymphatic vascular system in liver diseases：its role in ascites formation. Clin Mol Hepatol，2013，19：99 – 104.

［41］ ZARDI EM，UWECHIE V，CACCAVO D，et al. Portosystemic shunts in a large cohort of patients with liver cirrhosis：

detection rate and clinical relevance ［J］. J Gastroenterol, 2009, 44（1）：76-83.

［42］ CORDOBA J. New assessment of hepatic encephalopathy ［J］. JHepatol, 2011, 54（5）：1030-1040.

［43］ Van Steenkiste C, Geerts A, Vanheule E, et al. Role of placental growth factor in mesenteric neoangiogenesis in a mouse model of portal hypertension. Gastroenterology, 2009, 137：2112-24. e1-6.

［44］ Vianna A, Hayes PC, Moscoso G, et al. Normal venous circulation of the gastroesophageal junction. A route to understanding varices. Gastroenterology, 1987, 93（4）：876-889.

［45］ Noda T Angioarchitectural study of esophageal varices. With special reference to variceal rupture. Virchows Archiv A Pathol Anat Histopathology, 1984, 404（4）：381-392.

［46］ McCormack TT, Rose JD, Smith PM, et al. Perforating veins and blood flow in oesophageal varices. Lancet ii, 1983, 1442-1444.

［47］ Shneider B, Emre S, Groszmann R, et al. Expert pediatric opinion on the Report of the Baveno V Consensus Workshop on Methodology of Diagnosis and Therapy in Portal Hypertension. Pediatr Transplant, 2006, 10：893-907.

［48］ Lebrec D, Sogni P, Vilgrain V Evaluation of patients with portal hypertension. Baillieres Clin Gastroenterol, 1997, 11：221-241.

［49］ Garcia-Tsao G, Groszmann RJ, Fisher RL, et al. Portal pressure, presence of gastroesophageal varices and variceal bleeding. Hepatology, 1985, 5：419-424.

［50］ Casado M, Bosch J, Garcia-Pagan JC, et al. Clinical events after transjugular intrahepatic portosystemic shunt：correlation with hemodynamic findings. Gastroenterology, 1998, 114：1296-1303.

［51］ Groszmann RJ, Bosch J, Grace ND, et al. Hemodynamic events in a prospective randomized trial of propranolol versus placebo in the prevention of a first variceal hemorrhage（see comments）. Gastroenterology, 1990, 99：1401-1407.

［52］ Feu F, Garcia-Pagan JC, Bosch J, et al. Relation between portal pressure response to pharmacotherapy and risk of recurrent variceal haemorrhage in patients with cirrhosis. Lancet, 1995, 346：1056-1059.

［53］ Vorobioff J, Groszmann RJ, Picabea E, et al. Prognostic value of hepatic venous pressure gradient measurements in alcoholic cirrhosis：a 10-year prospective study. Gastroenterology, 1996, 111：701-709.

［54］ Abraldes JG, Tarantino I, Turnes J, et al. Hemodynamic response to pharmacological treatment of portal hypertension and long-term prognosis of cirrhosis. Hepatology, 2003, 37：902-908.

［55］ Villanueva C, Minana J, Ortiz J, et al. Endoscopic ligation compared with combined treatment with nadolol and isosorbide mononitrate to prevent recurrent variceal bleeding. N Engl J Med, 2001, 345：647-655.

［56］ Villanueva C, Lopez-Balaguer JM, Aracil C, et al. Maintenance of hemodynamic response to treatment for portal hypertension and influence on complications of cirrhosis. J Hepatol, 2004, 40：757-765.

［57］ DEFRANCHISR, Baveno VI Faculty. Expanding consensus in portal hypertension：report of the Baveno VI Consensus Workshop：stratifying risk and individualizing care for portal hypertension ［J］. J Hepatol, 2015, 63（3）：743-752.

［58］ Iwakiri Y, Grisham M, Shah V. Vascular biology and pathobiology of the liver：report of a single-topic symposium. Hepatology, 2008, 47：1754-1763.

［59］ GE PS, RUNYON BA. The changing role of beta-blocker therapy in patients with cirrhosis ［J］. JHepatol, 2014, 60（3）：643-653.

［60］ Groszmann RJ Hyperdynamic circulation of liver disease 40 years later：pathophysiology and clinical consequences. Hepatology, 1994, 20：1359-1363.

［61］ Garcia-Pagan JC, Salmeron JM, Feu F, et al. Effects of lowsodium diet and spironolactone on portal pressure in patients with compensated cirrhosis. Hepatology, 1994, 19：1095-1099.

［62］ de Gottardi A, Berzigotti A, Seijo S, et al. Postprandial effects of dark chocolate on portal hypertension in patients with cirrhosis：results of a phase 2, doubleblind, randomized controlled trial. Am J Clin Nutr, 2012, 96：584-590.

［63］ Bass NM, Mullen KD, Sanyal A, et al. Rifaximin treatment in hepatic encephalopathy. N Engl J Med, 2010, 362：1071-1081.

［64］ Vlachogiannakos J, Saveriadis AS, Viazis N, et al. Intestinal decontamination improves liver haemodynamics in patients with alcohol-related decompensated cirrhosis. Aliment Pharmacol Ther, 2009, 29：992 – 999.

［65］Vlachogiannakos J, Viazis N, Vasianopoulou P, et al. Long-term administration of rifaximin improves the prognosis of patients with decompensated alcoholic cirrhosis. J Gastroenterol Hepatol, 2013, 28：450 – 455.

［66］Tashiro K, Satoh A, Utsumi T, et al. Absence of Nogo-B（reticulon 4B）facilitates hepatic stellate cell apoptosis and diminishes hepatic fibrosis in mice. Am J Pathol, 2013, 182：786 – 795.

［67］HERATHCB, GRACEJA, ANGUSPW. Therapeutic potential of targeting therennin angiotensin system in portal hypertension ［J］. World J Gastrointest Pathophysiol, 2013, 4（1）：1 – 11.

［68］LUOW, MENGY, JIHL, et al. Spironolactone lowers portal hypertension by inhibiting liver fibrosis, ROCK-2 activity and activating NO/PKG pathway in the bile-duct-ligated rat ［J］. PLoSOne, 2012, 7（3）：e34230.

［69］Fernandez M, Semela D, Bruix J, et al. Angiogenesis in liver disease. J Hepatol, 2009, 50：604 – 620.

［70］VOROBIOFFJD, GROSZMANNRJ. Prevention of portal hypertension：fromvariceal development to clinical decompensation ［J］. Hepatology, 2015, 61（1）：375 – 381.

［71］Fernandez M, Mejias M, Angermayr B, et al. Inhibition of VEGF receptor-2 decreases the development of hyperdynamic splanchnic circulation and portalsystemic collateral vessels in portal hypertensive rats. J Hepatol, 2005, 43：98 – 103.

［72］Fernandez M, Mejias M, Garcia-Pras E, et al. Reversal of portal hypertension and hyperdynamic splanchnic circulation by combined vascular endothelial growth factor and platelet-derived growth factor blockade in rats. Hepatology, 2007, 46：1208 – 1217.

［73］Tiani C, Garcia-Pras E, Mejias M, et al. Apelin signaling modulates splanchnic angiogenesis and portosystemic collateral vessel formation in rats with portal hypertension. J Hepatol, 2009, 50：296 – 305.

［74］Reiberger T, Angermayr B, Schwabl P, et al. Sorafenib attenuates the portal hypertensive syndrome in partial portal vein ligated rats. J Hepatol, 2009, 51：865 – 873.

［75］Huang HC, Wang SS, Hsin IF, et al. Cannabinoid receptor 2 agonist ameliorates mesenteric angiogenesis and portosystemic collaterals in cirrhotic rats. Hepatology, 2012, 56：248 – 258.

［76］Bosch J, Abraldes JG, Fernandez M, et al. Hepatic endothelial dysfunction and abnormal angiogenesis：new targets in the treatment of portal hypertension. J Hepatol, 2010, 53：558 – 567.

［77］Mejias M, Garcia-Pras E, Tiani C, et al. Beneficial effects of sorafenib on splanchnic, intrahepatic, and portocollateral circulations in portal hypertensive and cirrhotic rats. Hepatology, 2009, 49：1245 – 1256.

［78］Coriat R, Gouya H, Mir O, et al. Reversible decrease of portal venous flow in cirrhotic patients：a positive side effect of sorafenib. PLoS One, 2011, 6：16978.

［79］Pinter M, Sieghart W, Reiberger T, et al. The effects of sorafenib on the portal hypertensive syndrome in patients with liver cirrhosis and hepatocellular carcinoma-a pilot study. Aliment Pharmacol Ther, 2012, 35：83 – 91.

［80］Cho JJ, Hocher B, Herbst H, et al An oral endothelin-A receptor antagonist blocks collagen synthesis and deposition in advanced rat liver fibrosis. Gastroenterology, 2000, 118：1169 – 1178.

［81］Sansoe G, Aragno M, Mastrocola R, et al. Neutral endopeptidase（EC 3. 4. 24. 11）in cirrhotic liver：a new target to treat portal hypertension? J Hepatol, 2005, 43：791 – 798.

［82］Sakamoto M, Nakamura T, Torimura T, et al. Transplantation of endothelial progenitor cells ameliorates vascular dysfunction and portal hypertension in carbon tetrachloride-induced rat liver cirrhotic model. J Gastroenterol Hepatol, 2013, 28：168 – 178.

［83］Jang YO, Kim YJ, Baik SK, et al. Histological improvement following administration of autologous bone marrow-derived mesenchymal stem cells for alcoholic cirrhosis：a pilot study. Liver Int, 2014, 34（1）：33 – 41.

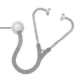

第五章　门静脉高压诊断技术

准确诊断 PHT 具有极其重要的临床意义。采用肝静脉导管测量肝静脉压力梯度（HVPG）具有诊断 PHT 的强力技术优势。从诊断 HVPG 到判断患者预后和指导治疗均显示 HVPG 是最好的临床门静脉压力（PVP）标志。近年来，非侵袭性技术评价 PHT 获得快速进展，从 MRE、TE、超声精确测量脾脏大小和肝脏表面结节分析，到基于这些方法的联合指数评估临床显著门静脉高压（CSPH），已经提供了足够敏感和特异度相当好的临床判断。本章综述诊断 PHT 的侵入性和非侵入性技术。

第一节　门静脉压力检测技术

一、相关技术回顾

PVP 是 PHT 血流动力学最重要指标。Thompson 等[1]于 1937 年首次发表腹部手术过程中 PVP 检测方法。但直到 1951 年 Myers 等[2]检测肝静脉楔压（WHVP）方法替代了既往习惯应用侵袭性很强的测量 PVP 方法，例如脾髓测压法和经皮经肝或经静脉导管插入术。后来证实存在窦性和窦后性 PHT 时 WHVP 均升高，而在肝前、窦前性 PHT 时 WHVP 均不升高。肝活检能够提供 LC 患者 PHT 严重程度的信息：较小的肝脏结节和纤维间隔增长与 HVPG 升高和临床失代偿有关[3]。

二、直接测量 PVP

直接检测 PVP 适宜疑似窦前 PHT 患者（图 5-1-1）。超声引导下经皮、经肝或经颈静脉门静脉插管操作出血风险增加，因此，不得用于凝血功能障碍患者。必要操作时可在拔管时用明胶海绵颗粒封闭肝内穿刺通路，能够部分克服上述问题。该技术其他缺陷是局部创伤诱发门静脉系统血栓（PVST）、肝被膜裂伤并发腹腔出血或被膜下血肿或肝内动脉 – 静脉漏。

三、肝静脉导管插入术

通过直接穿刺门静脉检测其压力既不方便，又有创伤性；与外科，出血风险和严重并发症有关[4]。因此，在临床实践中常通过测量 WHVP 间接估算 PVP，这是基于门静脉与肝静脉通过肝窦相通连、WHVP 与 PVP 密切相关的原理。肝静脉血流被导管球囊阻塞后静态血柱压力传至吻合支血管网和肝窦。这种静态血柱压力立刻通过肝窦吻合支达压力平衡。然后肝静脉升高的压力几乎全部回传至肝窦，提示肝脏微小血管压不能自主调节[5]。因此，检测 WHVP 实际上代表肝窦压力（约低于实测 PVP 值 1mmHg）[4]（图 5-1-2）。

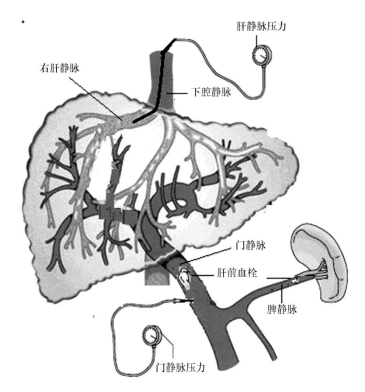

图 5-1-1　HVPG、PVP 检测和门静脉血流阻塞部位

注：导管顶端插入肝右静脉检测游离肝静脉压（FHVP）。导管末端球囊充气后检测 WHVP。HVPG = WHPV − FHVP。

经颈静脉或经皮经肝或术中经脐静脉导管进入门静脉可直接测量 PVP

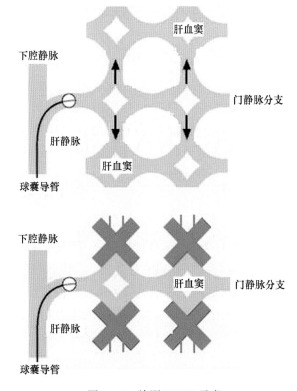

图 5-1-2　检测 WHVP 示意

注：球囊导管阻塞肝静脉。静态血柱使肝窦压达平衡（参考[4]修改）

50 多年来研究认为检测 PVP 可作为临床诊疗 LC 和 PHT 患者最常用的一项安全和相对简单的间接测量技术[6-7]。10 多年来，西方国家很多医院应用此技术检测 HVPG 作为常规临床检测方法。但因耗时大约 1 小时和费用问题（联合检测其他项目时增加），再加上仅仅在特殊医院才具备这些技术，并且还被患者或部分主管医生视为不乐意接受和潜在风险的操作[8]。使得国内临床常规应用这些技术受限。相信未来可能逐渐成为许多医院的常规检测技术。

（一）适应证（表 5-1-1）

表 5-1-1　检测 PVP 适应证

适应证	临床意义
PHT 鉴别诊断	鉴定有否 PHT 及其严重程度、病因（肝前、肝内、窦前、窦后）、治疗应答
肝硬化	预后评估
食管静脉曲张（EV）	评估预后和出血风险分层；观察药物治疗应答
外科或经颈静脉门体分流	术前评估和手术后随访
临床研究	评估药物治疗 PHT 的疗效反应

（二）禁忌证

限制肝静脉插管操作程序的相关因素总结在表 5-1-2。

表 5-1-2　检测 HVPG 相对禁忌证，局限性和相关操作规程

相对禁忌证	局限性	相关操作规程
碘造影剂过敏者应避免应用，可采用 CO_2 替代	肝窦前阻塞时 PVP 升高（例如 PVST，血吸虫病，初期 PBC，特发性门静脉高压）时 HVPG 并不反映 PPG	经颈静脉肝活检
有心律失常史患者右心房移动导管时应倍加注意	检查肝静脉无交通支存在，排除影响测量 WHVP 因素	吲哚氰绿（ICG）清除率检测肝血流和肝脏廓清率
血小板 $< 60 \times 10^9/L$ PT≥3 s INR > 1.3		应用 CO_2 造影剂肝门静脉逆行造影

测量 HVPG 没有绝对禁忌证；除非患者对局部麻醉剂或造影剂过敏。虽然 LC 患者常见凝血功能障碍，但严重血小板减少症或 PT 延长相关并发症作为检测 HVPG 禁忌证证据有限。因此，常规检测 HVPG 并不采用支持疗法，大部分患者检测 WHVP 具有可行性。但伴有血小板计数（PLT）$< 60 \times 10^9/L$、出血倾向、PT 比正常对照延长 3 秒、国际标准化比值（INR）> 1.3 和出血时间≥10min 是检测 WHVP 相对禁忌证。可给予足量维生素 K（至少在穿刺前 6 小时；胆汁淤积患者应胃肠外给药）。重度血小板减少症患者（PLT $< 20 \times 10^9/L$）给予新鲜冰冻血浆，凝血因子或浓缩血小板后多可检测 HVPG。尽管如此，临床操作也应十分谨慎。

（三）技术方法

应在患者至少禁食 6 小时后检测 WHVP。由于 PVP 有昼夜节律性变化，最好选择早晨在肝脏血流动力学实验室检测（随访重复检测始终在初检日同一时间[9]）。患者处于清醒微镇静（咪达唑仑 0.02 mg/kg 静脉注射）下操作[10]，同时监测指端血氧饱和度和心电监护；局麻下、超声辅助[11]，经右颈静脉（或股

静脉或肘静脉）穿刺插管，与右颈静脉和肘静脉比较，经股静脉插管缺点是恢复时间较长，操作后患者需要卧床 4 ~ 12 小时。经颈静脉穿刺优点不但能够经肝静脉检测 WHVP，还可实施肝活检或 TIPS 操作，或进行吲哚氰绿（ICG）清除率试验（第 7 章），或检测肝脏血流量。选择 5 ~ 7 号末端球囊导管，在透视控制下导管通过右心房和 IVC 至右肝静脉主干。导管顶端自然放置在距 IVC 开口 2 ~ 4 cm 处测量游离肝静脉压（FHVP）。若 FHVP 和 IVC 之间的压力差大于 2mmHg，很可能是导管放置位置不当。应注意右心房压力不能替代 FHVP[12]。导管末端球囊膨胀闭塞肝静脉后测量 WHVP。采用缓慢静脉注射造影剂检查是否存在肝静脉流出道受阻（例如布加综合征），无造影剂反流或未通过侧支肝静脉洗脱。LC 患者罕见肝静脉间交通支，但特发性门静脉高压[13-14]和非 LC 门静脉高压患者常可见到。显示数据稳定（常需 60 秒以上）后检测 WHVP。反复测量 3 次后报告最终结果[4,15]。虽然此项技术操作简单，但与心导管和 ICU 导管操作程序不同，因此，精确测量 HVPG 需要特殊培训。为确保测量准确性，请参照下列敬告。

1. 开始检测前应对照体外已知压力校正传感器（例如，13.6cmH$_2$O 应读作 10mmHg，27.2cmH$_2$O 应读作 20mmHg，和 40.8cmH$_2$O 应读作 30mmHg）。难以精确校准的传感器应予废弃。

2. 应将传感器放置在右心房水平（腋中线），或零压位置（传感器对外开放大气压水平）应与压力记录仪描记的零线相匹配。

3. 选用感应较小压力变化的适宜敏感度（检测动脉压敏感度并不适宜）；记录纸敏感度设置至少为 1mmHg = 1mm。

4. 显示屏数据仅可瞬间读取，难以反映真实稳压。应采用记录纸描记，以便回顾性解读压力曲线。

5. 测量 WHVP 和 FHVP 应使患者肝静脉压分别稳定至少 1 分钟和 15 秒后检测（部分患者可能需更长时间）。设置记录仪纸速度 <5 mm/s。

6. 检测 FHVP 值超过 IVC 压力 2mmHg 时，需排除肝内分流。

7. 测量 WHVP 前，应核实气囊膨胀程度是否完全闭塞肝静脉。

8. 每次测量均应记录数据，以便获取平均压力值。

9. 所有测量数据均应记录二次（若压力差 >1mmHg 应记录三次）。

10. 应注明任何可导致人为伪差的原因，例如：患者咳嗽或移动。

除测量压力外，也可利用肝静脉楔形导管注射 CO$_2$ 造影剂逆行造影显示门静脉结构；若门静脉未能显影强烈提示存在窦性 PHT[16]。也可利用肝静脉导管进行肝活检，这种操作耗时很短，仅有轻微不适及较低风险。

（四）结果

上述方法检测 WHVP 成功率 >95%；提示这种技术虽然具有侵袭性，但可作为判断 PVP 相对简单的方法。因为 HVPG 与门静脉和 IVC 间的压力梯度（PPG）极为近似，因此，近年来医学文献常用 HVPG 报告 PVP 参数，而较早医学文献常以 WHVP 折算成 HVPG 或折算成肝窦压报告。

（五）如何解读正常值

PVP 并非是一种稳定参数，它易受很多因素影响而波动。例如昼夜节律性[9]。PVP 在夜间缓慢升高，大约在早晨 9 点达高峰。之后持续降低，至下午 7 点降至最低；然后再次升高。这种 PVP 晨峰昼降，傍晚复升的规律性变化与临床急性静脉曲张破裂出血（AVB）高峰时间（上午 9 点至晚上 11 点）相符合。另外，LC 患者餐后和体育运动后 HVPG 升高[16]。过量补液，例如 AVB 后，也可诱导 PVP 升高，甚至高于出血前水平，导致出血不止或增加再出血风险。在测量 PVP 时应牢记这些 PVP 波动因素。

健康者 WHVP 为 7 ~ 12 mmHg，与正常 PVP 相符合（表 5-1-3）。因为门静脉血流量决定于肝内阻力和 HVPG，而不是 PVP 绝对值，在解读 WHVP 时应综合考虑肝静脉、IVC 和右心房压力。因此，特别是在腹腔内压升高情况下（例如张力性腹水），若以右心房压力作为参考点，WHVP 值可能假性升高。测量肝右和肝左静脉 WHVP 值可有轻微不同。

表 5-1-3　肝病相关血管压力参数及其临床意义

压　　力	正常值（mmHg）	异常值（mmHg）	临床意义
IVC	−5 ~ +5		
FHVP	3 ~ 11		~腹腔内压（基线值）
WHVP	7 ~ 12		~ PVP
HVPG	1 ~ 5	~8	临界值

注：IVC：下腔静脉；FHVP：游离肝静脉压；WHVP：肝静脉楔压；HVPG：肝静脉压力梯度

（六）病理性异常值

HVPG 升高定义为 PHT。其临界值为 5 ~ 8 mmHg，HVPG≥9 mmHg 提示病理性升高（表 5-1-4）。

表 5-1-4　代偿和失代偿期肝硬化患者 HVPG 值分层预后意义[17-27]

临床诊断	HVPG（mmHg）	高于对应值的危险性
代偿型 LC	>5	亚临床 PHT
	>8	亚临床 PHT，可形成腹水
	10	显性临床 PHT，存在或进展中的胃食管静脉曲张（GOV），可作为失代偿预测因子[17]
		临床失代偿早期无静脉曲张[18]
		易发 HCC[19]；HCC 手术后易致失代偿[20]
	<12	一般认为不会发生静脉曲张出血
	>12	可发生静脉曲张出血[21]
	16	LC 初始失代偿静脉曲张[22]；死亡[23]
失代偿型 LC	16	静脉曲张再出血和死亡[[24]
	20	预后不良的有效预测因子；静脉曲张活动性出血患者控制出血易失败[25]
	22	酒精性 LC 患者死亡和急性酒精性肝炎[26]
	30	自发性细菌性腹膜炎[27]
	从基线值降低≥20%	再出血阴性预测

不同 LC 患者之间或同一患者多次重复检测 HVPG 值有明显差异（8 ~ 30 mmHg）。对于未治疗 LC 并发 AVB 成功止血患者，随访 2 年近 20% 的患者 HVPG 自发性减退至 <12 mmHg，甚至在未并发 AVB 情况下。但 AVB 患者的 HVPG 偶尔可能升至 40 mmHg[28-29]。因为 HVPG < 12 mmHg 与病死率降低有关，治疗目的是降低 HVPG 低于此阈值或至少降低 HVPG 基础值的 20%[30-32]（第 22 章）。在非胆汁淤积性 LC 患者中，HVPG 变化是预测临床结局的替代指标！！近年来认为 HVPG 降低≥10% 具有显著临床意义！！！[33]。

（七）并发症

在熟练操作下，检测 HVPG 是一项可重复测量，重现性良好的安全操作方法，很少导致患者不适[10]，患者易接受性可与上消化道内镜检查相比较，并且其价格与常规静脉造影相近。较大系列病例研究也显示其安全性，相关并发症发生率为 0 ~ 1%[34]，多与静脉入口处局部损伤有关。在超声引导下操作可显著降低这种风险。导管通过右心房时罕见诱发一过性心律失常（表 5-1-5），死亡并发症极为罕见。

表 5-1-5　PVP 检测并发症

轻微和暂时性并发症	严重并发症
不慎刺透颈静脉或股静脉	静脉血栓
穿刺部位血肿	肺栓塞
心律失常，室性心动过速	气胸，血胸
血管 – 迷走神经反应	室性期前收缩/心跳骤停
颈部疼痛	导管断裂
菌血症和发热	导管环圈形成
Horner 综合征	死亡
声嘶	造影剂过敏
不耐受造影剂（并非过敏）	
瘙痒，咳嗽，呼吸困难，喷嚏，恶心，呕吐	

（八）临床意义

检测 HVPG 是进行 PHT 分层及风险评估最可靠的指标。虽然国内多数医院尚未常规开展球囊导管法 HVPG 测定，但它是未来重要的发展方向[35]。在具备适当仪器资源和专家技术时，应常规检测 HVPG 诊断 PHT 和评估治疗应答。

1. 鉴别 PHT 病因　肝静脉导管插入术有助于鉴别 PHT 病因，见图 4-4-1。

2. 评估 LC 患者预后　HVPG 可帮助临床医师评估 LC 患者预后，预测临床失代偿及其病死率。研究显示平均随访 HVPG < 10mmHg 患者超过 4 年，尚未进展为临床失代偿患者占 90%[18]。随访 LC（不论何种病因）和 HVPG > 15mmHg 患者 3 ~ 4 年病死率显著高于 HVPG 较低患者。随访期间 HVPG 降至 12mmHg 阈值以下患者（不论自发性还是药物诱导）生存率显著高于 HVPG 升高患者[21,36-38]。但难能将 HVPG 视为独立于肝功能以外的预测信息，在临床实践中也并非常规检测 HVPG。非侵袭性临床评分系统（CTP 或 MELD）是预测 LC 患者预后的主要方法（第 7 章）。

3. 预测曲张静脉出血　检测 HVPG 最重要之处在于能够独立预测 AVB。虽然 HVPG 与静脉曲张程度并非直接相关，但它常常用于初次出血风险评估（风险分层）。对于 AVB 患者，较早检测 PVP 可预测患者预后和再出血风险。AVB 48 小时内 HVPG ≥ 20 mmHg 的患者持续性或再次出血可能性 5 倍升高[25]。患者 HVPG ≥ 20mmHg 与 ICU 救治和住院天数显著延长、紧急分流术机会增加，输液机会增加和 1 年病死率显著升高有关。

4. 术前评估　对于等待 LT 的 LC 患者，其 HVPG 具有独立于 MELD 评分以外的预测价值[39]。LC 并发 HCC 患者 HVPG > 10mmHg 是肝部分切除术禁忌证[40-41]，因为患者术后 3 个月内发生不可逆性肝脏失代偿风险很高。

5. 评估 PHT 患者药物治疗应答（第 22 章）。

6. TIPS 放置后评价 PPG（第 42 章）。

第二节 血流量检测技术

一、肝脏血流量检测

PHT 综合征特征为高动力循环伴心排血量（CO）增加、全身和内脏血管扩张、血管阻力降低，从而导致门静脉血流量增加。正常情况下，肝血流量约占 CO 的 25%，主要由门静脉供给。由于门体分流和肝内血流阻力增加使得实际供给肝脏的门静脉血流量减少，导致肝动脉血流量从基线值升至 100%。在门静脉血流量显著降低情况下（例如 PVST 或门体分流），这种"肝动脉血流量代偿型增加反应"非常重要。调节门静脉血流的因素是调控向门静脉关联器官供血的动脉。与此相反，门静脉没有对肝动脉血流量降低时的充血性补偿反应。

肝血流量检测技术主要用于研究评估肝脏血流对血管活性药应答和评估肝脏血管床对血流量增加的顺应性，例如餐后导致的血流量增加。检测肝血流量通常采用检测肝脏廓清率技术。这些技术需要注射可被肝脏摄取的染料或放射示踪物。若一种物质在单次通过肝脏时全部被肝脏截留，这种物质的血浆廓清率等于肝脏总血流量。然而，尚未发现具有这种特性的物质。因此，需要测量肝脏直接提取某种化合物百分比的试验，当血液中的这种物质达到稳态浓度时，同时抽取肝静脉血和外周动脉血检测单次通过肝脏的摄取分数。临床上很少采用这种方法获得肝脏摄取参数[42]。而最常用的检测指标是 Alb 结合染料吲哚氰绿，它仅仅被肝脏清除，并且其血浆清除率能够代表肝脏对这种化合物的清除能力[43]。

二、门静脉血流量检测

超声多普勒是最为普及的门静脉血流量检测技术。超声内镜不但能观察到食管和胃静脉曲张，而且还可探查到外周曲张静脉、门静脉、穿支静脉、胃左静脉、奇静脉、脾静脉扩张程度及其血流量[44]。动态强化造影单断面 CT 扫描和注射钆对比剂后采用 MRI 检测肝脏渡越时间/强度曲线，可更为准确地获取门静脉血流量信息[45]。

三、奇静脉血流量检测

PHT 患者门静脉侧支 GOV 血流量增加，其静脉血主要流入奇静脉，导致奇静脉血流量增加。采用衡量输注热稀释技术证实侧支血流通过奇静脉[46]。因为奇静脉收纳 EV 的血液，其血流量增加与 EVB 风险增加有关[47]。检测奇静脉血流量代表 PHT 通过胃食管侧支循环的血流分数[48]，其正常值范围为 100 ~ 250 ml/min，而 PHT 患者平均高达 650 ~ 700 ml/min[48]。可选择奇静脉逆行插管检测其血流量。但大约 25% 的 LC 患者胃食管侧支循环血液也可流入其他胸部静脉（锁骨下静脉，无名静脉和肺静脉）。所以，奇动脉血流量正常并不能排除 EV。

应用血管收缩药后奇静脉血流量显著减少，例如加压素[49]、生长抑素、奥曲肽[46]、特利加压素和普萘洛尔[50]。其中普萘洛尔使奇静脉血流量降幅比降低 PHT 更显著[50]，提示其评定侧支循环血流量具有特异性，而单一测量 PVP 无此效应[50-51]。

采用相位对比 MR 电影技术可测定门静脉和奇静脉流速、血流量等，LC 患者奇静脉血流量增加与食管胃底静脉曲张程度有关，＞2.3ml/s 时中重度食管胃底静脉曲张敏感度和特异度分别为 89% 和 90%[52-53]。

四、胃左静脉血流量检测

胃左静脉是食管静脉丛通向门静脉的主要通道，PHT 时血流可从胃左静脉反流入食管静脉丛，因此，检测胃左静脉血流可评估食管胃底静脉曲张出血风险。能谱 CT 成像获得的胃左静脉指数判断出血风险敏感度和特异度分别为 82.4% 和 65%[54-55]。

第三节　曲张静脉压力检测技术

内镜研究发现静脉曲张大小和红色征均与出血风险密切相关[55]。这主要决定于曲张静脉壁张力[56]，目前认为它是静脉曲张破裂出血的决定因素[57]。依照 Laplace 定理，曲张静脉壁张力与曲张静脉半径直接相关，并与曲张静脉壁厚度呈负相关[58]。其他曲张静脉壁张力的直接决定因子是静脉曲张跨壁压，即曲张静脉内压与食管腔内压之差。可采用内镜直接穿刺曲张静脉（因易导致曲张静脉出血阻碍其应用），或应用非侵入性内镜压力计量器检测曲张静脉压[59]。后一种技术是最常用的研究方法。此技术基于曲张静脉壁既薄又缺乏外部组织支撑，及其弹性结构特点，使得压迫曲张静脉所需压力与曲张静脉内压相等。利用安装在内镜末端的压力敏感球囊，球囊内持续灌注流动性氮气。向测压计内充入氮气所需的压力约等于测压计检测到的曲张静脉内压力。可以推断：测压计膜接触曲张静脉时检测到的压力与测压计游离在食管腔内检测到的压力之差等于曲张静脉跨壁压[60-61]。研究显示能够评估曲张静脉压及其药物治疗后的急性或慢性变化[62]，并提供预后信息。这是因为曲张静脉压与 PVP 显著相关[63]。尽管如此，曲张静脉压显著低于 PVP，可能是因为供给曲张静脉侧支血管显著的沿途阻力，使得从门静脉至曲张静脉间的压力减弱[60]。因为 AVB 患者的曲张静脉压显著高于那些不出血患者，因此，临床上十分关注曲张静脉压[62,64]。采用内镜压力计检测曲张静脉压具有评估 AVB 风险[65]，初次 AVB 发生可能性[66]，和接受药物治疗患者静脉曲张再出血风险及其预后价值[67]。此外，检测曲张静脉压也可评估药物疗效[64,66]。药物治疗后曲张静脉压至少下降其基线值的 20% 与随访发现的 AVB 低风险有关（3 年 AVB 发生率为 7%，而未能达到此治疗目标患者的 AVB 发生率为 46%）[66]。曲张静脉压对治疗应答的预后评估价值与 HVPG 治疗应答具有同等效力。这两种评估方法对于评估不同类型患者的预后各有所长，呈现互补性[66]。

检测曲张静脉压被认为是一项良好的临床技术方法，但应注意仅仅在满足下列条件时应用：①食管内压稳定；②规避食管蠕动引起的伪差；③内镜前端压力传感膜放置在曲张静脉上的位置正确，因为压力描记曲线随着患者的心动周期和呼吸显示微小波动，至少应持续观察 12 秒[66]。在训练有素的内镜专家操作和患者配合良好情况下，上述条件容易达到。然而，应该谨记内镜检测并非绝对具有非侵入性（当然比检测 HVPG 要轻得多）。毕竟其检测值变异性和准确检测培训的必要性远远超过 HVPG 检测。此外，此技术并非对每例患者均具有可行性；大约 25% 的最初计划检测曲张静脉压患者因技术困难而被放弃，主要是轻度静脉曲张患者[66]。因为受到这些诸多因素限制，这项技术还难以在临床上常规开展。

第四节　非侵入性技术评估门静脉高压

非侵入性技术应具备安全、容易实施、价廉、理想、准确和具有可重复性，并且患者能够从中获益。

近年来已经发现了一些有希望的非侵入性检查方法作为检测 PHT 工具。

一、体格检查

临床上最廉价和最直接的 PHT 信息由体格检查提供；脾大、蜘蛛痣、腹壁静脉曲张和腹水对于诊断 PHT 的特异度很高[68]，但对于代偿型 LC 患者敏感性较低。近来研究显示代偿型 LC 患者的蜘蛛痣是独立预测 EV 的因素[69]。虽然联合多个体征可提高诊断准确度，但缺乏这些体征并不能排除 CSPH（相当于 HVPG≥10mmHg）。

二、实验室参数

血清 Alb、胆红素、INR 或联合 CTP 评分与 LC 患者 HVPG[70] 和 EV 程度有关。血清 Alb、ALT 和 INR 联合预测代偿型 LC 患者 CSPH 准确度很高，其受试者特征曲线下面积（AUC）为 0.952[69]。应特别关注患者 PLT 作为 PHT 替代指标，若联合 AST 升高可作为早期 LC 敏感生化指标[71]。血小板减少症最常见于静脉曲张和严重 EV 患者[72]。但尚未发现血清纤维化标志预测 PHT 的研究。

三、肝脏硬度

采用瞬时弹性成像（TE）检测肝脏硬度（LS）研究显示 LS 与 PVP 强相关，并可预测代偿型 LC 患者临床失代偿[73]。TE 预测代偿期 LC 患者发生 CSPH 风险的 AUC 可达 0.883；组合 TE 值、PLT 和脾脏大小参数可使预测 PHT 的 AUC 提高至 0.98~0.935，而预测 EVB 的 AUC 也可达 0.882~0.909[74]。然而，当 HVPG 值 >12 mmHg 时，PVP 在很大程度上不依赖肝脏硬度/纤维化。相应的，LS 预测 LC 患者是否存在 EV 和 EV 程度的潜能并不充分[73]。总之，TE 在排除或确认 CSPH 方面很有用，但存在明显'灰区'（在 13.6~21.1 kPa 之间），并且此技术尚未精确到足以替代检测 HVPG。但在无法进行 HVPG 检测时，TE 可用于 CSPH 的危险度分层!!!。

四、脾脏硬度

脾充血是 PHT 的特征，脾脏硬度（SS）也与 PVP 具有相关性。Colecchia 等[75]采用 TE 检测 LS、SS，比较 LS、PLT/脾直径比值（PSR）、SS、HVPG 和静脉曲张，评估 SS 诊断 CSPH 和 EV 的价值。在评估 CSPH 和是否存在静脉曲张两个方面均显示 SS 优于其他所有试验。脾脏硬度作为 PHT 的一项指标近来广受关注[76]。并可采用 TE、声辐射力脉冲成像（ARFI）检测脾脏硬度评估 PVP[77]。

五、超声和彩色多普勒成像技术

超声（US）是诊断和随访 PHT 的常规一线技术[78]，其特异度很高，但对代偿型 LC 患者的敏感性相对较低。彩色多普勒诊断 CSPH 特异度 >80%，但敏感度仅为 40%~70%[78]。SPSS（图 1-3-2）和门静脉血液反流诊断 CSPH 的特异度为 100%。

脾大是最常见、最敏感的 PHT 体征，是独立预测 EV 因素，并且是代偿型 LC 患者 CSPH 标志。进行性脾大提示静脉曲张形成并增长，与临床肝脏失代偿发生率较高有关[78-79]。脾大影像标志用于诊断 PHT 虽然敏感，但缺乏特异性[69]。因此，若影像技术发现脾大，只能疑诊为 CSPH，仍需采用其他方法确诊。

CSPH 的其他超声多普勒图像包括门静脉扩张（直径 >13 mm）；脾和肠系膜上静脉直径随呼吸变化丧失或减弱；门静脉血流速度降低；门静脉'充血指数'升高；肝、脾、肾、肠系膜动脉阻力和搏动指数降低[78-79]。虽然应信赖超声显示的 CSPH 征象，但这些参数与 HVPG 的相关性并不满意；因此，超声图像不能完全代表 HVPG。

超声多普勒是有用的随访 TIPS 的非侵入性技术，但对 PHT 治疗期间的 HVPG 变化，其检测参数的准确度不够[78-79]。

六、CT 扫描和 MRI

CT 和 MRI 能够很清晰的显示门静脉系统。单排和多排 CT 扫描检测 EV（特异度为 90%~100%；敏感度为 84%~100%）是可信赖技术，伴有中等观察者间差异；然而，其检测轻微静脉曲张敏感度较低。增强 CT 扫描肝脾体积测定与 HVPG 具有较高的相关性[80]。MRI 肝脏灌注门静脉分数和平均通过时间显示与 HVPG 适度相关[44]。

七、同位素间接测定 PVP

通过测定肝、心血流比间接测定 PVP。该方法采用同位素 ^{99}锝（^{99m}Tc）灌肠，生理状态下肠吸收 ^{99m}Tc后随门静脉血进入肝脏，再经肝静脉、IVC 流入心脏。而 LC 门静脉高压时，肠道吸收的 ^{99m}Tc 经侧支循环绕过肝脏，直接分流入心脏。所以肝硬化 PHT 患者流入心脏的 ^{99m}Tc 比健康受试者既快又多。测定单位时间内心/肝血流 ^{99m}Tc 值，反映经过侧支分流血量，可间接换算出 PVP。

八、不同非侵入性方法的联合应用

单一非侵入性试验的假阳性、假阴性结果可采用其他方法弥补，组合不同方法的互补信息可增加诊断价值。2013 年，Berzigotti 等[77]提出 2 种模型，PHT 风险评分和静脉曲张风险评分（VRS）；其计算公式分别为：[PHT 风险评分 = -5.953 + 0.188 × LS + 1.583 × 性别（男性为 1；女性为 0）+ 26.705 × 脾直径/PLT 比值]；[VRS = -4.364 + 0.538 × 脾脏直径 - 0.049 × PLT - 0.44 × LS + 0.001 × (LS × PLT)]。在 117 例代偿型 LC 患者中，PHT 和 VRS 风险评分显示的 AUC 分别为 0.935 和 0.909。若采用 VRS 筛检患者，可避免 65% 的患者做内镜检查。但采用联合试验预测 CSPH（评估 HVPG）的研究资料很少。

通过 MRE[81]、TE[75]、脾实时弹性图[82]和 ARFI 获得的研究数据显示良好应用前景，应进一步研究评估这些非侵入性技术预测 PHT 的精准度。

总之，以肝静脉导管测量 HVPG 为代表的侵入性技术具有强力技术优势，测量 PHT 患者 HVPG，对于诊断、预后判断分层和指导治疗均显示 HVPG 是 LC 患者最好的 PHT 生物学标志。近年来，非侵入性评估技术快速进展，从 TE[73]、超声精确测量脾脏大小、肝脏表面结节分析，到基于这些方法的联合指数，已经提供了足够敏感和特异度（80%~90%）相当好的临床判断。特别是检测 LS 能够良好识别 CSPH 患者。无创 HVPG 评估方法或模型评价药物、内镜等治疗 LC 门静脉高压症，是未来重点研究方向之一。然而，目前的非侵入性方法无一足以准确到预测 HVPG 具体数值、从而替代 HVPG 的程度。SS 虽然也能够良好诊断 CSPH，但它评估 HVPG 治疗应答尚未被研究评价。目前研究显示 LS 难能准确提供 NSBB 血流动力学应答信息（例如，LS 变化与治疗过程中的 HVPG 变化无相关性）[83]。是否 SS 优于 LS 尚不清楚。另外，超声（US）、MRI、CT 发现门体侧支循环是 PHT 的特异性体征，可自信地做出 CSPH 诊断。然而，这些门体侧支血管诊断 CSPH 的敏感性有限，因为患有 CSPH 的代偿型 LC 患者腹部侧支血管影像阳性率仅占 20%~54%。因此，影像技术尚未精确到足以常规用于诊断或排除 PHT。目前，无创检查技术难能替代 HVPG 检测技术，也不能代替上消化道内镜评估静脉曲张[84]！！！但在无法检测 HVPG 时，TE 可用于 CSPH 危险度分层[84]！！！。

无论如何，若决定采用非侵入性方法替代 HVPG 检测，必须平衡其潜在节省费用，可用性和患者易接受性益处及由此带来的误诊和不适当治疗决策引发的潜在风险。诚然，有待深入研究证实是否这些非侵入性方法能够精确评估不同病因 LC 和成功治疗去除 LC 病因后相关 PHT 变化。

参考文献

［1］Thompson W，Caughey J，Whippel A et al. Splenic vein pressure in congestive splenomegaly（Banti's syndrome）. J Clin Invest，1937，16：571.

［2］Myers JD，Taylor WJ An estimation of portal venous pressure by occlusive catheterization of an hepatic venule. J Clin Invest，1937，30：662.

［3］Nagula S，Jain D，Groszmann RJ，Garcia-Tsao G. Histological-hemodynamic correlation in cirrhosis-a histological classification of the severity of cirrhosis. J. Hepatol，2006，44（1）：111－117 .

［4］Bosch J，Garcia-Pagán JC，Berzigotti A，et al. Measurement of portal pressure and its role in the management of chronic liver disease. Semin Liver Dis，2006，26：348－362.

［5］Laine GA，Hall JT，Laine SH，et al. Trans-sinusoidal fluiddynamics in canine liver during venous hypertension. Circ Res，1979，45：317－323.

［6］Viallet A，Joly JG，Marleau D，et al. Comparison of free portal venous pressure and wedged hepatic venous pressure in patients with cirrhosis of the liver. Gastroenterology，1970，59（3）：372－375.

［7］Groszmann RJ，Glickman M，Blei AT，et al. Wedged and free hepatic venous pressure measured with a balloon catheter. Gastroenterology，1979，76（2）：253－258.

［8］Dell'Era A，Cubero Sotela J，Fabris FM，et al. Primary prophylaxis of variceal bleeding in cirrhotic patients：a cohort study. Dig Liver Dis，2008，40：936－943.

［9］Garcia-Pagan JC，Feu F，Castells A，et al. Circadian variations of portal pressure and variceal hemorrhage in patients with cirrhosis. Hepatology，1994，19：595－601.

［10］Steinlauf AF，Garcia-Tsao G，Zakko MF，et al. Low-dose midazolam sedation：an option for patients undergoing serial hepatic venous pressure measurements. Hepatology，1999，29（4）：1070－1073 .

［11］McGee DC，Gould MK. Preventing complications of central venous catheterization. N. Engl. J. Med，2003，348（12），1123－1133.

［12］La Mura V，Abraldes JG，Berzigotti A，et al. Right atrial pressure is not adequate to calculate portal pressure gradient in cirrhosis：a clinical-hemodynamic correlation study. Hepatology，2010，51（6）：2108－2116 .

［13］Okuda K，Kono K，Ohnishi K，et al. Clinical study of eighty-six cases of idiopathic portal hypertension and comparison with cirrhosis with splenomegaly. Gastroenterology，1984，86（4）：600－610 .

［14］Seijo S，Reverter E，Miquel R，et al. Role of hepatic vein catheterisation and transient elastography in the diagnosis of idiopathic portal hypertension. Dig. Liver Dis，2012，44（10）：855－860.

［15］Debernardi-Venon W，Bandi JC，Garcia-Pagan JC，et al. CO（2）wedged hepatic venography in the evaluation of portal hypertension. Gut，2000，46（6）：856－860.

［16］Garcia-Pagan JC，Santos C，Barbera JA，et al. Physical exercise increases portal pressure in patients with cirrhosis and portal hypertension. Gastroenterology，1996，111：1300－1306.

［17］Groszmann RJ，Garcia-Tsao G，Bosch J，et al. Portal Hypertension Collaborative Group. β-blockers to prevent gastroesophageal varices in patients with cirrhosis. N. Engl. J. Med，2005，353（21）：2254－2261.

［18］Ripoll C，Groszmann R，Garcia-Tsao G，et al. Portal Hypertension Collaborative Group. Hepatic venous pressure gradient predicts clinical decompensation in patients with compensated cirrhosis. Gastroenterology，2007，133（2）：481－488.

［19］Ripoll C，Groszmann RJ，Garcia-Tsao G，et al. Portal Hypertension Collaborative Group. Hepatic venous pressure gradient predicts development of hepatocellular carcinoma independently of severity of cirrhosis. J. Hepatol，2009，50（5）：923－928.

［20］Llovet JM，Fuster J，Bruix J. Intention-to-treat analysis of surgical treatment for early hepatocellular carcinoma：resection versus transplantation. Hepatology，1999，30：1434 – 1440.

［21］Vorobioff J，Groszmann RJ，Picabea E，et al. Prognostic value of hepatic venous pressure gradient measurements in alcoholic cirrhosis：a 10-year prospective study. Gastroenterology，1996，111（3）：701 – 709．

［22］Berzigotti A，Rossi V，Tiani C，et al. Prognostic value of a single HVPG measurement and Doppler-ultrasound evaluation in patients with cirrhosis and portal hypertension. J. Gastroenterol，2011，46（5）：687 – 695.

［23］Merkel C，Marin R，Sacerdoti D，et al. Long-term results of a clinical trial of nadolol with or without isosorbide mononitrate for primary prophylaxis of variceal bleeding in cirrhosis. Hepatology，2000，31（2）：324 – 329.

［24］Stanley AJ，Robinson I，Forrest EH，et al. Haemodynamic parameters predicting variceal haemorrhage and survival in alcoholic cirrhosis. Q JM，1998，91（1）：19.

［25］Moitinho E，Escorsell A，Bandi JC et al. Prognostic value of early measurements of portal pressure in acute variceal bleeding. Gastroenterology，1999，117（3）：626 – 631.

［26］Rincon D，Lo Iacono O，Ripoll C，et al. Prognostic value of hepatic venous pressure gradient for in-hospital mortality of patients with severe acute alcoholic hepatitis. Aliment. Pharmacol. Ther，2007，25（7）：841 – 848.

［27］Sersté T，Bourgeois N，Lebrec D，et al. Relationship between the degree of portal hypertension and the onset of spontaneous bacterial peritonitis in patients with cirrhosis. Acta Gastroenterol. Belg，2006，69（4）：355 – 360.

［28］Reynolds TB，Ito S，Iwatsuki S. Measurement of portal pressure and its clinical application. Am J Med，1970，49：649 – 57.

［29］Lebrec D，Sogni P，Vilgrain V. Evaluation of patients with portal hypertension. Baillieres Clin Gastroenterol，1997，11：221 – 241.

［30］Armonis A，Patch D，Burroughs A. Hepatic venous pressure measurement：an old test as a new prognostic marker in cirrhosis? Hepatology，1997，25：245 – 248.

［31］Feu F，Garcia-Pagan JC，Bosch J，et al. Relation between portal pressure response to pharmacotherapy and risk of recurrentvariceal haemorrhage in patients with cirrhosis. Lancet，1995，346：1056 – 1059.

［32］Merkel C，Bolognesi M，Bellon S，et al. Prognostic usefulness of hepatic vein catheterization in patients with cirrhosis and esophageal varices. Gastroenterology，1992，102：973 – 979.

［33］DEFRANCHISR，Baveno VI Faculty. Expanding consensus in portal hypertension：report of the Baveno VI Consensus Workshop：stratifying risk and individualizing care for portal hypertension［J］. J Hepatol，2015，63（3）：743 – 752.

［34］Bosch J，Abraldes JG，Groszmann R. Current management of portal hypertension. J Hepatol，2003，38（Suppl 1）：S54 – 68.

［35］VOROBIOFFJD，GROSZMANNRJ. Prevention of portal hypertension：fromvariceal development to clinical decompensation［J］. Hepatology，2015，61（1）：375 – 381.

［36］Gluud C，Henriksen JH，Nielsen G. Prognostic indicators in alcoholic cirrhotic men. Hepatology，1988，8：222 – 227.

［37］Patch D，Armonis A，Sabin C，et al. Single portal pressure measurement predicts survival in cirrhotic patients with recent bleeding. Gut，1999，44：264 – 269.

［38］Urbain D，Muls V，Makhoul E，et al. Prognostic signify cance of hepatic venous pressure gradient in medically treated alcoholic cirrhosis：comparison to aminopyrine breath test. Am J Gastroenterol，1993，88：856 – 859

［39］Ripoll C，Bañares R，Rincón D，et al. Influence of hepatic venous pressure gradient on the prediction of survival of patients with cirrhosis in the MELD Era. Hepatology，2005，42（4）：793 – 801.

［40］Bruix J，Castells A，Bosch J，et al. Surgical resection of hepatocellular carcinoma in cirrhotic patients：prognostic value of preoperative portal pressure. Gastroenterology，1996，111（4）：1018 – 1022．

［41］ Llovet JM，Fuster J，Bruix J. Intention-totreat analysis of surgical treatment for early hepatocellular carcinoma：resection versus transplantation. Hepatology，1999，30（6）：1434－1440．

［42］ Navasa M，Bosch J，Mastai R，et al. Measurement of hepatic blood flow，hepatic extraction and intrinsic clearance of indocyanine green in cirrhosis. Comparison of a non-invasive pharmacokinetic method with measurements using hepatic vein catheterization. Eur J Gastroenterol Hepatol，1991，3：305－312.

［43］ Groszmann RJ The measurement of liver blood flow using clearance techniques. Hepatology，1983，3（6）：1039－1040.

［44］ HAMMOUD GM，IBDAH JA. Utility of endoscopic ultrasound in patients with portal hypertension［J］. World J Gastroenterol，2014，20（39）：14230－14236.

［45］ Van Beers BE，Materne R，Annet L，et al. Capillarization of the sinusoids in liver fibrosis：noninvasive assessment with contrast-enhanced MRI in the rabbit. Magn. Reson. Med，2003，49（4）：692－699.

［46］ Escorsell A，Bandi JC，Andreu V，et al. Desensitization to the effects of intravenous octreotide in cirrhotic patients with portal hypertension. Gastroenterology，2001，120：161－169.

［47］ Møller S，Bendtsen F，Christensen E，et al. Prognostic variables in patients with cirrhosis and oesophageal varices without prior bleeding. J Hepatol，1994，21：940－946.

［48］ Bosch J，Feu F，Garcia-Pagan JC. Measurement of azygos blood flow. In：Okuda K，Benhamou JP（eds）Portal Hypertension. Tokyo：Springer-Verlag，pp，1991，139－150.

［49］ Bosch J，Mastai R，Kravetz D，et al. Measurement of azygos venous blood flow in the evaluation of portal hypertension in patients with cirrhosis. Clinical and haemodynamic correlations in 100 patients. J Hepatol，1985，1（2）：125－139.

［50］ Bosch J，Mastai R，Kravetz D，et al. Effects of propranolol on azygos venous blood flow and hepatic and systemic hemodynamics in cirrhosis. Hepatology，1984，4（6）：1200－1205.

［51］ Mastai R，Bosch J，Navasa M，et al. Effects of alpha-adrenergic stimulation and beta-adrenergic blockade on azygos blood flow and splanchnic haemodynamics in patients with cirrhosis. J Hepatol，1987，4（1）：71－79.

［52］ GOUYA H，VIGNAUX O，SOGNI P，et al. Chronic liver disease：systemic and splanchnic venous flow mapping with optimized cine phase-conrtast MR imaging validated in a phantom model and prospectively evaluated in patients［J］. Radiology，2011，261（1）：144－155.

［53］ GOUYA H，GRABAR S，VIGNAUX O，et al. Portal hypertension in patients with cirrhosis：indirect assessment off hepatic venous pressure gradient by measuring azygos flow with 2D-cine phase-contrast magnetic resonance imaging［J］. Eur Radiol，2015.

［54］ ZHU H，SHI B，UPADHYAYA M，et al. Therapeutic endoscopy of localized gastric varices：pretherapy screening and posttreatment evaluation with MDCT portography［J］. Abdom Imaging，2010，（35）：15－22.

［55］ WANG F，SHEN JL，HUA J，et al. A study of applications of spectral CT in predicting the risk of variceal bleeding of liver cirrhosis with portal hypertension［J］. Radiol Pract，2015，30（7）：763－767.（in Chinese）.

［56］ NIEC Prediction of the firstvariceal hemorrhage in patients with cirrhosis of the liver and esophageal varices. A prospective multicenter study. The North Italian Endoscopic Club for the Study and Treatment of Esophageal Varices. N Engl J Med 1988，319（15）：983－989.

［57］ Escorsell A，Bosch J Pathophysiology of variceal bleeding. In：Groszmann RJ，Bosch J（eds）Portal Hypertension in the 21st Century. Dordrecht：Kluwer Academic Publishers，pp，2004，155－166.

［58］ Polio J，Groszmann RJ Hemodynamic factors involved in the development and rupture of esophageal varices：a pathophysiologic approach to treatment. Semin Liver Dis，1986，6（4）：318－331.

［59］ Bosch J，Bordas JM，Rigau J，et al. Noninvasive measurement of the pressure of esophageal varices using an endoscopic gauge：comparison with measurements by variceal puncture in patients undergoing endoscopic sclerotherapy. Hepatology，1986，6（4）：667－672.

［60］Rigau J，Bosch J，Bordas JM，et al. Endoscopic measurement of variceal pressure in cirrhosis：correlation with portal pressure and variceal hemorrhage. Gastroenterology 1989，96（3），873 – 880.

［61］Escorsell A，Bordas JM，Feu F，et al. Endoscopic assessment of variceal volume and wall tension in cirrhotic patients：effects of pharmacological therapy. Gastroenterology，1997，113（5）：1640 – 1646.

［62］Nevens F，Sprengers D，Feu F，et al. Measurement of variceal pressure with an endoscopic pressure sensitive gauge：validation and effect of propranolol therapy in chronic conditions. J. Hepatol，1996，24（1）：66 – 73.

［63］Bosch J，Bordas JM，Rigau J，et al. Noninvasive measurement of the pressure of esophageal varices using an endoscopic gauge：comparison with measurements by variceal puncture in patients undergoing endoscopic sclerotherapy. Hepatology，1986，6（4）：667 – 672.

［64］Feu F，Bordas JM，Luca A，et al. Reduction of variceal pressure by propranolol：comparison of the effects on portal pressure and azygos blood flow in patients with cirrhosis. Hepatology，1993，18（5）：1082 – 1089.

［65］Ruiz delArbol L，Martin de Argila C，Vázquez M，et al. Endoscopic measurement of variceal pressure during hemorrhage from esophageal varices. Hepatology，1992，16：147.

［66］Nevens F，Bustami R，Scheys I，et al. Variceal pressure is a factor predicting the risk of a first variceal bleeding：a prospective cohort study in cirrhotic patients. Hepatology，1998，27（1）：15 – 19.

［67］Escorsell A，Bordas JM，Castaneda B，et al. Predictive value of the variceal pressure response to continued pharmacological therapy in patients with cirrhosis and portal hypertension. Hepatology，2000，31（5）：1061 – 1067.

［68］de Bruyn G，Graviss EA. A systematic review of the diagnostic accuracy of physical examination for the detection of cirrhosis. BMC Med. Inform. Decis. Mak，2001，1：6.

［69］Berzigotti A，Gilabert R，Abraldes JG，et al. Noninvasive prediction of clinically significant portal hypertension and esophageal varices in patients with compensated liver cirrhosis. Am. J. Gastroenterol，2008，103（5）：1159 – 1167.

［70］Abraldes JG，Villanueva C，Bañares R，et al. Spanish CooperativeGroup for Portal Hypertension and Variceal Bleeding. Hepatic venous pressure gradient and prognosis in patients with acute variceal bleeding treated with pharmacologic and endoscopic therapy. J. Hepatol，2008，48（2）：229 – 236.

［71］Lok AS，Ghany MG，Goodman ZD，et al. Predicting cirrhosis in patients with hepatitis C based on standard laboratory tests：results of the HALT-C cohort. Hepatology，2005，42（2）：282 – 92.

［72］Zaman A，Hapke R，Flora K，et al. Factors predicting the presence of esophageal or gastric varices in patients with advanced liver disease. Am. J. Gastroenterol，1999，94（11）：3292 – 3296.

［73］Castera L，Pinzani M，Bosch J. Non-invasive evaluation of portal hypertension using transient elastography. J Hepatol，2012，56：696 – 703.

［74］BERZIGOTTI A，SEIJO S，ARENA U，et al. Elastography，spleen size，and platelet count identify portal hypertension in patients with compensated cirrhosis［J］. Gastroenterology，2013，144（1）：102 – 111.

［75］Colecchia A，Montrone L，Scaioli E，et al. Measurement of spleen stiffness to evaluate portal hypertension and presence of esophageal varices in patients with HCV-related cirrhosis. Gastroenterology，2012，143：646 – 654.

［76］Takuma Y，Nouso K，Morimoto Y，et al. Measurement of spleen stiffness by acoustic radiation force impulse imaging identifies cirrhotic patients with esophageal varices. Gastroenterology，2013，144：92 – 101.

［77］Berzigotti A，Seijo S，Arena U，et al. Elastography，spleen size，and platelet count identify portal hypertension in patients with compensated cirrhosis. Gastroenterology，2013，144：102 – 111.

［78］Berzigotti A，Piscaglia F. EFSUMB Education and Professional Standards Committee. Ultrasound in portal hypertension-part 2-and EFSUMB recommendations for the performance and reporting of ultrasound examinations in portal hypertension. Ultraschall Med，2012，33（1）：8 – 32.

［79］Berzigotti A，Piscaglia F. Ultrasound in portal hypertension-part 1. Ultraschall Med. 2011，32（6）：548 – 68：quiz 569.

［80］IRANMANESHP, VAZQUEZO, TERRAZS, et al. Accurate computed tomography-based portal pressure assessment in patients with hepatocellular carcinoma ［J］. JHepatol, 2014, 60 (5): 969 – 974.

［81］Talwalkar JA, Yin M, Venkatesh S, et al. Feasibility of in vivoMR elastographic splenic stiffness measurements in the assessment of portal hypertension. AJR. Am. J. Roentgenol, 2009, 193 (1): 122 – 127.

［82］Hirooka M, Ochi H, Koizumi Y, et al. Splenic elasticity measured with real-time tissue elastography is a marker of portal hypertension. Radiology, 2011, 261 (3): 960 – 968.

［83］Reiberger T, Ferlitsch A, Payer BA, et al. Non-selective b-blockers improve the correlation of liver stiffness and portal pressure in advanced cirrhosis. J Gastroenterol, 2012, 47: 561 – 568.

［84］European Association for the Study of the Liver. Electronic address: easloffice@ easloffice. eu; Asociacion Latinoamericana para el Estudio del Higado. EASL-ALEH clinical practice guidelines: non-invasive tests for evaluation of liver disease severity and prognosis ［J］ J Hepatol, 2015.

第六章 肝硬化高动力循环综合证

肝硬化（LC）的显著体征除了门静脉高压（PHT）和慢性肝功能障碍外，常并发循环功能障碍。Kowalski 等[1]在 60 多年前报告 LC 患者心排血量（CO）增加，尔后发现高动力循环（HDC）临床特征[2]。临床医师熟知 HDC 相关重要器官血流动力学变化对于优化 LC 诊疗至关重要。本章综述 LC 并发 HDC 综合征发病机制和临床研究进展。

第一节 肝硬化循环功能障碍发生机制

传统认为 PHT 单纯由门静脉血流阻力增加所致。然而，目前认为 PHT 发生机制非常复杂，并且继发于内脏微小动脉血管扩张的门静脉血流增加在门静脉压力（PVP）升高过程中发挥重要作用[3-6]。门静脉血流量主要取决于内脏血管扩张程度。健康者几乎所有内脏血流循环至肝脏，但 PHT 患者伴有自发性门体分流（SPSS），并且肠系膜血流量增加至每分钟数升[4,7-9]。即总 CO 灌注给肠系膜关联器官血流百分比也增加[4,9-11]。这种肠系膜充血促进了 PHT（"顺流"机制）。

一、PHT 肝外血管病理生理学变化

（一）动脉血管扩张

试验和临床均支持 LC 患者存在循环血管过度扩张。Schrier 等[12]早在 1988 年提出所谓"外周动脉血管扩张学说"。按照这一理论，原发性内脏动脉血管扩张导致动脉血液充盈不足，伴全身血管阻力（SVr）减小和动脉压下降。有效循环血量（ECBV）减少刺激容量压力感受器，进而激活血管收缩系统和继发性钠水潴留[13]。另外，源自肠道，或全身逃逸肝脏降解，或通过 SPSS 绕过肝脏的血管扩张物质均可导致外周血管扩张[14]。大部分内脏血管扩张先于肾脏钠水潴留和血浆扩容，这与激活抗血管收缩调节系统有关[13-14]。此理论能够解释 LC 患者的血流动力学紊乱（图 6-1-1）。

内脏血管扩张的原因尚不完全清楚。可能是血管扩张介质清除受损，门体分流或血管扩张介质合成增加。LC 并发 PVP 升高触发内皮一氧化氮合酶（eNOS）活化，进而高表达 NO。近来的研究阐释了肝硬化 eNOS 新的调节机制涉及肾素－血管紧张素－醛固酮系统（RAAS），在血压调控、体液和电解质平衡中发挥着至关重要的作用[16]。依照 PHT 严重程度，在不同的血管床可检测到 PVP 变化的反应[17]。PVP 轻微升高即可首先探测到肠微循环变化和 VEGF 高表达，随后肠微循环 eNOS 水平升高。当 PVP 进一步升高，并且达到某种程度时，内脏动脉循环（即肠系膜动脉）发生血管扩张。PHT 伴或不伴 LC 试验模型显示平滑肌细胞和神经元等过度表达血管扩张分子[18]。参与血管调节分子包括内生大麻素类似物（血管扩张剂）[19]、神经肽 Y[20]、血管紧张素[21]和缓激肽[22]等，见表 6-1-1。其中 NO 是最重要的血管扩张分子。

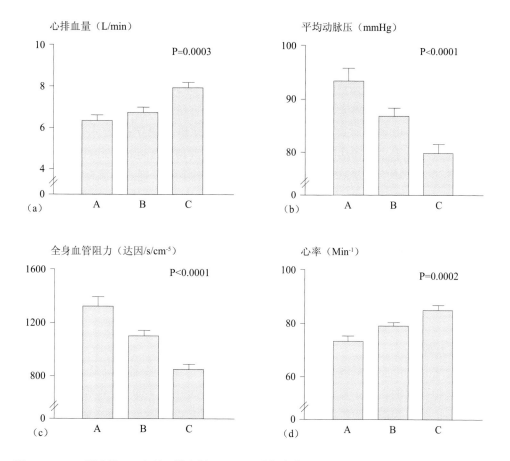

图 6-1-1　151 例晚期 LC 患者心排血量（CO）、平均动脉压（MAP）、全身血管阻力和心率变化

CTP A、B、C 患者分别为 44、61 和 46 例。最显著变化是 CO 增加和心率加快；MAP 和全身血管阻力降低[15]

表 6-1-1　LC 血流动力学紊乱血管扩张和血管收缩因子

血管扩张因子		血管收缩因子
肾上腺髓质素	腺苷	血管紧张素 II
缓激肽	心房钠尿肽（ANP）	内皮缩血管肽-1（ET-1）
降钙素基因相关肽（CGRP）	脑利钠肽（BNP）	肾上腺素和 NE
内生大麻素类似物	一氧化碳（CO）	神经肽 Y
内皮素-3（ET-3）	内毒素	RAAS
内皮源性超极化因子（EDHF）	脑啡肽类	交感神经系统（SNS）
组胺和 P 物质	胰高血糖素	加压素（ADH）
C 型钠尿肽（CNP）	白细胞介素类	
依前列醇（PGI2）	一氧化氮（NO）	
肿瘤坏死因子-α（TNF-α）	血管活性肠肽（VIP）	

（二）动脉结构变化

观察 LC 鼠内脏和全身循环发现其动脉壁变薄[23]，其分子机制仍然需要进一步阐明，可能是 PHT 导

致血流动力学变化的结果，也可能持续促发动脉血管扩张，加重 PHT[24]。

（三）动脉顺应性改变

失代偿期肝硬化（DC）患者全身动脉顺应性增强[25-26]，大动脉壁病变与循环和血流紊乱密切相关[25-27]。近年来关于 LC 外周动脉弹性的研究文献愈来愈多。特别是采用极速脉搏波（PWV）定量检测动脉弹性新技术，提供了无创技术临床评价动脉壁弹性的可靠方法。初步研究发现 LC 患者在外周动脉尚未出现结构性改变时，已经出现动脉弹性减弱，当然这种动脉机械力学改变具有可逆性（至少部分可逆）。LC 患者动脉顺应性对于心脏和动脉系统偶合和血管内血液再分配起决定作用[28]。晚期 LC 患者动脉顺应性增加的因素有 ECBV 减少和 MAP 降低[26]。β 肾上腺素受体阻滞剂并不影响动脉顺应性，但特利加压素几乎可使动脉顺应性正常化[29]。

研究提示内脏循环改变是导致 HDC 的主要因素[30]。动脉血管扩张是一个局部区域性事件，但动脉顺应性增加或许具有泛化至"全身"的特点[26]。所以动脉顺应性改变可能伴有血管反应性和 SVr 整体病态特征。动脉功能变化可能促进容量和压力感受器反应异常，并且涉及循环调节和潜在血管活性药物治疗应答异常。然而，这些焦点问题需要进一步研究。

晚期 LC 患者的动脉顺应性增强除了与年龄、性别和动脉血压水平有关外，还与 LC 病情、HDC 紊乱程度直接相关。

（四）血管收缩力减弱

对内源性血管收缩介质反应性减弱是外周血管扩张的原因。血管收缩力降低是 PHT 内脏和全身循环动脉血管的特征。这种现象的发生主要是因为大量表达血管扩张分子（即 NO）和动脉血管过度扩张的结果，伴随着强力血管扩张，相应的血管收缩性减弱。

（五）自主神经功能障碍

自主神经系统在调节心脏功能和血管舒缩活性方面发挥重要作用。采用标准心血管试验（例如在患者堵鼻鼓气、深呼吸、体位变换，持续紧握手和药物刺激时定量测定其心率和血压变化）可评估自主神经反射功能[31-36]。应用去氧肾上腺素静脉注射快速提升血压也能够量化评估压力感受器功能。压力感受器应激信号传入脑干心血管中枢快速升高血压，然后强化副交感神经兴奋性，通过迷走神经传出信号降低心率及心肌收缩力。这种压力感受器反射功能在等待 LT 的 LC 患者中明显被削弱[32-33]，表现出自主心血管反射受损[31-33]。立位晕厥、血压应激反应钝化可能是压力感受器功能障碍的外在表现[37]。一些证据显示晚期 LC 并发自主神经功能障碍患者高达 80%[34-36]，并且与其严重程度和存活率有关[34]。有报道代偿型 LC 患者并发迷走神经病变可预测其存活率下降[32-34]。在所有类型 LC 患者中，迷走神经和交感神经功能障碍发生率分别为 30%~60% 和 10%~20%[32-34]。

研究发现 LC 患者自主神经功能障碍与 HDC 有关[34,36]。虽然自主神经功能障碍并非发生循环异常的先决条件，但自主神经功能障碍可通过多种方式加重 HDC[36,38-39]。副交感神经功能障碍可能诱发心率加快。而且交感神经功能损伤可钝化心血管系统对血管收缩药物反应性[10-11]。压力感受器反射功能障碍的临床后果包括直立性低血压和病态心血管系统维持循环动态平衡的能力减弱。这可部分解释晚期 LC 患者对感染控制，止血功能和血容量不足的调节能力相对虚弱的临床现象。Mohamed 等[40]研究提示 LC 并发自主神经功能障碍是功能性暂时现象，起因于肝脏功能障碍，并在 LT 后逆转。

（六）血管适应性调节异常

动脉血压水平依赖 CO 和 SVr。CO 主要决定于静脉回流量、心率和心肌收缩力。血液黏度和小动脉平滑肌张力决定着 SVr，并受复杂局部和中枢神经体液因子调控[41]。动脉血压具有昼夜节律性，但在动脉负反馈压力感受器反射和其他调节系统的作用下能够保持在正常范围[42]。LC 患者的血压和心率发生改变提示其相关调节功能异常（图 6-1-2）。微小动脉扩张可能激活 SNS 和 RAAS，加压素分泌增加，也可能释放内皮缩血管肽[41]。坎利酮（一种醛固酮拮抗剂）可使代偿型 LC 患者对体位变换的心脏反应正常化，提示 LC 患者过度激活 RAAS[43]。SNS 和 RAAS 系统可能抵抗 LC 血管扩张调节（不然的话血压可能更低），从而使血压能够保持在正常范围下限。一些研究显示 LC 患者动脉低血压与肝脏功能障碍程度，失代偿体征和存活率有关[44]。昼夜动脉血压异常变化和强烈激活神经体液系统可能促进调节异常和循环介质分布异常和钠水潴留[42]。

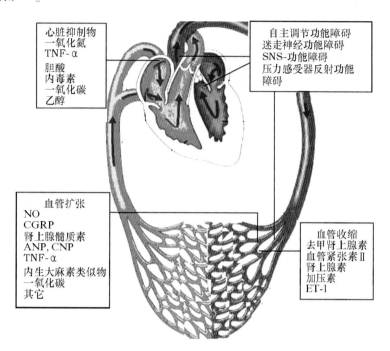

图 6-1-2　LC 患者血管低反应性原因可能源自中枢神经系统，自主神经系统，局部血管活性介质或平滑肌细胞/心肌细胞。自主神经功能障碍作用于心脏，动脉和小动脉。心脏，动脉和小动脉血管扩张和血管收缩权重分布不一，并且易变。对于小动脉平滑肌细胞，血管扩张介质水平升高及/或对血管收缩介质敏感性降低导致血管反应性降低

注：SNS：交感神经系统；NO：一氧化氮；CGRP：降钙素基因相关肽；ANP：心房钠尿肽；CNP：C 型钠尿肽；TNF-α：肿瘤坏死因子-α；CO：一氧化碳；ET-1：内皮缩血管肽-1

二、病态适应性血容量再调配

（一）血液分布异常

LC 患者的血容量增加[12,45]。然而，很多相关高血容量因素，例如"循环负荷超载"与"充盈不足"或"外周血管扩张"假说已经激烈争论了三十多年，特别是潜在的肾功能不全机制。LC 并发肾脏钠水潴留无疑导致血浆和血容量增加。但不同部位血管床血液分布异常，并且与疾病严重程度有关[46]。基于这种理论，LC 患者最常见中心动脉血容量（定义为心脏，主动脉和肺脏血容量）下降，而外周血容量增加[47-48]，ECBV 下降和全身循环紊乱。另外，晚期 LC 患者中心血容量循环时间明显缩短，并且与存活率下降显著相关[44,49]。因此，维持中心血容量是纠正循环功能障碍和控制腹水的一个潜在治疗靶点。

（二）血容量体内调节异常

白蛋白占血浆胶体渗透压的 70%～80%[50]。LC 相关低蛋白血症必然诱发 ECBV 下降。LC 患者血管加压素和钠水潴留从早期正常至 PHT 性腹水前期轻微增加，再至并发腹水和肝肾综合征时的明显增加[30,46,51]。然而，其发生机制和时限在不同 LC 患者之间及其不同病因之间可能有所不同，需要深入研究。

LC 患者 CO 和血浆容量增加应考虑继发于动脉血管扩张，动脉压降低和有效中心血容量及动脉血容

量减少，这是神经体液机制被激活的结果[41]。然而，由于 PHT，可能发生通过肝脏反射，非容量依赖性激活 SNS。这在动物实验中已得到证实，并且 LC 患者也有类似反应[52]。虽然非容量依赖性交感神经激活和容量/动脉压依赖性 SNS 和其他神经体液系统激活的相对重要性尚未最终确定，但可能后者更为重要。终末期 LC 并发过度 ECBV 下降直接诱发肾脏和其他器官血流灌注进一步减少，因此，产生缺血性组织损伤，并最终导致多功能衰竭。在这种病理生理学背景下，维持 ECBV 是处理这类患者的最重要目标。

（三）扩容治疗反应异常

晚期 LC 患者难能扩充其中心血容量，肾素活性显著降低，这是静脉输注人血白蛋白（Ha）改善 ECBV 的指征[53]。其效果与那些观察到的从直立位变换为仰卧位后患者中心血容量被扩充结果一致[45,54]。临床医师常常遇到晚期 LC 患者补充血容量后，多表现为 SVr 进一步减弱，难以提升动脉血压[46,54]。健康受试者扩容后循环血液重分布主要呈现中心性血容量变化[55]。但 DC 患者静脉扩容后有时表现为动脉血压进一步下降，这与患者显著动脉扩张、心脏功能障碍、压力感受器应激反应钝弱、肾脏钠水排泄迟缓和功能不全有关（图 6-1-3）；但不应忽视的是晚期 LC 患者似乎存在循环血液淤积，其显著淤积部位可能在于体内血容量存储池、静脉、特别是内脏静脉。有研究采用示踪剂稀释法进行全身闪烁扫描证实大量血容量的确隐藏在肠系膜静脉[56-57]。是否调动这种静脉储血池能力受损促进了循环功能障碍尚未被验证，但似乎合理。因此，在实施扩容前，应全面考虑患者疾病严重程度不同而扩容效果明显不同[46]。当然，无论病情严重程度如何，只要扩容均可能诱导每搏输出量和 CO 增加。但应引起临床医师特别注意的是对于早期 LC 患者，扩容后可能产生中心和外周血容量成比例扩容，但对于晚期 LC 患者，静脉扩容液主要存留在外周循环，仅仅伴有 CO 轻微增加，这很可能是心脏功能不全（LC 性心肌病，第 33 章）和血管顺应性异常的结果[46,58]。

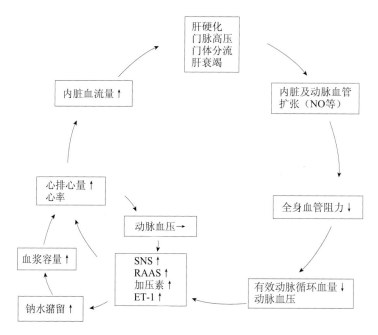

图 6-1-3　LC 内脏和外周动脉血管扩张和全身血流动力学紊乱。由于门体分流及/或肝细胞损伤，
内源性血管扩张物质可能逃逸肝脏降解，并且优先诱导内脏血管扩张。SVr 降低导致 ECBV 减少，
因而激活血管收缩系统。其血流动力学和临床结果使 CO 增加，心率加快和血浆容量蓄积，
肾血流量降低，动脉血压降低和钠水潴留。HDC 发生和发展可增加门静脉血流，进而
促进 PVP 升高，并形成恶性循环

注：SNS：交感神经系统；RAAS：肾素-血管紧张素-醛固酮系统；ET-1：内皮缩血管肽 1；NO：一氧化氮

三、动脉血压动态平衡调节异常

LC 患者 SVr 下降的循环系统反应是心率加快、CO 增加、血容量蓄积性血管扩张，但 ECBV 相对不足[47,51,59]。患者血管扩张和血管收缩力之间的病态平衡参与循环及血压调节，并对血管阻力和顺应性均产生影响。迫使其动脉血压波动在正常范围下限。

LC 患者动脉血压具有昼夜节律性变化，测量其 24 小时血压显示白天收缩压，舒张压和 MAP 显著降低，但夜间出人意料的正常[42]。这种夜间血压正常和心率加快提示循环调节异常。LC 患者长期卧位休息（例如睡眠期间）可能减轻血容量异常分布，并改善动脉压；而直立位时中心血容量进一步减少，难以维持正常动脉压，即便在虚弱的心率加快和 CO 增加补偿性调节下有时也难以维持代偿[36-37]。无论是白天还是夜间 LC 患者的动脉血压均与 CTP 评分值呈现负相关，并已经确认其血流动力学紊乱与肝病严重程度有关[44]。

四、心功能不全

肝硬化 CO 增加主要由心率加快引起，部分患者显示每搏输出量增加[60-61]；循环时间加快，甚至出现心脏扩大（第 33 章）。DC 患者全身炎症过程释放的细胞毒性介质促发内脏血管扩张，并降低心脏收缩力，因此，加重循环功能障碍[62]。

五、肝硬化 HDC

上述讨论使得阐述肝硬化 HDC 发病机制变得更为容易。自从首次描述 LC 并发 HDC 以来，HDC 病理生理学有了显著进展。LC 并发 HDC 以全身和内脏血流量缓慢增加为特征（图 6-1-4）。总体而言，肝硬化 HDC 发病机制与腹水形成机制相重叠（第 21 章）。本节仅简要阐述。

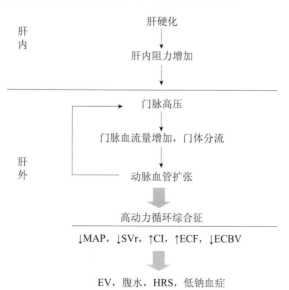

图 6-1-4　LC 并发 PHT 患者 HDC 综合征发生机制，特征是平均动脉压（MAP）和全身血管阻力（SVr）下降，心脏指数（CI）和细胞外液（ECF）增加，有效循环血量（ECBV）减少。

注：EV：食管静脉曲张；HRS：肝肾综合征

血管功能障碍和进行性血管扩张在肝硬化 HDC 发病机制中发挥重要作用，并且通过 NO 等原发血管扩张分子导致多器官损伤效应[63-64]。近来研究数据还提示 LC 诱导血管扩张，血管紧张素 I 受体敏感性降低[65]。采用非选择性 β 受体阻滞剂（NSBB）、硝酸盐类药物、奥曲肽、特利加压素可使血管扩张增加的内脏血流量减少，并可部分缓解肠系膜 HDC 病态[7,66]。

虽然 LC 患者也可发生动脉高压，但高血压型 LC 患者仍表现为 HDC 和中心血容量相对不足，血管扩张减弱，血压调节机制轻度紊乱[67]。

代偿型 LC 患者急性血容量扩容必然导致显著性钠利尿反应[68]。采用呋塞米降低 PVP 后循环血容量下降，使 HDC 改善[69]。提示代偿型 LC 患者 HDC 适度血容量扩充或消耗具有一定调节能力。另外，高血容量可涉及早期 LC 患者并发 HDC。因此，提出了 2 期 HDC 的发病机制[38]。首先，早期尚未发生腹水的 LC 患者即可出现亚临床性钠潴留，导致细胞外液容量增加，随后血管被动松弛适应血容量扩充。肝功能障碍及/或窦性 PHT 通过肝肾相互作用直接导致钠潴留（超载学说），因外周血管扩张、ECBV 降低（外周血管扩张学说）而继发钠潴留。伴随着肝功能失代偿病变进入第二期，患者对血管收缩介质低反应性使得血管扩张更加显著，激活 RAAS、SNS 和内皮缩血管肽系统，逐渐形成门体分流引发更加严重的 HDC[38]（图 6-1-5）。

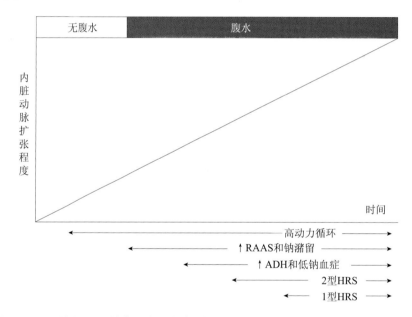

图 6-1-5　LC 并发 HDC 综合征内脏动脉血管扩张严重程度与多种并发症之间的相关性

RAAS：肾素 – 血管紧张素 – 醛固酮系统；ADH：抗利尿激素；HRS：肝肾综合征[70]

神经因子假说涉及 HDC 综合征，特别是通过 SNS[71]。有报道观察到 PHT 鼠肠系膜动脉交感神经萎缩/退行性变，使其血管扩张及/或诱发这些动脉的低收缩性[72]。神经因子在降低血管收缩反应性方面的作用尚未完全了解，属于探索的重要领域。

细菌感染被认为是促发静脉曲张出血的危险因素[73]。这种奇怪现象的发生机制仍不清楚，但有学者认为是由于败血症释放体液物质，例如内毒素和细胞因子（如 TNF-α）促进 HDC，使得曲张静脉血流量增加。HDC 笼罩下的不同器官或血管床（例如肺脏和肾脏）病变很容易诱发各种并发症（第 21～40 章）。有研究[74]显示，内毒素所致的肝脏微循环障碍与肝窦内皮细胞损害、肝星形细胞、肝巨噬细胞的激活及缩血管和扩血管失衡相关。外周血管扩张被认为是导致肾脏钠水潴留的决定性因素，这就是"原发性外周血管扩张"假说[12]。肺脏血管系统扩张可诱导肝肺综合征（HPS）。

第二节　HDC 对重要器官血流动力学影响

一、特殊血管床血流动力学变化

现代技术评估局部器官或组织血流灌注显示 LC 患者血液循环处于紊乱状态，以广泛性循环障碍或 HDC 为特征[75]。LC 患者伴随着 CO 增加和 SVr 减弱[76]，全身不同部位血管床呈现高灌注、正常灌注或低灌注变化不一的状态[77-78]（表 6-2-1），不同器官、组织、血管类型的血流量变化仍然有待研究确认。随着 LC 疾病进展（从 PHT 前期、PHT 无腹水期、PHT 腹水期至 HRS 期），不同特殊血管床血流动力学紊乱模式也发生相应动态变化，其中已证实的包括肝脏、肠系膜/内脏、肾脏、肺脏、骨骼肌和脑血流动力学变化。采用超声多普勒观察 LC 腹水患者的肱动脉、股动脉（主要为皮肤和骨骼肌供血）和大脑中动脉（供给大脑半球近75% 的血液）显示相关供给范围的血管收缩[79]，并与肾血流量相关[80]。因为 LC 腹水患者皮肤，骨骼肌和大脑血管阻力与肾血管阻力相平衡，并且与 RAAS 和 SNS 活性密切相关，很显然 DC 患者这些区域的循环变化是为了维持动脉压和内环境相对稳定。

表 6-2-1　LC 特殊血管床血流动力学变化

部　位	变　化		部　位	变　化	
体循环	血浆容量	↑	心脏	左心房容量	↑
	全身血容量	↑		左心室容量	→（↑）
	外周血容量	↑		右心房容量	→↑↓
	中心血容量和动脉血容量	↓（→）		右心室容量	→↑↓
	心排血量	↑		右心房压力	→↑
	动脉血压	↓（→）		右心室舒张末期压	→
	心率	↑		肺动脉压	→↑
	全身血管阻力	↓		肺毛细血管楔压	→
				左心室舒张末期压	→
肝脏和内脏循环	肝脏血流量	↓→（↑）	肺循环	肺血流量	↑
	肝静脉压力梯度	↑		肺血管阻力	↓（↑）
	窦后阻力	↑	脑循环	脑血流量	↓→（↑）
肾循环	肾血流量	↓	皮肤和骨骼肌循环	骨骼肌血流量	↑→↓
	eGFR	↓→		皮肤血流量	↑→↓

LC 患者肾功能不全发生在循环功能障碍背景下，以动脉血管显著扩张为特征[81-82]（图 6-1-3）；但其他主要血管分布区（例如肾脏，肌肉和皮肤及大脑）血管收缩[79-80]。与此相反，内脏循环血管扩张使流入门静脉的血流量增加[83]。

二、脑循环

不论全身血流动力学如何变化，人体总能维持脑循环正常，这是高级自主调节的缘故。例如，在动脉血压大幅度波动时都不会影响到脑循环。即便是 LC 患者，其脑循环自主调节功能也普遍未受到损伤，但一些研究发现严重肝功能衰竭或部分肝性脑病（HE）患者可并发脑循环自主调节功能障碍[84-85]。虽然检测 LC 患者脑血流灌注研究[39,84-86]很少，但大多显示基底神经节，丘脑和小脑血流量相对多于皮质区（例如额叶和颞叶）[39,84-86]。众所周知酒精是一种神经毒素，酒精性肝硬化（AC）患者额叶皮质萎缩常常更明显，因此其额叶皮质血流量比不饮酒者减少。LC 患者脑血流调节非常复杂，值得专题研究。

三、肝脏循环（第三章）

四、肾循环

LC 肾脏低灌注及在钠水潴留中的作用见第 21 章。LC 全身血流动力学改变对于肾脏血流量减少和肾功能障碍十分重要[55]。平均动脉压降低和肾静脉流体静力压升高，特别是 LC 腹水患者的有效肾灌注压降低[87]。而激活 RAAS 使肾灌注进一步降低，但也可能有更为复杂的肾内调节因素[88]。LC 腹水患者肾血流量，肾内血管阻力和 eGFR 与 RAAS 和 SNS 应激程度密切相关[89]。血浆肾素和 NE 水平正常或适度升高患者常常显示肾灌注和 eGFR 正常，而并发 HRS 患者这些介质显著升高。这种机制在维持肾灌注和 eGFR 中发挥重要作用。在肾脏低灌注时刺激肾脏产生血管收缩物质，例如血管紧张素-Ⅱ，内皮缩血管肽。晚期 LC 患者自我调节能力减弱，并且处于钠水潴留状态。

给 LC 患者静脉灌注 NE[51]、A-Ⅱ 或加压素可使其动脉低血压恢复正常、肾灌注和钠排泄增加。另一问题是低血容量循环介质异常分布[90]。长时间联合应用加压素或特利加压素和静脉输注 Ha 可逆转肾脏低灌注及其功能障碍[91]。强化利尿治疗和有效治疗 PHT 的一个严重临床问题是诱发全身血流动力学不良反应，因为全身血流动力学紊乱可能损害肾脏功能[87]。应用 α 肾上腺素受体阻滞剂和 ET-1 阻滞剂可逆转肾血管收缩，但其对动脉血压效应可能折扣肾脏局部疗效益处[55]。

五、外周循环

LC 患者的肝掌、蜘蛛痣和饮酒貌易于早期识别，属于皮肤毛细血管高灌注体征，并且还可能存在动静脉漏。LC 患者骨骼肌血流量可能增加、正常或减少。采用彩色和频谱多普勒评估四肢血流（肱动脉，股动脉）难以确定其高动力灌注[80,92]（图 6-2-1）。有研究提示 LC 患者外周血流量可能减少，而不是增加。因此，LC 患者皮肤和骨骼肌循环在 HDC 中扮演何种角色仍然是重要的研究领域。

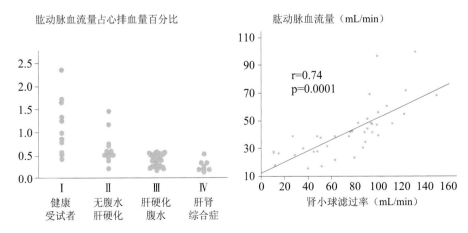

图 6-2-1　3 组 LC 患者和健康受试者肱动脉血流量比较（左图），肱动脉血流量与估算肾小球滤过率（eGFR）之间的相关性（右图）[80]

六、肺循环

LC 患者肺血管阻力一般降低[93-94]。但有关肺循环功能分析可能被大量吸烟干扰而难以判读，这常常见于 AC 患者。因此，有可能将慢性阻塞性肺病（COPD）误认为肝功能障碍。肺动、静脉分流调节也有研究描述[94]。肝肺综合征（HPS）包括通气血流灌注比值降低，或肺脏分流，动脉氧饱和度降低和肺脏 HDC[95]。临床研究显示 LC 患者呼出气体 NO 增加。成功实施 LT 和采用 TIPS 治疗后 HPS 逆转[96]（第 29 章）。

肝硬化 HDC 对重要脏器血流动力学影响总结在表 6-2-2。

表 6-2-2　肝硬化 HDC 综合征对重要脏器的影响

心排血量↑ 心率↑ 动脉血压↓ 血流分布异常	TLCO↓ PaO$_2$↓ Vn/Q↓	肝血流量↓→↑ 窦后阻力↑	脑血流量（?）	肾血流量↓→ eGFR↓ Na$^+$潴留↑
LC 性心肌病 心血管功能障碍	肝肺综合征	门静脉高压	肝性脑病	肝肾综合征

TLCO：二氧化碳弥散量；PaO$_2$：动脉氧分压；Vn/Q：通气血流灌注比值；eGFR：估算肾小球滤过率。

第三节　自然史

LC 患者可并发复杂多变的心血管异常，并且每一种器官血流动力学异常均伴有独特表现。LC 患者心血管功能障碍大致与 PHT 和肝衰竭程度相关，并且水钠潴留患者比无水钠潴留患者更显著。例如：早期 LC 对心血管系统的影响轻微，而 ESLD 可并发显著心血管功能紊乱[10-11,38-39,97-101]。迄今为止，这种关系反映在每个器官和组织，包括脑、肾、肺、肠和心脏。例如，伴随着肝脏功能减退，患者肝硬化心肌病（CCM）的严重程度也趋向于恶化（第 33 章）。

然而，这些参数之间的相关性并非呈现无限的线性关系，例如心血管病变呈现平项曲线效应。即当 MAP 下降至 55~60mmHg 范围内时，外周血管扩张程度达到一种平稳状态；并且不论肝衰竭到何等程度，LC 患者 MAP 罕见低于此值（在无出血或败血症等急性事件情况下）。推测这种平项曲线效应代表既往潜在代偿机制应激性调控下的心血管功能紊乱。

慢性肝衰竭患者肝功能改善可缓解 HDC。例如，AC 患者禁酒后肝脏功能逐渐改善，其 HDC 指数也降低。最强有力的证据来自 LT 患者最终使肝脏功能和 HDC 改善。很多研究观察到 LT 前后不同类型的心血管异常，虽然有少数报道存在争议，但权衡证据级别大多数 LC 患者的循环紊乱在 LT 后 HPS、脑灌注、肝肾综合征（HRS）、内脏充血和肝硬化性心肌病[102]显著改善或恢复正常。

第四节 临床特征

临床上除了早期、轻微 LC 患者外，所有 LC 患者均可表现出不同程度的 HDC，总体上全身循环紊乱程度与肝病恶化程度相平衡，晚期肝衰竭患者表现得最严重[10-11,38-39]。肝硬化 HDC 特征是 CO 代偿性增加、心率加快、血浆容量增加、外周血管扩张、SVr 降低、伴动脉压不同程度降低和动、静脉氧梯度下降[10-11,38-39]。LC 患者肠系膜和脾血流量的 60%~80% 通过侧支循环分流[103-104]。因此，CO 增加的大部分血液通过门体侧支循环直接回流。患者皮肤干燥、红润、温暖、脉搏洪大、伴指尖毛细血管搏动症，心尖搏动区扩大，并且有时可在心尖区闻及二级收缩期杂音。但 HDC 很少导致心功能衰竭。虽然并非所有 HDC 都能迫使患者感到十分痛苦，但 HDC 相关临床问题趋向于加重或易发 PHT 并发症。值得注意的是 HDC 症状多出现在患者仰卧位，而大多数 LC 患者在直立位时，特别是 CO 并未显著增加时[36,105] 缺乏相关症状。另外，药物治疗，例如给予 NSBB，能够缓解 HDC 病态。

LC 并发 HDC 可能是多器官衰竭（MOF）的一部分，其中血管强力扩张和血管收缩系统拮抗性调节障碍在 MOF 发生机制中发挥重要作用，并伴有肾、肺、脑、皮肤和骨骼肌血流灌注和功能受损。CCM 患者并发 HDC 表现为劳累时可能显露出潜在心衰（第 33 章）。这些方面的重要性在于指导临床治疗，并且可用于评估患者预后[44]。

PHT（而不是肝衰竭）是发生 HDC 的绝对要件。因门静脉血栓，血吸虫病和非 LC 性门静脉纤维化导致的肝前性 PHT 患者，其肝功能常常正常或接近正常，但可表现为 HDC[10-11,38-39]。应予鉴别。

CO 的 1/3 由肠和肝脏接纳，并且其血管床异常直接或间接促进两种最棘手的 LC 并发症发生：腹水和静脉曲张破裂出血。这是内脏 HDC 重要的临床问题。

第五节 鉴别诊断

LC 并发 HDC 应与其他原因引起的心脏病变相鉴别，例如维生素 B_1 缺乏症和伴有外周血管阻力降低的类似症状，像肝外动、静脉交通支形成，重度贫血，甲状腺功能亢进，佩吉特病（Paget disease），酒精性心肌病和晚期妊娠性 HDC。

伴有 CO 增加的心功能不全可由非 LC 肝内动、静脉分流引起。巨大血管瘤和血管内皮瘤（特别是儿童），可因其显著动、静脉分流负荷导致高动力性心衰。有描述 LC 并发 HDC 与罕见的成人 Osler-Weber-Rendu 综合征临床症状类似。长期应用雌激素类药物可能加重原有血管疾病或导致紫癜性肝病，这是导致或促进心衰的罕见疾病。

第六节 治 疗

一、药物疗法

LC 并发 HDC 无特异疗法。近年来聚焦在药物治疗，包括加压素、特利加压素、生长抑素、奥曲肽和

NSBB，所有这些药物均能够对全身和内脏循环产生影响[106-107]（第22、23、27章）。

因为 NO 是一种使患者循环功能障碍的关键介质，因此，给予非特异性一氧化氮合酶（NOS）抑制剂 N（G）-单甲基-L-精氨酸（L-NMMA）纠正全身血流动力学紊乱，并改善肾功能[108]。然而，另有研究显示虽然动脉压升高，但肾功能仍未发生变化[109]。所有采用 NOS 抑制剂治疗 HDC 研究均未能确认其疗效。长期抑制 NOS 在理论上因肝脏微循环显著缺乏 NO 可能加重 PHT。然而，Forrest 等[110]研究显示 LC 患者短暂应用 L-NMMA 后，其 PVP 未受影响。理想针对 NO 的治疗模式应是靶向特殊部位血管床选择性应用 NOS 阻滞剂，或选择性向肝脏微循环释放 NO。将 NOS 基因转移至肝脏非选择性释放 NO 已经在动物实验中被证实，并显示富有希望的结果[111]。

值得注意的是口服诺氟沙星（400mg po bid）SID 4 周，可能部分缓解 LC 患者 HDC 状态[112]。有研究显示 LC 患者口服诺氟沙星能够降低内毒素水平。一项西班牙的研究[113]观察 71 例 LC 患者，脂多糖结合蛋白（LBP）高水平者占 42%，研究者将 LBP 作为一种内毒素指标（虽然有 60% 的 LBP 升高患者显示内毒素水平正常）。口服诺氟沙星治疗 4 周后仅仅 LBP 高水平患者显示 SVr 和 CO 改善。一项澳大利亚研究 7314 例 AC 患者，采用诺氟沙星治疗 4 周；患者前臂血流量降低，SVr 和动脉压升高，这与内毒素水平显著降低有关。提示肠道细菌在 HDC 发生中的重要作用，需要大样本 RCT 确认这些结果。若心动过速已经成为一项医疗问题，可应用 NSBB。此类药物也可同时降低 PHT。可按照非 LC 患者指南治疗心衰。

二、肝移植（LT）

肝硬化 HDC 患者 LT 极大的压力（对于患者和医生）在于心血管系统。由于心脏病因导致 LT 早期和晚期病死率近 7%~15%[114-116]。当然，LT 后大多数患者心血管病变逆转[102]。晚期 LC 患者 LT 后外周血管扩张通常快速改善，心室后负荷增加。研究[117]显示 LT 后第三天患者 SVr 升高 28%，CO 下降 26%。由于终末期 LC 患者普遍存在舒张期功能障碍，手术后期常见肺脏充血和水肿，受累患者高达 47%~56%[114-115]。幸运的是这些发作多为亚临床和短暂表现。LT 后早期严重心衰发生率 1%~3%。仔细筛检发现的显著冠心病或明显心衰患者应排除在 LT 之外。

LC 患者全身和内脏 HDC 在 LT 后是否能够完全逆转尚存争议。一些研究检查了 CO、SVr 和动脉血压及内脏检查结果，例如 PVP 和奇静脉血流量。Henderson 等[118]对 LT 后患者随访 2 年仍然存在 HDC。然而，其他报道[102,119]显示患者在 LT 后 6 个月 HDC 基本恢复正常。影响 LT 后 HDC 恢复的重要因素包括感染、贫血、免疫排斥和持续性门体分流[120]。

本章概要描述 LC 并发 HDC 的一些主要内容，聚焦在心血管功能障碍、血流动力学和血容量分布、神经体液调节及其相关临床特征。LC 并发 HDC 与 PHT 和肝衰竭程度有关，并且可导致血容量分布异常，伴有中心和动脉"ECBV"降低。LC 患者显著全身血管扩张和血管收缩系统活性减弱似乎在发生 MOF 中发挥重要作用，并伴有肾、肺、脑、皮肤和骨骼肌血流灌注和功能受损。广泛研究已经促进了我们对其发病机制的理解，因此，可能带来新的治疗模式。特异性神经内分泌激动剂和拮抗剂研究已经显示有希望的结果，并且这些药物有希望作为未来有效治疗肝硬化 HDC 综合征的选择。但截至目前，LT 仍然是最终唯一治疗选择。

参考文献

［1］Kowalski HJ，Abelmann WH. The cardiac output at rest in Laënnec's cirrhosis. J Clin Invest，1953，32：1025-1033.

［2］Groszmann RJ. Hyperdynamic circulation of liver disease 40 years later：pathophysiology and clinical consequences. Hepatology，1994，20：1359-1363.

［3］ Vorobioff J，Bredfeldt JE，Groszmann RJ Increased blood flow through the portal system in cirrhotic rats. Gastroenterology，1984，87：1120 - 1126.

［4］ Vorobioff J，Bredfeldt JE，Groszmann RJ Hyperdynamic circulation in portal-hypertensive rat model-a primary factor for maintenance of chronic portal-hypertension. Am J Physiol，1983，244：G52 - G57.

［5］ Korthuis RJ，Kinden DA，Brimer GE，et al. Intestinal capillary filtration in acute and chronic portal-hypertension. Am J Physiol，1988，254：G339 - G345.

［6］ Benoit JN，Granger DN Splanchnic hemodynamics in chronic portal hypertension. Semin Liver Dis，1986，6：287 - 298.

［7］ Bosch J，Abraldes JG，Groszmann R. Current management of portal hypertension. J Hepatol，2003，38（Suppl. 1）：S54 - 68.

［8］ Lebrec D，Moreau R. Pathogenesis of portal hypertension. Eur J Gastroenterol Hepatol，2001，13：309 - 311.

［9］ Lee SS，Girod C，Valla D，et al. Effects of pentobarbital sodium on the splanchnic hemodynamics of normal and portal hypertensive rats. Am J Physiol，1985，249：G528 - G532.

［10］ Groszmann RJ，Atterbury CE. The pathophysiology of portal hypertension：a basis for classification. Semin Liver Dis，1982，2（3）：177 - 186.

［11］ Garcia-Tsao G. Portal hypertension. Curr Opin Gastroenterol，2003，19：250 - 258.

［12］ Schrier RW，Arroyo V，Bernardi M，et al. Peripheral arterial vasodilation hypothesis：A proposal for the initiation of renal sodium and water retention in cirrhosis. Hepatology，1988，5：1151 - 1157.

［13］ Arroyo V，Colmenero J. Ascites and hepatorenal syndrome in cirrhosis：pathophysiological basis of therapy and current management. J Hepatol，2003，38（Suppl. 1）：S69 - 89.

［14］ Groszmann RJ. Vasodilatation and hyperdynamic circulatory state in chronic liver disease. In：Bosch J，Groszmann RJ，eds. Portal Hypertension：Pathophysiology and Treatment. Oxford：Blackwell，1994，17 - 26.

［15］ Møller S，Hillingsø J，Christensen E，et al. Arterial hypoxaemia in cirrhosis：fact or fi ction? Gut，1998，42：868 - 874.

［16］ RACE JA，KLEIN S，HERATH CB，et al. Activation of the MAS receptor by angiotensin-（1 - 7）in the rennin-angiotensin system mediates mesenteric vasodilatation in cirrhosis［J］. Gastroenterology，2013，145（4）：874 - 884.

［17］ Abraldes JG，Iwakiri Y，Loureiro-Silva M，et al. Mild increases in portal pressure upregulate vascular endothelial growth factor and endothelial nitric oxide synthase in the intestinal microcirculatory bed，leading to a hyperdynamic state. Am J Physiol Gastrointest Liver Physiol，2006，290：G980 - 987.

［18］ Iwakiri Y. J Clin Gastroenterol，2007，41：S288 - 294.

［19］ Moezi L，Gaskari SA，Liu H，et al. Anandamide mediates hyperdynamic circulation in cirrhotic rats via CB（1）and VR（1）receptors. Br J Pharmacol，2006，149：898 - 908.

［20］ Moleda L，Trebicka J，Dietrich P，et al. Amelioration of portal hypertension and the hyperdynamic circulatory syndrome in cirrhotic rats by neuropeptide Y via pronounced splanchnic vasoaction. Gut，2011，60（8）：1122 - 1132.

［21］ Hennenberg M，Trebicka J，Kohistani AZ，et al. Vascular hyporesponsiveness to angiotensin II in rats with CCl（4）- induced liver cirrhosis. Eur J Clin Invest，2009，39：906 - 913.

［22］ Chen CT，Chu CJ，Lee FY，et al. Splanchnic hyposensitivity toglypressin in a hemorrhage-transfused common bile duct-ligated rat model of portal hypertension：role of nitric oxide and bradykinin. Hepatogastroenterology，2009，56：1261 - 1267.

［23］ Fernandez-Varo G，Morales-Ruiz M，Ros J，et al. Impaired extracellular matrix degradation in aortic vessels of cirrhotic rats. J Hepatol，2007，46：440 - 446.

［24］ Iwakiri Y. Endothelial dysfunction in the regulation of cirrhosis and portal hypertension. Liver Int，2012，32：199 - 213.

［25］ Henriksen JH，Møller S，Schifter S，et al. Increased arterial compliance in decompensated cirrhosis. J Hepatol，1999，31：712 - 718.

［26］Henriksen JH，Fuglsang S，Bendtsen F，et al. Arterial compliance in patients with cirrhosis. Am J Physiol Gastrointest Liver Physiol，2001，280：G584 – G594.

［27］Henriksen JH，Møller S，Schifter S，et al. High arterial compliance in cirrhosis is related to low adrenaline and elevated circulating calcitonin gene related peptide but not to activated vasoconstrictor systems. Gut，2001，49：112 – 118.

［28］Rowell LB Reflex Control during Orthostasis. Human Cardiovascular Control. Oxford：Oxford University Press，pp，1993，37 – 80.

［29］Møller S，Hansen EF，Becker U，et al. Central and systemic haemodynamic effects of terlipressin in portal hypertensive patients. Liver，2000，20：51 – 59.

［30］Ruiz-Del-Arbol L，Monescillo A，Arocena C，et al. Circulatory function and hepatorenal syndrome in cirrhosis. Hepatology，2005，42：439 – 447.

［31］Lunzer MR，Newman SP，Bernard AG，et al. Impaired cardiovascular responsiveness in liver disease. Lancet，1975，2：382 – 385.

［32］Barron HV，Alam I，Lesh MD，et al. Autonomic nervous system tone measured by baroreflex sensitivity is depressed in patients with end-stage liver disease. Am J Gastroenterol，1999，94：986 – 989.

［33］Trevisani F，Sica G，Mainqua P，et al. Autonomic dysfunction and hyperdynamic circulation in cirrhosis with ascites. Hepatology，1999，30：1387 – 1392.

［34］Hendrickse MT，Thuluvath PJ，Triger DR. Natural history of autonomic neuropathy in chronic liver disease. Lancet，1992，339：1462 – 1464.

［35］Oliver MI，Miralles R，Rubies-Prat J，et al. Autonomic dysfunction in patients with non-alcoholic chronic liver disease. J Hepatol，1997，26：1242 – 1248.

［36］Bernardi M，Fornale L，Di Marco C，et al. Hyperdynamic circulation of advanced cirrhosis：a re-appraisal based on postureinduced changes in hemodynamics. J Hepatol，1995，22：309 – 318.

［37］Møller S，Nørgaard A，Henriksen JH，et al. Effects of tilting on central haemodynamics and homeostatic mechanisms in cirrhosis. Hepatology，2004，40：811 – 819.

［38］Wong F，Blendis L. The hyperdynamic circulation in cirrhosis：an overview. Pharmacol Ther，2001，89：221 – 231.

［39］Menon KV，Kamath PS. Regional and systemic hemodynamic disturbances in cirrhosis. Clin Liver Dis，2001，5：617 – 627.

［40］Mohamed R，Forsey PR，Davies MK，et al. Effect of liver transplantation on QT interval prolongation and autonomic dysfunction in end-stage liver disease. Hepatology，1996，23：1128 – 1134.

［41］Møller S，Henriksen JH. The systemic circulation in cirrhosis. In：Arroyo V，Gines P，Rodes J et al.（eds）Ascites and Renal Dysfunction in Liver Disease. Malden：Blackwell，pp，1999，307 – 329.

［42］Møller S，Wiinberg N，Henriksen JH. Noninvasive 24-hour ambulatory arterial blood pressure monitoring in cirrhosis. Hepatology，1995，22：88 – 85.

［43］Villa GL，Barletta G，Romanelli RG，et al. Cardiovascular effects of canrenone in patients with preascitic cirrhosis. Hepatology，2002，35：1441 – 1448.

［44］Møller S，Bendtsen F，Christensen E，et al. Prognostic variables in patients with cirrhosis and oesophageal varices without prior bleeding. J Hepatol，1994，21：940 – 946.

［45］Henriksen JH，Bendtsen F，Sørensen TIA，et al. Reduced central blood volume in cirrhosis. Gastroenterology，1989，97：1506 – 1513.

［46］Møller S，Bendtsen F，Henriksen JH. Effects of volume expansion on systemic haemodynamics and central and arterial blood volume in cirrhosis. Gastroenterology，1995，109：1917 – 1925.

［47］Møller S，Henriksen JH，Bendtsen F. Central and noncentral blood volumes in cirrhosis：relationship to anthropometrics and gender. Am J Physiol Gastrointest Liver Physiol，2003，284：G970 – G979.

［48］ Kiszka-Kanowitz M, Henriksen JH, Møller S, et al. Blood volume distribution in patients with cirrhosis: aspects of the dual-head gamma-camera technique. J Hepatol, 2001, 35: 605 - 612.

［49］ Albrecht T, Blomley MJK, Cosgrove DO, et al. Non-invasive diagnosis of hepatic cirrhosis by transit-time analysis of an ultrasound contrast agent. Lancet, 1999, 353: 1579 - 1583.

［50］ Garcia-Martinez R, Caraceni P, Bernardi M, et al. Albumin: pathophysiologic basis of its role in the treatment of cirrhosis and its complications. Hepatology, 2013, 58: 1836 - 1846.

［51］ Schrier RW, Niederberger M, Weigert A, et al. Peripheral arterial vasodilatation: determinant of functional spectrum of cirrhosis. Semin Liver Dis, 1994, 14: 14 - 22.

［52］ Jalan R, Hayes PC. Sodium handling in patients with well compensated cirrhosis is dependent on the severity of liver disease and portal pressure. Gut, 2000, 46: 527 - 533.

［53］ Brinch K, Møller S, Bendtsen F, et al. Plasma volume expansion by albumin in cirrhosis. Relation to blood volume distribution, arterial compliance and severity of disease. J Hepatol, 2003, 39: 24 - 31.

［54］ Henriksen JH, Kiszka-Kanowitz M, Bendtsen F, et al. Review article: volume expansion in patients with cirrhosis. Aliment Pharmacol Ther, 2002, 16 (Suppl. 5): 12 - 23.

［55］ Epstein M Renal sodium handling in liver disease. In: Epstein M (ed.) The Kidney in Liver Disease. Philadelphia: Hanley and Belfus, pp, 1996, 1 - 31.

［56］ Henriksen JH. Volume adaptation in chronic liver disease: on the static and dynamic location of water, salt, protein and red cells in cirrhosis. Scand J Clin Lab Invest, 2004, 64: 523 - 533.

［57］ Kiszka-Kanowitz M, Henriksen JH, Moller S, et al. Blood volume distribution in patients with cirrhosis: aspects of the dual-head gamma-camera technique. J Hepatol, 2001, 35: 605 - 612.

［58］ Di Bona GF, Kopp U Neural control of renal function. Physiol Rev, 1997, 77: 75 - 197.

［59］ Møller S, Becker U, Schifter S, et al. Effect of oxygen inhalation on systemic, central, and splanchnic haemodynamics in cirrhosis. J Hepatol, 1996, 25: 316 - 328.

［60］ Finucci G, Desideri A, Sacerdoti D, et al. Left ventricular diastolic function in liver cirrhosis. Scand J Gastroenterol, 1996, 31: 279 - 284.

［61］ Møller S, Søndergaard L, Møgelvang J, et al. Decreased right heart blood volume determined by magnetic resonance imaging: evidence of central underfilling in cirrhosis. Hepatology, 1995, 22: 472 - 478.

［62］ Bernardi M, Moreau R, Angeli P, et al. Mechanisms of decompensation and organ failure in cirrhosis: from peripheral arterial vasodilation to systemic inflammation hypothesis. Journal of Hepatology, 2015, 63: 1272 - 1284.

［63］ Iwakiri Y, Groszmann RJ. The hyperdynamic circulation of chronic liver diseases: from the patient to the molecule. Hepatology, 2006, 43: S121 - 131.

［64］ Iwakiri Y, Groszmann RJ. Vascular endothelial dysfunction in cirrhosis. J Hepatol, 2007, 46: 927 - 934.

［65］ Hennenberg M, Trebicka J, Biecker E, et al. Vascular dysfunction in human and rat cirrhosis: role of receptordesensitizing and calcium-sensitizing proteins. Hepatology, 2007, 45: 495 - 506.

［66］ Lebrec D. Drug therapy for portal hypertension. Gut, 2001, 49: 441 - 442.

［67］ Henriksen JH, Fuglsang S, Bendtsen F, et al. Arterial hypertension in cirrhosis: arterial compliance, volume distribution, and central haemodynamics. Gut, 2006, 55: 380 - 387.

［68］ Campbell PJ, Leung WM, Logan AG, et al. Hyperresponsiveness to water immersion in sodium retainingcirrhotics: the role of atrial natriuretic factor. Clin Invest Med, 1988, 11: 392 - 395.

［69］ Cereda JM, Roulot D, Braillon A, et al. Reduction of portal pressure by acute administration of furosemide in patients with alcoholic cirrhosis. J Hepatol, 1989, 9: 246 - 251.

［70］ Arroyo V, Jimenez W. Complications of cirrhosis II. Renal and circulatory dysfunction. Lights and shadows in an important clinical problem. J Hepatol, 2000, 32（suppl 1）: 157 – 170.

［71］ Song D, Liu H, Sharkey KA, et al. Hyperdynamic circulation in portalhypertensive rats is dependent on central c-fos gene expression. Hepatology, 2002, 35: 159 – 166.

［72］ zkurdia N, Coll M, Raurell I, et al. Blockage of the afferent sensitive pathway prevents sympathetic atrophy and hemodynamic alterations in rat portal hypertension. Liver Int, 2012, 32: 1295 – 1305.

［73］ Goulis J, Armonis A, Patch D, et al. Bacterial infection is independently associated with failure to control bleeding in cirrhotic patients with gastrointestinal hemorrhage. Hepatology, 1998, 27: 1207 – 1212.

［74］ HUTCHINS NA, CHUNG CS, BORGERDING JN, et al. Kupffer cells protect liver sinusoidal endothelial cells from Fas-dependent apoptosis in sepsis by doen-regulating gp130 ［J］. Am J Pathol, 2013, 182（3）: 742 – 754.

［75］ Sogni P, Moreau R, Gadano A, et al. The role of nitric oxide in the hyperdynamic circulatory syndrome associated with portal hypertension. J Hepatol, 1995, 23: 218 – 224.

［76］ Møller S. Systemic haemodynamics in cirrhosis and portal hypertension with focus on vasoactive substances and prognosis. Dan Med Bull, 1998, 45: 1 – 14.

［77］ Wiest R, Groszmann RJ. The paradox of nitric oxide in cirrhosis and portal hypertension: too much, not enough. Hepatology, 2002, 35: 478 – 491.

［78］ Knotek M, Rogachev B, Schrier RW. Update on peripheral arterial vasodilation, ascites and hepatorenal syndrome in cirrhosis. Can J Gastroenterol, 2000, 14（Suppl. D）: 112D – 121D.

［79］ Fernandez-Seara J, Prieto J, Quiroga J, et al. Systemic and regional hemodynamics in patients with liver cirrhosis and ascites with and without functional renal-failure. Gastroenterology, 1989, 97: 1304 – 1312.

［80］ Maroto A. Brachial and femoral artery blood fl ow in cirrhosis: relationship to kidney dysfunction. Hepatology, 1993, 17: 788 – 793.

［81］ Bosch J, Arroyo V, Betriu A, et al. Hepatic hemodynamics and the renin-angiotensin-aldosterone system in cirrhosis. Gastroenterology, 1980, 78: 92 – 99.

［82］ Abelmann WH Hyperdynamic circulation in cirrhosis-a historical perspective. Hepatology, 1994, 20: 1356 – 1358.

［83］ Morales-Ruiz M, Tugues S, Cejudo-Martin P, et al. Ascites from cirrhotic patients induces angiogenesis through the phosphoinositide 3-kinase/Akt signaling pathway. J Hepatol, 2005, 43: 85 – 91.

［84］ Strauss GI, Hansen BA, Herzog T, et al. Cerebral autoregulation in patients with end-stage liver disease. Eur J Gastroenterol Hepatol, 2000, 12: 767 – 771.

［85］ Butterworth RF. Pathogenesis of hepatic encephalopathy: new insights fromneuroimaging and molecular studies. J Hepatol, 2003, 39: 278 – 285.

［86］ Spahr L, Burkhard PR, Grotzsch H, et al. Clinical significance of basal ganglia alterations at brain MRI and 1H MRS in cirrhosis and role in the pathogenesis of hepatic encephalopathy. Metab Brain Dis, 2002, 17: 399 – 441.

［87］ Henriksen JH, Ring-Larsen H Renal effects of drugs used in the treatment of portal hypertension. Hepatology, 1993, 18: 688 – 695.

［88］ Henriksen JH, Møller S, Ring-Larsen H, et al. The sympathetic nervous system in liver disease. J Hepatol, 1998, 29: 328 – 341.

［89］ Arroyo V, Planas R, Gaya J, et al. Sympathetic nervous activity, renin-angiotensin system and renal excretion of prostaglandin-e2 in cirrhosis-relationship to functional renal failure and sodium and water excretion. Eur J Clin Invest, 1983, 13: 271 – 278.

［90］ Møller S, Bendtsen F, Henriksen JH. Pathophysiological basis of pharmacotherapy in the hepatorenal syndrome. Scand J Gastroenterol, 2005, 40: 491 – 500.

［91］Gines P，Guevara M，Arroyo V，et al. Hepatorenal syndrome. Lancet，2003，362：1819 – 1827.

［92］Luca A，Garcia-Pagan JC，Feu F，et al. Noninvasive measurement of femoral blood flow and portal pressure response to propranolol in patients with cirrhosis. Hepatology，1995，21：83 – 88.

［93］Fallon MB，Abrams GA Pulmonary dysfunction in chronic liver disease. Hepatology，2000，32：859 – 865.

［94］Krowka MJ Hepatopulmonary syndrome versus portopulmonary hypertension：distinctions and dilemmas. Hepatology，1997，25：1282 – 1284.

［95］Rodriguez-Roisin R，Krowka MJ，Herve P，et al. Pulmonary-hepatic vascular disorders（PHD）. Eur Respir J，2004，24：861 – 880.

［96］Martinez GP，Barbera JA，Visa J，et al. Hepatopulmonary syndrome in candidates for liver transplantation. J Hepatol，2001，34：651 – 657.

［97］Ma Z，Lee SS. Cirrhotic cardiomyopathy：getting to the heart of the matter. Hepatology，1996，24：451 – 459.

［98］Liu H，Lee SS. Cardiopulmonary dysfunction in cirrhosis. J Gastroenterol Hepatol，1999，14：600 – 608.

［99］Blendis L，Wong F. Is there a cirrhotic cardiomyopathy? Am J Gastroenterol，2000，95：3026 – 3028.

［100］Moller S，Henriksen JH. Cirrhotic cardiomyopathy：a pathophysiological review of circulatory dysfunction in liver disease. Heart，2002，87：9 – 15.

［101］Baik SK，Lee SS. Cirrhotic cardiomyopathy：causes and consequences. J Gastroenterol Hepatol，2004，19（Suppl 1）：S185 – S190.

［102］Torregrosa M，Aguade S，Dos L，et al. Cardiac alterations in cirrhosis：reversibility after liver transplantation. J Hepatol，2005，42：68 – 74.

［103］Benoit JN，Korthuis RJ，Granger DN，et al. Splanchnic hemodynamics in acute and chronic portal hypertension. In：Bomzon A，Blendis L（eds）Cardiovascular Complications of Liver Disease. Boca Raton：CRC Press，pp. 179 – 206.

［104］Groszmann RJ Mechanisms of portal hypertension. In：Arrovo V，Bosch J，Rodes J（eds）Treatments in Hepatology. Barcelona：Masson SA，pp. 3 – 8.

［105］Gentilini P，Romanelli RG，Laffi G，et al. Cardiovascular and renal function in normotensive and hypertensive patients with compensated cirrhosis：effects of posture. J Hepatol，1999，30：632 – 638.

［106］Reynaert H，Geerts A. Pharmacological rationale for the use of somatostatin and analogues in portal hypertension. Aliment Pharmacol Ther，2003，18：375 – 386.

［107］Baik SK，Park DH，Kim MY，et al. Acute hemodynamic effects of octreotide and terlipressin in patients with cirrhosis：a randomized comparison. Am J Gastroenterol，2005，100：631 – 635.

［108］La Villa G，Barletta G，Pantaleo P，et al. Hemodynamic，renal，and endocrine effects of acute inhibition of nitric oxide synthase in compensated cirrhosis. Hepatology，2001，34：19 – 27.

［109］Thiesson HC，Skott O，Jespersen B，et al. Nitric oxide synthase inhibition does not improve renal function in cirrhotic patients with ascites. Am J Gastroenterol，2003，98：180 – 186.

［110］Forrest EH，Jones AL，Dillon JF，et al. The effect of nitric oxide synthase inhibition on portal pressure and azygos blood flow in patients with cirrhosis. JHepatol，1995，23：254 – 258.

［111］Yu Q，Shao R，Qian HS，et al. Gene transfer of the neuronal NO synthase isoform to cirrhotic rat liver ameliorates portal hypertension. J Clin Invest，2000，105：741 – 748.

［112］Rasaratnam B，Kaye D，Jennings G，et al The effect of selective intestinal decontamination on the hyperdynamic circulatory state in cirrhosis. A randomized trial. Ann Intern Med，2003，139：186 – 193.

［113］Albillos A，de la Hera A，Gonzalez M，et al. Increased lipopolysaccharide binding protein in cirrhotic patients with marked immune and hemodynamic derangement. Hepatology，2003，37：208 – 213.

［114］Myers RP，Lee SS. Cirrhotic cardiomyopathy and liver transplantation. LiverTranspl，2000，6（Suppl 1）：S44 – S52.

［115］Therapondos G，Flapan AD，Plevris JN，et al. Cardiac morbidity and mortality related to orthotopic liver transplantation. Liver Transpl，2004，10：1441 − 1453.

［116］Johnston SD，Morris JK，Cramb R，et al. Cardiovascular morbidity and mortality after orthotopic liver transplantation. Transplantation，2002，73：901 − 906.

［117］Nasraway SA，Klein RD，Spanier TB，et al. Hemodynamic correlates of outcome in patients undergoing orthotopic liver transplantation. Evidence for early postoperative myocardial depression. Chest，1995，107：218 − 224.

［118］Henderson JM，Mackay GJ，Hooks M，et al. High cardiac output of advanced liver disease persists after orthotopic liver transplantation. Hepatology，1992，15：258 − 262.

［119］Park SC，Beerman LB，Gartner JC，et al. Echocardiographic findings before and after liver transplantation. Am J Cardiol，1985，55：1373 − 1378.

［120］Gadano A，Hadengue A，Widmann JJ，et al. Hemodynamics after orthotopic liver transplantation：study of associated factors and long-term effects. Hepatology，1995，22：458 − 465.

第七章 肝硬化肝储备功能及其预后评估

　　肝脏是维持生命最重要器官之一，其主要功能涉及物质和能量代谢、生物解毒、生物合成（特别是白蛋白和凝血因子）、胆汁分泌、内分泌和免疫等。目前临床肝功能检查可分为传统肝功能检测、综合评分和定量评估。主要反映肝细胞损伤程度、肝脏排泄功能、肝储备功能以及肝间质病变（血清 Ig 和肝纤维化标志物）[1]。影像学检查更侧重于疾病定性和定位诊断，揭示病灶性质及与周围组织、血管关系。综合多因素数学模型是预测肝硬化（LC）预后的最佳方法。目前应用最多的是 CTP 和 MELD 评分系统，各有优缺点。但现有数据大多为欧美学者研究结果，由于东西方人种差异，病因及发病机制不尽相同，直接照搬用于国内临床可能稍有偏差。需要研究提高适合国情的 LC 患者预测数学模型的准确度。

第一节　肝储备功能评估

一、实验室评估

（一）常规肝酶谱检测

　　肝脏复杂代谢、转化和合成等生物功能涉及为数众多的酶参与。其中 ALT 主要分布在肝细胞质，AST 主要分布在肝细胞线粒体。当致病因素导致肝细胞变性、细胞膜通透性增加时，肝细胞主要释放 ALT；而当肝细胞严重损伤、坏死时，主要释放线粒体内的 AST，轻型肝炎患者的 AST/ALT 比值下降，重型肝炎、LC 和 HCC 患者的 AST/ALT 比值上升。在生理状态下，肝细胞内的酶活性比血清酶活性高 10000 倍。血清酶含量变化受肝细胞损伤的影响，也受酶合成和释放增加及/或酶清除能力降低等因素的影响。另外，LC 患者酶活性也与残留肝细胞数量有关。血清氨基转移酶水平升高常常反映肝脏炎症活动度。但在肝酶水平与炎症、坏死活动度之间缺乏绝对相关性。临床上在综合分析肝酶谱模式基础上（表 7-1-1），应进一步结合血清学，免疫学和临床表现，再加上影像学检查，有助于判断 LC 病因，疾病严重程度及其预后。

表 7-1-1　各种肝损害相关酶谱模式

肝脏损害模式	检测项目	肝脏损害模式	检测项目
肝细胞性损害（炎症坏死）	氨基转移酶（ALT，AST） 谷氨酸脱氢酶 乳酸脱氢酶 胆酸	胆汁淤积性损害	碱性磷酸酶（ALP） γ-谷氨酰转肽酶（GGT） 5′-核苷酸酶 氨肽酶 脂蛋白-X 胆酸

肝脏损害模式	检测项目	肝脏损害模式	检测项目
肝脏合成 功能损害	白蛋白 凝血因子 胆碱酯酶 胆红素 血氨	纤维化指标	PⅢ-NP Ⅳ型胶原 脯氨酰羟化酶

注：PⅢ-NP：氨基端Ⅲ型前胶原肽；PI-P：Ⅰ型前胶原肽。

通常认为血清 ALT > AST 提示病毒性 LC，而 AST：ALT 比值 >2：1 提示酒精性肝病，当其比值 >3：1 时强烈提示酒精性肝病。肝酶水平显著升高多提示 LC 肝细胞病变，而胆汁淤积参数，例如 ALP 联合 GGT 升高提示胆管病变。另外，酒精性肝硬化（AC）患者 GGT 常常升高，而在禁酒后降低。然而，随着 LC 患者肝实质逐渐损失，肝酶水平开始下降到正常范围，并且有时甚至可降至正常范围的较低值。这反而可能是 LC 患者肝功能恶化、预后不良的征兆。因此，氨基转移酶水平较低或正常并不能排除 LC，有时结合病史和体征反而更支持 LC 诊断。

（二）肝功能参数

1. 内源性参数　血清 Alb 水平和 PT 或 INR 可较好地实时反映肝功能状态，临床上最常用。健康年轻成人肝细胞合成的 Alb 每天约 10 ~ 15 g，其中近 30% ~ 40% 循环在血流中，而其余则通过血管腔隙离开血流，穿过毛细血管逸出率大约为 5%/h，并通过淋巴系统返回血循环。其半衰期为 12 ~ 19 天。前白蛋白（PA）由肝脏合成，其半衰期仅 1.9 天，能快速敏感地反映肝细胞损伤和合成功能。动态检测 PA 能反映肝衰竭患者肝脏合成功能好转或恶化病态变化。

血清胆碱酯酶（CHE）具有受肝脏以外因素影响小、半衰期短（仅为 11 天）、检测方法简单等优点，越来越受到临床重视。血清 CHE 水平下降程度为：轻中度慢性肝炎 < 重度慢性肝炎 < LC，而重症肝炎下降更为明显。当 CHE <2000 U/L 时出现肝功能衰竭的可能性大大增加。对常用 7 项血清学指标分析后认为 CHE 反映 LC 肝功能损害敏感度和特异度最高，分别为 93.8% 和 83.7%，特别是反映 DC 患者的肝功能损伤程度最佳。

但在临床实践中应充分考虑肝脏具有强大的功能储备。因此，肝脏合成功能降低只有到了中或晚期 LC 时才显现出来，例如合成 Alb 和肝脏凝血因子降低可分别导致低蛋白血症和 PT 延长，同时 CHE 水平降低。

这些内源性参数有助于评估残存肝功能，特别是在综合应用时，有助于判断预后，例如凝血因子联合纤维蛋白溶解检测值异常对于诊断和判断预后特别重要。LC 患者总胆红素（TBil）可长期保持正常或仅仅轻微升高。但一旦 TBil 水平升高，特别是持续性黄疸是预后不良征兆。

2. 外源性参数　目前吲哚氰绿（ICG）清除率是临床广为使用的肝脏排泄功能测定方法。全球应用呈现逐年增多趋势[2-3]。静脉注射的 ICG 被肝细胞摄取，并以原形排入胆道，也不通过肝肠循环。正常人静脉注射 ICG 20 分钟后肝脏排泄高达 97%，其排泄速率依赖肝血流量、肝细胞数量和肝功能。而 LC 患者肝血流量和残存肝细胞数减少，ICG 清除率下降。因此，ICG 15 分钟（ICG R15）是反映肝脏排泄和储备能力的理想指标。近年来，日本学者研发脉搏染料光密度法（pulse dye-densitometry，PDD）检测 ICG 清除率，与传统 ICG 清除率检测方法相比，PDD 除微创、简便、快速等优点外，最重要的是可实时定量测定，提高了检测准确性和敏感度[4]。

目前认为 ICG R15 是测定肝功能的理想方法，对判断 LC 患者预后有重要价值。近年来很多学者将

ICG R15 作为反映肝血流量、肝主动转运功能、肝储备功能的一项敏感指标。但应注意 LC 相关侧支循环使 ICG 清除率下降，可能误导临床医师评估肝功能出现偏差[5]。

钆塞酸二钠是磁共振新型肝细胞特异性对比剂，其吸收和排泄路径与 ICG 和核素药物相似，优于其他影像学检查。LC 患者肝细胞受损时吸收钆塞酸二钠量发生改变，捕获这种磁共振信号变化可反映肝脏病变程度和肝功能[6]。除此之外，还有利多卡因试验、氨基酸、氨基比林、半乳糖、乙酰胺甲氧基苯清除率、咖啡因清除率反映肝脏排泄能力等，均是可靠的外源性肝功能参数[7-8]。但临床较少应用。

3. 间质活动度　反映间质活动度指标有 γ-球蛋白和免疫球蛋白（Ig）。LC 患者肝巨噬细胞功能障碍，未能清除通过肠肝循环正常进入肝脏的细菌抗原及自身抗原，因而产生过多针对自身及外源抗原的抗体，导致 Ig 水平升高。80% 的 LC 患者伴有高 γ-球蛋白血症，血清蛋白电泳常现显著突起的 γ-球蛋白峰。这是非特异性体液免疫系统活化标志。Ig 类型也在某种程度上支持 LC 病因学诊断。一般来说，酒精性 LC（AC）患者以 IgA 升高为主，原发性胆汁性肝硬化和原发性硬化性胆管炎患者以 IgM 升高为主。病毒性肝炎 LC 和自身免疫性肝炎 LC 常以 IgG 升高为主。而 α_1-抗胰蛋白酶缺乏症患者血清 γ-球蛋白电泳条带扁平或完全缺失。综合动态评估观察上述多项指标，对于判断 LC 严重程度及其预后，可增添准确性信息。肝纤维化相关血清学指标见第三章。

二、影像学评估

（一）肝脏体积测量法

常用 B 超、CT 和 MRI 测量肝脏体积作为反映肝储备功能的一项有效而又简便的重要指标，具有广泛而重要的临床应用价值。伴随着肝纤维化和 LC 进行性加重，常发生肝萎缩，特别是肝右叶体积（RLV）萎缩[9-10]。

（二）肝右叶和脾脏体积对 LC 预后的评价作用

典型 LC 患者的肝纤维化和 LC 结节增加 PVP，使肝脏血管床面积及其血流减少，导致肝萎缩，特别是 RLV 明显萎缩[11-12]。同时 HVPG 进行性升高[13]和脾脏体积（SV）进行性肿大[14-17]。因此，LC 不仅以肝脏萎缩为特征，而且还存在伴有脾血流增加的脾肿大[18]。另外，伴随着 LC 患者 CTP 评分增加 RLV/SV 比值趋向降低。据报道 LC 患者肝脾体积变化与 LC 患者病情严重程度及其预后有关[19-22]。采用 CT 评估肝脾体积比是预测 LC 患者症状发生及其预后的重要指标[23]。Liu 等[24]研究显示肝脾体积比对于诊断晚期肝纤维化具有重要临床价值。近年来，采用非侵入性技术工具评估 LC 代偿或失代偿病态的临床方法明显增加[19-23]。作为一种非侵入性诊断工具，MRI 能够提供准确的三维重建影像，甚至对于并发大量腹水的 LC 患者，也能够获得每个肝叶或脾脏的细微解剖影像，从而达到准确测量肝叶或脾脏体积的目的[25]。为数众多的研究评估了脾肿大联合 CTP 计分在评估 LC 分期中的重要意义[15,19]。考虑到 LC 患者的 RLV 进行性缩小，而脾脏进行性肿大，基于 MRI 获得的简单可用的 RLV 和脾脏大小参数，联合 RLV/SV 值可有效鉴定 LC 分级，优于任何单参数鉴定 LC 及其严重程度。总之，RLV/SV 值是适宜评估 LC 严重程度的指标。

美国 FDA 已经批准利用核医学肝脾成像定量扫描获取的信息，经 Hepatiq 软件定量分析肝脏功能、肝纤维化、肝脾体积和肝硬化严重程度。并有助于准确预测患者的临床预后。

第二节　肝硬化患者病死率及其影响因素

一、肝硬化患者病死率

发达国家 LC 患病率和病死率持续攀升，占全球最常见死因的第 14 位，并且在 LC 疾病进展过程中发生潜在致命性并发症风险同步增加，例如 HE 和肝衰竭[26]。

（一）不同病期 LC 患者病死率

依照 LC 患者临床分期年生存率[27]总结在图 7-2-1。1 期 LC 患者每年病死率 <1%，其病期每年进展累积发生率为 11.4%；其中静脉曲张发生率为 7%、腹水（伴或不伴静脉曲张）为 4.4%。2 期 LC 患者年病死率为 3.4%。每年因腹水使病期进展患者占 6.6%，在腹水前期或腹水期发生急性静脉曲张破裂出血（AVB）者占 4%。3 期 LC 患者每年病死率为 20%，因 AVB 每年病期进展患者占 7.6%。4 期 LC 患者年病死率为 57%，半数死亡患者死于 AVB 后 6 周内。

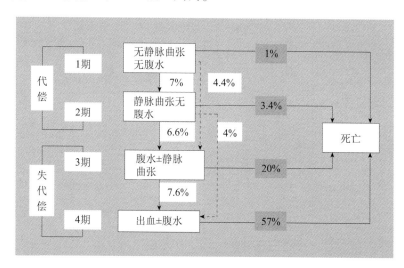

图 7-2-1 LC 患者临床病程：按照临床分期年生存率演变结果[27]

估计代偿型 LC 患者确诊后 2~5 年内腹水发生率为 10%~50%[28-29]，其十年存活率为 45%~50%。只有 40%~45% 的患者维持长期代偿很多年。代偿型和失代偿型 LC 患者平均生存期分别为 8.9 年和 1.6 年[30-32]。

（二）LC 腹水患者病死率

LC 并发腹水是疾病晚期表现，因此，腹水本身就是一个不利的预后体征。研究显示 LC 患者初次发生腹水后 1 年和 5 年存活率分别为 50% 和 20%[33]。随访较大样本 LC 腹水患者显示 1 年生存率为 45%~82%，5 年 <50%[34-36]；长期生存（>10 年）患者少见。值得关注的是大部分 LC 腹水患者生存率研究针对住院患者，而忽视了并发症和既往腹水史因素。因此，上述数据不适用于轻、中度钠潴留患者，因为这类患者通常无需住院治疗，门诊采用利尿治疗腹水很快消失；此数据也不适用于伴有严重并发症（例如胃肠出血，SBP 或肝细胞癌）的住院腹水患者。此外，这些数据不能用来推断初发腹水患者存活率，因为这些患者与那些既往腹水患者相比存活率较高。

（三）LC 患者病死率变迁

过去 30 年全球 LC 死亡病例数从 1980 年 67.6 万（452863~1004530）升至 2010 年 >1 百万，占同期全球死亡人数百分比从 1.54% 升至 1.95%[37-39]。男性 LC 死亡数平均为女性两倍，或接近 2%[37-38]。过去十年比 20 世纪 80 年代期间的文献结果显示 LC 患者生存期显著延长。全球相关年龄组 LC 患者病死率从 1980 年 20.0/10 万降至 2010 年的 15.8/10 万，降幅为 21.6%。而全球 DC 患者病死率（从住院患者数据分析中估计）从 1990 年大约 20% 至 2010 年 22%，仍然没有明显变化，甚至在发达国家依然如此[37-38]。上述差异或许与全球人口数量规模和年龄组基准数据显著变化及其他几个重要因素有关，包括某些地区和国家 LC 病死率变化主要受群体饮酒程度、饮酒方式、医源性 HCV 和 HBV 感染驱动、较早确诊 LC、筛检 HCC（有助于早发现和早治疗）、LC 主要并发症防治技术进展和 CHB、CHC 相关 LC 患者高效抗病毒治疗（AVT）技术进展。然而，尽管生存期延长，很多代偿型 LC 患者导致肝衰竭发病率和死亡患者数不断升高。

自 1970 年以来，英国肝病死亡率增加了 400%，其中 65 岁以下患者的死亡率增加近 5 倍[39]。自 1980 年以来，印度 LC 病死率持续攀升，这是因为酗酒，HBV 和 HCV 感染和糖尿病（一种 NAFLD 的主要危险因素）流行[40]。与此相反，中国 LC 病死率下降[41]（表 7-2-1）。

表 7-2-1　1980，1990，2000，2010 年度 LC 死亡患者数[41]

	1980	1990	2000	2010
中国大陆	144316（85432 – 232946）	174878（115884 – 222366）	155645（119644 – 196756）	114352（77031 – 197745）
中国台湾	3723（2267 – 5862）	4984（3075 – 7679）	5598（3532 – 8，456）	6243（3932 – 9377）
俄罗斯	17308（13570 – 23156）	17145（13447 – 24683）	33678（26450 – 42092）	34770（20997 – 45456）
德国	21740（17542 – 28243）	20934（17294 – 26172）	21，361（16753 – 25370）	19，020（14991 – 23196）
美国	37419（29264 – 46791）	35496（29091 – 44976）	39663（31542 – 48977）	49538（36338 – 61188）
印度	77741（52196 – 116746）	95931（71676 – 134482）	156383（98953 – 207554）	188575（109748 – 303989）
英国	5，426（4，054 – 8，663）	5，985（4，829 – 8，262）	7，944（5，684 – 9，478）	8，567（5，396 – 10，952）
全球	676079（452863 – 1004，530）	776054（547470 – 1074，719）	928117（654382 – 1270，701）	1029，042（670216 – 1554530）

临床医师优化评估 LC 患者预后或参考既往发表的文献时应留意上述 LC 病死率变迁及其影响因素的变化。

二、影响死亡因素

过去二十多年 LC 实际上是人类死亡及疾病负担的主要驱动器。已经发现许多影响 LC 患者预后因素，包括病因、肝脏形态影像学变化、肝功能障碍、并发症及其治疗应答等。然而，LC 关键危险因素已发生显著变化。相关诊疗技术进展也发挥重要作用。特别是 LT 能够显著延长 LC 患者的生存期。

（一）病因

目前已知有 30 多种病因导致 LC（表 9-2-1），这是决定 LC 患者预后最基本的独立因素。中毒导致的 LC（酒精或药物滥用、化学剂、铁蓄积等）消除病因后，慢性乙型肝炎（CHB）、慢性丙型肝炎（CHC）LC 患者高效抗病毒治疗能够显著改善患者预后。

（二）肝功能

许多研究显示肝功能参数有助于评估 LC 患者存活率，并具有强力预测特殊 LC 患者预后价值。例如，患者 TBil 升高或血清 Alb 降低与其生存期缩短有关[35 – 36,42]。但凝血酶原时间（PT）难预测 LC 腹水患者预后[35 – 36,42]，因为这类患者直到疾病晚期才出现 PT 延长[43]。

（三）肾功能

1956 年，Hecker 等[44]首先发表 LC 腹水患者肾脏和循环功能障碍评估预后价值报告。描述住院急性和亚急性病毒性肝炎或 LC 并发肾功能损害及/或低钠血症患者，多表现为进行性肾衰和严重低钠血症，并全部死亡。肾衰竭和电解质素乱与显著低血压有关。此后，许多研究评估 LC 腹水患者肾和血流动力学异常的预后价值。

1981 年，Arroyo 等[45]证实肾脏钠排泄功能是 LC 腹水患者重要预测因素，显著钠潴留与存活率降低有关。这一简单参数的重要性在于评估 LC 腹水患者预后[36,42,46]。但应在病态稳定、控制钠摄入（通常低钠饮食 70～90 mmol/d，5～7d）和停用利尿药后检测到的钠排泄参数才具有预测价值。其钠排泄接近或大于钠摄入患者预后良好，反之预后不良[36,42,46]（第 21 章）。

LC 腹水患者肾脏自由水排泄能力受损也具有预测预后价值。1965 年，Shear 等[47]前瞻性系列研究 32 例 LC 腹水患者自由水排泄与短期预后的关系。给予葡萄糖水负荷后检测水排泄能力。所有水排泄功能显著受损患者均在短期内死亡。而具有肾脏排泄自由水储备能力的患者生存率显著升高。Cosby 等[48]对 21 例 LC 腹水患者静脉注射 5% 葡萄糖 20 ml/kg，然后检测 5 小时内水排泄功能；结果显示正常（5 小时排泄量 >80%）或中度受损（20%～80%）患者长期预后良好，而水排泄显著受损（<20%）患者预后很差。Fernandez 等[36]将 5% 葡萄糖 iv 20 ml/kg 体质量，在 45 分钟内注入 LC 患者体内，15 分钟后开始测定患者 90 分钟尿量；水利尿正常和中、重度降低的判定标准分别为尿量 >8 ml/min、3～8 ml/min 和 <3 ml/min。随访发现水利尿正常患者 1、5 和 10 年生存率分别为 85%、41% 和 32%；水利尿中度降低和显著降低患者分别为 55%、26%、13% 和 37%、13%、3%。

肾血管收缩程度也与 LC 腹水患者预后有关[49]。一般通过检测血清肌酐（sCr）及/或 BUN 水平评估 eGFR 和肾血管收缩程度，其值轻度升高（sCr 106～132.6μmol/L，BUN 20～30mg/dl）提示 eGFR 明显降低，并且与生存率下降有关。LC 腹水患者 sCr >132.6μmol/L 与 6～12 个月内病死率高达 80% 有关[50]。应注意排除利尿药显著提高 sCr 和 BUN 水平导致的误判。采用多普勒超声检测 LC 腹水患者肾脏动脉阻力指数评估肾脏血管收缩程度，可获得有价值的预测信息，肾阻力指数升高与生存率降低和 HRS 风险增加有关[51-52]。

（四）利尿治疗应答水平

LC 腹水患者限钠饮食（50 mmol/d）和强力利尿（例如：螺内酯 400 mg/d 和呋塞米 160 mg/d）一周腹水无明显变化，或尽管强力治疗腹水较早复发患者预后很差。

（五）循环功能

LC 腹水患者循环功能也与生存率相关。动脉压较低比动脉压正常患者预后差[36,42]。血浆肾素活性和血浆 NE 水平升高患者比这些参数正常患者生存期缩短[36,53,42]。目前认为，LC 腹水患者肾脏和循环功能障碍具有重要的预测预后价值。

（六）肺功能（第 29～31 章）

（七）并发症

LC 并发症（第 21～40 章）均影响 LC 患者病死率。在 LC 腹水患者中，那些并发 HRS 患者的生存期最短。发生肾衰的 LC 患者常常在数周或数月内死亡，并且不依赖肝功能障碍程度[54]。LC 腹水患者并发稀释性低钠血症也是预后不良的标志，因为此类患者肾脏排泄水功能严重受损[36,42,55]。代偿型 LC 生存期显著长于失代偿型患者，其生存中值分别为 12 年和 2 年（图 7-2-2）。随着病期进展及其并发症多少和发作次数的增加，死亡风险同步增加[56-57]。因此，为改善 LC 患者预后尽可能的预防并发症。

（八）血清学指标

近年来多项研究显示血清铁与肝衰竭患者预后密切相关。血清铁水平能够良好预测 DC 患者 1 年生存率[58]。另有学者研究认为喹啉酸是诊断 LC 患者 HE 最敏感的指标[59]。

（九）影响因素综合分析

两项研究评估了众多变量对 LC 腹水患者的预后价值，例如，病史，体检，肝生化试验（包括半乳糖清除率），肾功能试验[60]，全身和内脏血流动力学和内源性血管活性系统。Liach 等[42] 系列研究 139 例 LC 腹水住院患者的 38 项变量，仅仅有七项具有独立预测预后的价值，包括 MAP、血浆 NE、eGFR、尿钠排泄量、营养状况、肝肿大和血清 Alb 含量。Tage 等[61] 对 81 例 AC 伴或不伴有腹水患者进行了 25 项变量分析，发现腹水、血浆 NE 水平、PVP 和 TBil 是独立预测存活的因素。因此，这两项研究均显示评估 LC 腹水患者全身和门静脉血流动力学及肾功能比那些常用的肝功能指标具有更好的预测存活率价值。LC 腹水患者预后变量包括 CTP 评分，腹水蛋白水平，细菌性腹膜炎病史，稀释性低钠血症和抵抗利尿治疗的顽固性腹水[62-66]。

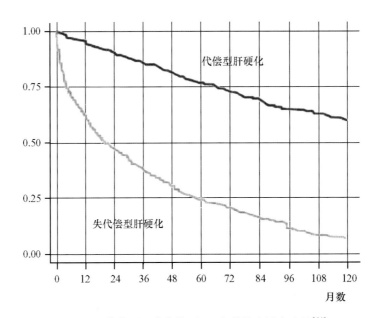

图 7-2-2　代偿型和失代偿型 LC 患者的存活率比较[56]

另外，LC 病因，个性化配合医疗方式和及早发现并发症是影响患者预后的三个重要因素。临床上长期治疗并随访为数众多的 LC 患者，尽管部分患者可能发生"慢加急"性事件，但大多数 LC 患者的预后并非像通常认为的那么差，特别是在当前医疗技术条件下。因此，临床医师有责任协助、并鼓励 LC 患者树立顽强"战胜"疾病的信心。

第三节　优化评估 LC 预后趋势分析

LC 涉及多因素、多器官复杂病理生理过程，单因素判断患者预后的价值有限，因此，联合多因素综合数学模型是提高预测灵敏度和特异度的有效方法。目前应用最多的是 CTP 和 MELD 评分，但各有优缺点，近年来临床提出了多种优化评估 LC 患者预后的研究思路。

一、CTP 临床评分系统

1964 年，Child 根据经验最初选取血清 TBil、Alb、腹水、HE 和营养状态 5 个变量，用于预测 LC 门体分流术患者的预后[67]。后经临床验证获广泛应用。该法虽然可在一定程度上评价肝储备功能，但在判定腹水和 HE 时缺乏量化指标，易受主观判断影响，有时难于客观评价和准确把握[68]。为克服这种缺陷，

1973 年，Pugh 为预测 AVB 食管断流术患者临床结局对此评分系统进行改良，采用 PT 代替营养状态[69]，即现在广泛应用的 Child-Turcotte-Pugh（CTP）分级系统（表 7-3-1）。总评分 5~15，分三个级别（A：5~6 分，B：7~9 分，C：10~15 分）。CTP A 级为代偿性 LC，B 级为失代偿或肝功能显著退减，C 级表示严重型 DC。

表 7-3-1 LC 严重程度 CTP 分级[67,69]

参　数	评　分		
	1	2	3
腹水	无	轻中度	重度
肝性脑病	无	轻中度（1~2 级）	重度（3~4 级）
血清 TBil（μmol/L）	<34	34-51	>51
血清 Alb（g/L）	>35	28-35	<28
INR	<1.7	1.7-2.3	>2.3

CTP 不但易于床边应用，而且在 LC 病情严重程度的评估中证实对 LC 腹水、AVB 风险、亚临床 HE、HCC 等均具有很好的预测作用。可按照不同 CTP 分值将 LC 患者发生并发症程度分类为低危（A 级），中危（B 级）和高危（C 级）[70]。CTP 分级是 LC 患者存活率的一种独立预测因素，CTP C 级 LC 患者与更低存活率强相关[71]，CTP A、B、C 级 LC 患者 1 和 2 年生存率分别为 100%、85%，80%、60% 和 45%、35%。另外，CTP 分级评分系统起初被用于等待 LT 患者登记前评分。CTP 较好地反映了患者的肝脏基础和临床病态，具有简便、实用、成本低和易分辨等优点，现已广泛应用于评估 LC 患者死亡和 PHT 风险，临床研究或治疗评价[72-73]。

经过长期临床实践发现 CTP 也存在重要缺陷，首先其变量选择以经验为主，未全面包括对肝功能或预后有重要影响的因素，例如肾脏和循环功能相关变量，而这些变量有很重要的预测价值。其次是 CTP 5 项变量易受临床治疗干扰、其中 PT 对腹水患者的预测价值很低[35,42]。第三，指标等分加权，采用简单的截断值三分类，例如 TBil 高于 51.3μmol/L 的任何值和血清 Alb 水平 28g/L 或低于此值的任何值均获得同等分值。这种胆红素和 Alb 的"高限效应"意味着很多患者的这两个参数值有很大差别，但最终评定为同样的总 CTP 分值。例如 TBil 68.4μmol/L 和 684μmol/L 患者 CTP 分值可能相等，虽然这两个不同检测值患者的预后显著不同。第四，临床宽广判读区间的 HE 和腹水，并且易受治疗措施（例如利尿，应用 Ha 和乳果糖治疗）的影响。特别是临界区病态易受主观因素影响，并且未验证时间点定义[74-76]。第五，CTP 不能区别同级别范围内患者的缺陷使其分辨力受限，早期敏感性较差。并且 CTP 评分是在超声技术诊断腹水以前设计应用的。当今超声容易检到 100~150ml 腹水，而这种微量腹水体检不会发现。这种少量腹水和轻微、亚临床 HE 无法记录在 CTP 评分系统内。第六，所用统计变量间的重复影响力，例如 Alb 和凝血因子均反映肝脏合成功能，同时应用这两个类同变量可能使原本权重叠加。众所周知这些问题主要影响 CTP B 级 LC 患者。CTP A 级患者通常在不给予 LT 的背景下显示良好的中期生存率，除非发生其他并发症，而 CTP C 级患者为 LT 适应证。然而，CTP B 级患者是一个不均质的群体，其中有的患者可能长期病情稳定，而另有患者可能突然病情恶化而快速进展为 C 级。这些特殊事件均可能促发严重偏离预测范围。警醒临床医师在应用 CTP 预测工具时应注意上述问题。

虽然 40 年来临床上常常遇到上述缺陷，但 CTP 评分系统具有本质性预测 LC 患者预后的价值，仍然是目前国内外应用最广泛的 ESLD 预后评估系统。其预测 LC 患者病死率灵敏度为 78% 、特异度为 83% 。可很好地预测 DC 患者 3 个月病死率，CTP 分级结合肾功能检查可更准确地预测 LC 患者的短期生存率。

二、终末期肝病评分（MELD）

为克服上述 CTP 缺陷，2000 年美国学者[75]分析 231 例 TIPS 治疗患者资料，利用 Cox 比例风险回归统计，优选死亡风险度评分 $r = 0.957 \times \log$ 肌酐（μmol/L）$+ 0.378 \times \log$ 胆红素（μmol/L）$+ 1.12 \times \log$（INR）$+ 0.643 \times$ 病因（病因：胆汁淤积性和酒精性 LC 为 0，其他病因为 1）。研究显示该评分系统能较准确地判断患者 TIPS 术后 1 周、3 个月及 1 年病死率。后将公式改良为：$r = 9.6 \times \log$ 肌酐（μmol/L）$+ 3.8 \times \log$ 胆红素（μmol/L）$+ 11.2 \times \log$（INR）$+ 6.4 \times$ 病因，对于每周 2 次血液透析的成年患者，公式中的肌酐确定值为 4 mg/100ml。因为 LC 门体分流后患者生存率主要取决于基础疾病严重程度，模型设计者提议去除肝病病因，用于筛选 ESLD 肝移植适应证患者预测模型。结果并未明显影响患者 3 个月生存率的预测准确度（表 7-3-2）。这就是目前临床广泛应用的 MELD。

表 7-3-2　改良 MELD 评分预后评估[77]

MELD 评分值	预测 3 个月病死率（%）
>40	71.3
30 ~ 39	52.6
20 ~ 29	19.6
10 ~ 19	6.0
<9	1.9

MELD 优势在于其客观性和可预测性。例如，TBil、肌酐（预测 eGFR）均是强力评估 LC 患者预后的参数[42]；INR 是 PT 的国际标准化比值。另外，MELD 取值更加细化，可更精确地反映患者实际病情，更科学合理地指导优化治疗[78]。尽管与其他评分系统的临界值不同，几项研究验证了 MELD 评估 ALD 患者预后的实用性[79-81]。一项研究提议将 MELD 评分值 21 作为患者预后不良临界值，并具有较高的敏感度和特异度。最新 NICE 肝硬化指南认为 MELD≥12 可作为 LC 患者发生并发症的高危指示器[81]。目前大量研究认为 MELD 在预测 ESLD 患者肝功能以及短期预后方面更可靠，是预测拟待 LT 患者病死率的最佳评分系统；对于采用 TIPS 治疗和等待肝移植（LT）的 ESLD 患者，应用 MELD 评估系统均显示具有一定的应用价值[82]。并且也能够预测 AVB 和急性酒精性肝炎患者的预后（表 7-3-2）[83]。因此，目前广泛应用 MELD 可靠评估 ESLD 患者死亡风险，美国器官共享网络于 2002 年将 MELD 替代 CTP 作为 LT 手术肝源分配依据[84]（MELD >20 ~ 30 患者优先）。MELD 已经被验证能够较准确预测 LC 患者中、短期病死率[74,76]。此外，MELD 系列评估比单次评估能够更精确地预测 LT 候选者死亡风险，因为不同时间点检测更能反映疾病真实动态[85]。因此，对初始 MELD 评分≥25、19 ~ 24、11 ~ 18 和≤10 患者，应分别每隔 7 日、30 日、90 日和一年重复一次 MELD 评分。同时还应基于 PT 对照样本调整的 INR 值提高不同医院 MELD 评分的参比性（还应排除口服抗凝血药患者样本）。

尽管 MELD 应用客观参数，排除了 CTP 主观因素的固有不足，但它也具有潜在偏倚。例如：血容量不足、营养不良和检测肌酐方法学不同（可采用酶法检测 sCr 防止此项技术问题）显著影响 MELD 评分值[86]；感染和胆红素水平升高及胆红素本身干扰肌酐测定，从而影响 MELD 评分稳定性。据报道 MELD

将会有近 15%~20% 的患者预测其存活率不准确[87]。在预测 LC 等待 LT 和 LT 后患者的死亡风险方面，MELD 是否真正优于 CTP 尚存争议。近来，基于当前文献报告，有专家认为采用 MELD 评分评估等待 LT 的 LC 患者并不比 CTP 评分系统优越，并且 MELD 难能准确预测 LT 后患者死亡风险[88]。因此，目前尚没有足够证据表明，可用 MELD 替代 CTP[89-91]。

一项未回答的问题是 MELD 作为预测 LC 腹水患者生存率有效性。虽然 MELD 评分包括 sCr，并发腹水和严重钠潴留及稀释性低钠血症患者的预后较差，但患者的 sCr 水平可能正常[35,42]。另外，由于 sCr 用作评估 LC 患者 eGFR 的局限性[92]，导致部分腹水患者死亡风险被低估（因 MELD 评分较低从 LT 列表中可能被优先排除）[64]。近来研究证据也显示近十多年来一直低估了肝病相关病死率[93]。因此，有必要改善评估腹水患者预后的方法。虽然 MELD 可预测 LC 患者的存活率[42,94]。然而，LC 腹水患者最可靠的预测其预后不良的因素还包括动脉压较低、低钠血症、sCr 升高、尿钠减少和较高的 CTP 评分[42,75,94-97]。但这些参数并不包括在 CTP 和 MELD 之内，仅仅 sCr 被纳入 MELD 评分系统。研究显示对于 LC 腹水患者或许在 MELD 基础上加上血清钠是一个更精确、更好的预测模型[98-101]。这是因为血清钠浓度是 LC 患者的一个独立预测因素，当血清 Na^+ 降至 135~120 mmol/L 时，患者死亡风险直线上升。与单用 MELD 比较，MELD 评估公式结合血清钠和年龄预测存活率更准确[99]。近年来不断积累的研究证据支持 MELD 增加血清钠预测因子，可能使其预测准确度更高[64,94,102-104]（图 7-3-1）。另有 MELD 与血清钠比值［MESO = MELD/Na（mmol/L）×10］及 iMELD［integrated MELD = MELD +（0.3 × 年龄）-（0.7 × 血清 Na）+ 100］评分系统，但并未显示比 MELD-Na［MELD-Na = MELD + 1.59 ×（135 - 血清 Na）］有更多优越性。

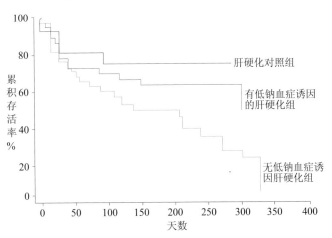

图 7-3-1　伴和不伴有低钠血症 LC 患者的累积存活率[55]

近年来相继提出一些修正 MELD 提议还包括动态 MELD 评分[105]、肝静脉压力梯度联合 MELD 和血清胆固醇联合 MELD 等。近来研究认为超声多普勒检测所有病因 LC 患者的全身血管阻力（SVr）与 MELD 值呈现负相关，具有良好的预测患者预后价值。上述创新性思维方法各有特点，但迄今为止，尚未鉴定出能够被广泛接受、客观性强、更理想的预测模型。总体上这些新方法对预测结果的影响轻微，并且增添这些参数后不但付出较高代价，而且繁琐。

新近 D'Amico 等[106] 在既往提出的肝硬化 4 期预后系统的基础上通过对 494 例患者长期随访 25 年的前瞻性队列研究分析，提出新的 5 期预后系统，1~5 期 5 年患者病死率分别为 1.5%、10%、20%、30%、和 88%。该系统以 LC 门静脉高压及其并发症为分期依据，与临床密切相关，并与相关研究提出的 LC 病情进展与 PHT 及并发症发生相一致[107]，弥补了 CTP 和 MELD 预后系统缺乏肝硬化 PHT 并发症对预后的影响。对代偿型 LC 患者短期预后有较好的预测能力，若联合 CTP 和 MELD 评分可大大提高患者短期病死率预测准确性。

三、影像学评估技术

越来越多的证据表明采用 TE 检测肝脏弹性，对于 LC 患者的预后具有预测价值。若其肝脏硬度值随时间增加，则可能提示肝纤维化和 LC 患者的预后较差[108]！！！。

近年来采用 CT 肝表面结节评分联合 MELD，可准确预测 LC 失代偿和死亡风险。其基本方法是使用定制软件分析患者肝表面结节评分，将其分类为低（<3）或高（≥3）。MELD 分值分为低（<10）、中（≥10~20）、高（≥20）。随着肝纤维化进展为 LC，结节评分逐渐升高，结果显示 DC 患者平均肝表面结节评分较代偿期 LC 患者高（3.83 vs 2.82，$P < 0.001$）。肝表面结节和 MELD 相结合预测生存期，低风险组患者中位生存期为 4.69 年，中风险组为 2.76 年，高风险组为 1.41 年，而极高风险组为 0.08 年。

四、LC 并发肝衰竭患者预后评估系统的深入讨论（第 32 章）

总之，综合多因素数学模型是提高 LC 预后预测灵敏度和特异度的有效方法。目前应用最多的是 CTP 和 MELD，但各有优缺点，近年来临床提出了多种优化评估 LC 患者预后的研究思路。最有希望达成共识的可能是 MELD 联合血清钠（MELD-Na）评分系统。

参考文献

［1］ Seyama Y，Kokudo N. Assessment of liver function for safe hepatic resection. Hepatol Res，2009，39：107 – 116.

［2］ Stauber RE，Wagner D，Stadlbauer V，et al. Evaluation of indocyanine green clearance and model for end-stage liver disease for estimation of short term prognosis in decompensated cirrhosis. Liver Int，2009，29：1516 – 1520.

［3］ Morris-Stiff G，Gomez D，Prasad R. Quantitative assessment of hepatic function and its relevance to the liver surgeon. J Gastrointest Surg，2009，13：374 – 385.

［4］ Liguori Carino N，O'Reilly DA，Dajani K，et al. Perioperative use of the LiMON method of indocyanine green elimination measurement for the prediction and early detection of post-hepatectomy liver failure. Eur J Surg Oncol，2009，35：957 – 962.

［5］ Merle U，Sieg O，Stremmel W，et al. Sensitivity and specificity of plasma disappearance rate of indocyanine green as a prognostic indicator in acute liver failure. BMC Gastroenterol，2009，9：91 – 106.

［6］ KRKRK GM，SCHAEFER SG，FIMMERS R，et al. Hepatobiliaty magnetic resonance imaging in patients with liver disease；correlation of liver enhancement with biochemical liver function test ［J］. Eur Radiol，2014，24（10）：2482 – 2490.

［7］ Habu，D.，Nishiguchi，S.，Nakatani，S.，et al. Effect of oral supplementation with branched-chain amino acid granules on serum albumin level in the early stage of cirrhosis；a randomized pilot trial. Hepatol. Res，2003，25：312 – 318.

［8］ Shresta，R.，McKinley，C.，Showalter，R.，et al. Quantitative liver function tests define the functional severity of liver disease in early stage cirrhosis. Liver Transplant. Surg，1997，3：166 – 173.

［9］ Fisher MR，Gore RM Computed tomography in the evaluation of cirrhosis and portal hypertension. J Clin Gastroenterol，1985，7：173 – 181.

［10］ Tan KC The right posterior hepatic notch sign. Radiology，2008，248：317 – 318.

［11］ Rustogi R，Horowitz J，Harmath C，et al. Accuracy of MR elastography and anatomic MR imaging features in the diagnosis of severe hepatic fibrosis and cirrhosis. J Magn Reson Imaging，2012，35：1356 – 1364.

［12］ Zhou L，Chen TW，Zhang XM，et al. Liver dynamiccontrast-enhanced MRI for staging liver fibrosis in a piglet model. JMagn Reson Imaging doi，2013，10. 1002/jmri. 24248.

［13］ Zhou L，Chen TW，Zhang XM，et al. Spleen dynamic contrast-enhanced magnetic resonance imaging as a new method for staging liver fibrosis in a piglet model. PLoS One，2013，8：836 – 897.

［14］ Ito K，Mitchell DG，Hann HW，et al. Viral-induced cirrhosis：grading of severity using MR imaging. AJR Am J Roentgenol，1999，173：591－596.

［15］ Shah SH，Hayes PC，Allan PL，et al. Measurement of spleen size and its relation to hypersplenism and portal hemodynamics in portal hypertension due to hepatic cirrhosis. Am J Gastroenterol，1996，91：2580－2583.

［16］ Nagula S，Jain D，Groszmann RJ，et al. Histological-hemodynamic correlation in cirrhosis：a histological classification of the severity of cirrhosis. J Hepatol，2006，44：111－117.

［17］ Witte CL，Witte MH，Renert W，et al. Jr Splenic circulatory dynamics in congestive splenomegaly. Gastroenterology，1974，67：498－505.

［18］ Li H，Chen TW，Zhang XM，et al. Liver lobe volumes and the ratios of liver lobe volumes to spleen volume on magnetic resonance imaging for staging liver fibrosis in a minipig model. PLoS ONE，2013，8：－79681.

［19］ Shi BM，Wang XY，Mu QL，et al. Value of portal hemodynamics and hypersplenism in cirrhosis staging. World J Gastroenterol，2005，11：708－711.

［20］ Zhou XP，Lu T，Wei YG，et al. Liver volume variation in patients with virus-induced cirrhosis：findings on MDCT. AJR Am J Roentgenol，2007，189：153－159.

［21］ Saygili OB，Tarhan NC，Yildirim T，et al. Value of computed tomography and magnetic resonance imaging for assessing severity of liver cirrhosis secondary to viral hepatitis. Eur J Radiol，2005，54：400－407.

［22］ Brown JJ，Naylor MJ，Yagan N. Imaging of hepatic cirrhosis. Radiology，1997，202：1－16.

［23］ Murata Y，Abe M，Hiasa Y，et al. Liver/spleen volume ratio as a predictor of prognosis in primary biliary cirrhosis. J Gastroenterol，2008，43：632－636.

［24］ Liu P，Li P，He W，et al. Liver and spleen volume variations in patients with hepatic fibrosis. World J Gastroenterol，2009，15：3298－3302.

［25］ Chen XL，Chen TW，Li ZL，et al. Spleen size measured on enhanced MRI for quantitatively staging liver fibrosis inminipigs. J Magn Reson Imaging，2013，38：540－547.

［26］ Tsochatzis EA，Bosch J，Burroughs AK. Liver cirrhosis. Lancet doi，2014，10.1016/S0140－6736（14）60121－5.

［27］ D'Amico G，Garcia-Tsao G，Pagliaro L. Natural history and prognostic indicators of survival in cirrhosis：a systematic review of 118 studies. J Hepatol，2006，44：217－231.

［28］ Ginès P，Quintero E，Arroyo V，et al. Compensated cirrhosis：natural history and prognostic factors. Hepatology，1987，7：122－128.

［29］ Benvegnu L，Gios M，Bocatto S，et al. Natural history of compensated viral cirrhosis：a prospective study on the incidence and hierarchy of major complications. Gut，2004，53：744－749.

［30］ Powell，W. J.，Klatskin. Duration of survival in patients with Laennec's cirrhosis. Amer. J. Med，1968，44：406－420.

［31］ Realdi，G.，Fattovich，G.，Hadziyannis，S.，et al. Survival and prognostic factors in 366 patients with compensated cirrhosis type B.：a multicenter study. J. Hepatol，1994，21：656－666.

［32］ Sugimura，T.，Tsuji，Y.，Sakamoto，M.，et al. Long term prognosis and prognostic factors of liver cirrhosis in the 1980s. J. Gastroenterol. Hepatol，1994，9：154－161.

［33］ Arroyo V，Gines P，Planas R，et al. Management of patients with cirrhosis and ascites. Semin Liver Dis，1986，6：353－369.

［34］ Planas R，Balleste B，Alvarez MA，et al. Natural history of decompensated hepatitis C virus-related cirrhosis. A study of 200 patients. J Hepatol，2004，40：823－830.

［35］ Salerno F，Borroni G，Moser P，et al. Survival and prognostic factors of cirrhotic patients with ascites：a study of 134 patients. Am J Gastroenterol，1993，88：514－519.

［36］ Fernandez-Esparrach G，Sanchez-Fueyo A，Ginès P，et al. A prognostic model for predicting survival in cirrhosis with ascites. J Hepatol, 2001, 34：46 - 52.

［37］ Murray CJ, Vos T, Lozano R, et al. Disability-adjusted life years（DALYs）for 291 diseases and injuries in 21 regions, 1990 - 2010：a systematic analysis for the Global Burden of Disease Study 2010. Lancet, 2012, 380：2197 - 2223.

［38］ Lozano R, Naghavi M, Foreman K, et al. Global and regional mortality from 235 causes of death for 20 age groups in 1990 and 2010：a systematic analysis for the Global Burden of Disease Study 2010. Lancet, 2012, 380：2095 - 2128.

［39］ Vos T, Flaxman AD, Naghavi M, et al. Years lived with disability（YLDs）for 1160 sequelae of 289 diseases and injuries 1990 - 2010：a systematic analysis for the Global Burden of Disease Study 2010. Lancet, 2012, 380：2163 - 2196.

［40］ Tanaka H, Tsukuma H, Yamano H, et al. Prospective study on the risk of hepatocellular carcinoma among hepatitis C virus-positive blood donors focusing on demographic factors, alanine aminotransferase level at donation and interaction with hepatitis B virus. Int J Cancer, 2004, 112：1075 - 1080.

［41］ Mokdad. Liver cirrhosis mortality in 187 countries between 1980 and 2010：a systematic analysis. BMC Medicine, 2014, 12：145.

［42］ Llach J, Ginès P, Arroyo V, et al. Prognostic value of arterial pressure, endogenous vasoactive systems, and renal function in cirrhotic patients admitted to the hospital for the treatment of ascites. Gastroenterology, 1988, 94：482 - 487.

［43］ Christensen E, Schlichting P, Fauerholdt L, et al. Changes of laboratory values with time in cirrhosis：prognostic and therapeutic significance. Hepatology, 1983, 3：889 - 895.

［44］ Hecker R, Sherlock S. Electrolyte and circulatory changes in terminal liver failure. Lancet, 1956, 1：1121 - 1125.

［45］ Arroyo V, Bosch J, Gaya J, et al. Plasma renin activity and urinary sodium excretion as prognostic indicators innonazotemic cirrhosis with ascites. Ann Intern Med, 1981, 94：198 - 201.

［46］ Genoud E, Gonvers JJ, Schaller MD, et al. Brunner HR. Valeur pronostique du système rénine-angiotensine dans la réponse à la restriction sodée et le pronostic de l'ascite cirrhotique d'origine alcoolique. Schweiz Med Wochenschr, 1986, 116：463 - 469.

［47］ Shear L, Kleinerman J, Gabuzda GJ. Renal failure in patients with cirrhosis of the liver. Clinical and pathological characteristics. Am J Med, 1965, 39：184 - 198.

［48］ Cosby RL, Yee B, Schrier RW. New classifi cation with prognostic value in cirrhotic patients. Miner Electrolyte Metab, 1989, 15：261 - 266.

［49］ Cardenas A, Uriz J, Ginès P, et al. Hepatorenal syndrome. Liver Transplantation, 2000, 6（Suppl. 1）：S63 - 71.

［50］ Fernández-Esparrach G, Sánchez-Fueyo A, Ginès P, et al. A prognostic model for predicting survival in cirrhosis with ascites. J Hepatol, 2000, 34：46 - 52.

［51］ Maroto A, Ginès A, Salo J, et al. Diagnosis of functional renal failure of cirrhosis by Doppler sonography. Prognostic value of resistive index. Hepatology, 1994, 20：839 - 844.

［52］ Platt JF, Ellis JH, Rubin JM, et al. Renal duplex Doppler ultrasonography：a noninvasive predictor of kidney dysfunction and hepatorenal failure in liver disease. Hepatology, 1994, 20：362 - 369.

［53］ Tage-Jensen U, Henriksen JH, Christensen E, et al. Plasma catecholamine level and portal venous pressure as guides to prognosis in patients with cirrhosis. J Hepatol, 1988, 6：350 - 358.

［54］ Gines A, Escorsell A, Gines P, et al. Incidence, predictive factors, and prognosis of the hepatorenal-syndrome in cirrhosis with ascites. Gastroenterology, 1993, 105：229 - 236.

［55］ Porcel A, Diaz F, Rendon P, et al. Dilutional hyponatremia in patients with cirrhosis and ascites. Arch Intern Med, 2002, 162：323 - 328.

［56］ Ginès P, Uriz J, Calahorra B, et al. Transjugular intrahepatic portosystemic shunting versus paracentesis plus albumin for refractory ascites in cirrhosis. Gastroenterology, 2002, 123：1839 - 1847.

［57］ Rössle M, Ochs A, Gulberg V, et al. A comparison of paracentesis and transjugular intrahepatic portosystemic shunting in patients with ascites. N Engl J Med，2000，342：1701－1707.

［58］MAIWALL R，KUMSR S，et al. Serum ferritin predicts early mortality in patients with decompensated cirrhosis［J］. JHepatol，2014，61（1）：43－50.

［59］LAHDOU I，SADEGHI M，OWEIRA H，et al. Increased serum levels of quinolinic acid indicate enhanced severity of hepatic dysfunction in patients with liver cirrhosis［J］. Hum Immunol，2013，74（1）：60－66.

［60］Wong F，Massie D，Hsu P，et al. Renal response to a saline load in well-compensated alcoholic cirrhosis. Hepatology，1994，20，873－881.

［61］Tage-Jensen U，Henriksen JH，Christensen E，et al. Plasma catecholamine level and portal venous pressure as guides to prognosis in patients with cirrhosis. J Hepatol，1988，6：350－358.

［62］Arroyo V，Rodes J，Gutierrezlizarraga MA，et al. Prognostic value of spontaneous hyponatremia in cirrhosis with ascites. Am Dig Dis，1976，21：249－256.

［63］Ruf AE，Kremers WK，Chavez LL，et al. Addition of serum sodium into the MELD score predicts waiting list mortality better than MELD alone. Liver Transplant，2005，11：336－343.

［64］Heuman DM，Abou-assi SG，Habib A，et al. Persistent ascites and low serum sodium identify patients with cirrhosis and low MELD scores who are at high risk for early death. Hepatology，2004，40：802－810.

［65］Schepke M，Roth F，Koch L，et al. Prognostic impact of renal impairment and sodium imbalance in patients undergoing transjugular intrahepatic portosystemic shunting for the prevention of variceal rebleeding. Digestion，2003，67：146－153.

［66］Borroni G，Maggi A，Sangiovanni A，et al. Clinical relevance of hyponatraemia for the hospital outcome of cirrhotic patients. Dig Liver Dis，2000，32：605－610.

［67］Child CG，Turcotte JG. Surgery and portal hypertension. MajorProbl Clin Surg，1964，1：1－85.

［68］Schroeder RA，Marroquin CE，Bute BP，et al. Predictive indices of morbidity and mortality after liver resection. Ann Surg，2006，243：373－379.

［69］Pugh RN，Murray-Lyon，IM，et al Transection of the oesophagus for bleeding oesophageal varices. Br JSurg，1973，60：646－649.

［70］Durand F，Valla D. Assessment of the prognosis of cirrhosis：Child-Pugh versus MELD. JHepatol 42 Suppl，2005，（1）：S100－S107.

［71］Samada Suarez M，Hernàndez Perera JC，Ramos Robaina L，et al. Factors that predict survival in patients with cirrhosis considered for liver transplantation. Transplant Proc，2008，0：2965－2967.

［72］Christensen E，Schlichting P，Fauerholdt L，et al. Prognostic value of Child-Turcotte criteria in medically treated cirrhosis. Hepatology，1984，4：430－435.

［73］Huo TI，Lin HC，Wu JC，et al. Proposal of a modified Child Turcotte Pugh scoring system and comparison with the model for end stage liver disease for outcome prediction in patients with cirrhosis. LiverTranspl，2006，12：65－71.

［74］O'Leary JG，Friedman LS. Predicting surgical risk in patients with cirrhosis：from art to science. Gastroenterology，2007，132（4）：1609－1611.

［75］Kamath PS，Wiesner RH，Malinchoc M，et al. A model to predict survival in patients with end-stage liver disease. Hepatology，2001，33（2）：464－470.

［76］Teh SH，Nagorney DM，Stevens SR，et al. Risk factors for mortality after surgery in patients with cirrhosis. Gastroenterology，2007，132（4）：1261－1269.

［77］Wiesner R，Edwards E，Freeman R，et al. Model for end-stage liver disease（MELD）and allocation of donor livers. Gastroenterology，2003，124（1）：91－96.

［78］Huo TI，Lin HC，Hsia CY，et al. The model for endstage liver disease based cancer staging systems are better prognostic models for hepatocellular carcinoma：a prospective sequential survey. Am J Gastroenterol，2007，102：1920－1930.

［79］Dunn W，Jamil LH，Brown LS，et al. MELD accurately predicts mortality in patients with alcoholic hepatitis. Hepatology，2005，41：353－358.

［80］Srikureja W，Kyulo NL，Runyon BA，et al. MELD score is a better prognostic model than Child-Turcotte-Pugh score or Discriminant Function score in patients with alcoholic hepatitis. J Hepatol，2005，42：700－706.

［81］NICE guideline：Cirrhosis in over 16s：assessment and management. Published：6 July 2016；nice. org. uk/guidance/ng 50.

［82］Said A，Williams J，Holden J，et al. Model for end stage liver disease score predicts mortality across a broad spectrum of liver disease. J Hepatol，2004，40：897－903.

［83］Chalasani N，Kahi C，Francois F，et al. Model for end-stage liver disease（MELD）for predicting mortality in patients with acute variceal bleeding. Hepatology，2002，35（5）：1282－1284.

［84］Freeman RB Jr，Wiesner RH，Harper A，et al. The new liver allocation system：moving toward evidence-based transplantation policy. LiverTranspl，2002，8：851－858.

［85］Everson GT. MELD：The answer or just more questions？ Gastroenterology，2003，124：251－254.

［86］Cholongitas E，Marelli L，Kerry A，et al. Different methods of creatinine measurement signifi cantly affect MELD scores. Liver Transpl，2007，13：523－529.

［87］Kamath PS，Kim WR The Model for End-Stage Liver Disease（MELD）. Hepatology，2007，45：797－805

［88］Cholongitas E，Marelli L，Shusang V，et al. A systematic review of the performance of the Model for End-Stage Liver Disease（MELD）in the setting of liver transplantation. Liver Transpl，2006，12：1049－1061.

［89］Cucchetti A，Ercolani G，Cescon M，et al. Recovery from liver failure after hepatectomy for hepatocellular carcinoma in cirrhosis：meaning of the model for end-stage liver disease. J Am Coll Surg，2006，203：670－676.

［90］Perkins JD. The extent of hepatectomy depends on the preoperative model for end-stage liver disease score. Liver Transpl，2009，15：551－555.

［91］Ripoll C，Banares R，Rincón D，et al. Influence of hepatic venous pressure gradient on the prediction of survival of patients with cirrhosis in the MELD Era. Hepatology，2005，42：793－801.

［92］Caregaro L，Menon F，Angeli P. et al. Limitations of serum creatinine level and creatinine clearance as filtration markers in cirrhosis. Arch Intern Med，1994，154：201－205.

［93］Asrani SK，Larson JJ，Yawn B，et al. Underestimation of liver-related mortality in the United States. Gastroenterology，2013，145：375－382.

［94］Durand F，Valla D. Assessment of prognosis in cirrhosis. Semin Liver Dis，2008，28：110－122.

［95］Guevara M，Cárdenas A，Uriz J，et al. Prognosis in patients with cirrhosis and ascites. In：Ginès P，Arroyo V，Rodés J，Schrier RW. Eds. Ascites and renal dysfunction in liver disease：pathogenesis，diagnosis and treatment. Malden. Blackwell，2005，260－270.

［96］Guardiola J，Baliellas C，Xiol X，et al. External validation of a prognostic model for predicting survival of cirrhotic patients with refractory ascites. Am J Gastroenterol，2002，97：2374－2378.

［97］Moreau R，Delegue P，Pessione F，et al. Clinical characteristics and outcome of patients with cirrhosis and refractory ascites. Liver Int，2004，24：457－464.

［98］Angeli P，Wong F，Watson H，et al Hyponatremia in cirrhosis：results of a patients population survey. Hepatology，2006，44：1535－1542

［99］Biggins SW，Rodriguez HJ，Bacchetti P，et al. Serum sodium predicts mortality in patients listed for liver transplantation. Hepatology，2005，41：32－39.

［100］Londoño MC，Cárdenas A，Guevara M，et al. MELD score and serum sodium in the prediction of survival of patients with cirrhosis awaiting liver transplantation. Gut，2007，56：1283－1290.

［101］Gaduputi. Systemic vascular resistance in cirrhosis：a predictor of severity? Hepatic Medicine：Evidence and Research, 2014, 6：95 – 101.

［102］Silberhumer GR, Hetz H, Rasoul-Rockenschaub S, et al. Is MELD score sufficient to predict not only death on waiting list, but also post-transplant survival? Transpl Int, 2006, 19：275 – 281.

［103］O'Leary JG, Lepe R, Davis GL. Indications for liver transplantation. Gastroenterology, 2008, 134：1764 – 1766.

［104］Luca A, Angermayr B, Bertolini G, et al. . An integrated MELD model including serum sodium and age improves the prediction of early mortality in patients with cirrhosis. Liver Transpl, 2007, 13：1174 – 1180.

［105］Huo TI, Wu JC, Lin HC, et al. Evaluation of the increase in model for end-stage liver disease (DeltaMELD) score over time as a prognostic predictor in patients with advanced cirrhosis：risk factor analysis and comparison with initial MELD and Child-Turcotte-Pugh score. JHepatol, 2005, 42：826 – 832.

［106］D'AMICO G, PASTA L, MORABITO A, et al. Cormpeting risks and prognostic stages of cirrhosis：a 25-year inception cohort study of 494 patients ［J］. Aliment Pharmacol Ther, 2014, 39（10）：1180 – 1193.

［107］D'AMICO G. Esophageal varices：from appearance toruptrure；natural history and prognostic indicators/Groszmann RJ, Bosch J. Portal hypertension in the 21st century ［M］. Dordrecht；Kluwer, 2004, 147 – 154.

［108］European Association for the Study of the Liver. Electronic address：easloffice@ easloffice. eu；Asociacion Latinoa-mericana para el Estudio del Higado. EASL-ALEH clinical practice guidelines：non-invasive tests for evaluation of liver disease severity and prognosis ［J］ J Hepatol, 2015.

第八章 肝硬化相关影像学技术进展

超声（US）和磁共振成像（MRI）技术新进展给我们提供了相关弥漫性和局灶性肝病解剖和功能成像定量信息。超声造影（CEUS）可优化显示 LC 局灶性肝脏病变（FLL）特征。近年来研究热点聚焦在瞬时弹性成像（TE）、声脉冲辐射力弹性成像（ARFI）/点剪切波弹性成像（pSWE）、超声速剪切成像（SSI）、2D-剪切波弹性成像（2D-SWE）和磁共振弹性成像（MRE）等影像学肝脏硬度指标。其中研究数据较多依次为 TE、ARFI 和 MRE。声弹性成像已经在肝纤维化分期和 PHT 程度评估中发挥越来越重要的作用。在临床实践中，当前 MRI 弥散加权成像（DWI）和细胞内或肝胆造影剂动态增强 MRI 图像质量空前提高。另外，从 DWI、动态造影增强 MRI（DCE MRI）、MRE、磁共振灌注成像、磁共振波谱成像（MRS）技术中获得的量化参数经过软件处理后已经能够真实反映肝组织细胞、血流灌流、细胞转运功能和黏弹性信息。很多现代超声参数和更细腻醒目的 MRI 综合影像学生物标记显著提高了弥漫性和局灶性肝病诊断符合率。图像采集及其后处理方法标准化将会促进学术交流和国际互认。为检测弥漫性或局灶性肝病特征和评估其治疗应答，近年来临床上愈来愈多的应用肝脏超声和 MRI 技术[1-3]，使其评估肝病发挥着越来越重要的作用；这是因为其安全、有效、可重复和非侵入性检查的优点[4-5]。

第一节 影像学技术鉴别肝硬化高危结节

一、肝硬化并发 FLL 类型

肝硬化并发 FLL 超过 95% 是肝细胞病灶［巨型再生结节、肝细胞异型增生、异型增生性结节（DN）、HCC 等］，其次是胆管细胞癌（CCC）、淋巴瘤和血管瘤。虽然其他罕见疾病也可考虑。

二、超声

（一）B 型超声

可检测到恶性病灶的特征（例如邻近组织侵袭，包括血管），但这些特征仅仅对于较大结节（＞5 mm）才能发现，对于揭示更小结节的特征难有帮助。

（二）动态造影增强超声（DCE-US）

1. 影像学基础　DCE-US 是采用静脉注射造影剂后的超声影像。微泡超声造影剂（UCA）类似于血细胞示踪剂。采用脂类，蛋白或其他聚合物形成的壳增加了 UCA 稳定性。在低至中高机械指数下微泡的非线性振动产生谐波或非线性影像提高了造影剂和组织间的对比度[6]。微泡 UCA 研究进展已经克服了常规 B 型超声和多普勒超声技术在肝病诊断中的限制，能够栩栩如生的显示肝实质微血管结构[7]。使得能够研究所有血管期（动脉相，门静脉相，延迟相和血管后相）的病灶强化模式，这与动态造影增强 CT（DCE-CT）和 MRI（DCE-MRI）模式类似。但微泡 UCA 与常规应用的 CT 造影剂和 MRI 造影剂药物动力学不同，微泡造影剂被限制在血管腔内，是研究组织血流灌注较为理想的示踪剂。然而，大多数 CT 和 MRI 造影剂很快从血管池渗透至细胞外间隙[8]。另外，微泡 UCA 在延迟相或血管后相滞留在肝脏（脾脏）补充了肝病诊断信息[8]。

2. 临床应用　超声是一种传统的临床一线检查技术，但近年来随着 DCE 技术和弹性成像技术的临床应用，使其临床实际应用价值逐年攀升。微泡 UCA 的临床应用使超声功能性成像研究在原来多普勒超声基础上获巨大进步。使得 DCE-US 空前详实地呈现 FLL 特性[6]。因此，动态监测、诊断和治疗 FLL 的 DCE-US 指南发表获得国际生物医学超声联合会（WFUMB）和欧洲生物医学超声学会支持[9]。

然而，DCE-US 相对于 DCE-CT 和 MRI 在肝脏病灶诊断中的应用价值仍处于争论中[10]。近年来 UCA 的研发有力促进了 CEUS 诊断 HCC 的准确性。除了 DCE-CT 和 DCE MRI 外，2005 年 AASLD[11] 和日本肝病学会[12] 推荐 LC 患者疑诊 HCC 的诊断路线图包括 DCE-US，但近年来更新的 AASLD 和 EASL 指南未包括 DCE-US[13-14]。这种指南修改的理由是基于一些肝内胆管细胞癌患者采用 DCE-US 观察到典型 HCC 富血管及其洗脱征，但在 DCE MRI 中未能观察到这种征象[15]。为什么采用 DCE-US 和 DCE MRI 或 DCE-CT 观察到的影像模式显示不同结果，其解释是在血管内滞留的 UCA 和较小分子量的 CT 和 MR 造影剂血管和血管外 – 细胞外间隙之间的分布容量不同造成的。

采用 DCE-US 产生结果变异的其他理由是其标准化方面的缺陷，操作者依赖性，患者个性化体格特征差异和缺乏三维动态影像[10]。DCE-US 也难能在短暂的动脉相全面评估整个肝实质病变特征。与此大不相同的是实时灰阶增强 DCE-US 技术显示的瞬态信号强度益处大大改善了肝脏肿瘤（例如 HCC）富血管征检出率，并且可与 CT 和 MRI 相媲美[16]。采用 21 世纪中国上市的新型 UCA 声诺维（为一种由磷脂包裹六氟化硫气体的微泡，其微粒直径 2.5μm），经周围静脉注射后能够达到上述脏器或病灶实时增强灰阶效果。

近年来研究证实 DCE-US 能够获取贯穿肝脏血管的动态影像，与 DCE-CT 和 DCE MRI 类似。与传统超声获取的非结论性结果比较，CEUS 诊断的准确性巨幅提高。一项关于声诺维荟萃分析也显示诊断 FLL 绩效与 DCE-CT 和 DCE MRI 类似，而实时 DCE-US 伴有极佳的效价比[17]。日本肝病学会[12] 指南肯定三项影像技术（DCE-US、DCE-CT 和 DCE MRI）诊断 HCC 价值。然而，包括多项研究的综述报告数据仍然有限。目前仍然迫切需要更高质量的病例研究，并且应依照诊断精确度参考标准报告（STARD）比较所有这三项影像学模式对同类患者的诊断效果，并且对每一个目标病灶的阳性影像学征象提供标准化定义。此外，DCE-US 评估肝脏多发病灶的效果也应一并考虑[17]。应进一步评价 DCE-US 的定量灌注影像和分子影像[6,18]；并采用动脉造影剂显示肿瘤强化曲线的简化信号确定 DCE-US 肿瘤灌注参数的可行性[19]。

近年来超声造影剂的研发进展有力促进了 DCE-US 在 FLL 鉴别诊断中的临床应用价值。而且采用靶向 UCA 定向活化血管腔侧内皮细胞表达的表面分子受体（炎症或血管生成刺激反应）动物模型已经完成血管生成和炎症分子影像试验[6]。然而，肝巨噬细胞微泡非特异性蓄积限制了肝病靶向影像[20]。

3. 与其他造影模式比较　为鉴定 FLL，采用第三代 UCA 声诺维和 Sonazoid 的 DCE-US 和 DCE-CT，DCE-MRI 的动脉相，门静脉相和延迟相强化模式一般类似。DCE-US 能够显示较早动脉相强化病灶影像，但有时 CT 和 MRI 检测这类病灶时可能错过，因为它们具有较低的帧率。一些病灶在 DCE-CT 和 DCE MRI 的门静脉相和延迟相也可能显示不一致，因为造影剂扩散至肿瘤间质的差异可能掩盖了洗脱征[21]。另一方面，Sonazoid 造影剂血管后相影像与超顺磁性氧化铁-MRI（SPIO-MRI）模式类似[22]。

DCE-US 对肝脏单个瘤灶的诊断符合率与 DCE MRI 类似，并且能够提供量化灌注信息。

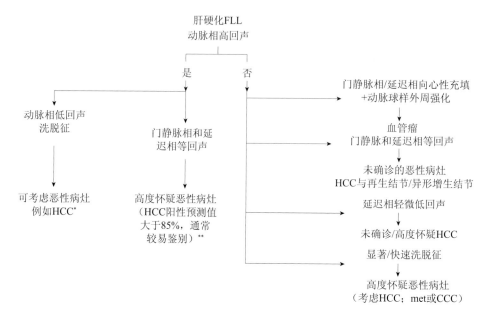

图 8-1-1　DCE-US 诊断 FLL 路线图[23]

注：＊对于门静脉相/延迟相显著和快速洗脱病灶，应考虑胆管上皮癌（或转移癌或淋巴瘤），

特别是在采用 MRI 或 CT 未能确认延迟相洗脱征的情况下。单独采用 DCE-US 检查发现

典型影像模式时足以可诊断＞1cm 的恶性病灶，但在患者治疗前仍然需要 CT 或 MRI 全影像确认。

＊＊使用 Sonazoid 造影剂的血管后相有助于诊断恶性病灶。HCC：肝细胞癌；CCC：胆管细胞癌；met：转移癌

4. DCE-US 影像模式与 HCC 诊断　鉴别 LC 并发 HCC 的关键影像特征是动脉相高度强化，延迟相洗脱征[24]。高达 97% 以上的 HCC 符合这种影像模式[25-27]。但这种洗脱征在较小 HCC 病灶中较少见（1～2 cm 占 20%～30%，2～3 cm 占 40%～60%）[28-29]。低分化 HCC 比高分化 HCC 显示的洗脱征更多见，这类病灶的延迟相显示等回声[25,30]。然而，也有报道 CCC 和肝脏淋巴瘤占其余病例的 1%～3%；但其洗脱征显示的时间和强度尚未准确描述[15,25,27]。

（三）动态声弹性成像

1. 影像学基础（第二节）

2. 临床应用　尽管发现肝脏良性和恶性肿瘤之间的病灶硬度有显著重叠，声弹性成像可能有助于解决更特殊的临床问题，例如肝脏腺瘤和局灶性结节增生及 HCC 和胆管细胞癌之间的鉴别。实际上局灶性结节增生病灶硬度高于腺瘤，而胆管细胞癌硬度高于 HCC[31-32]。另外，观察发现炎症硬度高于脂肪性腺瘤[33]。初步研究结果提示 DCE-US 联合声弹性成像在显示肝脏肿瘤特征方面优于上述任何单一检查技术[34]。因此，多普勒联合 DCE-US 可能获得附加有用的有关组织生物力学参数[35]。在全面临床推广前应进一步统一声弹性成像技术标准化，并且给予更大样本量的临床验证。最后还应提及很多因素会影响评估结果，包括肝纤维化、炎症、胆汁淤积、充血、脂肪变和 PHT 均可能导致高估肝脏硬度[36-37]。

三、MRI

随着更高、更大梯度场强和其他更加完善的技术（快速平面回波成像等）应用于 MR 设备，再加上先进的软件处理技术，使得 MRI 检查速度和影像质量获得了实质性改善[2]。近年来定量成像技术进步使得 MRI 在评估局灶性和弥漫性肝病方面的作用获得显著进展，新的定量成像技术不但能够获得附加的功能性信息，而且还能够提供新的影像生物学标记。功能性成像可为疾病的早期诊断提供较为可靠的信息。

这些 MRI 检测方法包括 DWI、DCE MRI 和 MRE。

（一）DWI

1. 影像学基础　DWI 采用附加的快速平面回波成像（EPI）程序探测组织和病变细胞内和细胞外水分子扩散运动及其受限程度，其原理是按照组织扩散率和强度梯度（b 值）不同，显示信号强度分类出两级扩散梯度。伴有较高扩散率病灶信号强度呈现高 b 值 MRI 影像，例如囊肿或血管瘤接近零，而扩散被阻病灶，例如恶性程度较高的肝细胞癌显示高信号。伴随着 b 值的增加而显示组织信号强度降低，呈现指数关系，并且在半对数图上显示符合表观扩散系数（ADC）下降斜率。另外，采用探测到的多个 b 值信号强度可评估扩散参数。

2. 临床应用　EPI 采集时间非常短（< 100 ms），伴有的运动伪影大大降低；弥散系数精确性很高，使得 DWI 在肝病中的应用成为可能。目前临床对局灶性肝病常规采用 DWI 检查。它被习惯用于肝脏肿瘤特征鉴定，并评估治疗应答。DW MRI 比快速自旋回波（FSE）加权影像显著改善了肝脏实体瘤诊断符合率[38-40]。DW MRI 联合 DCE MRI 分析比任何单一影像序列分析均提高了诊断符合率。

DW MRI 也用于鉴定肿瘤特征。肝脏恶性肿瘤比良性病灶伴有较低的 ADC[41]。在临床实践中，基于肿瘤与肝脏组织反差和肝脏肿瘤特征已经定义良性及恶性病灶的 DW MRI 标准。依照这些标准，一个在 DW 影像上 b 值为 0 s/mm² 呈现高信号，而 b 值为 500 s/mm² 或更高时信号强度明显降低，在 ADC 映像上，相对于肝脏正常组织显示高信号的病灶被认为良性病灶。若病灶在 DW 影像上 b 值为 0 s/mm² 呈现低、中度高信号，而 b 值为 500 s/mm² 或更高时与肝实质相比仍然呈现高信号，并且在 ADC 影像上显示低信号病灶被认为是恶性病灶[42]。然而，采用 ADC 测量肝脏肿瘤显示的变量结果在良性和恶性病灶之间有重叠现象。含有较多液体的良性病灶，例如囊肿和血管瘤显然比非囊性恶性病灶呈现较高 ADC，但良性肝细胞病灶实体，例如局限性结节性增生（FNH）和腺瘤的 ADC 与肝脏恶性实体瘤并未显示显著性差异[43]。因此，DW MRI 并未用于良性肝细胞病变和恶性肝脏病灶之间的鉴别。

DW MRI 有助于鉴别 LC 结节性病灶。大多数 HCC 在 DW MRI 上显示高信号，而异型增生结节罕见显示高信号[44]。据报道在 DW MRI 上显示高信号病灶诊断 HCC 比在 DCE MRI 上采用非特异性或肝胆造影剂强化显示的延迟相低信号更准确[45-46]。一些研究已经采用 IVIM（intravoxel incoherent motion）衍生参数值评估肝脏病灶特征。在一项 86 例肝脏实体瘤患者的研究中，Doblas 等[47]观察了基于 IVIM 模式的扩散参数，与 ADC 比较，未能显示改善确诊恶性病灶和揭示肝脏肿瘤类型特征的潜能。

目前认为对于 HCC 患者，经动脉或靶向抗血管生成药物治疗 1 月后检测到的定量扩散张量成像（DTI）和灌注加权成像（PWI）参数用于预测患者预后更好于实体瘤应答评价标准。

（二）DCE MR 影像

1. 影像学基础　DCE MR 影像是检测肝脏肿瘤，并揭示其特征的关键技术。用于 MRI 肝细胞特异性造影剂［例如钆贝酸盐（Gd-BOPTA）和钆塞酸二钠（Gd-EOB-DTPA，2011 年国内上市）］和网状内皮细胞造影剂［能被 KC 摄取，例如超顺磁氧化铁（SPIO）］的发明，使得 HCC 检出率大大提高。团注细胞外钆对比剂后（注射后 3～5min）采集全部肝动脉相、门静脉相和延迟相影像。当应用肝细胞特异性对比剂（例如 GD-EOB-DTPA 或 gadoxetate）增强检查时，附加的肝胆相（20 min）可动态评估肝细胞内造影剂滞留过程。肝细胞摄取 Gadoxetate 后与有机阴离子转运多肽（OATP）1 B1/B3 结合，通过蛋白质转运器 MRP2 进入胆汁系统排泄。也可通过 MRP3 转运返流入肝窦，和通过 OATP1B1/B3 转运蛋白双向转运[48-49]。慢性肝病和 HCC 患者肝细胞转运蛋白的表达及其功能发生变化，采用这种细胞外造影剂获取肝胆特异期肝细胞转运功能信息，使得动态 gadoxetate-增强 MR 影像与动态造影强化影像相比，提高了弥漫性和局灶性肝病诊断准确性。更有助于临床鉴定肝病性质。

采用动态 gadoxetate 强化 MR 影像药代动力学分析，分别采用重叠拟合法或代谢区分析能够评估肝脏PWI 和肝细胞转运功能变化[50-51]。

2. 临床应用

（1）DCE MRI 技术优势　DCE MRI 常规检测肝脏肿瘤动脉相、门静脉相和延迟相特征，并且用于评估肿瘤治疗应答。新型三维（3D）影像技术的问世能够很容易的获取肝脏实质组织多视角分辨和多维平面重建图像[52]。采用 gadoxetate 造影剂远比细胞外造影剂应用频率增加。为数众多的研究均显示gadoxetate 强化 MR 影像肝胆期检测到的肝脏局部病灶特征获得明显改善，包括 HCC，腺瘤，FNH 和肝脏转移瘤[53-55]。特别是一些较早期缺乏富血管征的 HCC 病灶，观察 gadoxetate 强化 MR 影像肝胆相，仅发现低信号结节。这类病灶显示即缺乏动脉相强化，又在肝胆相显示低信号，因为并非所有这些病灶均符合 HCC 或将会演变为 HCC。因此，给确诊构成挑战[56-57]。在这种情况下，DW MR 影像高信号增加了早期 HCC 诊断或进展至富血管型 HCC 的可能性[57-58]。

近年来，持续改进的 MRI 技术，特别是引入高场强 >2.0TMR 设备，使得先进硬件技术，软件和新型造影剂不断普及和发展，加上更快或超速图像采集技术的应用（更好的消除了呼吸移动伪影），使 MR 扫描速度大大加快，影像质量和对比分辨率达到新高[59]。有新的 MRI 造影剂检测弹性蛋白，这可使得我们能够评估 LC 及其潜在可逆性，进而能够发现那些持续进展型肝硬化及其并发症（包括 HCC 或肝衰竭）高危患者。目前，肝胆造影剂，例如 gadoxetate，已经应用于 DCE MR 影像[48]。与 CT 比较，MRI 具有一些显而易见的优点，包括无放射线辐射，信噪比较高和能够输出更多肝脏影像学生物标记参数[1]。调整MRI 脉冲序列获得的影像能够评估不同组织功能特征，例如扩散，灌注和黏弹性[2-3]。这些功能特征的评估不仅能够定性，而且也能获取具有实用价值影像学生物标记的定量参数[3]。

（2）肝硬化高危结节影像鉴别及预测　广泛应用 Gd-EOB-DTPA 强化 MRI 检查 LC 患者显示的动脉相乏血管征，肝胆相低信号肝细胞结节不断增多[60-63]。这些结节可能是边缘性病灶的代表–异形增生结节，或早期 HCC[64]，这两类病灶在缺乏富血管征时常难以准确鉴别诊断。一项研究近来提出了"高危"结节概念。很多 Gd-EOB-DTPA 强化 MR 影像显示这些乏血管和低信号结节（或许包括早期 HCC 和异形增生结节）临床上显示恶变潜能，并且在采用 MRI 检查随访期间发现结节内脂肪是一项与这些结节富血管化有关的预测因素[65]。临床上早期预测富血管转化倾向极其重要，一旦确认其预测价值，可能成为制定不同防控方案的分水岭。因为动脉相富血管征病灶是将其作为 HCC 治疗的证据[24,66]。另有研究也采用 Gd-EOB-DTPA 强化 MR 影像评估这类高危结节的演变或结局，显示结节内脂肪或 T2 加权或扩散加权（DW）影像显示高信号是进展为富血管结节的高危标志，也认为这种临界病变可能包括异形增生结节和早期HCC，上述研究结果均提示所有 LC 高危结节均具备恶变潜能[65,67-69]。这些发现似乎合理，因为已经有报道结节内脂肪变是早期 HCC 病理学特征之一[70-72]。并且在异形增生结节和 HCC 的特征中，大多数报道认为 T2 加权或 DW 影像上显示的高信号结节就是 HCC[68,73]。然而，从某种意义上讲，这些结果可能是一种自然演变，因为肿瘤细胞脂肪变及在 T2 加权和 DW 影像上显示的高信号已有报道，其组织病理学特征也提示 HCC[70-71,74]。临床上有很多高危结节未能预先发现，并且这些高危结节是否将会自然演变为富血管征，或具有其他并发富血管转化前兆，及这些高危结节发展为富血管性 HCC 的频率有多高均不清楚。迄今为止缺乏评估高危结节预后的研究报告，也缺乏采用当今先进 MR 影像，包括 T1-，T2-和 DW MR 影像揭示这些高危结节特征的大样本研究报道。然而，有相当数量的常规高危结节在 T2 加权或 DW 影像上并未显示脂肪变或高信号，并且在初始 MR 检查时仅发现肝胆期影像低信号。有"绝对"高危结节（仅仅在肝胆相显示乏血管和低信号，但在 MR 影像其他相未能检测到异常）的研究报道[75]，并且采用 Gd-EOB-DTPA 强化 MR 影像随访检查 LC 患者，探索这些结节富血管转化发生率和预测因素，并评估预后。

在这些"绝对"高危 LC 结节研究中，初始 MR 表现或临床参数（LC、CTP 分级为 A 级和 B 级、结节大小、多个高危结节、既往 HCC 治疗史等）作为预测富血管因素。平均随访"绝对"高危结节亚组患者 372.5±356.1 天，结果富血管转化率为 16.7%；这些结节生长速率加快，仅仅显示较高生长率是绝对高危结节富血管转化的一项重要预测因素。因此，应定期评估 LC 绝对高危结节增长速率和血管模式变化。及时鉴别和处理这些高危结节亚组患者是更为明智的临床抉择。目前 MRI 对比剂多相动态增强检查已成为 LC 占位性病变的常规检查方法，在病灶检出和定性方面发挥重要作用。

与采用 DCE MR 影像评估肝脏肿瘤不同，肝脏肿瘤定量 PWI 是通过灌注参数值反映组织和病灶血流灌注状态。PWI 主要应用适应证是评估病变血流灌注，抗血管生成药物或局部治疗应答[76]。从目前潜在发展趋势分析，DCE MR 影像临床应用范围具有超越 PWI 的技术优势。

（三）MRE

1. 影像学基础　MRE 利用运动敏感梯度作用获取组织在外力作用下质点位移及 MR 的相位图像，MRE 外振动器振子产生剪切波或压缩波。计算机采集压缩波组织界面波型转换获得黏弹性参数。得出组织内各点弹性系数分布图，以组织弹性力学参数作为诊断依据。应用压缩波比剪切波能够更好地穿透组织[77]。采用三维 MRE，通过检测剪切波传播速度和衰减系数能够评估组织黏弹性。这些黏弹性参数包括切变模量 G，反映弹性的储能模量 Gd 和反映黏度系数的消耗模量 Gl。另外，采用多频 MRE 技术能够获得符合黏弹性对频率曲线斜率的波散射系数[78]。

2. 临床应用　初步研究显示肝脏恶性肿瘤硬度明显强于良性肿瘤[79]。黏度系数增加是肝脏恶性肿瘤的主要特征[80]。MRE 可帮助鉴定肝脏肿瘤特性和评估治疗应答[81-83]。

第二节　影像学技术诊断弥漫性肝病进展

一、声弹性成像

（一）影像学基础

声弹性成像是基于剪切波组织内传播，测定其黏弹性[84]。其基本原理是激发组织自身存在的弹性力学位移改变，采用超声或 MR 技术检测这种位移。ARFI 原理是探头发射低频声脉冲波作用于肝脏，纵向压缩和横向振动使其产生剪切波，探测被测体激发作用力前后形态、位移和剪切波速等变化信息，在一定程度上与肝组织弹性有关，间接反映探测区组织弹性强度，并以灰阶或彩色编码成像[84]。其技术进展大大提高了肝纤维化无创定量能力[85]。

TE 是第一代动态声弹性成像方法。它应用外部短剪切波脉冲成像[86]，检测位于皮下直径为 10 mm 宽，40 mm 长圆柱体的剪切波速率。测量其千帕数便可获得间接肝脏硬度参数，进而量化纤维化程度。Fibroscan 是一种专用于评估肝脏纤维化的仪器，因为它发射的并不是超声波，因此不能获得 B 型超声影像，也就是说不能评估检测到肝内弹性成像的确切位置，言外之意难以对局灶性肝病灶实施 TE。

第二代声弹性成像方法是基于声辐射力（ARF）。ARF 方法包括声脉冲辐射力弹性成像（ARFI），声剪切波弹性成像和剪切波散射超声振动测量成像等[87-88]。实时跟踪剪切波组织内部传播过程中位移的结果获得超声剪切波影像[84,89]。若组织为纯粹地弹性组织，其剪切波速率与组织硬度或弹性成比例，速度越快，肝脏硬度越高[90]。但实际上生物组织的特征属于黏弹性，因为生物组织内部即含有体液，又含有固体。这种黏弹性可采用声弹性成像技术给予评估[88]。

第二代基于 ARF 弹性成像方法在某些方面优于 TE 技术。可采用常规 B 型超声选择兴趣区进行弹性检测。并可对腹水患者进行弹性成像检测（采用 TE 方法不能检测）。这可用局部超声束穿透液体，而剪切波不能穿透液体来解释。采用 ARF 方法产生的横向剪切波还能够评估较深部区域的肝组织。当然，肝脏最深部区域也难以评估（因为 ARFI 探测深度受限），有报道横向剪切波弹性成像技术能够探及的深度为 8cm[31-32]。ARFI 提供单束评估较小区域组织（10×5 mm）硬度，采用横向剪切波弹性成像技术能够获得感兴趣区弹性图[32]。上述 ARFI 特性可作为 TE 的替代技术已经克服了 TE 的一些不足，但准确解释其结果的质控标准尚未被良好定义！！！。

（二）临床应用

包括振动控制的 TE 和 ARFI 技术检测肝脏弹性值（LSM）已在国内许多医院常规开展，对区分轻度或无纤维化与进展期纤维化和 LC 相当可靠。是评估肝纤维化很有希望的无创技术。

1. TE 近年来，很多亚洲国家肝病患者采用 TE 评估肝纤维化研究积累了丰富经验：TE 诊断明显肝纤维化（F2）和 LC（F4）的 AUC 分别为 0.81～0.95 和 0.8～0.98。大多数研究报告采用 TE 诊断明显肝纤维化和 LC 的临界值范围分别为 6.3～7.9 和 9.0～13.8 kPa[91]。另有研究认为 TE 临床实用价值高于较大肝活检标本[92]。一项较大标本肝活检（长度 ≥20 mm）研究也证实 TE 效能极佳，检测显著肝纤维化 AUC 为 0.86，并且推荐确认和排除显著肝纤维化 LSM 临界值分别为 9.8 kPa（PLR11.0）和 5.0 kPa（NLR5.0）[93]。另有研究推荐诊断和排除显著肝纤维化的临界值分别为 9.4 kPa（PLR 14）和 6.2 kPa（NLR 0.10）。采用双临界值，可确诊 56% 患者的显著肝纤维化，或排除显著肝纤维化的准确度为 91%，因此，也排除了肝活检的必要性[94]。

较大队列研究获得强力证据显示胆红素正常患者的 LSM 值 17.0 和 10.6 kPa 可作为确定或排除 LC 的临界值，因此可避免近 80% 患者的肝活检。另有较大样本的研究显示排除或确诊 LC 的临界值稍低于上述临界值，使得 83% 的患者免做肝活检[94]。炎症坏死、肝内外胆汁淤积、肝脏充血和肥胖、腹水、药物及膳食均可能影响 TE 检查结果；例如，TE 检测胆红素异常 LC 的有效性明显降低[95]。因此，对于胆红素异常处于判断灰区的患者难以确诊 LC，推荐这些患者在胆红素恢复正常后再次做 TE 检测。鉴于影响 TE 因素较多，从某一特定人群获得的临界值用于其他人群或许可能出现偏差。例如，显著炎症坏死和胆汁淤积直接增加肝脏硬度值，并可能误诊为 LC[96-97]，特别是在早期。因此，选择 TE 检查患者时应倍加注意。

采用较大肝活检标本（≥20mm）研究胆红素正常患者显示的 TE 临界值应按照 ALT > 2×ULN 给予分层。不论 ALT 水平高低，LSM < 7.5 kPa 可排除进展性肝纤维化；ALT ≥2×ULN 和 ALT < 2×ULN 患者诊断进展性肝纤维化的 LSM 值分别为 ≥12.7 kPa 和 ≥10.6 kPa；依此，可避免 80% 的这类患者肝活检[93]。TE 值 <10 kPa 且无其他临床因素，可排除代偿期进展性慢性肝病（cACLD）；TE 值 10～15 kPa 可能为 cACLD；TE 值 >15 kPa 高度提示 cACLD[98]！！。为了改善检测纤维化的效能，TE 联合 Forns 指数显示鼓舞人心的结果[99]。近来的研究显示 TE 鉴定 CHB 并发明显肝纤维化，进展性肝纤维化和 LC 的准确度与 CHC 患者类似[100]。

关于 TE 的荟萃分析显示其检测进展性肝纤维化具有良好的诊断准确度，但对于早期纤维化检测结果的偏差较大[101]（图 8-2-1）。

采用 TE 检测肝脏硬度也可作为非侵入性工具鉴别患者 PHT，因为 TE 确定的肝脏硬度值与肝静脉压力梯度之间具有相关性[103]。

综合分析认为 TE 是评估病毒性肝炎肝纤维化的有效方法，特别是诊断 LC 的平均 AUC 为 0.94 和 0.84[104]，并已获得充分验证（而对 NAFLD 和其他慢性肝病尚未获得充分验证），诊断 LC 的准确度高于明显肝纤维化，且排除 LC 的效能优于确诊 LC[104]。但 TE 诊断显著肝纤维化的准确度并未高至足以推荐

TE 作为唯一临床应用方法[105-106]。

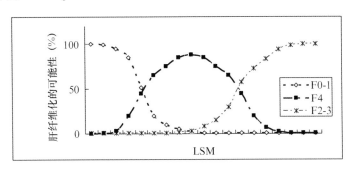

图 8-2-1　LSM 对肝纤维化评分的预测价值[102]

TE 优点包括：① 操作易于掌握，快速获得结果，非侵入性和重现性；②适于门诊患者；③由于获得的目标组织信息显著多于肝活检，显著降低了标本误差风险；④较理想的准确度。但主要限制 TE 临床应用的是大约有20%的患者检查失败或无法解读结果，并且操作者经验不足可能导致错误结果，胆汁淤积、肝脏淤血、持续过量饮酒、肥胖，腹水或肋间隙狭窄患者也可能导致结果误判[90,107]。

2. ARFI　鉴于 TE 上述局限性，极大兴趣选择在 B 型超声目视操纵下检测器官硬度。ARFI 技术特征和物理原理容许克服针对 TE 的一些限制（例如测量肥胖和腹水患者 SS 和评估 LS 过程中常常遇到技术障碍）。一些研究评估了第二代 ARFI 剪切波超声弹性成像技术显示肝脏肿瘤特征的潜在作用[31-32]，并且也已经证实是一种评估肝纤维化的有效方法[108-109]。ARFI 除上述优势外，在检测肝纤维化准确度方面与 TE 相同!!![104]，或并不优于 TE[108]。但有单中心研究提示 ARFI 弹性成像比 TE 在诊断 HCV 感染患者显著肝纤维化方面更准确[108,110]。除了能够对肝纤维化进行分期诊断外，超声 ARFI 弹性成像临床研究的最新成果显示其能够准确检测 PHT 和食管静脉曲张程度，并给予可靠的分期诊断[111-112]。并且 ARFI 不受腹水和肋间隙的影响[113]。但目前临床实践中对 ARFI/pSWE 结果的正确解读应综合考虑潜在的混杂因素：禁食至少2小时、ALT 水平 $<5\times$ULN、无肝外胆汁淤积及右心衰[104]!!。并且对不同病因的肝脏明显肝纤维化（F2）和 LC（F4）界值、AUC、敏感度、特异度应校正分类。因各研究结果不尽相同，目前难以明确统一诊断界值，包括血清学模型、TE。近来研究认为 2D-SWE 前景良好，病毒性肝炎肝纤维化分期诊断精确度与 TE 和 ARFI 相同!![104]。

声弹性成像技术完全整合在肝脏超声检查中是发展的必然趋势。而且 ARFI 技术整合入超声设备用于检测肝纤维化和 LC 更便于融入常规临床实践。相信将会有越来越多的医院将 US 与 ARFI 技术整合，并成为 US 的标准检查项目。也可预言动态 ARFI 技术在肝纤维化分期和 PHT 严重程度评估中将会发挥越来越重要的作用。

3. SSI　SSI 是一种基于声辐射和超速超声成像，用于肝纤维化分期诊断的新型技术。有研究120例慢性肝病患者 SSI 成功检测率为98.3%。结果显示，无论在全部患者（N＝120）还是病毒性肝炎亚组患者（N＝70）、明显肝纤维化亚组、LC 亚组患者，SSI 用于肝纤维化分期准确性均与 TE 一致。肝脏黏度也可被用于肝纤维化程度分期（明显肝纤维化的 AUC 值＝0.76［0.64－0.87］；肝硬化的 AUC 值＝0.87［0.74－0.99］）。具有良好的临床应用前景。

4. DEC-US　LC 微循环变化包括肝血供动脉化，肝内血管阻力增加，肝动脉侧支形成，PVP 升高和门静脉供血量减少。有研究认为采用 DEC-US 检测肝内渡越时间有助于评估肝纤维化和 LC。基于肝巨噬细胞功能受损程度是诊断 LC 的有用指标，Fujita 等[114]研究发现 DEC-US 以达峰时间≤27S 为界值诊断 LC 的敏感度为55.6%，特异度为100%。提示 DEC-US 有助于定量诊断肝纤维化，并有望诊断 LC。但 DEC-US

诊断肝纤维化分期还处于探索阶段。

5. 受控衰减参数量化评估肝脂肪变研究进展　脂肪性肝病（FLD）已取代病毒性肝炎成为当今全球患病率最高的肝病。FLD 无创诊断方法不断推陈出新，其中借助瞬时弹性检测仪（例如，Fibroscan）利用超声波在不同组织中衰减程度不一的原理，通过一种运算法则，以 Db/m 为单位评估超声波在肝组织中的衰减参数（受控衰减参数、CAP），能够无创定量程度较轻的肝脂肪变，准确区分轻度与中重度脂肪变，并能同时检测肝脏硬度。据报道 CAP 检测 5352 例脂肪肝患者发现 CAP 值的增加与 BMI、代谢综合征、酒精滥用和 LSM 值 >6 kPa 显著相关[115]。Shi 等[116]荟萃分析 9 项质量较高的临床队列研究，结果发现 CAP 检测各等级肝脂肪变的灵敏度和特异度良好，其诊断脂肪变 >5%、>33%、>66% 的灵敏度分别为 0.78［95% 可信区间（95% CI）：0.69~0.84］、0.79（95% CI：0.68~0.86）、0.85（95% CI：0.74~0.92），特异度分别为 0.79（95% CI：0.71~0.85）、0.83（95% CI：0.76~0.89）、0.79（95% CI：0.68~0.87）。近年来临床初试展现出良好诊断价值，其 CAP 能够识别病理学诊断 >5% 的肝脏脂肪变[117]。CAP 作为评估 FLD 的新方法，因其无创、快速、定量、可靠等特点，已经显示较高的临床应用价值。可能对 FLD 的筛查、诊断、肝病随访检测和 LT 评估等发挥重要作用。但应注意消减可能来自操作和受试者两个方面的测量偏倚。

二、磁共振 DWI

研究发现肝纤维化患者的 ADC 进行性降低，但测量 ADC 获得的结果在肝纤维化各期有明显重叠[118]。目前，并不推荐单一采用 DWI 评估肝纤维化分期，因为其准确度尚未高于血浆生物标志和 TE，并且后者是更便利的检测方法[118]。另外，动物实验和患者研究均显示肝纤维化 ADC 降低可能受到纤维化以外其他因素影响。这些因素包括肝脏炎症、脂肪变和血流灌注降低，并且这些因素可能在 ADC 降低中发挥重要作用[119-121]。研究显示 MRE 比 DWI 诊断肝纤维化分期准确性更高[122]。而且越来越多的研究证据显示 MRI 诊断脂肪肝分级的准确性优于 CT 或 US。

三、DCE MRI

DCE MRI 可用于评估肝纤维化和 LC 患者微循环变化。可观察到肝脏门静脉血流灌注降低、动脉血流灌注增加和平均渡越时间变化，维持或增加血流分布容积。研究发现中度肝纤维化患者已经发生这些血流灌注变化，只不过在 LC 患者中表现得更为显著，并且与肝功能和 PHT 程度相关[123]。近年来 Verloh 等[124]研究发现 Gd-EOB-DTPA 增强 MRI 肝细胞期肝脏强化程度与 MELD 评分相关。采用 gadoxetate 造影强化 MRI 评估肝纤维化，LC 和 NASH，显示通过 OATP/MRP 路径肝胆排泄的有机阴离子降低[125-128]。另外，gadoxetate 造影强化 MRI 评估肝切除后肝衰竭风险显示有希望的结果[129]。

四、MRE

MRE 是一种检测剪切波肝内传播改变相位差，采用机械波定量评估肝脏剪切模量（肝脏硬度）的弹性成像技术。该技术在常规 MRI 系统基础上适当增加软硬件就能用于上腹部检查。其优点包括评估全肝实质，不需要声窗，而且具有操作者非依赖性。单中心研究显示 MRE 是一种重现性良好的准确评估肝纤维化分期方法[130-133]。动物实验模型也显示肝脏黏弹性与形态计量法测定的肝纤维化百分比相关[134]。

虽然 MRE 受到肝脏铁含量超负荷、价格贵及耗时的影响[90]，并且一些因素也可能增加肝脏机械弹性，包括炎症、胆汁淤积、充血和 PHT[135]。但伴随着研究的不断深入明显拓展了该技术应用范围，采用多频 MRE 技术获得全肝和脾的一些黏弹性参数包括硬度、弹性、黏度系数和散射波系数显著改善了很多肝病的影像学特征，包括肝纤维化，炎症，NASH，PHT 和肝脏肿瘤。研究的确显示肝纤维化分期主要与组织弹性有关，而炎症程度主要与波散射系数有关，并且 PHT 与肝脏和脾脏黏度系数有关[136-137]。动物实验和患者研究均显示 MRE 可用于 NASH 早期诊断，炎症和激活星形细胞可解释早期 NASH 患者黏弹性值增加[138-139]。若 MRE 显示的这种较高诊断符合率被多中心临床试验进一步证实，与其特别相关的是采用这种方法与超声弹性成像形成技术互补，不但可避免中度肝纤维化患者肝活检，而且可用于 PHT 分期和评估抗肝纤维化治疗应答[90]。

MRE 诊断肝纤维化分期比 TE、APRI 和血清纤维化标志物更准确，是一种肝纤维化的准确预报器[140-141]，并具有替代肝活检潜能[141-142]。MRE 仅仅导致 14% 的患者错误分期，低于既往 MRE 研究报道 25% 的结果[143]，而采用 TE 检测导致的错误分期发生率为 34%[97]。这种较好的诊断效能部分原因是入组 CHB 患者同质性强于既往研究的多病因肝病的研究[130]。上述误分类结果可能与肝纤维化异质性和肝活检的标本误差及 MRE 技术的固有局限性有关。需要进一步采用大样本多中心研究。

然而，大多数既往相关 MRE 研究包括不同病因慢性肝病。CHB 患者并发巨结节性 LC 比 CHC 和酒精性肝硬化（AC）更常见[143]。CHB 并发 LC 患者的肝纤维化量少于 CHC[144] 和 AC[145]，导致不同病因的同期肝组织学病变呈现不同的肝脏硬度值。虽然少数 MRE 研究已经观察了单病因肝病，例如 CHC[141]，酒精性肝病[146]，NASH[147] 和戈谢病[148]。

采用 MRE 检测 CHB 肝纤维化和显著纤维化的临界值（分别为 2.74 kPa，3.2 kPa）高于那些 CHC（分别为 2.42 kPa，3.16 kPa）[149] 和酒精性肝纤维化[146]（分别为 2.20 kPa，2.57 kPa）报道。鉴别 NASH 和单纯脂肪肝的临界值为 2.74 kPa[139]。CHB 进展性肝纤维化和相关 LC 临界值（分别为 3.7 kPa、4.33 kPa）[149] 低于那些 CHC 进展性肝纤维化和相关 LC 临界值（4.21 kPa 和 6.20 kPa）[141] 和 NASH 进展性肝纤维化（4.3 kPa）[147]。这些差异可能与 CHC 微结节性 LC 和更多纤维化[144] 和 NASH 相关炎症有关；并可能代表着不同病因纤维化的差别，特别是进展性肝纤维化，提示不同病因纤维化临床应用分期诊断临界值差异。然而，需要大样本不同病因 LC 患者的比较研究确认这些结果。

血清 ALT 水平并未显示与 MRE 和肝组织学纤维化分期的显著相关性，肝组织存在脂肪变也不影响 MRE 对肝脏硬度的评估[130,149]。

MRE 尚未普及。采用常规二维快速梯度回波（GRE）序列 MRE 可能难以用于肝脏铁含量较高患者，这是因为获取的肝脏信号很差。能够克服这些限制的应用程序近来有了进展[150]，很快将会应用于临床。虽然 MRE 比血清学标志物昂贵，但其准确度显著升高；并且 MRE 易与常规肝脏 MRI 组合一次性综合评估肝脏脂肪变，局部病灶及肝脏硬度。

五、CT

CT 扫描用于评估肝纤维化具有局限性，仅仅能够检测到 LC 或中、晚期肝纤维化影像。这是因为肝纤维化分期越高，其肝脏不均质强化患者的比例越高，常规 CT 研究统计学分析发现肝纤维化 S4 与 S1、S2、S3 以及正常肝脏 S0 之间有显著性差异。另外公认脾脏大小与肝纤维化程度之间具有相关性。基于上述理论，近来研发的新型纤维化-CT 工具检测 CHC 患者的中、重度肝纤维化，其 AUC 分别为 0.83 和 0.93[151]。然而，这种技术的有效性需要进一步研究，特别是 CHB 患者。另外，脂肪性炎症坏死对 CT 结果的影响，并且其重现性尚未被确认。

总之，近十年来肝纤维化、肝脂肪变、LC 及其 FLL 影像学诊断取得显著进展，肝病超声和 MR 影像学进展已经从定性解剖影像学扩展至定量解剖影像学和功能影像学领域。采用 DTI、PWI 和肝细胞转运影像技术及弹性成像技术可获得影像生物学标记信息，使其检测和揭示弥漫性肝病、肝脏肿瘤特征和评估治疗应答作用跃增。综合目前获得的 MRI、超声和 CAP 影像学生物标志信息，显著改善了检测弥漫性肝病及肝脏 FLL 特征，和评估其治疗应答。利用 DTI，PWI，肝细胞转运功能成像和弹性成像技术采集到的影像学生物标记，再加上图像采集和后处理方法标准化，其结果将会得到医院间互认，并能够提高诊断符合率和重现性。多参数输出超声检查术与更加完美的 MR 影像与影像生物学标记相结合，显著提高了诊断准确度。为了临床尽早广泛推广肝病影像生物学标记技术，这些新技术诊断肝纤维化或 LC 不同分层亚型患者的临界值及影响检测结果的相关因素迫切需要更大样本的多中心临床研究验证。

参考文献

［1］Galea N，Cantisani V，Taouli B. Liver lesion detection and characterization：role of diffusion-weighted imaging. J Magn Reson Imaging，2013，37：1260－1276.

［2］Low RN. Abdominal MRI advances in the detection of liver tumours and characterisation. Lancet Oncol，2007，8：525－535.

［3］Van Beers BE，Doblas S，Sinkus R. New acquisition techniques：fields of application. Abdom Imaging，2011，37：155－163.

［4］Talwalkar JA，Yin M，Fidler JL，et al. Magnetic resonance imaging of hepatic fibrosis：emerging clinical applications. Hepatology，2008，47：332－342.

［5］Taouli B，Ehman RL，Reeder SB. Advanced MRI methods for assessment of chronic liver disease. AJR Am J Roentgenol，2009，193：14－27.

［6］Kiessling F，Fokong S，Bzyl J，et al. Recent advances in molecular，multimodal and theranostic ultrasound imaging. Adv Drug Deliv Rev，2014，72：15－27.

［7］Claudon M，Cosgrove D，Albrecht T，et al. Guidelines and good clinical practice recommendations for contrast enhanced ultrasound（CEUS）-update 2008. Ultraschall in Med，2008，29：28－44.

［8］Nicolau C，Ripolles T. Contrast-enhanced ultrasound in abdominal imaging. Abdom Imaging，2012，37：1－19.

［9］Claudon M，Dietrich CF，Choi BI，et al. Guidelines and good clinical practice recommendations for contrast enhanced utrasound（CEUS）in the liver-update 2012：A WFUMB-EFSUMB initiative in cooperation with representatives of AFSUMB，AIUM，ASUM，FLAUS and ICUS. Ultrasound Med Biol，2013，39：187－210.

［10］Bolondi L. The appropriate allocation of CEUS in the diagnostic algorithm of liver lesions：a debated issue. Ultrasound Med Biol，2013，39：183－185.

［11］Bruix J，Sherman M. Management of hepatocellular carcinoma. Hepatology，2005，42：1208－1236.

［12］Kudo M，Izumi N，Kokudo N，et al. Management of hepatocellular carcinoma in Japan：Consensus-based clinical practice guidelines proposed by the Japan Society of Hepatology（JSH）2010 updated version. Dig Dis，2011，29：339－364.

［13］Bruix J，Sherman M. Management of hepatocellular carcinoma：an update. Hepatology，2011，53：1020－1022.

［14］EASL，EORTC. EASL-EORTC clinical practice guidelines：management of hepatocellular carcinoma. JHepatol，2012，56：908－943.

［15］Vilana R，Forner A，Bianchi L，et al. Intrahepatic peripheral cholangiocarcinoma in cirrhosis patients may display a vascular pattern similar to hepatocellular carcinoma on contrast-enhanced ultrasound. Hepatology，2010，51：2020－2029.

［16］Trillaud H，Bruel JM，Valette PJ，et al. Characterization of focal liver lesions with SonoVue-enhanced sonography：international multicenter study in comparison to CT and MRI. World J Gastroenterol，2009，15：3748－3756.

［17］Westwood M，Joore M，Grutters J，et al. Contrastenhanced ultrasound using SonoVue（R）（sulphur hexafluoride microbubbles）compared with contrast-enhanced computed tomography and contrast-enhanced magnetic resonance imaging for the characterisation of focal liver lesions and detection of liver metastases：a systematic review and cost-effectiveness analysis. Health Technol Assess，2013，17：1－243.

［18］ Lassau N，Koscielny S，Chami L，et al. Advanced hepatocellular carcinoma：early evaluation of response to bevacizumab therapy at dynamic contrast-enhanced US with quantification-preliminary results. Radiology，2011，258：291 － 300.

［19］ Gauthier M，Tabarout F，Leguerney I，et al. Assessment of quantitative perfusion parameters by dynamic contrast-enhanced sonography using a deconvolution method：an in vitro and in vivo study. J Ultrasound Med，2012，31：595 － 608.

［20］ Palmowski M，Morgenstern B，Hauff P，et al. Pharmacodynamics of streptavidin-coated cyanoacrylate microbubbles designed for molecular ultrasound imaging. Invest Radiol，2008，43：162 － 169.

［21］ Wilson SR，Kim TK，Jang HJ，et al. Enhancement patterns of focal liver masses：discordance between contrast-enhanced sonography and contrast-enhanced CT and MRI. Am JRoentgenol，2007，189：W7 － W12.

［22］ Korenaga K，Korenaga M，Furukawa M，et al. Usefulness of Sonazoid contrast-enhanced ultrasonography for hepatocellular carcinoma：comparison with pathological diagnosis and superparamagnetic iron oxide magnetic resonance images. J Gastroenterol，2009，44：733 － 741.

［23］ Claudon M.，Dietrich C. F. et al. Guidelines and Good Clinical Practice Recommendations for Contrast Enhanced Ultrasound（DCE-US）in the Liver-Update 2012. Ultraschall in Med，2013，34：11 － 29.

［24］ Bruix J，Sherman M. Management of hepatocellular carcinoma：an update. Hepatology，2011，53：1020 － 1022.

［25］ Boozari B，Soudah B，Rifai K，et al. Grading of hypervascular hepatocellular carcinoma using late phase of contrast enhanced sonography-a prospective study. Dig Liver Dis，2011，43：484 － 490.

［26］ Fan ZH，Chen MH，Dai Y，et al. Evaluation ofprimarymalignancies of the liver using contrast-enhanced sonography：correlation with pathology. Am J Roentgenol，2006，186：1512 － 1519.

［27］ Foschi FG，Dall'Aglio AC，Marano G. et al. Role of contrast-enhanced ultrasonography in primary hepatic lymphoma. J Ultrasound Med，2010，29：1353 － 1356.

［28］ Forner A，Vilana R，Ayuso C，et al. Diagnosis of hepatic nodules 20mmor smaller in cirrhosis：Prospective validation of the noninvasive diagnostic criteria for hepatocellular carcinoma. Hepatology，2008，47：97 － 104.

［29］ Sangiovanni A，Manini MA，Iavarone M，et al. The diagnostic and economic impact of contrast imaging techniques in the diagnosis of small hepatocellular carcinoma in cirrhosis. Gut，2010，59：638 － 644.

［30］ IavaroneM，Sangiovanni A，Forzenigo LV，et al. Diagnosis of hepatocellular carcinoma in cirrhosis by dynamic contrast imaging：the importance of tumor cell differentiation. Hepatology，2010，52：1723 － 1730.

［31］ Frulio N，Laumonier H，Carteret T，et al. Evaluation of liver tumors using acoustic radiation force impulse elastography and correlation with histologic data. J Ultrasound Med，2013，32：121 － 130.

［32］ Guibal A，Boularan C，Bruce M，et al. Evaluation of shearwave elastography for the characterisation of focal liver lesions on ultrasound. Eur Radiol，2013，23：1138 － 1149.

［33］ Ronot M，Di Renzo S，Gregoli B，et al. Characterization of fortuitously discovered focal liver lesions：additional information provided by shearwave elastography. Eur Radiol，2014，Sep 19.

［34］ Zhang P，Zhou P，Tian SM，et al. Diagnostic performance ofcontrastenhanced sonography and acoustic radiation force impulse imaging in solid liver lesions. J Ultrasound Med，2014，33：205 － 214.

［35］ Tanter M，Fink M. Ultrafast imaging in biomedical ultrasound. IEEE Trans Ultrason Ferroelectr Freq Control，2014，61：102 － 119.

［36］ Fraquelli M，Rigamonti C，Casazza G，et al. Etiologyrelated determinants of liver stiffness values in chronic viral hepatitis B or C. J Hepatol，2010，54：621 － 628.

［37］ Berzigotti A，Castera L. Update on ultrasound imaging of liver fibrosis. J Hepatol 2013，59：180 － 182.

［38］ Lowenthal D，Zeile M，Lim WY，et al. Detection and characterisation of focal liver lesions in colorectal carcinoma patients：comparison of diffusion-weighted and Gd-EOB-DTPA enhanced MR imaging. Eur Radiol，2011，21：832 － 840.

［39］ Wagner M，Maggiori L，Ronot M，et al. Diffusionweighted and T2-weighted MR imaging for colorectal liver metastases detection in a rat model at 7 T: a comparative study using histological examination as reference. Eur Radiol, 2013, 23: 2156 – 2164.

［40］ Donati OF, Fischer MA, Chuck N, et al. Accuracy and confidence of Gd-EOB-DTPA enhanced MRI and diffusion-weighted imaging alone and in combination for the diagnosis of liver metastases. Eur J Radiol, 2013, 82: 822 – 828.

［41］ Bruegel M, Holzapfel K, Gaa J, et al. Characterization of focal liver lesions by ADC measurements using a respiratory triggered diffusion-weighted single-shot echo-planar MR imaging technique. Eur Radiol, 2008, 18: 477 – 485.

［42］ Parikh T, Drew SJ, Lee VS, et al. Focal liver lesion detection and characterization with diffusion-weighted MR imaging: comparison with standard breath-hold T2-weighted imaging. Radiology, 2008, 246: 812 – 822.

［43］ Agnello F, Ronot M, Valla DC, et al. High-b-value diffusion-weighted MR imaging of benign hepatocellular lesions: quantitative and qualitative analysis. Radiology, 2012, 262: 511 – 519.

［44］ Xu PJ, Yan FH, Wang JH, et al. Contribution of diffusion-weighted magnetic resonance imaging in the characterization of hepatocellular carcinomas and dysplastic nodules in cirrhotic liver. JComput Assist Tomogr, 2010, 34: 506 – 512.

［45］ Piana G, Trinquart L, Meskine N, et al. New MR imaging criteria with a diffusion-weighted sequence for the diagnosis of hepatocellular carcinoma in chronic liver diseases. J Hepatol, 2011, 55: 126 – 132.

［46］ Park MJ, Kim YK, Lee MH, et al. Validation of diagnostic criteria usinggadoxetic acid-enhanced and diffusion-weighted MR imaging for small hepatocellular carcinoma (< = 2.0 cm) in patients with hepatitis-induced liver cirrhosis. Acta Radiol, 2013, 54: 127 – 136.

［47］ Doblas S, Wagner M, Leitao HS, et al. Determination of malignancy and characterization of hepatic tumor type with diffusion-weighted magnetic resonance imaging: comparison of apparent diffusion coefficient and intravoxel incoherent motion-derived measurements. Invest Radiol, 2013, 48: 722 – 728.

［48］ Van Beers BE, PastorCM, Hussain HK. Primovist, Eovist: what to expect? J Hepatol, 2012, 57: 421 – 429.

［49］ Jia J, Puls D, Oswald S, et al. Characterization of the intestinal and hepatic uptake/efflux transport of the magnetic resonance imaging contrast agent gadolinium-ethoxylbenzyl-diethylenetriamine-pentaacetic acid. Invest Radiol, 2014, 49: 78 – 86.

［50］ Nilsson H, Nordell A, Vargas R, et al. L. Assessment of hepatic extraction fraction and input relative blood flow using dynamic hepatocyte-specific contrastenhanced MRI. J Magn Reson Imaging, 2009, 29: 1323 – 1331.

［51］ Sourbron S, Sommer WH, Reiser MF, et al. Combined quantification of liver perfusion and function with dynamic gadoxetic acid-enhanced MR imaging. Radiology, 2012, 263: 874 – 883.

［52］ Hussain HK, Londy FJ, Francis IR, et al. Hepatic arterial phase MR imaging with automated bolus detection three dimensional fast gradient-recalled echo sequence: comparison with test bolus method. Radiology, 2003, 226: 558 – 566.

［53］ Golfieri R, Renzulli M, Lucidi V, et al. Contribution of the hepatobiliary phase of Gd-EOB-DTPA-enhanced MRI to Dynamic MRI in the detection of hypovascular small (</ = 2 cm) HCC in cirrhosis. Eur Radiol, 2011, 21: 1233 – 1242.

［54］ Granito A, Galassi M, Piscaglia F, et al. Impact of gadoxetic acid (Gd-EOB-DTPA) -enhanced magnetic resonance on the non-invasive diagnosis of small hepatocellular carcinoma: a prospective study. Aliment Pharmacol Ther, 2013, 37: 355 – 363.

［55］ Grazioli L, Bondioni MP, Haradome H, et al. Hepatocellular adenoma and focal nodular hyperplasia: value of gadoxetic acid-enhanced MR imaging in differential diagnosis. Radiology, 2012, 262: 520 – 529.

［56］ Akai H, Matsuda I, Kiryu S, et al. Fate of hypointense lesions on Gd-EOB-DTPA-enhanced magnetic resonance imaging. Eur J Radiol, 2012, 81: 2973 – 2977.

［57］ Ronot M, Vilgrain V. Hepatocellular carcinoma: Diagnostic criteria by imaging techniques. Best Pract Res Clin Gastroenterol, 2014, 28: 795 – 812.

［58］ Kim YK, Lee WJ, Park MJ, et al. Hypovascular hypointense nodules on hepatobiliary phase gadoxetic acid-enhanced MR images in patients with cirrhosis: potential of DW imaging in predicting progression to hypervascular HCC. Radiology, 2012, 265: 104 – 114.

［59］ Willatt JM, Hussain HK, Adusumilli S, et al. MR imaging of hepatocellular carcinoma in the cirrhotic liver: challenges and controversies. Radiology, 2008, 247：311 – 330.

[60] Ahn SS, Kim MJ, Lim JS, et al. Added value of gadoxetic acid-enhanced hepatobiliary phase MR imaging in the diagnosis of hepatocellular carcinoma. Radiology, 2010, 255：459 – 466.

[61] Sano K, Ichikawa T, Motosugi U. et al. Imaging study of early hepatocellular carcinoma：usefulness of gadoxetic acid-enhanced MR imaging. Radiology, 2011, 261：834 – 844.

[62] Haradome H, Grazioli L, Tinti R, et al. Additional value of gadoxetic acid-DTPA-enhanced hepatobiliary phase MR imaging in the diagnosis of early-stage hepatocellular carcinoma：comparison with dynamic triple-phase multidetector CT imaging. J Magn Reson Imaging, 2011, 34：69 – 78.

[63] Kitao A, Zen Y, Matsui O, et al. Hepatocellular carcinoma：signal intensity at gadoxetic acid-enhanced MR Imaging-correlation with molecular transporters and histopathologic features. Radiology, 2010, 256：817 – 826.

[64] Ichikawa T. MRI in the evaluation of hepatocellular nodules：role of pulse sequences and contrast agents. Intervirology, 2004, 47：252 – 270.

[65] Higaki A, Ito K, Tamada T. et al. High-risk nodules detected in the hepatobiliary phase of Gd-EOB-DTPA-enhanced mr imaging in cirrhosis or chronic hepatitis：incidence and predictive factors for hypervascular transformation, preliminary results. J Magn Reson Imaging. 37：1377 – 1381.

[66] Kudo M, Izumi N, Kokudo N, et al. Management of hepatocellular carcinoma in Japan：consensus-based clinical practice guidelines proposed by the Japan Society of Hepatology (JSH) 2010 updated version. Dig Dis, 2201, 9：339 – 364.

[67] Motosugi U, Ichikawa T, Sano K, et al. Outcome of hypovascular hepatic nodules revealing no gadoxetic acid uptake in patients with chronic liver disease. JMagn Reson Imaging, 2011, 34：88 – 94.

[68] Kim YK, Lee WJ, Park MJ, et al. Hypovascular hypointense nodules on hepatobiliary phase gadoxetic acid-enhancedMR images in patients with cirrhosis：potential ofDW imaging in predicting progression to hypervascular HCC. Radiology, 2012, 265：104 – 114.

[69] Hyodo T, Murakami T, Imai Y, et al. Hypovascular nodules in patients with chronic liver disease：risk factors for development of hypervascular hepatocellular carcinoma. Radiology, 2013, 266：480 – 490.

[70] NeoplasiaI CGfH Pathologic diagnosis of early hepatocellular carcinoma：a report of the international consensus group for hepatocellular neoplasia. Hepatology, 2009, 49：658 – 664.

[71] Kutami R, Nakashima Y, Nakashima O, et al. Pathomorphologic study on the mechanism of fatty change in small hepatocellular carcinoma of humans. J Hepatol, 2000, 33：282 – 289.

[72] Martin J, Sentis M, Zidan A, et al. Fatty metamorphosis of hepatocellular carcinoma：detection with chemical shift gradientecho MR imaging. Radiology, 1995, 195：125 – 130.

[73] Matsui M, Kadoya M, Kameyama T, et al. Adenomatous hyperplastic nodules in the cirrhotic liver：differentiation from hepatocellular carcinoma with MR imaging. Radiology, 1989, 173：123 – 126.

[74] LeMoigne F, Durieux M, Bancel B, et al. Impact of diffusionweighted MRimaging on the characterization of small hepatocellular carcinoma in the cirrhotic liver. Magn Reson Imaging. 30：656 – 665.

[75] Atsushi Higaki. Prognosis of small hepatocellular nodules detected only at the hepatobiliary phase of Gd-EOB-DTPA-enhanced MR imaging as hypointensity in cirrhosis or chronic hepatitis. Eur Radiol, 2014, 24：2476 – 2481.

[76] O'Connor JP, Jackson A, Parker GJ, et al. Dynamic contrast-enhanced MRI in clinical trials of antivascular therapies. Nat Rev Clin Oncol, 2012, 9：167 – 177.

[77] Sinkus R, Tanter M, Xydeas T, et al. Viscoelastic shear properties of in vivo breast lesions measured by MR elastography. Magn Reson Imaging, 2005, 23：159 – 165.

[78] Garteiser P, Sahebjavaher RS, Ter Beek LC, et al. Rapid acquisition of multifrequency, multislice and multidirectional MR elastography data with a fractionally encoded gradient echo sequence. NMR Biomed, 2013, 26：1326 – 1335.

［79］Venkatesh SK，Yin M，Glockner JF，et al. MR elastography of liver tumors：preliminary results. AJR Am J Roentgenol，2008，190：1534－1540.

［80］Garteiser P，Doblas S，Daire JL，et al. MR elastography of liver tumours：value of viscoelastic properties for tumour characterisation. Eur Radiol，2012，22：2169－2177.

［81］Juge L，Doan BT，Seguin J，et al. Colon tumor growth and antivascular treatment in mice：complementary assessment with MR elastography and diffusion-weighted MR Imaging. Radiology，2012，264：436－444.

［82］Pepin KM，Chen J，Glaser KJ，et al. MR elastography derived shear stiffness-a new imaging biomarker for the assessment of early tumor response to chemotherapy. Magn Reson Med，2014，71：1834－1840.

［83］Li J，Jamin Y，Boult JK，et al. Tumour biomechanical response to the vascular disrupting agent ZD6126 in vivo assessed by magnetic resonance elastography. Br J Cancer，2014，110：1727－1732.

［84］Dewall RJ. Ultrasound elastography：principles，techniques，and clinical applications. Crit Rev Biomed Eng，2013，41：1－19.

［85］Rinella ME. Nonalcoholic fatty liver disease：a systematic review［J］. JAMA，2015，131（22）：2263－2273.

［86］Sandrin L，Fourquet B，Hasquenoph JM，et al. Transient elastography：a new noninvasive method for assessment of hepatic fibrosis. Ultrasound Med Biol，2003，29：1705－1713.

［87］Nightingale K，Soo MS，Nightingale R，et al. Acoustic radiation force impulse imaging：in vivo demonstration of clinical feasibility. Ultrasound Med Biol，2002，28：227－235.

［88］Chen S，Sanchez W，Callstrom MR，et al. Assessment of liver viscoelasticity by using shear waves induced by ultrasound radiation force. Radiology，2013，266：964－970.

［89］Vappou J. Magnetic resonance-and ultrasound imaging-based elasticity imaging methods：a review. Crit Rev Biomed Eng，2012，40：121－134.

［90］Castera L. Noninvasive methods to assess liver disease in patients with hepatitis B or C. Gastroenterology，2012，142：1293－1302.

［91］Sarin SK，Kumar M，Lau GK，et al. Asian-Pacific clinical practice guidelines on the management of hepatitis B：a 2015 update［J］. Hepatol Int，2016，10（1）：1－98.

［92］Ziol M，Handra-Luca A，Kettaneh A，et al. Noninvasive assessment of liver fibrosis by measurement of stiffness in patients with chronic hepatitis C. Hepatology，2005，41：48－54.

［93］Chen YP，Liang XE，Zhang Q，et al. Larger biopsies evaluation of transient elastography for detecting advanced fibrosis in patients with compensated chronic hepatitis B. J Gastroenterol Hepatol，2012，27：1219－1226.

［94］Vigano`M，Paggi S，Lampertico P，et al. Dual cut-off transient elastography to assess liver fibrosis in chronic hepatitis B：a cohort study with internal validation. Aliment Pharmacol Ther，2011，34：353－362.

［95］Chen YP，Liang XE，Dai L，et al. Improving transient elastography performance for detectinghepatitis B cirrhosis. Dig Liver Dis，2012，44：61－66.

［96］Liang XE，Chen YP，Zhang Q，et al. Dynamic evaluation paralleled with bilirubin and ALT normalization to improve diagnostic accuracy of FibroScan_in patients with hepatitis B exacerbation. J Viral Hepat，2011，18：884－891.

［97］Myers RP，Crotty P，Pomier-Layrargues G，et al. Prevalence，risk factors and causes of discordance in fibrosis staging by transient elastography and liver biopsy. Liver Int，2010，30：1471－1480.

［98］Chan HL，Wong GL，Choi PC，et al. Alanine aminotransferasebased algorithms of liver stiffness measurement by transient elastography（Fibroscan）for liver fibrosis in chronic hepatitis B. J Viral Hepat，2009，16：36－44.

［99］Wong GLH，Wong VWS，Choi PCL，et al. Development of a non-invasive algorithm with transient elastography（Fibro-scan）and serum test formula for advanced liver fibrosis in chronic hepatitis B. Aliment Pharmacol Ther，2010，31：1095－1103.

［100］Crespo G，Ferna`ndez-Varo G，Marin⁓o Z，et al. ARFI，Fibroscan，ELF，and their combinations in the assessment of liver fibrosis：a prospective study. J Hepatol，2012，57：281－287.

［101］Friedrich-Rust M，Ong MF，Martens S，et al. Performance of transientelastography for the staging of liver fibrosis：a meta-analysis. Gastroenterology. 134：960－974.

［102］KEMP W，LEVY M ，WELTMAN M，et al. Australian Liver Association（ALA）expert consensus recommendations for the use of transientelastography in chronic viral hepatitis［J］. J Gastroenterol Hepatol，2015，30（3）：453－462.

［103］DEFRANCHISR，Baveno VI Faculty. Expanding consensus in portal hypertension：report of the Baveno VI Consensus Workshop：stratifying risk and individualizing care for portal hypertension［J］. J Hepatol，2015，63（3）：743－752.

［104］European Association for the Study of the Liver. Electronic address：easloffice@easloffice. eu；Asociacion Latinoa-mericana para el Estudio del Higado. EASL-ALEH clinical practice guidelines：non-invasive tests for evaluation of liver disease severity and prognosis［J］J Hepatol，2015.

［105］Degos F，Perez P，Roche B，et al. Diagnostic accuracy of FibroScan and comparison to liver fibrosis biomarkers in chronic viral hepatitis：a multicenter prospective study（the FIBROSTICstudy）. J Hepatol，2010，53：1013－1021.

［106］Tsochatzis EA，Gurusamy KS，Ntaoula S，et al. Elastography for the diagnosis of severity of fibrosis in chronic liver disease：a meta-analysis of diagnostic accuracy. J Hepatol，2011，54：650－659.

［107］Castera L，Foucher J，Bernard PH，et al. Pitfalls of liver stiffness measurement：a 5-year prospective study of 13，369 examinations. Hepatology，2010，51：828－835.

［108］Friedrich-Rust M，Nierhoff J，Lupsor M，et al. Performance of acoustic radiation force impulse imaging for the staging of liver fibrosis：a pooled meta-analysis. J Viral Hepat，2012，19：212－219.

［109］Arda K，Ciledag N，Aribas BK，. Quantitative assessment of the elasticity values of liver with shear wave ultrasonographic elastography. Indian j med res，2013，137：911－915.

［110］Ferraioli G，Tinelli C，Dal Bello B，et al. Accuracy of real-time shear wave elastography for assessing liver fibrosis in chronic hepatitis C：a pilot study. Hepatology，2012，56：2125－2133.

［111］Berzigotti A，Seijo S，Arena U，et al. Elastography，spleen size，and platelet count identify portal hypertension in patients with compensated cirrhosis. Gastroenterology，2013，144：102－111.

［112］Takuma Y，Nouso K，Morimoto Y，et al. Measurement of spleen stiffness by acoustic radiation force impulse imaging identifies cirrhotic patients with esophageal varices. Gastroenterology，2013，144：92－101.

［113］Mori K，Arai T. Spleen stiffness correlates with the presence of ascites but not esophageal varices in chronic hepatitis C patients［J］. Biomed Res Int，2013，2013：857－862.

［114］FUJITA Y，WATANABE M，SASAO K，et al. Investigation of liver parenchymal flow using contrast-enhanced ultra-sound in patients with alcoholic liver disease［J］. Alcohol Clin Exp Res，2004，28（8Suppl Proceedings）：169s-173s.

［115］de LEDINGHEN V，VERGNIOL J，CAPDEPONT M，et al. Controlled attenuation parameter（CAP）for the diagnosis of steatosis：a prospective study of 5323examinastions［J］. J Hepatol，2014，60（5）：1026－1031.

［116］SHI KQ，TANG JZ，ZHU XL，et al. Controlled attenuation parameter for the detection of steatosis severity in chronic liver disease：a meta-analysis of diagnostic accuracy［J］. J GastroenterolHepatol，2014，29（6）：1149－1158.

［117］Shen F，Zheng RD，Mi YQ，et al. Controlled attenuation parameter for non-invasive assessment of hepatic steatosis in Chinese patients［J］. World J of Gastroenterol，2014，20（16）：4702－4711.

［118］Lewin M，Poujol-Robert A，Boelle PY，et al. Diffusionweighted magnetic resonance imaging for the assessment of fibrosis in chronic hepatitis C. Hepatology，2007，46：658－665.

［119］Luciani A，Vignaud A，Cavet M，et al. Liver cirrhosis：intravoxel incoherent motion MR imaging-pilot study. Radiology，2008，249：891－899.

［120］Annet L，Peeters F，Abarca-Quinones J，et al. Assessment of diffusion-weighted MR imaging in liver fibrosis. J Magn Reson Imaging，2007，25：122－128.

［121］Leitao HS, Doblas S, d'Assignies G, et al. Fat deposition decreases diffusion parameters at MRI：a study in phantoms and patients with liver steatosis. Eur Radiol, 2013, 23：461 - 467.

［122］Wang Y, Ganger DR, Levitsky J, et al. Assessment of chronic hepatitis and fibrosis：comparison of MR elastography and diffusion-weighted imaging. AJR Am J Roentgenol, 2011, 196：553 - 561.

［123］Hagiwara M, Rusinek H, Lee VS, et al. Advanced liver fibrosis：diagnosis with 3D whole-liver perfusion MR imaging-initial experience. Radiology, 2008, 246：926 - 934.

［124］VERLOH N, HAIMERL M, ZEMAN F, et al. Assessing liver function by liver enhancement during the hepatobiliary phase with Gd-EOB-DTPA-enhanced MRI at 3 Tesla ［J］. Eur Radiol, 2014, 24（5）：1013 - 1019.

［125］Lagadec M, Doblas S, Giraudeau C, et al. Advanced fibrosis：correlation between pharmacokinetic parameters at dynamic gadoxetate-enhanced MR imaging and hepatocyte organic anion transporter expression in rat liver. Radiology, 2014, Oct 7.

［126］Bastati N, Feier D, Wibmer A, et al. Noninvasive differentiation of simple steatosis and steatohepatitis by using gadoxetic acid-enhanced MR imaging in patients with nonalcoholic fatty liver disease：a proof-of-concept study. Radiology, 2014, 271：739 - 747.

［127］Nilsson H, Blomqvist L, Douglas L, et al. Gd-EOBDTPA-enhanced MRI for the assessment of liver function and volume in liver cirrhosis. Br J Radiol, 2013, 86.

［128］Feier D, Balassy C, Bastati N, et al. Liver fibrosis：histopathologic and biochemical influences on diagnostic efficacy of hepatobiliary contrastenhanced MR imaging in staging. Radiology, 2013, 269：460 - 468.

［129］Wibmer A, Prusa AM, Nolz R, et al. Liver failure after major liver resection：risk assessment by using preoperative gadoxetic acid-enhanced 3-T MR imaging. Radiology, 2013, 269：777 - 786.

［130］Huwart L, Sempoux C, Vicaut E, et al. Magnetic resonance elastography for the noninvasive staging of liver fibrosis. Gastroenterology, 2008, 135：32 - 40.

［131］Huwart L, Sempoux C, Salameh N, et al. Liver fibrosis：noninvasive assessment with MR elastography versus aspartate aminotransferase-toplatelet ratio index. Radiology, 2007, 245：458 - 466.

［132］Yin M, Talwalkar JA, Glaser KJ, et al. Assessment of hepatic fibrosis with magnetic resonance elastography. Clin Gastroenterol Hepatol, 2007, 5：1207 - 1213.

［133］Asbach P, Klatt D, Schlosser B, et al. Viscoelasticitybased staging of hepatic fibrosis with multifrequency MR elastography. Radiology, 2010, 257：80 - 86.

［134］Salameh N, Peeters F, Sinkus R, et al. Hepatic viscoelastic parameters measured with MR elastography：correlations with quantitative analysis of liver fibrosis in the rat. J Magn Reson Imaging, 2007, 26：956 - 962.

［135］Coco B, Oliveri F, Maina AM, et al. Transient elastography：a new surrogate marker of liver fibrosis influenced by major changes of transaminases. J Viral Hepat, 2007, 14：360 - 369.

［136］Ronot M, Lambert S, Elkrief L, et al. Assessment of portal hypertension and high-risk oesophageal varices with liver and spleen threedimensional multifrequency MR elastography in liver cirrhosis. Eur Radiol, 2014, 24：1394 - 1402.

［137］Ronot M, Lambert S, Wagner M, et al. Viscoelastic parameters for quantifying liver fibrosis：three-dimensional multifrequency MR elastography study on thin liver rat slices. PLOS One, 2014, 9：946 - 979.

［138］Salameh N, Larrat B, Abarca-Quinones J, et al. Early detection of steatohepatitis in fatty rat liver by using MR elastography. Radiology, 2009, 253：90 - 97.

［139］Chen J, Talwalkar JA, Yin M, et al. Early detection of nonalcoholic steatohepatitis in patients with nonalcoholic fatty liver disease by using MR elastography. Radiology, 2011, 259：749 - 756.

［140］Wang QB, Zhu H, Liu HL, et al. Performanceofmagnetic resonance elastography and diffusion-weighted imaging for the staging of hepatic fibrosis：a meta-analysis. Hepatology, 2012, 56：239 - 247.

［141］Ichikawa S, Motosugi U. Tet al Magnetic resonance elastography for staging liver fibrosis in chronic hepatitis C. Magn Reson Med Sci, 2012, 11：291 - 297.

［142］ Goyal R，Mallick SR，Mahanta M，et al. Fibroscan can avoid liver biopsy in Indian patients with chronic hepatitis B. J gastroenterol hepatol，2013，28：1738－1745.

［143］ Vizzotto L，Vertemati M，Gambacorta M，et al. Computerized morphometry in liver cirrhosis：histological and immunohistochemical properties. In：Liver cirrhosis：new research. Nova Science，New York，2005，97－112.

［144］ Marcellin P，ZiolM，Bedossa P et al Non-invasive assessment of liver fibrosis by stiffness measurement in patients with chronic hepatitis B. Liver Int，2009，29：242－247.

［145］ Vizzotto L，Vertemati M，Gambacorta M，et al. Analysis of histological and immunohistochemical patterns of the liver in posthepatitic and alcoholic cirrhosis by computerized morphometry. Mod Pathol，2002，15：798－806.

［146］ Bensamoun SF，Leclerc GE，Debernard L，et al Cutoff values for alcoholic liver fibrosis using magnetic resonance elastography technique. Alcohol Clin Exp Res，2013，37：811－817.

［147］ Kim D，Kim WR，Talwalkar JA，et al. Advanced fibrosis in nonalcoholic fatty liver disease：noninvasive assessment with MR elastography. Radiology. doi，2013，10：1148.

［148］ Bohte AE，van Dussen L，Akkerman EM，et al. Liver fibrosis in type I Gaucher disease：magnetic resonance imaging，transient elastography and parameters of iron storage. PLoS One，2013，8：e57507.

［149］ Sudhakar，Kundapur，Venkatesh，et al. Magnetic resonance elastography for the detection and staging of liver fibrosis in chronic hepatitis B. Eur Radiol，2014，24：70－78.

［150］ Mariappan YK，Venkatesh SK，Glaser KJ，et al. elastography of liver with iron overload：development，evaluation and preliminary clinical experience with improved spin echo and spin echo EPI sequences. Proceedings of the 21st annual meeting of ISMRM，Salt Lake City，2012.

［151］ Romero-Go′mez M，Go′mez-Gonza′lez E，Madrazo A，et al. Optical analysis of computed tomography images of the liver predicts fibrosis stage and distribution in chronic hepatitis C. Hepatology，2008，47：810－816.

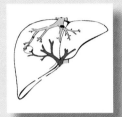
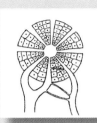
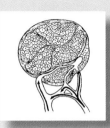

病　因　篇

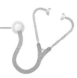

肝硬化总论

　　肝硬化（LC）是长期暴露在各种病因刺激、慢性进行性肝病的终末期表现。1977 年 WHO 工作组将 LC 定义为："具有弥漫性纤维化特征和肝脏正常结构转变为异常结节。"[1-2] 此定义关键点是病变累及整个肝脏，且结构发生显著破坏。肝脏形态学变化程度依赖 LC 病因和病期。广泛形态学病变从无症状、非特异性主诉和实验室发现异常至威胁生命的并发症。大多数患者在 LC 与其基础肝病之间缺乏清晰界限，呈现连续演变过程。因此，精确界定 LC 发生时间点十分困难。LC 患者由代偿期进入失代偿期（DC）后，肝功能可能快速恶化，可能伴各种并发症，导致病死率大幅上升。过去认为 LC 不可逆，现在认为 LC 在成功去除病因后其肝纤维化和 LC 具有明显可逆性，或 DC 患者再代偿。本章综述 LC 病因学、发病机制、病理学、临床表现和诊疗进展。

第一节　流行病学

　　LC 遍布全球，影响所有种族、年龄和性别，是全球导致死亡的最主要病因之一。因为 LC 常无症状（隐匿性），好多年不被患者和医生注意，可能经过长期持续缓慢进展至临床显症后才被发现。并因单一或众多共存肝病病因驱动肝纤维化速率不一，使纤维化漏诊率可能十分惊人，隐源性 LC 漏诊率居高难下。此外，地理环境不同，从一个国家到另一个国家、甚至在同一国家的不同地区患病率和流行率有别，导致很难精确评估 LC 流行率。肝活检研究提示全球 LC 患病率高达9.5%，占全球死因的第四位（发达国家可能更高），并且其流行率仍然在不断攀升[3]。过去 30 年全球 LC 死亡病例数稳步上升（从 1980 年 67.6 万上升至 2010 年超过 100 万），占同期全球死亡人数百分比从 1.54% 上升至 1.95%[4]（第 7 章）。近十多年来，由于慢性乙型肝炎（CHB）、丙型肝炎（CHC）流行得到有效遏制，再加上有效预防 LC 及其并发症诊疗技术进展，使得中国、美国和某些西方国家 LC 病死率出现降低趋势。跨越不同年代相关年龄组病死率降低 22%[4]。但研究显示超过 10% 的 LC 病例仅仅在尸检时被发现，尽管早已存在数年或数十年的肝纤维化。提示近二十年来一直低估了 LC 相关病死率[3,5]。特别是酗酒和肥胖相关 LC 患病率不断攀升。估计 LC 总体病死率在不断增长。这种疾病的治疗费用昂贵，使得全球大多数地区的 LC 患者难以承受，上述状况事实上已经导致 LC 成为人类死亡及疾病负担的主要驱动器[6]。WHO 预测此疾病谱在未来十年内难以改变，LC 可能占人类最常见死因的第九位[7]。

第二节　病因学和发病机制

一、病因学

LC 病因学分类合乎临床需要，应始终坚持优先澄清病因，特别是早期诊断，因为这可指导治疗，并预测预后。然而，某些因素使 LC 病因学分类受限，例如：①部分患者无法确定病因；②单一病例某一病因可导致不同形态学表现；③多种病因可导致同一类型 LC；④各种不同病因常呈现不同的共存模式。

（一）感染

1. 慢性病毒性肝炎（CVH）　在我国，目前引起 LC 的病因以 CVH 为主；其中 CHB 最常见，其次为 CHC。从 CVH 发展为 LC 短至数月，长至数十年。在 5～6 年内，CHB 和 CHC 导致的 LC 患病率分别为 15%～30% 和 20%～50%，HBsAg 携带者和抗-HCV 阳性者发生 LC 风险比无这些血清学标志者分别高 4.2 倍和 2.3 倍[8]。而慢性丁型肝炎病毒（HDV）感染总被认为与诱发重症肝病和疾病快速进展有关，HBV/HDV 共感染者 LC 患病率高达 60%；HDV RNA 水平较高的非 LC 患者与进展至 LC 和发展为 HCC 有关[9]。甲型肝炎病毒（HAV）和戊型肝炎病毒（HEV）感染一般不发展为肝硬化；但近年来发现免疫功能低下患者（实体器官移植受者，血液病和 HIV 阳性 CD4 计数较低患者）可发生基因 3 型 HEV 的慢性感染，并可导致进行性肝纤维化、LC，甚至肝衰竭[10]。

2. 寄生虫感染　血吸虫病是导致全球性 LC 的主要病因。血吸虫感染在我国南方依然存在，血吸虫卵寄生在窦前门静脉，成熟虫卵被肝内巨噬细胞吞噬后演变为成纤维细胞，形成纤维性结节。导致窦前门静脉阻塞。宿主肉芽肿反应导致广泛性纤维化[11]。因此，纤维化常导致门静脉灌注障碍，以 PHT 为特征。食管静脉曲张破裂出血（EVB）是这些患者的主要死因。华支睾吸虫寄生于肝内、外胆管内，导致胆管阻塞及炎症（华支睾吸虫病）可逐渐进展为 LC。

3. 先天性梅毒和弓形虫病导致的 LC 较少见。

（二）酗酒

在欧美国家，酒精性肝硬化（AC）占全部 LC 的 50%～90%。各种不同含量的酒精"添加剂"饮料也可能是不应忽视的因素[12-13]。全球 HBV、HCV 和酗酒导致的 LC 比例几乎相等[14]。

（三）自身免疫性肝病

自身免疫性肝病主要包括原发性胆汁性胆管炎（PBC），原发性硬化性胆管炎（PSC），自身免疫性胆管炎，自身免疫性肝炎（AIH）及其重叠综合征（OS），Wegener 肉芽肿病。

（四）非酒精性脂肪性肝病（NAFLD）

肥胖相关 NAFLD 有明显流行趋势。目前认为近 70% 的隐源性 LC 患者由 NAFLD 引起，多具有胰岛素抵抗和代谢综合征疾病背景（第 13 章）。

（五）循环障碍

肝静脉和（或）IVC 阻塞、慢性心功能不全及缩窄性心包炎（心源性）可致肝脏长期淤血、肝细胞变性及纤维化，最终发展为淤血性 LC（第 17 章）。

（六）药物或化学毒物

长期服用损肝药物（第 20 章）及接触四氯化碳、磷、砷等化学毒物可引起中毒性肝炎，最终可能演变为 LC。

（七）遗传和代谢性疾病

由于遗传或先天性酶缺陷，某些代谢产物沉积于肝脏，引起肝细胞坏死和纤维化。

1. 铜代谢紊乱也称肝豆状核变性（第 18 章）。

2. 血色病因第 6 对染色体基因异常，导致小肠黏膜对食物铁吸收增加，过多的铁沉积在肝脏，引起纤维组织增生及脏器功能障碍。不给予治疗的血色病患者具有隐匿病程，通常导致小结节性 LC。尚无自行缓解病例发现。血色病性 LC 患者 10 年存活率为 60%～65%。

3. α_1-抗胰蛋白酶缺乏症（第 19 章）

其他如半乳糖血症、血友病、酪氨酸代谢紊乱症、遗传性出血性毛细血管扩张症等亦可导致 LC。与健康者比较，LC 患者血清铁和铜含量显著升高（$p < 0.01$）。慢性肝病患者血清铁和铜含量增加似乎促进其进展为肝硬化。

（八）营养障碍

长期食物营养不足或不均衡、多种慢性疾病导致消化吸收不良、肥胖或 2 型糖尿病（T2D）等导致的脂肪肝均有可能发展为 LC。

（九）隐源性 LC

采用当今所有检测技术均不能澄清 LC 病因诊断为隐源性 LC，但由于诊断技术进展，近年来隐源性 LC 已明显减少。若用尽所有的诊断技术，并且患者通力合作，现代肝病学对所有 LC 患者逐项病因学诊断分类率已高达 95%，其余的大部分患者可能是仍然未知的化学物质或尚未鉴定出的肝脏毒素。此外，那些可能与其他病原结合在一起的物质尚未被鉴定。医源性病因也可能导致慢性肝炎和 LC，包括草药，例如野生石蚕属植物。通过临床医师，毒理学家和工业或环境医学专家之间的通力合作可极大的促进此领域的相关探索。NAFLD 是隐源性 LC 的主要病因；AIH 占隐源性 LC 病因的 20%~25%；近年来研究显示隐匿性 HBV（OBI），HCV（OCI）感染也在隐源性 LC 中占有一定比例。临床上应注意在尚未充分甄别上述各种病因前，不宜轻易诊断隐源性 LC，以免影响 LC 病因治疗。

LC 患者常常伴有获得性或遗传性混杂因素。几种病原学因素，例如血色病和酒精性或非酒精性和丙型肝炎或乙型肝炎可能也起到协同和加速进展为 LC 作用。LC 病因总结在表 9-2-1；其中部分病因为罕见，有的甚至仅见于儿童。

表 9-2-1　LC 病因

感染性疾病	遗传代谢性肝病	药物诱导
慢性病毒性肝炎 B、C、D	非酒精性脂肪性肝病	丹曲林 甲基多巴
寄生虫感染：血吸虫	血色病	氨烷 呋喃妥因
先天性梅毒	Wilson 病	甲氨蝶呤 异烟肼
弓形虫病	抗胰蛋白酶缺乏症	胺碘酮等
自身免疫病胆汁性 LC	半乳糖血症	
原发性胆汁性 LC	迟发性皮肤卟啉症	
原发性硬化性胆管炎	糖原累积症	
自身免疫性胆管炎	酪氨酸血症	
自身免疫性肝炎	囊性纤维化	
重叠综合征	血友病	
Wegener 肉芽肿病	隐源性 LC[a]	
中毒性疾病	胆汁性疾病	血管性疾病
酒精性 LC	继发性胆汁性 LC	心源性 LC
CCl_4	IgG$_4$ 相关性胆管炎	布 – 加综合征
砒霜	缺血性胆管病	遗传性毛细血管扩张症
三氯乙烯	胆管闭锁	缩窄性心包炎
真菌毒素	胆管发育不良症	窦状隙梗阻综合征
	Alagille 综合征	

注：a：近 70% 的隐源性 LC 发生于胰岛素抵抗和代谢综合征

二、发病机制

（一）肝细胞坏死

肝细胞坏死被认为是发生 LC 原发性刺激因素。连续不断的肝细胞坏死扮演着刺激肝细胞增生和纤维化角色。

残存肝细胞数减少是晚期 LC 患者的重要特征；肝细胞凋亡和组织塌陷均促发 LC。肝细胞中毒性损伤可启动细胞"程序性"死亡，即凋亡过程。然而，凋亡也可通过直接释放细胞因子或通过诱导凋亡分子信号增进炎症反应，共刺激炎症级联反应[15]。凋亡导致细胞裂解成碎片样凋亡小体，虽然其清除过程并不诱导炎症反应，但其模式众多，并伴有纤维化[16]。因此，凋亡并不仅仅导致肝细胞丢失，而且促进了炎症和纤维化，进而导致进一步凋亡。

不同的发病机制可能导致不同程度的肝细胞损害和肝细胞坏死。肝细胞损害可能由免疫机制介导（例如细胞毒性淋巴细胞攻击病毒感染肝细胞），炎性反应（中性粒细胞和巨噬细胞介导）或中毒因素（例如通过氧化应激介导的细胞毒性）。LC 并发静脉曲张大量出血可诱发肝实质性缺血坏死，而血供恢复后再生结节可能进一步增长。

（二）纤维化（第二章）

（三）肝细胞生长和增生受限

肝细胞生长连同肝实质破坏，纤维化勒索肝组织和血管扭曲促成肝脏结节变形。但肝细胞具有高度增生的潜能，正常肝脏切除 70%～80% 后仍然可维持正常生理功能；若切除正常肝叶，残肝 1 年后可恢复至原肝重量。肝脏损伤愈合最重要的因素是再生，特别是在损伤的早期。然而，再生并不完全，因为正常肝脏结构难能完全恢复，并且肝实质细胞的缺失被替代组织充填。LC 肝细胞的增长表现为肝细胞板增厚（超过一层肝细胞厚度），双核和多核肝细胞数量增加，并且肝细胞核大小不一（异形细胞核）。采用免疫组化染色显示肝细胞活跃增生标志。一般而言，越是晚期 LC 或 CTP 评分越高，其肝细胞增生活性越低。然而，在肝细胞增生活性程度和肝脏功能储备或 LC 预后之间没有绝对相关性[17]。

（四）血管和循环紊乱

慢性肝病进展以肝结节岛周围纤维化进行性累积为特征，并且汇管区肝纤维索向肝小叶中央静脉延伸，纤维间隔包绕再生结节或将残留肝小叶重新分割，形成假小叶。这种肝小叶结构的破坏，使得门静脉与中央静脉间正常血管关系消失。依照 LC 病原学和发病机制不同，结缔组织沉积千变万化。纤维化间隔、鸡爪样纤维化和窦周纤维化可能单独或混合出现（表 2-2-1）。同时伴有显著、非正常血管增生，使肝内门静脉、肝静脉和肝动脉三个血管系之间失去正常关系，出现交通吻合支分流，这些重构过程伴随着血流动力学改变；形成 PHT 及其并发症的病理学基础。

随着 Disse 间隙内细胞外基质密度不断累积，使肝窦毛细血管化（图 4-2-1）。因此，肝窦内物质穿过肝窦壁至肝细胞的转运受阻或延长其弥散路径，肝窦变窄、血流受阻、肝内阻力增加，影响门静脉血流动力学，使得 LC 肝细胞缺氧，并易受营养和缺血损伤的影响。虽然 LC 结节内的肝细胞排列紊乱、正常代谢功能受损，但总体肝脏功能障碍不应忽视这种继发性血管分流、灌注和可溶物质交换受损。

血流动力学改变并不仅仅继发于肝脏解剖结构扭曲，也可因原发性血管和循环变化。可发生门静脉栓塞。肝脏组织结构塌陷导致门静脉和肝静脉解剖紊乱、相互接近，有假说推测这也可能是血管栓塞的结果。对 NASH 的研究也证实大约 20% 的患者在 0 期纤维化就已经发生了细小肝静脉梗阻；而 3～4 期纤维化患者肝静脉梗阻率高达 45%[18]。这些研究数据提示血管栓塞是一个重要的病理过程，甚至在疾病的早期。

(五) LC 的自然发病依赖其病因学和特殊的宿主因素

虽然环境因素显然也参与促发 LC，但大量研究证实宿主遗传因素与 LC 自然史的相关性。有研究显示基于 7 个 LC 相关基因作为预测 LC 的基因标志，并提出用于 LC 风险评分（CRS）比仅采用临床因子，例如年龄、性别或饮酒具有更好的预测价值[19]。为探索预测 CHC 患者发生 LC 风险的生物标志，日本采用全基因组关联分析（GWAS）完成了涉及 HCV 诱导 LC 病例的队列研究，在调整多项共存因素后发现 HLA 区 rs910049A/G 和 rs3135363C/T 基因变异可作为预测 LC 风险生物标志[20]。另外，近年来研究还认为有很多复杂的显著调控 LC 进展的相关基因。

总之，LC 重要病理生理学机制包括肝细胞死亡、肝实质细胞减少、纤维化、增生、再生、血管和循环病变。晚期 LT 呈现出两个主要的系统特征：循环功能障碍和慢性炎症。这些变化密切相关，并协同导致终末期 LC 患者众多并发症、多器官功能障碍或衰竭（图 9-2-1）。

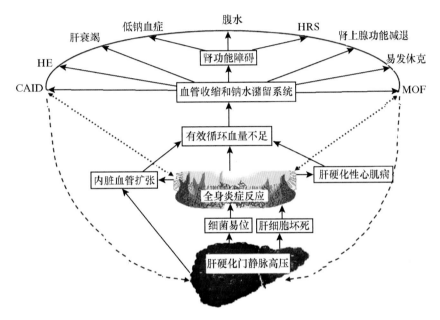

图 9-2-1　晚期肝硬化患者主要病理生理学事件

注：CAID，肝硬化相关免疫功能障碍；HE，肝性脑病；HRS，肝肾综合征；MOF，多器官衰竭

第三节　病理学

LC 为肝脏再生结节性病变的晚期，缺乏正常肝小叶结构，被称为假小叶[1-2]。过去曾经使用许多名词描述 LC 特征，例如，营养型，坏死后型，肝炎后型，塌陷型，门静脉型，间隔型，规则型和不规则型 LC 等[1,21]。然而，这些类型缺乏精确定义，并且其病因学，发病机制和形态学标准重叠。许多术语并不能真实表达不同的病因机制，而且增添概念混淆程度。相同形态学表现可能源自不同病因和发病机制。因此，LC 病因学，发病机制和形态学分类标准处于分离状态，但具有互补性。病理学家惯用术语，例如酒精性或肝炎后 LC，仅在习惯上使用形态学术语，但常不适合肝硬化患者。在当今临床实践中，临床医师一般告知病理学家肝病病因学诊断，病理学家主要提供解剖 - 病理诊断性描述。一种简单，具有重复性，易于理解，按照 LC 再生结节大小的肉眼描述分类，明确为小结节（<3 mm）、大结节（>3 mm）型和混合型。虽然这三种类型不能分辨不同病因的肝病，但可代表 LC 病程中不同进展期。

几乎所有小结节型 LC 的再生结节直径均 <3 mm，并且再生结节均匀一致是其显著特点。小结节型 LC 最常见病因是慢性酗酒（典型再生结节直径近 1 mm）、胆管阻塞、慢性肝静脉栓塞、遗传性血色病、印度儿童 LC 和很多遗传代谢性疾病。小结节型 LC 假小叶通常仅含有一个肝腺泡（"单腺泡型 LC"）。细胞外基质占肝实质的比例高于大结节性 LC，这就是为什么小结节性 LC 硬度高于大结节性 LC 的原因。

大结节性 LC 特征是结节直径大于 3 mm。其结节大小差异很大，并且常见个别结节直径可达数厘米。这种大结节性 LC 的假小叶有数个肝腺泡组成，这就是为什么它也称为"多腺泡型 LC"的原因。这种假小叶内含有汇管区和中央静脉，然而，其结构关系紊乱。临床上常见小和大结节形式之间的重叠。

若小结节和大结节的数量大致相等可称为混合型 LC。在小结节性 LC 的病程进展中可能出现较大再生结节。重叠病毒感染，自身免疫性肝病进展和循环紊乱可解释这种转变过程。尽管如此，LC 结节分型并不是评分因素，小结节也可能转变为大结节，特别是在纤维化逆转期间[22]。但不可能发生大结节转化为小结节性 LC 的病变过程。

肝组织学仍然是诊断 LC，评估炎症活动度，判断预后和决策治疗的最佳标准[23]。肝组织学分级和分期系统较多，常用的包括 Knodel、Scheuer、METAVIR 及 Ishak 系统（第三章）。临床上常常按照 Ishak 评分进行 LC 分期（5、6 期）[24]。在肝脏组织学阅片难能确诊 LC 时、伴有下列共存标准中的 2 项者也可诊断 LC：PLT $<100 \times 10^9$/L，AST/ALT 值 >1，TBil >1.5 × ULN，Alb <35 g/L 或存在静脉曲张。但肝组织病理诊断趋向量化和精细化发展，上述评分系统制定时并未认识到肝纤维化/LC 可逆转性，因此，难以敏感地反映肝纤维化/LC 逆转[25]。传统 LC 分期未能敏感地反映 LC 多种组织学特征，而实际上 LC 轻重程度不一、远期预后各异。在澄清病原学诊断基础上应细化 LC 分期，新的 LC 分期系统根据纤维间隔厚度及 LC 结节大小细分为五期（表 9-3-1）。这种细化病理分期与 LC 临床分期及 PHT 程度有关，也与肝功能失代偿、HCC、死亡等长期预后显著相关。

表 9-3-1 新的 LC 病理生理学分期标准[26]

组织学	F1 ~ F3	F4 (LC)		
临床诊断	无 LC	代偿型 LC	代偿型 LC	失代偿 LC
症状	无	无（无静脉曲张）	无（有静脉曲张）	腹水，肝性脑病等
分期		1 期	2 期	3 和 4 期
HVPG (mmHg)		>6	>10	>12
生物学	纤维形成和新生血管	疤痕连接	疤痕增厚结节形成	疤痕不可消退

实际上 LC 动态变化缓慢，进一步科学细化其病理分期十分必要。Laennec 评分系统[27]按照纤维间隔宽窄及结节大小，将 LC 进一步细分为 4a、4b、和 4c，与 LC 临床分期及 HVPG 相关性良好，并且可预测 LC 相关失代偿、HCC、肝病相关死亡等的发生及 LC 逆转[25]。近来 Xu 等[28]探讨肝活检纤维化定量评估-qFibrosis，可定量检测纤维化结构及数量的精细变化，或许能够更好地评估 LC 细微动态变化[29]。

第四节 肝硬化能否逆转

LC 能否逆转已争议几十年。在许多疾病中，确有 LC 病变纤维化逆转的临床例证。Poynard 等[30]研究证实 HCV 感染者，包括 metavir F4 期 LC 患者，采用聚乙二醇干扰素（P-IFN）联合利巴韦林治疗后 metavir 评分降低（表 11-6-1）。然而，是否这代表 LC 逆转曾经存在激烈争议。主要问题在于细针肝活检伴有明显标本误差，半定量组织学评分局限性伴有潜在偏差。动物实验和临床均积累了许多 LC 恢复与小结节性 LC 转变为大结节性 LC 有关证据。由于围绕大结节纤维条带常常难能包含在肝活检标本内，肝实质再生可能被误解为正常或接近正常的肝组织结构。当检查肝脏大块标本时（例如 LT 切除的肝脏），发现小结节性 LC 不但逆转为大结节性 LC，而且也可转变为不完全性纤维化间隔[22]。但这种大结节性 LC 本质上仍属难以逆转范畴。残留间隔难能重溯是基质交联的特征。这可能引发令人关注的问题，胶原交联是 LC 能否可逆的确定性因素。因此，即便是旷日持久也难以重溯已经形成的纤维间隔，这些例证凸显 LC 可逆性十分困难。定义 LC 逆转的挑战必须考虑很多方面，而不是单纯考虑纤维化逆转，例如组织结构变化，血管分流和肝细胞再生。有研究[31]采用 TDF 治疗 HBV 相关 LC 获得肝活检证实的肝纤维化和 LC 逆转（逆转率 74%），甚至使失代偿型肝硬化（DC）再代偿。另有前瞻性研究[32]采用定量肝纤维化和免疫组化标志努力阐释这一问题，选择抗病毒治疗前 Metavir 评分为 F4（即 LC）的 38 例患者，观察其获得 SVR 前后变化。平均随访 67 个月（54～110 月）后发现肝纤维化和胶原含量均显著降低。并且这种逆转有望恢复有效肝细胞功能。实际上更早期的 LC 发生逆转的可能性较大，有时可发生伴有 LC 逆转的显著性组织学改善。重要的是目前仍然缺乏定义评估不同分期间 LC 逆转的可靠方法。沿着 LC 和肝纤维化进展的征途界定一个"不返点"也未明确定义，它可能发生在 LC 晚期和反映局部细胞群，基质和独特血管特性。诚然，LC 逆转仅仅是某种程度的逆转，而 LC 完全消退恢复至正常肝组织结构几乎是不可能。当前证据天平倾向于 LC 在特定条件下能够部分逆转，但不可能完全逆转。

第五节　临床表现

一、临床特征

　　LC 临床表现谱从实验室检查正常、无症状（偶然诊断 LC）至 DC 和肝衰竭。早期 LC 患者常无症状。随着疾病加重可出现非特异性症状，例如乏力和精力衰减，睡眠障碍和晨睡困难[33]；易激动，偶尔焦虑和抑郁，缺乏性欲，消化不良，例如腹胀，食欲不振和体质量减轻，起初多误认为胃肠疾病。常伴有味觉失常[34]。晚期 LC 患者昼夜规律颠倒。

　　LC 患者伴随着病态恶化身体成分构成比可发生改变。其特征是所有病因 LC 患者并发不同程度的营养不良，体液重新分布（第 38 章）。早期 LC 患者显著丢失体内脂肪，晚期 LC 患者加速丢失体细胞质量[35]，可呈现典型临床表现，例如骨骼肌萎缩，四肢消瘦和衰弱，面部脂肪退缩，面颊凹陷和恶病质；口唇暗，舌光滑和鲜红色，口部皲裂。伴大量腹水。腹部皮肤萎缩、毛发丢失，并且被膨胀性牵拉显得十分光泽。腹壁静脉曲张，皮肤蜘蛛痣，偶尔直肠黏膜和肺脏表面出现蜘蛛痣样变化。应强调所有临床典型 LC 体征代表所有病因共有的终末期病变（表 9-5-1）。

表 9-5-1　LC 患者的临床特征

分　类	表　现	注　解
重要体征	腹水	门静脉高压
	肝肿大	选择性体征，肝炎后 LC 常常肝萎缩
	脾肿大	PHT
皮肤改变	唇暗、舌面平	口唇发暗，舌光滑，舌乳头萎缩
	口角皲裂	锌缺乏
	蜘蛛痣	微小动脉扩张
	皮肤粗糙	锌缺乏，皮肤萎缩
	肝掌	雌激素水平升高；
	黄疸	晚期肝细胞衰竭
	紫癜	血管脆性增加，血小板减少
	黄瘤	慢性胆汁性/胆汁淤积病
	腹壁静脉曲张	PHT
指（趾）甲病变	白甲	主要表现在拇指和示指
	杵状指	肝肺综合征
内分泌变化	男性女性化征	睾酮产生减少，并且外周睾酮转化为雌激素增加导致雌激素/游离雄激素值升高
	睾丸萎缩	
	男性乳腺发育	
	毛发脱落	
	闭经，不孕	
	肝病面容	肾上腺皮质功能减退，促黑素细胞激素增加。面部和其他暴露部位的皮肤色素沉着、面色晦暗无光
其他	肝臭	肠源性甲硫醇增多
	凯 – 弗二氏环	角膜绿褐色环；Wilson 病
	消瘦	营养不良
	肌肉萎缩	营养不良，细胞因子
	腮腺增大	营养不良；多见于酒精性 LC

由于高动力循环使得皮肤温暖发干，伴有洪脉。晚期 LC 常常出现黄疸，皮肤瘙痒。肝掌和手背面皮肤薄瘦，萎缩和揉皱。瘀点瘀斑多出现在四肢。由于激素代谢紊乱，出现男性女性化征，例如男子乳房发育，睾丸萎缩，继发性毛发生长减少和女性闭经。晚期 LC 肝衰竭患者呼出的微甜稍臭气味（类似于烂苹果样肝臭味）、记忆障碍，精力不集中和共济失调是 HE 先兆。常有鼻腔、牙龈出血及皮肤黏膜瘀点、瘀斑和消化道静脉曲张出血等，与肝合成凝血因子减少、脾功能亢进和毛细血管脆性增加有关。晚期 LC 肝脏常萎缩，质硬，仅在深吸气时可触及。脾大由 PHT 引起，但脾大程度与 PHT 程度的相关性较差。LC

体征对于病原学诊断常为非特异性。

低蛋白血症是 LC 典型特征，也是患者预后不良的独立预测因子。除肝细胞合成减少外，也与肾钠水潴留诱发总血浆容量扩张导致细胞外液蛋白稀释、Alb 分解代谢增加促进降解及其穿过毛细血管逸出至细胞外隙有关，特别是 LC 顽固性腹水患者表现得尤为典型[36]。

LC 患者合成的 Alb 除量变外，其结构和功能亦发生变化，晚期 LC 患者的促炎和抗氧化病态使其表现地更为突出[37]。Alb 结构可发生广泛性变化，包括 Alb 分子的一些结构位点变化与 LC 及其病情加重并联[37]。Alb 生理功能受损包括螯合、结合及其转运物质的能力不足[38]。因此，LC 患者上述 Alb 胶体和非胶体性质病变导致的总体功能变化不但引起循环 Alb 绝对值变化，伴随着 LC 病情进展，也在保持 Alb 结构和功能完整性方面发生了一定程度的病变[36-38]。

二、LC 自然史

LC 自然史始于代偿期（Alb ≥ 35 g/L，INR ≤ 1.5，TBil ≤ 25.65 μmol/L），接着可出现快速恶化期，以 PHT 为标志，伴肝功能衰竭，合成和分泌功能衰退，并发腹水，胃肠道出血，HE 及/或黄疸。发生任一并发症均是代偿期 LC 向 DC 转变的象征。这种转变的年发生率为 5% ~ 7%。随访代偿型病毒性 LC 十年，并发 HCC（21% ~ 32%），腹水（19.5% ~ 23%），黄疸（17%），上消化道出血（4.5% ~ 6%）和 HE（1% ~ 2%）[39-40]。代偿期 LC 患者 5 年生存率约为 55%；而 DC 患者不仅生存质量差，5 年生存率仅约为 24% ~ 30%，其中因 PHT 所致的并发症是其主要死因[41]。

应牢记 LC 共存病影响其预后。LC 患者胆囊结石患病率较高，并且 10% ~ 15% 的 LC 患者并发 T2D（胰岛素抵抗伴高胰岛素血症）和胃十二指肠溃疡。肥胖（BMI > 30 kg/m²）和 T2D 是发展为 LC 和 HCC 独立危险因素的代表[42]；肥胖可恶化所有病因 LC 患者自然病程！！！，改善生活方式，如饮食和运动可减轻体质量，并降低 HVPG！！[43-44]。肾损伤是 LC 的常见并发症，研究发现合并肾衰竭的 LC 患者年病死率高达 63.0%，这是与合并脓毒血症近似的 LC 重要预后因素[45]。对于 LC < 20 mm 的动脉期强化结节，大部分（90%）是良性病灶[46]。在成功控制饮酒、HBV、HCV 流行的国家中，LC 病死率呈现明显下降趋势。总之，LC 患者常伴有合并症，如肥胖、糖尿病、癌症、骨质疏松、肺病、肾脏及心血管疾病（CVD）；其中部分病症可促发 DC，另一些则由肝病所致！！，临床上应强化综合防控。

三、临床分期

为更准确地预测 LC 患者疾病进展和判断死亡风险，有学者[47-48]提出按五期分类法评估 LC 并发症：1 期：无静脉曲张，无腹水；2 期：有静脉曲张，无出血及腹水；3 期：有腹水，无出血，伴或不伴静脉曲张；4 期：有出血，伴或不伴腹水；5 期：脓毒血症。1 ~ 5 期 1 年病死率分别为 < 1%、3% ~ 4%、20%、50% 和 > 60%。

第六节　实验室检查

实验室参数变化依赖 LC 分期和病因。最重要的非特异性实验室变化总结在表 9-6-1。各种病因特异性参数，例如免疫血清学和病毒学发现分别在各自章节中讨论。

表 9-6-1　LC 患者血清学变化

检测项目	注　解
氨基转移酶	病毒性 LC：ALT > AST；酒精性 LC：AST > ALT
ALP 和 GGT	胆汁性 LC 升高
胆红素	晚期 LC 血清水平升高
胆碱酯酶	肝细胞合成能力的参数，晚期 LC 血清活性水平降低
PT	肝细胞合成能力的参数，晚期 LC 患者 PT 延长
白蛋白	肝细胞合成能力的参数，晚期 LC 血清含量下降 *
γ-球蛋白	80% 的 LC 患者血清 γ-球蛋白水平升高，占总蛋白的 20%~ 35% AIH：所有患者均升高，并且 γ-球蛋白/总蛋白值 >50% PBC：IgM↑ 酒精性 LC：IgA↑ 病毒性 LC：IgG↑
血细胞计数	轻微正常细胞性或巨细胞性贫血。 白细胞减少 血小板减少（脾亢），>50×10^9/L 能维护正常的初期止血[49]
血氨	晚期 LC 患者血清水平升高。但其升高的水平与 HE 症状和体征缺乏相关性
支链氨基酸[a]	晚期 LC 患者血清水平降低
芳香族氨基酸[b]	晚期 LC 患者血清水平升高

注：ALT：丙氨酸转移酶；AST：天门冬氨酸转移酶；GGT：γ-谷氨酰转肽酶；LC：肝硬化；ALP：碱性磷酸酶。

a：支链氨基酸，缬氨酸，亮氨酸，异亮氨酸。

b：芳香族氨基酸，苯丙氨酸，酪氨酸，甲硫氨酸。

*白蛋白除了发挥血浆胶体渗透压效应外，还具有很多与体液分布调节无关、但特别重要的一些非渗透生物效应，例如清理代谢产物和活性氧及含氮物的解毒，结合并转运很多疏水性内源性分子（例如，胆固醇，脂肪酸，胆红素，甲状腺素）和外源性分子（例如药物，包括很多抗生素），维持微循环功能的完整性（例如，血管内皮稳定性和血小板抗凝集素），和免疫及炎症应答的调节（例如，结合内毒素，前列腺素类和促炎细胞因子）[36]。LC 低蛋白血症时上述功能相应减弱

第七节　影像学检查

近来影像学进展显著改善了 LC 诊断准确率（第八章）。

一、超声

最精确诊断 LC 的超声影像标志是肝脏表面结节。对于难以确诊的患者，采用超声联合 TE 的方法获得的诊断准确度更佳[50]。LC 患者多有肝右叶缩小，肝尾状叶不同程度增大，当尾状叶和肝右叶比值≥0.65（正常比值 <0.6）时，其诊断 LC 的敏感度为 84%，特异度为 100%，准确率达 94%；此比值对 HBV 和酒精性 LC 的敏感性较高，对其他病因 LC 的敏感性较低。

二、彩色多普勒超声图（CEDS）

CEDS 能够很容易的显示门静脉和肝静脉血流动力学特征，并能够鉴别向肝性和离肝性血流[51]。CEDS 能够显示肝脏渡越时间（采用超声造影剂）缩短，血栓形成或血管重新开放，自发性门体分流（SPSS）[52-53]和动脉 – 门静脉瘘[54]或确定门静脉与腔静脉的压力梯度[52-55]。

三、CT 和 MRI

CT 显示的门静脉系统和肝静脉或侧支血管清晰可辨[56]。甚至能分辨少量腹水和一些密度增高病灶。代偿型 LC 尾状叶增大比 DC 患者更明显[57-58]。MRI 见第八章。

四、腹腔镜

采用腹腔镜可直视肝脏表面的结节性病变。不但很安全，而且仅需扫视一眼便可获取 LC 形态学诊断，还可在直视下进行若干次肝活检，可进一步提高安全性和诊断准确率。

第八节　诊　断

一、临床诊断

过去诊断 LC 常在患者出现症状或临床特征时。由于诊断技术进展，现在很多 LC 患者在出现并发症前即可临床确诊。综合上述病因学，临床表现，实验室和影像学检查结果等诊断 LC 一般不难。

二、肝活检

肝活检是诊断 LC 的金标准，采用腹腔镜检查和肝活检几乎 100% 确诊。但作为一项"盲"性肝活检技术目前不应视为必做的检查项目。必要时优化选择超声，CT 或腹腔镜引导下肝活检，而且也能够发现 LC 病因学线索。但肝活检诊断 LC 可能受到因获取组织标本不满意而被病理科退回的苦恼。从 LC 肝脏获取肝活检圆柱形标本常断裂成多个碎片，导致难以观察到肝组织结构重构真相。大结节性 LC 经皮肝活检常受到穿刺误差影响，这可能导致超过 30% 的假阴性诊断率[59]。腹腔镜下肝活检能够降低标本误差[60]。因此，遵循某些个性化标准肝活检将有助于 LC 诊断[61]。

1. 肝活检至少发现一个结节完全被结缔组织包绕，诊断 LC 的可能性大。

2. 肝活检标本最好取自两个肝叶。获取完整肝小叶的活检标本很重要，即便是较大碎片。

3. 若存在数个假小叶或纤维间隔，小叶结构异常可明确诊断 LC。

4. 汇管区没有广泛纤维间隔和末端肝静脉与汇管区之间的结构关系异常，甚至在缺乏纤维间隔情况下，高度提示、但不能证实 LC。

5. 不能采用碎屑样标本！若采用 Menghini 穿刺针获取的是碎屑性组织，不得不使用 Vim-Silverman 针再次活检。

6. 若肝活检标本已经成为碎片，应仔细寻找碎片边缘的纤维组织，这常需要特殊的网状纤维染色。

7. 网硬蛋白染色可更清楚的显示结缔组织分布范围，并具有确诊价值。

确诊 LC 后应鉴定或查找其病因，即便是晚期肝硬化患者的病因学诊断对于优化治疗也至关重要。综合分析临床和实验室数据有助于确诊肝硬化（表 9-8-1）。

表 9-8-1　不同病因 LC 特征

疾　病	特　征
酒精性肝病	饮酒史，AST/ALT 值 > 2，戒酒后 GGT 水平降低 酒精性肝炎：肝肿大、发热、白细胞增多、AST 和 ALT < 500 U/ml 酒精性 LC：小结节性 LC，超声可见肝脏表面光滑，肝肿大
CHC	抗-HCV、HCV-RNA 阳性（病毒载量） 肝活检呈现炎症（分级）和纤维化（分期） 肝外血管皮肤损害
CHB	初始感染后 HBsAg 持续阳性 > 6 个月 肝活检显示炎症和纤维化，"毛玻璃样" 肝细胞质内含有大量 HBsAg
PBC	男：女 = 9：1；乏力（早期症状）、黄疸、瘙痒（晚期症状） 转氨酶轻度升高，血清 ALP 和 GGT 水平显著升高；血清胆固醇↑ IgM↑，AMA 阳性（M2 亚型［抗 PDC-E2］阳性可确诊） 自身免疫性胆管炎：AMA 阴性，ANA 阳性，肝组织学符合 PBC
PSC	与炎症性肠病，特别是溃疡性结肠炎（UC）强相关 黄疸和瘙痒是晚期症状 氨基转移酶轻微升高，血清 ALP 和 GGT 水平显著升高 ERCP 是诊断 PSC 金标准：肝内及/或肝外胆管狭窄和扩张 确诊并不需要肝活检（除非小胆管型 PSC）；并发症：胆管细胞癌
AIH	女性发病占优势；高 γ-球蛋白血症 1 型：ANA，ASMA，抗-SLA，抗 – 肌动蛋白，ANCA 阳性 2 型：抗-LKM-1，抗-LC1 阳性 重叠综合征：AMA 阳性
遗传性血色病	家族史；HFE 基因突变（杂合子常不发生 LC）；晚期黑褐色皮肤 近 90% 的患者转铁蛋白饱和度升高（男性 > 60%，女性 > 50%） 肝活检肝 Fe-指数≥1.9（肝铁含量 mmol/g：患者年龄）
Wilson 病	家族史；年轻时神经精神症状 年龄 < 40 岁急性肝衰竭患者的鉴别诊断均应包括 Wilson 病 95% 的患者血浆铜蓝蛋白↓；尿排泄铜↑ 肝活检显示不同组织学模式，例如脂肪肝、脂肪性肝炎、慢性肝炎，LC 肝细胞内铜含量↑；但无特异性，可见于所有慢性胆汁淤积性肝病
α_1-抗胰蛋白酶缺乏症	家族史 慢性阻塞性肺病 血清电泳 α-球蛋白带扁平或缺乏；血清 α_1-抗胰蛋白酶含量↓ 肝活检：经淀粉酶消化后肝细胞内可见球形，PAS 阳性包涵体

　　AST：天冬氨酸氨基转移酶；ALT：丙氨酸氨基转移酶；AMA：抗线粒体抗体；ANCA：抗中性粒细胞胞质抗体；SLA：肝可溶性抗原；ANA：抗核抗体；ALC：抗肝细胞溶质抗体；LKM：肝肾微粒体；PBC：原发性胆汁性 LC；PSC：原发性硬化性胆管炎；CHC：慢性丙型肝炎；CHB：慢性乙型肝炎；AIH：自身免疫性肝炎。

尽管深切注意上述标准，也可能难以确诊个例患者是否已经存在完全 LC 或患者仍然处于肝硬化前期。因此，2015 年 Baveno VI 共识[62]提出代偿期进展性慢性肝病（cACLD）的新概念；cACLD 主要反映无症状显著肝纤维化患者演变为 LC 的连续过程，而临床经验无法鉴别二者。目前，cACLD 和代偿期 LC 两种提法均可接受。对于病因明确无症状的慢性肝病（CLD）患者，将肝脏硬度 TE 值 < 10 kPa、10 ~ 15 kPa 和 > 15 kPa 分别作为排除、疑似和高度提示 cACLD 标准。确诊和评估 cACLD 需借助于肝活检、测定肝纤维化胶原蛋白面积比率（CPA）、内镜显示静脉曲张和测定 HVPG。

采用基因表达谱分析 LC 结节特征，揭示其发生或进展为 HCC 的遗传机制仍在研究中[63]。

第九节　鉴别诊断

LC 病因学分类在鉴别诊断中十分重要，这是因为病因治疗更高效。当 DC 患者出现典型临床表现时常伴有很小的鉴别诊断困难。但在某些类型的 LC 患者中，普遍伴有的并发症增加了鉴别诊断复杂性；这是为什么患者咨询医师的主要原因。相关鉴别诊断的两个关键问题是能否确诊和查明病因[8,64]。首先是不同病因 LC，腹水应与非 LC 性 PHT 相鉴别。利用足够时间细心调查澄清 LC 潜在病因多无问题。列表概观 LC 为数众多的病因非常实用。然后有效的应用必要的诊断参数。可进行相应的特殊组织化学检查。很多 LC 病例临床伴有隐匿性特征，常不被觉察的是 NAFLD 潜在 LC 病因。编码角蛋白 8 基因突变与一些隐匿性 LC 有关，端粒酶活性降低和导致端粒酶基因变异可加速慢性肝病患者的肝纤维化进展，这些检测到的信息可能在特殊病例的鉴别诊断中有帮助。

超声发现的肝实质结节性病灶、肝脏表面锯齿样变化、肝转移瘤、多发性血管瘤、结节性再生性异型增生和局部结节转化均应详细鉴别，其中高度异型增生结节与高分化小肝癌（直径 > 1cm ~ ≤3cm）的鉴别诊断十分重要（第 8 章）。

晚期 LC 并发神经系统并发症，例如 HE、肝性脊髓病和获得性肝脑变性（AHCD）之间的鉴别诊断有时特别重要。AHCD 一般起病隐匿，以精神异常、认知功能障碍、帕金森病样症候群为主要表现[65]。初始症状常被患者家属发现。最常见运动迟缓，肌强直、姿势性震颤。应注意鉴别诊断[66]。

第十节　治　疗

由于 LC 为数众多的并发症，病情可能表现得极端变化无常。因此，为防止这些复杂的 LC 病理学事件，原则上应关注如下治疗策略：①病因治疗；②针对发病机制治疗；③预防 LC 进展治疗；④对症治疗；⑤并发症治疗；⑥LT。目前 LC 的治疗除了病因治疗外，重点是防控并发症。

一、病因治疗

LC 首要治疗措施是消除病因。酒精性肝病患者禁酒后可防止肝病进展。这是去除病因后肝病变化的临床范例。类似的还有慢性 HBV、HCV 感染后的抗病毒治疗和血色病静脉放血疗法，有效病因治疗可降低 PHT，同时预防并发症的发生!!![62]。

二、一般治疗

肝脏代偿功能受生活方式影响。LC 患者应完全意识到任何形式的主动科学调整生活方式均非常重要，甚至能够预防肝功能失代偿。较早发现 LC 及其并发症能够尽早开始治疗，稳定病情。

（一）营养疗法

所有 LC 患者均在就诊时咨询"我应该吃什么？"这几乎总是最重要问题之一，并且它意涵 LC 患者最根本的应避免什么食物和最适宜食物。LC 患者饮食是基于营养生理学原则、病因学、患者体质量、年龄和所有并发症[67]（第 38 章）。

（二）体育锻炼

推荐 LC 患者坚持适当体育活动（促进新陈代谢的合成作用），以预防肌肉萎缩和肝性骨病发生。临床经验是每天进行 2~3 次骨骼肌训练。若可能，推荐活动项目是游泳。但必须避免过度体育活动[68-70]。采用普萘洛尔能够预防因过度体育锻炼导致 HVPG 升高[68]。LC 患者适于家庭锻炼。患者活动量及其程序应基于身体适应性。最好在专业医师指导下调整活动量。确诊"LC"并不能机械理解为工作能力完全丧失或职业性残疾。完善个人病情记录单是关怀患者最大化的具体体现，以便及时发现亚临床 HE 或隐匿性水潴留（DC 起点标志）。

应特别注意劳逸结合，推荐 DC 患者每天三次主餐后均仰卧位休息大约 1 小时。斜卧位显示对众多生化参数的正效应，特别是在水、电解质紊乱情况下，长期直立位毫无置疑产生负效应[70]。长期直立位伴有情绪（交感神经兴奋）激动（例如：观看刺激性电视节目或体育比赛）时甚至可能诱发并发症。

（三）心理指导

内科医生依照诊断能够向患者提供可靠康复指导，其精湛技术和临床经验可给患者带来必要的安慰和战胜病魔自信心。这是高效医疗首要必备条件。变化各异的主观症状，营养不良性虚弱，使患者生活范围受限，遭遇到的痛苦极易表现出主观情感性反应。若医师对患者主观苦诉本能的了解和关怀，真诚对待和医治其病痛（不管是简单、还是复杂繁琐的治疗措施），都能够赢得患者更多信任和全面配合（依从性）。这是高效医疗的次重要必备条件。临床实践中，肝病专家面临着患者提出的各种各样、永无休止的医疗问题。通常患者渴望获得针对她们各自病情通俗易懂的科普式健康教育信息。医师耐心和异常尊重式从容解释病情及其对策，即以理解患者病痛的方式解释 LC 及其相关医疗问题，或甚至对患者从其他肝脏病学家获取的诊疗意见给予再次全面分析评价，更能使患者安心配合有能力专科医师的治疗。这有助于高效医疗。

三、药物治疗

过去几十年，我们经历了持续不断的肝病学快速进展，呈现难以想象、并令人着迷的治疗选择谱。特别是发病机制进展推进了优化治疗选择。应始终遵循疾病个性化治疗原则，也跟踪典型 LC 药物治疗进展趋势，例如抗病毒治疗、胆汁淤积、纤维化、高氨血症、电解质紊乱、脂质过氧化等。若无特殊情况、耐受不良或个性化禁忌证，临床应用下列药物证实符合药理学原则，但其临床效果有待确认。

（一）保护肝细胞

胆汁淤积时，可口服熊去氧胆酸降低肝内鹅去氧胆酸的比例，减少其对肝细胞膜的破坏；也可使用腺苷蛋氨酸等。其他保护肝细胞的药物有：多烯磷脂酰胆碱、水飞蓟素、还原型谷胱甘肽及草酸二铵等。保护肝细胞药物虽有一定药理学基础，但普遍缺乏明确的证据证实这些药物保护肝细胞、抵抗各种病因的循证医学正效应，特别是治疗 LC 患者的临床研究数据并不充分。过多使用可能加重肝脏负担。

（二）凝血参数

检测到病理性实验室凝血参数并非实施替代疗法的适应证。在观察到临床表现前没有必要实施这些治疗措施（第 35 章）。

（三）药物预防并发症

LC 是人体内最大代谢器官的终末期病变，伴有种种生化和形态学相关并发症。临床上优化 LC 治疗能够避免失代偿发生。治疗目标是尽可能维持更长的代偿期、预防并及时识别并发症预兆。晚期 LC 并发症药物治疗策略复杂而又昂贵，常涉及重症监护，均在各章节中讨论。应反复强调治疗 LC 并不是如何处理并发症。最重要的是如何尽最大之可能预防并发症发生。正如我们将要在第 21 章和 28 章讨论的 LC 腹水和 HE 那样，成功预防这两个最早和最常见 DC 并发症的一年费用，肯定明显少于出现并发症后住院治疗一周的医疗费用。更重要的是患者病情恶化过程中固有死亡风险。在所有相关措施中，预防并发症始终是更好、更理智和更廉价的选择。

（四）LC 患者临床应用人血白蛋白（Ha）

晚期 LC 患者应用 Ha 的目的是纠正 ECBV 不足，Ha 的药理作用主要是强力血浆扩容增加心排血量，并使扩张的动脉血管再充盈，虽然 Ha 的一些循环功能和心脏收缩力的正效应也可能由其非胶体性质介导[71-72]。

肝病学领域应用 Ha 相当普遍，因为目前 Ha 被用于防治 LC 部分严重并发症。但临床医师为晚期肝硬化患者考虑应用 Ha 时常面临缺乏坚实科学证据支持及/或仍然处于临床试验过程中的模糊适应证。目前国际指南支持采用 Ha 治疗的肝硬化 ECBV 过度不足相关临床并发症有：①预防 PPCD；②预防 SBP 诱发的肾衰；③诊断和治疗 HRS[73-74]。除了这些广为接受的基于证据的应用适应证外，目前研究显示对 LC 患者伴有的其他临床病态也可应用 Ha。其他的目前观察中的 Ha 治疗 LC 患者临床适应证是治疗 SBP 以外的细菌感染，HE 和败血症休克。

（五）避免不必要、疗效不明确药物，减轻肝脏代谢负担。慎用损伤肝脏的药物，预防药物诱导肝损伤（DILI）（第 20 章）。

四、预防感染

LC 患者应接受 HAV，HEV，HBV（非 HBV 相关 LC）肝炎疫苗和每年的流感疫苗的预防接种。

五、中医药防治策略

几千年来，中医药防治 LC 积累了极为丰富的临床经验，目前抗肝纤维化及防治 LC 的中医药品种数百种。但其疗效评价尚存一些不足，如缺乏 RCT 研究，客观评价指标重视程度不够。应努力发挥中医药调理人体功能状态包括免疫功能状态的特色和优势，开展中医药调控 LC 临床研究及其转化医学研究。努力挖掘和继承中医药临床实践经验，积极采用生化学、病毒学和病理学等替代观察指标，提高方法学、疗效评价的客观性和公认性。充分发挥中西医结合优势，最终造福广大 LC 患者。

六、动态监测

有必要定期监测 LC 患者，其策略是坚持重点监测经济模式。随访基本参数应限制在能够获取真正有益结果的范围内！控制基本重要参数有助于 LC 稳定或好转。为了动态监测肝脏功能，胆碱酯酶值每 4~8 周检测一次。发现亚临床 HE 或潜在性水肿患者应详细记录个性化病情变化记录单。

七、肝移植（第42章）

参考文献

［1］Anthony PP，Ishak KG，Nayak NC，et al. The morphology of cirrhosis. Recommendations on definition，nomenclature，and classification by a working group sponsored bythe World Health Organization. J Clin Pathol，1978，31（5）：395－414.

［2］Anthony PP，Ishak KG，Nayak NC，et al. The morphology of cirrhosis：definition，nomenclature，and classification. Bull World Health Organ，1977，55（4）：521－540.

［3］Lim YS，Kim WR. The global impact of hepatic fibrosis and endstage liver disease. Clin Liver Dis，2008，12（4）：733－746.

［4］Murray CJ，Vos T，Lozano R，et al. Disability-adjusted life years（DALYs）for 291 diseases and injuries in 21 regions，1990－2010：a systematic analysis for the Global Burden of Disease Study 2010. Lancet，2012，380：2197－2223.

［5］srani SK，Larson JJ，Yawn B，et al. Underestimation of liver-related mortality in the United States. Gastroenterology，2013，145：375－382.

［6］Mokdad，et al. Liver cirrhosis mortality in 187 countries between 1980 and 2010：a systematic analysis. BMC Medicine，2014，12：145.

［7］World Health Organization. Projections of mortality and burden of disease to 2030 www. who. int/healthinfo/statistics/bodprojections2030/en/index. html.

［8］Herold，C.，Heinz，R.，Radespiel-Troger，M.，et al. Quantitative testing of liver function in patients with cirrhosis due to chronic hepatitis C to assess disease severity. Liver，2001，21：26－30.

［9］Raffaella Romeo，Barbara Foglieni，Giovanni Casazza，et al. High Serum Levels of HDV RNA Are Predictors of Cirrhosis and Liver Cancer in Patients with Chronic Hepatitis Delta. PLOS ONE www. plosone. org，2014，9（3）：e92062.

［10］Arends JE，Ghisetti V，Irving W，et al. Hepatitis E：An emerging infection in high income countries. J Clin Virol，2014，59（2）：81－88.

［11］Ross AG，Bartley PB，Sleigh AC，et al. Schistosomiasis. N Engl J Med，2002，346（16）：1212－1220.

［12］Sorensen，T. I. A.，Orholm，M.，et al. Prospective evaluation of alcohol abuse and alcoholic liver injury in men as predictors of development of cirrhosis. Lancet，1984/II：241－244.

［13］75Urbain，D.，Muls，V.，Makhoul，E.，et al. Prognostic significance of hepatic venous pressure gradient in medically treated alcoholic cirrhosis：comparison to aminopyrine breath test. Amer. J. Gastroenterol，1993，88：856－859.

［14］Murray CJ，Vos T，Lozano R，et al. Disability-adjusted life years（DALYs）for 291 diseases and injuries in 21 regions，1990－2010：a systematic analysis for the Global Burden of Disease Study 2010. Lancet，2012，380：2197－2223.

［15］Canbay A，Friedman S，Gores GJ. Apoptosis：the nexus of liver injury and fibrosis. Hepatology 2004，39（2），273－278.

［16］Canbay A，Taimr P，Torok N，et al. Apoptotic body engulfment by a human stellate cell line is profibrogenic. Lab Invest，2003，83（5）：655－663.

［17］Delhaye M，Louis H，Degraef C，et al. Hepatocyte proliferative activity in human liver cirrhosis. J Hepatol，1999，30：461－471.

［18］Wanless IR，Shiota K. The pathogenesis of nonalcoholic steatohepatitis and other fatty liver diseases：a four-step model including the role of lipid release and hepatic venular obstruction in the progression to cirrhosis. Semin Liver Dis，2004，24（1）：99－106.

［19］H. Huang，M. L. Shiffman，S. Friedman，et al. gene signature identifies the risk of developing cirrhosis in patients with chronic hepatitis C，Hepatology，2007，46：297－306.

［20］Y. Urabe，H. Ochi，N. Kato，et al. A genome-wide association study of HCV-induced liver cirrhosis in the Japanese population identifies novel susceptibility loci at the MHC region, J. Hepatol, 2013, 58：875－882.

［21］Sciot R, Staessen D, van Damme B, et al Incomplete septal cirrhosis：histopathological aspects. Histopathology, 1988, 13：593－603.

［22］Wanless IR, Nakashima E, Sherman M. Regression of human cirrhosis. Morphologic features and the genesis of incomplete septal cirrhosis. Arch Pathol Lab Med, 2000, 124（11）：1599－607.

［23］Bravo AA, Sheth SG, Chopra S. Liver biopsy. N Engl j med, 2001, 344：495－500.

［24］Ishak K, Baptista A, Bianchi L, et al. Histological grading and staging of chronic hepatitis. J Hepatol, 1995, 22：696－699.

［25］Bedossa P. Renersibility of hepatitis B virus cirrhosis after therapy：who and why？　［J］. Liver Int, 2015, 35 Suppl 1：78－81.

［26］Garcia-Tsao G, Friedman S, Iredale J, et al. Now there are many（stages）where before there was one：In search of a pathophysiological classification of cirrhosis. Hepatology, 2010, 51（4）：1445－1449.

［27］KIM MY, CHO MY, BAIK SK, et al. Histological subclassification of cirrhosis using the Laennec fibrosis scoring system correlates with clinical stage and grade of portal hypertension［J］. J Hepatol, 2011, 55（5）：1004－1009.

［28］XU S, WANG Y, TAI DC, et al. qFibrosis：a fully-quantitative innovative method incorporating histological features to facilitate accurate fibrosis scoring in animal model and chronic hepatitis B patients［J］. J Hepatol, 2014, 61（2）：260－269.

［29］WANG Y, HOU JL. Fibrosis assessment：impact on current management of chronic liver disease and application of quantitative invasive tools［J］. Hepatol Int, 2016, 10（3）：448－461.

［30］Poynard T, McHutchison J, Manns M, et al. Impact of pegylated interferon alfa-2b and ribavirin on liver fibrosis in patients with chronic hepatitis C. Gastroenterology, 2002, 122（5）：1303－1313.

［31］Marcellin P, Gane E, Buti M, et al. Regression of cirrhosis during treatment with tenofovir disoproxil fumarate for chronic hepatitis B：a 5-year open-label follow-up study. Lancet, 2013, 381：468－475.

［32］D'Ambrosio, R, Aghemo, A, Rumi, M. G, et al. A morphometric and immunohistochemical study to assess the benefit of a sustained virological response in hepatitis C virus patients with cirrhosis. Hepatology, 2012, 56：532－543.

［33］Cordoba J, Cabrera J, Lataif L, et al. High prevalence of sleep disturbance in cirrhosis. Hepatology, 1998, 27：339－345.

［34］Madden AM, Bradbury W, Morgan MY. Taste perception in cirrhosis：its relationship to circulating micronutrients and food preferences. Hepatology, 1997, 26：40－48.

［35］Figueiredo FA, De Mello Perez R, Kondo M, et al. Effect of liver cirrhosis on body composition：evidence ofsignifi cant depletion even in mild disease. J Gastroenterol Hepatol, 2005, 20：209－216.

［36］Garcia-Martinez R, Caraceni P, Bernardi M, et al. Albumin：pathophysiologic basis of its role in the treatment of cirrhosis and its complications. Hepatology, 2013, 58：1836－1846.

［37］Domenicali M, Baldassarre M, Giannone FA, et al. Post-transcriptional changesof serum albumin：clinical and prognostic significance in hospitalized patientswith cirrhosis. Hepatology, 2014, 60：1851－1860.

［38］Jalan R, Schnurr K, Mookerjee RP, et al. Alteration in the functional capacity ofalbumin in patients with decompensated cirrhosis is associated with increased mortality. Hepatology, 2009, 50：555－564.

［39］Benvegnù L, Gios M, Boccato S, et al. Natural history of compensated viral cirrhosis：a prospective study on the incidence and hierarchy of major complications. Gut, 2004, 53：744－749.

［40］Veldt BJ, Chen W, Heatcote EJ, et al Increased risk of hepatocellular carcinoma among patients with hepatitis C cirrhosis and diabetes mellitus. Hepatology, 2008, 47：1856－1862.

［41］SHAH NL, BANAEI YP, HOJNOWSKI KL, et al. Management options in decompensated cirrhosis［J］. Hepat Med, 2015, 7：43－50.

［42］El-Serag HB，Tran T，Everhart JE. Diabetes increases the risk of chronic liver disease and hepatocellular carcinoma. Gastroenterology，2004，126：460 – 468.

［43］DEFRANCHISR. Baveno VI Faculty. Expanding consensus in portal hypertension：report of the Baveno VI Consensus Workshop：stratifying risk and individualizing care for portal hypertension［J］. J Hepatol，2015，63（3）：743 – 752.

［44］Berzigotti A，Garcia-Tsao G，Bosch J，et al. Obesity is an independent risk factor for clinical decompensation in patients with cirrhosis. Hepatology，2010，54（2）：555 – 561.

［45］FEDE G，D'AMICO G，ARVANITI V，et al. Renal failure and cirrhosis：A systematic review of mortality and prognosis ［J］. J Hepatol，2012，56（4）：810 – 818.

［46］Byrnes V，Shi H，Kiryu S，et al. The clinical outcome of small（< 20 mm）arterially enhancing nodules on MRI in the cirrhotic liver. Am J Gastroenterol，2007，102：1654 – 1659.

［47］D'AMICO G，GARCIA-TSAO G，PAGLIARO L. Natural history and prognostic indicators of survival in cirrhosis：A systematic review of 118 study［J］. J Hepatol，2006，44（1）：217 – 231.

［48］ARVANITI V，D'AMICO G，FEDE G，et al. Infections in patients with cirrhosis increase mortality four-fold and should be used in determining prognosis［J］. Gastroenterology，2010，139（4）：1246 – 1256.

［49］PENG Y，QI XS，GUO XZ. Recommendation for consensus statement by the Italian Association for the Study of Liver Diseases（AISF）and the Italian Society of Internal Medicine（SIMI）：hemostatic balance in patients with liver cirrhosis［J］. J Clin Hepaol，2016，32（6）：1052 – 1053.

［50］Berzigotti A，Abraldes JG，Tandon P，et al. Ultrasonographic evaluation of liver surface and transient elastography in clinically doubtful cirrhosis. J. Hepatol，2010，52（6）：846 – 853 .

［51］Gaiani，St.，Bolondi，L.，li Bassi，S.，et al. Prevalence of spontaneous hepatofugal portal flow in liver cirrhosis. Clinical and endoscopic correlation in 228 patients. Gastroenterology，1991，100：160 – 167.

［52］Golli，M.，Kriaa，S.，Said，M.，et al. Intrahepatic spontaneous portosystemic venous shunt：value of color and power Doppler sonography. J. Clin. Ultrasound，2000，28：47 – 50.

［53］Riehl，J.，Bongartz，D.，Nguyen，H.，et al. Spontaneous portosystemic shunts in liver cirrhosis：demonstration by color coded Duplex ultrasonography. Ultraschall Med，1997，18：272 – 276.

［54］Bolognesi，M.，Sacerdoti，D.，Bombonato，G.，et al. Arterioportal fistulas in patients with liver cirrhosis：usefullness of color Doppler US for screening. Radiology，2000，216：738 – 743.

［55］Siringo，S.，Bolondi，L.，Gaiani，St.，et al. The relationship of endoscopy，portal Doppler ultrasound flowmetry，and clinical and biochemical tests in cirrhosis. J. Hepatol，1994，20：11 – 18.

［56］Kim，Y. J.，Raman，S. S.，Yu，N. C.，et al. Esophageal varices in cirrhotic patients：Evaluation with liver CT. Amer. J. Roentgenol，2007，188：139 – 144.

［57］Nakamura，H.：Small hepatic nodules in cirrhosis：ultrasonographic，CT，and MR imaging findings. Abdom. Imag，1999，24：47 – 55.

［58］Watanabe，S.，Kimura，Y.，Nishioka，M.，etal：Assessment of hepatic functional reserve in cirrhotic patients by computer tomography of the caudate lobe. Dig. Dis. Sci，1999，44：2554 – 2563.

［59］Maharaj B，Maharaj RJ，Leary WP，et al. Sampling variability and its infl uence on the diagnostic yield of percutaneous needle biopsy of the liver. Lancet i，1986，523 – 525.

［60］Pagliaro L，Rinaldi F，Craxi A，et al. Percutaneous blind biopsy versus laparoscopy with guided biopsy in diagnosis of cirrhosis. A prospective，randomized trial. Dig Dis Sci，1983，28：39 – 43.

［61］Scheuer PJ Liver biopsy in the diagnosis of cirrhosis. Gut，1970，11：275 – 278.

［62］DEFRANCHISR，Baveno VI Faculty. Expanding consensus in portal hypertension：report of the Baveno VI Consensus Workshop：stratifying risk and individualizing care for portal hypertension［J］. J Hepatol，2015，63（3）：743 – 752.

［63］ Nagai H，Terada Y，Tajiri T，et al. Characterization of liver-cirrhosis nodules by analysis of gene-expression profi les and patterns of allelic loss. J Hum Genet，2004，49：246 – 255.

［64］ Kuntz，E. Klinische Aspekte. Prognose und Therapie der Leberzirrhose. Lebensversicherungsmed. 1990；42：52 – 55.

［65］ Kang JH，Tsai MC，Lin CC，et al. Increased risk of parkinsonism among patients with cirrhosis：a 7-year follow-up study ［J］. Liver Int，2011，31（5）：685 – 691.

［66］ Tryc AB，Goldbecker A，Berding G，er al. Cirrhosis-related Parinsonism：Prevalence，mechanisms and response to treatments ［J］. J Hepatol，2013，58（4）：698 – 705.

［67］ Muller，M. J.：Malnutrition in cirrhosis. J. Hepatol，1995；23（Suppl. 1）：31 – 35 .

［68］ Bandi，J. -C.，Garcia-Pagan，J. C.，Escorsell，A.，et al. Effects of propranolol on the hepatic hemodynamic response to physical exercise in patients with cirrhosis. Hepatology，1998，28：677 – 682.

［69］ Garcia-Pagan，J.，Santos，C.，Barbera，J. A.，et al. Physical exercise increases portal pressure in patients with cirrhosis and portal hypertension. Gastroenterology，1996，111：1300 – 1306.

［70］ Salo，J.，Gines，A.，Anibarro，et al. Effect of upright posture and physical exercise on endogenous neurohormonal systems in cirrhotic patients with sodium retention and normal supine plasma renin，aldosterone，and norepinephrine levels. Hepatology，1995，22：479 – 487.

［71］ Fernández J，Monteagudo J，Bargallo X，et al. A randomized unblinded pilot study comparing albumin vs. hydroxyethyl starch in spontaneous bacterial peritonitis. Hepatology，2005，42：627 – 634.

［72］ Bortoluzzi A，Ceolotto G，Gola E，et al. Positive cardiac inotropic effect of albumin infusion in rodents with cirrhosis and ascites：molecular mechanisms. Hepatology，2013，57：266 – 276.

［73］ European Association for the Study of the Liver. EASL clinical practice guidelines on the management of ascites，spontaneous bacterial peritonitis，and hepatorenal syndrome in cirrhosis. Journal of Hepatology，2010，53：397 – 417.

［74］ Runyon BA. Introduction to the revised American Association for the Study of Liver Diseases Practice Guideline management of adult patients with ascites due to cirrhosis 2012. Hepatology，2013，57：1651 – 1653.

第十章　乙型肝炎肝硬化

十多年来，核苷（酸）类似物（NAs）和干扰素 α，特别是聚乙二醇干扰素（P-IFN）抗病毒治疗（AVT）慢性乙型肝炎（CHB）已经显著阻止了乙型肝炎病毒（HBV）相关疾病进展，降低了乙型肝炎（以下简称乙肝）肝硬化（LC）和肝细胞癌（HCC）相关病死率。然而，慢性 HBV 感染至今仍难治愈。虽然长期 AVT 不能根除 HBV 感染原因尚未完全了解。临床研究提示肝细胞核内 HBV 基因组（cccDNA）固有稳定性，AVT 过程中 HBV 持续低水平复制，肝细胞稳定持续性增殖均是重要病理生理学因素。更重要的是尽管目前临床应用的 AVT 能够强力抑制肝内 HBV 复制，但慢性 HBV 感染者特异性抗 HBV 免疫功能障碍（特别是 CAID）不能高效识别感染 HBV 的肝细胞，给治愈乙肝构成巨大挑战。尽管如此，有效抑制 HBV 复制可逆转肝纤维化和 LC，延缓或阻止代偿期 LC 向失代偿型肝硬化（DC）进展，减少 DC 患者病情进一步恶化或可能实现再代偿。因此高效 AVT 对改善乙肝 LC 临床结局至关重要。近年来，中国、亚太、欧洲和美国肝病学会先后更新相关指南，但仅仅是原则性推荐意见，难以满足临床复杂 LC 群体患者全部诊疗需求。本章主要讨论乙肝 LC 临床要点和 AVT。

第一节　HBV 感染自然史

HBV 感染影响全球 3.5 ~ 4.0 亿人健康，CHB 伴有的慢性肝脏炎症、纤维化常常发展为 LC 和 HCC。不治疗 CHB 患者 5 年累计进展为 LC 者占 8%~20%[1]。代偿型 LC 患者 5 年后 DC 发生率近 20%[2]。Jongh 等[3]随访 98 例 HBV 相关 LC 患者平均 4.3 年，HBeAg 阳性、HBeAg 阴性代偿型和 DC 患者 5 年存活率分别为 72%、97% 和 0、28%。另有研究显示 DC 患者 5 年存活率仅为 14%~35%[4-5]。在进展为 LC 前几乎所有患者早已存在数年或数十年的肝纤维化。乙肝 LC 患者年 HCC 发生率为 2%~5%[6]，而一生严重并发症发生率高达 15%~40%[7]。全面了解 HBV 感染自然史对于科学预防 LC 及其临床诊疗非常重要（图 10-1-1）。

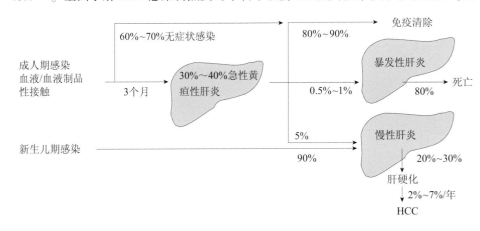

图 10-1-1　HBV 感染的自然病程及其预后

HBV 持续感染是导致 CHB、LC 和 HCC 的主要原因。肝细胞内存在 cccDNA，rcDNA 和 HBV 复制中间体 RNA，pgRNA 可解读为慢性持续性 HBV 感染。研究发现高复制型慢性 HBV 感染者近 20%~30% 的患者将较快进展为 LC，对未治疗 HBV 感染者长期随访显示：依照基线 HBV DAN 水平升高程度，呈现 LC 累积患病率逐渐升高（从 HBV DNA < 300 拷贝/毫升患者的 4.5% 升至 HBV DNA ≥ 10^6 拷贝/毫升患者的 36.2%）[8]（图 10-1-2）。HBeAg 阴性 CHB 患者 LC 患病率高于 HBeAg 阳性 CHB。

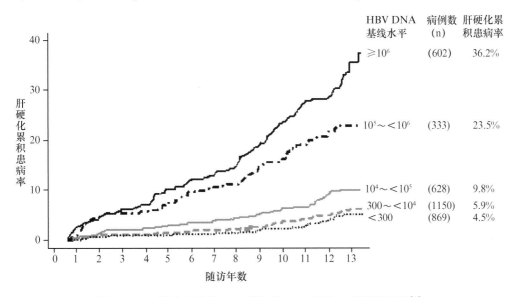

图 10-1-2　随访未治疗 HBV 感染者 11.4 年后 LC 累积患病率[8]

研究显示 30%~70% 的乙肝 LC 代偿期患者体内有活跃性病毒复制。2 项来自欧洲的研究显示：35%~55% 的代偿期 LC 患者 HBeAg 阳性，48% 的患者 HBV DNA 阳性，而治疗后出现 HBeAg 血清转换或 HBV DNA 低于检测下限者预后较好。尽管如此，在 CHB 自然史中，cccDNA 充当 HBV DNA 库角色，甚至在 HBV 持续低水平复制和转录，血清 HBsAg 转阴背景下[9]，仍然可能诱导缓慢性肝损伤。

DC 通常是代偿期 LC 隐匿进展的结果。患者常常伴有很多危险因素，其危险因素越多越易导致病情进展，像遗传多态性、HBV 变异、酗酒、静脉药瘾、肥胖、铁过量、混合感染其他病毒显然促进 CHB 进展至 LC 和 HCC。亚洲感染 HBV 基因型 C 的患者比感染基因型 B 的患者具有较高的发展为 LC 的危险性。HBV 基因 A 和 B 型感染者较基因 C 和 D 型感染者进展至 LC 更缓慢，并且并发 HCC 风险较小。LC 的发生与复杂累积性 HBV 变异有关，这显示出 HBV 高复制和变异后蛋白表达缺陷综合出现的临床表型。这种临床表型主要归因于核心启动子和 C 基因突变，但也相当大的受到另外全基因组突变的影响。14% 的代偿期 LC 患者因暴露危险因素后诱发急性病变发作而导致 DC。有限研究数据支持饮酒促进 CHB 和乙肝 LC 疾病进展[10]。酒精直接干扰宿主细胞代谢和基因表达，并且增加病毒基因表达和复制[11]（图 10-1-3）。有报道高消费咖啡和茶可降低 LC 风险。

发生 LC 高危因素还包括男性、年龄 >40 岁、ALT 异常波动、合并 HCV、HDV 或 HIV 感染等。HBV 感染自然史见图 10-1-4。

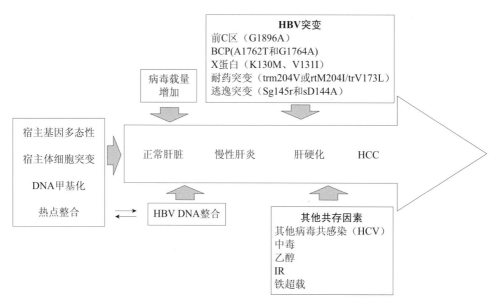

图 10-1-3　影响乙肝 LC 发生发展的因素

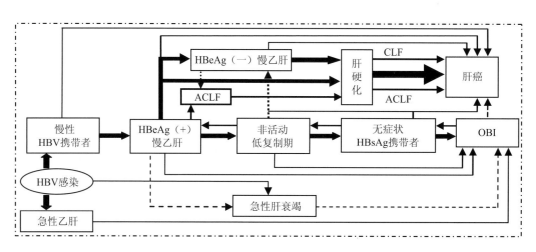

图 10-1-4　HBV 感染自然史

注：CLF：慢性肝衰竭；ACLF：慢加急性肝衰竭；OBI：隐匿性 HBV 感染

第二节　临床诊断和评估

一、临床诊断

确诊乙肝 LC 必须具备以下三项：①患者具有组织学或临床相关 LC 证据，临床诊断包括临床表现、实验室检查及影像学信息。近年来研究显示瞬时弹性成像（TE）比血清学标志物能够更好地预测进展期乙肝肝纤维化和 LC！！[12]。病理学定义为弥漫性纤维化伴有假小叶形成，是诊断 LC 金标准。②确认 HBV 感染证据，HBsAg 及/或 HBV DNA 阳性超过 6 个月。③排除其他常见导致 LC 病因，例如 HCV 感染、乙醇、药物等。

二、临床评估

（一）HBV 复制状态

检测 HBV DNA 是临床评估和监测 HBV 复制状态的重要指标，临床用于慢性 HBV 感染诊断、AVT 适应证选择及其疗效判断。不同检测方法和试剂灵敏度和检测线性范围不尽相同，较早的研究采用杂交试验检测 HBVDNA 下限近 10^5 拷贝/毫升；而近年来的研究一般国产试剂 PCR 法检测下限为 500 ~ 1000 拷贝/毫升；采用更敏感的检测技术（PCR 或 bDNA 技术），其检测下限近 10 拷贝/毫升[13]。因此，"HBV 感染性复制"这一术语在不同期研究中的含意不同，依赖所用的检测 HBV DNA 技术。血清 HBV DAN 检测阴性并不一定说明无病毒复制，特别是 LC 患者。因此，对于活动进展型乙肝 LC 患者采用国产试剂 PCR 法检测不到 HBV DNA 时，建议采用高灵敏度检测方法复查，以便确认是否存在 HBV 低水平复制!，这有助于决策 AVT。

（二）肝脏功能及其代偿潜能评估（第 7 章）。

（三）并发症评估（第 21 ~ 40 章）。

（四）急性加重或反跳

乙肝 LC 患者也可发生肝脏炎症反跳。与 CHB 反跳比较，乙肝 LC 肝脏炎症反跳后肝功能失代偿发生率显著增高（13.9% vs 2 ~ 3%），并增加死亡风险[14]。这种乙肝 LC 肝脏炎症反跳在 NAs 治疗过程中少见，但在停药后发生率较高。因此，应密切监测，一旦发生需要立即 AVT。

（五）HCC 筛检

慢性 HBV 感染是诱发 LC，HCC 和肝病相关死亡的主要病因。其风险因素包括长期 HBV 活动性复制、ALT 升高、老年、男性、HCC 家族史、酗酒、糖尿病、HIV 共感染、感染 C 基因型和前 C 及核心启动子变异 HBV[15]，发展为 LC 和 HCC 的平均年龄分别为 42 ± 13 岁和 55 ± 7 岁。应用简单检验项目和当今影像学技术筛检高危 HCC 患者，判断是否处于癌变危险期，乙肝 LC 患者定期筛检 HCC 有助于发现小癌灶[10]，甚至癌前病灶。即使 HBV DNA 检测不到，也应筛检 HCC!!。WHO 指南[16]对于 LC 患者，无论年龄和其他风险因素，有 HCC 家族史，年龄超过 40 岁的高危人群，应每 6 个月采用超声和 AFP 筛检 HCC!!!。对 AFP > 400 μg 而超声未发现肝脏占位性病变者，应作超声造影、CT 或 MRI 检查!!。

第三节　抗病毒治疗

长期 AVT 可持久而充分地抑制 HBV 复制，阻止肝硬化进展，甚至逆转肝硬化[17-18]；还可降低 CHB 相关肝硬化 HCC 的发生率；改善 DC 患者症状，最终有望从等待肝移植（LT）名单中移除[18]。近年来随着 CHB 患者 AVT 研究进展，最新 WHO 指南[16]，APASL 指南[17]，美国慢乙肝治疗流程[18]和中国[19]指南有关 HBV 相关 LC 患者 AVT 推荐意见先后更新，见图 10-3-1。但 HBV 相关肝硬化抗病毒推荐意见的证据级别还不高（均含有非 RCT 研究观点），仍然属于临床难点和研究热点。

（一）代偿型 LC 患者 AVT

新版 AASLD[15]、中国指南[19]和 2012 版 EASL 指南[1]均推荐只要检测到 HBV DNA，即可开始 AVT。最新 WHO 指南[16]推荐只要确诊乙肝 LC 即可 AVT。APASL 指南[17]推荐 HBV DNA > 2000IU/ml 即可 AVT，但若 ALT 升高，只要检测到 HBV DNA，即可开始 AVT。P-IFN 治疗代偿型 LC 患者的疗效与治疗 CHB 患者类似[20]。6 年前发表的一项荟萃分析[22]显示采用 IFNα 治疗与未治疗患者比较，降低 HCC 发生率具有显著统计学意义。因 IFN 潜在诱发乙肝 LC 患者肝功能失代偿，应十分慎重。若有必要，宜从小剂量开始，根据患者耐受情况逐渐增加至预定治疗剂量！但代偿型 LC 患者选择 NAs 治疗更为安全[15]。

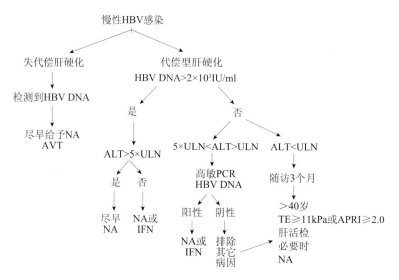

图 10-3-1　HBV 相关肝硬化诊疗路线图

临床研究显示代偿性 LC 患者采用 NAs 长期抑制 HBV 复制后病情稳定，甚至肝纤维化显著逆转[21]。采用第一代 NAs（LAM 和 ADV）治疗 LC 患者能够显著改善病情，并降低发生 HCC 风险[22]。近来一项荟萃分析也有同样结论[23]。随机双盲临床试验表明，CHB 伴明显肝纤维化和代偿期 LC 患者经拉米夫定（LAM）治疗 3 年可延缓疾病进展、降低肝功能失代偿及肝癌发生率[24-25]，但常常较快诱发 LAM 耐药。尔后优选 LAM 联合阿德福韦酯（ADV）长期 AVT，以降低耐药发生率。但因 LC 患者需要长期 AVT，最好初始选用高效低耐药的 NAs 治疗，如恩替卡韦（ETV）或替诺福韦酯（TDF）[26]。不建议应用 LAM 治疗 LC 患者，以防因耐药而导致病毒反弹和肝功能失代偿[18]。新近研究[26]将 385 例初治、代偿型乙肝 LC 患者分为 3 组（基线时 HBV DNA 阴性、HBV DNA 低水平但 ALT 正常及 HBV DNA 低水平但 ALT 升高），各组患者肝癌累积发生率分别为 2.2%、8.0%、14.0%，且 AVT 后肝癌发生率降低。研究证实 ETV 和 TDF 治疗不但强效低耐药，而且耐受性良好。对基线 CTP 评分平均 8.59 分的乙肝 LC 患者分组给予 ADV 和 ETV 治疗 48 周，证实 ETV 组在控制生化学活动度方面优于 ADV 组[27]。采用口服强效低耐药的 NAs 治疗是广泛应用的一线/首选方法。

（二）失代偿期患者 AVT

乙肝相关 DC 患者 AVT 是控制病情的关键。过去认为 LC 不可逆，但近 20 年乙肝 LC 患者 AVT 临床研究报告证实持续 AVT 至 HBV DNA 检测不到水平后，肝纤维化和 LC 明显逆转[28]，甚至重新代偿。尽管可选 NAs 及其治疗 ESLD 的经验越来越多，但乙肝相关 DC 患者的预后和相关因素复杂，其 AVT 原则和 CHB、代偿性 LC 患者明显不同。

1. 适应证　2009 年 AASLD 乙肝指南[29]建议，对 HBV DNA > 2000 IU/ml 或即使 HBV DNA 检测不到而血清 ALT 升高患者，均应 AVT。2009 EASL 指南[30]首先将乙肝 LC 抗病毒适应证扩展到只要检测到 HBV DNA 即应 AVT。使得这部分患者进展到非 HCC 肝病死亡病例下降了 50%。新版 APASL 指南[17]，美国慢乙肝治疗流程[18]和中国[19]指南均明确建议：对于 HBV 相关 DC 患者，只要检出 HBV DNA，不论 ALT 或 AST 是否升高，均推荐 NAs 及早 AVT，以改善肝功能并延缓或减少 LT 需求。其理由为，一些实验室检测方法敏感性有限，而乙型肝炎自然史研究表明，DC 患者即使血清转氨酶正常或接近正常，低水平病毒复制也可能持续诱导肝损害；同时，尽早 AVT，可阻止病毒自发性再激活，防止病情恶化，减少患者死亡风险。LC 患者 AVT 并不基于 ALT 是否升高，因为 ALT 在晚期 LC 患者中也可正常[1]。若即将发生或已出现明显肝功能失代偿，为预防肝病再激活，即便是在患者血清 HBV DNA 很低和 ALT 正常情况下[1]，也建议尽早 AVT。新版 AASLD 指南[15]推荐只要 HBsAg 阳性即可开始 AVT。WHO 指南[16]推荐只要确诊乙肝 LC 即可 AVT。另有部分专家认为应基于在疾病早期鉴定出易发肝病并发症和 HCC 危险因素，给予积极预防性 AVT[31]。

2. 药物选择　采用 IFNα 治疗 CTP B 或 C 级 LC 患者虽然可能获得轻微疗效，但可能诱导残存肝细胞炎症坏死，易发肝脏严重失代偿或导致肝衰竭。而且 IFNα 可加重白细胞和血小板减少症，进而可能增加细菌感染或出血风险。因此，IFNα 对 DC 患者应属禁忌证!!。

研究证实 LAM 治疗可导致 60%~96% 的 DC 患者肝功能改善，生存期延长[32-33]。然而，LAM 每年引发耐药发生率高达 15%~20%，并且伴有致命性肝脏炎症反跳风险[34]。Yang 等[35]采用替比夫定（LdT）治疗 62 例乙肝相关 DC 患者 96 周显示：显著抑制 HBV 复制并改善其 CTP 评分。因为患者需要长期甚至终生 AVT，LAM 和 LdT 耐药率较高使患者伴有病情恶化乃至死亡的潜在风险。因此，目前不推荐选择 LAM 或 LdT 单药治疗 DC 患者。ADV 可抑制 HBV 相关 LC 患者 HBV 复制、并改善其肝纤维化[36]。但 ADV 单药抑制 HBV DNA 作用较弱，应用 5 年耐药发生率近 30%，而 LC 患者 HCC 发生率下降与患者 HBV 复制被抑制程度有关[8,15]；并且 DC 患者多伴有不同程度的肾功能损伤，长期应用 ADV 将可能显著增加这类患者潜在肾毒性风险[37]。

按照 EASL 指南[26]，AVT 必须最大可能的降低患者血清 HBV DNA 水平（理想是尽快降至检测不到水平）。因此，初治 LC 患者优选 TDF 或 ETV 单药治疗，因其强效低耐药风险[17]（图 10-3-2）。最新 AASLD 指南[15]，WHO 指南[16]，APASL 指南[17]，美国慢乙肝治疗流程[18]和中国[19]指南均推荐强效低耐药的 ETV 和 TDF 作为单药治疗乙肝相关 DC 患者的一线药物!!!（表 10-3-1）。不建议首选 LAM、LdT 与 ADV 单药治疗 DC 患者!!。

表 10-3-1　可检测到 HBV DNA 的肝硬化患者的治疗建议[15,17-18]

代偿期肝硬化治疗策略	失代偿期肝硬化治疗策略
• 单用 ETV 0.5 mg/d，或 TDF 300mg/d	• 单用 ETV1mg/d，或 TDF 300mg/d
• P-IFNα 可试用于代偿良好的肝硬化患者	• 禁用 P-IFNα
• 应用口服 NA 则需长期治疗	• 需长期口服 NA
	• 评估等待肝移植

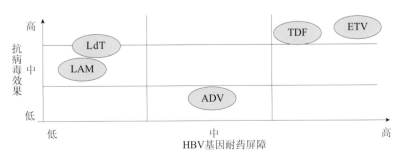

图 10-3-2　5 种 NAs 抗病毒效力和基因耐药屏障比较

3. 临床疗效研究　纳入 13 项 RCTs 共 873 例 HBV 相关 DC 患者比较 ETV 和 LAM 疗效的荟萃分析显

示：48 周时 ETV 组病毒学应答率高于 LAM 组（MD = − 1.18，95% CI：− 1.90 − 0.46. P = .001），耐药突变率低于 LAM 组（0.33% vs 14.33%，P = .00001）[38]。Chen 等[39] 回顾性分析 145 例乙肝 DC 急性加重患者（92 例 LAM、53 例 ETV 治疗）发现治疗 24 周时 ETV 组和 LAM 组病死率分别为 29.6% 和 62.4%（P = .006）。临床观察[40] 707 例 DC 患者（其中包括 423 例 AVT 患者），AVT 患者 5 年非 LT 存活率显著高于未治疗患者（59.7% vs 46%）。Li 等[41] 报道与未进行 AVT 患者比较，ETV 治疗组患者 GOVB 发生率显著降低。Chang 等[42] 采用 ETV 治疗严重肝纤维化或 LC 患者 6 年，使其纤维化评分显著下降，甚至部分 LC 患者发生组织学逆转。Shim 等[43] 采用 ETV（0.5 mg/d）治疗 70 例 DC 患者 1 年，与 144 例代偿型 LC 比较，观察其临床结局和病毒学应答（表 10-3-2）。在治疗 12 个月时，DC 和代偿型 LC 患者血清 HBV DNA 分别为 − 6.8，− 6.7 $\log_{10}$ 拷贝/毫升；检测不到病毒血症患者比例分别为 89%、78%；HBeAg 血清转换率分别为 22%，24%；均无显著性差异。Schiff 等[44] 采用 ETV 治疗进展性肝纤维化或 LC 患者至少 3 年，观察治疗前后肝组织学变化。发现所有 ETV 治疗 6 年的 10 例患者显示肝组织学和 Ishak 纤维化评分改善。4 例 LC 患者肝活检证实其 Ishak 纤维化评分下降 4 分或更低。证实晚期肝纤维化或 LC 患者长期采用 ETV 治疗后组织学改善或纤维化和 LC 逆转[44]。

表 10-3-2　HBV 相关失代偿型肝硬化患者抗病毒治疗结果

作者 （年度）	NAs	患者（n） （LAM-R%）	疗程 （M）	基线 CTP 评分	CTP 下降 ≥2 分患者 （%）	未检到 HBV- DNA （%）	HBeAg 血清转换 （%）	LT （%）	存活率 （%）	病毒学 突破 （%）
Villeneuve 等[32] 2000	LAM	35	36	≥8	22/23 （96%）	23/23 （100%）	6/13 （46%）	7/35 （20%）	27/35 （77%）	2/23 （9%）
Fontana 等[33] 2002	LAM	162	40	9	NA	57/71 （80%）	NA	91/162 （56%）	144/162 （89%）	18/162 （11%）
Schiff[37] 2007	ADV	226 （100）	48	≥5	NA	45/76 （59%）	7/31 （23%）	43/226 （19%）	194/226 （86%）	2%
Shim 等[43] 2010	ETV	70 （0）	12	≥7	27/55 （49%）	65/70 （93%）	8/35 （23%）	3/70 （4%）	63/70 （90%）	0
Liaw 等[27] 2011	ADV	91 （33）	24	≥7	25/91 （27%）	18/91 （20%）	5/51 （10%）	3/89 （3%）	73/89 （80%）	48 周 0， 144 周 6
	ETV	100 （36）	24	≥7	35/100 （35%）	57/100 （57%）	3/54 （6%）	11/100 （11%）	82/100 （82%）	48 周 0， 144 周 3
Liaw 等[45] 2011	ETV	22 （13）	12	7 ~ 12	5/12 （42%）	16/22 （73%）	0/7 （0）	0/22 （0）	20/22 （91%）	0
	TDV	45 （18）	12	7 ~ 12	7/27 （26%）	31/44 （71%）	3/14 （21%）	2/45 （4%）	43/45 （96%）	0
	TRU	45 （22）	12	7 ~ 12	12/25 （48%）	36/41 （88%）	2/15 （13%）	4/45 （9%）	43/45 （96%）	0

注：ADV：阿德福韦酯；ETV：恩替卡韦；HCC：肝细胞性肝癌；LAM：拉米夫定；LT：肝移植；NA：无数据；TDF：替诺福韦酯；TRU：TDF + 恩曲他滨；LAM-R：LAM 耐药

Tsai 等[46] 采用 TDF 治疗亚洲 HBV 相关 LC 患者 240 周，发现 LC 病情逆转率为 86%（19/22）。Liaw

等[45]采用 TDF 治疗 DC 患者 45 例，恩曲他滨（FTC）/TDF 联合治疗 45 例，ETV 治疗 22 例（表 10-3-2）；三组患者治疗 12、24 和 48 周时检测不到 HBV DNA 百分比和 ALT 复常类似。治疗 48 周时，36 例 HBeAg 阳性患者的 HBeAg 消失或 HBeAg 血清转换均发生于接受包含 TDF 治疗患者。三组患者治疗 48 周时的 CTP 和 MELD 评分改善率、肾毒性发生率和病死率类似。然而，在 LAM 耐药 HBV 感染受试者中，包含 TDF 的治疗组和 ETV 治疗组患者治疗 48 周时检测不到 HBV DNA 患者分别占 71%，33%。Marcellin 等[47]采用 TDF 治疗乙肝 LC 患者 5 年发现，LC 逆转（定义为基线 Ishak 评分下降≥1 分）发生率达 74%；基线无 LC 患者阻止其肝纤维化进展率达 95%；组织学改善（定义为 Knodell 坏死性炎症评分下降≥2 分，同时肝纤维化未加重）患者比例为 87%，基线 Ishak 评分 3～6 分的患者改善程度最显著。TDF 治疗 1 年时 Ishak 评分≥4 患者比例降至 28%，治疗 5 年降至 12%。另有比较 TDF、ETV 和 LAM 长期治疗 HBV 相关 DC 患者疗效的研究[48]，结果显示 TDF、ETV 在病毒学应答率、生化学应答和改善 CTP 评分方面均优于 LAM；随访 LAM 组需调整治疗方案的患者占 32%。而 TDF、ETV 组患者长期有效抑制 HBV 复制、改善肝脏组织学。

4. 疗程　由于 DC 患者存在免疫功能低下（第 25 章）、免疫清除病毒能力下降，难以通过治疗彻底清除病毒。因此，LC 患者 AVT 往往需要长期或终生 AVT[17]。特别是 HBeAg 阴性顽固型 DC 患者（CTP 评分 >8），更应当考虑终生 AVT[49]。DC 患者停药复发可能产生严重后果，特别是过早停药，极易复发，有时可能引起致命性恶果。最新 WHO 指南[16]明确指出：由于停药复发可导致严重慢加急性肝衰竭，推荐所有确诊 LC 患者终生口服 NAs 治疗！！即使患者已经达到 HBsAg 阴转或其血清转换的停药标准，停药后也应密切观察。由于病毒学突破发生在生化突破之前，应定期密切监测 HBV DNA，一旦病毒再现，必须及早补救性 AVT。而不是等到 ALT 升高之后再实施救援性 AVT。

5. 预防耐药及其对策　乙肝 LC 患者 AVT 第一年每三个月监测一次 HBV DNA 水平，直至检测不到 HBV DNA 非常重要[15,17-18]，一旦 LC 患者发生乙型肝炎恶化，需要紧急处理。因此，LC 患者需要长期 AVT，并细心观察耐药和反跳。若 DC 患者出现病毒学突破，可能导致病情进一步恶化和丢失抗病毒效果，发生肝衰竭和死亡风险明显增加。长期随访发现 LC 患者出现 HBV 耐药后发生 HCC 风险也显著增加[50]。并且耐药发生后可表现出肝脏炎症严重恶化或反跳，有时导致快速肝功能失代偿和致命性肝衰竭[51]。尤其是 DC 患者，需及早挽救治疗（图 10-3-4）。因为 LC 患者抗病毒治疗涉及临床复杂因素，而且一些患者等待 LT。因此，必须严格规范长期随访制度，并推荐 DC 患者在肝病专家指导下接受规范治疗。一旦发生耐药变异，应及时加用其他无交叉耐药的 NAs 治疗！！

全球研究结果一致认为采用 NAs 治疗 24 周 HBV DNA 快速下降预示耐药发生率较低，伴有较好治疗结局，此定义非常明确[52]。在 AVT 过程中，动态检测 HBV DNA、并根据 AVT 应答指导治疗（RGT）原则及时调整治疗方案可明显提高疗效和效价比；特别是在治疗开始后 24 和 48 周内。因为乙肝 LC 患者血清 HBV DNA 水平一般偏低，应采用检测下限为 10～15IU/ml 的敏感 PCR 技术检测 HBV DNA。若患者接受 NAs 治疗 24 或 48 周（ADV）时仍能检测到 HBV DNA，属于部分病毒学应答，有时所有 NAs 药物均可见到这种情况[26]。应及时调整优化治疗方案。

有学者建议 LAM 或 LdT 治疗患者，若经济条件许可，并且依从性良好，可加用 TDF；若患者正在口服 ADV 治疗，可加用 ETV。这种优化方案能够最大限度的预防多重耐药（MDR）[53]。对于 TDF 或 ETV 单药治疗仅仅获得部分病毒学应答，但无基因型耐药证据的患者，一些专家建议加用另外一种 NAs（如 TDF 治疗患者加用 ETV；ETV 治疗患者加用 TDF），以预防长期治疗过程中耐药（图 10-3-3 和表 10-3-3）。长期联合应用 ETV 和 TDF 安全性尚不清楚[26]。近年来研究显示这两种药物不仅有效，而且治疗 LC 患者一般安全[54]。但仍然需要平衡疗效、费用和长期安全性。

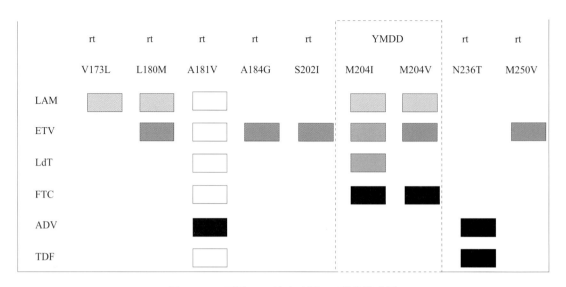

图 10-3-3　不同 NAs 治疗乙肝 LC 耐药模式图

注：数字代表氨基酸在 HBV 反转录酶（rt）基因位点。发生 ETV 有临床意义的耐药需要在 204/180 变异位点基础上加一个另外

184，202 或 250 突变位点。大多数与耐药相关的变异（并非全部）在体内外试验中同时显示耐药

6. 联合 NAs 与单药抗病毒疗效比较　在现有药物条件下，探索更加安全高效的治疗方案、降低耐药发生率、减少停药复发对于乙肝 LC 患者非常重要。两种 NAs 初始联合 AVT 是否获益更多，目前尚无足够证据显示初始联合比采用强效低耐药单药治疗更有效。考虑到严重 DC 患者初始联合可能增加肝脏代谢负担，增加药物安全隐患和潜在的多药耐药风险，并且从一般用药原则考虑，一种药物有效则不选联合用药。因此，初始联合治疗应慎重。

（1）初始高效低耐药 NAs 单药与初始联合两种普通 NAs 疗效比较：关于乙肝 LC 患者初始选用高效低耐药 NAs（如 ETV 或 TDF）单药治疗，是否比初始联合两种普通 NAs 治疗（例如 LAV 或 LdT 联合 ADV）更有效，目前相关研究资料较少。Lian 等[55]采用 LAM 联合 ADV 比较 ETV 单药治疗 DC 患者的疗效，结果显示治疗 96 周联合组在 HBV DNA 抑制、ALT 复常、CTP 改善等方面与 ETV 单药组相当。Peng 等[56]对 LAM 联合 ADV 对照 ETV 治疗 DC 患者的临床研究进行荟萃分析，共纳入 7 项研究共 411 例患者，结果显示 ETV 组治疗患者 CTP 改善率优于 LAM + ADV 组，且血肌酐升高发生率显著低于 LAM + ADV 组。针对代偿期乙肝 LC 患者的对比分析显示，虽然 LAM 联合 ADV 治疗组早期表现出适度优势：治疗 24 周联合治疗组平均 HBV DNA 水平为 1.5 $\log_{10}$ IU/ml，ETV 单药组 2.39 $\log_{10}$ IU/ml；至 48 周时，联合组优势逐渐消失：联合组平均 HBV DNA 水平为 2.64 $\log_{10}$ IU/ml，单药组 1.82 $\log_{10}$ IU/ml。但由于病例数较小，仍然需要更大样本的研究确认。

（2）联合强效低耐药 NAs 与其单药比较：Lik 等[57]比较 ETV 联合 TDF 组和 ETV 单药组治疗初治 CHB 患者的疗效，平均 HBV DNA 水平分别下降 5.96 $\log_{10}$ IU/ml 和 5.77 $\log_{10}$ IU/ml，两组间无统计学差异（P = 0.25）。但近年来的研究证据支持联合强效低耐药 NAs（如 ETV 和 TDF）AVT 比单药治疗更适合治疗难度较大及高病毒载量患者。

（3）普通 NAs 耐药患者的治疗：对既往采用普通 NAs（LAM、LdT、ADV）治疗耐药患者，目前研究数据支持换用或加用无交叉耐药的强效低耐药 NAs。

（4）多重耐药（MDR）患者的治疗：Lee 等[58]观察 93 例 CHB 并发 MDR 患者，其中 45 例 LAM 和 ETV 耐药，28 例 LAM 和 ADV 耐药，20 例 LAM、ETV 和 ADV 耐药。各组均采用 ETV 联合 TDF 治疗后 6

个月时的 HBV 抑制率分别为 55.7%、75.0% 和 65.0%；在平均治疗 12 个月时，HBV 抑制率为 79.6%。说明 ETV 联合 TDF 能够高效挽救治疗 MDR 患者（表 10-3-3）。

表 10-3-3　CHB 患者耐药救援治疗建议[15-19]

耐药种类	治疗建议
LAM 或 LdT	换用 TDF[15-19]，或加用 ADV[15,17,19] 或换用 TDF + FTC[18] 或加用 TDF[15]
ADV（既往无 LAM 治疗史）	换用 ETV[15-19] 或 TDF[17,19]，或加用 ETV[15]
LAM 或 LdT 耐药时出现对 ADV 耐药	换用 TDF[15-19] 或 LAM + TDF[17] 或 ETV + ADV[19]
ETV	换用 TDF[15-19]，或加用 ADV[17,19]，或加用 TDF[15,18]，或换用 TDF + FTC[15,18]
LAM 耐药后出现 ETV 耐药	换用 TDF[15-19]，或加用 ADV[17]
MDR（A181T + N236T + M204V）	ETV + TDF[15,17,19] 或 ETV + ADV[19]，或换用 TDF[15-16]

注：a：尚无基于头对头对照研究的推荐意见。LAM：拉米夫定；ADV：阿德福韦酯；ETV：恩替卡韦；LdT：替比夫定；TDF：替诺福韦酯；FTC：恩曲他滨

8. 耐药治疗的综合分析及推荐意见　因为 HBV 相关 DC 患者抗病毒治疗的相关因素很复杂[40]，应在肝病中心接受专业治疗。所有研究均强调 DC 患者需要及早抗病毒治疗。因为 HBV 相关 DC 患者 AVT 完全病毒学应答率较低，在实施 AVT 前，应与患者充分沟通，取得患者知情同意，并在口服 NAs 后定期接受临床和实验室评估，确保医疗依从性，并监测病毒学、临床应答和药物不良反应、耐药和 HCC!!。初始治疗应答失败患者（抗病毒治疗 6 个月后血清 HBV DNA 水平下降 < 2 $\log_{10}$），排除服药依从性原因后，应调整优化治疗方案（图 10-3-4）。

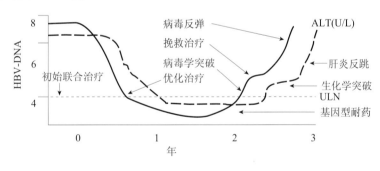

图 10-3-4　病毒耐药及其对策示意

应规范患者长期监测制度。一旦发生耐药变异应及早处理（表 10-3-3）。对 LAM 耐药患者，已经有充分研究数据证明可换用 TDF[59]。有限证据提示 ADV 耐药患者可换用 TDF[60]。综合分析近年来国内外经验，对于初治乙肝 LC 患者可首选强效低耐药的 NAs 单药治疗，至少目前获得的疗效数据很满意。考虑到疗效和耐药风险，TDF 和 ETV 优于 LAM、ADV 和 LdT，是乙肝相关 DC 患者的首选药物。应尽量避免单药序贯治疗，特别应避免 DC 患者采用普通 NAs（LAM、ADV 和 LdT）单药序贯治疗。对于 HBeAg 阳性及高病毒载量患者，考虑到残存肝细胞很少，一旦耐药发生，肝组织炎症活动性复发，可能导致病态急剧恶化，或伴有死亡风险；推荐采用两种 NAs 联合 AVT。而对于经治不规范诱发的 MDR 患者，特别是 DC 患者伴有 CAID，应及早给予 ETV 和 TDF 强效低耐药的 NAs 长期联合，或终生治疗，规避加重病情风险。最新指南[15-19]对于确诊或怀疑 LAM、ETV 或 LdT 耐药（若有既往用药史或原发无应答）者，均推荐换用 TDF!!!。

9. NAs 临床应用中应关注的临床问题

NAs 总体安全性良好，但确有少见、罕见严重不良反应（表 10-3-4），如肾功能不全（主要见于 ADV，其次为 TDF）、低磷性骨病（主要见于 ADV 和 TDF）、肌炎和横纹肌溶解（主要见于 LdT）、乳酸酸中毒（可见于 LAM、ETV 和 LdT）等，应引起关注[15-19]。

表 10-3-4　NAs 潜在不良反应[15]

NAs	LAM	LdT	ETV	ADV	TDF
总体罕见 不良反应！	胰腺炎乳酸性酸中毒	肌酸激酶升高和肌病 外周神经病变 乳酸性酸中毒	乳酸性酸中毒	急性肾衰竭 Fanconi 综合征 肾性尿崩症 乳酸性酸中毒	肾病 Fanconi 综合征 骨软化症 乳酸性酸中毒

（1）NAs 相关乳酸性酸中毒　乙肝 LC 患者病情复杂多变，应关注 NAs 治疗过程安全性，定期检测药物不良反应，评估获益/风险比，确保患者获益最大化。所有已经批准用于 AVT 的 NAs 药物均隐含潜在线粒体毒性（表现为乳酸性酸中毒，肌病或甚至肝中毒），这是尚未完全探明的黑箱。因此，需研究澄清新一代 NAs 治疗 LC 患者的安全性和有效性[61]。ETV 经肾脏排泄，但其导致近端小管功能紊乱并不多见。近来，有报道[62]16 例终末期 LC 患者采用 ETV 治疗，其中 5 例发生乳酸酸中毒，停药后 4 例恢复，而第 5 例患者死亡。所有这 5 例患者的 MELD 评分均≥20。仅仅 MELD（而不是 CTP）与发生乳酸性酸中毒呈正相关（$p < 0.005$），提示肾损伤可能是一个重要的促发因素。Marzano 等[63]采用 ETV 治疗 MELD 中位数为 25 分的 HBV 相关 LC 患者，并与其他病因 LC 患者乳酸水平比较，结果患者对 ETV 耐受性良好，未观察到 ETV 与乳酸升高间显著相关性。亚洲 DC 患者发生乳酸性酸中毒罕见报道[27,43]。尽管如此，临床医师应警觉这种致命性并发症，特别是那些接受联合 AVT，肝功能严重损伤和潜在多器官衰竭患者。

（2）NAs 对骨密度的影响　LC 患者骨密度降低风险增加，而长期应用 TDF 可促发骨密度降低，其发生机制可能与低磷血症有关[15]。在应用 TDF 治疗的第 1 年，少数 HIV 和 HBV 感染者骨密度下降 4%～7%[18]。这些患者在疗程中应监测 25-羟基维生素 D，如发现缺乏应给予口服补充。但一项 12～18 岁儿童患者采用 TDF 治疗 72 周的 RCT 结果显示，没有一位患儿的脊柱骨密度达到降低 6% 的安全界限。如此低微程度的骨密度降低对儿童未来骨骼生长、结构或骨折风险的影响尚不清楚。并且最佳测量与检测 TDF 相关儿童骨骼毒性策略尚未确定。DEXA 骨密度仪无法探测到软骨病。无论如何长期采用 TDF 治疗儿童应接受儿科专业细致生长检测。近来研究采用 TDF 治疗 7 年肾脏和骨骼不良事件发生率很低，sCr 升高患者占 1.7%，并且 4 年和 7 年骨密度无明显变化[64]。

（3）肾毒性　借鉴 CHB 相关肾损伤初步研究数据，接受常规剂量 ADV，LAM，ETV，TDF 和 LdT 治疗 2～4 年 CHB 患者 eGFR 较基线变化分别为降低 12.17 ml/min，降低 0.5 ml/min，基本稳定，基本稳定，升高 14.9 ml/min[65]。初治 CHB 患者肾损伤发生率为 6.2%～9.7%；长期口服 ADV 或 TDF 患者肾损伤发生率为 9.6%～15.0%[65]。目前缺乏乙肝 LC 患者基线及长期应用 NAs 后的肾损伤数据，推测可能明显高于上述研究数据。可导致肾功能减退的危险因素包括：DC、治疗前 Ccr < 60 ml/min、控制不良的高血压、蛋白尿、控制不良的糖尿病、活动性肾小球肾炎、同时应用肾毒性药物以及器官移植等[18]。虽然 ADV 和 TDF 结构类似，但 TDF 的肾毒性低于 ADV。TDF 肾脏排泄率为 70%～80%，并可能导致近端肾小管细胞功能紊乱。严重程度从轻微肾小管功能紊乱和低磷血症（无明显临床表现），至极少数患者 sCr 水平升高（肾小球滤过功能受损）和 Fanconi 综合征，一般停药后恢复。其潜在肾毒性发生机制尚不清楚。由于

MRPT 基因多态性可能会影响到肾小管对 TDF 的转运，并可能导致毒性进展。有限 TDF 相关肾毒性数据显示，一些实有肾损伤的患者检测 sCr 水平正常，此时过度依赖 sCr 可能导致 TDF 在已经存在肾病患者中应用。TDF 治疗后监测 eGFR 改变，对于防止肾脏疾病的发生及进展非常重要。尤其对那些透析条件有限，已进展为终末期肾病的患者更重要。近年来对部分 LC 患者长期 TDF 治疗安全性和代谢性骨病的关注度不断增加。对于 eGFR 基线损伤（<5 ml/min）患者及其他高肾毒性风险人群（例如老年或长期肾脏病患者等），或者在治疗中证实肾功能恶化患者，推荐更频繁的检测肾功能（通常约为每 6 个月 1 次）。大多数患者肾小管功能障碍伴有可逆性，因此，如果及时给予基于肾功能监测的恰当药物剂量调整，可降低肾损伤风险。需要深入研究乙肝相关 DC 患者长期 TDF 治疗后的肾毒性发生率。

尽管 TDF 有致肾毒性、低磷血症、骨质丢失与骨质缺乏风险，但证据审核显示，在长期 TDF 治疗中，这些不良反应发生率很低（肾毒性发生率 1.3% ~ 2%）。采用双盲，多中心 Ⅱ 期临床试验治疗乙肝相关 DC 患者 48 周结果显示[45]，112 例患者按照 2∶2∶1 随机分为 TDF 300 mg，FTC 200 mg 联合 TDF 300mg 或 ETV 0.5 mg 或 1 mg（依照既往 LAM 治疗史及/或 LAM 耐药）。所有这些治疗策略均显示可比安全性和良好耐受性。关于严重不良反应事件（SAE），特别是肾脏功能参数，未发现显著性统计学差异。这是一项真正重要的研究，因为它检验了涵盖 TDF 和 ETV 在内的药物真正安全性，连同其高效低耐药，适宜治疗 DC 患者。

综上所述，考虑到 TDF 伴有潜在的肾毒性风险（轻微），特别是在选择 TDF 治疗终末期 LC 时应平衡效益风险比。临床上选择 NAs 药物（ADV 和 TDF）时应检测基线肾功能和血磷；尤其是肾损伤早期预测指标。伴有基线肾损伤或应用过程中出现肾损伤证据时（Ccr < 50 ml/min）应避免应用核苷酸类似物或调整其剂量。当然，对于已经初始选用 TDF、LAM 或 ADV 的患者必须监测肾功能和乳酸，尤其是 MELD > 20 的患者。部分终末期 DC 患者可能伴有肾功能不全（HRS 或原有共存性肾脏疾病），重要的是这类患者应按其 Ccr 调整适宜的 NAs 剂量[17]或给药间隔调整（表 10-3-5）。同时严格限制应用其他肾毒性药物。

表 10-3-5　根据成人内生肌酐清除率（Ccr）调整 NAs 使用剂量表[65-68]

NAs	肌酐清除率（ml/min）				HD[a]或持续不卧床腹膜透析
	≥50	30 ~ <50	10 ~ <30	<10，未透析	
LAM	100mg，qd	50mg qd	15 ~ 25 mg qd	无剂量推荐	10mg qd
ADV	10mg qd	10mg qod	10mg 1 次/3d	无剂量推荐	10mg 1 次/7d
ETV	0.5mg qd	0.5mg qod	0.5mg 1 次/3d	0.5mg 1 次/5 ~ 7d	0.5mg 1 次/5 ~ 7d
LdT	600mg qd	600mg qod	600mg 1 次/3 d	600mg 1 次/3 d	600mg 1 次/4 d
TDF	300mg qd	300mg qod	300mg 1 次/3 ~ 4d	无剂量推荐	300mg 1 次/7d
FTC	200mg qd	200mg qod	200mg 1 次/3 d（15≤Ccr<30）	200mg 1 次/4 d（Ccr<15）	200mg 1 次/4 d

注：d：天；HD：血液透析；所有透析患者均应在透析后给药。

近年来 Gane 等[69]发现采用 LdT 治疗的乙肝相关 DC，特别是年龄 >50 岁、肾功能受损或伴有肾损害风险增加的患者，LdT 治疗后肾功能明显改善。Lee 等[70]采用 LdT 联合 ADV 治疗 CHB 患者发现肾功能保护作用显著，其 eGFR 明显提高。但 LdT 护肾机制不详。考虑到乙肝相关 DC，特别是伴有肾损害风险增加的患者，长期 LdT 治疗可能伴有持续性肾功能改善潜能，因此对于此类亚型患者，有必要探讨 TDF 联合 LdT（无交叉耐药）治疗后的综合效果（抗病毒和肾保护）及其安全性。

（4）终末期 LC 患者 AVT 半年内较高病死率及其对策　系列研究提示终末期 LC 患者尽管早期有效抑制病毒，仍然呈现双向生存模式。经过 3～6 个月 AVT 后，患者可能出现缓慢临床病情改善。但有大约 15%～25% 的 CTP 或 MELD 评分较高的晚期肝病患者超出了病情逆转节点，NAs 治疗未能明显获益或获益极其缓慢，甚至少部分患者病情持续恶化，或可能在尚未产生抗病毒应答前已经死亡，其中大多发生在开始 AVT 后 6 个月内[33,43,71]。抗病毒治疗前胆红素、sCr 和 HBV DNA 水平较高患者死亡风险更高，即便较早抑制病毒复制也难以获得理想临床结局[33,43]。因为难能准确预测这些患者的短期预后（图 10-3-5），因此，基线 CTP C 级或 MELD＞15 分患者尽量不拖延 LT 时间，或抗病毒治疗 3 个月后肝储备改善欠佳患者考虑紧急 LT。当然 DC 患者采用 ETV 或 TDF 治疗后也可能较早出现快速病毒学应答和病情缓慢改善，从而避免 LT[17]。尽管这类患者 AVT 显效，但仍然处于并发 HCC 的高风险中，务必长期监测 HCC 的发生[72]。应完善的策略是在 AVT 前采用 CTP 或 MELD 评估患者 6 个月内死亡风险，对死亡风险较高患者优先考虑 LT。即便如此，这种情况下的快速强效抑制 HBV 是 LT 的先决条件，并可减低移植肝 HBV 复发风险。

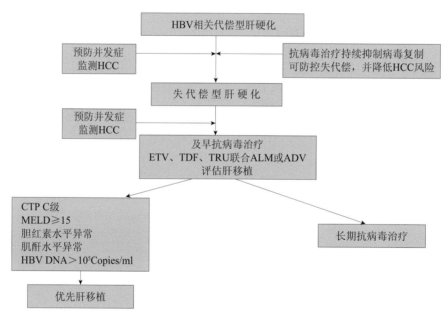

图 10-3-5　HBV 相关 DC 患者的抗病毒治疗和 LT 路线图
TRU：TDF 联合 FTC

第四节　LT 适应证及其结局

在美国和欧洲，HBV 相关肝病患者经历 LT 者占 5%～10%[73-74]。在亚洲，HBV 相关肝病是最常见的 LT 适应证。对于预期存活时间短于 2 年的患者应考虑 LT。伴有 SBP、反复发作的 HE、顽固型腹水史患者、尽管给予内镜治疗仍然 GOVB 复发或 HCC 患者均为 LT 适应证。采用 NAs 抑制 HBV 复制可改善 HBV 相关 LC 患者临床病情、明显降低需求 LT 患者数。在这种背景下，LT 主要适应证是那些发生病毒耐药或抗病毒治疗依从性差和并发 HCC 的亚型患者[73-74]。Kim 等[73] 报告美国等待 LT 的 HBV 相关肝病患者已经发生了一些趋向性变化，包括总体 ESLD 患者数减少，尽管随着时间的推移 HCC 并发率持续增加。在欧洲 HBV 相关肝病 LT 患者中，因 HCC 而接受 LT 的患者比例从 1988~1995 年间 15.8% 上升至 2006~2010 年间 29.6%（P<.001）[74]。与 ESLD 患者比较，这种抗病毒治疗对 HCC 发病率的真正影响或被延迟尚未完全确认。Wong 等[75]报告即便是更晚期的肝病和较低的 LT 率，HBV 相关 LC 拟待 LT 患者的意向治疗存活率与那些 HBV 相关 LC 和 HCC 患者具有可比较的结果，可能与抗病毒治疗的有益疗效有关。

过去缺乏 HBV 再感染的预防措施，LT 后 5 年存活率为 40%~60%，并且频繁发生 HBV 相关死亡[76-77]。LT 后乙肝复发的预防和治疗技术显著进展，使得总体 5 年存活率高达 80%~90%[78-79]（第 43 章）。

第五节　乙肝 LC 患者预后

一项随访 98 例乙肝 LC 患者中位数时间为 4.3 年的队列研究显示，代偿期 LC 患者 5 年生存率为 84%，DC 患者仅为 14%；未治疗代偿期患者生存中值为 9 年，而 DC 患者只有 1.6 年[80]。乙肝 LC 5 年累积 DC 发生率为 16%，这种失代偿首次发病常由腹水引起（49%）[81]。一旦发生失代偿，预后极差。年生存率为 55%~70%，5 年生存率为 14%~28%。活动性 HBV 复制是一个重要的阴性预测因子，而病毒清除和 ALT 正常与存活率升高有关[82-83]。对乙肝 LC 患者（亚裔人占 78%）研究[84]显示，未进行 AVT 患者每年肝病相关病死率为 5.6% 和 HCC 年发生率为 4.4%。这些数据与亚洲和欧洲的研究结果近似。Jang 等[85]前瞻性队列研究纳入 707 例 HBV 相关 DC 患者，其中采用 NAs 抗病毒治疗组 423 例，对照组 284 例；随访结果：治疗组 HBV 复制被有效抑制，肝功能显著改善，其 5 年生存率分别为 59.7% 和 46.0%。

参考文献

[1] Liver EAFTSOT EASL clinical practice guidelines：management of chronic hepatitis B virus infection. JHepatol，2012，57：167－185.

[2] Fattovich G，Bortolotti F，Donato F. Natural history of chronic hepatitis B：special emphasis on disease progression and prognostic factors. J Hepatol，2008，48（2）：335－352.

[3] de Jongh FE，Janssen HL，de Man RA，et al. Survival and prognostic indicators in hepatitis B surface antigen-positive cirrhosis of the liver. Gastroenterology，1992，103（5）：1630－1635.

[4] Hadziyannis SJ，Papatheodoridis GV Hepatitis B e antigennegative chronic hepatitis B：natural history and treatment. Semin Liver Dis，2006，26：130－141.

[5] Fattovich G，Olivari N，Pasino M，et al. Donato F Long-term outcome of chronic hepatitis B in Caucasian patients：mortality after 25 years. Gut，2008，57：84－90.

[6] Fattovich G，Stroffolini T，Zagni I，Donato F Hepatocellular carcinoma in cirrhosis：incidence and risk factors. Gastroenterology，2004，127：S35－S50.

[7] Lok AS，McMahon BJ. Chronic hepatitis B：update 2009. Hepatology，2009，50：661－662.

[8] Iloeje UH，Yang HI，Su J，et al. Predicting cirrhosis risk based on the level of circulating hepatitis B viral load. Gastroenterology，2006，130：678－686.

[9] Seto WK，Wong DK，Fung J，et al. Linearized hepatitis B surface antigen and hepatitis B core-related antigen in the natural history of chronic hepatitis B. Clin Microbiol Infect，2014，20：1173－1180.

[10] Donato F，Gelatti U，Limina RM，et al. Southern Europe as an example of interaction between various environmental factors：a systematic review of the epidemiologic evidence. Oncogene，2006，25：3756－3770.

［11］French SW. Ethanol and hepatocellular injury. Clin Lab Med，1996，16：289－306.

［12］European Association for the Study of the Liver. Electronic address：easloffice@ easloffice. eu；Asociacion Latinoamericana para el Estudio del Higado. EASL-ALEH clinical practice guidelines：non-invasive tests for evaluation of liver disease severity and prognosis［J］J Hepatol，2015.

［13］Ciotti M，Mareueeilli F，Guenei T，et a1. Evaluation of the abbot real time HBV DNA assay and its comparison to the COBAS ampliprep/COBAS taqman 48 in monitoring hepatitis B chronic patients［J］. J Clin Mierobiol，2008.

［14］Liaw YF，Chen JJ，Chen TJ. Acute exacerbation in patients with liver cirrhosis：a clinicopathological study. Liver，1990，10：177－184.

［15］TERRAULT NA，BZOWEJ NH，CHANG KM，et al. AASLD Guidelines for Treatment of Chronic Hepatitis B［J］. Hepatology，2016，63（1）：261－283.

［16］Guidelines for the screening，care and treatment of persons with hepatitis B infection［M］. Geneva：World Health Organization，2014.

［17］Sarin SK，Kumar M，Lau GK，et al. Asian-Pacific clinical practice guidelines on the management of hepatitis B：a 2015 update［J］. Hepatol Int，2016，10（1）：1－98.

［18］Paul M，Daryl T. Y. Lau，Mindie H，et al. A Treatment Algorithm for the Management of Chronic Hepatitis B Virus Infection in the United States：2015 Update. Clinical Gastroenterology and Hepatology，2015，13：2071－2087.

［19］中华医学会肝病学分会，中华医学会感染病学分会；慢性乙型肝炎防治指南；中华肝脏病杂志，2015，23（12）：888－900.

［20］Buster EH，Hansen BE，Buti M，et al. Peginterferon alpha-2b is safe and effective in HBeAg-positive chronic hepatitis B patients with advanced fibrosis. Hepatology，2007，46：388－394.

［21］Chang TT，Liaw YF，Wu SS，et al. Long-term entecavir therapy results in the reversal of fibrosis/cirrhosis and continued histological improvement in patients with chronic hepatitis B. Hepatology，2010，52（3）：886－893.

［22］Sung JJ，Tsoi KK，Wong VW，et al. Meta-analysis：treatment of HBV infection reduces risk of hepatocellular carcinoma. Aliment. Pharmacol. Ther，2008，28：1067－1077.

［23］Papatheodoridis GV，Lampertico P，Manolakopoulos S. Incidence of hepatocellular carcinoma in chronic hepatitis B patients receiving nucleos（t）ide therapy：a systematic review. J. Hepatol，2010，53：348－356.

［24］Dienstag JL，Goldin RD，Heathcote EJ，et al. Histological outcome during long-term lamivudine therapy. Gastroenterology，2003，124（1）：105－117.

［25］Liaw YF，Sung JJ，Chow WC，et al. Lamivudine for patients with chronic hepatitis B and advanced liver disease. N Engl J Med，2004，351（15）：1521－1531.

［26］SINN DH，LEE J，et al. Hepatocellular carcinoma risk in chronic hepatitis B virus-infected compensated cirrhosis patients with low viral load［J］. Hepatology，2015，62（3）：649－701.

［27］Liaw YF，Raptopoulou-Gigi M，Cheinquer H，et al. Efficacy and safety of entecavir versus adefovir in chronic hepatitis B patients with hepatic decompensation：a randomized，open-label study. Hepatology，2011，54（1）：91－100 .

［28］Marcellin P，Chang TT，Lim SG，et al. Long-term efficacy and safety of adefovir dipivoxil for the treatment of hepatitis B eantigenpositive chronic hepatitis B. Hepatology，2008，48：750－758.

［29］AASLD practice guideline update：Chronic hepatitis B：Update 2009. Hepatology，2009，50：661.

［30］Holomán J，Glasa J. EASL clinical practice guidelines. J Hepatol，2009，51：821－822.

［31］PAPATHEODORIDIS GV，CHAN HL，HANSEN BE，et al. Risk of hepatocellular carcinoma in chronic hepatitis B：assessment and modification with current antiviral therapy［J］. J Hepatol，2015，62（4）：956－967.

［32］Villeneuve JP，Condreay LD，Willems B，et al. Lamivudine treatment for decompensated cirrhosis resulting from chronic hepatitis B. Hepatology，2000，31（1）：207－210.

［33］Fontana RJ, Hann HW, Perrillo RP, et al. Determinants of early mortality in patients with decompensated chronic hepatitis B treated with antiviral therapy. Gastroenterology, 2002, 123（3）：719 – 727.

［34］Yao FY, Terrault NA, Freise C, et al. Lamivudine treatment is beneficial in patients with severely decompensated cirrhosis and actively replicating hepatitis B infection awaiting liver transplantation：a comparative study using a matched, untreated cohort. Hepatology, 2001, 34（2）：411 – 416.

［35］YANG X, LI J, ZHOU L, et al. Comparison of telbivudine efficacy in treatment-naive patients with hepatitis B virus-related compensated and decompensated cirrhosis in 96 weeks［J］. Eur J Gastroenterol Hepatol, 2014, 26（4）：396 – 403.

［36］HADZIYANNIS SJ, TASSOPORLOSNC, HEATHCOTE EJ, et al. Long-term therapy with adefovir dipivosil for HBeAg-negative chronic hepatitis B［J］. N Engl J Med, 2005, 352（26）：2673 – 2681.

［37］Schiff E, Lai CL, Hadziyannis S, et al. Adefovir dipivoxil for wait-listed and postliver transplantation patients with lamivudine-resistant hepatitis B：final longterm results. Liver Transpl, 2007, 13（3）：349 – 360.

［38］Ye XG, Su QM. Effects of entecavir and lamivudine for hepatitis B decompensated cirrhosis：meta-analysis. World J Gastroenterol, 2013, 19：6665 – 6678.

［39］CHEN C H, LIN C L, HU T H, et al. Entecavir vs lamivudine in chronic hepatitis B patients with severe acute exacerbation and hepatic decompensation. J Hepatol, 2014, 60：1127 – 1134.

［40］Jang JW, Choi JY, Kim YS, et al. Longterm effect of antiviral therapy on disease course after decompensation in patients with hepatitis B virus-related cirrhosis. HEPATOLOGY, 2015, 61：1809 – 1820.

［41］LI CZ, CHENG LF, LI QS, et al. Antiviral therapy delays esophageal variceal bleeding in hepatitis B virus-related cirrhosis［J］. World J Gastroenterol, 2013, 19（40）：6849 – 6856.

［42］CHANG TT, LIAW YF, WU SS, et al. Long-term entecavir therapy results in the reversal of fibrosis/cirrhosis and continued histological improvement in patients with chronic hepatitis B［J］. Hepatology, 2010, 52（3）：886 – 893.

［43］Shim YH, Lee HC, Kim KM, et al. Efficacy of entecavir in treatment-naive patients with hepatitis B virus-related decompensated cirrhosis. J. Hepatol, 2010, 52：176 – 182.

［44］Schiff ER, Lee SS, Chao YC, et al. Long-term treatment with entecavir induces reversal of advanced fibrosis or cirrhosis in patients with chronic hepatitis B. Clin gastroenterol hepatol, 2011, 9：274 – 276.

［45］TSAI NC, MARCELLIN P, BUTI M, et al. Viral suppression and cirrhosis regression withtenofovir disoproxil fumatate in Asians with chronic hepatitis B［J］. Dig Dis Sci, 2015, 60（1）：260 – 268.

［46］LIAW YF, SHEEN IS, LEE CM, et al. Tenofovir disoproxil fumarate（TDF）, emtricitabine/TDF, and entecavir in patients with decompensated chronic hepatitis B liver disease［J］. Hepatology, 2011, 53（1）：62 – 72.

［47］MARCELLIN P, GANE E, BUTI M, et al. Regrssion of cirrhosis during treatment with tenofovir disoproxil fumarate for chronic hepatitis B：a 5-year open-label follow-up study［J］. Lancet, 2013, 381（9865）：468 – 475.

［48］KÖKLÜ S , TUNA Y, GÜLSEN MT, et al. Long-term efficacy and safety of lamivudine, entecavir, and tenofovir for treatment of hepatitis B virus-related cirrhosis［J］. Clin Gastroenterol Hepatol, 2013, 11（1）：88 – 94.

［49］Ok ASF, MeMahon BJ. Chronic hepatitis B：Update. Hepatology, 2009, 50：661 – 662.

［50］Andreone P, Gramenzi A, Cursaro C, et al. High risk of hepatocellular carcinoma in anti-HBe positive liver cirrhosis patients developing lamivudine resistance. J Viral Hepat, 2004, 11：439 – 442.

［51］Fung SK, Andreone P, Han SH, et al. Adefovir-resistant hepatitis B can be associated with viral rebound and hepatic decompensation. J. Hepatol, 2005, 43：937 – 943.

［52］Lai CL, Gane E, Liaw YF, et al. for the Globe Study Group. Telbivudine versus lamivudine in patients with chronic hepatitis B. N. Engl. J. Med, 2007, 357：2576 – 2588.

［53］Yim HJ, Hussain M, Liu Y, et al. Evolution of multi-drug resistant hepatitis B virus during sequential therapy. Hepatology, 2006, 44：703 – 712.

［54］Miquel M，Nu`n˜ez O`，Trapero-Maruga`n M，et al. Efficacy and safety of entecavir and／or tenofovir in hepatitis B compensated and decompensated cirrhoticpatients in clinical practice. Ann Hepatol，2013，12（2）：205 – 212.

［55］LIAN JS，ZENG LY，CHEN JY，et al. De novo combined lamivudine and adefovir dipivoxil therapy vs entecavir monotherapy for hepatitis B virus-related decompensated cirrhosis ［J］. World J Gastroenterol，2013，19（37）：6278 – 6283.

［56］PENG H，LIU J，YANG M，et al. Efficacy of lamivudine combined with adefovir dipivoxil versus entecavir monotherapy in patients with hepatitis B-associated decompensated cirrhosis：a meta-analysis ［J］. J Clin Pharmacol，2014，54（2）：189 – 200.

［57］LIK AS，TRINH H，CAROSI G，et al. Efficacy of entecavir with or without tenofovir disoproxil fumarate for nucleos（t）ide-naive patients with chronic hepatitis B ［J］. Gastroenterology，2012，143（3）：619 – 628.

［58］LEE YB，LEE JH，LEE DH，et al. Efficacy of entecavir-tenofovir combination therapy for chronic hepatitis B patients with multidrug-rdsistant strains ［J］. Antimicrob Agents Chemother，2014，58（11）：6710 – 6716.

［59］FUNGS，KWANP，FABRIM，et al. Randomized comparison oftenofovir disoproxil fumarate vs emtricitabine and tenofovir disoproxil fumarate in patient swith lamivudine-resistant chronic hepatitis B ［J］. Gastroenterology，2014，146（4）：980 – 988.

［60］BERGT，ZOULIM，MOELLERB，et al. Long-term efficacy and safety of emrticitabine plus tenofovir DF monotherapy in adefovir-experienced chronic hepatitis B patients ［J］. J Hepatol，2014，60（4）：715 – 722.

［61］Fontana RJ. Entecavir in decompensated HBV cirrhosis：the future is looking brighter. J. Hepatol，2010，52：147 – 149.

［62］Lange CM，Bojunga J，Hofmann WP et al. Severe lactic acidosis during treatment of chronic hepatitis B with entecavir in patients with impaired liver function. Hepatology，2009，50：2001 – 2006.

［63］CMARZANO A，MARENGO A，MARIETTI M，et al. Lactic acidosis during Entecavir treatment in decompensated hepatitis B virus-related cirrhosis ［J］. Dig Liver Dis，2011，43（12）：1027 – 1028.

［64］Buti M，Tsai N，Petersen J，et al. Seven-year efficacy and safety of treatment with tenofovir disoproxil fumarate for chronic hepatitis B virus infection. Dig Dis Sci，2015，60：1457 – 1464.

［65］NING L，SUN J，CHEN N，et al. Renal safety in chronic hepatitis B patients treated with nucleos（t）ide analogues ［J］. J Clin Hepatol，2016，32（5）：981 – 985.

［66］Kamar N，Milioto O，Alric L，et al. Entecavir therapy for adefovir-resistant hepatitis B virus infection in kidney and liver allograft recipients. Transplantation，2008，86：611 – 614.

［67］PIPILI C，CHOLONGITAS E，PAPATHEODORIDIS G. Review article：nucleos（t）ide analogues in patients with chronic hepatitis B virus infection and chronic kidney disease ［J］. Aliment Pharmacol Ther，2014，39（1）：35 – 46.

［68］Hoofnagle JH，et al. Management of hepatitis B：summary of a clinical workshop. Hepatology 2007；45：1056.

［69］GANE E，DERAY G，LIAW Y，et al. Telbivudine improves renal function in patients with chronic hepatitis B ［J］. Gastroenterology，2014，146（1）：138 – 146.

［70］LEE M，OH S，LEE HJ，et al. Telbivudine puotects renal function in patients with chronic hepatitis B infection in conjunction with adefovir-based combination therapy ［J］. J Viral Hepat，2014，21（12）：873 – 881.

［71］EASL Clinical Practice Guidelines：Liver transplantation. J Hepatol（2015），http：//dx. doi. org/10. 1016/j. jhep. 2015. 10. 006

［72］Kim SS，Hwang JC，Lim SG，et al. Effect of virological response to entecavir on the development of hepatocellular carcinoma in hepatitis B viral cirrhotic patients：comparison between compensated and decompensated cirrhosis. Am J Gastroenterol，2014，109（8）：1223 – 1233.

［73］Kim WR，Terrault NA，Pedersen RA，et al. Trends in waiting list registration for liver transplantation for viral hepatitis in the United States. Gastroenterology，2009，137（5）：1680 – 1686.

［74］Burra P，Germani G，Adam R，et al. Liver transplantation for HBV-related cirrhosis in Europe：a ELTR study on evolution and outcomes. J Hepatol，2013，58（2）：287 – 296.

［75］Wong SN，Chu CJ，Wai CT，et al. Low risk of hepatitis B virus recurrence after withdrawal of long-term hepatitis B immunoglobulin in patients receiving maintenance nucleos（t）ide analogue therapy. Liver Transpl，2007，13（3）：374－381.

［76］Todo S，Demetris AJ，Van Thiel D，et al. Orthotopic liver transplantation for patients with hepatitis B virus-related liver disease. Hepatology，1991，13（4）：619－626.

［77］O'Grady JG，Smith HM，Davies SE，et al. Hepatitis B virus reinfection after orthotopic liver transplantation. Serological and clinical implications. J Hepatol，1992，14（1）：104－111.

［78］Kim WR，Poterucha JJ，Kremers WK，et al. Outcome of liver transplantation for hepatitis B in the United States. Liver Transpl，2004，10（8）：968－974.

［79］Degertekin B，Han SH，Keeffe EB，et al. Impact of virologic breakthrough and HBIG regimen on hepatitis B recurrence after liver transplantation. Am J Transplant，2010，10（8）：1823－1833.

［80］Jongh FE，Janssen IlL，de Man RA，et al. Survival and Prognostic indicators in hepatitis B surface antigen-positive cirrhosis of the liver. Gastroenterology，1992，103：1630－1635.

［81］Fattovich G，Pantalena M，Zagni I，et al. Effect of hepatitis B and C virus infection on the natural history of compensated cirrhosis：a cohort study of 297 patients. Am J Gastroenterol，2002，97：2886－2895.

［82］Fattovich G，Giustina G，Schalm SW，et al Occurrence of hepatocellular carcinoma and decompensation in Western patients with cirrhosis type B. The EUROHEP Study Group on hepatitis B virus and cirrhosis. Hepatology，1995，21：77－82.

［83］Realdi G，Fattovich G，Hadziyannis S，et al. Survival and prognostic factors in 366 patients with compensated cirrhosis type B：a multicenter study. J Hepatol，1994，21：656－666.

［84］Tong MJ，Hsien C，Song JJ，et al. Factors associated with progression to hepatocellular carcinoma and to death from liver complications in patients with HBsAg-positive cirrhosis. Dig. Dis. Sci，2009，54：1337－1346.

［85］JANG JW，CHOI JY，KIM YS，et al. Long-term effect of antiviral therapy on disease course after decompensation in patients with hepatitis B virus-related cirrhosis［J］. Hepatology，2015，61（6）：1809－1820.

第十一章 丙型肝炎肝硬化

丙型肝炎（下称丙肝）是由丙肝病毒（HCV）引起的一种主要经血液传播的疾病。HCV 感染自然史研究显示超过 80% 的 HCV 感染者发展为慢性丙型肝炎（CHC），并可经过几十年缓慢进展为肝硬化（LC）和肝细胞癌（HCC）。HCV 相关肝纤维化、LC、LT 或严重肝外病变患者均应在确诊后立即抗病毒治疗（AVT）。近年来丙肝诊断和治疗技术不断更新以及新型直接抗病毒药物（DAAs）接连不断地批准用于临床，使得治愈 CHC 和逆转丙肝 LC 已经成为现实。本章综述丙肝 LC 临床特征，诊断和 AVT 进展。

第一节 流行病学

CHC 影响全球近 1.85 亿人健康[1]。估计全球 27% 的 LC 和 25% 的 HCC 患者由 CHC 引起[2]。一些国家（例如埃及）人群 HCV 感染率高达 15%。在 1989 年发现 HCV 之前，70% 以上的输血后肝炎为 CHC，因此，20 世纪 40～80 年代 HCV 传播率较高。所以，1945～1965 年间出生者感染 HCV 风险很高。随着 HCV 筛检方法的改善，输血传播 HCV 已获得明显控制，但抗-HCV 阴性 HCV 携带献血员难能筛除。输血仍然存在传播 HCV 潜在风险。2006 年，中国调查显示一般人群 HCV 流行率为 0.43%，约有 1000 万例 HCV 感染者。2014 年中国疾病预防控制中心（CDC）报告丙肝患者 20 余万例，相比 2005 年约增加 3 倍[3]。因为一般人群感染 HCV 后的特殊性，估计中国实际存在的群体抗-HCV 阳性率占 1%～3%、可能超过 3000 万人感染 HCV。中国 HCV 感染以基因 1 型为主，占 58.3%，其次为基因 2 型（24.1%）、3 型（9.1%）和 6 型（6.3%），尚未发现 4 型和 5 型[4]。因此，丙肝严重威胁民众生命健康。

第二节 HCV 感染自然史

CHC 自然史尚未完全定义。一般来说，丙肝缓慢进行性炎症特征为 HCV 持续感染 20～30 年后，近 10%～20% 的患者进展为 LC 和 HCC（图 11-2-1）。然而，随访超过 22 年进展为 LC 的研究数据差异较大，从较低的 2%～3% 至 51%[5]。急性 HCV 感染向 CHC 变迁常常呈现亚临床表现，因此，难以准确界定急性丙型肝炎的清除时限。HCV 感染自发性消退与遗传因素有关，包括 IL-28B 遗传和 II 类 MHC DQB1*0301 等位基因多态性。中国丙肝患者携带干扰素高应答率相关 IL-28B 优势基因型 rs12979860CC 亚型的比例高达 84.1%，部分人群甚至超过 90%[4]。CHC 有两个临床相关终点：显著肝纤维化和 LC。由于新型 DAAs 的应用，显著肝纤维化可能不再是 CHC 患者的临床终点，但 LC 临床终点对指导新型抗病毒药物仍然非常重要[6]。在确诊丙肝时，患者平均感染时间可能已达 15～25 年（自推测的暴露时间计算）。部分患者的肝损伤进行性加重，可能在数年内进展为 LC 和 ESLD。一旦发展为 LC，总体年失代偿型肝硬化（DC）发生率为 3%～6%，年 HCC 发病率为 1%～5%。丙肝相关 DC 患者年病死率为 15%～20%。回顾性研究估计 20 ~ 30 年感染期 LC 患病率为 17% ~ 55%，HCC 并发率为 1% ~ 23%，肝病相关病死率为1% ~ 23%[4,7]。近年来研究认为7% 的隐源性肝硬化患者由血清学阴性隐匿性 HCV 感染（OCI）引起[8]。

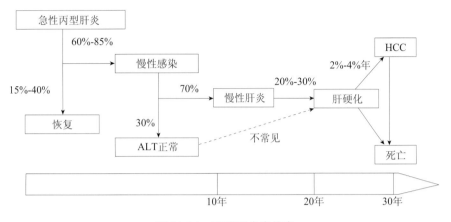

图 11-2-1　丙型肝炎自然史

公认 CHC 是一种"全身性疾病"[9]；包括 IR，脂肪变，低胆固醇血症和内脏脂肪组织蓄积。这种独特的代谢障碍病变谱被称为 HCV 相关代谢障碍综合征，与"典型"代谢综合征（MS）不同之处是血脂水平较低[10-11]。潜在获得性低 β-脂蛋白血症机制已经被部分阐明：HCV 为优化自身生命周期，特别是基因 3 型 HCV 能够利用宿主脂蛋白代谢，选择性扰乱胆固醇（CH）合成路径[12-14]。这种代谢特性的主要临床意义在于获得可逆性低脂血症，与肝脏脂肪变 - 纤维化严重程度呈正相关，与抗病毒应答呈负相关[12,15-16]，并且采用他汀类药物联合标准 AVT 方案后 SVR 率升高[11,17]。

第三节　丙型肝炎危险因素

尚未完全了解为什么 CHC 患者肝病进展存在差异。虽然已经发现一些可能与这种差异相关的因素。但其他尚未发现的因素不应忽视。

一、年龄和性别

儿童丙肝进展风险相对较低[18]。与此相反，男性及 40 ~ 50 岁后感染 HCV 者可能与肝损害快速进展有关[19]。

二、种族背景

非洲裔美国人 CHC 进展较缓、肝活检病变较轻[20]。

三、HCV 特异性细胞免疫反应影响肝脏损害严重程度

参与调节炎症反应的机制很复杂，并且可能依赖遗传表型，例如 HLA[21]。

四、饮酒

酒精促进 HCV 复制和 CHC 进展，并加速肝损害[22]。这种协同效应的可能机制包括免疫抑制、激发

HCV 复制，增强氧化应激和肝细胞毒性。CHC 患者饮酒增加 LC 和肝癌风险[23-24]，并降低其干扰素治疗应答率[25]。因此，所有 CHC 及其相关 LC 患者均应严格戒酒。

五、丙肝患者每天吸食大麻可诱发快速纤维化

可能与刺激内源性肝内大麻素受体有关。

六、遗传异质性

某些遗传基因多态性可能影响肝纤维化进展速率[26]。例如，转化生长因子 $β_1$（TGF $β_1$）表型和纤维化分期有关。中、重度脂肪肝患者发生肝纤维化风险较高。

七、病毒共感染

HBV/HCV 共感染者和单一 HCV 感染 LC 患病率分别为 95% 和 49%，CTP C 级 DC 患病率分别为 37% 和 0%[27]。HBV/HCV 共感染病毒间相互作用复杂及其易发重症肝病的习性对临床医师构成诊疗挑战。HIV/HCV 传播途径相同，在高度暴露人群中，HCV/HIV 共感染流行率为 10%~40%，甚至高达 80%[28-30]。HIV 加速 CHC 进展为 LC。

八、地理和环境因素

CHC 患病率存在显著地域性差异[31]。例如，日本 HCV 诱发 HCC 发病率高于美国。其原因尚不清楚。

九、皮质类固醇治疗

众所周知应用皮质类固醇可增加 HCV 病毒载量，而对 ALT 影响具有多变性。

十、病毒因素

病毒因素对疾病进展的影响尚不清楚。目前鉴定出 6 个 HCV 基因型，其中导致全球 CHC 或 LC 最常见基因 1 型 HCV 感染[32]。一般来说，不同基因型和准种对纤维化进展或临床结局似乎无显著作用。然而，感染多基因型患者的预后可能比单一基因型 HCV 感染者更差。近年来研究发现感染基因 3 型 HCV 可能加速肝纤维化进展[33]。

表 11-3-1　促进丙型肝炎肝纤维化进展危险因素

宿主因素		病毒因素
不可调控因素	可调控因素	
纤维化期	饮酒	感染 HCV 基因 3 型
炎症级别	NASLD	HCV/HBV 共感染
老年时感染	肥胖症	HCV/HIV 共感染
男性	胰岛素抵抗	
器官移植者		

十一、胰岛素抵抗（IR）

流行病学和实验性研究均显示 HCV 可改变宿主糖代谢，并且导致 IR[34]，进而强力影响 SVR 和肝纤维化。回顾性分析评估近 21%~24% 的 CHC 患者并发 2 型糖尿病（T2D），高达 54% 的患者伴有 IR[34-35]。HOMA IR 评分增加与基于 IFN 治疗的 SVR 下降有关，并且加速肝纤维化进展[36]。T2D 和 MS 显著影响 HCV 感染患者。据报道 HCV 相关 LC 并发 T2D 比无 T2D 患者的 HE 更严重。CHC 及其晚期 LC 合并 T2D 患者并发 HCC 风险增加[37]。

第四节　临床特征和诊断

一、临床及病理学特征

丙肝 LC 患者常见症状为疲劳、乏力、右上腹疼痛；近半数患者并发蜘蛛痣、脐周静脉曲张、肝掌、睾丸萎缩、男子女性化乳房。DC 患者最常见腹水，其次是 GOVB、HE 和黄疸。估计 LC 患者年失代偿发生率近 3%~4%[38]。一旦发生 DC，5 年存活率约为 50%[39]。HCV 相关 HCC 仅仅发生在丙肝 LC 患者（这不同于 CHB）。一旦发生 LC，估计年 HCC 发生率 <3%[40-41]。

可见 HCV 导致的汇管区炎症浸润，界面性肝炎。基因 3 型 HCV 感染者常常表现为肝脂肪变。丙肝 LC 以门静脉纤维化伴桥状纤维化和再生结节为特征。表现为肝脏萎缩，肝活检发现混合结节性 LC。

二、诊断

因大多数丙肝 LC 患者在 DC 前无症状，导致临床诊断 LC 困难。根据流行病学、危险因素、临床表现及组织学特征，筛检抗-HCV，可做出疑似诊断，但确诊需要进行实验室鉴定，包括定量检测 HCV RNA 和 HCV 基因型分析。HCV RNA 检测阳性是 HCV 现症感染证据。病毒含量高低与患者长期预后、或 LC 和肝癌发生率相关。检测抗-HCV、HCV RNA 阳性者是 AVT 依据。

第五节　抗病毒治疗

一、AVT 预防丙肝 LC

虽然 HCV 可导致持续性感染，但 HCV RNA 并不与宿主基因发生整合，因此，丙肝 LC 患者的 AVT 比较容易获得病毒学治愈（与 CHB 相关 LC 比较）。可接受的病毒学治愈定义是持续病毒学应答（SVR），即完成 AVT 规定疗程治疗后 12~24 周采用 PCR 技术检测不到血清 HCV RNA。据此认为 SVR 与 HCV 相关肝病消退，非 LC 患者生存质量改善有关；但 LC 患者仍然可能伴有潜在并发症风险。提示早期实施 AVT 是改善患者预后的关键，不管 ALT 正常与否。

多年来，CHC 标准 AVT 是采用聚乙二醇干扰素 α（P-IFNα）联合利巴韦林（RBV）（P-IFNα + RBV = PR）；且完成规定疗程后 SVR 明显提高[42]。但丙肝 LC 患者难以实施 PR 治疗，例如剂量依赖性血细胞减少症或严重不良反应常常导致停药。因此，理想治疗策略是在丙肝 LC 尚未形成前积极 AVT，以便预防 LC 发生。但估计中国目前仅不足 1.5% 的丙肝患者接受 AVT[43]。

过去三十年 HCV 感染 AVT 选择获得快速进展见图 11-5-1。

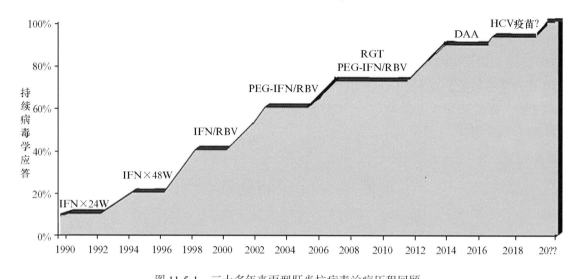

图 11-5-1　三十多年来丙型肝炎抗病毒治疗历程回顾

IFN：干扰素；P-IFN：聚乙二醇干扰素；RBV：利巴韦林；DAA：直接抗病毒药物；RGT：应答指导下治疗

最激动人心的新型治疗方法是口服靶向 HCV 聚合酶或蛋白酶药物（DAAs）。因此，2014 年 4 月，WHO 首次发表丙型肝炎 AVT 全球指南[44]。与基于 IFN 方案比较，DAA 治疗集安全性和耐受性改善，短疗程和简化管理之优势，并拓展 CHC 治愈性远景。

（一）第一代 DAA

2011 年美国 FDA 批准二种蛋白酶抑制剂特拉匹韦（TPV）和博赛匹韦（BOC）。与 PR 治疗基因 1 型 CHC 患者比较，PR 联合 TPV 将那些采用 PR 标准治疗方案患者的 SVR（20%～30%）提高至 65%～80%，并且大多数患者仅用一半疗程。这三种药物联合治疗经治 CHC 复发患者（复发率 > 70%～90%）的 SVR 提高了 50%。经治 PR 无应答患者采用任何一种三药联合治疗方案的 SVR 达 40%[45-47]。但同时研究发现 TPV 和 BOC 的耐药基因屏障较低，并且副作用明显（可导致严重贫血、粒细胞缺乏甚至死亡等）[48]。再加上 PR 禁忌证和不耐受性，使得上述方案的临床应用和治愈率受限。但随着第二代 DAAs 接连上市彻底改变了 CHC 治疗策略，且 2015 年 AASLD-IDSA[47] 和 EASL[49] 丙肝诊疗指南就 AVT 给予了最大范围更新。

（二）第二代 DAA

随着 NS5B 蛋白酶抑制剂索菲布韦（SOF），NS5A 蛋白酶抑制剂达卡他韦（DCV）、雷迪帕韦（LDV）、翁比他韦（OBV），NS3/4A 蛋白酶抑制剂西咪匹韦（SMV）、asunaprevir、帕利瑞韦（PTV），NS5B 蛋白酶抑制剂达萨布韦（DSV）等第二代 DAA 相继上市[50-51]，及 grazoprevir、elbasvir 等临床试验药物即将上市[50-51]，使得 DAA 联合 PR 治疗 CHC 患者 SVR 率提高至 90% 以上，并且其耐受性和安全性良好[52]。重要的是多药联合针对病毒复制的各个环节和不同靶点进行多重抑制，可显著提高病毒耐药屏障、从而减少感染复发[53]。第二代蛋白酶抑制剂 SOF，SMV 联合 P-IFN 和 RBV 具有强力治疗慢性 HCV 感染作用；新近上市的 DCV 初现疗效更佳。丙型肝炎 AVT 领域进入快速变革期，众多昂贵、高效阻抑 HCV 不同靶点的 DAAs 药物接连不断的提供给临床医师选择。引起了临床医师、患者和研发人员的极大兴趣，其中许多药物展示出具有临床治愈希望前景。中国[38]，AASLD-IDSA[47]，EASL 丙肝指南[49] 和 2016WHO 丙型肝炎指南[54] 为临床医生诊治 CHC 提供了循证指导（表 11-5-1）。

表 11-5-1 初治及既往 P-IFN 联合 RBV 治疗失败 CHC 患者 AVT 推荐方案

基因型	推 荐	备选（无 IFN）	备选（含 IFN）	不推荐
1a 型	DCV/SOF×8 W*！！ LDV/SOF×12W！！	SMV/SOF！！（Q80K-） PTV/R/OBV/DSV/RBV×12W！！	SOF/PR×12W PR/SMV 初始/复发：12W， 部分应答/无应答：24W	PR SOF+RBV PR/BOC 或 TPV SMV/PR（若 Q80K+）
1b 型	DCV/SOF×12W！！ LDV/SOF×12W*！！	SMV/SOF（Q80K-）！！ PTV/R/OBV/DSV×12W！！！	SOF/PR×12W PR/SMV 初始/复发：12W， 部分应答/无应答：24W	PR SOF+RBV PR/BOC 或 TPV R/PTV/OBV
2 型	SOF+RBV×12W！	SOF/DCV×12W！	SOF/PR×12W 次选 PR×24W	R/PTV/OBV PR/SMV SOF/LDV PTV/R/OBV/DSV SOF/SMV
3 型	SOF+RBV×12W！	SOF+RBV×12W！	SOF/PR×12W 次选 PR×24W	R/PTV/OBV SOF/LDV PR/SMV PTV/R/OBV/DSV SOF/SMV
4 型	DCV/SOF×12W！！ LDV/SOF×12W！！	SOF/SMV×12W！！ R/PTV/OBV/RBV×12W	SOF/PR×12W PR/SMV 初始/复发：12W， 部分应答/无应答：24W	PR PR/BOC 或 TPV PTV/R/OBV/DSV SOF+RBV
5/6 型	SOF/LDV×12W！	SOF/DCV×12W	SOF/PR×12W！	PTV/R/OBV/DSV±RBV R/PTV/OBV SOF/SMV×12W SOF+RBV PR/SMV

*若 HCV RNA≥6×10⁶IU/ml，延长疗程至 12 周。

SOF: sofosbuvir，索菲布韦；BOC: Boceprevir，博赛匹韦；TPV: Telaprevir，特拉匹韦；SMV: Simeprevir，西咪匹韦；LDV: Ledipasvir，雷迪帕韦；PTV: Paritaprevir，帕利瑞韦；OBV: Ombitasvir，翁比他韦；DSV: Dasabuvir，达萨布韦；RBV，利巴韦林；PR: P-IFN+RBV；R: Ritonavir，利托那韦（增加 PTV 血药浓度）；DCV: Daclatasvir，达卡他韦；W: 周。

CHC 经治患者 AVT 指南推荐意见最新进展是全口服 AVT 已经成为主流。治疗推荐的重要变化是：所有以前干扰素为基础的治疗失败患者均采用类似方案治疗，而与既往治疗失败是否因无效、部分缓解或复发无关。适宜治疗方案主要依赖 HCV 基因型、疾病特征（初次治疗，再治疗，无肝硬化，代偿期 LC，DC，LT，HIV 合并感染，肾功能不全）、患者及临床医师选择和价格因素。目前 DAAs 价格高昂显著超过 CHC 患者负担能力，考虑到中国干扰素高应答相关 IL-28B 基因很高[4]，PR 抗病毒方案目前仍然具备成本效益。但对于规范 AVT 后复发和重症患者，在经济条件许可情况下可考虑联合 DAAs 药物治疗。

二、丙肝 LC 抗病毒治疗

HCV 相关 LC 患者处于发生 HCC 和肝衰竭的高风险中,其自然病程较短,并且预后不良[55]。然而,这些患者采用基于 IFN 的 AVT 清除 HCV 后不但改善肝纤维化[56],而且减少进展为 DC、腹水和 HCC 的机会,进而改善患者预后[57-58]。最新 EASL 指南[49]明确指出:所有 HCV 感染初治或经治代偿期 LC 或 DC 患者均应尽早 AVT!!!。DC(CTP B 或 C 级)患者应立即接受无 IFN 的 AVT 方案治疗!!!。但在 AVT 前应评估患者肝损伤程度,明确是否存在 LC 尤为重要[49],这是因为 LC 患者预后、用药选择不同于 CHC!!!。近来采用一些无 IFN 的 DAAs 治疗 LC 方案接连在很多国家批准,并且具有良好安全性和极佳疗效。然而,不少国家尚未批准应用这些新药,即使批准应用也有相当多患者难以负担新药高昂医疗费用。

(一) 代偿型 LC

HCV 相关代偿型 LC 患者对 PR 治疗应答较差。然而,排除导致抗病毒应答不良因素后优选抗病毒适应证可提高应答率;既往报道显示 HCV 基因型、血清 HCV RNA 含量、年龄、性别、体重指数、纤维化程度和民族均影响 AVT 效果。研究证实患者白细胞介素 28B(IL-28B)基因多态性显著影响治疗效果[59-60]。但使用新的 DAAs 治疗 HCV 感染,已经不再需要检测 IL-28B 基因型[49]。几项回顾性研究显示:丙肝 LC 患者采用 PR 联合治疗后获得的 SVR 与肝病相关病死率及并发症和 HCC 风险降低有关。如果患者能够耐受治疗,并且治疗成功(达到 SVR 标准),可获得显著益处,并能够阻止疾病进展。Yu 等[61]研究显示 PR 治疗基因 2 型感染者 16 周与治疗 24 周比较同样有效,其 SVR 分别为 94% 和 95%。其晚期肝纤维化或 LC 亚组患者(F3、F4)的队列研究显示治疗 16 周和 24 周 SVR 率分别为 91%、95%。东亚 HCV 基因 1 型患者更高的 SVR 率与其高频率携带 IL-28B CC 等位基因有关[4]。但是否中国丙肝相关 DC 患者接受 PR 抗病毒治疗具有较高的获益/风险比尚不清楚。无论是否获得 SVR,应持续监测所有患者,因为无法完全避免 HCC 风险[62-63]。代偿型丙肝 LC 患者采用 IFN 单药长期(2 年)标准治疗对于患者的无并发症生存率影响很小或无影响[64]。

直到目前,PR 治疗受限的关键在于高价格,复杂性,疗效有限,并且缺乏价廉随访措施,需要注射,常见和有时出现严重药物不良反应,特别是基因 1 型治疗成功率较低;再加上长疗程等综合因素使得治疗受限。临床上常常按照基因型和早期病毒学应答优选能够获得治疗成功的患者。对于热情期望清除病毒的患者,应尽早考虑基于 PR 的 AVT 方案。对于 LC 或高病毒载量($> 4 \times 10^5 \text{IU/ml}$)患者,疗程为 48 周,有关 RBV 剂量依照患者体质量调整。但在临床实践中需要努力确保中低收入者能够负担得起诊疗费用。

(二) 丙肝相关 DC 患者 AVT

十多年来的研究显示:对晚期肝纤维化患者采用 P-IFN 治疗无应答患者,长期应用 P-IFN 维持治疗作为一种预防组织学进展和降低 LC 并发症及 HCC 发生率的策略无效。原则上 DC 患者是应用 IFN 的禁忌证。丙肝指南[32]并不推荐采用 IFN 治疗丙肝相关 DC 患者,因为关切其安全性。主要是患者常常并发血细胞减少,这是因为 PHT 相关脾功能亢进。另外,IFN 相关血细胞减少可能进一步加重 LC 患者原本基础性血细胞减少。迫使 IFN 剂量下调、中断或停药。因此,LC 并发严重脾亢患者难以维持 IFN-AVT。为增加患者血小板数的可用措施有脾切除,部分脾栓塞(PSE)或应用血小板生成素受体激动剂等。

1. 脾切除 脾切除术可治愈脾功能亢进(第 39 章)。近年来有少数研究评估 HCV 相关 DC 并发显著血小板减少症患者,腹腔镜脾切除后采用 IFN 治疗应答对其存活率的影响,并发现对 IFN 治疗应答是影响其存活率的独立相关因素。研究[65]显示脾切除后长期 IFN 治疗的 LC 患者存活率显著高于那些既未接受脾切除又未采用 IFN 治疗患者,脾切除联合 IFN 治疗组和未治疗患者十年存活率分别为 83.3% 和 41.4%。丙肝 LC 并发严重血小板减少症患者脾切除术后 AVT,获得的 SVR 高达 80%,并显著改善了患者 CTP 评分[66]。有学者认为脾切除术通过调整耐受性有助于清除 HCV[67]。另外,脾切除联合 IFN 治疗组患者肝癌发生率呈现降低趋势，虽然统计学处理后两组肝癌发生率无显著性差异。另有 16 例接受脾切除联合 IFN 治疗患者，大多数采用长期 IFN 治疗，维持 ALT 较低水平。有研究发现脾切除术后肝功能显著改善。实际上，60% 的 CTP B7（B 级 7 分）患者在脾切除术后从 CTP B 逆转至 CTP A 级。甚至失代偿型 CTP B7 患者也可能经过脾切除后实施 IFN 治疗。虽然脾切除术后细菌感染风险较大，脾切除术最大的获益点是改善了 PHT 相关脾功能亢进。严重感染、肝衰竭并发大量腹水或显著血细胞减少等严重并发症也发生在 IFN 治疗过程中。在采用 IFN 治疗 LC 患者时，这些并发症必须牢记在心，不论是否为脾切除患者。然而，为预防脾切除术后严重感染导致的死亡，不但应接种疫苗，而且也应在实施脾切除和 IFN 治疗前强化患者的健康教育避免感染，改善个人卫生，在 IFN 治疗过程中动态监测血细胞计数和 C-反应蛋白水平，以便尽可能在感染早期应用抗生素。

Akahoshi 等[68]研究显示脾切除术后 AVT 治疗基因 1 和基因 2 型 HCV 相关 LC 患者的 SVR 分别为 24%（19/80）和 85%（17/20）。另有研究显示基因 1 型病毒载量较高患者的 SVR 很低（23%），而其他基因型很高（88%）。因此，在决策丙肝 LC 并发显著血小板减少症患者 AVT 时，预测患者 IFN-AVT 应答十分重要。应推荐 IFN 敏感患者接受腹腔镜脾切除术。白细胞介素 28B 基因多态性[69-70]特别有助于预测 P-IFN 联合 RBV 治疗感染 HCV 基因 1 型和高病毒载量 LC 患者 AVT 应答。

理论上，若清除 HCV 后纤维化完全消退，侧支血流应该减少。然而，Nagaoki 等[71]报道即使丙肝 LC 自发性门体分流（SPSS）患者成功清除了 HCV，也未能显著改善 SPSS，并且食管静脉曲张恶化风险亦然很高。若未能清除 HCV，虽然脾切除可暂时缓解 PHT，食管静脉曲张将会长期恶化。脾切除术后清除 HCV 可能降低 SPSS 恶化风险。采用 DAAs 治疗 LC 并发严重血小板减少症患者，比较 IFN 联合血小板生成素受体激动剂治疗，可能获得更好的预后。

为丰富专业视野，收集到很少关于脾切除 LC 患者应用 IFN 治疗后存活率和并发肝癌的研究资料。一般而言，伴随着 HCV 感染的进展，患者肝纤维化越严重，肝癌风险越高。有研究[72]显示丙肝 LC 患者采用 IFN 治疗后肝癌风险降低。然而，Kanda 等[73]报道 PR 治疗后的 HCC 发病率并不罕见，特别是丙肝 LC、AFP 水平较高、老年或既往有 HCC 治疗史患者。不排除这些患者可能在采用 IFN 治疗前已经患有微小、难能检测到的 HCC。虽然肿瘤标志物水平和年龄因素并非与肝癌显著相关，LC 并发巨脾和严重血小板减少症患者比其他病因 LC 患者常常伴有更晚期肝纤维化。IFN 治疗难能降低这类患者的肝癌风险。AVT 应答组患者有利预后的理由可能归因于减少了肝衰竭死亡，而不是抑制肝癌发生。

日本全国性观察[74]IFN 治疗丙肝 LC 并发血小板减少症脾切除患者，结果脾切除和 IFN 治疗相关病死率为 0.89%，大多数死亡病例与 CTP B 级和年龄 ≥60 岁有关。因此，肝储备功能较差及/或老年患者应避免 IFN 联合脾切除术治疗。

脾切除术后 IFN 治疗应答是独立预测存活和预后的因素。关键在于脾切除术前能否准确预测 IFN 治疗应答。若患者既有脾切除适应证，又经过预测可能获得良好 AVT 应答，推荐这类丙肝 LC 并发严重血小板减少症患者将腹腔镜脾切除术联合 IFN 作为治疗选择之一。

2. 部分脾栓塞和血小板生成素（TPO）（第 39 章）。

三、丙肝 LC 患者 AVT 进展

近年来接连不断的批准新的 DAAs 药物上市，快速和显著提高了 SVR，且疗程缩短。新近无干扰素的 DAAs 方案治疗丙肝 LC 初治和经治无应答患者，并取得显著进展。

LC 患者抗病毒治疗最好在失代偿前开始，因为若在失代偿期治疗药代动力学及药物管理更为复杂，并且一些治疗药物可能加重肝衰竭和促进死亡。临床研究证实 DCV/SOF 治疗基因 1～4 型 HCV 感染患者，包括 DC，LT 后患者和 HIV/HCV 共感染患者安全有效，且治疗肾功能不全患者无需剂量调整[75]，也很少发生药物 - 药物间相互作用[54]。DCV/SOF 适用于代偿期或失代偿期 LC 患者；SMV/SOF、SMV/SOF/

RBV、OBV/PTV/R/RBV、SOF/PR 方案仅仅用于治疗无 LC 或代偿期 LC 患者，而不能用于治疗 DC 患者，因为这些药物可能导致 DC 患者的肝衰竭或死亡[54]。

基因 3 型 POSITRON 研究[76]显示采用 SOF 联合 RBV 治疗 12 周获得 SVR12 为 61%（未选择干扰素），其中丙肝 LC 患者占 21%。全欧洲Ⅲ期 VALENCE 临床试验[77]报告采用 SOF 联合 RBV 治疗基因 3 型 CHC 患者 24 周 SVR12 为 94%（86/92），LC 组患者为 92%（12/13）。

根据近来日新月异的临床研究数据，最新 WHO 丙肝指南撤销应用 TPV 或 BOC 治疗建议[54]。综合 2015 中国[38]，AASLD-IDSA[47]，EASL[49]和加拿大[78]丙肝指南和 2016WHO 丙型肝炎指南[54]，丙肝 LC 患者 AVT 推荐意见见表 11-5-2。

表 11-5-2　丙肝 LC 初治和经治患者 AVT 推荐意见表

基因型	推　　荐	备选（无 IFN）	备选（含 IFN）	不推荐
1a 型	DCV/SOF×24W！！ DCV/SOF/RBV×12W！！ LDV/SOF/RBV×12W★！！	SOF/SMV×24W⨍！！ SOF/SMV/RBV×12W⨍！！ PTV/R/OBV/DSV/ RBV×24W！！！	SOF/PR×12W！！ SMV/PR×24～48W （若 Q80K-）！！	PR PR/BOC 或 TPV SMV/PR（若 Q80K＋） SOF/RBV PTV/R/OBV
1b 型	DCV/SOF×24W！！ DCV/SOF/RBV×12W！！ LDV/SOF/RBV×12W★！！	SOF/SMV×24W⨍！！ SOF/SMV/RBV×12W⨍！！ PTV/R/OBV/DSV/ RBV×12W！！！	SOF/PR×12W！！ SMV/PR×24～48W （若 Q80K-）！！	PR PR/BOC 或 TPV SOF/RBV PTV/R/OBV
2 型	SOF/RBV×16～20W！ （失代偿者×48W）	经治患者：SOF/DCV×12W！	SOF/PR×12W！	SOF/LDV PTV/R/OBV/DSV±RBV SOF/SMV
3 型	SOF/DCV/RBV×24W！ 失代偿患者 SOF/RBV×48W	SOF/LDV/RBV×12W	SOF/PR×12W！	PR/SMV SOF/RBV PTV/R/OBV/DSV SOF/SMV
4 型	DCV/SOF×24W！！ DCV/SOF/RBV×12W！！ LDV/SOF×24W！！ LDV/SOF/RBV×12W★！！！	SMV/SOF×24W！！ SMV/SOF/RBV×12W⨍！！ OBV/PTV/R/RBV×24W！！！	SMV/PR×12W （经治患者再加 PR36W） SOF/PR×12W！！	SOF/RBV PTV/R/OBV/DSV
5/6 型	LDV/SOF×24W！ LDV/SOF/RBV×12W★！	SOF/DCV/RBV×12W！ SOF/DCV×12W！	SOF/PR×12W！	PR/SMV SOF/RBV PTV/R/OBV/DSV SOF/SMV

SOF：sofosbuvir，索菲布韦；BOC：Boceprevir，博赛匹韦；TPV：Telaprevir，特拉匹韦；SMV：Simeprevir，西咪匹韦；LDV：Ledipasvir，雷迪帕韦；PTV：Paritaprevir，帕利瑞韦；OBV：Ombitasvir，翁比他韦；DSV：Dasabuvir，达萨布韦；RBV，利巴韦林。PR：P-IFN＋RBV；R：Ritonavir，利托那韦（增加 PTV 血药浓度）；DCV：Daclatasvir，达卡他韦；W：周。★：PLT<75×10⁹/L 者疗程应为 24W；⨍：若 HCV 1a 型存在 Q80K 变异不应选择 SOF/SMV。

表 11-5-2 中抗病毒治疗推荐方案主要针对代偿期 LC 患者；而 DC 患者应用 P-IFN、SMV、TPV 和 BOC 可能有较大风险，严重肝损伤患者接受 R/PTV/OBV 和 DSV 联合治疗风险更高！！。轻、中或重度

（CTP C 级）肝功能受损患者无需调整 SOF 联合 LDV 或 DCV 的剂量！！。轻、中或重度肾功能受损患者无需调整 SMV、SOF 和 LDV 或 DCV 剂量！！。每一项推荐治疗要点均为基于感染基因型及初治或经治 LC 患者的有限证据。由于 DAAs 基础和临床研究进展特别快，因此，这些推荐治疗要点可能并非最优选择，仅仅是基于现有循证医学证据基础上的重点推荐。

对于无危及生命并发症的丙肝相关 DC 患者（CTP ≤ 12），可采用 SOF 联合 RBV 治疗 16 ~ 20 周（基因 2 型）[49]；SOF 联合 LDV（基因 1、4、5 和 6 型），或 SOF 联合 DCV（所有基因型）[49]，均联合 RBV，疗程 12 周！！；若因 RBV 禁忌或不耐受，SOF 联合 DCV 的临床 AVT 为 24 周！！[49]。不论是初治或 PR 经治基因 1 型 HCV 相关 LC 患者采用 PTV/R/OBV/DSV/RBV 联合治疗 24 周（基因 1b 型）和 12 周（基因 1a 型）的 SVR 率均高达 95% 以上，并且总体安全性良好！！！[47,49]。SOF 联合 PR 治疗各基因型代偿期 HCV 相关 LC 患者均有效，且 SVR 率达 80% 以上，总体安全性良好。

最近 Andrew 等[79]评估包括 DCV（NS5A 抑制剂）、asunaprevir（NS3 蛋白酶抑制剂）和 beclabuvir 的 DCV-TRIO 方案，初治（n = 112）或经治（n = 90）慢性 HCV 感染者疗效，其中包括 LC 患者。根据患者基因型（1a 和 1b）随机分为 DCV-TRIO 单药治疗组或 DCV-TRIO 联合 RBV 治疗组。结果初治单药治疗组患者 SVR12 为 93%（97.5% CI，85.4% ~ 100.0%），经治单药组患者 SVR12 为 87%（97.5% CI，75.3% ~ 98.0%）。初治联合治疗组患者 SVR12 为 98%（97.5% CI，88.9% ~ 100%），经治联合治疗组患者 SVR12 为 93%（97.5% CI，85.0% ~ 100.0%）。美国 FDA 已经批准 DCV 用于治疗基因 3 型 HCV 感染。基于 3 期试验 ALLY-1 数据，每日口服一次 DCV 与 SOF 联合 RBV 治疗 12 周方案，治疗晚期 LC 或 LT 后 HCV 复发患者获得显著疗效。因为感染 HCV 基因 3 型 LC 患者持续病毒学缓解率较低。DCV 用于临床后无疑给临床医师治疗丙肝 LC 又增添了 AVT 药物选择。

诚然，不论采用上述何种 AVT 方案治疗显著肝纤维化和 LC 患者，所获得的 SVR 明显低于轻、中度纤维化患者。即使清除了病毒，仍然需要监测 HCC 及 PHT 相关并发症[38]。同时，LC 患者的年龄相对较大，易伴发其他疾病（或采用其他药物治疗），并且患者依从性也较差。因此，应密切观察药物不良反应。临床医师需要认识当前治疗建议及其相关医疗问题与时俱进的变化，还需要根据临床信息不断更新技术知识，优化个性化 AVT 方案。

四、丙肝 LC 肝移植前抗病毒治疗

给予等待 LT 患者 AVT 清除 HCV，不但可能避免 LT 或使患者更好的耐受 LT 手术，而且是预防 LT 后 HCV 复发的理想策略。LT 前低或检测不到 HCV RNA 时间的长短严重影响 LT 后肝功能。但传统 PR 方案只适用于 CTP 评分 < 7 分（或 MELD 评分 < 18 分）的 LC 患者[80]。而且 HCV 相关 LC 拟待 LT 患者大多伴高龄、男性、长期饮酒，合并 2 型糖尿病、脾功能亢进等再发肝炎肝硬化的危险因素，因此，对于大多数 LT 前患者来说，PR 方案并不能获得理想 AVT 效果。研究显示 PR 治疗 HCV 相关 DC 患者耐受率 < 50%，即便耐受患者 LT 后病毒学应答（pTVR）率仅仅 25% ~ 30%；且常见严重不良反应事件（SAE），包括 HE 恶化，严重感染和死亡，伴高达 10% 的治疗相关病死率。因此，考虑低剂量治疗策略，患者采用低剂量 PR 方案，依照病情调整至患者最大耐受量，其目的是完成疗程或采用抑制 HCV 复制尽快过渡至 LT。需要在专家指导下进行的这种方法获得的治疗应答率较高、SAE 较少；虽然较早停药仍然常见。在治疗过程中检测不到 HCV 的 LT 患者中，SVR 高达 80%。一些 LT 中心评估了采用起始 PR 低剂量，随后逐步增加 PR 剂量的策略，试图在 LT 前清除 HCV（表 11-5-3）。这种治疗策略显示可降低血清 HCV RNA 水平。虽然未能完全阻止 LT 后 HCV 再感染风险，但可降低 LT 后 HCV 再感染率，且预后良好。

表 11-5-3　HCV 相关 LC 等待 LT 患者的抗病毒治疗研究

研究、年度	患　者	治疗方案	应答率	安全性
Everson 等[81]2005	N = 124 GT1-6	P-IFN + RBV 采用 LADR 方案 疗程 48 周	GT1 患者 SVR 为 13%；其他 GT 患者 SVR 为 50%；15 例 LT 时 HCV RNA (－) 者有 12 例获 pTVR	SAE 发生率 12%，4 例死亡 (3%)
Carrion 等[82]2009	N = 102（治疗组 51 例，未治疗对照组 51 例）GT1-4	P-IFN-α2a + RBV	LT 时检测不到 HCV-RNA 患者占 29%，总体 SVR 为 20%	治疗组细菌感染更常见，治疗组有 4 例患者在等待 LT 期间死亡
Everson 等[83]2013	N = 47（治疗组 31 例，对照组 16 例）LDLT 或 HCC，GT1-4	P-IFN + RBV 采用 LADR 方案 疗程 48 周	治疗组 SVR12 为 19%，pTVR 28%（GT1/4/6 患者为 18%，GT2/3 患者为 39%）	治疗组和对照组 SAEs 发生率近似，分别为 68% 和 55%，P = 0.30）
Verna 等[84]2014	N = 28 GT1	TPV 或 BOC + PR 疗程 48 周	总体 SVR12 为 51%，pTVR 为 67%（LT 时 HCVRNA (－) 患者占 89%）	SAE 为 31%，治疗死亡 1 例
Curry 等[85]2013	N = 37 GT1-3，HCC	SOF 400 mg/d + RBV (1000～1200mg/d) 疗程 48 周	LT 时检测不到 HCVRNA 患者的 pTVR12 为 69%（复发患者为 27%，LT 后较早死亡者为 4%）	1 例并发 SAE（贫血）

注：BOC：Boceprevir，博赛匹布；TPV：Telaprevir，特拉匹韦；SOF：sofosbuvir，索菲布韦；GT：基因型；LDLT：活供者肝移植；P-IFN：聚乙二醇干扰素；RBV：利巴韦林；SAE：严重不良反应事件；LADR：低剂量递增治疗方案；pTVR：肝移植后 SVR

　　在 LT 前采用联合 DAAs 强力 AVT，短疗程清除病毒可能是治愈感染的理想方案，且安全性改善。LT 前获得检测不到 HCV RNA 是最好的治疗应答预测器。采用 DAA 联合抗病毒方案治疗拟待 LT 患者，特别是对 PLT $< 100 \times 10^9$/L、白蛋白 < 35 g/L 高致命风险的患者[86]。新一代 DAA 进一步提高 pTVR，且 SAE 大大减少。Jacobson 等[87]对丙肝 LC 拟待 LT 患者分别给予 SOF/DCV/SMV + PR 方案 12 周 AVT，发现 SOF + PR 组病毒学应答率较高，HCV 基因 1 型及所有患者获得的 SVR12 分别为 80% 和 90%。SOF/RBV 治疗等待 LT 患者，疗程 48 周的 2 期临床研究[85]显示，37 例 LT 时检测不到 HCV RNA 患者的 pTVR 为 62%（10 例患者 LT 后丙肝复发），仅 1 例并发 SAE（贫血）。更强效 AVT 方案包括 SOF 联合一种 NS5a 抑制剂达卡他韦（DCV）或雷迪帕韦（LDV），或 SOF 联合 SMV 可进一步降低 LT 后丙肝复发风险。Sulkowski 等[88]研究发现：SIM/DCV/SFV ± RBV 方案术前 AVT 可使者 pTVR 率提高至 90%。近来研究显示 LDV 联合 SOF 和 RBV 治疗 HCV 相关 DC 患者获得 SVR12（85%）和清除血清中 HCV，2/3 的 DC 患者在治疗 4 周时 MELD 改善 1～8 分，且安全性良好[89]。最新研发并相继上市的 DAA 药物，具有口服方便、疗程短、不良反应少、患者耐受性良好等优点，特别是 DC 患者应用 DCV、LDV 和 SOF 已经被临床验证便捷高效[90]。

　　应特别关注中重度肝损伤对这些药物药代动力学的潜在影响及其不良反应。例如并不推荐 SMV 治疗中重度肝损伤患者。推出抗 HCV 全基因型活性和良好安全性治疗方案具有重要临床意义。然而，DAA 联合治疗 DC 和 MELD 评分值较高患者的安全性、疗效和疗程尚未最后确认。等待 LT 患者获得 SVR 后的结局尚不清楚。获得 SVR 患者可能在某种程度上病情稳定。但部分患者可能等待脱落，能够预测 SVR 和临床改善的最佳疗程、方案和标准尚未确定。

五、十多年来丙肝相关 F3 和 F4 患者抗病毒增效获益变迁（表 11-5-4）

表 11-5-4 HCV 相关 METAVIR F3（显著纤维化）、F4（肝硬化）患者抗病毒增效进展

患者分类	HCV 基因型	分　　期	PR（SVR）	BOC/TEL + PR（SVR）	2013~2014 年 全口服 AVT 方案（SVR）	参考文献
初治	1	F3	0.54	0.62	0.90	75，91 – 95
		F4	0.36	0.62	0.81	
	2	F0 – F3	0.82	–	0.90	96 – 98
		F4	0.64	–	0.80	
	3	F0 – F3	0.70	–	0.90	96 – 97，99
		F4	0.49	–	0.80	
	4 – 6	F0 – F3	0.58	–	0.90	96，100 – 101
		F4	0.32	–	0.80	
经治复发※	1	F3	0.27	0.85	0.90	75，93，98，102 – 103
		F4	0.13	0.84	0.80	
	2	F0 – F3	0.71	–	0.90	76，98，104 – 106
		F4	0.56	–	0.70	
	3	F0 – F3	0.66	–	0.85	76，104 – 105
		F4	0.52	–	0.60	
	4 – 6	F0 – F3	0.31	–	0.90	96，100 – 101，105
		F4	0.24	–	0.75	
初治 部分应答 §	1	F3	0.18	0.56	0.90	75，93，98，102 – 103
		F4	0.10	0.34	0.75	
	2	F0 – F3	0.69	–	0.90	76，99，105 – 106
		F4	0.55	–	0.70	
	3	F0 – F3	0.64	–	0.85	76，98，104 – 105
		F4	0.51	–	0.60	
	4 – 6	F0 – F3	0.31	–	0.90	96，100 – 101，105
		F4	0.24	–	0.75	
初治 无应答 #	1	F3	0.10	0.39	0.90	75，93，98，102 – 103，106
		F4	0.05	BOC/TEL 0.14	0.75	
	2	F0 – F3	0.54	–	0.90	76，98，104 – 105
		F4	0.42	–	0.70	
	3	F0 – F3	0.50	–	0.85	76，98，104 – 105
		F4	0.39	–	0.60	
	4 – 6	F0 – F3	0.31	–	0.90	96，100 – 101，105
		F4	0.24	–	0.75	

注：PR：P-IFN + RBV；BOC：Boceprevir，博赛匹韦；TPV：Telaprevir，特拉匹韦。

※：PR 治疗期间检测不到 HCV RNA 患者停药后复发。

§：PR 治疗 12 周时 HCV RNA 水平下降≥2 $\log_{10}$ IU/ml，但在 24 周时仍检测到 HCV RNA 的患者。

#：PR 治疗 12 周时 HCV RNA 水平下降 <2 $\log_{10}$ IU/ml 的患者

六、HCV 对 DAAs 耐药对策

近年来全球广泛应用 DAAs 使发生耐药治疗失败患者累积性增加。若 SMV/SOF 治疗 LC 基因 1a 型患者检测到 NS3 区 Q80K 突变，应选择不包括 SMV 的其他 AVT 方案[49]。对感染 HCV 基因 1a 或 1b 型 LC 患者既往接受 NS5A 抑制剂治疗失败后再治疗时，应检测 NS3 和 NS5A 耐药位点。若无 NS5A 耐药可用 LDV/SOF/RBV 治疗 24 周。若仅检测到 NS5A 耐药而无 NS3 耐药，推荐 SMV/SOF/RBV 治疗 24 周。而对于 NS3 和 NS5A 均耐药患者目前缺乏循证数据[47]。

七、肝移植后预防丙型肝炎复发新进展（第 44 章）

总之，几十年来，临床医师曾经面临难以对付的丙型肝炎（各种基因型均有难治型，特别是基因 1 型），随着 DAAs 的临床应用，既往 AVT 失败患者有了更具吸引力的治疗选择方案，并且显著提高治愈率。目前很多研究数据提示基因 3 型成为新的难治型疾病[107]。丙肝 AVT 已进入无干扰素新时代。基于感染 HCV 基因型和丙型肝炎亚型患者（例如 LC）治疗应答特征，即将推出个性化 AVT 丙型肝炎（或 LC）方案供医师和患者优化选择。DAAs 轻微不良反应显著改善了患者依从性。LC 患者最适宜从 SVR 中获益。最优治疗方案实际上应基于多因素考量，不仅考虑疗效和安全，而且价格也是主要因素之一。如果决定对 DC 患者进行 AVT，不论哪种 HCV 基因型，无论是否为 LT 候选者，包括 HCC 患者，最好由具有丰富经验的肝病专科医生实施。但这些 DAA 新药的价效比和患者能否负担高额医疗费用广受关注。

第六节　预　　后

CHC 缓慢进展可使大多数患者几十年后演变为 LC 和 HCC。一旦发生 LC，每年病死率或 LT 率升至 5%。成功治疗 HCV 获得 SVR 患者导致发病率和病死率降低及生命质量改善，并且肝病相关并发症（HE、腹水、静脉曲张出血和 HCC）发生率较低[108]。LC 患者抗病毒治疗特别获益于 SVR，伴有较低的肝衰竭、LT 和 HCC 发生率[109]。并且 CHC 患者的肝外表现也获得改善，包括神经系统、肾、皮肤和代谢性并发症。对于 AVT 获得 SVR 患者疾病进展减缓，甚至逆转肝纤维化，发生 DC 和 HCC 风险降低（图 11-6-1 和图 11-6-2）。

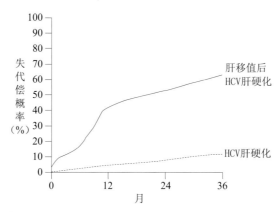

图 11-6-1　确诊 HCV 相关 LC（LT 前）和 LT 后 DC 患病率比较[41,110]

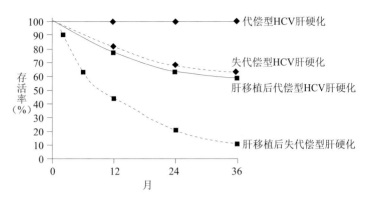

图 11-6-2 　HCV 相关代偿及 DC 与其 LT 后生存率比较[41,110]

　　数项大样本临床分析治疗前后肝活检证实肝纤维化稳定或缓解，包括 LC 患者获得 SVR 后的组织学逆转[111]。然而，在获得 SVR 的患者中，有 1%~14% 的患者肝纤维化进展（表 11-6-1）。

表 11-6-1 　CHC 患者获得 SVR 后肝组织学炎症和纤维化预后

作者年度	患者数（n）	疗　　法	分期系统	炎　　症			纤维化			LC 逆转（%）
				改善（%）	维持（%）	恶化（%）	逆转（%）	维持（%）	恶化（%）	
Poynard 等[111]（2002）	1094	IFN/RBV，P-IFN，PR	Metavir	86	12	2	25	68	7	67
Maylin 等[112]（2008）	126	IFN/RBV；IFN；PR	Metavir	57	39	4	56	32	12	64
Balart 等[113]（2010）	195	PR	Ishak				48.2	37	14	53
D'Ambrosio 等[114]（2012）	38（F4 基线为 LC）	IFN/RBV，PR	Metavir					39		61
			Morphometry					3	8	89

PR：P-IFN + RBV

　　SVR 后大多数患者呈现出肝脏炎症和纤维化显著改善；然而，大量临床试验综述仍然有少数患者（7%~13%）[115]维持其肝纤维化水平，甚至进展为 LC，尽管获得了 SVR。总体而言，肝纤维化进展为 LC 罕见，但可发生，尽管 SVR。Maylin 等[112]分析 121 例治疗前后肝活检显示，在排除新发感染或存在隐匿性 HCV 感染（通过肝组织 PCR 诊断）肝纤维化进展患者占 12%。Poynard[115]采用 Fibrotest 和 TE 研究评估 993 例患者，获得 SVR 的 42 例 LC 患者肝组织学缓解率 49%（24/42），但在 128 例获得 SVR 的 CHC 患者中有 15 例进展为 LC（12%）。随访 10 年后 LC 逆转率仅仅占 5%。本次研究和其他研究均显示年龄较小和 PLT 较多是易发肝纤维化逆转的重要因素[111]，提示早期 LC 比确诊 LC 可能更易逆转，并且无 PHT 可能是其可逆性的决定因素。同样的，肝活检证实的 HCV 相关 LC 患者抗病毒治疗获得 SVR 后，显示 HVPG 水平比非应答者显著降低（分别为 2.1±4.8 和 0.6±2.8 mmHg，p<0.05）[116]。丙型肝炎患者预后模型走势图见图 11-6-3。

　　有充分证据显示进展性肝纤维化和 LC 患者获得 SVR 后仍然伴有增高的 HCC 风险[117]，未获得 SVR 的晚期肝纤维化患者（Ishak 评分 4~6）10 年累计 HCC 发病率为 21.8%，而获得 SVR 患者为 5.1%[117]。一荟萃分析[118]30 项研究，获得和未获得 SVR 患者人均年 HCC 发生率分别为 1.05% 和 3.3%。研究发现抗病毒治疗前肝纤维化分期是 SVR 后并发 HCC 的主要危险因素[119]。这类亚型患者的肝纤维化微环境是肝脏发生肿瘤的决定因素，然而，其机制尚不清楚。知晓获得病毒学治愈的晚期丙肝肝纤维化患者至少在 8~10 年内仍伴并发 HCC 风险至关重要[120]。

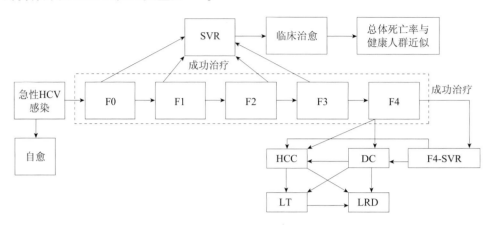

图 11-6-3　丙型肝炎患者预后趋势图
注：LRD：肝病相关死亡

近年来很多 DAAs 药物研发快速进展，并且给 HCV 感染者带来了更有希望的未来；其最大优点是其高效抗多基因型 HCV 和中、高耐药屏障[121]。新型 DAA 药物已经开拓出临床应用无 IFN 口服方案治疗新纪元。可能在不远的未来根除全球性 HCV 感染[122]。尽管丙型肝炎患者获得 SVR，但仍然伴有较高的健康风险（与普通人群比较），提示 SVR 是一种病毒学治愈，但并未避免所有的潜在肝病风险。在这种背景下，需要重新评价丙肝 LC 患者的预后。

总之，LC 是 HCV 感染导致的主要疾病结局。应采用已经应用于临床的更高效 DAA 疗法替代相对低效的 IFN 和 PR 方案。这种替代意味着阻抑肝纤维化进展和临床事件，同时可能对丙肝及其相关肝外表现提供治愈性疗效。无 IFN 治疗方案更有可能被接受，并可能对 LC 并发症产生重要影响，这将会在数年内辨别清楚。不但给消减 HCV 相关 LC、DC 风险，而且给消减 HCC 风险带来希望。预测这类疾病将会有实质性减少。

然而，这些疾病的结局应谨慎考量。若患者被确诊为丙肝 LC，治疗初始效应可能是减少住院及需要 LT 患者数。然而，依照目前 DAAs 治疗昂贵的医疗费用计算，"治愈" 1 例患者需要花费数百万元。面对大量丙肝患者，无论如何临床医师应证明或权衡其对患有极缓慢进展或数十年并不威胁感染者生命的疾病影响。并且预计 DAAs 中国上市可能等到 2018~2019 年[123]。就目前而言，中国丙肝患者采用 PR 治疗具有更高的效价比。进一步控制这种疾病需要安全应用血制品，健康教育降低 HCV 传播率，发展中国家安全注射和未来可能的疫苗。

参考文献

[1] Mohd Hanafiah K，Groeger J，Flaxman AD，et al. Global epidemiology of hepatitis C virus infection：new estimates of age-specific antibody to HCV seroprevalence. Hepatology，2013，57：1333 – 1342.

[2] Perz JF，Armstrong GL，Farrington LA，The contributions of hepatitis B virus and hepatitis C virus infections to cirrhosis and primary liver cancer worldwide. J Hepatol，2006，45：529 – 538.

[3] Duan Z，Jia JD，Hou J，et al. Current challenges and the management of chronic hepatitis C in mainland China ［J］. J Clin Gastroenterol，2014，48（8）：679 – 686.

[4] Rao HY，Wei L，Lopez-Talavera JC. et al. Distribution and clinical correlates of viral and host genotypes in Chinese patients with chronic hepatitis C virus infection ［J］. J Gastroenterol Hepatol，2014，29（3）：545 – 553.

［5］ Wiese M, Berr F, Lafrenz M, et al. Low frequency of cirrhosis in a hepatitis C (genotype 1b) single-source outbreak in Germany: a 20-year multicenter study. Hepatology, 2000, 32: 91 – 96.

［6］ European Association for the Study of the Liver. Electronic address: easloffice@ easloffice. eu; Asociacion Latinoamericana para el Estudio del Higado. EASL-ALEH clinical practice guidelines: non-invasive tests for evaluation of liver disease severity and prognosis ［J］ J Hepatol, 2015.

［7］ Yano M, Kumada H, Kage M, et al. The longterm pathological evolution of chronic hepatitis C. Hepatology, 1996, 23: 1334 – 1340.

［8］ Vicente Carreno. Seronegative occult hepatitis C virus infection: Clinical implications. Journal of Clinical Virology, 2014, 61: 315 – 320.

［9］ Zignego AL, Gragnani L, Giannini C, et al. The hepatitis C virus infection as a systemic disease. Intern Emerg Med, 2012, 7: S201 – 208.

［10］ Lonardo A, Ballestri S, Restivo L, et al. Hepatitis C and cardiovascular risk: facts and controversies. Hot Top Viral Hepat, 2012, 8: 25 – 33.

［11］ Adinolfi LE, Restivo L, Zampino R, et al. Metabolic alterations and chronic hepatitis C: treatment strategies. Expert Opin Pharmacother, 2011, 12: 2215 – 2234.

［12］ Clark PJ, Thompson AJ, Vock DM, et al. Hepatitis C virus selectively perturbs the distal cholesterol synthesis pathway in a genotype-specific manner. Hepatology, 2012, 56: 49 – 56.

［13］ Bassendine MF, Sheridan DA, Bridge SH, et al. Lipids and HCV. Semin Immunopathol, 2013, 35: 87 – 100.

［14］ Blaising J, Pécheur EI. Lipids: a key for hepatitis C virus entry and a potential target for antiviral strategies. Biochimie, 2013, 95: 96 – 102.

［15］ Lonardo A, Loria P, Adinolfi LE, et al. Hepatitis C and steatosis: a reappraisal. J Viral Hepat, 2006, 13: 73 – 80.

［16］ Restivo L, Zampino R, Guerrera B, et al. Steatosis is the predictor of relapse in HCV genotype 3-but not 2-infected patients treated with 12 weeks of pegylated interferon-a-2a plus ribavirin and RVR. J Viral Hepat, 2012, 19: 346 – 352.

［17］ Rao GA, Pandya PK. Statin therapy improves sustained virologic response among diabetic patients with chronic hepatitis C. Gastroenterology, 2011, 140: 144 – 152.

［18］ Child CGI, Turcotte JG. Surgery and Portal Hypertension. In: Child CGI, ed. The Liver and portal hypertension. Philadelphia: WB Saunders, 1964, 5.

［19］ Svirtlih N, Jevtovic D, Simonovic J, et al. Older age at the time of liver biopsy is the important risk factor for advanced fibrosis in patients with chronic hepatitis C. Hepatogastroenterology, 2007, 54 (80): 2324.

［20］ Sterling RK, Stravitz RT, Luketic VA, et al. A comparison of the spectrum of chronic hepatitis C virus between Caucasians and African Americans. Clin Gastroenterol Hepatol, 2004, 2 (6): 469.

［21］ Hraber P, Kuiken C, Yusim K. Evidence for human leukocyte antigen heterozygote advantage against hepatitis C virus infection. Hepatology, 2007, 46 (6): 1713.

［22］ Siu L, Foont J, Wands JR. Hepatitis C virus and alcohol. Semin Liver Dis, 2009, 29: 188 – 199.

［23］ Harris DR, Gonin R, Alter HJ, et al. The relationship of acute transfusion-associated hepatitis to the development of cirrhosis in the presence of alcohol abuse. Ann Intern Med, 2001, 134: 120 – 124.

［24］ Walter SR, Thein HH, Gidding HF, et al. Risk factors for hepatocellular carcinoma in a cohort infected with hepatitis B or C. J Gastroenterol Hepatol, 2011, 26: 1757 – 1764.

［25］ Anand BS, Currie S, Dieperink E, et al. Alcohol use and treatment of hepatitis C virus: results of a national multicenter study. Gastroenterology, 2006, 130: 1607 – 1616.

［26］ Jonsson JR, Purdie DM, Clouston AD, Powell EE. Recognition of genetic factors influencing the progression of hepatitis C:

potential for personalized therapy. Mol Diagn Ther, 2008, 12 (4)：209.

［27］ Mohamed Ael, S., al Karawi, M. A. & Mesa. Hepatogastroenterology, 44：1404－1406.

［28］ Staples CT Jr, Rimland D, Dudas D. Hepatitis C in the HIV (human immunodeficiency virus) Atlanta V. A. (Veterans Affairs Medical Center) Cohort Study (HAVACS)：the effect of coinfection on survival. Clin Infect Dis, 1999, 29：150－154.

［29］ Greub G, Ledergerber B, Battegay M, et al. Clinical progression, survival, and immune recovery during antiretroviral therapy in patients with HIV-1 and hepatitis C virus coinfection：the Swiss HIV Cohort Study. Lancet, 2000, 356：1800－1805.

［30］ Rumi MG, Colombo M, Gringeri A, et al. High prevalence of antibody to hepatitis C virus in multitransfused hemophiliacs with normal transaminase levels. Ann Intern Med, 1990, 112：379－380.

［31］ Lim YS, Kim WR. The global impact of hepatic fibrosis and end-stage liver disease. Clin Liver Dis, 2008, 12 (4)：733.

［32］ European Association for the Study of the Liver. EASL Clinical Practice Guidelines：management of hepatitis C virus infection. JHepatol, 2011, 55：245－264.

［33］ Kanwal F, Kramer JR, Ilyas J, et al. HCV genotype 3 is associated with an increased risk of cirrhosis and hepatocellular cancer in a national sample of U. S. Veterans with HCV. Hepatology, 2014, 60 (1)：98－105.

［34］ Negro, F. Steatosis and insulin resistance in response to treatment of chronic hepatitis C. J. Viral Hepat, 2012, 19 (Suppl. 1)：42－47.

［35］ Imazeki F, Yokosuka O, Fukai K, et al. Prevalence of diabetes mellitus and insulin resistance in patients with chronic hepatitis C：comparison with hepatitis B virus-infected and hepatitis C virus-cleared patients. Liver Int, 2008, 28 (3)：355－362.

［36］ Petta, S, Camma, C, Di Marco, V, et al. Insulin resistance and diabetes increase fibrosis in the liver of patients with genotype 1 HCV infection. Am. J. Gastroenterol, 2008, 103：1136－1144.

［37］ Veldt BJ, Chen W, Heathcote EJ, et al. Increased risk of hepatocellular carcinoma among patients with hepatitis C cirrhosis and diabetes mellitus. Hepatology, 2008, 47：1856－1862.

［38］ 中华医学会肝病学分会, 中华医学会感染病学分会：丙型肝炎防治指南, 中华肝脏病杂志, 2015, 23 (12)：906－918.

［39］ Planas R, Balleste B, Alvarez MA, et al. Natural history of decompensated hepatitis C virus-related cirrhosis. A study of 200 patients. J Hepatol, 2004, 40 (5)：823.

［40］ Di Bisceglie AM. Hepatitis C and hepatocellular carcinoma. Hepatology, 1997, 26 (3 Suppl 1)：34S.

［41］ Fattovich G, Giustina G, Degos F, et al. Morbidity and mortality in compensated cirrhosis type C：a retrospective follow-up study of 384 patients. Gastroenterology, 1997, 112 (2)：463－472.

［42］ Seto WK, Tanaka Y, Liu K, et al. The Effects of IL-28B and ITPA polymorphisms on treatment of hepatitis C virus genotype 6. Am J Gastroenterol, 2011, 106：1007－1008.

［43］ Wei L, Lok AS. Impact of new hepatitis C treatments in different regions of the world ［J］. Gastroenterology, 2014, 145 (5)：1145－1150.

［44］ Anon. Guidelines for the screening, care and treatment of persons with hepatitis infection. Geneva：WHO, 2014.

［45］ Jacobson IM, et al. ADVANCE Study Team. Telaprevir for previously untreated chronic hepatitis C virus infection. N Engl J Med, 2011, 364 (25)：2405－2416.

［46］ Poordad F, et al; SPRINT-2 Investigators. Boceprevir for untreated chronic HCV genotype 1 infection. N Engl J Med, 2011, 364 (13)：1195－1206.

［47］ AASLD-IDSA recommendations for testing managing, and treating adults infected with hepatitis C virus ［J］. Hepatol, 2015, 62 (3)：932－954.

［48］ SILVA MO, TREITEL M, GRAHAM DJ, et al. Antiviral activity of boceprevir monotherapy in treatment-naive subjects with chronic hepatitis C genotype2/3 ［J］. J Hepatol, 2013, 59 (1)：31－37.

［49］ EASL Recommendations on Treatment of Hepatitis C 2015. J Hepatol, 2015, 63：199－236 (www. easl. eu).

［50］ MANNS M, POL S, JACOBSON IM, et al. All-oral daclatasvir plus asunaprevir for hepatitis C virus genotype 1b：a multinational, phase 3, multicohort study［J］. Lancet, 2014, 384（9954）: 1597 – 1605.

［51］ Lawitz E, Mangia A, Wyles D, et al. Sofosbuvir for previously untreated chronic hepatitis C infection. N Engl J Med, 2013, 368: 1878 – 1887.

［52］ HALFON P, SARRAZIN C. Future treatment of chronic hepatitis C with direct acting antivirals: is resistance important?［J］. Liver Lnt, 2012, 32（Suppl 1）: 79 – 87.

［53］ GANE EJ, ROBERTS SK, STEDMAN CAM, et al. Oral combination therapy with a nucieoside polymerase inhibitor（RG7128）and danoprevir for chronic hepatitis C genotype 1 infection（INFORM-1）: a randomized, double-blind, placebo-controlled, dose-escalation trial［J］. Lancet, 2010, 376（9751）: 1467 – 1475.

［54］ Recommendations for WHO guidelines for the screening, care and treatment of persons with chronic hepatitis C infection: April 2016 update. www. who. int.

［55］ D'Amico G, Garcia-Tsao G, Pagliaro L. Natural history and prognostic indicators of survival in cirrhosis: a systematic review of 118 studies. J Hepatol, 2006, 44: 217 – 231.

［56］ Pockros PJ, Hamzeh FM, Martin P, et al. Histologic outcomes in hepatitis C-infected patients with varying degrees of virologic response to interferonbased treatments. Hepatology, 2010, 52: 1193 – 2200.

［57］ Singal AG, Volk ML, Jensen D, et al. A sustained viral response is associated with reduced liver-related morbidity and mortality in patients with hepatitis C virus［J］. Clin Gastroenterol Hepatol, 2010, 8（3）: 280 – 288.

［58］ Nishiguchi S, Shiomi S, Nakatani S, et al. Prevention of hepatocellular carcinoma in patients with chronic active hepatitis C and cirrhosis. Lancet, 2001, 357: 196 – 197.

［59］ Ge D, Fellay J, Thompson AJ, Simon JS, et al. Genetic variation in IL28B predicts hepatitis C treatment-induced viral clearance. Nature, 2009, 461: 399 – 401.

［60］ Grebely J, Page K, Sacks-Davis R, et al. The effects of female sex, viral genotype, and IL28B genotype on spontaneous clearance of acute hepatitis C virus infection. Hepatology, 2014, 59: 109 – 120.

［61］ Yu ML, Dai CY, Huang JF, et al. Arandomised study of peginterferon and ribavirin for 16 weeks versus 24 weeks in patients with genotype 2 chronic hepatitis C. Gut, 2007, 56: 553 – 559.

［62］ Bruno S, Stroffolini T, Colombo M, et al. Sustained virological response to interferon-alpha is associated with improved outcome in HCV-related cirrhosis: A retrospective study. Hepatology, 2007, 45: 579 – 587.

［63］ Di Marco V, Almasio PL, Ferraro D, et al. Peginterferon alone or combined with ribavirin in HCV cirrhosis with portal hypertension: A randomized controlled trial. J Hepatol, 2007, 47: 484 – 491.

［64］ Fartoux L, Degos F, Trépo C, et al. Effect of prolonge interferon therapy on the outcome of hepatitis C virus-related cirrhosis: a randomized trial. Clin Gastroenterol Hepatol, 2007, 5: 502 – 507.

［65］ Morihara D, Kobayashi M, Ikeda K, et al. Effectiveness of combination therapy of splenectomy and long-term interferon in patients with hepatitis C virus-related cirrhosis and thrombocytopenia. Hepatol Res, 2009, 39: 439 – 447.

［66］ KEDIA S, GOYAL R, MANGLA V, et al. Splenectomy in cirrhosis with hypersplenism: improvement in cytopenias, Child's status and institution of specific treatment for hepatitis C with success［J］. Ann hepatol, 2012, 11（6）: 921 – 929.

［67］ HASHIMOTO N, SHIMODA S, KAWANAKA H, et al. Modulation of CD4 + T cell responses following splenectomy in hepatitis C virus-related liver cirrhosis［J］. Clin Exp immunol, 2011, 165（2）: 243 – 250.

［68］ Akahoshi T, Tomikawa M, Kawanaka H, et al. Laparoscopic splenectomy with interferon therapy in 100 hepatitis-C-virus-cirrhotic patients with hypersplenism and thrombocytopenia. J Gastroenterol Hepatol, 2012, 27: 286 – 290.

［69］ Tanaka Y, Nishida N, Sugiyama M, et al. Genome-wide association of IL28B with response to pegylated interferon-alpha and ribavirin therapy for chronic hepatitis C. Nat Genet, 2009, 41: 1105 – 1109.

［70］ Thomas DL, Thio CL, Martin MP, et al. Genetic variation in IL28B and spontaneous clearance of hepatitis C virus. Nature, 2009, 461: 798 – 801.

［71］Nagaoki Y，Aikata H，Kobayashi T，et al. Risk factors for the exacerbation of esophageal varices or portosystemic encephalopathy after sustained virological response with IFN therapy for HCV-related compensated cirrhosis. J Gastroenterol，2013，48：847 – 855.

［72］Singal AK，Singh A，Jaganmohan S，et al. Antiviral therapy reduces risk of hepatocellular carcinoma in patients with hepatitis C virus-related cirrhosis. Clin Gastroenterol Hepatol，2010，8：192 – 199.

［73］Kanda T，Imazeki F，Mikami S，et al. Occurrence of hepatocellular carcinoma was not a rare event during and immediately after antiviral treatment in Japanese HCV-positive patients. Oncology，2011，80：366 – 372.

［74］Ikeda N，Imanishi H，Aizawa N，et al. Nationwide survey in Japan regarding splenectomy/partial splenic embolization for interferon treatment targeting hepatitis C virus-related chronic liver disease in patients with low platelet count. Hepatol Res，2014，44：829 – 836.

［75］Poordad F，Hezode C，Trinh R，et al. ABT-450/r-ombitasvir and dasabuvir with ribavirin for hepatitis C with cirrhosis ［J］. N Engl J Med，2014，370（21）：1973 – 1982.

［76］Jacobson IM，Gordon SC，Kowdley KV，et al. Sofosbuvir for hepatitis C genotype 2 or 3 in patients without treatment options. N Engl J Med，2013，368：1867 – 1877.

［77］Zeuzem S，Dusheiko G，Salupere R，et al. Sofosbuvir and Ribavirin for 12 or 24 Weeks for Patients With HCV Genotype 2 or 3：The VALENCE Trial. Annual Meeting of the American Association for the Study of Liver Disease（AASLD），Washington DC，2013，1085.

［78］CASL. An update on the management of chronic hepatitis C. Can J Gastroenterol Hepatol，2015，29（1）：19 – 34.

［79］Andrew J. Muir，et al. JAMA，2015，313（17）：1736 – 1744.

［80］COLOMBO M，FERNANDEZ I，ABDURAKHMANOV D，et al. Safety and on-treatment efficacy oftelaprevir：the early access programme for patients with advanced hepatitis C ［J］. Gut，2014，63（7）：1150 – 1158.

［81］Everson GT，Trotter J，Forman L，et al. Treatment of advanced hepatitis C with a low accelerating dosage regimen of antiviral therapy. Hepatology，2005，42：255 – 262.

［82］Carrion JA，Martinez-Bauer E，Crespo G，et al. Antiviral therapy increases the risk of bacterial infections in HCV-infected cirrhotic patients awaiting liver transplantation：a retrospective study. J Hepatol，2009，50：719 – 728.

［83］Everson GT，Terrault NA，Lok AS，et al. A randomized controlled trial of pretransplant antiviral therapy to prevent recurrence of hepatitis C after liver transplantation. Hepatology，2013，57：1752 – 1762.

［84］Verna EC，Shetty K，Lukose T，et al. High post-transplant virologic response in hepatitis C virus infected patients treated with pre-transplant protease inhibitor-based triple therapy. Liver Int，2014. http：//dx. doi. org/10. 1111/liv. 12616.

［85］Curry MP，Forns X，Chung RT，et al. Pretransplant sofosbuvir and ribavirin to prevent recurrence of HCV infection after liver transplantation. Hepatology，2013，58：314S – 315S.

［86］VERNA EC，SHETTY K，LUKOSE T，et al. High post-transplant virological response in hepatitis C virus infected patients treated with pretransplant protease inhibitor-based triple therapy ［J］. Liver Int，2015，35（2）：510 – 517.

［87］JACOBSON IM，DORE GJ，FOSTER GR，et al. Simeprevir with pegylated interferon alfa 2a plus ribavirin in treatment-naive patients with chronic hepatitis C virus genotype 1 infection（QUEST-1）：a phase 3，randomized，double-blind，placebo-controlled trial ［J］. Lancet，2014，384（9941）：403 – 413.

［88］SULKOWSKI MS，KANG M，MATINING R，et al. Safety and antiviral activity of the HCV entry inhibitor ITX5061 in treatment-naive HCV-infected adults：a randomized，double-blind，phase 1b study ［J］. J Infect Dis，2014，209（5）：658 – 667.

［89］Charlton M，Everson GT，Flamm SL，et al. Ledipasvir and sofosbuvir plus ribavirin for treatment of HCV infection in patients with advanced disease. Gastroenterology，2015，149：649 – 659.

［90］MAJUMDAR A，KITSON MT，ROBERTS SK. Systematic review：current concepts and challenges for the direct-acting antiviral era in hepatitis C cirrhosis ［J］. Aliment Pharmacol Ther，2016，43（12）：1276 – 1292.

［91］Lawitz E，Poordad FF，Pang PS，et al. Sofosbuvir and ledipasvir fixed-dose combination with and without ribavirin in treatment-naive and previously treated patients with genotype 1 hepatitis C virus infection（LONESTAR）：an open-label，randomised，phase 2 trial. Lancet，2014，383：515－523.

［92］Doyle JS，Aspinall E，Liew D，et al. Current and emerging antiviral treatments for hepatitis C infection. Br J Clin Pharmacol，2013，75：931－943.

［93］Poordad F，Fried M，Zeuzem S，et al. Efficacy and tolerability of TMC435 150 mg once daily with peginterferon_-2a and ribavirin for treatment of HCV genotype 1 infection in patients with Metavir score F3 and F4（PILLAR and ASPIRE trials）［Abstract］. Hepatology，2012，56（Suppl 1）：233A.

［94］Jacobson IM，Sulkowski MS，Gane EJ，et al. VX-222，telaprevir，and ribavirin in treatment-naive patients with genotype 1 chronic hepatitis C：results of the ZENITH study interferon-free regimen［Abstract］. Hepatology，2012，56（Suppl 1）：308A.

［95］Gane EJ，Pockros P，Zeuzem S，et al. Interferon-free treatment with a combination of mericitabine and danoprevir/R with or without ribavirin in treatment-naive HCV genotype 1-infected patients［Abstract］. J Hepatol，2012，56（Suppl 2）：S555－556.

［96］Lawitz E，Mangia A，Wyles D，et al. Sofosbuvir for previously untreated chronic hepatitis C infection. N Engl J Med，2013，368：1878－1887.

［97］Dore G，Lawitz E，H'ezode C，et al. Daclatasvir combined with peginterferon alfa-2A and ribavirin for 12 or 16 weeks in patients with HCV genotype 2 or 3 infection：COMMAND GT2/3 study［Abstract］. J Hepatol，2013，58（Suppl 1）：S570－571.

［98］Gane EJ，Stedman CA，Hyland RH，et al. Nucleotide polymerase inhibitor sofosbuvir plus ribavirin for hepatitis C. N Engl J Med，2013，368：34－44.

［99］Zeuzem S，Dusheiko G，Salupere R，et al. Sofosbuvir_ribavirin for 12 or 24 weeks for patients with HCV genotype 2 or3：the VALENCE trial［Abstract］. Hepatology，2013，58（Suppl 1）：733A.

［100］Nguyen MH，Keeffe EB. Prevalence and treatment of hepatitis C virus genotypes 4，5，and 6. Clin Gastroenterol Hepatol，2005，3：S97－101.

［101］Ruane P，Ain D，Raid J，et al. Sofosbuvir plus ribavirin in the treatment of chronic HCV genotype 4 infection in patients of Egyptian ancestry［Abstract］. Hepatology，2013，58（Suppl 1）：736A.

［102］Zeuzem S，Andreone P，Pol S，et al；REALIZE Study Team. Telaprevir for retreatment of HCV infection. N Engl J Med，2011，364：2417－2428.

［103］Bronowicki J，Davis M，Flamm S，et al.，Sustained virologic response（SVR）in prior peginterferon/ribavirin（PR）treatment failures after retreatment with boceprevir（BOC）_PR：PROVIDE study interim results［Abstract］. J Hepatol，2012，56（Suppl 2）：S6.

［104］Lawitz E，Poordad F，Brainard D. Sofosbuvir in combination with pegIFN and ribavirin for 12 weeks provides high SVR rates in HCV-infected genotype 2 or 3 treatment experienced patients with and without compensated cirrhosis：results from the LONESTAR-2 study［Abstract］. Presented at the 64th Annual Meeting of the American Association for the Study of Liver Diseases，Washington，DC，1－5 November，2013，Abstract no. LB4.

［105］Poynard T，Colombo M，Bruix J，et al. Epic Study Group. Peginterferon alfa-2b and ribavirin：effective in patients with hepatitis C who failed interferon alfa/ribavirin therapy. Gastroenterology，2009，136：1618－1628.

［106］Kowdley K，Lawitz E，Poordad F. A 12-week interferon-free treatment regimen with ABT-450/r，ABT-267，ABT-333 and ribavirin achieves SVR12 rates（observed data）of 99% in treatment-naive patients and 93% in prior null responders with HCV genotype 1 infection［Abstract］. Hepatology，2012，56（Suppl 1）：1515A.

［107］Ampuero J，Romero-G_omez M，Reddy KR. Review article：HCV genotype 3-the new treatment challenge. Aliment Pharmacol Ther，2014，39：686－698.

［108］Pradat，P.，Tillmann，H. L.，Sauleda，S.，et al. Long-term follow-up of the hepatitis C HENCORE cohort：response to therapy and occurrence of liverrelated complications. J. Viral Hepat，2007，14：556－563.

[109] Veldt, B. J., Heathcote, E. J., Wedemeyer, H., et al. Sustained virologic response and clinical outcomes in patients with chronic hepatitis C and advanced fibrosis. Ann. Intern. Med, 2007, 147：677 – 684.

[110] Berenguer M, Prieto M, Rayon JM, et al. Natural history of clinically compensated HCV-related graft cirrhosis following liver transplantation. Hepatology, 2000, 32：852 – 858.

[111] Poynard, T., McHutchison, J., Manns, M., et al. Impact of pegylated interferon alfa-2b and ribavirin on liver fibrosis in patients with chronic hepatitis C. Gastroenterology, 2002, 122 (5)：1303 – 1313.

[112] Maylin, S., Martinot-Peignoux, M., Moucari, R., et al. Eradication of hepatitis C virus in patients successfully treated for chronic hepatitis C. Gastroenterology, 2008, 135：821 – 829.

[113] Balart, L. A., Lisker-Melman, M., Hamzeh, F. M., et al., . Peginterferon alpha-2a plus ribavirin in Latino and Non-Latino Whites with HCV genotype 1：histologic outcomes and tolerability from the LATINO study. Am. J. Gastroenterol, 2010, 105：2177 – 2185.

[114] D'Ambrosio, R, Aghemo, A, Rumi, M. G., et al. A morphometric and immunohistochemical study to assess the benefit of a sustained virological response in hepatitis C virus patients with cirrhosis. Hepatology, 2012, 56：532 – 543.

[115] Poynard, T., Moussalli, J., Munteanu, M., et al. Slow regression of liver fibrosis presumed by repeated biomarkers after virological cure in patients with chronic hepatitis C. J. Hepatol, 2013, 59：675 – 683.

[116] Roberts, S., Gordon, A., McLean, C., et al. Effect of sustained viral response on hepatic venous pressure gradient in hepatitis C-related cirrhosis. Clin. Gastroenterol. Hepatol, 2007, 5：932 – 937.

[117] van der Meer, A. J, Veldt, B. J, Feld, J. J, et al. Association between sustained virological response and all-cause mortality among patients with chronic hepatitis C and advanced hepatic fibrosis. JAMA, 2012, 308：2584 – 2593.

[118] Morgan, R. L, Baack, B, Smith, B. D, et al. Eradication of hepatitis C virus infection and the development of hepatocellular carcinoma：a meta-analysis of observational studies. Ann. Intern. Med, 2013, 158：329 – 337.

[119] Yamashita, T., Honda, M., Kaneko, S. Molecular mechanisms of hepatocarcinogenesis in chronic hepatitis C virus infection. J. Gastroenterol. Hepatol, 2011, 26：960 – 964.

[120] Aleman, S, Rahbin, N, Weiland, O, et al. A risk for hepatocellular carcinoma persists long-term after sustained virologic response in patients with hepatitis C-associated liver cirrhosis. Clin. Infect. Dis, 2013, 57：230 – 236.

[121] Gaetano JN. Benefit-risk assessment of new and emerging treatments for hepatitis C：focus onsimeprevir and sofosbuvir. Drug Healthc Patient Saf, 2014, 6：37 – 45.

[122] Kohler JJ, Nettles JH, Amblard F, et al. Approaches to hepatitis C treatment and cure using NS5A inhibitors. Infect Drug Resist, 2014, 7：41 – 56.

[123] Lin SG, Dan YY. A roadmap for the management of hepatitis C virus infections in Asia [J]. korean J Intern Med, 2015, 30 (4)：423 – 433.

第十二章　酒精性肝硬化

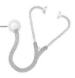

脂肪性肝病（FLD）根据病因可分为酒精性肝病（ALD）和非酒精性脂肪性肝病（NAFLD）。长期过度饮酒常常引起非家族性高脂血症和不同类型 ALD，包括酒精性脂肪肝（AFL）、酒精性脂肪性肝炎（ASH）、酒精性肝硬化（AC）和肝细胞癌（HCC）[1-3]。患者可共存肝损害的多个阶段[4-5]。WHO 和美国精神病学协会（APA）将 ALD 分为两类：酒精滥用和酒精依赖[6]。酒精滥用一般指酒精依赖前期。大约有 10% 的酒精滥用者发展为酒精依赖[7]。酒精依赖是长期大量饮酒的结果，常常较快发展为 AC，并且可能缩短患者超过十年的生命期。本章综述 AC 发病机制、临床特征、鉴别诊断和治疗进展。

第一节　流行病学

饮酒占全球致病致残危险因素的第三位，估计每年导致 250 万人死亡，占全球所有死亡人数的 4%[8]。ALD，包括 AC 和 HCC，可导致饮酒者病死率高达 25%[9]，这显证普通人群 ALD 重要性。饮酒相关死亡人数与饮酒者人均饮酒量成正比[10]。英国每年超过 100 万人因酒精相关疾病住院[11]。但确切的 AC 流行率数据难以获得。按照欧洲研究数据，人均饮酒量每增加 1L，可使 AC 患病率男性增加 14%、女性增加 8%[12]。美国饮酒者非常普遍，而且每年超过 2/3 的成人饮酒。30% 的人每月有一次狂饮，并且超过 7% 的成人有规律地每日饮酒二次。针对饮酒者的尸体解剖研究显示其 AC 患病率为 18%。超过一千四百万美国成人符合酒精滥用和酒精依赖诊断标准；超过 200 万人患有 ALD，并且每年有 14000 人死于 AC[13]。美国慢性肝病占最常见成人死因的第十位，而 AC 占 LC 死因的近 40%。估计每天超过 50g 乙醇饮酒者 10 年后 AC 患病率为 10%~15%（虽然饮葡萄酒导致的 AC 患病率低于饮啤酒和白酒）。无其他合并因素（例如 CVH 和肥胖）的饮酒者发生 LC 风险较低（5%）。

第二节　发病机制

乙醇主要被小肠吸收，大部分乙醇很快被肠壁和肝脏中的乙醇脱氢酶（ADH）转化为乙醛，使血中乙醇水平一般不超过 80mg/dl。乙醛是一种具有多种生物有害效应的高活性分子，能够导致肝细胞损伤。小鼠动物模型发现乙醛促进肝纤维化生成，线粒体对脂肪酸（FA）的 β 氧化受损，脂质过氧化，氧自由基和乙醛加合物形成[14]。肝内有三种酶系统参与乙醇代谢，包括细胞质 ADH、微粒体乙醇氧化系统（MEOS）和过氧化物酶。最终，乙醛被醛脱氢酶代谢为乙酸。饮酒伴随脂肪摄入增加和脂肪酸氧化及脂蛋白合成减少促进甘油三酯在细胞内蓄积。从而损害蛋白合成、糖基化及其分泌。活性氧诱导肝细胞膜氧化损伤。急性和慢性饮酒时乙醇血浓度升高促发全身氧化应激，其程度与受试者血中乙醇水平升高，氧化应激持续时间和剂量依赖模式相关[15]。伴随着乙醛介导的肝损伤，活性氧激活肝巨噬细胞；结果产生大量促纤维化细胞因子，激活星形细胞产生大量 ECM 和胶原。出现门静脉周围和肝小叶中央区纤维化，最终连接汇管区和中央静脉，并形成再生结节。持续性肝损伤、胶原沉积，肝萎缩，最终形成 AC[16-17]。一般此损伤过程耗时数年至几十年。

酒精性氧化应激促进 ALD 进展，并增加心血管病风险（CVR）[18]。虽然维生素 C（而不是阿司匹林）能够缓解慢性肝病患者的氧化应激[15]，但对于已经发生的心血管事件无效[19]。人肝组织和急性酒精中毒鼠模型显示：酒精本身以剂量依赖性模式直接（而不是作为 ALD 的结果）使肝细胞和星形细胞表达促进和抑制纤维蛋白溶解基因，少量饮酒促进，相反，大量饮酒抑制纤维蛋白溶解[20]。最终因过度饮酒的直接骨髓毒性作用，致可逆性轻度血小板减少[21]。

诚然，乙醇摄入量（大量饮酒超过 5 年）是决定 ALD 易发 AC 的最主要因素，但其酒精相关疾病发生率不超过 40%~60%，并且仅仅一部分 ALD 患者进展为 AC，提示尚有其他因素参与其发病机制，其中遗传和环境因素参与 AC 发病备受关注。遗传因素，包括编码 TNF，细胞色素 P450 2E1 和谷胱甘肽 S-转移酶基因多态性可能导致易感性差异。环境因素可能起到促进或协同作用，包括饮酒种类、酒精滥用时间和饮酒方式，而性别、种族、肥胖、糖尿病、代谢综合征、铁负荷、慢性病毒性肝炎、营养不良及致肝损伤药物等是重要的个体因素[16,22]。维生素和热卡缺乏可能促发 ASH 和 AC。超过 80% 的 ASH 患者在出现症状前饮酒≥5 年，并且可能持续促进肝病进展；饮酒史越长（10~15 年或更长）和酗酒量越多，发展为 ASH 和 AC 可能性越大（至少 40%）。女性比男性更易感的部分原因是女性胃黏膜 ADH 活性较低。

乙醇的抗凝血效应导致 AC 患者凝血功能紊乱，纤维蛋白溶解增加和血细胞计数减少。长期大量酗酒与患者凝血参数紊乱有关。饮酒者 PT 值与肝胆酶水平呈正相关[23]。

第三节　临床特征

导致酒精性肝病肝毒性饮酒量阈值（日均或每周平均饮酒量）及其期限（最近半年还是 1 年或 2 年）至今尚未确定。一般认为，导致 AC 的最小饮酒量（酒精含量）男性为 20~40 g/d 和女性为 10~20 g/d，平均每天饮酒量计算公式为：［饮酒量（ml）×含酒精度数（%）×特殊酒精常数（0.785）×每周饮酒天数］÷7。近来回顾性研究显示饮酒超过 40~80 g/d 增加肝损害风险[24-27]。ALD 临床表现从无症状性肝肿大至快速致命性急性肝中毒或终末期 LC 轻重不一[13]。短期大量酗酒可诱发食欲缺乏、恶心、肝肿大和黄疸。也可表现出非特异性症状，例如右上腹隐痛、发热、恶心、呕吐、腹泻、食欲减退和乏力[28-29]。诱发特异性慢性肝病并发症，包括：腹水、水肿、上消化道出血和 HE[30]。可能突发任何一项并发症迫使患者就医。患者在常规试验室检查评估健康状况时发现异常或体检时发现肝脾肿大。其他常见表现包括巩膜黄疸、肝掌、蜘蛛痣、杵状指、骨骼肌萎缩、水肿和腹水。男性可表现为体毛减少、乳腺发育或睾丸萎缩，这可能是激素代谢异常或酒精对睾丸直接毒性作用的结果。女性晚期 AC 患者常常发生月经不调，部分可能出现闭经。这些病变在禁酒后常常可逆。

AC 患者肝外器官损害可有胃炎、消化性溃疡、胰腺炎、神经病、肌病、Dupuytren 挛缩、心肌病、心律失常、贫血、腮腺肥大、泪腺肥大，因震颤性谵妄导致精神状态的改变和睡眠障碍[31-33]。虽然 AC 和其他病因导致的 LC 临床特征类似[34]，但酗酒导致的食欲减退，营养不良，体质量下降和骨骼肌萎缩更显著。

第四节　自然史

ALD 自然史尚不清楚。这是因为 ALD 疾病谱太宽，戒酒后可防止疾病进展、存活率改善和 LT 必要性降低[35]。持续酗酒是患者死亡风险最相关的预后因素[36]。但戒酒本身并不能保证 ALD 完全消失[37-38]，因为戒酒患者的肝纤维化和肝硬化患病率仍然大约为 5%~15%。

失代偿 AC 患者的自然病程主要依赖于本病并发症[39]。伴随着近年来 LC 并发症治疗进展，AC 患者主要死因是 HCC。晚期 AC 患者的生存中值为 1~2 年，其 5 年存活率为 23%~50%，这比非 AC 患者的预后更差[40]。代偿型 AC 患者戒酒后 5 年存活率近 90%，而持续饮酒者下降至 70%[41-42]。失代偿型 AC 患者戒酒后 5 年存活率近 60%，而持续饮酒者下降至 30%[43]。失代偿型 AC 患者生存中值为 61 个月[44]，持续饮酒甚至出现腹水患者 7 个月内病死率高达 80%[45]。无任何并发症 AC 患者的 1 年病死率为 17%，而发生并发症后病死率 20%~64%，其 5 年病死率高达 58%~85%[35-46]。

Maddrey 判别函数（MDF）评分 ≥32 或肝性脑病（HE）患者可定义为重症病例；若不治疗，28 天病死率高达 30%~50%[47]。早期评估重症患者预后分层，并及时治疗对改善其预后十分重要。过去几十年临床应用多种评估 AC 患者预后模型，例如 MDF，MELD，Glasgow 酒精性肝炎评分（GAHS），和 ABIC（年龄、TBil、INR、sCr）评分等。1978 年临床首次采用 MDF 评价 ASH 患者皮质类固醇疗效，并于 1989 年稍加改良。其后被广泛应用于重症 AC 患者的预测分层。MDF 计算方法为：MDF = 4.6 × ［患者 PT - 对照 PT（秒）］ + TBil（mg/dl）[48]。MDF < 32 患者存活率为 90%，而那些 MDF 值 ≥32 患者存活率下降至 50%~65%[49]。MDF 和 MELD 评分有助于确定 AC 患者预后，并且指导治疗!!!。初步研究表明，GAHS 和 ABIC 评分预测 28 和 90 天预后准确率高于 MDF，但需要进一步验证，特别是需要确认其预测截点值。

为克服 MDF 特异性较低和 MELD 临界值不甚清晰的缺点，临床研发了 GAHS（表 12-4-1）[50]。在 MDF 值 ≥32 的患者中，那些 GAHS < 9 的患者采用皮质类固醇治疗难能获得生存益处，而那些 GAHS ≥9 的患者采用皮质类固醇治疗可改善其预后。因此，采用 GAHS 评分可从 MDF 值 ≥32 的患者中鉴定出采用皮质类固醇治疗获益的亚组患者[51]。

表 12-4-1　GAHS 评分系统[50]

评　分	1	2	3
年龄（岁）	< 50	≥50	–
WBC（白细胞计数 10^9/L）	< 15	≥15	–
尿素（mmol/L）	< 5	≥5	–
PT 比值	< 1.5	1.5~2.0	> 2.0
胆红素（mol/L）	< 125	125~250	> 250

将 ASH 患者 90 日内死亡风险分为低、中、高三类，有助于预测患者 1 年病死率[52]。采用皮质类固醇和己酮可可碱（PTX）治疗可降低中危患者死亡风险[52]。一项研究发现死于 ASH 患者的 HVPG 高于存活者，而另一项研究发现 ASH 患者 HVPG 与其短期或长期预后无关[53-54]。鉴于 ASH 与细胞因子失衡有关，近来研究显示相对于常规预后评分预测，血清 IL-8 和 IL-12 水平能更好预测患者短期病死率。

若已出现 AC 并发症患者持续饮酒，其 5 年存活率 <50%。相反，那些能维持禁酒的患者，其预后可获得极大改善。晚期 AC 患者预后仍然较差；对于能坚持禁酒者，应评估 LT。

第五节　实验室检查

长期饮酒患者的血液学试验包括血清 AST、ALT、GGT、平均红细胞容积（MCV）及碳水化合物相关转铁蛋白（CDT）异常[55-56]。ALD 患者 AST 明显高于 ALT，其比值通常为 2∶1。当 AST/ALT 值 >2 时，可疑诊为 ASH[57-58]，而当其值 >3 时，诊断 ASH 的可能性很高[59]。但 AST 和 ALT 值常常均 <300IU/L（ALT 通常更低）。因为 75% 的酗酒者 GGT 升高，因此有助于鉴别 ALD 患者是否真正戒酒[60-61]。然而，由于非 ALD、肥胖、糖尿病、吸烟、药物应用及任何导致广泛性肝纤维化的病因均可使 GGT 升高，应注意鉴别[62-63]。通常戒酒后 GGT 可缓慢恢复。血清 ALP 一般升高，但很少超过正常值上限的 3 倍。重度饮酒者 MCV 也可升高（日饮酒量超过 60g 乙醇者 MCV 升高）[64-65]。而单一 MCV 升高敏感性较低，MCV 和 GGT 同时升高或在患者治疗后下降[66]；MCV 在戒酒数月后可恢复正常[67]。另外，研究认为 CDT 是重度饮酒者有用的生化学标志[55,68]，虽然其特异度较高，但因其敏感性较低，尚未普及应用[69]。TBil 正常患者常表现为直接胆红素（DBil）轻微升高，实际上，这种轻微异常是疾病恶化进程中的典型表现。60%~90% 的 ASH 患者 TBil 升高。综合分析上述检测结果优于任何单项分析[70]。

早期代偿型 AC 患者的实验室检查可能完全正常，但血小板计数（PLT）常常较早减少，这与酒精对巨核细胞的直接毒性效应有关，或由脾亢引起。晚期 AC 患者常常表现出血清 Alb 降低、PLT 减少、PT 延长，贫血常常由慢性胃肠道出血，营养不良或 PHT 相关性脾亢，或酒精直接抑制骨髓引起。50%~75% 的患者 γ-球蛋白水平升高，甚至在尚未发生 LC 之前。很多 ALD 患者发现转铁蛋白饱和度升高和铁幼粒红细胞性贫血。并可共存叶酸缺乏症。

在慢性酗酒过程中，空腹和餐后高脂血症趋向于消失，因为脂蛋白脂酶活性增强，并且肝纤维化导致合成脂类转运至血流的能力受损[71-73]。因此，在 ALD 病程中，VLDL 降低可能预示进行性肝纤维化。然而，持续进展期 ALD 可能伴有轻度高甘油三酯血症，可能是肝脏清除 TG 下降的结果[71,74]。中、重度饮酒者血浆脂蛋白 a（Lp a）水平下降，并且在禁酒后升高[73,75]。有报道无 LC 酗酒者血清多不饱和脂肪酸（PUFA）升高，而 LC 患者的 PUFA 水平（主要是花生四烯酸）降低[76]，这也被近来的研究证实[77]。

第六节　影像学检查

可采用影像学检查鉴定脂肪肝，评估肝病进展和并发症，排除胆道疾病和肝脏肿瘤[78]。然而，单一采用影像学检查不能识别酒精肝病病因。超声检查有助于鉴定脂肪肝，并且可发现肝脏形态学改变和脾大，也可用于评估肝病进展[79]。虽然腹部 CT 扫描和 MRI 比超声检查评估脂肪肝更精确，但不是目前标准检查工具，并且其价格昂贵[80-81]。可采用超声或 MRI[82-84]检查肝脏弹性间接评估 ALD 患者纤维化程度（第八章），因为脂肪肝和炎症可干扰正确解读，因此在分析这些结果时应倍加注意。近来研发超声受控衰减参数（CAP）和 MRI 可分别检测到 >5% 和 >3% 的肝脏脂肪变，令人鼓舞（第 8、13 章）。

第七节 病理学检查

ALD 患者组织学表现一般包括脂肪肝、肝细胞受损、肝小叶炎症、Mallory 小体、巨线粒体、胆管增生、胆管胆汁淤积、肝内胆汁淤积、纤维化和 LC[85-86]。ASH 的组织学特征包括脂肪肝，肝活检可证实大泡性脂肪变（气球样变）和肝小叶炎症细胞浸润，特别是多形核中性粒细胞[87]。EASL[16] 将 ALD 组织学特征归纳为：①以大泡为主的脂肪变性（最早出现且最常见）；②肝细胞气球样变；③小叶内肝细胞炎症侵润明显；④不同程度的纤维化和肝小叶变形，并可进展为 AC。虽然巨线粒体和 Mallory-Denk 小体（酒精性玻璃样变）不是 ALD 的组织学特征，但可提示患者主动性饮酒习惯。也可观察到患者门静脉外周胆管增生和肝内胆汁淤积。当然，这些发现也可发生在非 ASH 患者。纤维化初始蓄积在肝小叶中心区的终端肝静脉周围，并且随后扩展至窦周和细胞外周，导致"鸡爪样纤维化"特征。肝细胞坏死伴有微小静脉周围和窦周纤维化。发生肝静脉末端阻塞和肝窦狭窄，从而使 PVP 升高，并且纤维间隔增厚，最终导致 LC 结节形成[88]。典型患者的再生结节并不大于原始肝小叶，其直径接近 1mm 或 <1mm；另有研究显示 AC 患者肝内再生结节直径通常 <3 毫米，称为小结节型 LC[24]。禁酒后部分结节再生本性使其变为较大结节，致小结节和大结节共存的混合结节型 LC（图 12-7-1）。进展期 ALD，如重症 ASH 需要特殊治疗（如皮质类固醇及/或 PTX）及怀疑其他肝病病因的患者是肝活检适应证[16]。

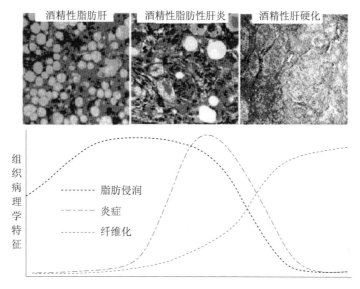

图 12-7-1　酒精性肝病自然史、疾病谱和病理学特征[4,16,24,85-88]

第八节 诊　　断

EASL 推荐[16] 酒精滥用调查表（AUDIT）作为筛检酒精滥用和酒精依赖的"金标准"。综合既往 12 个月饮酒量和饮酒习惯导致的心理，社会和生理问题和失能行为诊断 ALD。而酒精性肝炎（AH）可发生于 ALD 的任何阶段，即进行性酒精滥用者近期出现黄疸及/或腹水等。既往将 AH 称为"急性酒精性肝炎",但实际上通常伴有潜在慢性肝病加重,因此,不主张用"急性"一词。长期饮酒(一般 >5 年)、乙醇摄入量男性 >80g/d 和女性超过 30 ~ 40 g/d 即可诱发 ASH 或 AC;综合上述临床特征、实验室检查、影像学和组织学表现便可确诊 AC(表 12-8-1)。但必须考虑或排除其他慢性肝病(例如:CVH 或代谢性或自身免疫性肝病)导致的 LC,若存在,也应评估伴随饮酒的相关病因。肝活检有助于确诊。

表 12-8-1 酒精性肝病临床特征

		AFL	ASH	AC
	症状和体征	多无症状,肝大	进行性黄疸,发热,肝大触痛	蜘蛛痣,肝掌,黄疸
	PHT 并发症(AVB,腹水,HE)	–	+/–	+/–
血液学试验	白细胞增多	+/–	+	–
	大红细胞症	+/–	+	+
	血小板减少	+/–	+	+
	AST 或 ALT↑*	+/–	++	+/–
	AST/ALT 值 >1	+/–	+ ~ ++	++
	高胆红素血症		– ~ ++	– ~ ++
	低白蛋白血症		– ~ +	– ~ ++
	PT 延长		– ~ ++	– ~ ++
影像学表现†			脂肪肝 ± 肝大	脂肪肝,肝大 ± 腹水	肝表面结节,脾大,静脉曲张,腹水
组织学特征		脂肪变	脂肪变,肝细胞气球样变,PMNL 浸润,Mallory 小体,窦周纤维化	肝硬化结节

注:PMNL:多形核白细胞;AST:天冬氨酸氨基转移酶;ALT:丙氨酸氨基转移酶;PT:凝血酶原时间;AFL:酒精性脂肪肝;ASH:酒精性脂肪性肝炎;AC:酒精性肝硬化。* 通常 <300IU/L。† 超声、CT、MIR

第九节 治 疗

一、戒酒

(一) 全面戒酒

一旦确诊 AC,首先应戒酒。这是最重要的治疗措施[45,89],因为戒酒后能够改善患者的生存率和预后,并降低 PVP[35,90]。目前可使用很多方法帮助患者戒酒[91]。

AC 患者戒酒含义也包括饮料、食物、药物、保健品及剃须产品中隐含酒精量,其中部分产品酒精浓度较高。甚至因瓶内果汁发酵也含有一定量酒精。所谓无醇啤酒实际上就是一种含少量酒精的饮料。除此之外,一些真菌在肠内发酵也可产生一定量的酒精。所有这些因素均可能在人体内汇总成令人担忧的酒精量,并且有助于诱发戒酒后重新成瘾。这些因素往往被低估或未引起足够重视,直到蓄积效应发生后才给予关注。因此,应谨防那些平凡、诸如抿一口葡萄酒、品尝一下啤酒、小饮白兰地等多种形式、简单、不应接受的自欺行为。因为 AC 患者残存功能性肝细胞很少，并且此类患者多伴有易受酒精损害的遗传易感性，难以经受或抵抗上述综合因素累积酒精量潜在毒性作用，可能导致残存肝细胞渐进性衰竭。因此，全面而又彻底戒酒是改善 AC 患者存活率最重要的治疗方法！！！。

（二）有助于戒酒的药物

戒酒是治疗 AC 的基础。但临床上不少患者在阶段性禁酒后难以抑制住轻微诱惑而重新酗酒。虽然很多药物用于促进酗酒者戒酒，但这些药物因肝肾损害，使其应用受限。需要更多研究证实这些药物对 AC 患者的真正疗效和安全性。

1. 八氯芬　是一种 γ 氨基丁酸（GABA）B 受体拮抗剂，常用于肌肉松弛[92]。一项 AC 患者的研究发现八氯芬治疗 12 周后通过降低酒瘾可有效维持戒酒[93]。八氯芬可能成为有前景的治疗酒精依赖 ALD 患者的药物。但应进一步研究其戒酒效果[94-95]。

2. 阿坎酸　可降低酗酒复发率，能够缓解戒酒戒断症状和酒瘾。初始应用阿坎酸 1~2 周后才可获药物期望浓度，并且对酒精依赖者戒酒后能够维持戒酒效果[96-97]。总疗程 3~6 月[98-100]。

3. 纳曲酮　能够降低脑内多巴胺含量，调节酒精代谢路径活性，有助于减少过度饮酒和酗酒复发率，并延长酒精依赖者的戒酒时间[101-102]。总疗程 3~6 个月，也可持续治疗 1 年[103]。由于其肝毒性风险，不推荐应用于 AC 患者。采用巴氯酚和阿坎酸有助于成功戒酒！！。

（三）精神社会治疗

精神社会治疗的目标是使患者理解饮酒危害。主动给患者提供环境、科普咨询、预测饮酒后果、联合家庭和社会集体心理支持疗法[104]。提高饮酒危害健康的社会关注度和鼓励远离酒精的特殊策略，价格调控及禁止或限制广告和促销来减少总体酒精摄入！！！。药物联合社会精神治疗有助于成功戒酒！！。

（四）酒精戒断综合征（AWS）治疗

AWS 指酒精依赖者突然中断或减少饮酒后 6~24 小时内出现心动过速、出汗和手震颤、恶心和呕吐，重者表现为认知功能障碍，例如幻觉、癫痫和戒断性精神错乱。没有必要应用抗惊厥药物治疗 AWS，但有必要与真正惊厥发作相鉴别。震颤性谵妄是 AWS 的一种严重并发症，其典型症状包括精神状态改变、对人物、地点和时间意识错乱，日间症状变化无常[105]。最典型的症状高峰期为突然戒酒后的 3~5 天；出现高热、心动过速、高血压和出汗及共存病，例如脱水、电解质紊乱、肾衰、感染、胃肠出血、胰腺炎和肝衰竭等均应给予细心观察，并严格评估，有必要经常监测视其生命体征[106]。临床评估戒断症状有助于确定 AWS 严重程度、治疗和长期戒酒，推荐给予精神病学咨询！！！。

为防治 AWS 发作可采用苯二氮䓬类药物（治疗金标准）！！！。例如暂时应用地西泮，以便有效缓解焦虑、镇静[107]。对于严重 AWS、老年、近期有颅脑损伤史、肝衰竭、呼吸衰竭和其他严重共存病或肥胖患者，推荐应用劳拉西泮。劳拉西泮的起始剂量为 6~12 mg/d，并且随着戒断症状的消失逐渐减量[108-109]。

AC 患者常见维生素 B_1 缺乏症，并导致认知功能障碍；推荐住院治疗！！！。对于所有发生 AWS 者均应给予维生素 B_1（100~300 mg/d），并且在戒断症状消失后维持治疗 2~3 个月[110]。

二、营养治疗

AC 患者因能量摄入不足和分解代谢增强易并发营养不良，并且其并发症与营养状态显著相关。研究认为营养支持治疗能够改善 AC 患者生化指标，减少并发症（例如感染、胃肠出血、腹水和 HE）引起的住院次数[111-112]。应采用主动和充足营养支持治疗 ALD 患者。若一日三餐不能提供适量营养，早晚分别给予附加的小餐有助于恢复营养平衡！！。采用营养疗法治疗的 ALD 患者应适当补充维生素和微量元素！！（第 38 章）。

三、药物治疗

（一）皮质类固醇

可采用多种预测模型例如 MDF、MELD 和 GAHS 评估重症 ASH 患者预后。MDF≥32，MELD > 21 或 GAHS≥9，或并发 HE 定义为死亡高风险患者，是皮质类固醇治疗指证! ! !。推荐皮质类固醇（波尼松龙 40 mg/d，28 天后减量维持 2 ~ 4 周）治疗预后不良的重症 ASH 患者，治疗后患者血清 TNFα 和细胞间黏附分子 - 1 （ICAM-1）水平下降程度与组织学改善程度有关[113]。并发胃肠出血、肾衰、胰腺炎或无法控制的感染是皮质类固醇治疗禁忌证。许多研究观察了皮质类固醇治疗 ASH 患者的疗效，较早的临床研究和荟萃分析获得的结果相互矛盾[49,114 - 117]。虽然一项涵盖 15 项研究的循证医学综述发现采用皮质类固醇治疗无生存益处[117]，但治疗 MDF≥32 或并发 HE 亚组患者（其偏倚风险较低）显示获得生存益处[117]。一项分析涉及混合数据发现皮质类固醇治疗组患者 28 天存活率（84.6%）高于安慰剂组（65.1%；P = 0.001）[116]。近来涵盖 5 项 RCT 数据分析确认上述结果（28 天存活率：治疗组为 80.0%；安慰剂组为 65.7%；P = 0.0005）[118]。因此，可采用皮质类固醇治疗 MDF≥32 的患者[119]。但采用皮质类固醇治疗 MDF > 54 的患者病死率高于未使用皮质类固醇患者。应用泼尼松龙联合美他多辛治疗严重酒精性肝病患者显示其 HE 和 HRS 发生率降低、短期生存率改善。

基于上述研究，重症 ASH 从皮质类固醇治疗中获益有限，并伴有败血症和胃肠道出血风险；因此，尽早发现皮质类固醇治疗无应答者对及时停药和防止不必要治疗非常重要。近来推荐采用较早胆红素变化（ECBL）预测皮质类固醇治疗应答患者的预后。ECBL 定义是患者治疗一周后胆红素水平低于首日治疗胆红素水平。一项研究显示皮质类固醇治疗一周后获得 ECBL 和无 ECBL 的重症 ASH 患者 6 个月存活率分别为 82% 和 23%[120]。Lille 模型是一个包含 ECBL 及一些附加变量的改良模型。该模型判断死亡概率的评分值从 0 至 1，其分值 > 0.45 和 < 0.45 患者 6 个月生存率分别为 25% 和 85%[121]。对皮质类固醇治疗无应答患者感染发生率高于治疗应答者，若未观察到 ECBL 或 Lille 评分≥0.56，停用皮质类固醇及时转换为 PTX 或分子吸附再循环系统也难以改善预后，因此，应考虑救援性治疗例如 LT! ! [120 - 123]。

（二）己酮可可碱（PTX）

PTX 是一种选择性磷酸二酯酶抑制剂，可提高细胞内 cAMP 水平，降低细胞因子表达，例如 TNF-α，IL-8，和巨噬细胞炎性蛋白-1a[124]。当患者对皮质类固醇禁忌时可选择 PTX，400 mg，每天口服三次，疗程 4 周，主要是利用其降低 HRS 风险。与皮质类固醇比较，PTX 的不良反应相对较少，并可用于感染（并发败血症患者的一线治疗）和肾衰患者。一项对 110 例重症 ASH 患者研究显示 PTX 治疗组 28 天病死率（24.5%）显著低于安慰剂组（46.1%）[125]。PTX 治疗组死于 HRS 患者占 50%（6/12 例患者），而安慰剂组占 92%（22/24 例患者），其存活率提高的原因可能是由于 HRS 发生率降低[125]。但 Mathurin 等[126]报道，对于 ALD 患者，与单用泼尼松龙比较，泼尼松龙联合 PTX 治疗 4 周并未进一步提高 6 个月生存率。

关于 PTX 和皮质类固醇随机对照试验显示 PTX 治疗组患者病死率较低[127]；然而，此项研究的样本量较小。另一项 RCT 显示 PTX 治疗组患者 1 月存活率为 74.5%，而泼尼松（强的松龙）治疗组为 87.0%[128]，两组患者的疗效无统计学差异。支持重症 ASH 患者可采用皮质类固醇治疗。

近来研究发现皮质类固醇和 PTX 联合治疗 4 周和 6 个月无生存益处[129]。

对皮质类固醇治疗无应答患者无论是换用 PTX，还是继续采用皮质类固醇治疗；两组患者 2 个月病死率分别为 35.5% 和 31.0%，无统计学差异[130]。因此，并不推荐 PTX 作为皮质类固醇治疗无应答患者的救援性治疗药物。尽管如此，目前仍然认为 PTX 是治疗重症 ASH 除皮质类固醇以外的有效药物，并且能够改善存活率[131]。

（三）抗氧化剂

LC 患者的甲硫氨酸代谢衰竭是由于腺苷甲硫氨酸（SAMe）转移酶活性降低导致。在很多肝脏关键性功能中，SAMe 担任半胱氨酸前体，参与主要抗氧化应激生理学防御机制。应用 SAMe 治疗肝内胆汁淤积患者有效。另外，SAMe 长期治疗 AC 患者显示存活率改善或延迟 LT，特别是那些不太晚期患者[132]。多烯卵磷脂（PPC），一种抗氧化的磷脂酰胆碱混合物，修复磷脂再生。PCC 治疗酒精性 LC 患者有益，对于酗酒者可降低纤维化，并且治疗丙型肝炎患者能够降低转氨酶[133]。

并未观察到 N-乙酰半胱氨酸治疗 ASH 的有效性[134]。近来有报道采用皮质类固醇联合 N-乙酰半胱氨酸能够改善患者一个月的病死率，联合治疗组患者 1 月病死率（8%）低于皮质类固醇单药治疗组（24%）。但其 3 个月和 6 个月的病死率无显著性差异[135]，联合治疗组 HRS 死亡患者数（9%）低于皮质类固醇单药治疗组（22%）[135]。提示联合治疗能够降低 HRS 和感染风险。需要进一步研究评估 N-乙酰半胱氨酸的疗效。

（四）其他药物

Singh 等[136]发现粒细胞集落刺激因子能够改善严重 ALD 患者的肾功能储备、提高其生存率。其他经验性治疗方法包括丙硫氧嘧啶、水飞蓟素、熊去氧胆酸、氧雄龙、抗氧化剂和体外人工肝支持。秋水仙碱和青霉胺并未显示明显降低 AC 患者病死率益处。

近来研究胃肠外应用 TNF-α 抑制剂：例如英夫利昔单抗或依那西普，初步结果显示无不良事件发生；然而，在生存率方面无明显改善。依那西普可能升高 AC 患者 6 个月后的病死率。胃肠外应用维生素 K 治疗 AC 患者 PT 延长常常无效。

四、肝移植（LT）

北美和欧洲终末期 AC 是 LT 最常见适应证[16,137-138]，其次是包括戒酒在内的 3 个月综合治疗后仍无改善的 AH 患者（其自行恢复的可能性非常小）。国外多用 MELD 评分对拟待 LT 患者排队等待肝源。由于担心 LT 后持续饮酒损伤移植肝脏，欧洲和北美 LT 中心并不将重症 ASH 患者作为 LT 适应证，因为这类患者难能满足 LT 前 6 个月戒酒或 LT 后能坚持戒酒标准[4,16,139]。但一项前瞻性多中心研究发现，对内科治疗无效的重症 ASH 患者 LT 后存活率升高[123]。规定 LT 前戒酒 6 个月的益处有：①戒酒可导致肝功能显著改善，从而避免不必要的 LT！！；②戒酒期可评估患者依从性。但这种规定具有严格的局限性：①很多研究显示 LT 前 6 个月的禁酒期与酗酒再发风险无关；②肝功能的改善主要发生在戒酒前 3 个月；③在此期间一些无酗酒再发风险的患者可能死亡；④一些专家认为这种酗酒再发风险与心理学因素的相关性比戒酒期更强，并且这些因素在 LT 前可被评估[140]。近期酗酒导致的急性酒精性肝炎（AAH）被认为是 LT 的绝对禁忌证，并且一定时期的戒酒后可使很多患者恢复。不幸的是很多患者在此期间死亡。那些戒酒最初 3 个月未能恢复的患者不太可能存活[47]。诚然，LT 中心收治酒精滥用导致的严重酒精性肝炎患者和那些尽管依从戒酒、营养支持、皮质类固醇治疗和标准内科支持，而病情依然恶化的患者将会面临两难境地[4]。近来法国多中心研究初始发作的严重 AAH 皮质类固醇治疗无效患者，提供良好的社会心理环境和良好的成瘾咨询，LT 后获得良好的存活率改善（与非移植预期存活率比较），也报告了较低的 2 年酗酒再发率[123]。最新 EASL 指南[140]推荐对于皮质类固醇治疗无应答的超选 AAH 患者可给予 LT！！。AC 患者 LT 存活率类似于[141-143]或稍高于[137]其他病因 LT。因此，有专家认为 LT 救治终末期 AC 患者效果极佳[144]，1 年和 5 年存活率分别超过 90% 和 80%。对于终末期 AC 患者应考虑 LT！！！。对于内科治疗无应答的 ASH 患者应及早考虑 LT！！！。AC 患者 LT 后酒精性肝炎复发见第 43 章。

与其他病因接受 LT 患者类似，ALD 患者 LT 后显示身体其他部位新生癌肿发生率较高[137,145]。这种新生癌肿与患者 LT 后病死率有关。研究认为 LT 后免疫抑制剂与这些新生癌肿发生有关。因 AC 实施 LT 患者与其他病因 LT 患者比较，其心血管并发症发生率明显升高[137]。需要进一步研究确认 LT 对患者长期存活的获益程度。

参考文献

［1］ Chait A，Mancini M，February AW，et al. Clinical and metabolic study of alcoholic hyperlipemia. Lancet，1972，2：62 – 64.

［2］ Vodnala D，Rubenfire M，Brook RD. Secondary causes of dyslipidemia. Am J Cardiol，2012，1110：823 – 825.

［3］ Altamirano J，Bataller R. Alcoholic liver disease：pathogenesis and new targets for therapy. Nat Rev Gastroenterol Hepatol，2011，8：491 – 501.

［4］ O'Shea RS，Dasarathy S，McCullough AJ. Alcoholic liver disease. Hepatology，2010，51：307 – 328.

［5］ Yim HJ，Kim DJ，Kim JH，et al. Prognosis of patients with alcoholic liver disease in Korea：Comparisons of prognostic models by a national-wide survey［Abstract］. Hepatol Int，2013，7（Suppl）：S44.

［6］ American Psychiatric Association. Diagnostic criteria from DSM-IV-TR. Washington D. C. ：American Psychiatric Association，2000.

［7］ Schuckit MA，Smith TL，Danko GP，et al. Prospective evaluation of the four DSM-IV criteria for alcohol abuse in a large population. Am J Psychiatry，2005，162：350 – 360.

［8］ Room R，Babor T，Rehm J. Alcohol and public health. Lancet，2005，365：519 – 530.

［9］ World Health Organization（WHO）. Global status report on alcohol and health 2011. WHO web site，< http：//www. who. int/substance_abuse/publications/global_alcohol_report/msbgsruprofiles. >. Accessed，2013.

［10］ Corrao G，Ferrari P，Zambon A，et al. Are the recent trends in liver cirrhosis mortality affected by the changes in alcohol consumption？ Analysis of latency period in European countries. J Stud Alcohol，1997，58：486 – 494.

［11］ All-Party Parliamentary Hepatology Group（APPHG）Inquiry into Improving Outcomes in Liver Disease. LIVER DISEASE：today's complacency，tomorrow's catastrophe，2014.

［12］ Ramstedt M. Per capita alcohol consumption and liver cirrhosis mortality in 14 European countries. Addiction，2001，96（Suppl 1）：S19 – S33.

［13］ Maher J. Alcoholic liver disease. In：Feldman M，Friedman LS，Sleisenger MH，eds. Gastrointestinal and Liver Disease. Volume II. WB Saunders，Philadelphia，2002，1375 – 1391.

［14］ Dey A，Cedarbaum AI. Alcohol and oxidative liver injury. Hepatology，2006，43：S63 – 74.

［15］ Meagher EA，Barry OP，Burke A，et al. Alcohol-induced generation of lipid peroxidation products in humans. J Clin Invest，1999，104：805 – 813.

［16］ European Association for the Study of Liver. EASL clinical practical guidelines：management of alcoholic liver disease［J］. JHepatol，2012，57（2）：399 – 420.

［17］ Purohit V，Brenner DA. Mechanisms of alcoholinduced hepatic fibrosis：a summary of the Ron Thurman Symposium. Hepatology，2000，43：872 – 878.

［18］ Chen K，Keaney Jr JF. Evolving concepts of oxidative stress and reactive oxygen species in cardiovascular disease. Curr Atheroscler Rep，2012，14：476 – 483.

［19］ Ye Y，Li J，Yuan Z. Effect of antioxidant vitamin supplementation on cardiovascular outcomes：a meta-analysis of randomized controlled trials. PloS One，2013，8：– 56803.

［20］ Seth D，Hogg PJ，Gorrell MD，et al. Direct effects of alcohol on hepatic fibrinolytic balance：implications for alcoholic liver disease. J Hepatol，2008，48：614 – 627.

［21］ Bradbury C，Murray J. Investigating an incidental finding of thrombocytopenia. BMJ，2013，346：f11.

［22］ Raynard B，Balian A，Fallik D，et al. Risk factors of fibrosis in alcohol-induced liver disease. Hepatology，2002，35：635－638.

［23］ Adias TC，Egerton E，Erhabor O. Evaluation of coagulation parameters and liver enzymes among alcohol drinkers in Port Harcourt，Nigeria. Int J Gen Med，2013，6：489－494.

［24］ Burt AD，MacSwee R. Pathology of alcoholic liver disease. In：Bircher J，Benhamou JP，McIntyre N，Rizzetto M，Rodes J（eds）Oxford Textbook of clinical hepatology. Oxford University Press，Oxford，1999，1179－1184.

［25］ Batey RG，Burns T，Benson RJ，et al. Alcohol consumption and the risk of cirrhosis. Med J Aust，1992，156：413－416.

［26］ Zakhari S，Li TK. Determinants of alcohol use and abuse：Impact of quantity and frequency patterns on liver disease. Hepatology，2007，46：2032－2039.

［27］ Amini M，Runyon BA. Alcoholic hepatitis 2010：a clinician's guide to diagnosis and therapy. World J Gastroenterol，2010，16：4905－4912.

［28］ Levitsky J，Mailliard ME. Diagnosis and therapy of alcoholic liver disease. Semin Liver Dis，2004，24：233－247.

［29］ Sherman HI，Hardison JE. The importance of a coexistent hepatic rub and bruit. A clue to the diagnosis of cancer in the liver. JAMA，1979，241：1495.

［30］ Mendenhall CL. Alcoholic hepatitis. Clin Gastroenterol，1981，10：417－441.

［31］ Salih BA，Abasiyanik MF，Bayyurt N，et al. H pylori infection and other risk factors associated with peptic ulcers in Turkish patients：a retrospective study. World J Gastroenterol，2007，13：3245－3248.

［32］ Klatsky AL，Chartier D，Udaltsova N，et al. Alcohol drinking and risk of hospitalization for heart failure with and without associated coronary artery disease. Am J Cardiol，2005，96：346－351.

［33］ Preedy VR，Adachi J，Ueno Y，et al. Alcoholic skeletal muscle myopathy：definitions，features，contribution of neuropathy，impact and diagnosis. Eur J Neurol，2001，8：677－687.

［34］ de Bruyn G，Graviss EA. A systematic review of the diagnostic accuracy of physical examination for the detection of cirrhosis. BMC Med Inform Decis Mak，2001，1：6.

［35］ Veldt BJ，Laine F，Guillygomarc'h A，et al. Indication of liver transplantation in severe alcoholic liver cirrhosis：quantitative evaluation and optimal timing. J Hepatol，2002，36：93－98.

［36］ McCullough AJ，O'Connor JF. Alcoholic liver disease：proposed recommendations for the American College of Gastroenterology. Am J Gastroenterol，1998，93：2022－2036.

［37］ Sorensen TI，Orholm M，Bentsen KD，et al. Prospective evaluation of alcohol abuse and alcoholic liver injury in men as predictors of development of cirrhosis. Lancet，1984，2：241－244.

［38］ Stickel F，Seitz HK. Alcoholic steatohepatitis. Best Pract Res Clin Gastroenterol，2010，24：683－693.

［39］ Saunders JB，Walters JR，Davies AP，et al A 20-year prospective study of cirrhosis. Br Med J（Clin Res Ed），1981，282：263－266.

［40］ Bruha R. Alcoholic liver disease. World J Hepatol，2012，4：81－90.

［41］ Morgan T. Natural history of alcoholic liver disease：from normal liver to cirrhosis，decompensated cirrhosis and death.［Abstract］. Alcohol Clin Exp Res，2010，34（Suppl 3）：40A.

［42］ Diehl AM. Alcoholic liver disease：natural history. Liver Transpl Surg，1997，3：206－211.

［43］ Diehl AM. Liver disease in alcohol abusers：clinical perspective. Alcohol，2002，27：7－11.

［44］ Alvarez MA，Cirera I，Sola R，et al. Long-term clinical course of decompensated alcoholic cirrhosis：a prospective study of 165 patients. J Clin Gastroenterol，2011，45：906－911.

［45］ Borowsky SA，Strome S，Lott E. Continued heavy drinking and survival in alcoholic cirrhotics. Gastroenterology，1981，80：1405－1409.

［46］ Jepsen P，Ott P，Andersen PK，et al. Clinical course of alcoholic liver cirrhosis：a Danish population-based cohort study. Hepatology，2010，51：1675 – 1682.

［47］ Mathurin P，Duchatelle V，Ramond MJ，et al. Survival and prognostic factors in patients with severe alcoholic hepatitis treated with prednisolone. Gastroenterology，1996，110：1847 – 1853.

［48］ Maddrey WC，Boitnott JK，Bedine MS，et al. Corticosteroid therapy of alcoholic hepatitis. Gastroenterology，1978，75：193 – 199.

［49］ Mathurin P，O'Grady J，Carithers RL，et al. Corticosteroids improve short-term survival in patients with severe alcoholic hepatitis：meta-analysis of individual patient data. Gut，2011，60：255 – 260.

［50］ Forrest EH，Evans CD，Stewart S，et al. Analysis of factors predictive of mortality in alcoholic hepatitis and derivation and validation of the Glasgow alcoholic hepatitis score. Gut，2005，54：1174 – 1179.

［51］ Forrest EH，Morris AJ，Stewart S，et al. The Glasgow alcoholic hepatitis score identifies patients who may benefit from corticosteroids. Gut，2007，56：1743 – 1746.

［52］ Dominguez M，Rincón D，Abraldes JG，et al. A new scoring system for prognostic stratification of patients with alcoholic hepatitis. Am J Gastroenterol，2008，103：2747 – 2756.

［53］ Rincon D，Lo Iacono O，Ripoll C，et al. Prognostic value of hepatic venous pressure gradient for in-hospital mortality of patients with severe acute alcoholic hepatitis. Aliment Pharmacol Ther，2007，25：841 – 848.

［54］ Palaniyappan N，Subramanian V，Ramappa V，et al. The utility of scoring systems in predicting early and late mortality in alcoholic hepatitis：whose score is it anyway？ Int J Hepatol，2012，2012：624 – 675.

［55］ Reynaud M，Schellenberg F，Loisequx-Meunier MN，et al. Objective diagnosis of alcohol abuse：compared values of carbohydrate-deficient transferrin（CDT），gamma-glutamyl transferase（GGT），and mean corpuscular volume（MCV）. Alcohol Clin Exp Res，2000，24：1414 – 1419.

［56］ Conigrave KM，Degenhardt LJ，Whitfield JB，et al. GGT and AST as markers of alcohol use：the WHO/ISBRA collaborative project. Alcohol Clin Exp Res，2002，26：332 – 339.

［57］ Nanji AA，French SW，Mendenhall CL. Serum aspartate aminotransferase to alanine aminotransferase ratio in human and experimental alcoholic liver disease：relationship to histologic changes. Enzyme，1989，41：112 – 115.

［58］ Cohen JA，Kaplan MM. The SGOT/SGPT ratio-an indicator of alcoholic liver disease. Dig Dis Sci，1979，24：835 – 838.

［59］ Nyblom H，Berggren U，Balldin J，et al. High AST/ALT ratio may indicate advanced alcoholic liver disease rather than heavy drinking. Alcohol Alcohol，2004，39：336 – 339.

［60］ Seitz HK. Additive effects of moderate drinking and obesity on serum gamma-glutamyl transferase. Am J Clin Nutr，2006，83：1252 – 1253.

［61］ Wu A，Slavin G，Levi AJ. Elevated serum gamma-glutamyl-transferase（transpeptidase）and histological liver damage in alcoholism. Am J Gastroenterol，1976，65：318 – 323.

［62］ Puukka K，Hietala J，Koivisto H，et al. Additive effects of moderate drinking and obesity on serum gamma-glutamyl transferase activity. Am J Clin Nutr，2006，83：1351 – 1354.

［63］ Litten RZ，Bradley AM，Moss HB. Alcohol biomarkers in applied settings：recent advances and future research opportunities. Alcohol Clin Exp Res，2010，34：955 – 967.

［64］ Wu A，Chanarin I，Levi AJ. Macrocytosis of chronic alcoholism. Lancet，1974，1：829 – 831.

［65］ Whitehead TP，Clarke CA，Whitfield AG. Biochemical and haematological markers of alcohol intake. Lancet，1978，1：978 – 981.

［66］ Sharpe PC. Biochemical detection and monitoring of alcohol abuse and abstinence. Ann Clin Biochem，2001，38：652 – 664.

［67］ Morgan MY，Camilo ME，Luck W，et al. Macrocytosis in alcohol-related liver disease：its value for screening. Clin Lab Haematol，1981，3：35 – 44.

［68］ Bortolotti F，De Paoli G，Tagliaro F. Carbohydrate-deficient transferrin（CDT）as a marker of alcohol abuse：a critical review of the literature 2001 - 2005. J Chromatogr B Analyt Technol Biomed Life Sci, 2006, 841：96 - 109.

[69] Salaspuro M. Carbohydrate-deficient transferrin as compared to other markers of alcoholism：a systematic review. Alcohol, 1999, 19：261 - 271.

[70] Rinck D, Frieling H, Freitag A, et al. Combinations of carbohydrate-deficient transferrin, mean corpuscular erythrocyte volume, gamma-glutamyltransferase, homocysteine and folate increase the significance of biological markers in alcohol dependent patients. Drug Alcohol Depend, 2007, 89：60 - 65.

[71] Baraona E, Lieber CS. Effects of ethanol on lipid metabolism. J Lipid Res, 1979, 20：289 - 315.

[72] Baraona E, Lieber CS. Alcohol and lipids. In：Galanter M, editor. Recent developments in alcoholism. New York：Plenum Publishing Corp, 1998, 97 - 134.

[73] Hannuksela ML, Rämet ME, Nissinen AE, et al. Effects of ethanol on lipids and atherosclerosis. Pathophysiology, 2004, 10：93 - 103.

[74] Freeman M, Kuiken L, Ragland JB, et al. Hepatic triglyceride lipase deficiency in liver disease. Lipids, 1977, 12：443 - 445.

[75] Lecomte E, Herbeth B, Paille F, et al. Changes in serum apolipoprotein and lipoprotein profile induced by chronic alcohol consumption and withdrawal：determinant effect on heart disease? Clin Chem, 1996, 42：1666 - 1675.

[76] Johnson SB, Gordon E, McClain C, et al. Abnormal polyunsaturated fatty acid patterns of serum lipids in alcoholism and cirrhosis：arachidonic acid deficiency in cirrhosis. Proc Natl Acad Sci U S A, 1985, 82：1815 - 1818.

[77] Risti_c-Medi_c D, Taki_c M, Vu_ci_c V, et al. Abnormalities in the serum phospholipids fatty acid profile in patients with alcoholic liver cirrhosis-a pilot study. J Clin Biochem Nutr, 2013, 53：49 - 54.

[78] Zoli M, Cordiani MR, Marchesini G, et al. Prognostic indicators in compensated cirrhosis. Am J Gastroenterol, 1991, 86：1508 - 1513.

[79] Ratziu V, Bellentani S, Cortez-Pinto H, et al. A position statement on NAFLD/NASH based on the EASL 2009 special conference. J Hepatol, 2010, 53：372 - 384.

[80] d'Assignies G, Ruel M, Khiat A, et al. Noninvasive quantitation of human liver steatosis using magnetic resonance and bioassay methods. Eur Radiol, 2009, 19：2033 - 2040.

[81] Mancini M, Prinster A, Annuzzi G, et al. Sonographic hepatic-renal ratio as indicator of hepatic steatosis：comparison with (1) H magnetic resonance spectroscopy. Metabolism, 2009, 58：1724 - 1730.

[82] Lee JY, Choi BI. Ultrasound-based Liver Elastography：Recent Advances. J Korean Soc Ultrasound Med, 2011, 30：239 - 244.

[83] Jung KS, Kim SU. Clinical applications of transient elastography. Clin Mol Hepatol, 2012, 18：163 - 173.

[84] Wang QB, Zhu H, Liu HL, et al. Performance of magnetic resonance elastography and diffusion-weighted imaging for the staging of hepatic fibrosis：A meta-analysis. Hepatology, 2012, 56：239 - 247.

[85] Lefkowitch JH. Morphology of alcoholic liver disease. Clin Liver Dis, 2005, 9：37 - 53.

[86] MacSween RN, Burt AD. Histologic spectrum of alcoholic liver disease. Semin Liver Dis, 1986, 6：221 - 232.

[87] Hall PD. Pathological spectrum of alcoholic liver disease. Alcohol Alcohol Suppl, 1994, 2：303 - 313.

[88] Mathurin P, Beuzin F, Louvet A, et al. Fibrosis progression occurs in a subgroup of heavy drinkers with typical histological features. Aliment Pharmacol Ther, 2007, 25：1047 - 1054.

[89] Pessione F, Ramond MJ, Peters L, et al. Five-year survival predictive factors in patients with excessive alcohol intake and cirrhosis. Effect of alcoholic hepatitis, smoking and abstinence. Liver Int, 2003, 23：45 - 53.

[90] Luca A, Garcia-Pagan JC, Bosch J, et al. Effects of ethanol consumption on hepatic hemodynamics in patients with alcoholic cirrhosis. Gastroenterology, 1997, 112：1284 - 1289.

[91] Miguet M, Monnet E, Vanlemmens C, et al. Predictive factors of alcohol relapse after orthotopic liver transplantation for

alcoholic liver disease. Gastroenterol Clin Biol, 2004, 28：845－851.

［92］ Davidoff RA. Antispasticity drugs：mechanisms of action. Ann Neurol, 1985, 17：107－116.

［93］ Addolorato G, Leggio L, Ferrulli A, et al. Effectiveness and safety of baclofen for maintenance of alcohol abstinence in alcohol-dependent patients with liver cirrhosis：randomised, double-blind controlled study. Lancet, 2007, 370：1915－1922.

［94］ Liu J, Wang L. Baclofen for alcohol withdrawal. Cochrane Database Syst Rev, 2011, CD008502.

［95］ Heydtmann M. Baclofen effect related to liver damage. Alcohol Clin Exp Res, 2011, 35：848.

［96］ Mann K, Lehert P, Morgan MY. The efficacy of acamprosate in the maintenance of abstinence in alcohol-dependent individuals：results of a meta-analysis. Alcohol Clin Exp Res, 2004, 28：51－63.

［97］ Mason BJ, Lehert P. Acamprosate for alcohol dependence：a sex-specific meta-analysis based on individual patient data. Alcohol Clin Exp Res, 2012, 36：497－508.

［98］ Bouza C, Angeles M, Munoz A, et al. Efficacy and safety of naltrexone and acamprosate in the treatment of alcohol dependence：a systematic review. Addiction, 2004, 99：811－828.

［99］ Anton RF, O'Malley SS, Ciraulo DA, et al. Combined pharmacotherapies and behavioral interventions for alcohol dependence：the COMBINE study：a randomized controlled trial. JAMA, 2006, 295：2003－2017.

［100］ Donovan DM, Anton RF, Miller WR, et al. Combined pharmacotherapies and behavioral interventions for alcohol dependence（The COMBINE Study）：examination of posttreatment drinking outcomes. J Stud Alcohol Drugs, 2008, 69：5－13.

［101］ Rosner S, Hackl-Herrwerth A, Leucht S, et al. Opioid antagonists for alcohol dependence. Cochrane Database Syst Rev, 2010, CD001867.

［102］ Soyka M, Rosner S. Opioid antagonists for pharmacological treatment of alcohol dependence-a critical review. Curr Drug Abuse Rev, 2008, 1：280－291.

［103］ Roozen HG, de Waart R, van der Windt DA, et al. A systematic review of the effectiveness of naltrexone in the maintenance treatment of opioid and alcohol dependence. Eur Neuropsychopharmacol, 2006, 16：311－323.

［104］ Miller WR, Wilbourne PL. Mesa Grande：a methodological analysis of clinical trials of treatments for alcohol use disorders. Addiction, 2002, 97：265－277.

［105］ Mayo-Smith MF, Beecher LH, Fischer TL, et al. Management of alcohol withdrawal delirium. An evidence-based practice guideline. Arch Intern Med, 2004, 164：1405－1412.

［106］ Kim HY, Lee HK, Lee KS, et al. Korean addiction treatment guidelines series（Ⅱ）：Pharmacological treatment of alcohol withdrawal. J Korean Neuropsychiatr Assoc, 2013, 52：67－75.

［107］ Saitz R, O'Malley SS. Pharmacotherapies for alcohol abuse. Withdrawal and treatment. Med Clin North Am, 1997, 81：881－907.

［108］ O'coner PG. Alcohol abuse and depence. In：Goldman L, Schafer AI, eds. Goldman's Cecil Medicine, 24th Edition. PA：ELSEVIER SAUNDERS, 2012, 146－153.

［109］ American Society of Helth-system Pharmacists. AHFS Drug Information 2012. MD：American Society of Health-System Pharmacists, 2011, 2542－2627.

［110］ Day E, Bentham P, Callaghan R, et al. Thiamine for Wernicke-Korsakoff Syndrome in people at risk from alcohol abuse. Cochrane Database Syst Rev, 2004, CD004033.

［111］ Stickel F, Hoehn B, Schuppan D, et al. Review article：Nutritional therapy in alcoholic liver disease. Aliment Pharmacol Ther, 2003, 18：357－373.

［112］ Henkel AS, Buchman AL. Nutritional support in patients with chronic liver disease. Nat Clin Pract Gastroenterol Hepatol, 2006, 3：202－209.

［113］ Spahr L, Rubbia-Brandt L, Pugin J, et al. Rapid changes in alcoholic hepatitis histology under steroids：correlation with soluble intercellular adhesion molecule-1 in hepatic venous blood. J Hepatol, 2001, 35：582－589.

［114］ Christensen E, Gluud C. Glucocorticoids are ineffective in alcoholic hepatitis: a meta-analysis adjusting for confounding variables. Gut, 1995, 37: 113 – 118.

［115］ Ramond MJ, Poynard T, Rueff B, Mathurin P, Theodore C, Chaput JC, et al. A randomized trial of prednisolone in patients with severe alcoholic hepatitis. N Engl J Med, 1992, 326: 507 – 512.

［116］ Imperiale TF, McCullough AJ. Do corticosteroids reduce mortality from alcoholic hepatitis? A meta-analysis of the randomized trials. Ann Intern Med, 1990, 113: 299 – 307.

［117］ Mathurin P, Mendenhall CL, Carithers RL Jr, et al. Corticosteroids improve short-term survival in patients with severe alcoholic hepatitis (AH): individual data analysis of the last three randomized placebo controlled double blind trials of corticosteroids in severe AH. J Hepatol, 2002, 36: 480 – 487.

［118］ Rambaldi A, Saconato HH, Christensen E, et al. Systematic review: glucocorticosteroids for alcoholic hepatitis-a Cochrane Hepato-Biliary Group systematic review with meta-analyses and trial sequential analyses of randomized clinical trials. Aliment Pharmacol Ther, 2008, 27: 1167 – 1178.

［119］ Higuera-de la Tijera F, Servin-Caamano AI, Cruz-Herrera J, er al. treatment with metadoxine and its impact on early mortality in patients with severe alcoholic hepatitis ［J］. Ann Hepatol, 2014, 13 (3): 343 – 352.

［120］ Mathurin P, Abdelnour M, Ramond MJ, et al. Early change in bilirubin levels is an important prognostic factor in severe alcoholic hepatitis treated with prednisolone. Hepatology, 2003, 38: 1363 – 1369.

［121］ Louvet A, Naveau S, Abdelnour M, et al. The Lille model: a new tool for therapeutic strategy in patients with severe alcoholic hepatitis treated with steroids. Hepatology, 2007, 45: 1348 – 1354.

［122］ Louvet A, Wartel F, Castel H, et al. Infection in patients with severe alcoholic hepatitis treated with steroids: early response to therapy is the key factor. Gastroenterology, 2009, 137: 541 – 548.

［123］ Mathurin P, Moreno C, Samuel D, et al. Early liver transplantation for severe alcoholic hepatitis. N Engl J Med, 2011, 365: 1790 – 1800.

［124］ Doherty GM, Jensen JC, Alexander HR, et al. Pentoxifylline suppression of tumor necrosis factor gene transcription. Surgery, 1991, 110: 192 – 198.

［125］ Akriviadis E, Botla R, Briggs W, et al. Pentoxifylline improves short-term survival in severe acute alcoholic hepatitis: a double-blind, placebo-controlled trial. Gastroenterology, 2000, 119: 1637 – 1648.

［126］ Mathurin P, Louvet A, et al. Prednisolone with vs without pentoxifyline and survival of patients with severe alcoholic hepatitis: a randomized clinical trial ［J］. JAMA, 2013, 310 (10): 1033 – 1041.

［127］ De BK, Gangopadhyay S, Dutta D, et al. Pentoxifylline versus prednisolone for severe alcoholic hepatitis: a randomized controlled trial. World J Gastroenterol, 2009, 15: 1613 – 1619.

［128］ Kim DJ, Suk KT, Park SH, et al. Short-term survival in patients with severe alcoholic hepatitis treated with pentoxifylline vs. corticosteroid: a non-inferiority trial. -a preliminary report. ［Abstract］. J Hepatol, 2013, 58 (Suppl 1): S219 – S220.

［129］ Sidhu SS, Goyal O, Singla P, et al. Corticosteroid plus pentoxifylline is not better than corticosteroid alone for improving survival in severe alcoholic hepatitis (COPE trial). Dig Dis Sci, 2012, 57: 1664 – 1671.

［130］ Louvet A, Diaz E, Dharancy S, et al. Early switch to pentoxifylline in patients with severe alcoholic hepatitis is inefficient in non-responders to corticosteroids. J Hepatol, 2008, 48: 465 – 470.

［131］ Parker R, Armstrong MJ, Corbett C, et al. Systematic review: pentoxifylline for the treatment of severe alcoholic hepatitis. Aliment Pharmacol Ther, 2013, 37: 845 – 854.

［132］ Lieber SC S-adenosyl-L-methionine: its role in the treatment of liver disorders. Am J Clin Nutr, 2002, 76: S1183 – S1187.

［133］ Lieber CS New concepts of the pathogenesis of alcoholic liver disease lead to novel treatments. Curr Gastroenterol Rep, 2004, 6: 60 – 65.

［134］ Moreno C, Langlet P, Hittelet A, et al. Enteral nutrition with or without N-acetylcysteine in the treatment of severe acute alcoholic hepatitis：a randomized multicenter controlled trial. J Hepatol, 2010, 53：1117 – 1122.

［135］ Nguyen-Khac E, Thevenot T, Piquet MA, et al. Glucocorticoids plus N-acetylcysteine in severe alcoholic hepatitis. N Engl J Med, 2011, 365：1781 – 1789.

［136］ Singh V, Sharma AK, Narasimhan RL, et al. Granulocyte colony-stimulating factor in severe alcoholic hepatitis：a randomized pilot study ［J］. Am J Gastroenterol, 109（9）：1417 – 1423.

［137］ Burra P, Senzolo M, Adam R, et al. Liver transplantation for alcoholic liver disease in Europe：a study from the ELTR （European Liver Transplant Registry）. Am J Transplant, 2010, 10：138 – 148.

［138］ Waki K, Tamura S, Sugawara Y, et al. An analysis of the OPTN/UNOS Liver Transplant Registry. Clin Transpl, 2009, 55 – 64.

［139］ Lucey MR, Brown KA, Everson GT, et al. Minimal criteria for placement of adults on the liver transplant waiting list：a report of a national conference organized by the American Society of Transplant Physicians and the American Association for the Study of Liver Diseases. Liver Transpl Surg, 1997, 3：628 – 637.

［140］ EASL Clinical Practice Guidelines：Liver transplantation. J Hepatol （2015）, http：//dx. doi. org/10. 1016/j. jhep. 2015. 10. 006

［141］ Dumortier J, Guillaud O, Adham M, et al. Negative impact of de novo malignancies rather than alcohol relapse on survival after liver transplantation for alcoholic cirrhosis：a retrospective analysis of 305 patients in a single center. Am J Gastroenterol, 2007, 102：1032 – 1041.

［142］ Mackie J, Groves K, Hoyle A, et al. Orthotopic liver transplantation for alcoholic liver disease：a retrospective analysis of survival, recidivism, and risk factors predisposing to recidivism. Liver Transpl, 2001, 7：418 – 427.

［143］ Burra P, Mioni D, Cecchetto A, et al. Histological features after liver transplantation in alcoholic cirrhotics. J Hepatol, 2001, 34：716 – 722.

［144］ Tome S, Martinez-Rey C, Gonzalez-Quintela A, et al. Influence of superimposed alcoholic hepatitis on the outcome of liver transplantation for end-stage alcoholic liver disease. J Hepatol, 2002, 36：793 – 798.

［145］ Park HW, Hwang S, Ahn CS, et al. De novo malignancies after liver transplantation：incidence comparison with the Korean cancer registry. Transplant Proc, 2012, 44：802 – 805.

第十三章　NAFLD 相关肝硬化

20 世纪 50 年代，首次描述以脂肪肝为特征肥胖患者的非酒精性脂肪性肝病（NAFLD）。1980 年，Ludwig 等[1]描述了 20 例非嗜酒糖尿病、肥胖患者患有与酒精性肝病类似的肝活检表现，以弥漫性肝细胞大泡性脂肪变为主要病理特征，并将其称为非酒精性脂肪性肝炎（NASH）引入临床。近年来国际性学术会议的一些顶级研究聚焦在 NAFLD。最新欧洲 NAFLD 诊疗指南[2]将其定义为与胰岛素抵抗（IR）相关的肝脏脂肪过度蓄积，肝活检脂肪变累及 >5% 的肝细胞或[1]H-磁共振质谱分析（MRS）肝脂肪含量 >5.6%；男女日均饮酒量分别 <30 g 和 20g 乙醇。NAFLD 疾病谱包括非酒精性单纯性脂肪肝（NAFL）、NASH 及其持续病变进展为 LC 或肝癌[2]。过去几十年不断增加的认知是很多患者伴有隐源性 LC，实际上就是由 NASH 演变的 LC。随着 LC 进展，病变逐渐转变为以分解代谢为主，进而丢失了肝活检可见的脂肪变信号标志。"考虑到已能控制和治愈丙型肝炎"，NAFLD 可能变为肝病学中非常重要的疾病，使得全球近年来对 NASH 的警觉性快速提高。本章综述 NASH 相关 LC 发病机制，临床特征，诊断和以调整生活方式为主的综合治疗措施。

第一节　流行病学

肥胖的全球性流行对普通人群，特别是肝病患者的预后产生显著影响。以长时间静坐或缺乏活动，过量摄入高热卡食谱和软饮料，快餐和高糖食品为主的全球社会生活方式促进肥胖、NAFLD 及其相关 LC 的流行[3]。特别是儿童不健康行为（例如不良营养习惯，体力活动减少和消费"垃圾食品"等）群发肥胖，使其较早面临 NAFLD 风险[4]。NAFLD 是欧美等西方国家普通人群肝酶学异常和慢性肝病最常见病因，累及率高达 20%~30%[5]。美国肥胖促进相关 LC 流行，目前 NASH 占 LT 适应证的第三或第四位，并且很可能在今后几十年超过丙型肝炎[6]。意料之外的是减肥手术时诊断 LC 流行率为 2%~6%[7]。

目前英国有 25% 的人口为肥胖者，诊断为糖尿病和包括 NAFLD 在内的代谢综合征的人数相当惊人[8]。体质量指数（BMI）长期 >30kg/m² 肥胖者脂肪肝患病率为 70%~95%，NASH 为 9%~30%，LC 为 7%~16%[9]。NAFLD 在中东、远东、非洲、加勒比和拉丁美洲的流行与西方国家相似[10]。目前估计美国肥胖人群和普通人群 NAFLD 患病率分别为 60%~90% 和 15%~30%[11]，NASH 患病率分别为 >40% 和 3%。NAFLD 并非仅累及成人，也愈来愈多的累及青少年和儿童[12]；NAFLD 是生长在发达国家儿童中的最常见肝病。依照血清标志物和影像学评估儿童 NAFLD 流行率为 3%~10%。研究评估美国 1994~1998 年间和 2007~2010 年间的肥胖儿童分别为 20.7% 和 38.2%（增加近 1 倍），NAFLD 患病率分别为 3.9% 和 10.7%[13]。很多国家的 NAFLD 是最流行或增长最快的慢性肝病，将会不断增加全球卫生负担。

NAFLD 已成为我国第一大慢性肝病，部分地区患病率高达 30%。相当比例的肥胖者饮酒或合并感染 HBV，呈现协同加重肝损伤，并增加 HCC 风险[14]。香港学者前瞻性队列研究[15]采用[1]H-MRS 检测肝内脂肪，TE 评估肝纤维化程度。结果显示在 3~5 年内 13.5% 成人发生 NAFLD，但重度脂肪肝或进展性肝纤维化患者少见。未来上述数据可能不断攀升令人担忧。

近来研究显示很多由 NASH 导致的晚期肝纤维化，甚至 LC 患者血清肝酶水平正常；近 90% 的无特殊原因（如病毒性，酒精性，中毒性和遗传因素）的肝脏功能异常推测是由于 NAFLD 导致的[8]；并且所有评估 NAFLD 技术方法敏感性均不足，提示这种疾病的流行率可能高于以往的估计。目前认为肥胖相关 NAFLD、NASH 及其 LC 是一种重要而又常常被低估的公共卫生问题，并对临床医学构成新的挑战。

第二节　病因及发病机制

一、危险因素

大多数 NAFLD 患者发病始于能量摄入和消耗失衡，导致体内脂肪蓄积。同时，遗传易感性和环境因素，例如饮食和体力活动也影响 NAFLD 疾病进展。

NAFLD 的危险因素包括年龄增长、超重或肥胖（≥40%）、糖尿病（≥20%）、高血压、高脂血症（≥20%），特别是与 IR 有关的代谢综合征（MS），不但使患者发生脂肪肝风险高于无 IR 者 4～11 倍，而且极易促使 NAFLD 患者进展为晚期肝纤维化和 LC。环境、饮食、运动和肠微生态变化均为 NAFLD 和 NASH 发病风险因素。NAFLD 病因及其相关因素还有应用皮质类固醇、胺碘酮、地尔硫䓬、他莫昔芬、伊立替康、奥沙利铂、高效抗逆转录病毒药物、中毒（氯乙烯，四氯化碳）、内分泌病（例如库欣综合征和垂体功能减退症）、多囊卵巢综合征、低 β-脂蛋白血症和其他的代谢性疾病、阻塞性睡眠呼吸暂停（伴有慢性间歇性缺氧）、过度食用果糖、饥饿和全胃肠外营养。银屑病并发 NAFLD 风险升高。有报道大量饮用清凉饮料与 NAFLD 有关[16]。研究 NAFLD 患者的肠道菌群状况提示肠道菌群在 NAFLD 的发展中可能扮演重要角色。

肥胖相关 NAFLD 流行率有显著的种族差异，不但与生活方式和环境有关，而且也与遗传易感性强相关。一些遗传多态性包括血色病基因，载脂蛋白 C_3，MC4R 和 TLR 基因多态性与 NAFLD 发病有关[17-18]。早先的认识是肥胖女性处于 NASH 发病的特别风险中，但 NAFLD 并不必定与肥胖相关；特别是有证据提示 NAFLD 与高危携带 PNPLA3 基因单核苷酸多态性（SNPs）有关，其特征是肝内脂肪蓄积，但无 IR 或脂肪组织炎症[19]。SNPs 由 DNA 单核苷酸替换引发，也可能导致特殊基因表达改变或表达的蛋白质功能改变。综合分析 SNPs 可更好的预测疾病易感性，有助于防控这种疾病[20]。识别 NAFLD 相关基因可提供洞察其发病机制，研发诊断工具和新治疗靶点[21]。目前研究认为 NASH 也可发生在较瘦体型的男性和儿童[22-23]。这类患者通常有近期体质量增加和其他代谢危险因素或 IR 的表现。亦有学者建议将 NAFLD 分为肥胖型和非肥胖型，以科学细化针对性治疗方案。正如上述，NAFLD 是一种由多基因、环境、行为、甚至社会因素导致的复杂疾病表型[24]。若消除上述病因可使 NAFLD 逆转。

二、发病机制

体内脂质过多，尤其是饱和脂肪酸，胆固醇过多，在肥胖、高脂血症、动脉粥样硬化、T2D、高血压和癌症中具有重要作用。公认 IR 与肥胖有关，而肥胖是许多慢性病（包括 T2D，心脏病和 NAFLD）发生的一种超强危险因素。肝细胞脂泡增加可导致肝脏脂肪变，这与 BMI 升高相平衡。临床和试验研究均证实 IR 与 NAFLD 紧密连锁[25-26]，包括儿童患者[27]。肥胖和 MS 可使肝脏对脂质和能量代谢的正常作用发生变化，导致肝脏组织相应病理学变化。

目前认为 IR 在 NAFLD 发病机制中发挥关键作用，大量证据表明 IR 促进 NAFL 向 NASH 和肝纤维化进展，其中涉及两个关键步骤。首先是由于 IR 导致甘油三酯和可能的游离脂肪酸在肝细胞内过度蓄积（具有一定的肝毒性），甘油三酯在肝内蓄积是饮食、肝脏对皮下及内脏脂肪组织摄取和新合成肝脏脂肪均增加，与 β 氧化减少，载脂蛋白 B 合成下降和肝脏分泌极低密度脂蛋白减少之间存在动态失衡的结果。在首次打击形成的肝脏脂肪变基础上患者遭受二次打击，可能涉及暴露于氧化应激产生的自由基和炎症，导致部分患者进展为 NASH[28]。也有学者认为单纯游离脂肪酸蓄积足以诱导肝损伤（脂毒性），无需再次打击，并且认为通过预防游离脂肪酸诱导的肝损伤可保护甘油三酯蓄积造成的肝脏脂肪变。近来，有学者提出三次打击理论作为 NAFLD 患者可能的病理生理学机制：包括脂毒性，氧化应激，线粒体功能障碍，铁负荷过度和促炎症细胞因子在内的多发事件综合作用导致 NASH[29]。同时肝细胞呈现不充分再生和凋亡。少量脂肪变肝细胞的死亡能够产生肝酶水平升高和局灶性非特异性炎症。

除此之外，遗传因素（与 MS 类似）及外源性因素（像药物，中等量饮酒和其他中毒）可能促进 NAFLD 向 NASH 演变。遗传易感者的细胞骨架损伤，受累肝细胞气球样变性，形成 Mallory 小体时发生 NASH。术语"肠道微生态"并不仅仅指细菌，而且还有病毒和其他微生物，例如原虫，酵母和寄生虫。肠肝轴在肥胖和 NAFLD 发病机制中发挥重要作用，主要是通过肠微生态与宿主免疫系统，炎症调节，IR 和肠通透性之间的相互串扰[30]。肠微生态通过增加能量摄取和存储引发肥胖，并且通过继发于小肠细菌过度生长（SIBO）和肠壁通透性增加的内毒素血症诱导全身炎症，细胞因子和 IR 导致 NAFLD[31]。

2010 年 EASL 发表 NAFLD 专家共识认为：NAFLD 是 MS 在肝脏的表现，脂肪变可能只是肝脏早期应激适应性反应，而不是疾病进展的初次打击，IR、线粒体功能障碍、炎症因子、氧化应激、内质网应激及凋亡等因素导致 NAFLD 发生和发展，其中 IR 被认为是其病理生理学基础。脂代谢异常导致的脂肪易位通常并不限于肝脏，心、胰、骨骼肌、动脉壁等均可发生脂肪浸润。因此，脂质作为细胞信号传递分子与生命活动关系十分密切，从异常脂血症、心血管病扩展到代谢性疾病、退行性疾病、免疫系统疾病、感染性疾病、神经精神疾病和肿瘤等。不断增加的文献提示 NASH 患者比 NAFL 患者伴有较高的心血管病风险（CVR）[32]，因为更易致动脉粥样硬化性脂质病变[33]。

代谢异常铁超负荷综合征（DIOS）是 NASH 发生发展的危险因素[34]，通常合并肝脏铁超负荷（50 ~ 150 μg/g），并且超过 50% 的 NASH 患者血清铁蛋白值增高达 500 ~ 1000 μg/L。MRI 和肝活检有助于诊断 DIOS。铁蛋白水平升高或许是 NASH 患者 IR 的一个标志。

近年来维生素 D 与 NAFLD 的相关性已成为研究热点，虽然尚存争议。维生素 D 通过对靶基因的调节来调控胰岛素受体表达和胰岛素对葡萄糖转运的敏感性，减轻外周组织及肝组织中的 IR；同时维生素 D 能够增加血液中载脂蛋白的表达，强化肝脏清除脂肪，减少肝内脂肪沉积[35]。是否缺乏维生素 D 易发或加重 NAFLD 需要进一步研究证实。

异常肝细胞凋亡是发生 NASH 相关肝损伤的重要机制[36]。Fas 在凋亡路径中作为 TNF 受体家族成员中的一个死亡受体发挥着关键作用。NASH 患者的这种膜蛋白表达增加[37]。肝细胞内游离脂肪酸蓄积导致细胞膜 Fas 上调，使其对 Fas 介导的凋亡敏感性升高[38]。

NASH 患者的肝脏星形细胞被激活，产生窦周隙纤维化至门静脉周围纤维化。逐步进展为桥状纤维化和 LC，并易发 HCC；实际上 NAFLD 患者在尚未发生 LC 前即可发生肝细胞腺癌和 HCC。

第三节　自然史

由于大多数数据来自选择的患者，因此普通人群 NAFLD 自然史尚未明确定义[39]。一些 NAFLD 患者处于进展为更严重肝病的风险中，包括 NAFL，肝脂肪变性，NASH，并最终发展为 LC[40]。NAFLD 患者共存 CVD、慢性肾病及结直肠恶性肿瘤发生率增高[41]。

大约 10%~25% 的 NAFLD 患者进展为 NASH。约 20% 的 NASH 患者在初诊 20 年内进展为 LC[42]；进而，12.8% 的 LC 患者在 3 年内发展为 HCC[43]。NASH 进展至代偿型 LC 患者的病程很长。但一旦发生失代偿型肝硬化（DC）则病死率很高（十年内高达 30%~50%）[43-44]。研究发现 NAFLD 住院治疗患者的病死率和发病率比普通人群高近 5 倍[44]。普通人群 NAFLD 相关死亡风险主要与年龄、IR、肝脏炎症和纤维化组织学证据有关[45]。NASH 相关 LC 患者可发生 DC，也可演变为亚急性肝衰竭，或并发 HCC，并在 LT 后复发[43]（第 42 章）。合并高血压的 NAFLD 患者肝病进展较快（比例高达 20%），并发 T2D 者肝纤维化进展更快，发展为 LC 和死亡的风险更高。

轻至中度肝细胞脂肪变但无任何肝脏炎症证据者在 15~20 年内很少并发肝纤维化。据报道 NAFL 伴有良性临床过程，仅仅 1%~3% 的患者进展为 LC[43,46]。但 NASH 和肝纤维化患者具有演变为 HCC 的显著危险性[47]（图 13-3-1）。

关于 NASH 自然史的研究信息需要做系列肝活检，这类临床研究受到限制（无研究）。几十年来一直对儿童 NASH 的关注度不够。一项 5 例儿童平均超过 41 个月的肝活检随访研究显示有 4 例儿童肝纤维化进展[48]。此外，一旦儿童成长至青春晚期，对此问题的注意力发生转移。因此，可能儿童长期暴露在促进 NASH 进展的因素中，必须实施有效措施预防 NASH 进展为 ESLD 和心血管病态[49]。缺乏对儿童任何肝病采用组织学治疗终点的适量样本和有说服力的研究分析。以往儿童 NAFLD 治疗试验通常公开标签[50-52]，非对照的采用血清 ALT 和超声作为替代终点[53]。缺乏关于儿童 NASH 进展速率数据信息，使得难以确定有效治疗干预的疗程。

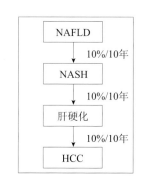

图 13-3-1　NASH 的自然史

第四节　临床诊断及鉴别诊断

一、临床表现

大部分脂肪肝和轻微 NASH 患者无症状，或仅仅有轻微的右上腹不适等非特异性症状。高达 65% 的患者有肝大，但慢性肝病的皮肤特征并不常见。临床发现的大部分 NAFLD 患者是偶然观察到肝酶（ALT，AST）水平升高，或在患者出现临床症状时做超声检查才确诊。但临床医师应注意，即便是肝功能正常的 NAFLD 或 NASH 患者，其疾病严重程度也可能与 ALT 升高患者相似。NASH 常常与 MS（高血压，T2D，高脂血症和肥胖）共同发病，其中 NAFLD 被认为是这种综合征的肝脏表现。既往报道未知 NASH 导致的亚急性肝衰竭病例罕见。NAFLD 发展至 LC 阶段相关症状和特征与其他病因导致的 LC 相同。迄今为止，临床诊断的近 70% 的隐源性 LC 被认为是 NAFLD/NASH 的终末期病变，伴有肥胖（BMI > 30 kg/m²）这一独立危险因素的隐源性和酒精性 LC 的发病路径[54-56]。对于长期随访病情无进展的患者通常考虑为 NAFL[45]。

二、实验室检查

实验室研究可能显示轻微的氨基转移酶升高（1.5~2 × ULN），与酒精性肝病相反，NAFLD 患者

ALT/AST 值几乎总是 >1，但若疾病进展至晚期肝纤维化和 LC 时其值可能 <1。近 1/3 患者 ALP 和 GGT 水平轻微升高（2×ULN）。然而，高达 80% 脂肪肝患者实验室检查值正常。1/4 的 NASH 患者可检测到抗核抗体或抗平滑肌抗体。50%~60% 的患者检测到血清铁蛋白水平升高，有报道高胰岛素血症主要决定血清铁蛋白水平[57]。血清铁蛋白水平升高可能是 DIOS，并且铁在体内轻度蓄积可能与 IR 和肝细胞氧化应激及进展性肝纤维化的发生有关；但 NAFLD 患者的血色素沉着病 HFE 基因突变频率并未升高。

Poynard 等[58]采用 ALT、α_2 巨球蛋白、载脂蛋白 A-I、触珠蛋白、TBil、GGT、胆固醇、甘油三酯、葡萄糖、年龄、性别和 BMI 参数作为预测脂肪肝模型，其敏感度和特异度均为 90%，阳性预测值（PPV）为 63%，阴性预测值（NPV）为 93%。Ratziu 等[59]采用 ALT、α_2 巨球蛋白、载脂蛋白 A-I、触珠蛋白、TBil、GGT 参数作为预测晚期肝纤维化（F3、F4）模型。类似的，用于预测进展性肝纤维化的 NAFLD 纤维化评分系统的研究[60]参数包括年龄、高血糖、BMI、血小板计数、Alb 和 AST/ALT 值，其 PPV 为 82%，NPV 为 93%。2016 年英国 NAFLD 指南推荐采用增强肝纤维化（ELF）检测评估进展性肝纤维化[8]。ELF 评分 $= 2.494 + 0.846 ln（C_{HA}）+ 0.735 ln（C_{PIIINP}）+ 0.391 ln（C_{TIMP-1}）$。ELF 评分 ≥10.51 可诊断为进展性肝纤维化[8]。Palekar 等[61]选用 8-epi-PGF 2α、TGF-β，透明质酸和脂连素作为评估 NASH 的模型，其敏感度为 73.7%，特异度为 65.7%，PPV 为 68.2%，NPV 为 68.2%。研究[62-64]显示 NASH 中的炎性介质例如 TNF-α、IL-6、CC-趋化因子配体 2（CCL-2），和透明质酸高于 NAFL。

因为肝细胞凋亡是 NASH 的突出特征，在肝细胞凋亡及坏死过程中肝细胞骨架中的细胞角蛋白-18（CK-18）释放至外周血中[65]，因此，近年来有研究选择诊断凋亡的系列指标（包括血清 CK-18 和 sFas）作为临床实践中诊断 NASH 简单实用、重现性好、可靠的非侵入性诊断方法，用于区分 NASH 和单纯性脂肪变性。需要进一步研究其诊断 NASH 的临床价值。

三、影像学

鉴于肝脂肪变及其程度与 NAFLD 相关肝损伤和纤维化密切相关，并可预测 T2D 和其他心血管风险因素的发病风险[66]，因此，近年来影像学定量诊断肝脂肪变进展受到广泛关注。

（一）肝脏超声（US）是最常用的影像学模式，主因是其相对廉价和广泛实用性

一些针对成人的研究证实 US 检测 NAFLD 的敏感度和特异度均较高[67]。另外，肝脏 US 基于其系列特征，包括肝肾回声对照，肝脏均匀强回声，能够很好地评估肝脂肪变程度和范围。超声评分与肝活检脂肪变程度强相关[68]。若超过 50% 的肝细胞蓄积脂肪时不但肝脏体积增大，而且肝脏边缘常常圆钝。遗憾的是，在肝脏脂肪量 <33% 时，US 的敏感性降低，特异性差；因肝纤维化和早期 LC 时也可见肝脂肪变典型特征，如亮度增强和血管模糊[66]。新近研发以 TE 为基础的受控衰减参数（CAP）作为评估肝脂肪变的新型工具，诊断肝脂肪变的敏感度显著提高（第 8 章）。Chan 等[69]对 101 例经肝活检证实的 NAFLD 患者和 60 例经超声诊断为无脂肪肝的对照研究发现 CAP 与肝脂肪变等级、BMI 和血清甘油三酯水平均显著相关。

（二）在众多 NAFLD 患者中识别 10%~25% 的 NASH 更具临床意义[66]

现有影像学技术不能区分，未来 MRI 技术可使其成为可能[66]。近年来采用 MRI 技术可检测到 <3% 的肝脏脂肪变[70]。钆塞酸二钠（GD-EOB-DTPA）增强 MRI 检查方法区分 NASH 和脂肪肝的敏感度为 97%、特异度为 63%。^{1}H-MRS 能检出 >5% 的肝脂肪变，准确度近 100%，是唯一可定量评估肝脂肪含量的无创手段，但其费用高、难普及。采用生化和影像学标志较早发现 NASH 和肝纤维化，及时控制疾病进展是最优战略[71]。因此，应对 NAFLD 患者肝纤维化进展每三年进行一次随访评估。

四、肝活检

虽然影像学研究可显示脂肪肝特征，但无论是脂肪肝，还是 NASH 的最终确诊均需要肝活检（金标

准）。应强调 NAFLD 的病理表现为难以截然分开的连续疾病谱。按照肝细胞内脂肪沉积百分比确定 NAFLD 脂肪浸润的程度：轻度、中度和重度 NAFLD 分别指 <30%、30%~60% 和 >60% 的肝细胞受影响[72]。NASH 病理特征为肝腺泡 3 区大泡性或以大泡为主的混合性肝细胞脂肪变，伴或不伴有气球样变，小叶内炎症细胞浸润和窦周纤维化。应用这些参数，Brunt 等[73] 于 1999 年将评估 NASH 的坏死性炎症分级和纤维化评分系统引入临床。近来，NASH 临床研究应用新的脂肪肝，小叶炎症，Mallory 小体，肝细胞气球样变分度作为 NAFLD 活动性积分（NAS）[74]，可鉴别 NASH 和 NAFL。最新欧洲指南[2]首次提出采用脂肪变、炎症、纤维化（SAF）积分取代 NAS。NASH 进一步根据有无肝纤维化及其程度、LC 分为早期 NASH（F0，F1）、纤维化性 NASH（F2，F3）及 NASH 肝硬化（F4）[2]。

五、NAFLD/NASH 及其相关 LC 诊断标准

NAFLD 的诊断依据为：①影像学和组织学检查发现脂肪变性；②排除 ALD；③排除其他肝病，例如，病毒性肝炎、AIH 和代谢性或遗传性肝病（图 13-4-1）。大多数脂肪性肝病研究者采用饮酒女性 <20g/d，男性 <30g/d（乙醇）的标准排除酒精性肝病。NASH 诊断依据是肝活检发现脂肪性肝炎。NASH 相关 LC 符合肝硬化诊断标准见第 9 章。

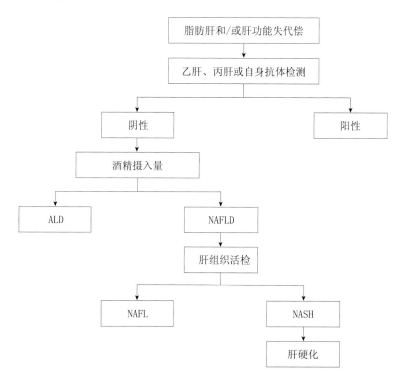

图 13-4-1　NAFLD/NASH 及其肝硬化诊断流程图

六、鉴别诊断

国内外指南均指出：在排除丙型肝炎病毒（HCV）感染、嗜酒以及其他可导致肝脂肪性肝病病因后，伴有代谢危险因素的患者存在肝脂肪变的影像学或组织学证据可确诊 NAFLD。肝病专科医生由于过度依赖血清转氨酶增高容易漏诊大量转氨酶正常的 NAFLD/NASH 患者。诊断 NAFLD 需要细心询问病史，确定患者饮酒量排除酒精性肝病，NAFLD 与 ALD 之间的鉴别诊断见表 13-4-1。应排除一些能够诱发脂肪肝

的其他病因，包括蛋白质 – 能量营养不良、饥饿、全胃肠外营养、快速体重下降、胺碘酮、甲氨蝶呤、丙戊酸钠、皮质类固醇、钙通道阻滞剂、他莫昔芬、四环素和阿司匹林等[8]。常见导致 LC 的不同病因慢性肝病谱之间的鉴别诊断主要依赖病因学鉴别。

表 13-4-1　NAFLD 与酒精性肝病的主要区别

指　　标	NAFLD	酒精性肝病
体重	常升高	不定
空腹血糖或糖化血红素 HbA1c	升高	正常
每日酒精摄入量	女 <20 g，男 <30 g	女 >20 g，男 >30 g
ALT	升高或正常	升高或正常
AST	正常	升高
AST/ALT 比值	<0.8（>0.8 往往为进展期疾病）	>1.5
GGT	升高或正常	显著升高
甘油三酯	升高	不确定，可能显著升高
HDL 胆固醇	低	升高
平均红细胞容积	正常	升高

各种病因导致的肝病与不同的血清脂质和脂蛋白表型有关。两种主要的嗜肝病毒（HBV 和 HCV）感染呈现不同的脂质代谢状况。三种常见的脂肪性肝病（NAFLD，AFL 和 HCV 相关性肝病）与超前易发的动脉粥样硬化有关，不论脂代谢表型如何不同；而 PBC 和慢性 HBV 感染均保护脂肪变和 CVR（表 13-4-2）[75-89]。因此，应评估 NAFLD 患者心血管事件风险[2]！！！。

表 13-4-2　常见慢性肝病患者血清脂代谢谱、IR、肝脂肪变和心血管病风险[75-89]

	ALD	NAFLD	CHB	CHC	PBC	LC 或 HCC
总胆固醇	≈↑	≈↑	↓	↓↓	↑↑	↓
LDL	≈↓	↑	↓	↓	↑↑	≈↓
HDL	↑	↓↓	↓	↓	↑↑	↓
TG	↑≈	↑	↓	≈↓	↑↑	↓
IR/T2D	↑ a	↑	↓	↑	↓	↑
肝脂肪变	↑	↑	↓ c	↑ b, c	↓	↑ d
CVR	↑ a	↑	↓	↑	↓	?, ↑ d

注：a：以大量酗酒者为主。

　　b：基因 3 型 HCV 感染为主。

　　c：HCV 感染常常伴有明显肝脂肪变，而 HBV 感染则相反。

　　d：NASH 和 ALD 相关肝硬化。

　　IR：胰岛素抵抗；ALD：酒精性肝病；NAFLD：非酒精性肝病；CHB：慢性乙型肝炎；CHC：慢性丙型肝炎；PBC：原发性胆汁性胆管炎；LC：肝硬化；HCC：肝细胞癌；LDL：低密度脂蛋白；HDL：高密度脂蛋白；TG：甘油三酯；T2D：2 型糖尿病；CVR：心血管病风险。

第五节 治 疗

一、以调整生活方式为主的综合措施

节制饮食、增加运动和修正不良行为是 NAFLD 及其共存心血管和代谢风险的一线治疗选择[34,66]。健康生活方式（包括饮食和体育运动）有助于缓解糖和脂代谢异常，降低 IR 和肝脏脂肪含量，减轻体重，对肝脏产生独立有益影响[90]。并且能够促进实质性降低 CVR[90-91]。值得关注的是在年轻时就可能已经发生肥胖相关的代谢异常和肝内脂肪浸润，并且在临床症状出现前无症状性进展几十年[92]。在这种背景下，营养，体力活动和行为调整的目的在于减轻体重，这是所有肥胖相关 NAFLD 患者治疗的关键措施，甚至在儿童期。但遗憾的是调整生活方式在治疗肥胖相关 NAFLD 患者中的重要性尚未得到应有重视。

（一）控制肥胖

营养，体力活动和行为调整是治疗所有肥胖并发 NAFLD 患者的关键措施。其目的在于降低体重，这对所有肥胖相关性 NAFLD 患者都是关键性治疗措施。在 NAFLD 患者中，以下因素可能增加 NASH 恶化风险：肥胖、高龄、非 – 非洲裔美国人、女性、糖尿病、高血压、AST 水平较高、AST/ALT 比值较高和 PLT 较低。鉴于肥胖在 NAFLD 发病中的重要作用和有限治疗选择，控制肥胖流行是医治脂肪肝、NASH 及其相关 LC 难题的关键（表 13-5-1）。很多研究显示增加体力活动量和体重下降能够改善 NAFLD 患者的肝脏组织学和降低肝酶水平，并有助于预防 ESLD[93-94]。体重降低的其他临床益处包括肝脏脂肪酸摄取和存储减少，并且增加胰岛素敏感性[95]。有研究显示体质量降低 >0.28 kg/d 可诱发门脉纤维化，而体重降低 0.15 kg/d 的患者并未显示上述组织学变化，提示过快降低体重对肝脏有害，因此，应采取逐渐降低体质量的方法[94]。世界胃肠病学组 NAFLD/NASH 全球指南推荐以减重 5%～10% 为目标，并且将日常饮食热量减少 25%。含不同宏营养组分的适度限制热量饮食与极低热卡饮食相比会发挥更好的治疗效果。对于 BMI >27 kg/m²，合并血脂、血糖、血压等两项以上指标异常的患者，可考虑应用奥利司他或西布曲明等减肥药物治疗。

治疗策略应强化长期调整生活方式的依从性，包括综合各学科多措并举，行为治疗，环境调适和相关卫生政策和医保措施均应包括在内。最后，也仍然有必要研发新的提高长期依从性的工具。然而，强化长期依从性对于优化生活方式治疗措施至关重要。

表 13-5-1 阶梯式治疗肥胖的措施

阶　　段	治疗措施
1	自我生活方式调整
2	专业指导生活方式调整
3	药物降低体质量
4	外科减肥手术
5	手术后综合治疗

营养咨询的目的是在 1 年左右至少降低体质量 >7%（指南推荐 5%～10%）；只有这样才可能有效逆

转 NASH。

（二）合理营养

NAFLD/NASH 患者需将日常饮食热量减少 25% 或缺欠 500～1000 kcal/d，以便持续和逐步降低体质量。推荐通过饮食控制和运动减肥，这可改善 NAFLD/NASH 患者的肝脏功能和肝脏组织结构[96]！！！。但缺乏精心设计评估体质量下降和膳食宏营养素和微营养素组分对肝病组织学和肝病结局影响的研究。推荐优化能量摄入，限制营养素摄入中的脂肪比例！。初步研究提示微营养素和营养补剂作为辅助治疗 NAFLD 的作用，但仍期待大量临床研究验证。

不断增加的证据支持宏营养组分治疗益处，例如增加摄入富含长链 ω-3 脂肪酸、单不饱和脂肪酸（MUFA）和多不饱和脂肪酸（PUFA），降低饱和脂肪酸、碳水化合物摄入，特别是降低胆固醇和果糖饮食对 IR 的影响。另外，因为 NAFLD 是全身代谢障碍的肝脏表现，治疗策略应着力解决 4 个相关主要问题：NAFLD 进展，糖尿病及其并发症，心血管疾病（CVD）和肝癌。因此，改善生活方式是目前治疗上述 4 个医疗问题的主要措施。与极低热卡饮食相比，含不同宏量营养素组分的适度限制热量的饮食可发挥更好的治疗效果。例如地中海式饮食（以橄榄油、坚果、水果、蔬菜、鱼类、乳制品和少量葡萄酒为特色的食谱），减少高糖指数（GI）食品（指富含单糖食物，例如巧克力、糖果、饼干和淀粉类）和含糖软饮料摄入，减少反式 FA 和饱和脂肪膳食与防控 NAFLD 进展、降低糖尿病和 CVD 风险有关。有助于改善 NAFLD 患者的 IR 和肝脏脂肪含量。基于这些研究数据，作者特别推荐上述食谱应包括在 NAFLD 治疗方案中，甚至在获得组织学确诊证据前即可开始实施（表 13-5-2）。需要进一步研究确认特殊营养措施对肝组织学变化的有效性[97]。

表 13-5-2　推荐 NAFLD 患者的营养食谱

推荐膳食	有益	无益
1. 限制膳食热卡（缺欠 500～1000 kcal/d）	蔬菜 3～5 次/天	快餐（尽可能少用）
2. 依照患者参数和代谢障碍状况选择低脂肪（＜30%）或低碳水化合物（＜40%）膳食	半数热卡为全谷类/天	饱食
	水果 2～4 次/天	单热卡食品（蛋糕，饼干，冰淇淋，糖果）
3. 若选择低碳水化合物饮食，应采用 PUFA，MUFA，蛋白质（例如鱼类，家禽，坚果和豆类）替代其热卡	每周食用 4 次坚果	马铃薯片（尽可能少）
	酸奶	马铃薯
4. 若选择低脂饮食，应采用低糖指数食物和蛋白质（例如鱼类，家禽，坚果和豆类）替代其热卡	橄榄油	含糖饮料（尽可能少）
	每周至少食用 2 次鱼油（99g）	未加工肉类（＞300 g/周）
5. 减少反式 FA（＜1%），饱和脂肪酸（＜7%）和胆固醇摄入（＜200 mg/d），特别是高胆固醇血症者	每周食用豆类 4 次	加工肉类（＞2 次/周）
	低脂乳剂	食盐
6. 增加谷类不溶性纤维的摄入（全谷类）（25 g/d）	葡萄酒 <1 小杯/天	脂类饮食
	咖啡	

NASH 肝硬化患者常处于营养不良状态，并增进疾病严重性。特别是维生素和微量矿物质缺乏，例如常见维生素 A、D、B12、B1、B6、叶酸缺乏症（第 38 章）。此外，咖啡摄入量较高人群，不管其咖啡因含量高低均与其肝酶水平较低有关。少量饮酒有助于防治糖尿病和 NAFLD，而过量饮酒肯定对肝脏有害。

（三）运动疗法

公认运动促进健康、减轻 IR、改善代谢状态和功能；有氧运动可能比阻抗训练减少更多的肝脏脂肪[66]。强化锻炼（通过减轻腹部肥胖）常可改善 NAFLD 肥胖患者肝脏生化学指标和脂肪肝。但这类患者通过降低体质量和锻炼难以获得治疗目标。推荐 NAFLD 患者每天早晚各坚持持续半小时以上的体育运动，其运动方式和运动量依照个体身体状态调整。即便是已经发展为 LC，也应适度活动（第9章），因为单纯运动就可以改善 NSFLD 患者的肝脏功能和脂肪变!!。但至今尚无用于防治 NASH 的理想饮食和运动处方。

二、药物治疗

除了运动和饮食调整外，近年来发现了很多药物治疗靶点，聚焦在能量摄入和消耗的动态平衡，从而可能在不远的将来获得有希望的新药[98]。对于肥胖相关性 NAFLD 患者，采用运动，饮食和行为疗法无效时，特别是肝纤维化分期≥F2 的 NASH 患者，应给予试验性药物治疗[99]。虽然病情较轻，但恶化风险较高（如共存糖尿病、MS、持续性 ALT 升高、明显炎症坏死）患者也应考虑预防疾病进展的治疗[2]!!。目前有很多针对肥胖相关性 NASH 组织学的内科治疗方案，包括抗氧化剂，例如维生素 E；胰岛素增敏剂，例如吡格列酮和二甲双胍；降脂药物，例如他汀类；细胞保护剂，例如 UDCA（表13-5-3）[100]。目前尚未明确最佳疗程[2]。尽管经过几十年的临床试验，证据提示并无针对所有 NASH 患者推荐的单一疗法，仅仅维生素 E 治疗非糖尿病性 NASH 患者可能获益[100]。还应注意综合考虑肝病严重程度，共存病和实际治疗过程中的经济负担，不良反应等实施个性化选择药物，并给予适时剂量调整。

（一）胰岛素增敏剂

虽然 NAFLD 患者的主要治疗策略是干预调整生活方式，减少过多热量摄入，提倡科学健康饮食和进行强度更大的体育锻炼。但治疗那些不能、不依从或对上述干预措施无效患者的次要治疗策略包括：采用噻唑啉二酮类或二甲双胍治疗。这是因为 IR 几乎是 NASH 的共性特征，而改善 IR 既可改善代谢紊乱，又可能减轻 NASH 疾病谱。因此，靶向降低 IR 是控制本病的策略，也可能是治疗 NAFLD 最好的药物选择。

1. 二甲双胍　二甲双胍作为一种一线治疗 T2D 的药物已经广泛用于临床实践超过50年。二甲双胍通过降低肝脏糖原异生，刺激骨骼肌摄取葡萄糖和增加脂肪组织脂肪酸氧化降低血糖。其最终效应是改善外周胰岛素敏感性。改善肝脏生化代谢异常，降低氨基转移酶和减轻脂肪肝。但仅仅少数成人和儿童采用二甲双胍治疗 NAFLD 的临床研究提示肝脏脂肪变和炎症坏死改善，并且对组织学数据改善程度有限[101]；仅仅呈现暂时性疗效。大多数研究显示无效。近来的一项系统综述结论反而显示二甲双胍对肝脏组织学有负效应[102]。因此，美国 NAFLD 指南并不支持采用二甲双胍治疗成人 NAFLD[100]。然而，二甲双胍的潜在效应必须综合考虑到肝外脂肪组织。二甲双胍能够显著降低动脉硬度（全身动脉硬化指标），这与血清脂联素水平变化有关，而 NAFLD 患者的动脉硬化可能与肝功能障碍相关。一项回顾性研究显示，NAFLD 进展为 LC 后持续应用二甲双胍可使其死亡风险降低57%，若无特殊禁忌，可持续应用二甲双胍治疗伴有 LC 的糖尿病患者。另外，二甲双胍具有抗癌特性，并且正在研究其预防原发性癌肿的作用。综上所述，需要重新评估二甲双胍治疗 NAFLD 的综合效应。鉴于二甲双胍对肝脏组织学没有明显效果，不推荐它作为 NASH 患者的特异性治疗措施!!。

2. 噻唑烷二酮类　噻唑烷二酮类（TZDs）药物（曲格列酮，罗格列酮和吡格列酮）是过氧化物酶体增生物激活受体-γ（PPAR-γ）激动剂，可通过上调特异性蛋白激酶改善脂肪细胞和骨骼肌对胰岛素的敏感性，降低脂肪酸的合成。PPARs 主要在脂肪组织表达，但也存在于骨骼肌、肝脏、胰腺、心脏和脾脏。TZDs 对 IR 状态和 T2D 具有显著胰岛素增敏效应，并且对脂肪肝和 NASH 也有同样效应[103]。近有学者提出胰岛素增敏剂联合保肝、抗炎、抗纤维化药物是当前治疗 NASH 很有前景的方略[104]。

TZDs 治疗 NAFLD 受试者可能是最好的药物选择。TZDs 可通过脂连素介导的胰岛素增敏和肝脏脂肪酸代谢效应使肝脏组织学改善。较大样本的 RCT 显示吡格列酮对肝脏组织学疗效益处，虽然对纤维化治疗优势很局限[105-106]。研究显示罗格列酮仅仅对脂肪变和降低肝酶水平有效，对炎症坏死和纤维化无效[107]。持续应用 TZDs 并未进一步改善肝脏组织学[108]，并且在停药后这种改善消失（表 13-5-3）[109]。

研究证实胰岛素增敏剂（特别是 TZDs）的疗效严格依赖胰岛素敏感性。吡格列酮和罗格列酮均可作为 NASH 患者潜在治疗选择。然而，由于 NAFLD 是一种持续几十年的慢性疾病，因此有必要长期药物治疗。近年来采用 TZDs 完成的试验疗程无一超过一年，此外，尚不清楚 TZDs 的长期安全性。应用曲格列酮治疗与体质量增加有关，这归咎于脂肪组织量增加。尽管采用 TZDs 短期治疗研究的结果令人鼓舞，对于非糖尿病性 NAFLD 患者不推荐应用此类药物。一些指南推荐伴有 IR 的 NASH 患者应用吡格列酮！！！对成人进展性肝纤维化患者，不论是否合并 IR，可将吡格列酮或维生素 E 列为二线或三线治疗用药[8]。

（二）维生素 E

采用抗氧化剂治疗目的是降低氧化应激。维生素 E 是临床应用最广的抗氧化剂。然而，确诊 NASH 需要临床病理学诊断，任何有说服力的严密试验均需要肝活检判断治疗应答。近年来大样本多中心的成人研究显示补充维生素 E 获益。较早进行的 TONIC 试验[106]确认了 NASH 随机对照试验发现的维生素 E 治疗成人 NASH 的疗效。这些研究连续入组 247 例年龄≥18 岁肝活检证实的 NASH（不仅是 NAFLD）患者，观察比较吡格列酮或维生素 E 与安慰剂疗效。维生素 E，800IU/d，主要终点是 NAFLD 活动度评分改善≥2 分，无纤维化恶化，并且肝细胞损害至少降低 1 分。多中心随机对照试验[110]：对肝活检证实的 8~17 岁 NAFLD 儿童（血清 ALT>60IU/L）采用维生素 E 或二甲双胍与安慰剂比较。持续治疗 96 周。排除了儿童 LC 和糖尿病。所选择的主要治疗终点是持续性血清 ALT 改善。研究设计者认为此终点劣于成人次要终点。值得称赞的是，在 173 例病儿中有 149 例病儿与其家长一致接受经皮穿刺肝活检评估治疗终点。这些患者采用维生素 E（400IU，每日两次口服）与安慰剂比较，NASH 病理学家肝活检病理读片，采用合意方式证实 NASH 消退，NAFLD 活动度评分降低和肝细胞损伤评分降低具有统计学显著性变化（分别为 p=0.006，p=0.02 和 p=0.006）。但纤维化没有显著性改善，也未改善 MBI 和 IR[111]。虽然本次研究认为尚未达到主要治疗终点：治疗组在获得持续 ALT 降低方面优于安慰剂组，但值得注意的是获得了组织学终点。

上述研究均证实采用维生素 E 800IU/d 治疗儿童，青少年和成人 NASH 患者，能够获得肝活检证实的组织学显著改善。采用维生素 E 每天 400~1200IU/d 单药或联合 UDCA 治疗，能够降低血清氨基转移酶和 ALP，改善 NASH、脂肪变和肝小叶炎症，但纤维化评分无改善（仅仅采用维生素 C 获得改善）[112]。近来美国指南[100]推荐维生素 E（800IU/d）治疗组织学证实的非糖尿病成人 NASH 患者。但临床研究结果尚存争议，并非每一位采用维生素 E 治疗的患者均可获益。进一步探讨谁会获益和获益的原因很重要。应采用具有重要临床意义的组织学终点，尝试将其炎症，肝细胞损伤和纤维化最小化[113]。综上所述，维生素 E 可提高 NASH 患者肝脏生化学和组织学参数，推荐维生素 E 治疗 NASH 患者！！！。

（三）处于初始研究阶段的其他药物

1. 他汀类 降脂药物已经被建议治疗 NAFLD 伴有血脂异常患者；其临床益处反映在观察到的脂蛋白谱可逆性变化[114]，以剂量依赖性方式有效降低 NAFLD 患者的血清胆固醇水平，减轻 NAFLD 患者的主要死因（CVD 风险）和控制 NAFLD 发病机制中的炎症反应[114]。

他汀类药物能够改善 NAFLD 患者的肝酶水平，并无肝毒性风险[115]。迄今为止获得的肝组织学研究数据很少；仅仅有小样本 RCT 治疗后肝组织学结果，采用辛伐他汀治疗 1 年无显著效果[116]。匹伐他汀并未改善肝脏脂肪变严重程度，然而阿托伐他汀能够改善脂肪变，但对纤维化无效[116]。

依泽替米贝是选择性抑制胆固醇吸收类药物，治疗肝病患者无任何限制。NAFLD 或 NASH 受试者采用依泽替米贝治疗后肝酶水平降低和炎症缓解[117]；少数报道肝组织弹性、脂肪变性、气球样变和 NAFLD 活动度评分也获改善。但最新的一项随机试验结果显示其并不能显著减少肝脂肪含量。仍然需要更多的研究数据验证对患者肝纤维化的疗效。总体来说他汀类药物治疗 NAFLD/NASH 患者相对安全、获益大于风险；几项国际 RCT 结果显示他汀类药物可用于治疗 NAFLD 的血脂异常，并可减少并发 CVD 风险[118]。推荐伴有高胆固醇血症的 NAFLD/NASH 患者应用他汀类药物治疗!! 。

2. 贝特类　贝特类（非诺贝特，苯扎贝特，吉非贝齐）通过结合、并激活 PPAR-α 有效降低血清甘油三酯和适度提高高密度脂蛋白。非诺贝特是临床常用的治疗高甘油三酯血症的药物；能够提高 NAFLD 患者涉及脂质过氧化代谢酶表达，并降低肝脏脂质过氧化物含量[119]。贝特类治疗 NAFLD 可能有效，至少改善受试者空腹高甘油三酯血症，预防肝内脂质蓄积、NASH 和纤维化进展。

3. 多不饱和脂肪酸类　有一些证据显示减少 n-3 脂肪酸的摄入可能在 NAFLD 发病机制中发挥作用（改善脂代谢紊乱），凸显潜在治疗靶点。人类可从鱼油、坚果、杏仁等天然食物中很便利的获取 n-3 PUFA，直接减少肝脏脂肪，减轻炎症和肝细胞损伤。NAFLD 患者食补长链 n-3 PUFAs 似乎能够安全的减轻肝脏脂肪变[120]。荟萃分析 7 项采用 PUFA 治疗 NAFLD 患者的研究显示，有 6 项研究证明有统计学意义的疗效，其中 2 项研究显示显著改善血清 ALT 水平（但 AST 无变化）。5 项研究显示补充 n-3 PUFA 肝脏脂肪变获得改善。85% 的患者肝纤维化，肝细胞气球样变和肝小叶炎症获得改善[121-122]。乙基 - 二十碳五烯酸是一种合成的 PUFA，可治疗高甘油三酯血症。另有报道二十二碳六烯酸联合二十碳五烯酸可降低 NAFLD 患者肝脂肪含量。

4. 奥利司他　能够可逆性抑制胃和胰脂肪酶，阻抑消化道甘油三酯吸收率近 30%。非对照研究显示奥利司他能够降低 AST/ALT 值、胆固醇和甘油三酯水平，且改善肝脏脂肪变、炎症和纤维化级别。但两项较小样本的临床试验采用奥利司他治疗 NAFLD 患者无效[123]。另有研究显示 NASH 患者仅在显著体质量下降，强化生活方式调整情况下采用奥利司他治疗可能有效[124]。

5. 己酮可可碱（PTX）　一种非选择性磷酸二酯酶抑制剂，具有公认的改善血液流变学和抗炎特性；它充当自由基清道夫角色，并减轻凋亡。可改善肝脏生化学指标，但其不良反应发生率较高（特别是恶心）。采用 PTX 治疗 NASH 超过 1 年与安慰剂比较获得有统计学意义的 ALT 改善率≥30%，但对 AST 未能显示如此效果[125]。一项系统综述包括 6 项临床试验，PTX 治疗剂量 800～1600mg/d，疗程 3～6 个月，获得肝酶水平改善；并且随访 12 个月后肝组织学改善[126]。其改善肝纤维化疗效可能是氧化脂质产物减少的结果。推荐 NASH 患者应用 PTX 治疗!!! 。

6. 水飞蓟宾　一种强力抗氧化剂，具有调节炎症和纤维生成作用。水飞蓟宾治疗 NASH 动物模型显示缓解肝损害和糖尿病。显示 IR 改善和肝酶水平降低，肝脏和心肌损害减轻。考虑到水飞蓟宾的良好耐受性及其初步疗效，值得进一步研究确认。

7. 熊去氧胆酸（UDCA）　现已经用于治疗很多肝病，并且能够促进肝酶水平改善，UDCA〔12～15 mg/（kg·d）〕并未持续改善 NASH 患者的生化学和组织学，因此它对脂肪肝的疗效尚未被确认；但其联合维生素 E 治疗时可能有效。考虑到目前疗效循证力度不够，不推荐应用常规剂量的 UDCA 治疗 NAFLD 或 NASH!! 。

8. 奥贝胆酸　可增加胰岛素敏感性，近来有研究对 283 例 NASH 患者随机分为奥贝胆酸（25mg/d）组或安慰剂组，疗程 72 周；结果 NAFLD 活动评分增加（＞2 分）者分别为 46% 和 21%（P＜0.001）。但相关胆固醇指标改善并不理想。奥贝胆酸可改善 NASH 患者肝脂肪变、小叶性肝炎和纤维化，但有皮肤瘙痒和诱发血脂紊乱等不良反应[66]。需要进一步阐明这种组织学短期改善能否减慢 LC 的进展速度。Safadi

等[127]报道，NAFLD 患者口服脂肪酸 – 胆酸偶合物 Aramchol 三个月安全性良好，可改善代谢、明显降低肝脏脂肪含量。

9. 甜菜碱　对肝脏功能缺乏明显疗效，不推荐将它作为一种 NASH 患者的特异性疗法！！。

10. 胰高糖素样肽 1（GLP-1）类似物及其受体激动剂　例如利拉鲁肽、艾塞那肽，因其葡萄糖浓度依赖性促进胰岛素分泌，降低胰高血糖素分泌，降低体质量，保护胰岛 β-细胞，日益成为 T2D 患者治疗的优先选择，其治疗 NAFLD 也成为新近研究热点[128]。

11. PDE4 抑制剂　尽管选择性 PDE4 抑制剂具有特别吸引力的抗炎作用机制，并且临床应用安全，但 RCT 研究显示对于降低 NASH 患者肝脏炎症坏死标志物（ALT 等）无效。仍然需要更多治疗 NASH 的相关基础和临床研究[129]。

正在研究中的治疗药物还包括重组人瘦素；类高血糖素蛋白-1-受体拮抗剂，均可促进胰岛素分泌；L-肉碱，可调节磷脂膜中的脂肪酸转化；ω-3 脂肪酸，可改变肝脏基因表达，使脂肪氧化超过脂肪生成；普罗布可，一种降血脂药物；氯沙坦，一种血管紧张素拮抗剂。但近来的随机研究认为这些药物无一具有显著性益处[130]。

尽管上述不少有前景的药物被试用于 NASH 患者（表 13-5-3），但均未被证实对 50% 以上的患者有效，并且无一被美国 FDA 批准用于治疗 NASH[66]。然而，一般性共识是需要给予个性化选择适宜药物治疗，重要的是应持续研究临床治疗终点（即 NASH 改善或消退），无纤维化进展及/或脂肪变的改善（定量评估）和肝酶水平持续正常[131]。此外，何时启动药物治疗，疗程多长，如何降低疾病负担等仍然需要进一步研究。

表 13-5-3　NASH 患者治疗推荐意见[132]

治疗药物	组织学改善	肝　　酶	纤维化影响	推荐意见
二甲双胍	争议	争议改善	不详	不推荐
罗格列酮	争议	改善	不详	不推荐
吡格列酮	争议	争议	无	仅治疗 NASH 合并糖尿病患者
维生素 E	改善	改善	无	治疗组织学证实的非糖尿病 NASH 患者
他汀类	不详	不详	不详	仅治疗 NASH 伴高脂血症患者
己酮可可碱	改善	争议	改善	推荐治疗 NASH
奥利司他	无	体质量下降者可能获改善	不详	不推荐单纯治疗 NASH
UDCA	无改善	争议	无	不推荐

近年来研究显示维生素 D 与 NAFLD 呈负相关，并且其体内维生素 D 含量低于健康对照组[133]；补充维生素 D 可能具有改善 NAFLD 的作用。

与肥胖症 NASH 患者比较，瘦人 NASH 患者不容易发生进展性肝纤维化，并且 LC 患病率较低。可采用无创方法评估，明确 NASH 或肝纤维化患者亦应改变生活方式，控制体质量增长并适当减少腰围也是重要治疗措施。少数患者可能需要药物治疗。

三、肥胖的外科治疗

病态肥胖（BMI ≥ 35 kg/m^2）NASH 患者的生活方式干预效果并不理想。对于肝活检证实为 NASH 的肥胖（BMI≥40 kg/m² 或 BMI > 35 kg/m² 伴肥胖相关疾病）患者，上述治疗失败后可考虑减肥手术[66]。3 个最广泛应用的腹腔镜治疗模式是 Roux-en-Y 胃旁路术（RYGB），可调胃束带术（LAGB）和垂直袖状胃改形术（SG），各有优缺点[134]。减肥手术通过减小胃容量或食物经旁路流入小肠，的确能够诱导患者早饱而减肥。RYGB 和 SG 通过减少饥饿感、增加饱腹感、改变饮食嗜好及增加进食相关的能量消耗来减肥，而 LAGB 则可能通过迷走神经介导减少饥饿感而起效。目前认为：减肥手术是减肥和长期维持体质量最有效的治疗方法；不但导致体质量显著下降，而且肝组织学、高脂血症和糖尿病改善[134]。因此，肥胖亚型患者采用外科治疗是一种重要治疗选择[135-136]。

近期包括 15 项 766 例配对肝活检证实的外科减肥手术患者的荟萃分析显示，术后患者脂肪肝，脂肪性肝炎和纤维化改善率分别为 92%，81% 和 65%；并且 69% 的 NASH 患者获得完全消退[137]。另有研究显示胃旁路术可改善 NASH[138-140]。对于 LC 和 PHT 患者最好的手术模式是 SG，虽然伴有 GVB 风险，因为部分胃被切除[133]。因此，在 LT 前、LT 过程中和 LT 后感兴趣的减肥手术模式是 SG。Lin 等[141]综述了26 例 LT 前接受腹腔镜 SG 患者，其并发症发生率为 23%，无围手术期死亡病例，且获得极佳的体质量减轻效果，最终 LT 率为 31%。

很少有文献评估 LC 患者减肥手术安全性。无进展性肝纤维化的 NASH 患者并未增加减肥手术风险[142]。Wu 等[133]从 3 项研究总数 44 例 CTP A 和 B 级 LC（1/3 出乎意料）接受减肥手术患者中收集数据，大多数患者接受 RYGB，其并发症发生率为 32%，1 例患者死亡。Heimbach 等[143]观察 7 例 LT 联合SG，其中 2 例出现并发症，无死亡病例或移植物失功能，术后均伴有显著性体重下降。迄今为止，仍然缺乏 RCT，因此，难能准确评估减肥手术作为 NASH 患者一种治疗方法的益处和损害[144]。但现有报道的大多数患者长期体重下降，并且肥胖相关性 NAFLD 消退[145]。综合分析现有证据减肥手术对改善肝脂肪变和 NASH 有效！！，但应早期进行，NAFLD 相关 DC 是外科减肥手术的禁忌证[10]。

四、并发症治疗

NASH 导致的 LC 并发症与其他类型 LC 并发症的治疗方案相似（第 21~40 章）。

五、肝移植（LT）

近年来 NASH 相关 LC 占美国 LT 最常见适应证的第三位[146]。另外，有足够证据显示 NASH 导致的隐源性 LC 占美国 LT 的 7%~14%[147]。推荐晚期 NASH 肝衰竭患者接受 LT，因为 LT 后患者的总生存期与其他肝病相关肝衰竭患者 LT 后的总生存期大致近似！！（第 43 章）。一些 NAFLD 患者很可能伴有代谢综合征和慢性酗酒作为发展为 LC 的辅因子，应给予仔细评估，因为这些辅因子可能增加外科并发症风险[148]。特别是肥胖、高血压病、糖尿病和血脂异常需要在 LT 前期给予关注或筛检，这些因素可能使 LT 受者病情恶化！[149]。相关代谢综合征共存病使得很多候选 LT 的 NASH 患者排除在 LT 之外。特别是病态肥胖可能是 LT 的限制因素，因为他增加感染并发症及延长入住 ICU 和住院期[150]。

对于 LT 后持续高脂血症患者应考虑药物治疗。这类患者对他汀类药物耐受性良好[151]，是胆固醇和甘油三酯均升高 LT 患者适宜的一线药物。他汀类药物常规用于实质性器官移植受者几十年，并且其耐受性良好。普伐他汀是治疗移植受者研究最多的药物，并且伴有优化代谢的理论基础，其代谢并不需要细胞色素 P450 酶系统。其他他汀类药物（阿托伐他汀、辛伐他汀、洛伐他汀、西立伐他汀和氟伐他汀）也常常用于移植患者。有报道在他汀类药物治疗期间可少量降低环孢素和他克莫司（TAC）剂量。LT 后高胆固醇血症患者适宜的初始他汀类药物剂量为：辛伐他汀（40 mg/d），阿托伐他汀（40mg/d），或普伐他汀（20 mg/d），并且联合疗（例如富含 ω-3 脂肪酸、水果、蔬菜和饮食纤维素食物）可增效。

LT 后常见单一高甘油三酯血症，并且可能对鱼肝油（ω-3 脂肪酸）治疗获得应答，具有极好的安全性和极轻的药物间相互作用[152]。其初始剂量为 1000 mg，每天二次，每天总量可增加至 4000 mg，最好分剂给予。鱼肝油剂量超过 4000 mg 可能具有抗血小板效应，并且可能增加出血风险。一些采用鱼肝油治疗患者可能出现 LDL 水平升高。高甘油三酯血症患者备择药物包括贝特类（吉非贝齐、氯贝丁酯、非诺贝特），一般均耐受良好，但偶尔并发肌炎，特别是在联合他汀类药物时。

总之，脂肪性肝病是全球第一大慢性肝病，其患病率持续增加。不应认为单纯脂肪肝是一种良性肝病，部分患者可进展为 NASH 和 LC，其肝外表现复杂多变，并且 NAFLD 与其肝外病变间相互影响、促进。至今尚无满意的无创诊断 NASH 和肝纤维化方法。肥胖型 NASH 患者的主要治疗措施仍然是降低体质量和改变生活方式。很多治疗性新药仍在探索中，应强化多学科协作研究。

参考文献

［1］Ludwig, J., Viggiano, T. R., McGill, D. B., et al. Nonalcoholic steatohepatitis：Majo Clinic experiences with a hitherto unnamed disease. Majo Clin. Proc，1980，55：434－438.

［2］European Association for the Study of the Liver（EASL）；European Association for the Study of Diabetes（EASD）；European Association for the Study of Obesity（EASO）. EASL-EASD-EASO clinical practice guidelines for the management of nonalcoholic fatty liver disease. J Hepatol，2016，S0168－8278（15）：00734－00735.

［3］Rector RS, Thyfault JP. Does physical inactivity cause nonalcoholic fatty liver disease？J Appl Physiol，2011，111：1828－35.

［4］Centis E，Marzocchi R，Suppini A，et al. The role of lifestyle change in the prevention and treatment of NAFLD. Curr Pharm Des，2013，19（29）：5270－5279.

［5］Hassan K，Bhalla V，El R Eegal ME，et al. Nonalcoholic fatty liver disease：a comprehensive review of a growing epidemic. World J Gastroenterol，2014，20：12082－12101.

［6］Afzali A，Berry K，Ioannou GN. Excellent posttransplant survival for patients with nonalcoholic steatohepatitis in the United States. Liver Transpl，2012，18（1）：29－37.

［7］Friedman LS. Surgery in the patient with liver disease. Trans Am Clin Climatol Assoc，2010，121：192－204.

［8］Liu T，Zhang L，Fan JG，et al. An excerpt of non-alcoholic fatty liver disease（NAFLD）：assessment and management（NICE guidelines in 2016）［J］. J clin hepatol，2016，32（11）：2036－2038.

［9］Coulon S，Francque S，Colle I，et al. Evaluation of inflammatory and angiogenic factors in patients with non-alcoholic fatty liver disease. Cytokine，2012，59（2）：442－449.

［10］LABRECQUE DR，ABBAS Z，ANANIA F，et al. World gastroenterology organization global guidelines：nonalcoholic fatty liver disease and nonalcoholic steatohepatitis［J］，J Clin Gastroenterol，2014，48（6）：467－473.

［11］Younossi ZM，Stepanova M，Rafiq N，et al. Pathologic criteria for nonalcoholic steatohepatitis：interprotocol agreement and ability to predict liver-related mortality. Hepatology，2011，53（6）：1874－82.

［12］Welsh JA，Karpen S，Vos MB. Increasing Prevalence of nonalcoholic fatty liver disease among United States adolescents，1988－1994 to 2007－2010. J Pediatr，2013，162（3）：496－500. e1.

［13］Wong VW，Wong GL，Yeung DK，et al. Incidence of non-alcoholic fatty liver disease in Hong Kong：a population study with paired protonmagnetic resonance spectroscopy［J］. J Hepatol，2015，62（1）：182－189.

［14］WANG FS，FAN JG，ZHANG Z，et al. The global burden of liver disease：the major impact of china［J］，Hepatology，2014，60（6）：2099－2108.

［15］Angulo P. Nonalcoholic fatty liver disease. N Engl J Med，2002，346：1221－1231.

［16］MOUZAKI M，COMELLI EM，ARENDT BM，et al. Intestinal microbiota in patients with nonalcoholic fatty liver disease

[J]. Hepatology, 2013, 58 (1): 120 – 127.

[17] Duseja A, Das R, Nanda M, et al. Nonalcoholic steatohepatitis in Asian Indians is neither associated with iron overload nor with HFE gene mutations. World J Gastroenterol, 2005, 11: 393 – 395.

[18] Duseja A, Aggarwal R. APOC3 and PNPLA3 in non-alcoholic fatty liver disease: need to clear the air. J Gastroenterol Hepatol, 2012, 27: 848 – 851.

[19] Valenti L, Nobili V, Al-Serri A, et al. The APOC3 T-455C and C-482T promoter region polymorphisms are not associated with the severity of liver damage independently of PNPLA3 I148M genotype in patients with nonalcoholic fatty liver. J Hepatol, 2011, 55 (6): 1409 – 1414.

[20] Hernaez R. Genetic factors associated with the presence and progression of nonalcoholic fatty liver disease: a narrative review. Gastroenterol Hepatol, 2012, 35 (1): 32 – 41.

[21] Zain SM, Mohamed Z, Mahadeva S, et al. Impact of leptin receptor gene variants on risk of non-alcoholic fatty liver disease and its interaction with adiponutrin gene. J Gastroenterol Hepatol, 2013, 28 (5): 873 – 879.

[22] Adler M, Schaffner F Fatty liver hepatitis and cirrhosis in obese patients. Amer J Med, 1979, 67: 811 – 816.

[23] Bacon BR, Farahvash MJ, Janney CG, et al. Nonalcoholic steatohepatitis: an expanded clinical entity. Gastroenterology, 1994, 107: 1103 – 1109.

[24] Tuyama AC, Chang CY. Non-alcoholic fatty liver disease. J Diabetes, 2012, 4: 266 – 280.

[25] McCullough AJ. Pathophysiology of nonalcoholic steatohepatitis. J Clin Gastroenterol, 2006, 40: 1: S17 – S29.

[26] Marchesini G, Brizi M, Bianchi G, et al. Nonalcoholic fatty liver disease: a feature of the metabolic syndrome. Diabetes, 2001, 50: 1844 – 1850.

[27] Patton HM, Lavine JE, Van Natta ML, et al. Clinical correlates of histopathology in pediatric nonalcoholic steatohepatitis (NASH). Gastroenterology, 2008, 135: 1961 – 1971.

[28] Day CP, James OF. Steatohepatitis: a tale of two "hits"? Gastroenterology, 1998, 114: 842 – 845.

[29] Dowman JK, Tomlinson JW, Newsome PN. Pathogenesis of non-alcoholic fatty liver disease. QJM, 2010, 103: 71 – 83.

[30] Zhu L, Baker SS, Gill C, et al. Characterization of gut microbiomes in nonalcoholic steatohepatitis (NASH) patients: a connection between endogenous alcohol and NASH. Hepatology, 2013, 57: 601 – 609.

[31] Rana D, Duseja A, Dhiman RK, et al. Maturation defective myeloid dendritic cells in nonalcoholic fatty liver disease patients release inflammatory cytokines in response to endotoxin. Hepatol Int, 2013, 7: 562 – 569.

[32] Lonardo A, Sookoian S, Chonchol M, et al. Cardiovascular and systemic risk in nonalcoholic fatty liver disease-atherosclerosis as a major player in the natural course of NAFLD. Curr Pharm Des, 2013, 19: 5177 – 5192.

[33] Musso G, Cassader M, De Michieli F, et al. Nonalcoholic steatohepatitis versus steatosis: adipose tissue insulin resistance and dysfunctional response to fat ingestion predict liver injury and altered glucose and lipoprotein metabolism. Hepatology, 2012, 56: 933 – 942.

[34] NASCIMBENI F, PAIS R, BELLEN-TANI S, et al. From NAFLD in clinical practice to answers from guidelines [J]. JHepatol, 2013, 59 (4): 859 – 871.

[35] ARTAZA JN, NORRIS KC. Vitamin D reduces the expression of collagen and key profibrotic factors by inducing an antifibrotic phenotype in mesenchymal multipotent cells [J]. Endocrinol, 2009, 200 (2): 207 – 221.

[36] Wieckowska A, Zein NN, Yerian LM, et al. In vivo assessment of liver cell apoptosis as a novel biomarker of disease severity in nonalcoholic fatty liver disease. Hepatology, 2006, 44: 27 – 33.

[37] Feldstein AE, Canbay A, Angulo P, et al. Hepatocyte apoptosis and fas expression are prominent features of human nonalcoholic steatohepatitis. Gastroenterology, 2003, 125: 437 – 443.

[38] Feldstein AE, Canbay A, Guicciardi ME, et al. Diet associated hepatic steatosis sensitizes to Fas mediated liver injury in mice. J Hepatol, 2003, 39: 978 – 983.

［39］Teli MR，James OF，Burt AD，et al. The natural history of nonalcoholic fatty liver：a follow-up study. Hepatology，1995，22：1714－1719

［40］Fuchs CD，Claudel T，Kumari P，et al. Absence of adipose triglyceride lipase protects from hepatic endoplasmic reticulum stress in mice. Hepatology，2012，56（1）：270－280.

［41］Targher G，Mantovani A，Pichiri I，et al. Nonalcoholic fatty liver disease is independently associated with an increased incidence of chronic kidney disease in patients wity type 1 diabetes［J］. Diabetes Care，2014，37（6）：1729－1736.

［42］Gentile CL，Nivala AM，Gonzales JC，et al. Experimental evidence for therapeutic potential of taurine in the treatment of nonalcoholic fatty liver disease. Am J Physiol Regul Integr Comp Physiol，2011，301（6）：R1710－1722.

［43］White DL，Kanwal F，EL-Serag HB. Association between nonalcoholic fatty liver disease and risk for hepatocellular cancer，based on systematic review［J］. Clin Gastroenterol Hepatol，2012，10（12）：1342－1359.

［44］Matteoni CA，Younossi ZM，Gramlich T，et al. Nonalcoholic fatty liver disease：a spectrum of clinical and pathological severity. Gastroenterology，1999，116：1413－1419.

［45］Adams LA，Lymp JF，Sauver SJ，et al. The natural history of nonalcoholic fatty liver disease：a population-based cohort study. Gastroenterology，2005，129：113－121.

［46］Day CP. The potential role of genes in nonalcoholic fatty liver disease. Clin Liver Dis，2004，8：673－691.

［47］El-Serag HB，Tran T，Everhart JE. Diabetes increases the risk of chronic liver disease and hepatocellular carcinoma. Gastroenterology，2004，126：460－468.

［48］Feldstein AE，Charatcharoenwitthaya P，Treeprasertsuk S，et al. The natural history of nonalcoholic fatty liver disease in children：a follow-up study for up to 20 years. Gut，2008，58：1538－1544.

［49］Schwimmer JB，Pardee PE，Lavine JE，et al. Cardiovascular risk factors and the metabolic syndrome in pediatric nonalcoholic fatty liver disease. Circulation，2008，118：277－283.

［50］Lavine JE. Vitamin E treatment of nonalcoholic steatohepatitis in children：a pilot study. J. Pediatr，2000，136：734－738.

［51］Schwimmer JB，Middleton M，Deutsch R，et al. A Phase 2 clinical trial of metformin as a treatment for non-diabetic pediatric nonalcoholic steatohepatitis. Aliment Pharmacol. Ther，2005，21：871－879.

［52］Dohil R，Schmeltzer S，Cabrera B，et al. Pilot study：enteric-coated cysteamine for the treatment of pediatric nonalcoholic fatty liver disease. Aliment Pharmacol. Ther，2011，33：1036－1044.

［53］Nobili V，Manco M，Devito R，et al. Lifestyle intervention and antioxidant herapy in children with nonalcoholic fatty liver disease：a randomized，controlled trial. Hepatology，2008，48：119－128.

［54］Caldwell SH，Oelsner DH，Iezzoni JC，et al. Cryptogenic cirrhosis：clinical characterization and risk factors for underlying disease. Hepatology，1999，29：664－669.

［55］Nair S，Mason A，Eason J，et al Is obesity an independent risk factor for hepatocellular carcinoma in cirrhosis？Hepatology，2005，36：150－155.

［56］Poonawala A，Nair SP，Thuluvath PJ. Prevalence of obesity and diabetes mellitus in patients with cryptogenic cirrhosis：a case-control study. Hepatology，2000，32：689－692.

［57］Zelber-Sagi S，Nitzan-Kaluski D，Halpern Z，et al. NAFLD and hyperinsulinemia are major determinants of serum ferritin levels. J Hepatol，2007，46：700－707.

［58］Poynard T，Ratziu V，Naveau S，et al. The diagnostic value of biomarkers（SteatoTest）for the prediction of liver steatosis. Comp Hepatol，2005，4：10.

［59］Ratziu V，Massard J，Charlotte F，et al. Diagnostic value of biochemical markers（FibroTest-FibroSURE）for the prediction of liver fibrosis in patients with non-alcoholic fatty liver disease. BMC Gastroenterol，2006，6：6.

［60］Angulo P，Hui JM，Marchesini G，et al. The NAFLD fibrosis score：a noninvasive system that identifies liver fibrosis in patients with NAFLD. Hepatology，2007，45：846－854.

[61] Palekar NA, Naus R, Larson SP, et al. Clinical model for distinguishing nonalcoholic steatohepatitis from simple steatosis in patients with nonalcoholic fatty liver disease. Liver Int, 2006, 26：151-156.

[62] Haukeland JW, Damås JK, Konopski Z, et al. Systemic inflammation in nonalcoholic fatty liver disease is characterized by elevated levels of CCL2. J Hepatol, 2006, 44：1167-1174.

[63] Suzuki A, Angulo P, Lymp J, et al. Hyaluronic acid, an accurate serum marker for severe hepatic fibrosis in patients with non-alcoholic fatty liver disease. Liver Int, 2005, 25：779-786.

[64] Abiru S, Migita K, Maeda Y, et al. Serum cytokine and soluble cytokine receptor levels in patients with non-alcoholic steatohepatitis. Liver Int, 2006, 26：39-45.

[65] Chen J, Zhu Y, Zheng Q, et al. Serum cytokeratin-18 in the diagnosis of non-alcoholic steatohepatitis：a meta-analysis [J], Hepatol Res, 2014, 44 (8)：854-862.

[66] Rinella ME, Nonalcoholic fatty liver disease：a systematic review [J]. JAMA, 2015, 131 (22)：2263-2273.

[67] Dasarathy S, Dasarathy J, Khiyami A, et al. Validity of real time ultrasound in the diagnosis of hepatic steatosis：a prospective study. J Hepatol, 2009, 51：1061-1067.

[68] Shannon A, Alkhouri N, Carter-Kent C, et al. Ultrasonographic Quantitative Estimation of Hepatic Steatosis in Children with Nonalcoholic Fatty Liver Disease (NAFLD)：A Prospective Study. J Pediatr Gastroenterol Nutr, 2011, 53 (2)：190-195.

[69] CHAN WK, NIK MUSTAPHA NR, MAHADEVA S. Controlled attenuation parameter for the detection and quantification of hepatic steatosis in non-alcoholic fatty liver disease [J]. J GastroenterolHepatol, 2014, 29 (7)：1470-1476.

[70] Machado MV, Corlez-Pinto H. Non-invasive diagnosis of non-alcololic fatty liver disease. A critical appraisal [J]. J Hepatol, 2013, 58 (5)：1007-1019.

[71] Wieckowska A, McCullough AJ, Feldstein AE. Noninvasive diagnosis and monitoring of nonalcoholic steatohepatitis：present and future. Hepatology, 2007, 46：582-589.

[72] Ploeg RJ, D'Alessandro AM, Knechtle SJ, et al. Risk factors for primary dysfunction after liver transplantation—a multivariate analysis. Transplantation, 1993, 55：807-813.

[73] Brunt EM, Janney CG, Di Bisceglie AM, et al. Nonalcoholic steatohepatitis：a proposal for grading and staging the histological lesions. Am J Gastroenterol, 1999, 94：2467-2474.

[74] Kleiner DE, Brunt EM, Van Natta M, et al. Design and validation of a histological scoring system for nonalcoholic fatty liver disease. Hepatology, 2005, 41：1313-1321.

[75] Ballestri S, Lonardo A, Nascimbeni F, et al. Non-alcoholic fatty liver disease (NAFLD)：a novel cardiovascular risk factor. Intern Emerg Med Suppl, 2012, 7：33-46.

[76] Vodnala D, Rubenfire M, Brook RD. Secondary causes of dyslipidemia. Am J Cardiol, 2012, 1110：823-825.

[77] Risti_c-Medi_c D, Taki_c M, Vu_ci_c V, et al. Abnormalities in the serum phospholipids fatty acid profile in patients with alcoholic liver cirrhosis-a pilot study. J Clin Biochem Nutr, 2013, 53：49-54.

[78] Liu PT, Hwang AC, Chen JD. Combined effects of hepatitis B virus infection and elevated alanine aminotransferase levels on dyslipidemia. Metabolism, 2013, 62：220-225.

[79] Hsu CS, Liu CH, Wang CC, et al. Impact of hepatitis B virus infection on metabolic profiles and modifying factors. J Viral Hepat, 2012, 19：e48-57.

[80] Wong VW, Wong GL, Chu WC, et al. Hepatitis B virus infection and fatty liver in the general population. J Hepatol, 2012, 56：533-540.

[81] Machado MV, Oliveira AG, Cortez-Pinto H. Hepatic steatosis in hepatitis B virus infected patients：meta-analysis of risk factors and comparison with hepatitis C infected patients. J Gastroenterol Hepatol, 2011, 26：1361-1367.

[82] Zignego AL, Gragnani L, Giannini C, et al. The hepatitis C virus infection as a systemic disease. Intern Emerg Med, 2012, 7：S201-208.

［83］ Miyajima I， Kawaguchi T， Fukami A， et al. Chronic HCV infection was associated with severe insulin resistance and mild atherosclerosis： a populationbased study in an HCV hyperendemic area. J Gastroenterol， 2013， 48：93 – 100.

［84］ Varghese JS， Krishnaprasad K， Upadhuyay R， et al. Lipoprotein profile in cirrhosis of liver. Eur J Gastroenterol Hepatol， 2007， 19：521 – 522.

［85］ Kadayifci A， Tan V， Ursell PC， et al. Clinical and pathologic risk factors for atherosclerosis in cirrhosis： a comparison between NASHrelated cirrhosis and cirrhosis due to other aetiologies. J Hepatol， 2008， 49：595 – 599.

［86］ Cash WJ， McCance DR， Young IS， et al. Primary biliary cirrhosis is associated with oxidative stress and endothelial dysfunction but not increased cardiovascular risk. Hepatol Res， 2010， 40：1098 – 1106.

［87］ Alempijevic T， Sokic-Milutinovic A， Pavlovic Markovic A， et al. Assessment of metabolic syndrome in patients with primary biliary cirrhosis. Wien Klin Wochenschr， 2012， 124：251 – 255.

［88］ Jiang JT， Wu CP， Xu N， et al. Mechanisms and significance of lipoprotein （a） in hepatocellular carcinoma. Hepatobiliary Pancreat Dis Int， 2009， 8：25 – 28.

［89］ Sarno G， Mehta RJ， Guardado-Mendoza R， et al. New-onset diabetes mellitus： predictive factors and impact on the outcome of patients undergoing liver transplantation. Curr Diabetes Rev， 2013， 9：78 – 85.

［90］ Thoma C， Day CP， Trenell MI. Lifestyle interventions for the treatment of nonalcoholic fatty liver disease in adults： a systematic review. J Hepatol， 2012， 56：255 – 266.

［91］ Scaglioni F， Marino M， Ciccia S， et al. Short-term multidisciplinary nonpharmacological intervention is effective in reducing liver fat content assessed non-invasively in patients with nonalcoholic fatty liver disease （NAFLD）. Clin Res Hepatol Gastroenterol， 2013， 37：353 – 358.

［92］ Nobili V， Svegliati-Baroni G， Alisi A， et al. A 360-degree overview of paediatric NAFLD： recent insights. J Hepatol， 2013， 58：1218 – 1229.

［93］ Promrat K， Kleiner DE， Niemeier HM， et al. Randomized controlled trial testing the effects of weight loss on nonalcoholic steatohepatitis. Hepatology， 2010， 51 （1）：121 – 129.

［94］ Keating SE， Hackett DA， George J， et al. Exercise and nonalcoholic fatty liver disease： a systematic review and meta-analysis. J Hepatol， 2012， 57 （1）：157 – 166.

［95］ Viljanen AP， Iozzo P， Borra R， et al. Effect of weight loss on liver free fatty acid uptake and hepatic insulin resistance. J Clin Endocrinol Metab， 2009， 94 （1）：50 – 55.

［96］ Eslamparast T， Poustchi H， Zamani F， et al. Synbiotic supplementation in nonalcoholic fatty liver disease： a randomized， double-blind， placebo-controlled pilot study ［J］. Am J Clin Nutr， 2014， 99 （3）：535 – 542.

［97］ Adapted from US Department of Agriculture. Available at： www. choosemyplate. gov； American Heart Association. Available at： www. heart. org； and World Cancer Research Fund/American Institute for Cancer Research. Available at： http：// www. dietandcancerreport. org. Accessed July 19， 2013.

［98］ Malinowski SS， Byrd JS， Bell AM， et al. Pharmacologic therapy for nonalcoholic fatty liver disease in adults. Pharmacotherapy， 2013， 33：223 – 242.

［99］ Nakajima K. Multidisciplinary pharmacotherapeutic options for nonalcoholic fatty liver disease. Int J Hepatol， 2012， 950693.

［100］ Chalasani N， Younossi Z， Lavine JE， et al. The diagnosis and management of non-alcoholic fatty liver disease： practice guideline by the American Gastroenterological Association， American Association for the Study of Liver Diseases， and American College of Gastroenterology. Gastroenterology， 2012， 142：1592 – 1609.

［101］ Marchesini G， Brizi M， Bianchi G， et al. Metformin in non-alcoholic steatohepatitis. Lancet， 2001， 358：893 – 894.

［102］ Vernon G， Baranova A， Younossi ZM. Systematic review： the epidemiology and natural history of non-alcoholic fatty liver disease and non-alcoholic steatohepatitis in adults. Aliment Pharmacol Ther， 2011， 34：274 – 285.

［103］Aithal GP，Thomas JA，Kaye PV，et al. Randomized，placebo-controlled trial of pioglitazone in nondiabetic subjects with nonalcoholic steatohepatitis. Gastroenterology，2008，135：1176 – 1184.

［104］RATZIU V，GOODMAN Z，SANYAL A. Current efforts and trends in the treatment of NASH ［J］. JHepatol，2015，62：s65 – s75.

［105］Leuschner UF，Lindenthal B，Herrmann G，et al. High-dose ursodeoxycholic acid therapy for nonalcoholic steatohepatitis：a double-blind，randomized，placebocontrolled trial. Hepatology，2010，52：472 – 479.

［106］Sanyal AJ，Chalasani N，Kowdley KV，et al. Pioglitazone，vitamin E，or placebo for nonalcoholic steatohepatitis. N Engl J Med，2010，362：1675 – 1685.

［107］Haukeland JW，Konopski Z，Eggesbo HB，et al. Metformin in patients with nonalcoholic fatty liver disease：a randomized，controlled trial. Scand J Gastroenterol，2009，44：853 – 860.

［108］Ratziu V，Charlotte F，Bernhardt C，et al. Long-term efficacy of rosiglitazone in nonalcoholic steatohepatitis：results of the fatty liver improvement by rosiglitazone therapy（FLIRT 2）extension trial. Hepatology，2010，51：445 – 453.

［109］Lutchman G，Modi A，Kleiner DE，et al. The effects of discontinuing pioglitazone in patients with nonalcoholic steatohepatitis. Hepatology，2007，46：424 – 429.

［110］Lavine JE，Schwimmer JB，Molleston JP，et al. Treatment of nonalcoholic fatty liver disease in children：TONIC trial design. Contemp. Clin. Trials，2010，31：62 – 70.

［111］Lavine JE，Schwimmer JB，Van Natta ML，et al. Effect of vitamin E or metformin for treatment of nonalcoholic fatty liver disease in children and adolescents：the TONIC randomized controlled trial. JAMA，2011，305（16）：1659 – 1668.

［112］Pietu F，Guillaud O，Walter T，et al. Ursodeoxycholic acid with vitamin E in patients with nonalcoholic steatohepatitis：long-term results. Clin Res Hepatol Gastroenterol，2012，36：146 – 155.

［113］Sanyal AJ，Brunt EM，Kleiner DE，et al. Endpoints and clinical trial design for nonalcoholic steatohepatitis. Hepatology，2011，54（1）：344 – 353.

［114］Nseir W，Mograbi J，Ghali M. Lipid-lowering agents in nonalcoholic fatty liver disease and steatohepatitis：human studies. Dig Dis Sci，2012，57：1773 – 1781.

［115］Chatrath H，Vuppalanchi R，Chalasani N. Dyslipidemia in patients with nonalcoholic fatty liver disease. Semin Liver Dis，2012，32：22 – 29.

［116］Musso G，Cassader M，Gambino R. Cholesterol-lowering therapy for the treatment of nonalcoholic fatty liver disease：an update. Curr Opin Lipidol，2011，22：489 – 496.

［117］Filippatos TD，Elisaf MS. Role of ezetimibe in non-alcoholic fatty liver disease. World J Hepatol，2011，3：265 – 267.

［118］Pastori D，Polimeni L，Baratta F，et al. The efficacy and safety of statins for the treatment of non-alcoholic fatty liver disease ［J］. Dig Liver Dis，2015，47（1）：4 – 11.

［119］Fabbrini E，Mohammed BS，Korenblat KM，et al. Effect of fenofibrate and niacin on intrahepatic triglyceride content，very low-density lipoprotein kinetics，and insulin action in obese subjects with nonalcoholic fatty liver disease. J Clin Endocrinol Metab，2010，95：2727 – 2735.

［120］Shapiro H，Tehilla M，Attal-Singer J，et al. The therapeutic potential of long-chain omega-3 fatty acids in nonalcoholic fatty liver disease. Clin Nutr，2011，30：6 – 19.

［121］Spadaro L，Magliocco O，Spampinato D，et al. Effects of n-3 polyunsaturated fatty acids in subjects with nonalcoholic fatty liver disease. Dig Liver Dis，2008，40：194 – 199.

［122］Tanaka N，Sano K，Horiuchi A，et al. Highly purified eicosapentaenoic acid treatment improves nonalcoholic steatohepatitis. J Clin Gastroenterol，2008，42：413 – 418.

［123］Harrison SA，Fecht W，Brunt EM，et al. Orlistat for overweight subjects with nonalcoholic steatohepatitis：a randomized，prospective trial. Hepatology，2009，49：80 – 86.

［124］ Peng L, Wang J, Li F. Weight reduction for non-alcoholic fatty liver disease. Cochrane Database Syst Rev, 2011, (6)：CD003619.

［125］ Zein CO, Yerian LM, Gogate P, et al. Pentoxifylline improves nonalcoholic steatohepatitis：a randomized placebo-controlled trial. Hepatology, 2011, 54：1610 – 1619.

［126］ Lee YM, Sutedja DS, Wai CT, et al. A randomized controlled pilot study of Pentoxifylline in patients with non-alcoholic steatohepatitis (NASH). Hepatol Int, 2008, 2：196 – 201.

［127］ Safadi R, Konikoff FM, Mahamid M, et al. The fatty acid-bile acid conjugate aramchol reduces liver fat cintent in patients with nonalcoholic fatty liver disease ［J］. Clin Gastroenterol Hepatol, 2014, 12 (12)：2085 – 2091.

［128］ Armstrong MJ, Houlihan dd, Rowe IA, et al. Safety and efficacy of liraglutide in patients with type 2 diabetes and elevated liver enzymes：individual patient data meta analysis of the LEAD program ［J］. Aliment Pharmacol Ther, 2013, 37 (2)：234 – 242.

［129］ Vlad Ratziu, ＊ Pierre Bedossa, ‡ Sven M. Francque, et al. Lack of Efficacy of an Inhibitor of PDE4 in Phase 1 and 2 Trials of Patients With Nonalcoholic Steatohepatitis. ［J］ Clinical Gastroenterology and Hepatology, 2014, 12：1724 – 1730.

［130］ Lirussi F, Azzalini L, Orando S, et al. Antioxidant supplements for non-alcoholic fatty liver disease and/or steatohepatitis. Cochrane Database Syst Rev, 2007, 24：CD004996.

［131］ Sanyal AJ, Brunt EM, Kleiner DE, et al. Endpoints and clinical trial design for nonalcoholic steatohepatitis. Hepatology, 2011, 54：344 – 353.

［132］ Yusuf Yilmaz, Zobair M. Younossi, et al. Obesity-Associated Nonalcoholic Fatty Liver Disease. Clin Liver Dis 18, 2014, 19 – 31.

［133］ LU Z, PAN X, HU Y, et al. Serum vitamin D levels are inversely related with non-alcoholic fatty liverdiaease independent of visceral obesity in Chinese postmenopausal women ［J］. Clin Exp Pharmacol Physiol, 2015, 42 (2)：139 – 145.

［134］ Wu R, Ortiz J, Dallal R. Is bariatric surgery safe in cirrhotics? Hepat Mon, 2013, 13 (2)：8536.

［135］ Rabl C, Campos GM. The impact of bariatric surgery on nonalcoholic steatohepatitis. Semin Liver Dis, 2012, 32：80 – 91.

［136］ John B. Dixon, PhD, MBBS, et al. Surgical Management of Obesity in Patients with Morbid Obesity and Nonalcoholic Fatty Liver Disease. Clin Liver Dis , 2014, 18：129 – 146.

［137］ Mummudi RR, Kasturi KS, Chennareddygari S, et al Effect of baratric surgery on nonalcoholic fatty liver disease systematic review and meta-analysis. Clin Gastroen terol Hepetal, 2008, 6：1396 – 1402.

［138］ Liu X, Lazenby AJ, Clements RH, et al. Resolution of nonalcoholic steatohepatits after gastric bypass surgery. Obes Surg, 2007, 17：486 – 492.

［139］ de Almeida SR, Rocha PR, Sanches MD, et al. Roux-en-Y gastric bypass improves the nonalcoholic steatohepatitis (NASH) of morbid obesity. Obes Surg, 2006, 16：270 – 278.

［140］ Furuya CK Jr, de Oliveira CP, de Mello ES, et al. Effects of bariatric surgery on nonalcoholic fatty liver disease：preliminary findings after 2 years. J Gastroenterol Hepatol, 2007, 22：510 – 514.

［141］ Lin MY, Mehdi Tavakol M, Sarin A, et al. Laparoscopic sleeve gastrectomy is safe and efficacious for pretransplant candidates. Surg Obes Relat Dis, 2013, 9 (5)：653 – 658.

［142］ Weingarten TN, Swain JM, Kendrick ML, et al. Nonalcoholic steatohepatitis (NASH) does not increase complications after laparoscopic bariatric surgery. Obes Surg, 2011, 21 (11)：1714 – 1720.

［143］ Heimbach JK, Watt KD, Poterucha JJ, et al. Combined liver transplantation and gastric sleeve resection for patients with medically complicated obesity and end-stage liver disease. Am J Transplant, 2013, 13 (2)：363 – 368.

［144］ Chavez-Tapia NC, Tellez-Avila FI, Barrientos-Gutierrez T, et al. Bariatric surgery for non-alcoholic steatohepatitis in obese patients. Cochrane Database Syst Rev, 2010, (1)：CD007340.

［145］ Pillai AA, Rinella ME. Non-alcoholic fatty liver disease: is bariatric surgery the answer? Clin Liver Dis, 2009, 13：689 – 710.

［146］ Charlton MR, Burns JM, Pedersen RA, et al. Frequency and outcomes of liver transplantation for nonalcoholic steatohepatitis in the United States. Gastroenterology, 2011, 141：1249 – 1253.

［147］ Ong J, Younossi ZM, Reddy V, et al. Cryptogenic cirrhosis and posttransplantation. nonalcoholic fatty liver disease. Liver Transpl, 2001, 7：797 – 801.

［148］ Charlton M. Evolving aspects of liver transplantation for nonalcoholic steatohepatitis. Curr Opin Organ Transplant, 2013, 18：251 – 258.

［149］ Dare AJ, Plank LD, Phillips AR, et al. Additive effect of pretransplant obesity, diabetes, and cardiovascular risk factors on outcomes after liver transplantation. Liver Transpl, 2014, 20：281 – 290.

［150］ Hakeem AR, Cockbain AJ, Raza SS, et al. Increased morbidity in overweight and obese liver transplant recipients: a single-center experience of 1325 patients from the United Kingdom. Liver Transpl, 2013, 19：551 – 562.

［151］ McKenney J, Sica D. Role of prescription omega-3 fatty acids in the treatment of hypertriglyceridemia. Pharmacotherapy, 2007, 27：715 – 728.

［152］ Asberg A. Interactions between cyclosporin and lipid-lowering drugs: implications for organ transplant recipients. Drugs, 2003, 63：367 – 378.

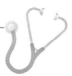

第十四章　自身免疫性肝炎

　　自身免疫性肝炎（AIH）是一种机体对肝细胞产生自身抗体及自身反应性 T 细胞活化致肝实质慢性炎症性疾病。1950 年首次报道持续活动性肝炎、黄疸、蜘蛛痣、γ-球蛋白显著升高和闭经的年轻女性肝硬化（LC）患者[1]；其后发现多数类似患者存在红斑狼疮细胞和抗核抗体（ANA）；并于 1956 年称其为"狼疮样肝炎"[2]。20 世纪 60～70 年代研究发现这种疾病皮质类固醇疗效良好，曾经将其命名为"HBsAg 阴性慢性肝炎[3]"。20 世纪 80 年代研究认为它是一种独立的临床疾病，并命名为"慢性活动性自身免疫性肝炎"[4]。如不治疗常可发展为肝硬化和肝衰竭。1990 年国际自身免疫性肝炎小组（IAIHG）[5]在系统评估细胞和分子免疫病理学，临床和实验室特征后将其定义为 AIH。尔后 IAIHG 多次修订 AIH 诊断评分系统[6]用于临床实践。因为 AIH 是一种相对罕见且异质性很强的疾病，并且与 PBC、PSC、DILI、ALD、NAFLD 和 CVH 相互关联。因此，几十年来 AIH 的诊断和治疗给临床医师带来严峻挑战。但近十多年来 AIH 相关血清免疫学、分子生化学、诊断和治疗取得巨大进展。目前，经专科治疗的患者生存率和生活质量均显著改善。本章主要讨论 AIH 发病机制，诊断和治疗。

第一节　流行病学

　　AIH 遍布全球。在实施 IAIHG 评分系统前无统一诊断标准，较早的研究可能包括部分 CHC 患者；再加上临床常忽视 AIH 诊断，导致其真正流行率难以准确评估。2015 年国际自身免疫性肝病会议（里斯本）综合 17 项研究评估 AIH 年发病率为 1/10 万，患病率（现患率）约 20/10 万。女性发病者高于男性 4～5 倍（儿童升至 9 倍）。各年龄层及种族均可发病，但有 10～20 岁和 44～60 岁两个发病高峰[7]。中国 AIH 患者的峰值年龄为 51 岁（范围：14～77 岁），女性占 89%[8]。近年来老年新发病例有增多趋势[9]。阿拉斯加居民 AIH 患病率达 42.9/10 万[10]。最近丹麦全国流行病学调查[11]显示，1994～2012 年 AIH 年发病率增加 1 倍；至 2012 年 AIH 患病率达 24/10 万（女性为 35/10 万）；诊断时为 LC 者占 28.3%；10 年累计病死率为 26.4%[11]。亚太地区患病率为 4～24.5/10 万之间，年发病率为 0.67～2/10 万[12]。日本 AIH 年流行率为 0.08～0.15/10 万[13]，中国流行率近似[14]；伴随着精确诊断技术的临床应用和临床医师对 AIH 认识的加深，中国 AIH 流行率逐年增加[15]。很多研究数据表明十年来 AIH 发现率增加 7 倍。目前，AIH 已经成为非病毒性肝病的重要组成部分而越发受到广泛关注[12]。AIH 患病率、临床表现和预后因种族差异而有所不同，这些差异可能反映遗传倾向、地方致病因素及/或药物基因组学机制，也可能与复杂社会经济因素有关[16]。

第二节　自身免疫性肝病主要自身抗体及其抗原

　　自身免疫性肝病主要包括 AIH、PBC 和 PSC 及这三种疾病任何两者间的重叠综合征（OS）。其共同特点是肝脏病理性炎症损伤及血清肝病相关自身抗体阳性（表 14-2-1）。目前能够准确鉴定肝细胞自身抗原分子克隆和重组表达，并科学评定 AIH[17]。自身抗体和抗原研究即描绘出机体对相关抗原决定簇丢失免疫耐受机制、相关基因变化[18]，又有助于确定基因表型，从而开启了 AIH 病理生理学研究新历程。

表 14-2-1 自身免疫性肝病主要自身抗体及其靶抗原

抗　　体	kDa	靶抗原	疾　　病
ANA		染色质	AIH-1
		组蛋白	PBC
		着丝粒	PSC
		细胞周期蛋白 A	药物诱导
		双链 DNA	CHB
		单链 DNA	NAFLD
ASMA，AFA		纤维状肌动蛋白（F-actin）	AIH-1
AMA		PDC-E2	PBC
pANNA		核纤层蛋白	AIH
抗-LKM-1	50	CYP 2D6	AIH-2，CHC
抗-LKM-2	50	CYP 2C9	替尼酸诱导的肝炎
抗-LKM-3	55	UGT1A	丁型肝炎相关自身免疫病；AIH-2
抗-LKM	50	CYP 2A6	APS-1，丙型肝炎
抗-LM	52	CYP 1A2	双肼屈嗪诱导的肝炎，APS-1
	59	羧酸酯酶	氟烷肝炎
抗-LC1	58－62	亚胺甲基转移酶－环化脱氨酶	AIH-2
			丙型肝炎？
抗-SLA/LP	50	SepSecS	AIH-3

注：ANA：抗核抗体；ASMA：抗平滑肌抗体；抗-LKM：抗肝肾微粒体抗体；抗-LC1：抗肝细胞胞质 1 型抗体；抗-SLA/LP：抗可溶性肝抗原/肝胰抗体；pANNA：抗外周中性粒细胞胞质抗体；AMA：抗线粒体抗体；AIH：自身免疫性肝炎；PBC：原发性胆汁性胆管炎；PSC：原发性硬化性胆管炎；NAFLD：非酒精性脂肪性肝病；CYP：细胞色素 P；APS-1：自身免疫性多腺体综合征 1 型；AFA：抗纤维肌动蛋白抗体

　　AIH 重要的自身抗体有 ANA、ASMA、抗-LKM、抗-SLA/LP、抗-LC1 和抗唾液酸糖蛋白受体抗体（ASGPR）；是诊断 AIH 的重要依据。

　　目前采用间接免疫荧光试验（IFA）能够检测除抗-SLA/LP 外的所有自身抗体。IFA 在鼠肝、肾或胃冷冻切片组织基质上进行，用于检测 ANA、ASMA 和抗-LKM-1，若抗-LKM-1 阴性则可检测较少见的抗-LC1 和抗-LKM-3。IFA 检测的成年患者阳性滴度应≥1∶40（相当于国内常用的 ANA 1∶100 的最低滴度）。儿童患者 ANA 或 ASMA＞1∶20 和抗-LKM-1＞1∶10 阳性是诊断 AIH 的强力证据[19]。ELISA 或免疫印迹法也可检测上述抗体，并且是抗-SLA/LP 的唯一诊断实验[20-21]。可采用 ELISA 法检测 ASMA/抗肌动蛋白抗体[22]，但最敏感和特异的检测方法是 IFA。ASMA＞1∶80 和抗肌动蛋白抗体＞1∶40 与 AIH-1 患者血清生化学和组织学疾病活动度有关，并预示治疗失败率较高[23]。因为 ASMA 对包括 F-肌动蛋白

（Factin）在内的多种细胞骨架分子产生反应，因此 ELISA 可能漏诊 20% 的 AIH 患者[20-21,24]。而 ANA 可与包括组蛋白、双链 DNA、核染色质和核糖核蛋白复合物多种抗原发生反应；综合表 14-2-1 所示的复杂抗原抗体系统，尚无单一或组合自身抗体可特异性诊断 AIH[25]。在 PBC、PSC、病毒性肝炎、DILI 和 ALD 患者中也可检测到 ANA。ASMA 也出现在其他病因导致的晚期肝病、感染病和风湿病中。抗-LKM-3 可在 6%~10% 的丁型肝炎和 AIH-2 患者中检测到[26]。虽然高达 90% 的 AIH 患者 ASGPR 阳性[27]，但也发现在病毒感染，药物性肝炎和 PBC 患者中。然而，这些疾病的自身抗体滴度大多 <1∶80。抗-SLA/LP 是 AIH 唯一特异性（近 100%）抗体，诊断价值高，但检出率较低（欧美约 30%，中国 6%）[8]。ANA 阴性 AIH 患者可检测到抗-SLA[26]。已澄清抗-SLA 和抗-LP 识别同一靶抗原，并以抗-SLA/LP 表示[20,27-29]。临床筛检流程见图 14-2-1[8,18]。

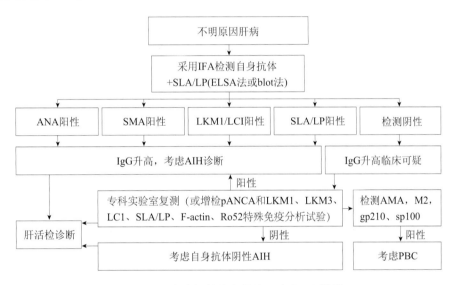

图 14-2-1 自身抗体临床筛检思路流程图[8,18]

第三节 发病机制

AIH 发病机制仍不清楚。基于遗传特质的自身免疫反应机制讨论最为热烈[30]。AIH 连锁 MHC 基因确切证据强化了触发和遗传易感性学说[31]。

一、遗传因素

全基因组关联分析（GWAS）显示 SH2B3 和 CARD10 基因变异体可能是 AIH-1 危险因素[32]。AIH 本身并未显示家族聚集现象（有家族史患者约为 20%），但其他自身免疫性疾病的流行（包括自身免疫性甲状腺病，溃疡性结肠炎等）具有相对家族聚集倾向（有家族史者占 40%）[33-34]。HLA-DR3（DRB1* 0301）是最重要的 AIH-1 易感基因，而 DRB1*0401 的重要性次之，AIH-1 患者这两个等位基因携带率为 85%。携带 DRB1*0301 基因患者的预后比那些携带 DRB1*0401 基因患者差，这类患者对皮质类固醇治疗应答率较低，停药后复发率较高。Ⅰ 和 Ⅱ 类 MHC 抗原在 T 细胞免疫递呈抗原短肽共抗原特异性 T 细胞识别方面发挥重要作用。因此，MHC 编码蛋白的变异将会影响 T 细胞受体和 HLA 分子之间相互作用的准确性，影响 CD4 辅助 T 细胞 MHC Ⅱ类分子参与的抗原递呈过程，并决定免疫学易感性和免疫力[35-36]。日本首先对 AIH 患者进行 GWAS（一种寻找基因变异与表型间关系的遗传学方法）显示：至少有 26 例受试者 AIH 易感区或抵抗区不在 HLA Ⅱ类部位，提示一些基因间的相互作用决定着 AIH 遗传易感性[37]。编码 Fas 基因多态性也可能促进 AIH 发病[38]。但风险基因对 AIH 发病，临床表型，严重程度和预后的真正影响度仍在研究中。

二、潜在免疫触发因素

AIH 易感基因携带者针对肝脏自身抗原的免疫反应可能受到模拟分子的触发，即多种外源性物质如病毒、药物等有与自身抗原相同或相似表位，由此突破自身抗原耐受。已有很多病例报道提出在易感个体中病毒感染可能诱发 AIH，其最强力例证是感染 HCV 蛋白表位与 AIH-2 患者抗-LKM-1 识别的自身抗原靶位（CYP2D6）氨基酸序列同源性相同[39]。这与高达 10% 的丙型肝炎患者血清抗-LKM-1 阳性现象相符合[40]。其他潜在触发 AIH 的病毒还有 HBV、HAV、CMV、麻疹病毒、HSV-6 和 EBV[41-42]。非病毒性触发因素包括抗生素，例如呋喃妥因和米诺环素[43]，他汀类和抗-TNF 药物，例如阿达木单抗和英夫利昔单抗。但这种药物诱导肝损伤（DILI）和 AIH 发病机制相关性非常复杂，应考虑 3 种可能[44]：一是 DILI 引起强烈超敏免疫反应，表现类似 AIH；二是 AIH 患者发病几周前有用药史，停药后自发缓解，类似于 DILI；三是 DILI 引发 AIH（DI-AIH）。但 DI-AIH 特征是常不需要长期免疫抑制治疗[43]；建议有明确促发因素，去除诱因后可自然恢复的 AIH 称为继发性 AIH，以便规范诊疗、临床研究和学术交流。

三、肝损伤机制

尽管 AIH 血清学特征研究进展，但其确切免疫学发病机制尚不清楚。AIH 病理生理学假说包括上述模拟分子诱导的免疫反应和免疫系统失调，自身耐受性丢失和识别异质抗原功能损伤。进而驱动 AIH 病理生理学过程，从而导致病态后果。目前认为 AIH 免疫反应是自身抗原肽提呈给初始 T-淋巴细胞（Th0）受体（TCR）。专职抗原提呈细胞［APCs，包括树突状细胞（DCs），单核/巨噬细胞和 B 淋巴细胞］直接摄取、加工，并提呈自身抗原肽。肝脏居留着大量 APCs，并且一些研究支持在肝脏原位提呈给 CD4 和 CD8 效应 T 细胞，无需承运至区域淋巴组织[45-46]。Th0 淋巴细胞分化为 Th1 或 Th2 细胞，通过淋巴因子介导进一步激活 T 细胞的级联反应，导致持续免疫病理性肝损伤[47]。

第四节　病理学

虽然 AIH 组织学表现有其特点，但缺乏用于确诊的组织学特征[48]。肝活检可用于组织学分级，分期和治疗监测。AIH 组织学损害谱从急性至不同活动程度的慢性肝炎和 LC[48]，是诊断 AIH 的要件，并可指导治疗。除禁忌证外均应在治疗前行肝活检。典型 AIH 组织学表现为肝细胞坏死和单核细胞浸润的肝小叶中央损伤（早期病变）、界面性肝炎（中期）、肝细胞玫瑰花结样改变和细胞穿入现象（指淋巴细胞进入肝细胞胞质的组织学表现，占 AIH 患者的 65%，显著高于其他肝病[8]）等，随着疾病进展，可发生桥状坏死，全小叶和多个肝小叶中央坏死，并最终导致 LC（晚期）。其中界面性肝炎是 AIH 特征，但其特异性并不高，例如病毒性肝炎、DILI、Wilson 病 也可见到轻度界面炎[8]。近来[49]研究结果强调玫瑰花结和细胞穿入现象是 AIH 突出特征（并且是肝细胞再生象征，但并非特异病征），有更大的诊断意义。强力推荐有经验的肝脏病理学家阅片，必要时需与临床医生会诊。

<h1 style="text-align:center">第五节　临床表现</h1>

一、临床特征

AIH 是一个临床表现、实验室检查和组织病理极为多样化综合征。其年龄谱非常广，首次发病从婴儿至八旬老人，以 30~40 岁女性多发，男女比例为 1∶3.6。老年患者即使就诊时无症状也多已有明显肝纤维化[50]。以黄疸或肝炎就诊的 AIH 患者多见于老年女性，且肝病病死率较高。大约 25% 的 AIH 患者伴有急性发病经过；亦可发展为暴发急性肝衰竭，虽然少见[51]。AIH 急性起病包含两种临床类型，一是慢性 AIH 急性加重（初次发病未就诊或误诊），二是初发型急性 AIH（不伴有肝脏慢性组织学变化）[52]；一些急性 AIH 患者 IgG 水平可正常，ANA 及/或 ASMA 阴性或仅在病程稍后期才转为阳性，使临床医生难能及时诊断 AIH。因此，应采用高敏感性技术检测这些患者的血清自身抗体。值得注意的是，临床识别急性肝炎或急性肝衰竭起病的 AIH 患者非常重要，因为延误诊断必然延误治疗；而及时应用免疫抑制剂可能使患者避免接受 LT[52]。诚然，大多数患者起病隐匿、缓慢进展未能引人注意，病变活动时表现有乏力、右上腹痛、腹胀、纳差、瘙痒、黄疸等；早期肝大伴压痛；上述病程中可能存在很长时间的亚临床期，这给临床诊断带来了极大挑战。在这部分患者中，约 1/3 成年患者和 1/2 儿童患者确诊时已经表现为肝硬化[18]。

一些 AIH 患者在临床、生化、血清学和组织学方面可同时或先后出现 PBC、PSC 样表现[53]，而 PBC/PSC 患者也可表现出 AIH 征象。这种复杂病态已有诸如 "OS"、"自身免疫性胆管炎"、"自身免疫性硬化性胆管炎" 等术语描述[19,53-55]。为避免 PBC/PSC 患者接受不必要的激素治疗，这些特殊类型 AIH 不应被过度诊断。

二、亚型分类

根据体内存在的自身抗体，AIH 可被分为两个或三个亚型。各亚型差异见表 14-5-1。

表 14-5-1　AIH 临床特征[18]

易感人群	所有种族，任何年龄（发病高峰为青春期和 40~60 岁，也有相当部分患者 >65 岁）
	两性（女性∶男性约为 3∶1）
起病时的 临床表现	临床表现多样，从无症状到急性发作及极少数急性肝衰竭
	约 2/3 患者症状隐匿或仅有一个或多个非特异性症状：疲劳、肝区痛、嗜睡、厌食、恶心、皮肤瘙痒、黄疸和多关节疼痛（多累及小关节），有时症状发生可追溯至早几年
	急性起病患者约占 25%，包含两种不同的临床类型，一是慢性 AIH 急性加重，二是初发型急性 AIH；急性期通常伴有小叶中央静脉区周围坏死，自身抗体或其他特征性表现可为阴性，并非所有患者都对皮质类固醇应答良好
	1/3 患者因延误诊断，不论有无症状，确诊时均已发生肝硬化
亚　型	AIH-1 最常见，占 90%，ANA、ASMA 或抗-SLA/LP 阳性；与 HLA-DR3、DR4 和 DR13 相关；可发生于任何年龄，治疗失败者较罕见，但停药后易复发，大多数需长期免疫抑制治疗
	AIH-2 占 10%，抗-LKM1（少数为抗-LKM3）和抗-LC1 阳性；通常发生于儿童或年轻人，起病急、进展快，常常对免疫抑制治疗应答欠佳，停药后易复发，一般需长期维持治疗
	AIH-3 除抗-SLA/LP 阳性外与 AIH-1 相似；Ro52 抗体常为阳性。该型患者病情可能更重

续表

体格检查	取决于病期，可完全无任何体征，也可表现为慢性肝病及/或 PHT 症状和体征
并发症	25% 的患者发生药物相关并发症，与长期应用皮质类固醇、硫唑嘌呤及/或对药物不耐受有关
	AIH 患者进展为 HCC 的可能性低于其他肝病，且与 LC 有关，AIH 相关 LC 患者应监测 HCC

目前 AIH 亚型分类是否真正代表不同临床疾病，各自有不同的临床表现，病程和治疗应答尚存争议。若加上患者自身抗体谱描述 AIH 诊断可能更合理，例如：ANA 阳性 AIH，抗-LKM-1 阳性 AIH 等。

OS 患者的临床症状以 AIH 为主，其中 PBC 占 8%，PSC 占 6%，合并自身免疫性胆管炎占 10%[56]。然而，目前仍然缺乏简明、广泛接受的 OS 定义。回顾性分析 OS[53]发现 AIH 的简化诊断标准/修正诊断标准对于 OS 诊断敏感性均较低。因此，不建议使用 AIH 评分系统诊断 OS 患者。但推荐界面性肝炎是评估 OS 疾病活动度的重要衡量标准[53]。变异型 AIH 特征见表 14-5-2。

表 14-5-2 变异型 AIH 特征[18]

特殊病态特征	• 部分 AIH 患者重叠 PBC 及/或 PSC（OS 或变异型 AIH），但因缺乏国际公认的诊断标准，诊断这类患者较为困难。目前诊断胆汁淤积应检测 AMA 和胆道造影
	• 孕妇 AIH 更常见于分娩后。AIH 患者通常在孕期缓解，产后发作（或许与分娩后免疫重建有关）。AIH 孕产妇与胎儿发生并发症的风险与普通人群类似
	• 因其他肝病而进行 LT 后的患者可发生 AIH 样疾病（新发 AIH）
特 点	• 病毒感染后可发生 AIH（例如：HAV、EB 病毒、人类疱疹病毒 6 型、麻疹病毒）。对诊断病毒性肝炎成功抗病毒治疗后仍有不明原因持续性肝损伤者，应考虑 AIH 的可能
	• 服用药物或中草药后诱发的 AIH 较难与 DILI 区分。大多数病例为服用呋喃妥因和二甲胺四环素后，也可见于使用 TNFα 阻断剂和使用干扰素 α 治疗 CHC 后
	• 一种罕见的 AIH 发生于 10%~18% 的 APS-1 患者，其他伴有疾病见表 14-5-3

三、肝外表现

成人 AIH 特征之一是并发肝外免疫综合征，例如持续发热伴急性游走性大关节炎。可出现皮疹（多形性红斑、丘疹等），提示疾病处于活动期。AIH 可重叠的其他自身免疫病（儿童少见）见表 14-5-3。AIH-2 和 AIH-1 并发肝外自身免疫病患者分别占 40% 和 17%。

表 14-5-3 AIH 并发疾病[18,57-61]

常见疾病		罕见或个例报道	
疾病	%	溶血性贫血	多腺性自身免疫综合征 1 型
溃疡性结肠炎	10%~50%	自身免疫性脉管炎	发热性脂膜炎
桥本甲状腺炎	10%~23%	乳糜泻（PBC 更常见）	扁平苔藓
糖尿病	7%~9%	纤维化肺泡炎	秃发
银屑病	3%	虹膜睫状体炎	指（趾）甲营养不良

常见疾病		罕见或个例报道	
类风湿性关节炎	2%~5%	CREST-综合征	原发性肾上腺功能不全
混合性结缔组织病	2.5%	Raynaud 病	抗磷脂综合征
全身性红斑狼疮	1%~2%	免疫性血小板减少性紫癜	自身免疫性胰腺炎
干燥综合征	1%~4%	葡萄膜炎	费尔蒂综合征
肾小球肾炎	1%	多发性肌炎	多发性神经炎
多发性硬化症	1%	白癜风	滑膜炎

第六节 实验室检查

AIH 患者血转氨酶水平显著升高（AST > ALT），但胆汁淤积参数（ALP 和 GGT）正常或仅仅轻微升高。血清 ALT 升高水平并不总是与疾病组织学活动度相关。部分患者尽管组织学上仍有持续炎症活动甚至重度炎症的依据，却发现其转氨酶和 GGT 自然波动，甚至可自行恢复正常水平（自发生化缓解）[18]，可能诱导临床医师误诊。因为疾病再发时出现明显症状可能滞后数月或数年，甚至是完全没有症状。导致 1/3 的成人和 1/2 的儿童患者初治时已发展为 LC!!。

多克隆高 γ-球蛋白血症伴 IgG 显著升高是 AIH 特征。单独 IgG 升高，而 IgA 和 IgM 正常更加提示AIH!!。大部分患者 IgG 水平 > ULN，并且免疫抑制治疗后明显下降，一些患者甚至可降至正常水平以下。应该强调的是，γ-球蛋白和 IgG 正常范围很宽。约 5%~10% 的患者原本 IgG 水平较低，发病后 IgG 水平相对升高，但仍处于正常范围，治疗后 IgG 水平显著下降；这类患者易延误临床初诊。事实上，在监测疗效时，IgG 水平复常和炎症活动度改善有良好的相关性。转氨酶和 IgG 水平复常已被认为是完全生化缓解的诊断标志[18]。

AIH 自身抗体阳性率见表 14-6-1。疾病过程中，自身抗体滴度和特异度可发生改变，确诊时血清自身抗体阴性患者在之后病程中也可表达常见的自身抗体[18]；因此，临床上可重复检测自身抗体，从而更正疾病诊断[21]。成年 AIH 患者的自身抗体滴度大致与疾病活动度、临床病程及治疗反应相关[62]。除非临床表型显著改变，否则不需常规监测自身抗体。但儿童患者自身抗体滴度是疾病活动度的有效生化标志，并且可用来监测治疗应答[63]。尤其是抗-LC1 自身抗体与疾病活动性强相关，疾病缓解时滴度可明显下降（＞50%）甚至消失，并且在复发时会骤然上升[18]。

表 14-6-1　AIH 自身抗体阳性率[64]

自身抗体	阳性率
ANA[a]	40%~60%
ASMA	40%~50%
抗-LKM-1	0~5%
抗-SLA/LP	15%~30%
检测不到自身抗体	10%

a：AIH-1 患者 ANA 和 ASMA 双阳性率大约为 80%

因为不同实验室使用的检测系统不同，其室间检测结果并不总是具有可比性。因此，单纯依据这种测定结果预测 AIH 患者的病程和预后应十分谨慎。推荐 IFA 用于检测 ANA、ASMA、抗-LKM 和抗-LC1。免疫学检测（ELISA 或蛋白质免疫印迹法）检测抗-SLA/LP。应注意高达 10% 的 AIH 患者检测不到自身抗体。但这些患者的血清 γ-球蛋白显著升高，并且以 IgG 升高为主。

第七节　诊　　断

由于未治疗 AIH 患者病死率高，故及时诊断非常重要!!!。因为 AIH 患者的症状、体征和肝脏组织学变化均为非特异性，包括临床表现的一些所谓特征也存在于其他慢性肝病中[5]，因此，IAIHG 讨论修正 AIH 诊断积分系统（表 14-7-1）[6]。该诊断标准强调，没有单一特异性试验确诊 AIH；建议以诊断积分方式将患者分为疑似或确诊 AIH。这种采用数字评分系统诊断 AIH 或许客观。但应提醒临床医师注意的是目前 AIH 诊断积分系统仅提示存在 AIH 可能性。若评分系统内有一项或多项未能评估，这种分值指导下的诊断只能是疑似诊断。儿童 AIH 诊断标准与成人稍有不同。鉴于儿童 AIH 抗体滴度较低，因此，儿童 ANA 和 ASMA 滴度低至 1∶20 即可诊断 AIH-1，而抗-LKM-1 滴度低至 1∶10 符合 AIH-2 诊断标准。

表 14-7-1　AIH 修正诊断积分标准[6]

参　　数		评　　分
性别	女性	+2
	男性	0
血清 ALP/转氨酶比值升高	>3.0	-2
	1.5~3	0
	<1.5	+2
血清总球蛋白，γ-球蛋白或 IgG，ULN 倍数	>2.0	+3
	1.5~2.0	+2
	1.0~1.5	+1
	<1.0	0
成人自身抗体 ANA，ASMA 或抗-LKM-1 滴度	>1∶80	+3
	1∶80	+2
	1∶40	+1
	<1∶40	0
抗线粒体抗体	阳性	−4
	阴性	0
肝炎病毒标志	阴性	+3
	阳性	−3
肝毒性药物应用史	有	−4
	无	+2

参　　数		评　　分
平均饮酒量（乙醇量）	＜25gm/d	＋2
	＞60gm/d	－2
遗传因素	HLA DR3 或 DR4	＋1
其他自身免疫病	甲状腺炎，结肠炎，其他	＋2
治疗应答	完全应答	＋2
	复发	＋3
肝脏组织学	界面性肝炎	＋3
	淋巴细胞，浆细胞浸润为主	＋1
	菊花瓣样肝细胞排列	＋1
	无上述征象	－5
	胆管病变	－3
	非典型病变	－3
其他血清自身抗体阳性	抗-SLA/LP、肌动蛋白、ASGPR、pANNA	＋2
评分解读		
治疗前	诊断	＞15
	疑似诊断	10～15
治疗后	诊断	＞17
	疑似诊断	12～17

上述临床常规诊断路径的实施有时很困难，特别是变异 AIH 患者，可能低估其病情。虽然组织学是诊断 AIH 的关键，但通过组织学改变不易鉴别 AIH 和病毒或药物诱导肝损伤。并且在临床实践中每天应用包括 15 项临床参数的评分系统十分繁琐。因此，2008 年 IAIHG 提出 AIH 简化诊断积分系统[65]（表 14-7-2）。比较传统和简化评分系统的敏感度分别为 100% 和 95%，特异度分别为 73% 和 90%，前者有利于提高不典型 AIH 的诊断率，而后者则能更好地对具有自身免疫反应的其他疾病进行排除诊断。前瞻性研究报告显示简化评分系统积分≥6 时诊断 AIH 的敏感度和特异度分别为 88% 和 97%，积分≥7 时分别为 81% 和 99%；并且排除 AIH 的特异度更高（90%）[66-67]。这种简化诊断标准可能更适合中国患者，并且易于掌握，中国 AIH 患者验证的疑似和确诊敏感度、特异度分别为 95%、90% 和 62%、99%[16]；但可能遗漏不典型病例。两种评分系统各有优势，不能取代或偏废其一。简化评分系统可用作日常临床实践的有效诊断工具!!，修正评分系统（1999）可帮助诊断某些疑难病例!!。有时即使某些患者均符合或均不符合两种评分系统的诊断标准，也不能 100% 确诊或排除 AIH，因为尚需考虑包括自身抗体检测方法（如特异度、滴度、假阳性或假阴性等）、自身抗体阴性 AIH、OS、IgG4 相关 AIH 及药物诱导自身免疫样肝炎等。特别是部分急性或暴发性起病的 AIH 患者可能不符合标准诊断，诊断挑战是缺乏广泛认可的 AIH 定义及表型特征，因此需特别注意[18]。对这类患者如何使用诊断评分系统有待进一步前瞻性研究。

表 14-7-2　AIH 简化诊断标准[65]

参　　数	临界值	评　分a
ANA 或 ASMA（+）	≥1：40	1
ANA 或 ASMA（+）	≥1：80	2
或抗-LKM-1（+）	≥1：40	2
或抗-SLA（+）	任何滴度	2
IgG	>正常值上限（ULN）	1
	>1.1×ULN	2
肝组织学	符合 AIH	1
	典型 AIH	2
病毒性肝炎	无	2

注：评分 >6 为疑似 AIH；>7 可确诊 AIH。a：任何抗体滴度值加分均不得超过 2 分

ANA：抗核抗体；ASMA：抗平滑肌抗体；抗-LKM：抗肝肾微粒体抗体；抗-SLA：抗肝可溶性抗原抗体；IgG：免疫球蛋白 G；AIH：自身免疫性肝炎

第八节　鉴别诊断

AIH 鉴别诊断包括所有慢性肝病和隐源性 LC。另外，临床上对每一例急性肝炎（特别是老年患者）均应排除 AIH。排除代谢、遗传、病毒、药物诱导和胆汁淤积性肝病后可确诊 AIH。无明病因的隐源性慢性肝炎或 LC 患者应检测抗-SLA/LP，高达 25% 的患者 ANA，AMA 阴性、抗-LKM-1 阳性，这时应重新评估自身免疫病诊断。高达 25% 的 NAFLD 患者携带低滴度的 ANA（≤1：320），这可能误将 NAFLD 诊为 AIH 进而采用皮质类固醇治疗。机敏的临床医师将会避免这种错误，并且对更可疑患者应做肝活检。

一、依照 AIH 患者血清非器官特异性抗体，将 AIH 分成不同亚型

AIH 亚型鉴别见表 14-8-1。

表 14-8-1　不同亚型 AIH 鉴别[68-70]

特　征a	AIH-1	AIH-2	AIH-3
特异自身抗体	ANA、ASMA	抗-LKM-1	抗-SLA/LP
相关自身抗体	pANCA、抗肌动蛋白、ASGPR	抗-LC1、ASGPR	ANA、ASMA、ASGPR
γ-球蛋白↑	+++	++	
发病年龄	所有年龄组；但有两个高峰年龄（10～20 岁和 45～70 岁）	2～14 岁	同 AIH-1
女性	80%	90%	同 AIH-1

续表

特　征[a]	AIH-1	AIH-2	AIH-3
其他自身免疫性病	AIT， 溃疡性结肠， 滑膜炎	白癜风， 1 型糖尿病， AIT， APS-1	同 AIH-1
靶抗原	ANA：组蛋白、双链 DNA、核染色质等（无准确定义）	抗-LKM-1：CYP2D6，CYPIA2 抗-LC1：FTCD	抗-SLA/LP：SepSecS

注：ASGPR：抗去唾液酸糖蛋白受体抗体；抗-LC1：抗肝细胞胞质 1 型抗体；抗-SLA/LP：抗可溶性肝抗原/肝胰抗原抗体；APS 1：1 型自身免疫性多腺综合征；pANCA：外周型抗中性粒细胞胞质抗体；AIT：桥本甲状腺炎；FTCD：亚胺甲基转移酶环脱氨酶。a：是否独立存在 AIH-3 尚存争议。中国 AIH 诊疗共识[8] 和 IAIHG 认可 AIH-1 和 AIH-2，而 AIH-3 被视为 AIH-1 的一种亚型

另外，临床上的确有很罕见的 AIH 患者，缺乏典型自身抗体，也没有 PBC 组织学和临床证据，但血清 AMA 阳性。这时鉴别诊断尤为重要。

二、携带不同遗传标志的 AIH 患者临床差异（表 14-8-2）

表 14-8-2　携带不同遗传标志的 AIH 患者临床差异

HLA	DR 3	DR 4
基因型	DR B1 * 0301	DR B1 * 0401（DR B1 * 0405 日本）
发病年龄	< 30	> 40
疾病活动度	+ + +	+
治疗应答	+ +	+ + + +
治疗后复发率	+ + +	+
肝移植疗效	+ + +	+
DRβ 链氨基酸作为危险因素	71 位赖氨酸	?

三、重叠综合征

目前对 OS 的定义和诊断标准仍然模糊，因为患病率低而难以实施临床随机对照试验。但伴随着 OS 病例的逐渐增多，需要关注这类患者的鉴别诊断，并制订出针对性强的恰当治疗原则[71]。几乎半数儿童 AIH 患者兼有硬化性胆管炎特征，提示诊断儿童 AIH 时至少需要 MRCP 检查胆管[19,54]。

四、病因不明肝炎

至今不清楚有多少病因不明肝炎患者遭受 AIH 侵袭，采用当今所有检测技术检测不到存在的血清自身抗体。这类病因不明肝炎的临床表现、年龄、性别分布、HLA 抗原类型、炎症活动度和治疗应答率均与 AIH-1 类似。

五、需要与 AIH 鉴别的其他疾病

由于病毒相关自身免疫病共存自身抗体和病毒感染[72]，因此，AIH 与病毒感染相关自身免疫病鉴别具有重要临床意义，因为它直接影响患者治疗方案的制定。临床上采用可靠试剂可排除大多数 HAV、HBV、HDV 和 HCV 感染。其中最重要的是 HCV 和 HDV 感染，其抗-LKM 阳性率分别为 2%~5% 和 6%~12%。HCV 和 HDV 感染者抗-LKM-1 抗体阳性的基础是宿主遗传特质及其 CYP 2D6 与病毒蛋白之间存在同源序列（分子模拟）[73]。若仍不能确诊 AIH 时，应排除其他非嗜肝病毒导致的肝炎（表 14-8-3），例如：CMV、EBV 和疱疹属病毒。AIH-2 和 HCV 感染者抗-LKM 阳性是两个不同的临床实体病（表 14-8-4）。与 AIH 比较，病毒感染诱发抗-LKM 滴度较低，并且其抗体是直接抗 CYP 2D6 重组体不同 LKM 表位，其识别构象也不同。虽然慢性病毒性肝炎和 AIH 共存患者已有报道，但极为罕见。重要的是应准确鉴别病毒感染和 AIH。采用皮质类固醇治疗 AIH 合并病毒活动性复制型肝炎时，必须应用抗病毒预防，否则可能导致疾病显著恶化，甚至威胁生命。

表 14-8-3　需要与 AIH 鉴别的疾病及其诊断性试验

需要与 AIH 鉴别的疾病	排除试验
丙型肝炎（HCV）	抗-HCV（或 HCV RNA）
乙型和丁型肝炎（HBV，HDV）	HBsAg，抗-HBc（HBV DNA） 抗-HDV，HDV RNA（仅仅在 HBsAg 阳性时）
甲型肝炎病毒（HAV）	抗体，血清学：IgG、IgM
戊型肝炎病毒（HEV）	必要时可检测血清 HEV-RNA、抗-HEV IgM
EB 病毒（EBV）	必要时可检测 EBV、抗-CA IgM
单纯疱疹病毒（HSV）	必要时采用 DNA 原位杂交检测 HSV
巨细胞病毒（CMV）	必要时用免疫细胞化学检测病毒抗原
水痘 – 带状疱疹病毒（VZV）	必要时用免疫荧光技术检测病毒抗原
药物诱导性肝炎	用药史；若有应停用 选择性病例：抗-LKM-2，LM
PBC	AMA 特异性反应：PDH-E2，BCKD-E2 肝脏组织学：胆管铜沉积 类固醇治疗无效
PSC	MRCP 或 ERCP
Wilson 病	血清铜蓝蛋白，尿铜，检眼，肝活检检铜含量
血色病	血清铁蛋白，血清铁，转铁蛋白饱和度，肝活检组织学：铁染色，肝活检检测铁含量 基因测定：C282Y，H63D HFE 基因变异
α$_1$-抗胰蛋白酶缺乏症	表型测定：PiZZ/PiSS/PiMZ/PiSZ

表 14-8-4　AIH 和病毒诱导自身免疫病区别

	AIH	病毒性肝炎
自身抗体滴度	↑↑↑	↑
线性自身抗原决定簇（Linear autoepitopes）	+++	+
构象抗原决定簇（Conformational epitopes）	+	++++
抑制性抗体	++	++
自身免疫反应	同质性	异质性
治疗	免疫抑制	抗病毒

无论何时出现胆管病变，诊断 AIH 的可能性降低，例如 ALP 升高，胆道组织学病变和 AMA 阳性。Miyake 等[74]发现 AIH 患者抗程序死亡受体（PD）1 抗体滴度明显高于 DILI 患者，并可作为鉴别诊断依据，且治疗前抗 PD-1 抗体水平较高的 AIH 患者停药后更易复发。

第九节　自然史

关于 AIH 自然史研究数据知之甚少。AIH 常常表现出一种进行性，并且具有较强侵袭力疾病。研究显示未治疗 AIH 患者临床预后很差，其 5 年和 10 年存活率分别为 50% 和 10%。对于初诊时已经存在显著炎症活动度，并伴有坏死和桥状纤维化患者，在不给予治疗情况下，3 和 10 年病死率分别为 50% 和 90%。与此相反，轻症患者 5 年存活率与正常人群类似，确诊后 5 年 LC 风险为 17%。若给予适当治疗 5 年和 20 年存活率分别超过 90% 和 80%[75-76]。无症状 AIH 患者预后良好，并且可能不需要免疫抑制剂治疗[77]。因此，AIH 患者病程和预后严格依赖肝细胞炎性坏死、炎症活动度和是否及时适当治疗。

Kiyoshi 等[78]研究 174 例 AIH 患者，初诊时为 LC 者 21 例（12.1%），其余无 LC 的 153 例患者在随访期间有 14 例发展为 LC，平均发展为 LC 的时间为 9.1±4.4 年。多变量分析显示老年发病（≥60 岁，p = 0.014），未采用皮质类固醇治疗（p = 0.047）和血清 ALT 水平较低（p = 0.007）是易发 LC 的危险因素。近半数儿童 AIH 诊断时已进展为 LC。长期随访显示，很少有儿童可完全停止治疗，近 70% 的儿童 AIH 患者需接受长期治疗[58,79]。大多数这类患者停止治疗或减少免疫抑制药物剂量时疾病出现反跳。近 15% 的患儿发生慢性肝衰竭，并且在 18 岁前需进行 LT。

有研究报道初始组织学分级更严重的老年患者，确诊 LC 发生率似乎与年轻患者并无差异。随访期间，近 30% 的患者发生 LC。年长患者对免疫抑制剂治疗应答与年轻患者类似，并且高达 90% 的年长患者获得完全缓解。然而，研究显示 41% 的未接受免疫抑制剂治疗的老年 AIH 患者，其预后未显示比通常接受治疗的年轻患者差[80]。

自身抗体具有评估预后价值。ASMA 阳性、抗肌动蛋白抗体阳性的 AIH-1 患者发病年龄较早，并且对皮质类固醇治疗应答率低于抗肌动蛋白抗体阴性患者。ASGPR 似乎与组织学和临床活动度有关，可作为动态监测治疗应答的辅助指标，并且 ASGPR 阳性患者可能与停药后疾病复发有关。但大多数发表数据不支持 AIH 和 LT 患者自身抗体具有评估预后的价值[81]。

有关性别和种族影响 AIH 自然史研究很少。男性 AIH 复发率较高，HLA A1-B8-DR3 基因携带者与较高的年轻发病率有关。但男性比女性具有显著良好的长期存活率和结局[82-83]。

　　肝衰竭和感染是 AIH 患者的主要急性并发症，并可因免疫抑制治疗而加重[18]。未治疗 AIH 患者在慢性病程中常可发展为 LC，在 AIH 相关 LC 基础上可并发 HCC（LC 是发生 HCC 的先决条件），主要风险因素是长期 LC（≥10 年），PHT，持续肝组织学炎症和免疫抑制剂治疗≥3 年[84]。男性也是一个特殊的危险因素。每年有 1%~2% 的 LC 患者发展为 HCC[8,10,85]。但与 PBC、PSC 等病因导致的 LC 比较，AIH 相关 LC 患者伴有的 HCC 风险较小（表 14-9-1）。

表 14-9-1　不同疾病诱发 HCC 风险[8,10,85-89]

疾　　病	年 HCC 发病率（%）
乙肝肝硬化	2.5~8
丙肝肝硬化	2~8
PBC 肝硬化（4 期）	3~11
AIH 肝硬化	1~2
遗传性血色病肝硬化	3~4

第十节　治　　疗

　　AIH 患者普遍对免疫抑制剂产生治疗应答，若早诊断、早治疗能够有效控制大部分患者病情进展[90]，甚至可使部分患者的肝纤维化消退。治疗目标是尽早获得完全缓解，预防进展为 LC，并采用尽可能低的药物剂量长期维持完全缓解[91]。除了 AIH 导致的急性肝衰竭并发 HE 外，不论何等程度的肝损伤对免疫抑制剂治疗应答满意，缓解率达 80%[92]。EASL 更新指南[18]对治疗适应证、方案、治疗终点、停药复发和疗效欠佳的处理均作了详细描述。

一、免疫抑制剂治疗

（一）适应证

　　所有肝脏炎症活动、有症状及进展期纤维化或肝硬化患者均应治疗[18,69,93]（表 14-10-1）。血清自身抗体阴性 AIH 患者（高达 10%）免疫抑制剂治疗应答率与典型 AIH 患者一样。AIH 并发胆管损害、但缺乏 PBC 特征的 AIH 患者治疗应答率也与典型 AIH 患者一样[94]。肝活检仍然是评估治疗应答和决策轻度生化学异常患者是否需要治疗的最好方法[95]。

表 14-10-1　AIH 治疗适应证[8,18,69,93]

绝对适应证	一般适应证	酌情处理，个性化观察标准
AST≥10×ULN，或 INR>1.5	乏力、关节痛	无明显症状，自发缓解，年龄>65 岁（观察）
AST≥3×ULN 和 IgG≥1.5×ULN	AST 及/或 IgG 升高	AST<3×ULN 和 IgG<1.5×ULN（观察）
肝活检示显著炎症活动，伴多腺泡坏死，易出现肝衰竭	中度界面性肝炎	非活动性 LC（观察），而活动性 LC 患者治疗
		轻度界面炎（年长者可观察，但年轻患者仍有进展为 LC 风险可考虑治疗）

对于症状不明显、肝活检示轻度炎症活动度的老年患者，免疫抑制治疗益处难以评价，其治疗终点及治疗管理尚存争议。治疗不良反应、不治疗时 AIH 病情波动特点、潜在病态进展风险以及长期治疗效果，均应综合权衡后决策治疗方案。有报道未经治疗的轻度 AIH 患者 10 年生存率达 67%~90%[96]；一项非对照研究显示未治疗无症状患者的生存期与接受免疫抑制治疗者相同[77]。此外，AIH 患者可能发生自行缓解[97]。并且皮质类固醇的不良反应可能抵消他们获得的轻微治疗益处。对于 AIH 相关 DC 患者，除非肝活检炎症评分较高，一般不再进行皮质类固醇治疗。但亚临床期疾病进展的风险使得对病情较轻、尚未治疗的患者进行常规监测非常重要，包括肝功能随访，及时发现 ALT 及 IgG 水平升高或波动（图 14-10-1）。

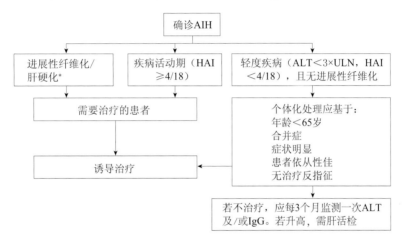

图 14-10-1　AIH 患者基线评估及其免疫抑制剂治疗及决策管理路线图[18]

注：* 对于 AIH 相关 DC 患者，除非伴有较高的炎症活动性评分，否则不再延长疗程

（二）治疗方案的选择

成人 AIH 患者有两种治疗方案：①泼尼松单药；②泼尼松联合硫唑嘌呤（Aza）治疗[98-99]。对于初治和复发 AIH 患者上述两种方案诱导缓解均有效，而联合治疗或 Aza 单药维持治疗优于泼尼松（龙）单药治疗[100]。一般认为，在下列原则指导下选择单药或联合治疗：绝经后妇女、情绪不稳定、伴骨质疏松、糖尿病、控制不佳的高血压或肥胖，长期皮质类固醇治疗诱发明显类 Cushing 综合征等不良反应患者适宜联合治疗。对于合并恶性肿瘤、血细胞减少、巯基嘌呤甲基转移酶（TPMT）缺乏以及妊娠患者应谨慎使用 Aza，或适宜泼尼松（龙）单药治疗。当胆红素水平 <100 μmol/L 时，泼尼松（龙）作为初始治疗，两周后加 Aza 是目前推荐的一线治疗方案!!!，泼尼松（龙）起始剂量在 0.5~1 mg/kg 体重/d 之间。其起始剂量越高，诱导缓解越快，但相关副作用也越大[101]!!。Aza 起始剂量是 50 mg/d，之后可视毒性反应和应答情况逐渐增加，最高可达 1~2 mg/kg 体重/d 的维持剂量!!（表 14-10-2）。

表 14-10-2　成年 AIH 患者推荐治疗方案（按体重为 60 kg 计算）[18]

周　数	泼尼松（龙）（mg/d）	硫唑嘌呤（mg/d）
1	60（=1 mg/kg）	–
2	50	–
3	40	50
4	30	50

周　　数	泼尼松（龙）（mg/d）	硫唑嘌呤（mg/d）
5	25	100
6	20	100
7 + 8	15	100
8 + 9	12.5	100
从第 10 周起	10	100

　　治疗 AIH 应遵循应答指导原则，其治疗方案应根据患者的治疗反应及耐受程度而个性化调整！。但尚无研究证实个性化减量方案和不同医疗中心应用的减量和剂量最优方案。对于无严重症状和炎症活动度轻微的年轻患者（肝活检证实，ALT < 5 × ULN）的初始治疗可采用维持剂量。为减轻泼尼松不良反应，不推荐诱导期隔日应用泼尼松治疗方法，因为这实际降低了组织学缓解率。泼尼松在肝脏等量转化为有活性的泼尼松龙，因为 AIH 患者此代谢步骤并未受损，甚至在晚期慢性肝病时，因此，采用泼尼松龙替代泼尼松并无明显优势[102]。

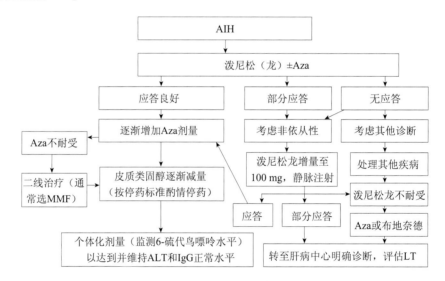

图 14-10-2　AIH 治疗策略

（三）疗程和停药标准

　　转氨酶和 IgG 水平完全正常是 AIH 患者的治疗目标，因为持续转氨酶升高可能提示：①治疗撤药后的复发；②肝组织的炎症活动；③进展至肝硬化；④预后不良[103]。对于高危患者（儿童期发病、抗-LKM-1 或抗-SLA/LP 阳性者）推荐长期维持免疫抑制治疗。虽然没有固定的最短和最长疗程，治疗应持续至少 3 年，且在血清转氨酶和 IgG 水平完全降至正常（生化缓解）后再治疗至少 24 个月。治疗时间越长，复发概率越低[18]。对于起病严重而对诱导治疗耐受力差的患者，建议终止治疗前进行肝活检，可发现是否存在纤维化进展和复发的组织学表现[104]。对于有持续组织学活动的患者（HAI > 3），不建议停止免疫抑制治疗，因其肯定复发[18]。大多数患者的复发是由调整药物及/或其剂量引起，治疗 AIH 患者最常见的错误是过早停药，因此，有必要给予严格管理患者。应逐步减少免疫抑制剂用量，并且对患者进行严密监测。为保持持续缓解需要调整至最小剂量。尝试逐渐下调剂量过程中应十分谨慎，并且仅仅在肝脏组织学证实炎症活动度获得完全消退后方可停药观察。但应警醒的是在免疫抑制剂逐渐减量时，普遍存在 AIH 复发和纤维化进展风险。在治疗维持期或减量过程中出现 AIH 复发，应增加免疫抑制剂剂量且取消其完全撤药的可能。近来报道 ALT < 1/2 × ULN，IgG < 12 g/L 时高度提示可成功获得治疗撤药[105]。但有研究[106]显示达到临床停药标准的患者停药复发率高达 90%。在停止治疗前应做肝活检！！。若发现组织学和生化学正常，可终止治疗。Czaja 等[107]主张对于已经获得生化学和组织学缓解 2 ~ 4 年、非肝硬化患者可停药观察，以避免免疫抑制治疗带来的多种不良反应。

（四）治疗应答的评估

最新相关综述[108]结果显示应用皮质类固醇治疗后 53% ~ 57% 的 AIH 患者获得改善，79% 的患者进展型肝纤维化趋缓，甚至 LC 逆转。

1. 初始应答　临床表现结合 AST 和 IgG 水平是判断治疗应答的初始参数。治疗 2 周 90% 的成人患者血清 AST、胆红素和 IgG 水平改善[109]。IgG 水平恢复正常后超过 90% 的患者组织学改善。治疗早期转氨酶未下降及治疗后无法降至正常的患者难以获得治疗成功[18]。

2. 缓解　AIH 缓解标准是疗程 6 个月 ~ 1 年症状消失，TBil 和 IgG 水平恢复正常，血清 AST 水平正常或 < 2 × ULN，肝组织学正常或仅仅有轻微炎症，并且没有界面性肝炎。血清转氨酶水平和 IgG 水平都降到正常可能提示组织学缓解[104]。其完全缓解标准是指所有炎症参数完全恢复正常，包括组织学参数。在所有治疗两年后的患者中，65% 的患者可获得疾病缓解。

3. 病情稳定　治疗后病情稳定是指获得部分缓解。由于三年内 90% 的患者可获得部分缓解，因此必须重新评估这类亚组患者的标准治疗益处。

4. 治疗失败　治疗失败特征为：在标准治疗期间，患者治疗依从性良好情况下出现临床、血清学和组织学进展。尽管治疗，10 年内进展为 LC 患者高达 30% ~ 40%。近 10% 的患者短期治疗失败，其中 67% 的患者血清 AST 升高；或出现黄疸、腹水或 HE。急性或暴发性起病、高胆红素血症，肝组织见融合性坏死和携带 HLA DRB1*03 基因型患者最易发生皮质类固醇治疗失败[110]。对于这些患者泼尼松剂量应提高至每天 60mg，或每天 30 mg 泼尼松联合 Aza（150mg/d）至少 1 个月，数月后，缓慢降低泼尼松剂量至 2 ~ 2.5mg/d 和 Aza 25 ~ 50mg/d。尽管剂量增加，仅 20% 的治疗失败患者获得组织学缓解，且可能终生维持治疗。对于这类患者应重新考虑 AIH 诊断，并谨慎排除慢性肝炎等其他病因。也可试用经验性治疗方案；必要时考虑 LT。

正在进行的研究提示 Fibroscan 可用于随访复查 AIH 患者。肝脏硬度增加提示炎症细胞浸润和水肿伴随的疾病再活动，也可能是由于纤维化进展（或两者兼有）[18]。已经确认许多 AIH 患者伴有 LC。这些典型的 AIH 相关 LC、肝活检未显示明显的炎症浸润的患者应用皮质类固醇或 Aza 免疫抑制治疗难能获益，因为持续进展的 AIH 机制已经"精疲力竭"。而伴有肝酶水平升高、活动性炎症的 AIH 相关 LC 患者采用免疫抑制治疗可获得相当可观的益处。

（五）停药后复发

复发是重新出现 ALT > 3 × ULN（根据 IAIHG 标准），而有些患者也可表现为轻度 ALT 升高，伴或不伴 IgG 水平上升。ALT 升高具有高度提示意义，因此，通常不建议为证实复发而进行肝活检。最常见的复发发生在停药后最初 6 个月内，停药后半年和 3 年患者复发率分别为 50% 和 80%。复发有时可能引发严重病变，甚至可能威胁生命。复发后疾病进展至 LC 和肝衰竭的发生率分别为 38% 和 14%。研究显示[111]儿童 AIH 患者停药复发率为 23.1%，持续缓解率高达 87.5%；INR 较高，pANCA 阳性，LC 及并发其他自身免疫病是复发的危险因素。复发危险因素还包括：①对免疫抑制治疗应答较慢；②血清转氨酶和

（或）血清球蛋白及 IgG 水平持续升高；③肝组织残留活动性炎症；④更短的治疗疗程[112]。即便是已经获得成功停药患者也应给予长期随访，因为有停药 10 年后复发的例证[91]。有明确（且可避免）诱因的患者复发相对少见。所有持续缓解患者在停药时 ALT $< 0.5 \times$ ULN，而 IgG 水平 $< 12g/L$[113]。复发的治疗与初始方案相同，并且同样有效[18]。然而，伴随着每次复发药物不良反应发生频率的增加，重新获得完全缓解的可能性降低。这或许需要终生采用泼尼松（$7.5 \sim 10$ mg/d）和 Aza（50 mg/d）联合治疗。

（六）药物不良反应

长期皮质类固醇治疗可能导致类 cushing 综合征，并降低患者治疗依从性；虽然少见，但有时可能发生严重并发症例如类固醇性糖尿病、骨量减少、无菌性骨坏死、精神症状、高血压和白内障。治疗 1 年和 2 年后患者不良反应发生率分别为 44% 和 80%。综合考虑这些不良反应并非应用皮质类固醇禁忌证，但因不良反应被迫降低药物剂量的患者约占 13%，或甚至提前停药；其中最常见的停药原因是肥胖及外貌副反应，骨质疏松性椎体塌陷和糖尿病。年轻患者常难以忍受长期泼尼松治疗。建议治疗前检测骨密度，并每年监测随访。并发骨病患者应坚持负重锻炼，补充维生素 D_3 和钙质等!!!（第 40 章）。

应用 Aza 2 mg/kg 能够持续缓解 AIH 病情[103]；联合应用 Aza 可使泼尼松药物剂量降低，并且可预防出现类 cushing 综合征。然而，Aza 治疗 AIH 并发症发生率为 10% ~ 20%，例如：关节痛（53%）、肌痛（14%）、淋巴细胞减少（57%）、骨髓抑制（6%）等；其中主要不良反应是血细胞减少（若 WBC 快速下降或 $< 3.5 \times 10^9/L$ 时停用 Aza[8]）；其发生风险与 TPMT 活性降低有关[114]。Aza 在体内先转变为 6-巯基嘌呤（6-MP），随后在肝内进一步转变为 6-巯鸟嘌呤核苷酸（6-TGN）发挥免疫抑制和抗炎活性。因而检测 TPMT 基因分型或测定其活性在某种程度上有助于预测 Aza 对患者的毒性[115]。TPMT 基因具有高度多态性，人群缺乏 TPMP 者占 0.3% ~ 0.5%，伴有极低的酶活性时因大量 6-MP 活性代谢产物积聚可引起严重毒性。纯合子 TPMT 缺乏患者是应用 Aza 的禁忌证，而杂合子患者能够耐受较低剂量的 Aza，并且伴随着药物应用时间的延长这种酶活性水平增强[116]。基于 TPMT 缺陷患者使用 Aza 的潜在严重不良后果，条件允许情况下，建议 AIH 患者在接受 Aza 治疗前先检测 TPMT[18]。对于 TPMT 缺陷者可使用泼尼松（龙）单药治疗或稍低剂量泼尼松（龙）加霉酚酸脂（MMF）联合疗法[18]。尽管如此，TPMT 的基因分型在预测 Aza 的毒性时会出现不同结果[117]。因此，通过测定 TPMT 活性或基因分型来判断患者是否会发生 Aza 相关副作用并不可靠。对 Aza 不耐受患者也可能表现出正常或接近正常的 TPMT 活性[117]。

（七）正在研究的其他药物

1. 布地奈德　一种合成的第二代皮质类固醇，口服后 90% 的药物于肝内首过代谢。在肝内被清除前可以高浓度作用于致病淋巴细胞，不但与皮质类固醇受体亲和力较强，其疗效约为泼尼松的 5 倍，而且也减轻了全身不良反应。有研究认为布地奈德联合 Aza 能更快诱导缓解，且相关皮质类固醇不良反应显著减轻，可作为一线治疗方案[118]。一项前瞻性随机双盲 Ⅱb 期试验[119]显示：与泼尼松龙/Aza 组患者比较，布地奈德/Aza 组血清转氨酶降至正常患者更多、副作用更小，使用布地奈德和泼尼松龙治疗患者达到主要终点者分别占 47% 和 18.4%，同时布地奈德治疗组未出现皮质类固醇副反应患者占 72%[119]。当泼尼松（龙）可能加重患者合并症时，无肝硬化的 AIH 患者可选择布地奈德联合 Aza 替代治疗!![18,120-121]。但因布地奈德肝脏首过清除效应达 90%，不适宜用于 LC 或有肝前性分流患者，否则可能增加副作用风险[122]。综合布地奈德优点，未来有可能替代泼尼松作为长期维持治疗 AIH 药物，以减少皮质类固醇不良反应。但 AIH 患者应用布地奈德的安全性和有效性尚缺乏长期数据支持!!!。

2. 霉酚酸脂（MMF）　是重要的用于移植后的免疫抑制剂。泼尼松联合 MMF 作为一线治疗可使 88% 的 AIH 患者获得生化学完全应答（ALT 和 IgG 恢复正常）[8]。近来研究[123]显示 MMF 联合泼尼松龙初治

AIH 患者的完全缓解率为 59.3%，其中停用泼尼松龙后的持续缓解率为 37%。MMF 治疗儿童 AIH 患者似乎更有效，应答率为 67%（14/20）[124]。若因药物毒性或副反应导致 Aza 剂量受限，可尝试 MMF（2g/d）替代 Aza 以减少泼尼松（龙）剂量！！[18,125-126]。但 MMF 治疗 Aza 无应答的 AIH 患者疗效也较差。

3. 环孢素 A（CsA） 通过白介素 2 基因抑制 T 细胞功能。在其他所有药物研究中，CsA 是迄今为止研究数据最多的药物。CsA 已经成功用于治疗 AIH，并且其耐受性良好[127]。推广应用 CsA 作为一线治疗 AIH 药物的主要障碍是其毒性反应，特别是长期治疗时[95,127]。

4. 他可莫司（TAC） 是一种大环内酯类化合物，作用机制与 CsA 类似，免疫抑制能力明显强于 CsA。在难治性或不能耐受其他免疫抑制剂的单中心研究中，12/13 的患者在使用 TAC（平均为 6 ng/ml）后获得了肝功能正常[128]。最近西罗莫司治疗难治性 AIH（平均水平为 12.5 ng/ml）患者：在 4/5 患者中 ALT 持续下降 50%，其中 2 例 ALT 完全恢复[129]。

目前临床应用的二线免疫抑制剂包括 MMF 和 CNI（CsA 或 TAC），其主要优势在于有效免疫抑制，且起效迅速。但也应关注各自副作用：CNI：高血压、肾功能不全、糖尿病、高脂血症和神经毒性；MMF：腹泻、白细胞减少和致畸性；并且两者都会增加远期恶性肿瘤风险[130]。

5. 有报道采用英夫利昔单抗[131]获得令人鼓舞的结果。

上述药物的疗效尚未获得清晰定义（布地奈德可能除外），均视为 AIH 治疗观察用药。

二、肝移植（LT）

急性肝衰竭，或尽管应用二线免疫抑制剂治疗也无应答的晚期 LC（通常是持续治疗四年后未获得缓解）患者是 LT 适应证！！[132]。但最佳时机尚未明确。目前认为对于病情迅速加重、出现黄疸的 AIH 患者，应及早考虑静脉注射大剂量皮质类固醇（≥1 mg/kg 体质量，虽然其证据级别较低）[133-134]，若 7 天内不能够改善 TBil 水平、MELD-Na 或 UKELD 评分均提示预后不佳患者，应及早考虑 LT[135]。LT 后患者预后极佳，5 年存活率高达 92%[136]、10 年为 75%；优于其他病因 LT。LT 后 AIH 复发见第 42 章。

三、研究动向

公认 CD4$^+$/CD25$^+$ 调节性 T 细胞（T-regs）在预防自身免疫病发生中发挥作用。因为 T-regs 具有高效控制自我免疫侵害的生物特性。AIH-1 自身抗原尚未被良好定义，但 AIH-2 不但已知关键性自身抗原（CYP 2D6）[137]，而且 B 细胞，CD4 和 CD8T 细胞的抗原靶位（CYP 2D6217-260 和 CYP 2D6305-348）也已被证实[138]。因此，AIH-2 是采用特殊免疫措施尝试重建自我免疫耐受的理想模型[139]。据此，源自 AIH-2 患者的抗原特异性 T-regs 抑制 CD4 和 CD8T 细胞反应比多克隆增殖性 T-regs 更强效[140]。自体抗原特异性 T-regs 过继转移疗法重建自身免疫耐受有望成为 AIH 的个性化治疗模式[141]。

总之，近年来 AIH 研究取得了明显进展，但发病机制，特异性诊断标志物和规范化、个性化治疗方案仍面临诸多问题和挑战[142]。

参考文献

［1］ Leber Waldenström J. Blutprotein und Nahrungseiweiss. Deutsch Gesellshaff Z Verdan Stoffwechselkr, 1950, 15：113 - 119.

［2］ Mackay IR, Cowling DC, Taft LI. Lupoid hepatitis. Lancet, 1956, 271：1323 - 1326.

［3］ Murray-Lyon IM, Stern RB, Williams R. Controlled trial of prednisone and azathioprine in active chronic hepatitis. Lancet,

1973，1：735－737.

［4］Gurian LE，Rogoff TM，Ware AJ，et al. The immunologic diagnosis of chronic active "autoimmune" hepatitis：distinction from systemic lupus erythematosus. Hepatology，1985，5：397－402.

［5］Johnson PJ，McFarlane IG. Meeting report：International Autoimmune Hepatitis Group. Hepatology，1993，18：998－1005.

［6］Alvarez F，Berg PA，Bianchi FB，et al. International Autoimmune Hepatitis Group Report：review of criteria for diagnosis of autoimmune hepatitis. J Hepatol，1999，31：929－938.

［7］van Gerven NMF，Verwer BJ，Witte BI，et al. Epidemiology and clinical characteristics of autoimmune hepatitis in the Netherlands. Scand J Gastroenterol，2014，49：1245－1254.

［8］中华医学会肝病学分会，消化病学分会，感染病学分会：自身免疫性肝炎诊断和治疗共识（2015）.

［9］Peng M，Li Y，Zhang M，et al. Clinical features in different age groups of patients with autoimmune hepatitis. Exp Ther Med，2014，7：145－148.

［10］Liberal R，Grant CR，Mieli-Vergani G，et al. Autoimmune hepatitis：a comprehensive review. J Autoimmun，2013，41：126－139.

［11］Gronbaek L，Vilstrup H，Jepsen P. Autoimmune hepatitis in Denmark：Incidence，prevalence，prognosis，and causes of death. A nationwide registry-based cohort study. J Hepatol，2014，60：612－617.

［12］Yang F，Wang Q，Bian Z，et al. Autoimmune hepatitis：East meets west. J Gastroenterol Hepatol，2015，30：1230－1236.

［13］Toda G，Zeniya M，Watanabe F，et al. Present status of autoimmune hepatitis in Japanecorrelating the characteristics with international criteria in an area with a high rate of HCV infection. Japanese National Study Group of Autoimmune Hepatitis. J Hepatol，1997，26：1207－1212.

［14］Lam KC，Lai CL，Wu PC，et al. Etiological spectrum of liver cirrhosis in the Chinese. J Chronic Dis，1980，33：375－381.

［15］Qiu D，Wang Q，Wang H，et al. Validation of the simplified criteria for diagnosis of autoimmune hepatitis in Chinese patients. J Hepatol，2011，54：340－347.

［16］Czaja AJ. Autoimmune hepatitis in diverse ethnic populations and geographical regions. Expert Rev Gastroenterol Hepatol，2013，7：365－385.

［17］Strassburg Cp，Manns Mp Autoimmune tests in primary biliary cirrhosis. Baillieres Best Pract Res Clin Gastroenterol，2000，14：585－599.

［18］EASL Clinical Practice Guidelines：Autoimmune hepatitis. J Hepatol（2015），http：//dx. doi. org/10. 1016.

［19］Mieli-Vergani G，Heller S，Jara P，et al. Autoimmune hepatitis. J Pediatr Gastroenterol Nutr，2009，49：158－164.

［20］Zachou K，Muratori P，Koukoulis GK，et al. Review article：autoimmune hepatitis- Current management and challenges. Aliment Pharmacol Ther，2013，38：887－913.

［21］Bogdanos DP，Invernizzi P，Mackay IR，. Autoimmune liver serology：current diagnostic and clinical challenges. World J Gastroenterol，2008，14：3374－3387.

［22］Frenzel C，Herkel J，Luth S，et al. Evaluation of Factin ELISA for the diagnosis of autoimmune hepatitis. Am J Gastroenterol，2006，101：2731－2736.

［23］Couto CA，Bittencourt PL，Porta G，et al. Antismooth muscle and antiactin antibodies are indirect markers of histological and biochemical activity of autoimmune hepatitis. Hepatology，2014，59：592－600.

［24］Villalta D，Bizzaro N，Da Re M，et al. Diagnostic accuracy of four different immunological methods for the detection of anti-F-actin autoantibodies in type 1 autoimmune hepatitis and other liver-related disorders. Autoimmunity，2008，41：105－110.

［25］Strassburg Cp，Alex B，Zindy F，et al. Identification of cyclin A as a molecular target of antinuclear antibodies（ANA）in hepatic and non-hepatic autoimmune diseases. J Hepatol，1996，25：859－866.

［26］Manns M，Gerken G，Kyriatsoulis A，et al. Characterisation of a new subgroup of autoimmune chronic active hepatitis by autoantibodies against a soluble liver antigen. Lancet，1987，1：292 – 294.

［27］Treichel U，Poralla T，Hess G，et al. Autoantibodies to human asialoglycoprotein receptor in autoimmunetype chronic hepatitis. Hepatology，1990，11：606 – 612.

［28］Stechemesser E，Klein R，Berg Pa. Characterization and clinical relevance of liver-pancreas antibodies in autoimmune hepatitis. Hepatology，1993，18：1 – 9.

［29］Wies I，Brunner S，Henninger J，et al. Identification of target antigen for SLA/LP autoantibodies in autoimmune hepatitis［see comments］. Lancet，2000，355：1510 – 1515.

［30］Czaja AJ Understanding the pathogenesis of autoimmune hepatitis. Am J Gastroenterol，2001，96：1224 – 1231.

［31］Donaldson Pt，Czaja Aj. Genetic effects on susceptibility，clinical expression，and treatment outcome of type 1 autoimmune hepatitis. Clin Liver Dis，2002，6：419 – 437.

［32］de Boer YS，vanGerven NM，Zwiers A，et al. Genome-wide association study identifies variants associated with autoimmune hepatitis type 1［J］. Gastroenterology，2014，147（2）：443 – 452.

［33］Werner M，Prytz H，Ohlsson B，et al. Epidemiology and the initial presentation of autoimmune hepatitis in Sweden：a nationwide study. Scand J Gastroenterol，2008，43：1232 – 1240.

［34］Muratori P，Granito A，Quarneti C，et al. Autoimmune hepatitis in Italy：the Bologna experience. J Hepatol，2009，50：1210 – 1218.

［35］Czaja AJ Genetic factors affecting the occurrence，clinical phenotype，and outcome of autoimmune hepatitis. Clin Gastroenterol Hepatol，2008，6：379 – 388.

［36］Montano-Loza AJ，Carpenter HA，Czaja AJ. Clinical significance of HLA DRB103-DRB104 in type 1 autoimmune hepatitis. Liver Int，2006，26：1201 – 1208.

［37］Yokosawa S，Yoshizawa K，Ota M，et al A genomewide DNA microsatellite association study of Japanese patients with autoimmune hepatitis type 1. Hepatology，2007，45：384 – 390.

［38］Hiraide A，Imazeki F，Yokosuka O，et al. Fas polymorphisms infl uence susceptibility to autoimmune hepatitis. Am J Gastroenterol，2005，100：1322 – 1329.

［39］Kerkar N，Choudhuri K，Ma Y，et al. Cytochrome P4502D6（193 – 212）：a new immunodominant epitope and target of virus/self cross-reactivity in liver kidney microsomal autoantibody type 1-positive liver disease. J Immunol，2003，170：1481 – 1489.

［40］Bogdanos DP，Choudhuri K，Vergani D. Molecular mimicry and autoimmune liver disease：virtuous intentions，malign consequences. Liver，2001，21：225 – 232.

［41］Manns MP，Lohse AW，Vergani D. Autoimmune hepatitis-Update 2015. J Hepatol，2015，62：S1 – S186.

［42］Zellos A，Spoulou V，Roma-Giannikou E，et al. Autoimmune hepatitis type-2 and Epstein-Barr virus infection in a toddler：art of facts or an artifact？ Ann Hepatol，2013，12：147 – 151.

［43］Bjornsson E，Talwalkar J，Treeprasertsuk S，et al. Drug-induced autoimmune hepatitis：clinical characteristics and prognosis. Hepatology，2010，51：2040 – 2048.

［44］Castiella A，Zapata E，Lucena MI，et al. Drug-induced autoimmune liver disease：a diagnostic dilemma of an increasingly reported disease. World J Hepatol，2014，6：160 – 168.

［45］Crispe IN. Liver antigen-presenting cells. J Hepatol，2011，54：357 – 365.

［46］Ebrahimkhani MR，Mohar I，Crispe IN. Cross-presentation of antigen by diverse subsets of murine liver cells. Hepatology，2011，54：1379 – 1387.

［47］Lobo-Yeo A，Senaldi G，Portmann B，et al. Class I and class II major histocompatibility complex antigen expression on hepatocytes：a study in children with liver disease. Hepatology，1990，12：224 – 232.

［48］Dienes HP，Popper H，Manns M，et al. Histologic features in autoimmune hepatitis. Z Gastroenterol，1989，27：325 – 330.

［49］de Boer YS，van NIEUWKERKCM，WITTE BI，et al. Assessment of the histopathological key feature in autoimmune hepatitis ［J］. Histopathology，2015，66（3）：351 – 362.

［50］Chen J，Eslick GD，Weltman M. Systematic review with meta-analysis：clinical manifestations and management of autoimmune hepatitis in the elderly ［J］. Aliment Pharmacol Ther，2014，39（2）：117 – 124.

［51］Pansyi V，Froud OJ，Vine L，et al. The natural history of autoimmune hepatitis presenting with jaundice. Eur J Gastroenterol Hepatol，2014，26：640 – 645.

［52］Abe M，Mashiba T，Zeniya M，et al. Present status of autoimmune hepatitis in Japan：a nationwide survey. J Gastroenterol，2011，46：1136 – 1141.

［53］Boberg KM，Chapman RW，Hirschfield GM，et al. Overlap syndromes：the International Autoimmune Hepatitis Group （IAIHG）position statement on a controversial issue. J Hepatol，2011，54：374 – 385.

［54］Gregorio GV，Portmann B，Karani J，et al. Autoimmune hepatitis/sclerosing cholangitis overlap syndrome in childhood：a 16-year prospective study. Hepatology，2001，33：544 – 553.

［55］Rojas CP，Bodicharla R，Campuzano-Zuluaga G，et al. Autoimmune hepatitis and primary sclerosing cholangitis in children and adolescents. Fetal Pediatr Pathol，2014，33：202 – 209.

［56］Czaja Aj Frequency and nature of the variant syndromes of autoimmune liver disease. Hepatology，1998，28：360 – 365.

［57］Villalta D，Girolami D，Bidoli E，et al. High prevalence of celiac disease in autoimmune hepatitis detected by anti-tissue tranglutaminase autoantibodies. J Clin Lab Anal，2005，19：6 – 10.

［58］Gregorio GV，Portmann B，Reid F，et al. Autoimmune hepatitis in childhood：a 20-year experience. Hepatology，1997，25：541 – 547.

［59］Uthman I，Khamashta M. The abdominal manifestations of the antiphospholipid syndrome. Rheumatology（Oxford），2007，46：1641 – 1647.

［60］ROEP BO，BUCKNER J，SAWCER S，er al. The problems and promises of research into human immunology and autoimmune disease ［J］. Nat Med，2012，18（1）：48 – 53.

［61］Luth S，Birklein F，Schramm C，et al. Multiplex neuritis in a patient with autoimmune hepatitis：a case report. World J Gastroenterol，2006，12：5396 – 5398.

［62］Czaja AJ. Behavior and significance of autoantibodies in type 1 autoimmune hepatitis. J Hepatol，1999，30：394 – 401.

［63］Gregorio GV，McFarlane B，Bracken P，et al. Organ and non-organ specific autoantibody titres and IgG levels as markers of disease activity：a longitudinal study in childhood autoimmune liver disease. Autoimmunity，2002，35：515 – 519.

［64］Bayer EM，Schramm C，Kanzler S，et al. Autoimmune Lebererkrankungen：Diagnose and Therapie. Z Gastroenterol，2004，42：19 – 30.

［65］Hennes EM，Zeniya M，Czaja AJ，et al. Simplified criteria for the diagnosis of autoimmune hepatitis. Hepatology，2008，48：169 – 176.

［66］Muratori P，Granito A，Pappas G，et al. Validation of simplified diagnosticcriteria for autoimmune hepatitis in Italian patients. Hepatology，2009，49：1782 – 1783.

［67］Yeoman AD，Westbrook RH，Al-Chalabi T，et al. Diagnostic value and utility of the simplified International Autoimmune Hepatitis Group（IAIHG）criteria in acute and chronic liver disease. Hepatology，2009，50：538 – 545.

［68］Czaja AJ，Manns MP. The validity and importance of subtypes of autoimmune hepatitis：a point of view. Am J Gastroenterol，1995，90：1206 – 1211.

［69］Al-Khalidi JA，Czaja AJ Current concepts in the diagnosis，pathogenesis，and treatment of autoimmune hepatitis. Mayo Clin Proc 2001，76：1237 – 1252.

［70］ Invernizzi P, Lleo A, Podda M Interpreting serological tests in diagnosing autoimmune liver disease. Semin Liver Dis 2007, 27: 161 –172.

［71］ Trivedi PJ, Hirschfield GM. Review article: overlap syndromes and autoimmune liver disease. Aliment Pharmacol Ther 2012; 36: 517 –533.

［72］ Strassburg Cp, Obermayer-Straub P, Alex B et al. Autoantibodies against glucuronosyltransferases differ between viral hepatitis and autoimmune hepatitis. Gastroenterology 1996, 111: 1576 –1586.

［73］ Gerotto M, Pontisso P, Giostra F, et al Analysis of the hepatitis C virus genome in patients with anti-LKM-1 autoantibodies. J Hepatol 1994, 21: 273 –276.

［74］ MIYAKE Y, YAMAMOTO KMATSUSHITA H, et al. Multicenter validation study of anti-programmed cell death-1 antibody as a serological marker for type 1 autoimmune hepatitis ［J］. Hepatol Res, 2014, 44（13）: 1299 –1307.

［75］ Roberts SK, Therneau TM, Czaja AJ Prognosis of histological cirrhosis in type I autoimmune hepatitis. Gastroenterology 1996, 110: 848 –857.

［76］ Summerskill WHJ Chronic active liver disease reexamined: prognosis hopeful. Gastroenterology 1974, 66: 450 –464.

［77］ Feld JJ, Dinh H, Arenovich T, et al Autoimmune hepatitis: effect of symptoms and cirrhosis on natural history and outcome. Hepatology 2005, 42: 53 –62.

［78］ Kiyoshi Migita , Yukio Watanabe, Yuka Jiuchi et al. Evaluation of risk factors for the development of cirrhosis in autoimmune hepatitis: Japanese NHO-AIH prospective study. J Gastroenterol 46（Supplement 1）: 2011; 56 –62.

［79］ Homberg Jc, Abuaf N, Bernard O et al. Chronic active hepatitis associated with anti liver/kidney microsome type 1: a second type of "autoimmune" hepatitis. Hepatology 1987, 7: 1333 –1339.

［80］ Newton Jl, Burt Ad, Park Jb et al. Autoimmune hepatitis in older patients. Age Ageing 1997, 26: 441 –444.

［81］ Vogel A, Heinrich E, Bahr Mj et al. Long-term outcome of liver transplantation for autoimmune hepatitis. Clin Transplant 2004, 18: 62 –69.

［82］ Al-Chalabi T, Underhill JA, Portmann BC, et al Impact of gender on the long-term outcome and survival of patients with autoimmune hepatitis. J Hepatol 2008, 48: 140 –147.

［83］ YANG F, WANG Q, BIAN Z, et al. Autoimmune hepatitis: east meets west ［J］. J Gastroenterolhepatol, 2015, 30（8）: 1230 –1236.

［84］ Wong RJ, Gish R, Frederick T, et al. Development of hepatocellular carcinoma in autoimmune hepatitis patients: a case series. Dig Dis Sci, 2011, 56: 578 –585.

［85］ Migita K, Watanabe Y, Jiuchi Y, et al. Hepatocellular carcinoma and survival in patients with autoimmune hepatitis（Japanese National Hospital Organization-autoimmune hepatitis prospective study）. Liver Int, 2012, 32: 837 –844.

［86］ Lohse AW, Mieli-Vergani G. Autoimmune hepatitis. J Hepatol, 2011, 55: 171 –182.

［87］ Yeoman AD, Al-Chalabi T, Karani JB, et al. Evaluation of risk factors in the development of hepatocellular carcinoma in autoimmune hepatitis: implications for follow-up and screening. Hepatology, 2008, 48: 863 –870.

［88］ Bruix J, Sherman M. Management of hepatocellular carcinoma. Hepatology, 2005, 42: 1208 –1236.

［89］ Bruix J, Sherman M. AASLD practice guideline. Management of hepatocellular carcinoma: an update, 2010.

［90］ CZAJA AJ. Diagnosis and management of autoimmune hepatitis ［J］. Clin Liver Dis, 2015, 19（1）: 57 –79.

［91］ Vergani D, Mieli-Vergani G. Pharmacological management of autoimmune hepatitis. Expert Opin Pharmacother, 2011, 12: 607 –613.

［92］ Krawitt EL. Autoimmune hepatitis. N Engl J Med, 2006, 354: 54 –66.

［93］ Ishibashi H, Komori A, Shimoda S, et al Guidelines for therapy of autoimmune liver disease. Semin Liv Dis, 2007, 27: 214 –226.

［94］ Dufour JF, Zimmermann M, Reichen J. Severe autoimmune hepatitis in patients with previous spontaneous recovery of a flare. J Hepatol, 2002, 37：748 - 752.

［95］ Heneghan MA, McFarlane IG Current and novel immunosuppressive therapy for autoimmune hepatitis. Hepatology, 2002, 35：7 - 13.

［96］ Czaja AJ. Features and consequences of untreated type 1 autoimmune hepatitis. Liver Int, 2009, 29：816 - 823.

［97］ Czaja AJ, Muratori P, Muratori L, et al Diagnostic and therapeutic implications of bile duct injury in autoimmune hepatitis. Liver Int, 2004, 24：322 - 329.

［98］ Manns MP, Czaja AJ, Gorham JD, et al. Diagnosis and management of autoimmune hepatitis. Hepatology, 2010, 51：2193 - 2213.

［99］ Manns MP, Strassburg CP. Autoimmune hepatitis：clinical challenges. Gastroenterology, 2001, 120：1502 - 1517.

［100］ Czaja AJ. Review article：The prevention and reversal of hepatic fibrosis in autoimmune hepatitis. Aliment Pharmacol Ther, 2014, 39：385 - 406.

［101］ Schramm C, Weiler-Normann C, Wiegard C, et al. Treatment response in patients with autoimmune hepatitis. Hepatology, 2010, 52：2247 - 2248.

［102］ Schalm SW, Summerskill WHJ, Go VLW. Prednisone for chronic active liver disease：pharmacokinetics, including conversion to prednisolone. Gastroenterology, 1977, 72：910 - 913.

［103］ Muratori L, Muratori P, Lanzoni G, et al. Application of the 2010 American Association for the study of liver diseases criteria of remission to a cohort of Italian patients with autoimmune hepatitis. Hepatology, 2010, 52：1857.

［104］ Luth S, Herkel J, Kanzler S, et al. Serologic markers compared with liver biopsy for monitoring disease activity in autoimmune hepatitis. J Clin Gastroenterol, 2008, 42：926 - 930.

［105］ Hartl J, Ehlken H, Weiler-Normann C, et al. Patient selection based on treatment duration and liver biochemistry increases success rates after treatment withdrawal in autoimmune hepatitis. J Hepatol, 2015, 62：642 - 646.

［106］ VAN GERVEN NM, VERWER BJ, WITTE BI, et al. Relapse is almost universal after withdrawal of immunosuppressive medication in patients with autoimmune hepatitis in remission ［J］. Hepatol, 2013, 58（1）：141 - 147.

［107］ Czaja AJ, Review article：permanent drug withdrawal is desirable and achievable for autoimmune hepatitis ［J］. Aliment Pharmacol Ther, 2014, 39（10）：1043 - 1058.

［108］ CZAJA AJ. Review article：The prevention and reversal of hepatic fibrosis in autoimmune hepatitis ［J］. Aliment Pharmacol Ther, 2014, 39（4）：385 - 406.

［109］ Czaja AJ, Rakela J, Ludwig J. Features refl ective of early prognosis in corticosteroid-treated severe autoimmune chronic active hepatitis. Gastroenterology, 1985, 95：448 - 453.

［110］ Montano-Loza AJ, Carpenter HA, Czaja AJ. Features associated with treatment failure in type 1 autoimmune hepatitis and predictive value of the model of end-stage liver disease. Hepatology, 2007, 46：1138 - 1145.

［111］ DENEAU M, BOOK LS, GUTHERY SL, et al. Outcome after discontinuation of immunosuppression in children with autoimmune hepatitis：a population-based study ［J］. J Pediatr, 2014, 164（4）：714 - 719.

［112］ Al-Chalabi T, Heneghan MA. Remission in autoimmune hepatitis：what is it, and can it ever be achieved? Am J Gastroenterol, 2007, 102：1013 - 1015.

［113］ Hartl J, Ehlken H, Weiler-Normann C, et al. Patient selection based on treatment duration and liver biochemistry increases success rates after treatment withdrawal in autoimmune hepatitis. J Hepatol, 2015, 62：642 - 646.

［114］ Ben Ari Z, Mehta A, Lennard L, et al. Azathioprine-induced myelosuppression due to thiopurine methyltransferase deficiency in a patient with autoimmune hepatitis. J Hepatol, 1995, 23：351 - 354.

［115］ Dubinsky MC. Azathioprine, 6-mercaptopurine in inflammatory bowel disease：pharmacology, efficacy, and safety. Clin Gastroenterol Hepatol, 2004, 2：731 - 743.

［116］Czaja AJ，Carpenter HA. Thiopurine methyltransferase deficiency and azathioprine intolerance in autoimmune hepatitis. Dig Dis Sci，2006，51：968 – 975.

［117］Langley PG，Underhill J，Tredger JM，et al. Thiopurine methyltransferase phenotype and genotype in relation to azathioprine therapy in autoimmune hepatitis. J Hepatol，2002，37：441 – 447.

［118］Manns MP，Woynarowski M，Kreisel W，et al. Budesonide induces remission more effectively than prednisone in a controlled trial of patients with autoimmune hepatitis. Gastroenterology，2010，139：1198 – 1206.

［119］MANNS MP，WOYNAROWSKI M，KREISEL W，et al. Budesonide induces remission more effectively than prednisone in a controlled trial of patient swith autoimmune hepatitis ［J］. Gastroenterology，2010，139（4）：1198 – 1206.

［120］Czaja AJ. Drug choices in autoimmune hepatitis：part A-Steroids. Expert Rev Gastroenterol Hepatol，2012，6：603 – 615.

［121］Czaja Aj，Lindor Kd Failure of budesonide in a pilot study of treatment-dependent autoimmune hepatitis. Gastroenterology，2000，119：1312 – 1316.

［122］Efe C，Ozaslan E，Kav T，et al. Liver fibrosis may reduce the efficacy of budesonide in the treatment of autoimmune hepatitis and overlap syndrome. Autoimmun Rev，2012，11：330 – 334.

［123］ZACHOU K，GATSELIS N，PAPADAMOU G，et al. Mycophenolate for the treatment of autoimmune hepatitis：prospective assessment of its efficacy and safety for induction and maintenance of remission in a large cohort of treatment-naive patients ［J］ J Hepatol，2011，55（3）：636 – 646.

［124］Aw MM，Dhawan A，Samyn M，et al. Mycophenolate mofetil as rescue treatment for autoimmune liver disease in children：a 5-year follow-up. J Hepatol，2009，51：156 – 160.

［125］Sharzehi K，Huang MA，Schreibman IR，et al. Mycophenolate mofetil for the treatment of autoimmune hepatitis in patients refractory or intolerant to conventional therapy. Can J Gastroenterol，2010，24：588 – 592.

［126］Inductivo-Yu I，Adams A，Gish RG，et al. Mycophenolate mofetil in autoimmune hepatitis patients not responsive or intolerant to standard immunosuppressive therapy. Clin Gastroenterol Hepatol，2007，5：799 – 802.

［127］Alvarez F，Ciocca M，Canero-Velasco C，et al. Short-term cyclosporine induces a remission of autoimmune hepatitis in children. J. Hepatol，1999，30：222 – 227.

［128］Tannous MM，Cheng J，Muniyappa K，et al. Use of tacrolimus in the treatment of autoimmune hepatitis：a single centre experience. Aliment Pharmacol Ther，2011，34：405 – 407.

［129］Chatrath H，Allen L，Boyer TD. Use of sirolimus in the treatment of refractory autoimmune hepatitis. Am J Med，2014，127：1128 – 1131.

［130］Yeoman AD，Longhi MS，Heneghan MA. Review article：the modern management of autoimmune hepatitis. Aliment Pharmacol Ther，2010，31：771 – 787.

［131］Czaja Aj，Carpenter Ha，Lindor Kd. Ursodeoxycholic acid as adjunctive therapy for problematic type 1 autoimmune hepatitis：a randomized placebo-controlled treatment trial. Hepatology，1999，30：1381 – 1386.

［132］Chai PF，Lee WS，Brown RM，et al. Childhood autoimmune liver disease：indications and outcome of liver transplantation. J Pediatr Gastroenterol Nutr，2010，50（3）：295 – 302.

［133］Yeoman AD，Westbrook RH，Zen Y，et al. Prognosis of acute severe autoimmune hepatitis（AS-AIH）：The role of corticosteroids in modifying outcome. J Hepatol，2014，61：876 – 882.

［134］Weiler-Normann C，Lohse AW. Acute autoimmune hepatitis：many open questions. J Hepatol，2014，61：727 – 729.

［135］Yeoman AD，Westbrook RH，Zen Y，et al. Early predictors of corticosteroid treatment failure in icteric presentations of autoimmune hepatitis. Hepatology，2011，53：926 – 934.

［136］Rea Dj，Heimbach Jk，Rosen Cb，et al. Liver transplantation with neoadjuvant chemoradiation is more effective than resection for hilar cholangiocarcinoma. Ann Surg，2005，242：451 – 458.

［137］ Gueguen M, Meunier-Rotival M, Bernard O, et al. Anti-liver kidney microsome antibody recognizes a cytochrome P450 from the IID subfamily. J Exp Med, 1988, 168：801 – 806.

［138］ Longhi MS, Hussain MJ, Bogdanos DP, et al. Cytochrome P450IID6-specific CD8 T cell immune responses mirror disease activity in autoimmune hepatitis type 2. Hepatology, 2007, 46：472 – 484.

［139］ Longhi MS, Ma Y, Mieli-Vergani G, et al. Aetiopathogenesis of autoimmune hepatitis. J Autoimmun, 2010, 34：7 – 14.

［140］ Longhi MS, Hussain MJ, Kwok WW, et al. Autoantigen-specific regulatory T cells, a potential tool for immune-tolerance reconstitution in type-2 autoimmune hepatitis. Hepatology, 2011, 53：536 – 547.

［141］ Grant CR, Liberal R, Holder BS, et al. Dysfunctional CD39 (POS) regulatory T cells and aberrant control of T-helper type 17 cells in autoimmune hepatitis. Hepatology, 2014, 59：1007 – 1015.

［142］ Dyson JK, Webb G, Hirschfield GM, et al. Unmet clinical need in autoimmune liver diseases. J Hepatol, 2015, 62：208 – 218.

第十五章　原发性胆汁性胆管炎

原发性胆汁性肝硬化（PBC）于 1950 年正式命名[1]，1958 年发现本病的显著标志是抗线粒体抗体（AMA）阳性。因上述疾病名称不能准确反映大多数患者的自然病程。2015 年 BEUERS 等学者建议将 PBC 更名为原发性胆汁性胆管炎（PBC）[2]，并获得多数学者认可。目前认为，PBC 是由自身免疫引起的，以肝内小胆管上皮细胞缓慢进行性破坏为特征的胆汁淤积性肝病，并可导致肝纤维化、肝硬化和肝衰竭[3]。

第一节　流行病学

2015 年国际自身免疫性肝病会议（里斯本）综合 24 项研究，1985 年前 PBC 发病率约 1/10 万，1985 年后明显升达 2/10 万；患病率约 20/10 万。PBC 多见于中年女性，40 ~ 60 岁起病者占 85% ~ 90%，男女比例约为 1：9，美国和欧洲发病率明显高于亚洲。据报道 PBC 年发病率为 0.33/10 万 ~ 5.8/10 万，患病率为 1.91/10 万 ~ 40.2/10 万[4]。受累者一级亲属 PBC 发病率为 1.3% ~ 6%，单卵孪生者同病率很高。中国人群 PBC 发病率和病死率明显高于世界其他地区[5]，并呈现逐年上升趋势。近年来我国南方健康体检者 PBC 患病率为 40.2/10 万，其中 40 岁以上女性患病率为 155.8/10 万[6]。可能是临床医师对 PBC 关注度提高和 AMA 检测技术特异度更强的结果。

第二节　病因及发病机制

PBC 病因和发病机制尚不清楚，但具有自身免疫病常见特征，例如女性多发，遗传易感性，存在自身反应性 T 细胞（CD4 和 CD8）和特异性自身抗体，即 AMA 和抗核抗体（ANA）[7-8]（表 14-2-1）。但也有血清抗体阴性，而临床表现和组织学特征为 PBC 的患者[9]。另外，大多数自身免疫病采用免疫抑制剂治疗有效，但无一研究证实免疫抑制治疗 PBC 有效[10]。

抗线粒体抗体（AMA）在体液免疫中起关键作用，PBC 患者 AMA 阳性率高达 90% ~ 95%。AMA 识别线粒体内膜丙酮酸脱氢酶复合体（PDC）亚单位，共分 9 型（M1 ~ M9）。其中与 PBC 最相关的 AMA 靶抗原为 PDC-E2 亚单位（AMA-M2）[11-13]。PDC-E2 特异性 T 细胞研究成为近年来 PBC 临床诊疗研究的新靶点[14]。目前 PBC 临床和动物实验最受关注的研究是肝内胆管破坏区细胞群聚集大量致病性 PDC-E2 特异性 CD4$^+$ 和 CD8$^+$ T 细胞，分别超过外周血 CD4$^+$ 和 CD8$^+$ T 细胞 150 倍和 10 倍。胆管上皮细胞异常表达 KLA-DR 及 DQ 抗原分子，引起自身抗原特异性 T 淋巴细胞介导的细胞毒性作用，持续损伤小胆管。

近年研究发现线粒体抗原可能来源于胆管上皮细胞的凋亡小体，也可能来自感染小分子或异源物质[15]。与其他自身免疫病类似，PBC 发病机制被认为有多基因和复杂环境因素的相互作用，最终决定疾病易感性[16]。几乎可以肯定 PBC 的易感性是由尚未完全了知的遗传因素导致的，因为本病的家庭聚集性，一级亲属患病率比对照人群高 570 倍。有研究显示 HLA-DR*7 和*8 是 PBC 危险因素，而 DR*11 和 *13 是亚洲和欧洲 PBC 患者的保护因素[17]。但遗传因素本身并不足以触发起病。某些环境因素的暴露可促使其打破免疫耐受，成为 PBC 发病的必要条件[18]。流行病学，试验证据和动物模型均支持环境因素的关键作用。

在环境影响发病机制中，已提出分子模拟（起源于来自不相关物种的相同蛋白表位）作为打破免疫耐受的一种潜在机制，并引发自身免疫病[19]。研究数据支持细菌感染在 PBC 发病中的作用，包括已有报道 PBC 患者泌尿道感染流行率显著高于正常对照[20]。并且在 PBC 患者胆管损伤周围的单核细胞内发现细菌产物[21]。分子模拟假说主要是基于患者 AMA 及（或）许多微生物（原核生物）抗原自身反应性 T 细胞之间的交叉反应性，包括大肠杆菌[22]，各种存在的模拟表位（一种特殊的氨基酸序列）被 AMA 和自身反应性 T 细胞识别。另有研究发现微生物 N. aromaticivorans 中存在的蛋白与人 PDC-E2 自身表位（氨基酸 208~237）氨基酸序列具有高度同源性（两种不同蛋白）[23]。感染肺炎衣原体、病毒、乳酸菌疫苗和外源异生物质或许激发 PBC。尿道感染史（大肠杆菌）、吸烟、激素替代疗法和染发均可能是危险因素。

曾经关注 PBC 患者肝脏周围淋巴结和其他标本中发现的 β-反转录病毒，提示它可能在 PBC 发病机制中发挥作用[24]。但也有不支持此假说的报道[25]。后来采用 PCR 技术在不同肝病患者的血清中均发现人 β-逆转录病毒，包括 PBC、AIH 和病毒性肝炎[26]。这些研究结果提示人 β-逆转录病毒可能在不同肝病病因学中发挥作用，并非单一针对 PBC，但最终缺乏采用抗逆转录病毒药物治疗 PBC 的研究证据[27]。

外源性化学物质可改变自身或非自身蛋白或与其形成复合体（衍生宾主共栖生物蛋白），并且可诱导其分子结构发生改变，并诱发自身免疫反应。肝脏是主要的解毒器官，肝细胞和胆管上皮细胞暴露这些化学毒物的潜在机会更多。大量外源性复合物，从食品防腐剂，家用洗涤剂到环境污染物均具有诱发上述病变的潜在风险[28]（图 15-2-1）。

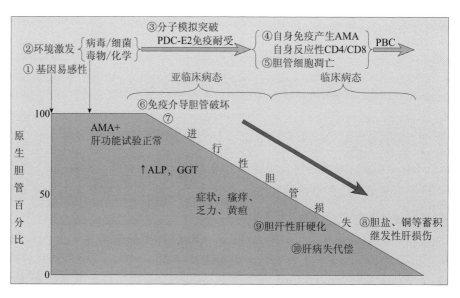

图 15-2-1　PBC 发病机制及其自然史

调节性 T 细胞（T-regs）是一群维持机体免疫稳态和免疫耐受的负调细胞群，公认 CD4+ CD25+ T-regs 在防治自身免疫病中发挥至关重要的作用。PBC 患者及其亲属外周血 CD4+ CD25+ T-regs 的比例显著下降，并且其功能缺陷突破了自身免疫耐受防线[29]。因此，T-regs 是监测和治疗 PBC 患者的重要指标之一。

近年来基于独特的胆管细胞凋亡特征提出了具有坚实基础的凋亡假说[30]。胆管细胞发生凋亡，但

PDC-E2 仍然保留其完整性，并维持其免疫原性[31]。这种凋亡过程残留的完整 PDC-E2 被局部抗原递呈细胞摄取，并转运至局部淋巴结引发同源 T 细胞反应，进而始动 PBC[32]。

第三节　肝活检和病理学

在诊断 PBC 时是否需要肝活检尚存争议[33]，当患者肝脏生化学试验和 AMA 结果均支持 PBC 诊断时，肝活检诊断 PBC 的价值受限。但并非这些患者在 10～15 年的随访期间均发生胆汁淤积参数升高。肝活检有助于揭示 AMA 阳性、血清 ALP 正常 PBC 患者的组织学变化，使临床医师获得 PBC 肝组织学分级、分期和预后信息，有助于排除重叠综合征（OS）和 NASH 等疾病。对于 AMA 阴性 PBC 患者，凸显肝活检确诊 PBC 的重要性。对于疑似 PBC 患者，在权衡肝活检侵入性操作益处、风险或费用后做出是否肝活检决策。近年来肝活检指证仅限于缺乏非侵入性诊断标准、需要准确分期诊断或入组临床试验的患者。

PBC 组织学特征是慢性非化脓性小胆管炎，主要累及＜100 μm 叶间胆管和间隔胆管。所谓"旺炽性胆管病变"一词常指小胆管周围伴有淋巴细胞浸润性严重炎症、坏死，并形成上皮样肉芽肿局部病变[4]，这是 PBC 的组织学特征。

PBC 患者肝活检病理学分析可鉴别疾病进展的四个不同阶段。Ⅰ 期特征是慢性非化脓性破坏性小胆管炎，炎症被限制在汇管区。Ⅱ 期小胆管淋巴细胞浸润，炎性坏死，纤维化；同时汇管区周围细小胆管反应性增生。病变累及肝实质或被称为局灶性界面炎。可发生轻微纤维化，或表现为胆汁淤积。Ⅲ 期特征是随着疾病进展，炎症浸润减弱，但有一定数量的小胆管进行性损坏性消失，同时出现较小胆管增生。门静脉周围纤维化扩展至桥状纤维化。伴有众多纤维间隔的肝脏结构扭曲。Ⅳ 期最终发展为大或小结节性 LC。上述病理损害特征是一个缓慢进展过程。

第四节　临床表现

PBC 起病隐匿，超过 50% 的患者无症状。在生化学试验正常的无症状 AMA 阳性者中，组织学证实的 PBC 高达 40%，其余患者可能在随后的数年内陆续发病。以 40～60 岁女性多发，临床上常在检测到 ALP 升高时才发现本病[34]。乏力和皮肤瘙痒为最常见首发症状，高达 78% 的患者伴有乏力，其显著乏力与肝病严重程度、组织学分期或病期和年龄不相称；但影响患者生存质量。乏力病因尚不清楚，但可能与自主功能障碍有关。瘙痒比乏力更具特异性，发生率为 20%～70%。瘙痒常在黄疸前数月至 2 年出现，或同时出现，而先出现黄疸后瘙痒者少见，在黄疸出现前就已经感觉到瘙痒的 PBC 患者，提示病情严重，并且预后不良。瘙痒表现为局部或全身瘙痒；常于夜间加剧，是患者最痛苦的症状，并且通常在接触毛织物，其他织物后加重。胆红素水平升高和进行性肝衰竭是胆汁淤积和胆汁性肝硬化的特征。并可伴有进行性虚弱。近 10% 的患者出现难以解释的右上腹不适。

体格检查多数患者显示黄疸、肝肿大（随黄疸加深逐渐增大），可达肋下 4～10cm，质硬，表面平滑，压痛不明显。因长期肝内胆汁淤积，导致分泌和排泄至肠腔的胆汁减少，影响脂肪消化吸收，可有脂肪泻和脂溶性维生素吸收障碍，出现皮肤粗糙、色素沉着和夜盲症（维生素 A 缺乏）、骨软化和骨质疏松（维生素 D 缺乏）、出血倾向（维生素 K 缺乏）等。色素沉着明显表现在躯干和上肢。由于胆小管阻塞，血脂总量和胆固醇持续增高，可形成黄瘤，为组织细胞吞噬大量胆固醇所致；黄瘤为黄色扁平斑块，常见于眼睑内眦附近和后发际。当肝衰竭时，血清脂类下降。黄瘤亦逐渐消散。色素沉着，黄色斑和黄斑瘤是 PBC 特有体征。晚期出现门静脉高压（PHT）与肝衰竭，可并发肝癌。

表 15-4-1　PBC 临床分期

临床前期	血清及/或胆管上皮检测到 AMA
无症状期	肝脏生化学试验参数（主要为 ALP、GGT）升高
症状期	全身乏力、瘙痒、PHT 性静脉曲张、腹水、外周水肿
肝功能不全期	进行性黄疸，肝性脑病，肝衰竭

注：AMA：抗线粒体抗体；ALP：碱性磷酸酶；GGT：γ谷氨酰胺转肽酶。

正如其他自身免疫病一样，女性 PBC 患者超过 80%，高达 10% 的 PBC 患者伴有 AIH 特征，诊断为"OS"。这类患者应作为 PBC 治疗，并且以典型 PBC 患者同样速率进展为 LC。高达 84% 的 PBC 患者可并发不同的肝外自身免疫综合征，包括干燥综合征、胶原病、自身免疫性甲状腺病、肾小球肾炎和溃疡性结肠炎（表 15-4-2）。

表 15-4-2　免疫介导的 PBC 肝外综合征和重叠风湿性疾病

• 干燥"sicca"综合征	• Sjögren 综合征
• 类风湿性关节炎	• 自身免疫性甲状腺病
• 肾小管性酸中毒	• 混合性结缔组织病（MCTD）
• 多发性肌炎	• 风湿性多肌痛
• 肺纤维化	• CREST 综合征
• 系统性红斑狼疮（SLE）	• 恶性贫血
• 溃疡性结肠炎	• 外源性胰腺功能不全
• 重症肌无力	• 自身免疫性血小板减少症

第五节　辅助检查

一、实验室发现

（一）肝脏生化学试验

PBC 显著生化学标志是在黄疸出现前呈现肝内胆汁淤积，我国胆汁淤积性肝病诊断和治疗共识（2015）[35] 推荐 EASL 标准：即血清 ALP > 1.5 × ULN 和 GGT > 3 × ULN。在尚未发展为 LC 的 PBC 患者中，ALP 是最突出的生化学异常（通常升至 2～10 × ULN），其升高程度与肝活检发现的胆管发育不良和炎症严重性有关。而 GGT 升高则易受饮酒、药物及肥胖等因素的影响。常常发现患者 ALT 和 AST 轻度升高（通常 < 5 × ULN）和 Ig、特别是 IgM 典型升高。罕见 PBC 患者的 ALT 和 AST 显著升高（此时应排除其他病因）。氨基转移酶和 IgG 升高水平反映门静脉周围和肝小叶炎症坏死程度。PBC 患者几乎普遍存在高脂

血症（表13-4-2），其血清高密度脂蛋白、胆固醇常典型升高，但在肝衰竭时降低。一旦发展为 LC 常见高胆红素血症。TBil 大多中度以上升高，以直接胆红素（DBil）升高为主，反映了胆管缺失和碎屑样坏死的严重程度。高胆红素血症、高 γ-球蛋白血症、低蛋白血症、血小板减少症、粒细胞减少症和贫血是发生 LC、PHT 和脾亢的象征。早期患者注射维生素 K 后可使 PT 延长恢复正常；但晚期患者因其肝细胞利用维生素 K 效能极差，注射维生素 K 难能纠正 PT。

（二）自身抗体

采用重组线粒体抗原的免疫印迹或 ELISA 技术检测 AMA 时，近 90%~95% 的 PBC 患者血清 AMA-M2 阳性，而正常人群阳性率仅约 1%。而采用间接免疫荧光技术（IFA）检测 AMA 的敏感度和特异度均显著降低（表15-5-1）。很多患者临床症状出现前6~10 年血清 AMA 已呈阳性。虽然这些自身抗体并没有致病性，但它是诊断 PBC 的有用标志。

表 15-5-1　AMA 血清学检测技术比较

	ELISA	免疫印迹	免疫荧光
敏感度	＋＋	＋＋	＋
特异度	＋＋	＋＋	＋
易用性	＋＋	－	＋

注：－，差；＋，好；＋＋，很好。

在不同 PBC 患者中 AMA 滴度差异可能超过 200 倍，但在单一患者中 AMA 的滴度可多年保持稳定，并且不具有预后评估价值。因此，AMA 阳性对于诊断 PBC 比其滴度更重要。因为每项检测技术识别的抗原表位不同，所以在临床上解读 AMA 结果时应考虑到实验室所用检测技术敏感度和特异度差异。采用 IFA 检测 AMA 滴度 >1∶40 为阳性。由于检测方法学差异（国内多数医院采用的最低稀释度为 1∶100），因此，我国 AMA 滴度 >1∶100 支持 PBC 诊断。目前 ELISA 或蛋白印迹技术识别抗原决定簇精准度已显著提高。此外，5%~10% 的 PBC 患者血清 AMA 阴性，因此，对于疑似病例应做肝活检，临床和组织学均符合 PBC 者可诊断为"AMA 阴性 PBC"。然而，AMA 阳性和阴性 PBC 患者之间的临床特征、治疗应答或预后并无显著差异。半数 PBC 患者血清 ANA 和 ASMA 阳性，并且可采用 IFA 技术鉴定。进展至肝衰竭和 PHT 患者大多分别呈现抗-gp210 和抗着丝点抗体阳性。这些抗体或许与疾病进展和预后不良有关。

二、影像学检查

超声和 CT 仅能够发现非特异性信息，因为 PBC 是小结节性 LC，这两种影像学技术均对 PBC 肝硬化期诊断缺乏敏感性。但超声、CT 可作为鉴别肝内、外胆汁淤积的一线无创性成像方法！！！；CT 和 MRI 可排除肝外胆道阻塞、肝内淋巴瘤和转移性肿瘤；磁共振胰胆管成像（MRCP）或 ERCP 检查 PBC 患者常提示肝内外胆管正常，但可排除其他胆道疾病。检查 PBC 晚期 LC 患者可发现继发性肝内胆管非特异性病变。

第六节　诊断和鉴别诊断

一、诊断

排除其他病因的慢性胆汁淤积患者应疑诊 PBC，特别是伴乏力、瘙痒、黄疸等的中年女性。其诊断依照是：①ALP 及/或 GGT 升高的胆汁淤积生化学证据，②AMA 滴度＞1∶100（国内标准）最具诊断价值，其中抗 PDC-E2（AMA-M2）阳性最具特异性！！！；③非化脓性胆管炎和肝小叶间胆管破坏的组织学证据。排除胆管梗阻后，若存在上述三项诊断标准中的二项可做出诊断。大部分 PBC 患者在晚期临床表现出现前，采用简单易用的生化学试验和特异性 AMA 检测技术较容易的做出早期诊断（图 15-6-1）。对疑诊 PBC 但 AMA 阴性者采用三倍体 MIT3 混合抗原 ELISA 试剂盒复检，可使该类患者的 AMA 复检阳性率提高到 90%。最新研究的代谢组学生物标志物谱模型有助于 PBC 诊断。

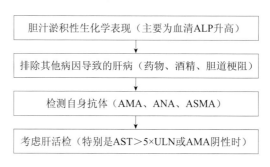

图 15-6-1　疑似 PBC 患者实验室诊断路线图

注：AMA：抗线粒体抗体；ANA：抗核抗体；ASMA：抗平滑肌抗体；AST：天冬氨酸氨基转移酶

近年来，常规检测 AMA 的血清学技术进展显著改变了 PBC 临床表现谱。既往研究报道临床确诊的 PBC 以伴有黄疸的晚期患者占多数，而近十多年来诊断的无症状和早期患者比例明显增加[36]。肝脏酶学正常的 AMA 阳性者应每年随访 ALP，因为 PBC 主要表现为胆汁淤积和 ALP 升高。确诊 PBC 需检测具有高度特异性的 AMA，近 95% 的患者呈阳性。并且在疾病早期即可出现。检测 AMA 阴性患者被称为 AMA 阴性 PBC（"自身免疫性胆管炎"），这与患者血清 IgM 水平较低和高滴度抗平滑肌抗体和 ANA 有关。对于这类患者，使用抗重组蛋白的免疫印迹检测技术（而不是常规应用的标准 IFA 技术），可发现更多患者血清 AMA 阳性。对于 AMA 阴性 PBC，OS 或变异型患者通常难于明确诊断，肝活检有助于确诊。

二、鉴别诊断

PBC 鉴别诊断包括所有自身免疫性肝胆疾病；还应排除代谢性、药物诱导性（例如氯丙嗪）、病毒性和胆汁淤积性肝病。PBC 与这些异质性肝病鉴别比较容易，主要依照患者血清自身抗体谱，可使绝大多数 PBC 患者明确诊断。但 AMA 也见于其他自身免疫病患者，应注意鉴别。

PBC 病理学特征与酒精性肝硬化和肝炎后 LC 有所不同，但这些不同类型 LC 患者的 ESLD 表现基本无差异。坏死性炎症，先天性或代谢性病变或胆管外压迫均可导致胆汁淤积性肝病。因此，按照胆汁淤积解剖部位分为两类：肝内和肝外（慢性胆管阻塞性疾病，胆管癌）胆汁淤积。这种区分的重要性在于临床决策治疗方案截然不同。慢性胆汁淤积综合征主要病因是 PBC，自身免疫性胆管炎（AIC），原发性硬化性胆管炎（PSC）和特发性成人胆管发育不良。常常采用检测抗体，胆管造影和临床表现鉴别这些综合征。然而，它们具有共同的慢性胆汁淤积组织病理学特征，例如：胆汁淤积，铜沉积，肝细胞黄瘤样转化和所谓不规则的胆汁性纤维化。此外，可表现为慢性门静脉炎症，活动性界面性肝炎和肝小叶慢性炎症。随着患者逐步发展为 LC，这种进行性疾病的结果是胆管发育不良。

慢性丙型病毒性肝炎（CHC）累及小叶间胆管时，有时可能与原发性胆管病变相混淆。然而，CHC 累及小叶间胆管仅仅表现为反应性变化，并无破坏性病变，这与 PBC 不同，并且 CHC 并不导致胆管消减。

与上皮样肉芽肿相关的胆管损害也可见于诸如肝脏肉瘤样病和华支睾吸虫病。一些 PBC 患者皮肤瘙痒可发生在妊娠晚期，且已有被诊断为妊娠胆汁淤积而延误 PBC 诊断的实际病例。

第七节 自然史

PBC 是一种慢性、缓慢进行性疾病。依从临床前期，无症状期，症状期和肝功能不全期缓慢进展（表 15-4-1）。临床前期的特征是 AMA 阳性，无症状和肝脏生化学试验正常。当患者出现生化学异常时可能仍无症状。从临床前期发展至无症状期的中位数时间为 5.6 年（分布，1～20 年）[37]。因此，本病通常被患者和临床医师忽视多年才发现。在 AMA 阳性、无症状、无 PBC 特征患者中，至少 1/3 患者在 15 年内出现症状；或随访 11～24 年期间最终出现症状[38]。疾病进展至症状期后，常常伴有乏力和瘙痒，并且大多数未治疗患者将会在其后 2～4 年内出现静脉曲张，水肿或腹水[39]。另据报道在不接受治疗的患者中，从 1 期或 2 期进展为 LC 的平均时间为 4～6 年[40-41]。肝功能不全期特征是黄疸增加，患者预后很差[42]。胆红素水平 34.2 μmol/L 和 102.6 μmol/L 患者平均生存期分别为 4 年和 2 年。年轻女性症状性 PBC 患者经 UDCA 治疗后可获得改善。在未进行 LT 的情况下，据估计症状性 PBC 患者（不治疗）确诊后平均生存期为 5～9 年。患者确诊时的年龄、乏力、ALP、Alb、胆红素水平是独立预测存活的因素[43]。患者出现胃食管静脉曲张后 3 年生存率为 59%，首次出血后 3 年生存率约 46%[44]。北美和欧洲 15 个长期随访队列研究 4845 位患者荟萃分析显示：血清 ALP 水平 ≤2×ULN 和 >2×ULN 患者 10 年生存率分别为 84% 和 62%（P<0.0001）。研究入组后胆红素水平 ≤1×ULN 和 >1×ULN 患者 10 年生存率分别为 86% 和 41%（P<0.0001）。将 ALP 和胆红素水平相结合可以使患者生存期的预测能力成倍增长。Trivedi 等[45] 研究 386 例 PBC 患者后多因素分析显示年龄、胆红素水平、早期出现 LC 及 AST/血小板指数可预测 LC 或死亡。全球 PBC 研究组结果显示年龄、胆红素、白蛋白、ALP 和血小板均为预测生存的独立危险因素。PBC 患者发生 HCC 的危险性也可升至 6%，男性并发 HCC 风险更高（表 14-9-1）[46]。

对于晚期患者，最可靠预测 PBC 的参数是 TBil 和 Mayo 风险评分[47-49]。存活率降低因素包括黄疸，不可逆性胆管损失，LC 和并发其他自身免疫病。AMA 阳性及其滴度均不影响 PBC 进展、患者存活率或治疗应答[50]。近来 Lammers 等实施一项国际多中心荟萃分析 4119 例接受 UDCA 治疗的 PBC 患者。创立了 GLOBE 评分预测 PBC 患者非 LT 生存率。该风险评分 >0.30 的患者较与之相匹配的健康非 LT 者的生存期显著缩短（P<0.0001）。可用于预测 UDCA 治疗的 PBC 患者非 LT 生存率。

吸烟可能加速 PBC 进展[51-52]。AMA 抗体谱不能预测患者预后，但抗-核小体抗体阳性患者可能经历不良临床病程[53]。对于 PBC 进展风险较低的亚组患者，终生很少进展为 ESLD[54-55]。

过去 20 年，无症状，血清 ALP 水平正常，AMA 阳性 PBC 患者诊断率逐年增多。使得更多 PBC 患者获得早期诊断[56]，并及时采用 UDCA 治疗，延缓了 PBC 患者组织学进展[57]，食管静脉曲张发生率降低[58]，生存率提高[59-61]。这是 20 年来最令人注目的变化（图 15-7-1）。此变化应归功于早诊断，及时采用 UDCA 治疗或 LT[4,62-63]。

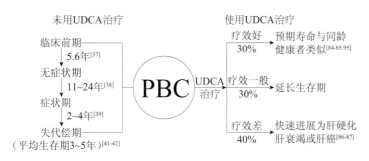

图 15-7-1 PBC 自然史及 UDCA 治疗转归

第八节 治 疗

几十年来，先后研究很多免疫抑制、抗炎和抗纤维化药物用于单药或联合治疗 PBC，一直未发现治愈希望。但研究证实早期 PBC（1 或 2 期）、ALP 和 AST < 1.5 × ULN、胆红素 ≤17.1 μmol/L 患者应用 UDCA 治疗一年后，发生 LC 风险降低，并且其预期寿命与健康人群类似[64]；至少可延长生存期[65-68]。

一、特异疗法

（一）熊去氧胆酸（UDCA）

UDCA 是一种存在于胆汁中的天然亲水性物质（占胆汁酸池的 4%）[69]，药物 UDCA 与内源性胆汁酸相比具有极轻微的肝毒性。其药理作用机制尚未完全了解，包括扩充亲水性胆汁酸池及直接促进胆汁分泌，抗炎和抑制疏水性胆酸的细胞毒作用及其诱导胆管上皮细胞凋亡[70]。其保护胆管损伤的作用机制可能为稳定胆管细胞膜、免疫调节和抑制嗜酸性粒细胞脱颗粒[71-72]。

UDCA 是唯一被美国 FDA 批准治疗 PBC 的药物（表 15-8-1）[73]。其剂量为 13 ~ 15（~20）mg/kg，每天分两次口服。UDCA 被回肠和结肠黏膜吸收进入门静脉循环，随后进入胆汁酸池（占总胆汁酸池的40% ~ 50%）[71]。调控适宜 UDCA 治疗剂量很重要。相关医学经济学研究显示，UDCA 13 ~ 15 mg/(kg·d) 优于较低 5 ~ 7 mg/(kg·d) 或较高 23 ~ 25 mg/(kg·d) 剂量[74]。治疗应及早开始，并且为终生治疗[64,75]。实际上，我国在 2000 多年前就已用熊胆治疗肝病[76]。近年来研究显示大多数采用 UDCA 治疗的 PBC 患者预后改善，表现为存活率升高和非 LT 患者生存期延长，食管静脉曲张风险降低和延缓（并可能预防）LT[77]；特别是若在疾病早期开始治疗[76-82]。近 30% 的 PBC 患者应用 UDCA 治疗获完全应答（肝酶水平正常，病态 IgM 基线值下降，组织学稳定或改善）[83-84]。UDCA 对 AMA 滴度无影响。UDCA 能够降低患者 TBil，ALP，氨基转移酶，胆固醇和 IgM 水平[85-86]，治疗 2 年和 5 年患者肝脏生化学试验完全复常率分别为 20% 和 40%，并且改善肝脏组织学[60,85]。UDCA 治疗后能够减缓胆管破坏进程。应用 UDCA 治疗二年可减轻门静脉周围炎症坏死程度，并促进胆管增生，若在疾病较早期（Ⅰ~Ⅱ期）开始治疗，还可延缓组织学分期进展[87-88]。应用 UDCA 治疗可使疾病从早期至广泛纤维化或 LC 进展速率降低 5 倍（每年应用 UDCA 与安慰剂治疗进展速率分别为 7% 和 34%）[40]，但不能降低 PBC 患者发生 LC 和 ESLD 的概率[89]。2013 年，Boberg 等[90]研究显示 UDCA 治疗可明显降低患者病死率（与未用 UDCA 治疗患者比较），其平均生存期延长 2.24 年，并可明显减少治疗费用。综合分析三项大样本临床试验结果显示：UDCA 能够延长非 LT 患者的生存期[91]。采用 UDCA 治疗期间获得完全应答患者 10 年或 20 年的预期寿命与同龄健康对照者类似[81-82,92]。也有报道长期应用 UDCA 治疗可降低 PBC 患者结直肠腺癌切除后的复发率[93]（有待对照试验确认）。虽然较早治疗 PBC 能够获得疗效最大化；但对已经进展为 LC 患者，采用 UDCA 治疗获得显著性改善的可能性降低。

患者对 UDCA 耐受性良好，虽然有些患者在开始治疗时瘙痒可能加重，体质量增加和罕见稀便。少部分患者可能出现头痛等药物不良反应。无严重不良反应。虽然 UDCA 已经显示减慢疾病进展速率，但难能逆转或治愈 PBC；并且对 PBC 患者乏力和骨质疏松也无效。UDCA 不应治疗严重胆汁淤积和妊娠早期患者（虽然缺乏致畸证据）。

（二）对 UDCA 生化学应答不佳的 PBC 治疗

1. 评价 UDCA 治疗后生化学应答标准及应答指导治疗（RGT） 因 PBC 患者的生化学变化可部分反

映肝组织学严重程度[94]，因此，经 UDCA 治疗后生化学改善是一项强力预测患者长期预后的因素[95-96]。2006 年 Parés 等[81]提出 UDCA 治疗后生化学应答的巴塞罗那标准：经 UDCA 治疗 1 年后，ALP 较基线值下降 >40% 或恢复正常。2008 年 Corpechot 等提出巴黎 I 标准[95]：UDCA 治疗 1 年后，血清 DBil≤1 mg/dl，ALP≤3×ULN，AST≤2×ULN（适用于中晚期患者）。2011 年提出早期 PBC（I～Ⅱ期）的巴黎Ⅱ标准[77]：UDCA 治疗 1 年后，ALP 及 AST≤1.5×ULN，TBil 正常。近来 Guo 等研究显示 PBC 患者 25（OH）D 水平与其生化和组织学特征相关，采用 UDCA 治疗前的维生素 D 水平是治疗后续应答的独立相关因素［基线 25(OH)D 水平高者易于获得完全应答］。2015 年欧美学者研究[97]发现患者开始治疗的年龄，及治疗 1 年后胆红素、白蛋白、ALP、PLT 是死亡和 LT 的独立预测因素，并据此提出 PBC 全球评分系统。上述 UDCA 治疗 PBC 疗效评估标准和评分系统均可用于应答指导下的治疗方案调整。采用 UCDA 治疗一年达不到上述标准（国内有学者主张 UDCA 治疗半年 ALP < 3 XULN，TBiL 上升，Alb 下降可提前判断应答不佳）患者应积极考虑调整治疗措施。对于 UDCA 治疗无效患者需要其他挽救治疗措施。但尚无统一治疗方案。

2014 年，Poupon[98]提出 PBC 的 RGT 概念，肝脏生化学指标异常患者采用起始剂量［13～15 mg/（kg·d）］的 UDCA 治疗半年后，若血清 DBil≤1 mg/dl，ALP≤1.5×ULN，AST≤1.5×ULN，则认为生化学应答，继续应用 UDCA 单药治疗。若患者出现中至重度界面性肝炎、血清 DBil > 1 mg/dl，ALP > 2ULN，AST > 2ULN，应考虑加用布地奈德（3～9 mg/d）或 MMF（1.5 g/d）治疗。若未获得生化学应答且无上述表现，或者应用皮质类固醇或免疫抑制剂后无效，则加用非诺贝特（200 mg/d）治疗。另有学者建议采用 UDCA 治疗 3 个月或半年作为评估应答节点[99]。采用 UDCA 治疗后 6 个月患者血清 ALP 水平有助于预测 UDCA 治疗应答[92]。一项近 5000 例 PBC 患者的荟萃分析[100]显示：随访 UDCA 治疗和未治疗患者一年时血清 ALP≤2×ULN（分别为 84% 与 62%），或胆红素≤1×ULN（分别为 86% 与 41%），能够准确预测 10 年生存率，联合预测效能更好。因为 UDCA 应答关乎 PBC 患者的预后，明确哪些因素影响 UDCA 应答是日后优化治疗的关键，近来有学者认为男性、年轻 PBC 患者可能是影响 UDCA 应答不良的决定因素[101]。约有 40% 的 PBC 患者对 UDCA 治疗应答不佳，这类患者与 UDCA 应答良好患者比较非 LT 生存率明显降低[101]，表现为疾病进展。因此，PBC 患者需要富有经验的医师长期随访。近来 Carbone 等采用 UDCA 治疗 1249 例 PBC 患者，结果发现最佳风险评分模型由基线白蛋白和血小板，以及 UDCA 治疗 12 个月后的 TBil、ALT、ALP 组成。并验证其 5、10 和 15 年的风险评分的准确性非常高（AUC > 0.90），被认为这种 UK-PBC 风险评分可准确评估 PBC 患者预后，能够识别、并密切监测高风险患者，以便及时调整二线治疗措施。

2. 其他治疗 PBC 的药物　过去十年，已经研究了很多单药或辅助治疗 PBC 的药物。遗憾的是，这些药物作为单药治疗 PBC 无一显示可接受的治疗益处，其中包括秋水仙碱[102-103]、甲氨蝶呤[104]、D-青霉胺[105]、环孢素[106]、皮质类固醇[107]、硫唑嘌呤（Aza）[108]、MMF[109]。仅仅有不充分研究数据支持应用免疫抑制剂治疗 PBC[66]。布地奈德可能改善 LC 前 PBC 患者的肝脏组织学，但对Ⅳ期 PBC 患者可致严重不良反应，例如 PVST，或恶化骨密度[110]。因此，对 UDCA 治疗应答良好和已经发展为 LC 的 PBC 患者不宜采用布地奈德治疗。

表 15-8-1　治疗 PBC 的药物评价[75]

药　　物	机制类型	相对疗效	注　　解
UDCA［13～15mg/（kg·d）］	胆汁转运	＋＋＋＋	标准治疗
布地奈德/泼尼松龙	免疫抑制	＋	若 PBC 重叠 AIH 可选用

续表

药　物	机制类型	相对疗效	注　解
Aza/霉酚酸脂	免疫抑制	－	无疗效证据
甲氨蝶呤	免疫抑制	＋/－	
环孢素	免疫抑制	＋	不良反应明显
秋水仙碱	抑制细胞增殖	＋＋	需要进一步研究评估
苯扎贝特	PPARα 和配体	＋＋	生化学应答
非诺贝特	PPARα 配体	＋＋	生化学应答
青霉胺	铜偶合作用	－	无效
他莫昔芬	雌激素阻断	＋	初步研究数据有限

注：UDCA：熊去氧胆酸；PPAR α：过氧化物酶体增生物激活受体 α

初步研究苯扎贝特和非诺贝特（治疗高脂血症药物）治疗 PBC 患者显示生化学指标改善[111]。根据 B 淋巴细胞在 PBC 发病机制中的重要作用，耗竭 B 细胞是潜在治疗靶点，利妥昔单抗可通过与 B 淋巴细胞表面的 CD20 结合，从而消除 B 淋巴细胞，可能成为对 UDCA 疗效欠佳患者有前景的治疗方法[112]。

法尼酯 X 受体（FXR）是一种胆汁酸激活细胞核受体，它在肝脏和胃肠道高表达，具有调节胆汁和胆固醇代谢作用，FXR 激动剂例如 INT-747 可能是 UDCA 无应答 PBC 患者新的有希望的选择[113]。FXR 激动剂奥贝胆酸（OCA）是一种半合成的初级胆汁酸鹅去氧胆酸类似物，能够促进胆汁酸从肝肠中清除[114]。临床前和临床研究提示，OCA 具有较好的抗胆汁淤积、抗炎和抗纤维化作用。为评估 OCA 治疗 UDCA 应答不良 PBC 患者的安全性和有效性，一项多中心 RCT[114] 显示加用 OCA 治疗，治疗组 ALP、GGT、ALT 下降水平较加用安慰剂组有更好的疗效（差异显著）。近来 RCT 研究[115] 显示 OCA 治疗组 ALP、GGT 和 ALT 均较治疗前明显下降，且能够显著降低对 UDCA 应答不良 PBC 患者的上述酶谱水平，OCA（已在欧洲上市，美国 FDA 加速批准）有望成为 UDCA 应答欠佳患者的又一新型药物。但仍然需要对 OCA 长期治疗的安全性和有效性进一步评估。

3. 联合治疗策略　UDCA 治疗后未能改变 PBC 患者进行性演变为 LC 和 PHT 进程称为无应答。UDCA 剂量不足、患者治疗依从性差、OS，伴其他共存肝病、甲状腺病和乳糜泻可能共同促成无应答；其中最常见原因是 OS。对于采用 UDCA 治疗过程中病情进展的 PBC 患者应考虑给予联合治疗方案。

（1）布地奈德联合 UDCA：有报道布地奈德联合 UDCA 治疗 PBC 患者能够改善其肝脏组织学和肝功能，但可能加重 PBC 患者的骨量减少[116]；并且研究治疗期太短，未能显示有说服力的延长患者生存期益处。近期一项多中心研究[117] 88 例包括 30 例单用 UDCA 治疗的患者以及 58 例接受 UDCA 和免疫抑制剂（泼尼松±Aza）联合治疗患者作为一线治疗方案的结果显示，在中度界面性肝炎患者中，单用 UDCA 治疗和联合治疗生化应答率相同（80%）；而在重度肝炎患者中，单用 UDCA 治疗的有效率显著下降（14% vs 71%，差异显著）。此结果强烈支持重度界面性肝炎 PBC 患者可将 UDCA 联合免疫抑制剂作为一线治疗方案。

众所周知一些 PBC 患者重叠 AIH 可能导致疾病快速进展至 LC 和肝衰竭。绝大部分（但并非全部）系列研究显示，PBC 合并 AIH 患者对 UDCA 治疗反应、纤维化程度和肝病相关病死率比 PBC 患者预后更差。这类 OS 患者需要 UDCA 联合免疫抑制剂治疗[118]。在应答患者中，长期使用免疫抑制剂的剂量低于典型 AIH 患者，成功撤药率则高于典型 AIH 患者[117,119]。Fang 等[120]报道，对血清 IgG 明显升高但尚未确诊为 AIH-PBC 重叠综合征患者，UDCA 联合泼尼松龙和 Aza 治疗比单用 UDCA 效果更好。

（2）贝特类药物联合 UDCA：一项荟萃分析显示[121]，UDCA 联合非诺贝特较 UDCA 单药治疗能更好地改善患者 ALP、GGT、IgM 及甘油三酯水平，但对皮肤瘙痒及 ALT 水平的改善无统计学差异。纳入 9 项研究的荟萃分析显示[122]加用苯扎贝特治疗 PBC 患者可降低 ALP、GGT、ALT、IgM、甘油三酯和胆固醇，但对病死率和皮肤瘙痒无改善。

（3）其他药物联合 UDCA：应用秋水仙碱联合 UDCA 治疗 PBC 患者 24 个月[123]，显示生化学轻微改善，虽然其长期疗效尚不清楚。对 60 例 PBC 患者的随机安慰剂对照研究显示不良反应发生率较高，并且未发现治疗益处[124-125]。UDCA 联合水飞蓟素[126]未显示比 UDCA 单药治疗附加的益处。

综上所述，对肝脏酶学异常的 PBC 患者，不论组织学分期均应长期口服 UDCA 治疗！！！。而对于 UDCA 应答不佳患者，选择 UDCA 联合布地奈德、贝特类药物、OCA 可能有效！，但仍需进一步验证其长期疗效。传统中药联合 UDCA 或 OCA 也可能提供治疗 PBC 的全新思路。

二、对症治疗

PBC 患者的主要症状是乏力和瘙痒。

（一）瘙痒

PBC 患者常伴严重瘙痒，极度痛苦，但其治疗选择有限。考来烯胺（消胆胺），一种胆盐多价螯合剂，能够减低胆汁酸肠肝循环，降低血清胆汁酸水平，减轻瘙痒；可作为治疗胆汁淤积性皮肤瘙痒的一线药物。推荐口服剂量为每日 4～16 g。其异味难以口服。虽然考来替泊耐受性较好，但未发现减轻瘙痒效果。二线药物为利福平 150～300 mg，每日两次口服，不同报道结果不一致。三线药物为阿片类拮抗药[例如，纳洛酮 0.2 μg/(kg·min)，静脉滴注，或纳曲酮，起始剂量 12.5 mg/d，口服]显示缓解瘙痒疗效，但停药后可出现戒断症状。必要时应用 5-羟色胺（5-HT）受体拮抗剂昂丹司琼 4 mg 每日三次，口服。选择性五羟色胺摄取抑制剂舍曲林 75～100 mg/d，口服，也可获得一些益处。二项小样本试验显示采用舍曲林和体外白蛋白透析可减轻瘙痒[127-128]。对严重顽固性瘙痒患者，需要血浆透析或体外白蛋白透析，也可考虑血浆去除疗法。

（二）疲劳

疲劳是 PBC 患者的一个主要临床问题，并且尚无有效特异性疗法。多项针对 PBC 疲劳的临床治疗试验无一获得成功；无奈之举是鼓励患者频繁睡眠。近期试验显示仅莫达非尼（起始剂量为 100mg/d，依照耐受性和应答调整剂量）可改善 PBC 患者严重的日间睡眠性疲劳[54]。昂丹司琼和氟西汀不能改善 PBC 患者疲劳症状[129-130]。

三、脂溶性维生素缺乏症和高脂血症的治疗

PBC 并发严重胆汁淤积、脂肪泻、应用考来烯胺或考来替泊患者，可能诱发维生素 A、D、K 缺乏症。推荐补充脂溶性维生素。

四、预防性治疗

（一）预防性治疗 PBC

由于 PBC 较长的临床前期和无症状期，使得临床上难以早期发现本病。临床诊断时的平均年龄大约

为 50 岁。早诊断、及早采用 UDCA 13～15 mg/kg/d 治疗，已经被广泛证实效果更佳，更能够明显改善患者预后。因此，有必要筛检 PBC 高危人群，以便早发现并采用 UDCA 预防 PBC 进展，争取最佳预后。

（二）预防性治疗骨质疏松

PBC 并发骨质疏松患者占 14%～52%，骨量减少（骨质疏松前期）发生率为 30%～50%[131]；表现为脊柱和四肢骨折发生率双倍增加，其主要原因是维生素 D 吸收障碍和钙摄入不足。对于已发展为 LC 的 PBC 患者应定期采用双能 x 线吸收法（DEXA）检测骨密度（BMD）。对于进展期 PBC 患者，当 DEXA 显示骨量减少时，应酌情给予预防性治疗，例如适当定期活动锻炼、禁烟、适量补充维生素 D 和钙。二膦酸盐类药物能够有效抑制骨吸收，是有效预防和治疗骨质疏松的一线药物。对于不能应用二膦酸盐类药物的女性，可选用雷洛昔芬。阿仑膦酸钠（10 mg qd，疗程 1 年）治疗 PBC 并发骨质疏松患者的安慰剂对照试验显示：可显著改善 PBC 相关骨丢失，在增加骨量方面比羟乙膦酸盐更有效[132]。对并发性腺功能减退症和较早闭经（45 岁前）的女性患者可考虑经皮激素替代疗法。

（三）预防性治疗 PHT

PBC 导致 PHT 的处理与其他病因肝硬化 PHT 不同。早期发现 PHT 危险因素很重要。可采用超声和内镜评估诊断 PHT。研究显示 PLT $< 200 \times 10^9/L$，Alb < 40 g/L 和 TBil < 20 μmol/L 与 PBC 患者存在食管静脉曲张（EV）密切相关。而 HCV 相关 LC 和 AC 患者预测 EV 的 PLT 分别为 $< 100 \times 10^9/L$ 和 $< 105 \times 10^9/L$，证实 PBC 患者可能在 LC 前就已经存在 PHT。因此，应超前筛检 PBC 患者的 PHT 和 EV，并预防性治疗 PHT（第 4 和 22 章）。

（四）PBC 并发其他自身免疫病的预防性治疗

对于 PBC 并发的其他自身免疫病，关键在于及早发现，及时评估，并给予相应预防性处理，否则可能发展为多病共存，相互影响，形成疾病进展的恶性循环。

（五）脂代谢紊乱的预防对策

研究显示 UDCA，他汀类和贝特类药物能够安全有效降低 PBC 患者的高 CH 血症[133-135]。但脂肪变并非 PBC 的典型特征，一般而言，慢性胆汁淤积性肝病与 T2D 并不相关，因此 PBC 降低了患者的心血管病风险（CVR）[136]（表 13-4-2）。迄今为止尚无研究证实给予降低 CH 药物能够最终降低 PBC 患者的 CVR。近来一项前瞻性研究提示低剂量，长疗程阿托伐他汀治疗改善了早期 PBC 患者的血管内皮功能[137]。是否这种疗法对晚期 PBC 患者也有效尚未确认。

五、肝移植（LT）

即使应用理想方案治疗 PBC 也会进展。对于 PBC 相关失代偿型肝硬化、PHT 并发症、所有内科疗法（包括 MARS）难以控制的顽固性瘙痒或 HCC 患者，LT 是最佳治疗方案，并能够显著改善患者生存质量和预后[138-139]。EASL 推荐[33] TBil > 103 μmol/L，Mayo 评分达到 7.8，MELD > 12 分的 PBC 患者评估 LT。对于预期寿命 < 1 年的患者，推荐 LT!!![140]（第 42 章）。研究显示 PBC 患者 LDLT 后 1 年和 5 年生存率分别为 80% 和 75%[141]。但 LT 后难以改善乏力症状[142]。

总之，应基于当地技术资源，采用最经济的血清学确诊模式及早诊断 PBC。任何耽误诊断的过失均应避免。因为这将可能导致延期治疗、使疾病进展；一旦 PBC 患者发生并发症预后不良，并可能给患者带来更高的疾病经济负担和痛苦。

参考文献

［1］Ahrens EH，Payne MA，Kunkel HG，et al. Primary biliary cirrhosis. Medicine，1950，29：299 – 364.

［2］BEUERS U，GERSHWIN ME，GISH RG，et al. Changing nomenclature for PBC：From 'cirrhosis' to 'cholangitis' ［J］. Gut，2015，64（11）：1671 – 1672.

［3］中华医学会肝病学分会，中华医学会消化病学分会，中华医学会感染病学分会，原发性胆汁性肝硬化（又名原发性胆汁性胆管炎）诊断和治疗共识；临床肝胆病杂志：2015，31（12）1980 – 1988.

［4］CHUANG N，GROSS RG，ODIN JA. Update on the epidemiology of primary biliary cirrhosis ［J］. Expert Rev GastroenterolHepatol，2011，5（5）：583 – 590.

［5］WONG GL，HUI AY，WONG VW，et al. A retrospective study on clinical features and prognosticfacters of biopsy-proven primary biliary cirrhosis in Chinese patients ［J］. Am J Gastroenterol，2005，100（10）.

［6］LIU H，LIU Y，WANG L，et al. Prevalence of primary biliary cirrhosis in adults referring hospital for annual health check-up in Southern China ［J］. BMC Gastroenterol，2010，10：100.

［7］Gershwin ME. The mosaic of autoimmunity. Autoimmun，Rev，2008，7（3）：161 – 163.

［8］Gershwin ME，Ansari AA，Mackay IR，et al. Primary biliary cirrhosis：an orchestrated immune response against epithelial cells. Immunol Rev，2000，174：210 – 225.

［9］Invernizzi P，Crosignani A，Battezzati PM，et al. Comparison of the clinical features and clinical course of antimitochondrial antibody-positive and-negative primary biliary cirrhosis. Hepatology，1997，25（5）：1090 – 1095.

［10］Heathcote EJ. Management of primary biliary cirrhosis. The American Association for the Study of Liver Diseases practice guidelines. Hepatology，2000，31（4）：1005 – 1013.

［11］Gershwin ME，Mackay IR，Sturgess A，et al. Identification and specificity of a cDNA encoding the 70 kd mitochondrial antigen recognized in primary biliary cirrhosis. J Immunol，1987，138（10）：3525 – 3531.

［12］Fussey SP，Guest JR，James OF，et al. Identification and analysis of the major M2 autoantigens in primary biliary cirrhosis. Proc Natl Acad Sci U S A，1988，85：8654 – 8658.

［13］Meda F，Zuin M，Invernizzi P，et al. Serum autoantibodies：a road map for the clinical hepatologist. Autoimmunity，2008，41（1）：27 – 34.

［14］WANG L，WANG FS，CHANG C，et al. Breach of tolerance：primary biliary cirrhosis ［J］. Semin Liver Dis，2014，34（3）：297 – 317.

［15］SELMI C，SANTIS M，CAVACIOCCHI F，et al. Infectious agents and xenobiotics in the etiology of primary biliary cirrhosis ［J］. Dis Markers，2010，29（6）：287 – 299.

［16］Risch N. Searching for genes in complex diseases：lessons from systemic lupus erythematosus. J Clin Invest，2000，105（11）：1503 – 1506.

［17］Li M，Zheng H，Tian QB，et al. HLA-DR polymorphism and primary biliary cirrhosis：evidence from a meta-analysis ［J］. Arch Med Res，2014，45（3）：270 – 279.

［18］McNally RJ，Ducker S，James OF. Are transient environmental agents involved in the cause of primary biliary cirrhosis? Evidence from space-time clustering analysis. Hepatology，2009，50（4）：1169 – 1174.

［19］Oldstone MB. Molecular mimicry as a mechanism for the cause and a probe uncovering etiologic agent（s）of autoimmune disease. Curr Top Microbiol Immunol，1989，145：127 – 135.

［20］Butler P，Hamilton-Miller JM，McIntyre N，et al. Natural history of bacteriuria in women with primary biliary cirrhosis and the effect of antimicrobial therapy in symptomatic and asymptomatic groups. Gut，1995，36（6）：931 – 934.

［21］Tsuneyama K，Harada K，Kono N，et al. Scavenger cells with gram-positive bacterial lipoteichoic acid infiltrate around the damaged interlobular bile ducts of primary biliary cirrhosis. J Hepatol, 2001, 35 (2): 156 – 163.

[22] Shimoda S, Nakamura M, Shigematsu H, et al. Mimicry peptides of human PDC-E2 163 – 176 peptide, the immuno-dominant T-cell epitope of primary biliary cirrhosis. Hepatology, 2000, 31 (6): 1212 – 1216.

[23] Selmi C, Balkwill DL, Invernizzi P, et al. Patients with primary biliary cirrhosis react against a ubiquitous xenobiotic-metabolizing bacterium. Hepatology, 2003, 38 (5): 1250 – 1257.

[24] Xu L, Shen Z, Guo L, et al. Does a betaretrovirus infection trigger primary biliary cirrhosis? Proc Natl Acad Sci USA, 2003, 100 (14): 8454 – 8459.

[25] Selmi C, Ross SR, Ansari AA, et al. Lack of immunological or molecular evidence for a role of mouse mammary tumor retrovirus in primary biliary cirrhosis. Gastroenterology, 2004, 127 (2): 493 – 501.

[26] McDermid J, Chen M, Li Y, et al. Reverse transcriptase activity in patients with primary biliary cirrhosis and other autoimmune liver disorders. Aliment Pharmacol Ther, 2007, 26 (4): 587 – 595.

[27] Selmi C, Gershwin ME. The retroviral myth of primary biliary cirrhosis: is this (finally) the end of the story? J Hepatol, 2009, 50: 548 – 554.

[28] JURAN BD, LAZARIDIS KN. Environmental factors in primary biliary cirrhosis [J]. Semin Liver Dis, 2014, 34 (3): 265 – 272.

[29] Lan RY, Cheng C, Lian ZX, et al. Liver-targeted and peripheral blood alterations of regulatory T cells in primary biliary cirrhosis. Hepatology, 2006, 43 (4): 729 – 737.

[30] Lleo A, Selmi C, Invernizzi P, et al. The consequences of apoptosis in autoimmunity. J Autoimmun, 2008, 31 (3): 257 – 262.

[31] Odin JA, Huebert RC, Casciola-Rosen L, et al. Bcl-2-dependent oxidation of pyruvate dehydrogenase-E2, a primary biliary cirrhosis autoantigen, during apoptosis. J Clin Invest, 2001, 108 (2): 223 – 232.

[32] Lleo A, Selmi C, Invernizzi P, et al. Apotopes and the biliary specificity of primary biliary cirrhosis. Hepatology, 2009, 49 (3): 871 – 879.

[33] European Association for the Study of the Liver. EASL Clinical Practice Guidelines: management of cholestatic liver diseases. J Hepatol, 2009, 51 (2): 237 – 267.

[34] Selmi C, et al. Primary biliary cirrhosis. Lancet, 2011, 377 (9777): 1600 – 1609.

[35] 中华医学会肝病学分会, 中华医学会消化病学分会, 中华医学会感染病学分会, 胆汁淤积性肝病诊断和治疗共识; 中华肝脏病杂志: 2015, 23 (12) 924 – 932.

[36] Kim WR, Lindor KD, Locke 3rd GR, et al. Epidemiology and natural history of primary biliary cirrhosis in a US community. Gastroenterology, 2000, 119 (6): 1631 – 1636.

[37] Metcalf JV, Mitchison HC, Palmer JM, et al. Natural history of early primary biliary cirrhosis. Lancet, 1996, 348: 1399 – 1402.

[38] Selmi C, Zuin M, Bowlus CL, et al. Antimitochondrial antibody-negative primary biliary cirrhosis. Clin Liver Dis, 2008, 12: 173 – 185.

[39] Balasubramaniam K, Grambsch PM, Wiesner RH, et al. Diminished survival in asymptomatic primary biliary cirrhosis. A prospective study. Gastroenterology, 1990, 98: 1567 – 1571.

[40] Corpechot C, Carrat F, Bonnand AM, et al. The effect of ursodeoxycholic acid therapy on liver fibrosis progression in primary biliary cirrhosis. Hepatology, 2000, 32: 1196 – 1199.

[41] Locke GR III, Therneau TM, Ludwig J, et al. Time course of histological progression in primary biliary cirrhosis. Hepatology, 1996, 23: 52 – 56.

[42] Shapiro JM, Smith H, Schaffner F. Serum bilirubin: a prognostic factor in primary biliary cirrhosis. Gut, 1979,

20：137－140.

［43］Jones DEJ，Bhala N，Burt J，et al. Four year follow up of fatigue in a geographically defined primary biliary cirrhosis patient cohort. Gut，2006，55：536－541.

［44］IMAM MH，LINDOR KD. The natural history ofprimay biliary cirrhosis［L］. Semin Liver Dis，2014，34（3）：329－333.

［45］Trivedi PJ，Bruns T，Cheung A，et al. Optimising risk stratification in primary biliary cirrhosis：AST/platelet ratio index predicts outcome independent of ursodeoxycholic acid response［J］. J Hepatol，2014，60（6）：1249－1258.

［46］Jones DEJ，Metcalf JV，Collier JD，et al. Hepatocellular carcinoma in primary biliary cirrhosis and its impact on outcomes. Hepatology，1997，26：1138－1142.

［47］Dickson E，Grambsch PM，Fleming TR，et al. Prognosis in primary biliary cirrhosis：model for decision making. Hepatology，1989，10：1－7.

［48］Krzeski P，Zych W，Kraszewska E，et al. Is serum bilirubin concentration the only valid prognostic marker in primary biliary cirrhosis? Hepatology，1999，30：865－869.

［49］Shapiro JM，Smith H，Schaffner F. Serum bilirubin：a prognostic factor in primary biliary cirrhosis. Gut，1979，20：137－140.

［50］Van Norstrand MD，Malinchoc M，Lindor KD，et al. Quantitative measurement of autoantibodies to recombinant mitochondrial antigens in patients with primary biliary cirrhosis：relationship of levels of autoantibodies to disease progression. Hepatology，1975，25：6－11.

［51］Corpechot C，et al. Smoking as an independent risk factor of liver fibrosis in primary biliary cirrhosis. J Hepatol，2012，56（1）：218－224.

［52］Zein CO，Beatty K，Post AB，et al. Smoking and increased severity of hepatic fibrosis in primary biliary cirrhosis：A cross validated retrospective assessment. Hepatology，2006，44：1564－1571.

［53］YOKOKAWA J，KANNO Y，ABE K，et al. Anti-nucleosome autoantibodies as markers for autoimmune hepatitis and their correlation with disease activity［J］. Hepatol Res，2013.

［54］Jones DEJ，Newton JL. An open study of modafi nil for the treatment of daytime somnolence and fatigue in primary biliary cirrhosis. Aliment Pharmacol Ther，2007，25：471－476.

［55］Wesierska-Gadek J，Penner E，Battezzati PM，et al. Correlation of initial autoantibody profi le and clinical outcome in primary biliary cirrhosis. Hepatology，2006，43：1135－1144.

［56］Prince MI，James OF. The epidemiology of primary biliary cirrhosis. Clin Liver Dis，2003，7：795－819.

［57］Poupon RE，Lindor KD，Parés A，et al. Combined analysis of the effect of treatment with ursodeoxycholic acid on histologic progression in primary biliary cirrhosis. J Hepatol，2003，39：12－16.

［58］Lindor KD，Jorgensen RA，Therneau TM，et al. Ursodeoxycholic acid delays the onset of esophageal varices in primary biliary cirrhosis. Mayo Clin Proc，1997，72：1137－1140.

［59］Lindor KD，Therneau TM，Jorgensen RA，et al. Effects of ursodeoxycholic acid on survival in patients with primary biliary cirrhosis. Gastroenterology，1996，110：1515－1518.

［60］Poupon RE，Balkau B，Eschwège E，et al multicenter，controlled trial of ursodiol for the treatment of primary biliary cirrhosis. UDCA-PBC Study Group. N Engl J Med，1991，324：1548－1554.

［61］Poupon RE，Poupon R，Balkau B. Ursodiol for the long-term treatment of primary biliary cirrhosis. The UDCA-PBC Study Group. N Engl J Med，1994，330：1342－1347.

［62］Mendes FD，Kim WR，Pedersen R，et al. Mortality attributable to cholestatic liver disease in the United States. Hepatology，2008，47：1241－1247.

［63］Parés A，Rodes J. Natural history of primary biliary cirrhosis. Clin Liver Dis，2003，7：779－794.

［64］Corpechot C, Carrat F, Bahr A, et al. The effect of ursodeoxycholic acid therapy on the natural course of primary biliary cirrhosis. Gastroenterology, 2005, 128：297 – 303.

［65］Angulo P, Batts KP, Therneau TM, et al. Long-term ursodeoxycholic acid delays histological progression in primary biliary cirrhosis. Hepatology, 1999, 29：644 – 647.

［66］Heathcote EJ AASLD guideline：management of primary biliary cirrhosis. Hepatology, 2000, 31：1005 – 1013.

［67］Lindor KD, Therneau TM, Jorgensen RA, et al. Effects of ursodeoxycholic acid on survival in patients with primary biliary cirrhosis. Gastroenterology, 2000, 110：1515 – 1518.

［68］Poupon RE, Bonnand AM, Chrétien Y, et al. Tenyear survival in ursodesoxycholic acid-treated patients with primary biliary cirrhosis. Hepatology, 2000, 29：1668 – 1671.

［69］Bachrach WH, Hofmann AF. Ursodeoxycholic acid in the treatment of cholesterol cholelithiasis. Part II. Dig Dis Sci, 1982, 27（9）：833 – 856.

［70］Paumgartner G, Beuers U. Ursodeoxycholic acid in cholestatic liver disease：mechanisms of action and therapeutic use revisited. Hepatology, 2002, 36（3）：525 – 531.

［71］Combes B, Markin RS, Wheeler DE, et al. The effect of ursodeoxycholic acid on the fl orid duct lesion of primary biliary cirrhosis. Hepatology, 1999, 30：602 – 605.

［72］Lazaridis KN, Gores GJ, Lindor KD. Ursodeoxycholic acid mechanisms of action and clinical use in hepatobiliary disorders. J Hepatol, 2001, 35（1）：134 – 146.

［73］Lindor KD, Gershwin ME, Poupon R, et al. American Association for Study of Liver Diseases. Primary biliary cirrhosis. Hepatology, 2009, 50：291 – 308.

［74］Angulo P, Dickson ER, Therneau TM, et al. Comparison of three doses of ursodeoxycholic acid in the treatment of primary biliary cirrhosis：a randomized trial. J Hepatol, 1999, 30：830 – 835.

［75］Leuschner U, Güldütüna S, Imhof M, et al. Effect of ursodeoxycholic acid after 4 to 12 years of therapy in early and late stages of primary biliary cirrhosis. J Hepatol, 1994, 21：624 – 633.

［76］Beuers U, Trauner M, Jansen P. et al. New paradigms in the treatment of heaatic cholestasis：from UDCA to FXR, PXR and beyond［J］. J Hepatol, 2015, 62（1s）：s25 – s37.

［77］CORPECHOT C, CHAZOUILLERES O, POUPON R. Early primary biliary cirrhosis：biochemical response to treatment and prediction of long-term outcome. J Hepatol. Dec, 2011, 55（6）：1361 – 1367.

［78］Gong Y, Huang Z, Christensen E, et al. Ursodeoxycholic acid for patients with primary biliary cirrhosis：an updated systematic review and meta-analysis of randomized clinical trials using bayesian approach as sensitivity analyses. Am J Gastroenterol, 2004, 102：1799 – 807.

［79］Jackson H, Solaymani-Dodaran M, Card TR, et al. Infl uence of ursodeoxycholic acid on the mortality and malignancy associated with primary biliary cirrhosis：a population-based cohort study. Hepatology, 2007, 46：1131 – 1137.

［80］Papatheodoridis GV, Hadziyannis ES, Deutsch M, et al. Ursodeoxycholic acid for primary biliary cirrhosis：fi nal results of a 12-year, prospective, randomized, controlled trial. Am J Gastroenetrol, 2002, 97：2063 – 2070.

［81］Parés A, Caballeria L, Rodes J. Excellent long-term survival in patients with primary biliary cirrhosis and biochemical response to ursodeoxycholic Acid. Gastroenterology, 2006, 130：715 – 720.

［82］ter Borg PC, Schalm SW, Hansen BE, et al. Prognosis of ursodeoxycholic acid-treated patients with primary biliary cirrhosis. Results of a 10-yr cohort study involving 297 patients. Am J Gastroenterol, 2006, 101：2044 – 2050.

［83］Jorgensen RA, Dickson ER, Hofmann AF, et al. Characterisation of patients with a complete biochemical response to ursodeoxycholic acid. Gut, 1995, 36：935 – 938.

［84］Leuschner M, Dietrich CF, You T, et al. Characterisation of patients with primary biliary cirrhosis responding to long term ursodeoxycholic acid treatment. Gut, 2000, 46：121 – 126.

［85］Heathcote EJ, Cauch-Dudek K, Walker V, et al. The Canadian Multicenter Double-blind Randomized Controlled Trial of ursodeoxycholic acid in primary biliary cirrhosis. Hepatology, 1994, 19：1149 – 1156.

［86］Parés A, Caballería L, Rodés J, et al. Long-term effects of ursodeoxycholic acid in primary biliary cirrhosis：results of a double-blind controlled multicentric trial. UDCACooperative Group from the Spanish Association for the Study of the Liver. J Hepatol, 2000, 32：561 – 566.

［87］Degott C, Zafrani ES, Callard P, et al. Histopathological study of primary biliary cirrhosis and the effect of ursodeoxycholic acid treatment on histology progression. Hepatology, 1999, 29：1007 – 1012.

［88］Poupon RE, Lindor KD, Parés A, et al. Combined analysis of the effect of treatment with ursodeoxycholic acid on histologic progression in primary biliary cirrhosis. J Hepatol, 2003, 39：12 – 16.

［89］FANG YQ, LV DX, MM, JIA W. Case-control study on prednisolone combined with ursodeoxycholic acid and azathioprine in pure primary biliary cirrhosis with high levels of immunogiobulin G and transaminases［J］. Medicine , 2014, 93（20）：1 – 7.

［90］BOBERG KM, WSLOFF T, KJOLLESDAL KS, et al. Cost and health consequences of treatment of primary biliary cirrhosis with ursodeoxycholic acid［J］. Aliment Pharmacol Ther, 2013, 38（7）：794 – 803.

［91］Poupon RE, Lindor KD, Cauch-Dudek K, et al. Combined analysis of randomized controlled trials of ursodeoxycholic acid in primary biliary cirrhosis. Gastroenterology, 1997, 113：884 – 890.

［92］Parés A, Caballería L, Rodés J. Excellent long-term survival in patients with primary biliary cirrhosis and biochemical response to ursodeoxycholic Acid. Gastroenterology, 2006, 130：715 – 720.

［93］Serfaty L, De Leusse A, Rosmorduc, O, et al. Ursodeoxycholic acid therapy and the risk of colorectal adenoma in patients with primary biliary cirrhosis：an observational study. Hepatology, 2003, 38：203 – 209.

［94］Corpechot C, Poujol-Robert A, Wendum D, et al. Biochemical markers of liver fibrosis and lymphocytic piecemeal necrosis in UDCA-treated patients with primary biliary cirrhosis. Liver Int, 2004, 24：187 – 193.

［95］Corpechot C, Abenavoli L, Rabahi N, et al. Biochemical response to ursodeoxycholic acid and long-term prognosis in primary biliary cirrhosis. Hepatology, 2008, 48：871 – 877.

［96］Angulo P, Lindor KD, Therneau TM, et al. Utilization of the Mayo risk score in patients with primary biliary cirrhosis receiving ursodeoxycholic acid. Liver, 1999, 19：115 – 121.

［97］LAMMERS WJ, HIRSCHFIELD GM, CORPECHOT C, et al. Development and validation of a scoring system to predict outcomes of patients with primary biliary cirrhosis receiving ursodeoxycholic acid therapy［J］. Gastroenterology, 2015, 149（7）：1804 – 1812.

［98］Poupon R. Evidence based treatment of primary biliary cirrhosis［J］. Dig Dis, 2014, 32（5）：626 – 630.

［99］ZHANG LN, SHI TY, SHI XH, et al. Early biochemical response to ursodeoxycholic acid and long-term prognosis of primary biliary cirrhosis：results of a 14-year cohort study［J］. Hepatology, 2013, 58（1）：264 – 272.

［100］Lammers WJ, van Buuren HR, Hirschfield GM, et al. Levels of alkaline phosphatase and bilirubin are surrogate end points of outcomes of patients with primary biliary cirrhosis：an international follow-uo study［J］. Gastroentrology, 2014, 147（6）：1338 – 1349.

［101］CARBONE M, MELLS GF, PELLS G, et al. Sex and age are determinants of the clinical phenotype of primary biliary cirrhosis and response to ursodeoxycholic acid［J］. Gastroenterology, 2013, 144（3）：560 – 569.

［102］Kaplan MM, Alling DW, Zimmerman HJ, et al. A prospective trial of colchicine for primary biliary cirrhosis. N Engl J Med, 1986, 315：1448 – 1454.

［103］Gong Y, Gluud C. Colchicine for primary biliary cirrhosis. Cochrane Database Syst Rev, 2004, （2）：CD004481.

［104］Hendrickse MT, Rigney E, Giaffer MH, et al. Low-dose methotrexate is ineffective in primary biliary cirrhosis：long-term results of a placebo-controlled trial. Gastroenterology, 1999, 117：400 - 407.

［105］ Dickson ER, Fleming TR, Wiesner RH, et al. Trial of penicillamine in advanced primary biliary cirrhosis. N Engl J Med, 1985, 312：1011 - 1015.

［106］ Lombard M, Portmann B, Neuberger J, et al. Cyclosporin A treatment in primary biliary cirrhosis：results of a long-term placebo controlled trial. Gastroenterology, 1993, 104：519 - 526.

［107］ Mitchison HC, Palmer JM, Bassendine MF, et al. A controlled trial of prednisolone treatment in primary biliary cirrhosis. Three-year results. J Hepatol, 1992, 15：336 - 344.

［108］ Christensen E, Neuberger J, Crowe J, et al. Beneficial effect of azathioprine and prediction of prognosis in primary biliary cirrhosis. Final results of an international trial. Gastroenterology, 1985, 89：1084 - 1091.

［109］ Talwalkar JA, Angulo P, Keach JC, et al. Mycophenolate mofetil for the treatment of primary biliary cirrhosis in patients with an incomplete response to ursodeoxycholic acid. J Clin Gastroenterol, 2005, 39：168 - 171.

［110］ Poupon R. Treatment of primary biliary cirrhosis with ursodeoxycholic acid, budesonide and fibrates. Dig Dis, 2011, 29 (1)：85 - 88.

［111］ Levy C, Peter JA, Nelson DR, et al. Pilot study：fenofibrate for patients with primary biliary cirrhosis and an incomplete response to ursodeoxycholic acid. Aliment Pharmacol Ther, 2011, 33：235 - 242.

［112］ LAZRAK F, ABOURAZZAK FE, BERRADA K, et al. A rare association of rheumatoid arthritis and primary biliary cirrhosis treated with rituximab：a case report ［J］. J Med Case Rep, 2013, 7：99.

［113］ Lindor KD. Farnesoid X receptor agonists for primary biliary cirrhosis. Curr Opin Gastroenterol, 2011, 27：285 - 288.

［114］ Hirschfield GM, Mason A, Luketic V, et al. Efficacy of obeticholic acid in patients with primary biliary cirrhosis and inadequate response to ursodeoxycholic acid ［J］. Gastroenterology, 2015, 148 (4)：751 - 761.

［115］ PUROHIT T, CAPPELL MS. Primary biliary cirrhosis：pathophysiology, clinical presentation and therapy ［J］. World JHepatol, 2015, 7 (7)：926 - 943.

［116］ Angulo P, Jorgensen RA, Keach JC, et al. Oral budesonide in the treatment of patients with primary biliary cirrhosis with a suboptimal response to ursodeoxycholic acid. Hepatology, 2000, 31：318 - 323.

［117］ Ozaslan E, Efe C, Heurgue-Berlot A, et al. Factors associated with response to therapy and outcome of patients with primary biliary cirrhosis with features of autoimmune hepatitis. Clin Gastroenterol Hepatol, 2014, 12：863 - 869.

［118］ Poupon RE, Chazouilleres O, Corpechot C, et al. Development of autoimmune hepatitis in patients with typical primary biliary cirrhosis. Hepatology, 2006, 44：85 - 90.

［119］ Chazouilleres O, Wendum D, Serfaty L, et al. Long term outcome and response to therapy of primary biliary cirrhosis-autoimmune hepatitis overlap syndrome. J Hepatol, 2006, 44：400 - 406.

［120］ Fang YQ, Lv DX Jia W, et al. Case-control study on prednisoline combined withursodeoxycholic acid and azathioprine in pure primary biliary cirrhosis with high levels of immunoglobulin G and transaminases：efficacy and safety analysis ［J］. Medicine (Baltimore), 2014, 93 (20)：- 104.

［121］ ZHANG Y, LI S, HE L, et al. Combination therapy of fenofibrate and ursodeoxycholic acid in patients with primary biliary cirrhosis who respond incompletely to UDCA monotherapy：a meta-analysis ［J］. Drug Des Devel Ther, 2015, 9：2757 - 2766.

［122］ YIN Q, LI J, XIA Y, et al. Systematic review and meta-analysis：bezafibrate in patients with primary biliary cirrhosis ［J］. Drug Des Devel Ther, 2015, 9：5407 - 5419.

［123］ Battezzati PM, Zuin M, Crosignani A, et al. Ten-year combination treatment with colchicine and ursodeoxycholic acid for primary biliary cirrhosis：a double-blind, placebo-controlled trial on symptomatic patients. Aliment Pharmacol Ther, 2001, 15.

［124］ Combes B, Emerson SS, Flye NL, et al. Methotrexate (MTX) plus ursodeoxycholic acid (UDCA) in the treatment of primary biliary cirrhosis. Hepatology, 2005, 42：1184 - 1193.

[125] Bach N，Bodian C，Bodenheimer H，et al. Methotrexate therapy for primary biliary cirrhosis. Am J Gastroenterol，2003，98：187-193.

[126] Angulo P，Patel T，Jorgensen RA，et al. Silymarin in the treatment of patients with primary biliary cirrhosis with a suboptimal response to ursodeoxycholic acid. Hepatology，2000，32：897-900.

[127] Browning J，Combes B，Mayo MJ. Long-term effi-cacy of sertraline as a treatment for cholestatic pruritus in patients with primary biliary cirrhosis. Am J Gastroenterol，2003，98：2736-2741.

[128] Parés A，Cisneros L，Salmeron JM，et al. Extracorporeal albumin dialysis：a procedure for prolonged relief of intractable pruritus in patients with primary biliary cirrhosis. Am J Gastroenterol，2004，99：1105-1110.

[129] Talwalkar JA，Donlinger JJ，Gossard AA，et al. Fluoxetine for the treatment of fatigue in primary biliary cirrhosis：a randomized，double-blind controlled trial. Dig Dis Sci，2006，51：1985-1991.

[130] Theal JJ，Toosi MN，Girlan L，et al. A randomized，controlled crossover trial of ondansetron in patients with primary biliary cirrhosis and fatigue. Hepatology，2005，41：1305-1312.

[131] NEWTON J，FRANCIS R，PRINCE M，et al. Osteoporosis in primary biliary cirrhosis revisited［J］. Gut，2001，49（2）：282-287.

[132] Guanabens N，Parés A，Ros I，et al. Alendronate is more effective than etidronate for increasing bone mass in osteopenic patients with primary biliary cirrhosis. Am J Gastroenterol，2003，98：2268-2274.

[133] Sorokin A，Brown JL，Thompson PD. Primary biliary cirrhosis，hyperlipidemia，and atherosclerotic risk：a systematic review. Atherosclerosis，2007，194：293-299

[134] Stojakovic T，Putz-Bankuti C，Fauler G，et al. Atorvastatin in patients with primary biliary cirrhosis and incomplete biochemical response to ursodeoxycholic acid. Hepatology，2007，46：776-784.

[135] Honda A，Ikegami T，Nakamuta M，et al. Anticholestatic effects of bezafibrate in patients with primary biliary cirrhosis treated with ursodeoxycholic acid. Hepatology，2012.

[136] Zein NN，Abdulkarim AS，Wiesner RH，et al. Prevalence of diabetes mellitus in patients with end-stage liver cirrhosis due to hepatitis C，alcohol，or cholestatic disease. J Hepatol，2000，32：209-217.

[137] Stojakovic T，Claudel T，Putz-Bankuti C，et al. Low-dose atorvastatin improves dyslipidemia and vascular function in patients with primary biliary cirrhosis after one year of treatment. Atherosclerosis，2010，209：178-183.

[138] Carbone M，Neuberger J. Liver transplantation in PBC and PSC：indications and disease recurrence. Clin Res Hepatol Gastroenterol，2011，35：446-454.

[139] CAREY EJ，ALI AH，LINDOR KD. Primary biliary cirrhosis［J］. Lancet，2015，386（1···3）：1565-1575.

[140] EASL Clinical Practice Guidelines：Liver transplantation. J Hepatol（2015），http：//dx. doi. org/10. 1016/j. jhep. 2015. 10. 006.

[141] YAMAGLWA S，ICHIDA T. Recurrence os primary biliary cirrhosis and primary sclerosing cholangitis after liver transplantation in japan［J］. Hepatol Res，2007，37（Suppl3）：s449-s454.

[142] CARBONE M，BUFTON S，MONACO A，et al. The effect of liver transplantation on fatigue in patients with primary biliary cirrhosis：a prospective study［J］. J Hepatol，2013，59（3）：490-494.

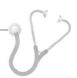

第十六章 原发性硬化性胆管炎

原发性硬化性胆管炎（PSC）以弥漫性胆管炎导致肝内及/或肝外胆管特征性串珠样改变及狭窄形成的胆汁淤积性疾病，可最终发展为 LC，终末期肝病（ESLD）和肝衰竭[1]。自 1924 年 Delbet 首次描述 PSC 至上世纪 70 年代中期，报道的 PSC 病例少于 80 例[2]。临床应用内镜逆行胰胆管造影（ERCP）后使得 PSC 诊断病例持续增加。挪威、英国和美国基于普通人群综合研究 PSC 年发病率为 0.9 ~ 1.3/10 万，患病率为 8.5 ~ 14.2/10 万[3-5]。南欧、亚洲和非洲人群 PSC 流行率较低[6]。美国 PSC 发病率近 1/10 万（可能继续升高），男性和女性患病率分别为 21/10 万和 6/10 万[7]。2015 年国际自身免疫性肝病会议（里斯本）综合 14 项研究，PSC 年发病率 1/10 万，患病率 10/10 万 ~ 20/10 万。尚无能够有效阻止疾病进展的治疗方法。在未发展为 ESLD 前，确诊 PSC 患者生存中值为 12 ~ 18 年。虽然肝移植（LT）后 PSC 可能复发，但 LT 是唯一延长终末期 PSC 患者生命的治疗方法[8]。

第一节 病因及发病机制

PSC 病因不明，不断增加的证据显示免疫功能紊乱在本病发生过程中发挥重要作用。然而，PSC 缺乏典型自身免疫病特征，并且采用标准免疫抑制剂治疗后疗效很差[9]。考虑到肠道黏膜与肝胆免疫系统之间的密切关系，引发最初免疫介导的炎症性肠病（IBD）、尔后累及肝脏假说。PSC 和 IBD 强相关促成"肝病被肠道进入门静脉的淋巴细胞或细菌、病毒、毒物驱导，并激发肝脏炎症假说"。肠或肝黏附分子和炎症趋化因子的异常表达强化上述肠肝轴理论，其详细机制可参阅相关综述[10]。研究显示先天性免疫系统活性初始激发 PSC 发病[11]。PSC 炎性浸润主要包括 T 细胞、NK 细胞、巨噬细胞、B 细胞，这些细胞可能在 PSC 免疫病理学损伤过程中发挥重要作用[12]。淋巴细胞浸润和凋亡介导 PBC 患者肝细胞和胆管上皮细胞破坏，但这种机制在 PSC 患者中表现程度较轻[13-15]。此外，PSC 患者的炎性介质高表达。大量炎性细胞因子和持续炎症导致胆管损伤、狭窄，并导致胆汁淤积和反复发作的继发性细菌性胆管炎。近年来，Beuers 等[16]提出胆汁淤积的特异性致痒介质可能是溶血磷脂酸（LPA）。

家族性发病显示 PSC 遗传易感性，PSC 患者的一级亲属发病风险增加 100 倍[17]。然而，PSC 遗传机制非常复杂，单基因或多基因作用或协同作用均可增加或降低 PSC 发病风险[18]。全基因组关联分析（GWAS）已认定 16 个 PSC 易感基因位点[19]。首先发现与 PSC 相关的 HLA 等位基因 HLA-B8 和 DR3[20]。最具有说服力的相关基因是某些单体型基因，例如北欧 HLA A1-B8-DR3、DR6 和 DR2 携带者 PSC 易感性增加，而 HLA DR4 与保护性抵抗 PSC 发病有关[21]。另两项研究显示 DR4 作为 PSC 快速或进行性恶化标志[22-23]，而另一研究提示 DR4 与发生胆管上皮癌（CCA）风险增加有关，但并不加速疾病进展[24]。不断增加的证据显示单独依照 MHC 基因不大可能解释所有 PSC 的遗传风险。许多非 MHC 分类候选基因也可能影响 PSC 临床发病易感性或抵抗力。

几十年来，已经对细菌和病毒感染、中毒、遗传素质以及免疫机制有关的不同机制进行了广泛性研究，目前最倾向性的机制是发生基因突变的个体在外界环境因素暴露下，通过免疫学机制产生特定表型而导致疾病发生。而吸烟可降低 PSC 发病风险。

第二节　病理学特征

PSC 可累及全胆道系统，从小叶间胆管至 Vater 壶腹。肉眼观察胆管壁增厚，并伴有胆管腔不规则性狭窄。不同程度的胆管扩张可发生在胆管狭窄附近。其慢性炎症过程也可累及胆囊，使 PSC 患者胆囊发育不良和胆囊癌发病率升高[25]。

PSC 组织学特征是胆管增生和胆管发育不良及纤维性胆管炎（胆管周围炎）性损伤，萎缩，向心性胆管周围纤维化（"洋葱皮样"病变），并进行性狭窄。慢性纤维化闭塞过程使得胆管变为纤维索，小胆管消失，形成残留胆管上皮的实质性瘢痕样组织。这是晚期 PSC 的典型病变[26-28]。但仅有 15% 的患者出现这种组织学特征[29]。而肝活检发现的胆汁淤积，假黄瘤，Mallory 小体和铜蓄积均缺乏特异性诊断价值[28-30]。PSC 组织学病变分为 Ⅰ ~ Ⅳ 期，见表 16-2-1。

表 16-2-1　PSC 组织学分期[31]

1 期	门静脉性胆管炎
2 期	门静脉周围性肝炎及/或纤维化
3 期	间隔纤维化及/或桥状坏死
4 期	胆汁性肝硬化

随着疾病进展，胆汁性肝硬化是 PSC 的终末期表现。腹腔镜和肝活检有助于 PSC 分期和排除其他疾病[32]。组织学分期可能对 MRCP 或 ERCP 评估具有互补性。因为 PSC 炎症病变呈现不规则分布，经皮肝活检有时难能获得典型组织学信息；采样误差明显限制了肝活检临床应用[28]。因此，肝活检并非 PSC 患者的特异性诊断工具，明确诊断 PSC 依靠胆系影像技术。临床实践中肝活检被限制在伴有挑战性临床表现的患者，或那些仅累及小胆管 PSC（SD-PSC）患者，或可能伴有重叠综合征（OS）患者[33]。

第三节　临床表现

一、临床特征

PSC 主要累及年轻和中年男性，特别是 IBD 患者。PSC 临床特征是进行性胆汁淤积性肝病。其临床过程为典型隐匿性进行性胆汁淤积，最终出现黄疸和 ESLD[9]。较早研究显示患者诊断时无症状者占 15% ~ 40%[34]。近年来，更多患者在疾病尚未出现症状前，因 ALP 升高可能较早明确诊断。大部分患者（超过 55%）初始表现为无症状性肝酶升高[33]。由于本病与 IBD 密切相关，很多患者因 IBD 就诊时发现 PSC。

无症状 PSC 随着时间推移出现症状风险逐渐增加。病初即表现为黄疸、疼痛、发热、体重下降、CCA

或肝病晚期 PHT 患者并不常见。PSC 通常表现为乏力、瘙痒、食欲减退和消化不良。瘙痒与胆汁淤积有关，并常伴有虚弱感。瘙痒严重程度与疾病严重程度并不平衡。晚期可发生慢性胆汁淤积并发症，例如脂肪泻、骨质疏松和脂溶性维生素吸收障碍。并发骨质疏松的危险因素包括老年、BMI 较低和长期炎症性肠病。初始内镜检查提示 Mayo 风险指数（基于年龄、胆红素、Alb 和 AST）较高和 AST/ALT 值较高患者最易并发食管静脉曲张，并且那些 PLT 减少和胆红素较高患者 2 年内易发新的静脉曲张。在 PSC 患者中，UC 常常以直肠功能不全和反流性回肠炎为特征。肝内胆管严重、弥漫性狭窄患者总体预后不良。

二、肝外表现

与其他自身免疫病一样，PSC 也可发生肝外病变，例如：IBD、慢性淋巴细胞甲状腺炎、风湿病、sicca 综合征等[32,35-36]。大多数 PSC 患者重叠 IBD，并且其发病常常早先于 PSC[34]。美国、英格兰和瑞典研究共观察 605 例 PSC 患者，发现 PSC 重叠 IBD 患病率分别为 71%、73% 和 81%[4,37]；德国为 52%[38]。与此相反，仅仅 2%～7.5% 的 UC 患者[39]和 1.4%～3.4% 的 Crohn 病患者[40]重叠 PSC。在 PSC 病程中的任何时间均可诊断 IBD，而 PSC 也可在 IBD 病程中的任何时间发病[41]。然而，一般而言，IBD 的诊断早于 PSC 数年[41]。最常见的是 UC 诊断早于 PSC 一年以上（67%），一年内诊断 PSC 和 UC 的患者占 22%，诊断 PSC 一年后发现 UC 的患者仅仅占 11%。侵及胆囊和胆管者占 15%。偶尔也可发现胰腺管不规则狭窄性损伤，这些患者应考虑自身免疫性胰腺炎（AIP）。

三、PSC 诱发癌变及其危险因素

PSC 强力驱动癌变，特别是男性和吸烟者[42-43]；导致 CCA 并发率升高，合并 UC 的 PSC 患者是结肠直肠癌（CRC）高危者[44]。PSC 患者比普通人群并发 CCA，HCC 风险增加 40 倍，胰腺癌增加 14 倍，CRC 增加 10 倍[45-46]。另有研究显示 PSC 患者每年 CCA 并发率为 1.5%，并且比健康对照人群高 161 倍。CRC 风险升高 10 倍，另外并发胰腺癌风险增加 14 倍[45]。PSC 患者 CCA 并发率高达 23%[47]（每年 1.2%），并且可能发生在早期 PSC，或尚未发生 LC 之前[9]。瑞典研究显示 54% 的 CCA 发生在诊断 PSC 后一年内。27% 的 CCA 在 LT 时确诊。北欧 PSC 患者 CCA 总患病率为 12.2%，与德国研究数据类同[42,48]。这些数据提示 PSC 患者应每年采用结肠镜和超声动态监测癌变。

四、实验室发现

（一）生化学特征

以血清 ALP 水平升高为主的胆汁淤积性肝病酶谱是 PSC 患者的生化学标志。动态评估肝酶谱异常可发现典型 PSC 患者。近 95% 的 PSC 患者血清 ALP 升高在 3～20×ULN 之间。但 ALP 升高并不是诊断 PSC 的前提条件；研究发现超过 8.5% 的 PSC 患者在诊断时 ALP 正常[49]。血清 ALT 和 AST 水平常升高至 2～3×ULN。60% 的 PSC 患者在诊断时血清 TBil 水平正常[34]。诊断时大部分 PSC 患者的肝脏合成功能受损，但其血清 Alb 和凝血因子尚处于正常水平[6]。然而，PSC 病程中肝脏生化学试验结果可表现出正常或异常波动[33]。有近 50% 的患者出现 IgM 水平升高。未治疗情况下 IgG4 升高患者的疾病进展更快。胃肠外补充维生素 K 可改善 PT 延长。

（二）血清学特征

近年来，检测特异性自身抗体并未提高 PSC 诊断符合率。PSC 自身抗体是抗中性粒细胞胞质抗体（ANCA），阳性率近 80%，但缺乏诊断特异性[50-53]。PSC 患者其他自身抗体例如 ANA 和 ASMA 阳性率为

20%~60%，其滴度常常低于 AIH[54]。OS 患者自身抗体常呈阳性，但 PSC 患者 AMA 罕见阳性[55]。PSC 患者血清常可检测到抗心磷脂抗体，抗甲状腺过氧化物酶抗体和类风湿因子。

五、影像学特征

ERCP 曾是诊断 PSC 的常用技术，富有经验的影像学诊断和临床专家操作 ERCP 诊断 PSC 患者肝内外胆管病变成功率高达 95%[9]。其相关并发症发生率为 3%~11%，包括腹痛、胰腺炎、出血、总胆管穿孔、胆道性败血症和死亡[56-59]。PSC 患者采用 ERCP 诊疗不良事件发生率高于非 PSC 患者[60]；特别是 ERCP 相关胆管炎发生率较高，尽管操作前常规应用抗生素[59]。

采用磁共振胰胆管成像（MRCP）诊断 PSC 具有快速，非侵入性胆管检查无显著并发症的优点，同时避免了上述 ERCP 相关并发症、放射暴露和造影剂潜在不良反应[61]。特别是 T1W 磁共振成像（MRC）联合 T2W MRC，不仅可提供肝脏形态和功能信息，而且可指导进一步治疗[62]。研究发现 MRCP 检测 PSC 患者的胆管病变不但准确，并且可获得与 ERCP 可比较的诊断效果[63-65]。一项研究[66] MRCP 和 ERCP 诊断 PSC 的敏感度、特异度和诊断准确率分别为 86%、77%、83% 和 93%、77%、88%。此外，研究提示初始采用 MRCP 诊断 PSC 策略也可节省医疗费用[58]。近十年来，MRCP 已快速取代 ERCP 成为可疑 PSC 最佳诊断方法！！！，这是因为其非侵袭性、费用更低且无胰腺炎风险。但 MRCP 影像难以解读的相关因素（比较 ERCP）包括已发展为 LC 和局限性肝内外胆管病变的 PSC 患者[63]。MRCP 另一缺点是单纯诊断性检查（不能针对狭窄部位进行细胞学或组织学检查及必要的治疗性干预），难以发现早期 PSC 患者[67]。超声内镜（CEUS）诊断胆道结石及肝外胆道梗阻病变与 MRCP 相当。

PSC 患者典型胆管影像学表现为侵及肝内外胆管的阶段性纤维化，伴狭窄之间的囊性扩张，这些典型狭窄和轻微扩张的胆管交替延伸，其长度和严重程度各异、广泛分布，呈现特征性串珠样影像。虽然也可单独侵及肝内或肝外胆管，但更常见的是肝内外胆管均被侵及。几乎所有 PSC 患者均可发现肝内胆管损伤[67]，仅约 20% 的患者肝外胆管病变不明显。肝左右胆管分叉处是最常见而又最严重的病变累及区。晚期 PSC 患者可见进行性稀疏分散的胆管。近 10% 的患者表现出弥散性胆管硬化，呈现叠连性狭窄。应牢记即便上述影像学发现轻微胆管病变也不应视为 PSC 早期，而更可能提示长期胆管炎病变过程。

第四节　诊断和鉴别诊断

一、诊断

PSC 诊断要点是以 20~50 岁男性发病最常见；且常与 UC 并发；进行性黄疸，瘙痒和其他胆汁淤积特征；胆管成像（大胆管型 PSC）及/或肝活检（SD-PSC）仍然是诊断 PSC 的主要手段。临床上一般根据实验室检测首先发现胆汁淤积患者，然后胆管影像学发现典型表现后诊断 PSC。近年来，采用 MRCP 诊断 PSC 的敏感性快速提高，并且已经将 MRCP 作为初始评估的影像学技术。对于 MRCP 筛检疑似患者，一些学者认为还应采用 ERCP 确诊是否存在重要狭窄。胆道手术后患者诊断 PSC 可能困难。

病变局限在肝内较小胆管时，采用 MRCP 和 ERCP 检查均可能正常，此时，推荐肝活检。这些患者的生存期长于累及大胆管病变者，也并未显示并发胆管癌风险升高。肝活检可显示胆管周围纤维化特征（"洋葱皮样病变"），并可提供基于纤维化程度的分期信息。

二、鉴别诊断

PSC 鉴别诊断包括所有胆汁淤积性肝病。也应排除继发性硬化性胆管炎（SSC）。然而，临床上一般以疾病流行率高低考虑鉴别诊断顺序，首先应排除流行率较高的胆管结石、术后胆管狭窄、CCA 和 PBC。由肝动脉血栓、危重患者循环休克（例如，多发性创伤和败血症患者）、呼吸衰竭或药物诱发缺血性胆管病逐渐增多（常伴胆管"管型"，快速进展至 LC，并且预后很差），需要强化鉴别诊断措施[68]。

药物性肝损伤通常并不表现出 PSC 样胆管造影模式。但 5-氟尿嘧啶和氟尿苷肝动脉灌注化疗导致的胆管损伤除外，并且可导致缺血性胆管狭窄。

也应与 AIH 和 PBC 或 OS 鉴别，并且偶有患者具有硬化性胆管炎和 AIH 双重临床和组织学特征。Ⅳ期 PBC 患者做 ERCP 导致的胆管损伤可能与 PSC 诱导的胆管病变类似。PBC 以女性发病为主，而 2/3 的 PSC 患者为男性。此外，PSC 缺乏 PBC 患者的自身抗体谱特征。

AIDS 并发胆管感染，例如隐孢子虫和 CMV 感染胆管病变的造影征象与 PSC 类似。呈现不规则胆管病变，伴胆汁淤积性实验室改变的临床表现谱是 AIDS 相关胆管病的特征。

临床上伴有黄疸的 PSC 通常也需要与 IgG4 相关硬化性胆管炎（IgG4-SC）鉴别，这是一种新发现疾病，常常重叠 AIP，可呈现与 PSC 相似的胆管狭窄病变。临床上 IgG4-SC 很难与 PSC、CCA 鉴别[69]。因其对皮质激素应答良好，故及时确诊有重要临床意义。胰腺增大和/或胰管狭窄、血清 IgG4 含量 > 140 mg/dl、胆管或胰管周围有 IgG4 阳性浆细胞浸润和席纹状纤维化形成为该病特点。但应注意 10% 的典型 PSC 患者也会出现 IgG4 水平升高。与典型 PSC 患者比较，虽然 IgG4-SC 患者常突然呈现阻塞性黄疸[70]，但表现出的肝内外胆管串珠样影像比 PSC 更少见，而且 IgG4-SC 特点是肝外胆管壁比 PSC 患者厚。EASL 和 AASLD 指南[71-72] 将 IgG4-SC 列为 SSC 范畴。

原位 LT 后发生的胆管狭窄可能与缺血性胆管损伤类似。然而，它们并非由缺血导致，很可能是胆管内碎片和胆管管型诱导胆管损伤的结果。也应检查是否伴有 AIP[73-74]。

需要鉴别诊断的其他罕见胆管疾病包括囊性纤维化、嗜酸细胞性胆管炎、同种异体移植排斥、移植物抗宿主病、经动脉化疗、肉瘤样病、郎格罕细胞增生症、肥大细胞相关胆管病变、局部辐射和先天性免疫缺陷综合征（儿童 PSC 样胆管损伤模式）[75]。

PSC 患者经过十年病变侵袭后 CCA 风险增加，其发病率为 10%~15%[76]。部分病例仅仅在外科手术中发现 CCA，另外还有的患者呈现进行性胆汁淤积和糖链抗原 19-9 水平升高，从而高度怀疑 CCA，但外科手术未能发现。这种疑诊指数很高的患者也是一种诊断学挑战。单中心研究未怀疑并发 CCA 的 PSC 患者，其 LT 切除肝病理学发现 CCA 者占 10%~20%。因此，在缺乏胆管和 LT 切除肝病理学分析的情况下，可能难以或不可能确诊 PSC 并发的 CCA[77]。特别是沿着胆管播散的中心性 CCA 与 PSC 鉴别极为困难。因为采用 ERCP 显示 PSC 患者为数众多的炎症性胆管狭窄与 CCA 无差别。但 PSC 患者主要胆管狭窄快速进展，而一般病况快速恶化可能是 CCA 线索。检测血清肿瘤标志物筛检 PSC 患者并无帮助。取自主要胆管狭窄处的胆管刷细胞学和胆汁细胞学检查获取的诊断学信息并不满意，其敏感性和预测价值均低。采用免疫细胞化学检测 p53 和原癌基因（K-ras）分析也未能增加诊断准确性[78]。采用微探头植入胆管进行高分辨率（12.5~20 MHz）胆管内超声也不能鉴别胆管良、恶性狭窄。

第五节 治 疗

虽然大量研究显示应用 UDCA（每天 20mg/kg）获一定疗效。但迄今为止，尚无随机对照试验证实的清晰疗效和能够治愈或延缓 PSC 进展的内科特效疗法[79]。

一、药物治疗

（一）熊去氧胆酸

UDCA 治疗 PSC 已被广泛临床评价，但至今尚无共识性结论。一些对照和非对照临床研究采用 UDCA 10 ~ 30 mg/（kg·d）治疗 PSC 患者显示肝脏生化学益处[80-85]。数项研究也证实 UDCA 能够改善肝脏组织学[82,86-87]和胆管造影征象；但较低剂量的 UDCA［< 20 mg/（kg·d）］并未发现减少临床相关 LC 及其并发症、必要肝移植（LT）和提高存活率益处。与此相反，较大剂量 UDCA［> 20 ~ 25 mg/（kg·d）］研究数据显示可提供非 LT 存活率益处[83]；但另外较大样本的研究未能重现这种结果[85,88]。综合上述大量相互矛盾的研究结果，标准剂量的 UDCA［10 ~ 15 mg/（kg·d），口服］可改善患者肝脏生化学参数，但未能改变患者自然史，因此不再推荐低剂量 UDCA 治疗 PSC[89]。大剂量 UDCA［25 ~ 30mg/（kg·d）］未能显示降低胆管造影证实的病变进展和肝纤维化，也未能改善存活率或预防 CCA，并且随访显示死亡风险和需要 LT 患者数增加。鉴于上述争议，AASLD 反对采用 UDCA 治疗 PSC，而 EASL 则无明确意见。近年来[90]观察 26 例 PSC 患者停用 UDCA［10 ~ 15mg/（kg·d）］后生化学指标明显恶化；Mayo 风险评分也增加，提示应用 UDCA 治疗有生化学改善的 PSC 患者似乎有一定效果。但综合分析，目前仍然缺少支持应用 UDCA 的临床试验数据，因此，亦不推荐应用每日剂量超过 28mg/kg 的 UDCA 治疗 PSC。部分临床医师使用 20mg/kg 的 UDCA 治疗剂量。UDCA 治疗 PSC 确切效果仍需扩大样本量研究确认。2015 美国胃肠病学会（ACG）PSC 临床指南不推荐 UDCA 治疗 PSC 患者[91]。

（二）免疫抑制剂

尽管推测免疫功能紊乱是 PSC 主要发病机制，但采用免疫抑制剂治疗 PSC 患者未能证实获得清晰疗效。虽然已有一些免疫抑制剂治疗 PSC 研究，包括 Aza、布地奈德[92]、甲氨蝶呤[93]和 MMF[94]；但临床数据有限，并且很多伴有显著不良反应[95]。较小样本的研究显示他罗利姆能够显著改善 PSC 患者血清生化学参数，包括 ALP[96]，但其毒性反应和患者耐受性使其临床应用受限。IgG4 相关 PSC 及其他疾病对皮质类固醇治疗应答较好。

（三）其他药物

一些作用机制不同的药物例如苯扎贝特[97]、秋水仙碱[98]、克拉屈滨[99]、环孢素[100]、依那西普[101]、英夫利昔单抗[102]、经皮应用尼古丁[103]、己酮可可碱[104]、吡非尼酮[105]和水飞蓟素[106]已经被用于治疗 PSC。尽管少数研究结果令人鼓舞[105-106]，但上述药物无一被证实具有令人信服的治疗益处。有报道饮用咖啡和吸烟可延缓 PSC 病情进展。

（四）联合药物治疗

联合治疗通过相加或协同效应具有潜在增效作用，并可能伴有潜在药物毒性最小化[107]。少数患者采用环孢素联合甲基泼尼松龙[108]；环孢素联合柳氮磺嘧啶[109]和 UDCA；泼尼松龙联合 Aza[110]；低剂量泼尼松龙联合秋水仙碱[111]；UDCA 联合泼尼松或布地奈德[112]；UDCA 联合甲氨蝶呤[113]；和 UDCA 联合甲硝唑[114]初步观察有效，但尚未证实长期应用任何药物联合方案的疗效益处。

（五）正在研究中的内科药物治疗新方法

采用抗生素试验性治疗，例如甲硝唑和米诺环素[115]似乎有效，但并未被确认。部分患者口服万古霉素明显改善症状及生化指标，可能是一个有前途的研究领域。研究发现米诺环素具有独特的生物学效应，包括抗炎活性，例如抑制诱生型一氧化氮合酶，上调白细胞介素[54]和直接抑制 B 和 T 细胞功能。米诺环素也可通过减轻凋亡前和促炎反应的酶活性抑制细胞死亡路径[115]。有希望的潜在抗纤维化药物 ACEI 和西罗莫司等，可抑制毒性胆汁形成[116]。

（六）PSC/AIH 重叠综合征患者的治疗

有许多针对 PSC/AIH 重叠综合征患者的治疗研究（多为泼尼松联合 Aza ± UDCA）[117]。因病例较少、且为回顾性研究，及治疗方案的异质性，很难作出肯定结论。但所有数据支持大多数兼具 PSC/AIH 特征患者使用 UDCA 联合免疫抑制剂方案[118]。其治疗策略见图 16-5-1。

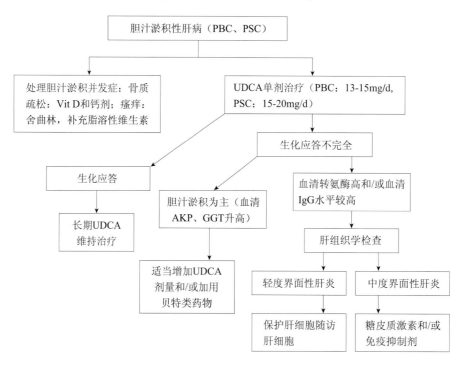

图 16-5-1　自身免疫性肝病 OS 治疗策略[119]

二、内镜治疗

一些患者表现出临床和生化学恶化，并且显示涉及肝外较大胆管狭窄。此类病变应采用内镜或放射学扩张疗法，例如括约肌切开术，气囊扩张术和放置支架[32]。胆道严重狭窄的 PSC 患者应首选内镜扩张；如果内镜治疗不成功，可考虑经皮胆管造影，并进行胆道扩张或支架植入。然而，PSC 患者采用胆管内放置支架，单纯气囊扩张术治疗选择尚存争议[120]，对内镜治疗是否为理想的处理措施及其对总存活率影响仍存疑问。虽然反复气囊扩张术治疗主要胆管狭窄可能导致实际存活率改善（比较 Mayo 风险评分预测存活率）[121-122]，但更频繁的内镜介入可增加相关并发症风险，包括胆管内支架放置患者并发急性胆管炎。因此，目前不推荐内镜扩张后常规放置支架。在内镜治疗前，应该对胆管严重狭窄的部位进行细胞刷检及/或内镜活检；但 PSC 患者采用 ERCP 治疗相关并发症不断增加，特别是 5 次操作以上的患者[59]。尽管如此，目前临床主流观点是：应采用内镜细心鉴定胆道系统病变，对有适应证患者可采用气囊扩张术治疗局部狭窄，反复扩张主要狭窄可改善存活率，虽然这类患者的存活率不如无狭窄患者。选择主要狭窄处放置支架也可缓解症状，改善生化学异常，并且在撤除支架后伴有一定期限内的维持改善。

三、胆道外科治疗

胆道严重狭窄的 PSC 患者如果应用内镜或经皮胆道扩张或支架植入难以治疗，并且尚未并发 LC，可考虑外科手术扩张或总胆管空肠吻合术。也可优选适应证后采用外科切除主要胆管狭窄比内镜疗法患者生存期更长，并可降低胆管癌风险。但近年来很少应用胆道外科技术治疗 PSC，这是因为内镜技术进展和不断提高的 LT 成功率，并且微创方式解除胆道梗阻，还可避免进一步损伤肝功能。

对于计划接受 LT 的患者，既往胆管手术史与 LT 手术时间显著延长、术中较大量出血和 LT 后胆道并发症发生率较高有关（与那些无胆道手术史患者比较)[123-127]。因此，除了简单的胆囊切除术外，应将胆道外科治疗 PSC 降减至最少化，仅仅选择非肝硬化伴有显著胆汁淤积或由肝外或肝门部胆管狭窄导致的复发性胆管炎，且不依从内镜或经皮胆管扩张的患者[32]。

PSC 患者伴有并发肝胆恶性肿瘤风险。推荐每 6~12 个月定期影像学联合血清 CA 19-9 筛查胆管癌。

四、瘙痒

常见瘙痒治疗方法与 PBC 相同（第 15 章）。强调对因治疗，应考虑解决胆管狭窄。

五、肝移植（LT）

PSC 患者 LT 适应证是长期严重黄疸、采用抗生素不能控制的反复发作的胆管炎，或症状性干扰生活质量（例如严重瘙痒），伴有 PHT 并发症或失代偿型继发性胆汁性肝硬化（MELD>14）和肝衰竭!![77]。疑似并发 CCA 的 PSC 患者可能被视为 LT 适应证；但若为晚期病变，则为 LT 的禁忌证。未怀疑 CCA 的 LT 患者常常伴有较高的 CCA 再发风险，并且其长期预后不良[128]。诚然，PSC 是 CCA 的高危因素，在 LT 前应采用放射学和生物学标志排除 CCA!!。尽量避免疾病发展至极晚期才考虑 LT，有利于延长患者 LT 后生存期[129]。预后预测模型有助于优化选择 LT 时机。PSC 合并 IBD 患者 LT 后 IBD 病态稳定，因此，IBD 并非 LT 禁忌证；但在 LT 前应控制活动性 IBD。LT 后需要监测和治疗 IBD[130]。采用 LT 救治 PSC 患者证实其预后极佳（1 年存活率为 90%~97%，5 年为 83%~88%)[131-132]。然而，PSC 患者再移植率似乎高于其他病因 LC[9]，且超过 20% 的患者 LT 后 PSC 复发（第 42 章）。

第六节　预　　后

PSC 是一种慢性、进行性疾病，若不给予适当治疗可导致 SSC 和慢性肝衰竭。PSC 患者易遭受反复细菌和真菌（念珠菌属）感染、形成胆管内结石和发生恶性肿瘤风险[3,32,38,132]。

2008 年一项英国流行病学研究显示 PSC 患者病死率高于普通人群 3 倍[46]。估计在诊断时有症状的 PSC 患者从诊断至死亡或 LT 的生存中值大约为 10~12 年。在诊断时无症状 PSC 患者中，生存期超过 10 年者占 93%。老年、血清 Alb 水平降低、黄疸持续升高超过 3 个月（>4×ULN）、肝大、脾大、主要胆管结石和诊断时肝内外胆管病变是预后不良的独立危险因素[38]。并发轻微 UC 的 PSC 患者可能患有更严重的原发性胆管炎，并且伴有较高的 LT 率[133]。

临床已经推出数个 PSC 预后模型，大多包括年龄、TBil 和组织学分期[36,49,134-135]。近年来，预测生存期的 Mayo 模型被重新优化[136]。采用患者年龄、血清 TBil、AST 水平、静脉曲张破裂出血和血清 Alb 作为独立参数，并且可用于尚未发生 LC 的早期 PSC 患者。Mayo 模型的局限性包括不能预测 CCA 的发生和健康相关生存质量[137]。研究显示特异性增强定量 MRI 评估 PSC 患者肝脏总体积和肝细胞功能与 Mayo 危险评分具有良好相关性[138]。一旦发生失代偿型 LC，MELD 评分[139]能够更精确的预测存活率，并且更适宜评估 LT 优先级[9]。

PSC 最重要的并发症是 CCA。平均随访 PSC 患者大约 11~15 年后 CCA 并发率为 6%~20%，每年发病率约为 1%。PSC 患者尸体解剖研究显示 CCA 流行率高达 30%~40%[3,32,35,38]。确诊 PSC 后一年内大约 1/3 患者并发胆管恶性肿瘤[45]。

SD-PSC 患者自然史与大胆管型 PSC 不同。SD-PSC 是一种潜在缓慢进行性疾病，但其长期预后相对较好。单纯 SD-PSC 患者的存活率与普通人群类似，并且这类患者并发 CCA 风险也未增加。但少部分 SD-PSC 患者可进展为大胆管型 PSC。SD-PSC 患者 LT 后也可复发[140-141]。

PSC 患者一旦并发 CCA，其存活率降低。LT 后患者发生非吻合性胆管狭窄风险增加。PSC 患者再次 LT 率高于 PBC 患者。但这些患者难以经受再次 LT，而最终需要接受高质量的姑息疗法。

参考文献

［1］OZDEMIR O，KARAAHMET F，SARI E，et al. Preterm birth related to post-endoscopic retrograde cholangiopancreatography pancreatitis in pregnancy with newly diagnosed primary sclerosing cholangitis［J］. JObstet Gynaecol，2014，11（2）：1-2.

［2］Henryk Dancygier. Primary Sclerosing Cholangitis. In：Henryk Dancygier. Clinical Hepatology，Volume 1，2010，911.

［3］Bambha K，Kim WR，Talwalkar J，et al. Incidence，clinical spectrum，and outcomes of primary sclerosing cholangitis in a UnitedStates community. Gastroenterology，2003，125（5）：1364-1369.

［4］Boberg KM，Aadland E，Jahnsen J，et al. Incidence and prevalence of primary biliary cirrhosis，primary sclerosing cholangitis，and autoimmune hepatitis in a Norwegian population. Scand J Gastroenterol，1998，33（1）：99-103.

［5］Kingham JG，Kochar N，Gravenor MB. Incidence，clinical patterns，and outcomes of primary sclerosing cholangitis in South Wales，United Kingdom. Gastroenterology，2004，126（7）：1929-1930.

［6］Schrumpf E，Boberg KM. Epidemiology of primary sclerosing cholangitis. Best Pract Res Clin Gastroenterol，2001，15（4）：553-562.

［7］Molodecky NA，et al. Incidence of primary sclerosing cholangitis：a systematic review and meta-analysis. Hepatology，2011，53（5）：1590-1599.

［8］Gautam M，Cheruvattath R，Balan V. Recurrence of autoimmune liver disease after liver transplantation：a systematic review. Liver Transpl，2006，12（12）：1813-1824.

［9］LaRusso NF，Shneider BL，Black D，et al. Primary sclerosing cholangitis：summary of a workshop. Hepatology，2006，44（3）：746-764.

［10］Palak J. Trivedi，David H，et al. Mucosal immunity in liver autoimmunity：A comprehensive review. Journal of Autoimmunity，2013，46：97-111.

［11］O'Mahony CA，Vierling JM. Etiopathogenesis of primary sclerosing cholangitis. Semin Liver Dis，2006，26（1）：3-21.

［12］Aron JH，Bowlus CL. The immunobiology of primary sclerosing cholangitis. Semin Immunopathol，2009，31（3）：383-397.

［13］Harada K，Kono N，Tsuneyama K，et al. Cell-kinetic study of proliferating bile ductules in various hepatobiliary diseases. Liver, 1998, 18 (4): 277 - 284.

[14] Floreani A, Guido M, Bortolami M, et al. Relationship between apoptosis, tumour necrosis factor, and cell proliferation in chronic cholestasis. Dig Liver Dis, 2001, 33 (7): 570 - 575.

[15] Tinmouth J, Lee M, Wanless IR, et al. Apoptosis of biliary epithelial cells in primary biliary cirrhosis and primary sclerosing cholangitis. Liver, 2002, 22 (3): 228 - 234.

[16] Beuers U, Kremer AE, Bolier R, et al. Pruritus in cholestasis: facts and fiction [J]. Hepatology, 2014, 60 (1): 399 - 407.

[17] Bergquist A, Lindberg G, Saarinen S, et al. Increased prevalence of primary sclerosing cholangitis among first-degree relatives. J Hepatol, 2005, 42 (2): 252 - 256.

[18] Cassinotti A, Birindelli S, Clerici M, et al. HLA and autoimmune digestive disease: a clinically oriented review for gastroenterologists. Am J Gastroenterol, 2009, 104 (1): 195 - 217.

[19] Henriksen EK, Melum E, Karlsen TH. Update on primary sclerosing cholangitis geneties [J], Curr Opin Gastroenterol, 2014, 30 (3): 310 - 319.

[20] Schrumpf E, Fausa O, Forre O, et al. HLA antigens and immunoregulatory T cells in ulcerative colitis associatedwith hepatobiliary disease. Scand J Gastroenterol, 1982, 17 (2): 187 - 191.

[21] Henckaerts L, Jaspers M, Van Steenbergen W, et al. Cystic fibrosis transmembrane conductance regulator gene polymorphisms in patients with primary sclerosing cholangitis. J Hepatol, 2009, 50 (1): 150 - 157.

[22] Mehal WZ, Lo YM, Wordsworth BP, et al. HLA DR4 is a marker for rapid disease progression in primary sclerosing cholangitis. Gastroenterology, 1994, 106 (1): 160 - 167.

[23] Gow PJ, Fleming KA, Chapman RW. Primary sclerosing cholangitis associated with rheumatoid arthritis and HLA DR4: is the association a marker of patients with progressive liver disease? J Hepatol, 2001, 34 (4): 631 - 635.

[24] Boberg KM, Spurkland A, Rocca G, et al. The HLA-DR3, DQ2 heterozygous genotype is associated with an accelerated progression of primary sclerosing cholangitis. Scand J Gastroenterol, 2001, 36 (8): 886 - 890.

[25] Said K, Glaumann H, Bergquist A. Gallbladder disease in patients with primary sclerosing cholangitis. J Hepatol, 2008, 48: 598 - 605.

[26] Ludwig J, MacCarty RL, LaRusso NF, et al Intrahepatic cholangiectases and large-duct obliteration in primary sclerosing cholangitis. Hepatology, 1986, 6: 560 - 568.

[27] Ludwig J. Surgical pathology of the syndrome of primary sclerosing cholangitis. Am J Surg Pathol, 1989, 13 Suppl 1: 43 - 49.

[28] Scheuer PJ. Ludwig Symposium on biliary disorders-part II. Pathologic features and evolution of primary biliary cirrhosis and primary sclerosing cholangitis. Mayo Clin Proc, 1998, 73 (2): 179 - 183.

[29] Burak KW, Angulo P, Lindor KD. Is there a role for liver biopsy in primary sclerosing cholangitis? Am J Gastroenterol, 2003, 98 (5): 1155 - 1158.

[30] Gossard AA, Angulo P, Lindor KD. Secondary sclerosing cholangitis: a comparison to primary sclerosing cholangitis. Am J Gastroenterol, 2005, 100 (6): 1330 - 1333.

[31] Ludwig J, Barham SS, LaRusso NF, et al. Morphologic features of chronic hepatitis associated with primary sclerosing cholangitis and chronic ulcerative colitis. Hepatology, 1981, 1: 632 - 640.

[32] Angulo P, Lindor KD. Primary sclerosing cholangitis. Hepatology, 1999, 30 (1): 325 - 332.

[33] Kaplan GG, Laupland KB, Butzner D, et al. The burden of large and small duct primary sclerosing cholangitis in adults and children: a population-based analysis. Am J Gastroenterol, 2007, 102 (5): 1042 - 1049.

[34] Talwalkar JA, Lindor KD. Primary sclerosing cholangitis. Inflamm Bowel Dis, 2005, 11 (1): 62 - 72.

［35］ Ponsioen CY，Tytgat GNJ. Primary sclerosing cholangitis：a clinical review. Am J Gastroenterol，1998，93：515 – 523.

［36］ Wiesner RH，Grambsch PM，Dickson ER，et al. Primary sclerosing cholangitis：natural history，prognostic factors and survival analysis. Hepatology，1989，10：430 – 436.

［37］ Bergquist A，Ekbom A，Olsson R，et al. Hepatic and extrahepatic malignancies in primary sclerosing cholangitis. J Hepatol，2002，36：321 – 327.

［38］ Tischendorf Jj，Hecker H，Kruger M，et al. Characterization，outcome，and prognosis in 273 patients with primary sclerosing cholangitis：A single center study. Am J Gastroenterol，2007，102：107 – 114.

［39］ Broome U，Bergquist A. Primary sclerosing cholangitis，inflammatory bowel disease，and colon cancer. Semin Liver Dis，2006，26（1）：31 – 41.

［40］ Rasmussen HH，Fallingborg JF，Mortensen PB，et al. Hepatobiliary dysfunction and primary sclerosing cholangitis in patients with Crohn's disease. Scand J Gastroenterol，1997，32（6）：604 – 610.

［41］ Fausa O，Schrumpf E，Elgjo K. Relationship of inflammatory bowel disease and primary sclerosing cholangitis. Semin Liver Dis，1991，11（1）：31 – 39.

［42］ Tischendorf Jj，Meier Pn，Strassburg Cp，et al. Characterization and clinical course of hepatobiliary carcinoma in patients with primary sclerosing cholangitis. Scand J Gastroenterol，2006，41：1227 – 1234.

［43］ Weismüller Tj，Wedemeyer J，Kubicka S，et al. The challenges in primary sclerosing cholangitis-Aetiopathogenesis，autoimmunity，management and malignancy. J Hepatol，2008，48：S38 – S57.

［44］ Torres J，et al. Review article：colorectal neoplasia in patients with primary sclerosing cholangitis and inflammatory bowel disease. Aliment Pharmacol Ther，2011，34（5）：497 – 508.

［45］ Bergquist A，Ekbom A，Olsson R，et al Hepatic and extrahepatic malignancies in primary sclerosing cholangitis. J Hepatol，2002，36：321 – 327.

［46］ Card T，Solaymani-Dodaran M，West J. Incidence and mortality of primary sclerosing cholangitis in the UK：a population-based cohort study. J Hepatol，2008，48：939 – 944.

［47］ Bjornsson E，Angulo P. Cholangiocarcinoma in young individuals with and without primary sclerosing cholangitis. Am J Gastroenterol，2007，102（8）：1677 – 1682.

［48］ Boberg Km，Bergquist A，Mitchell S，et al. Cholangiocarcinoma in primary sclerosing cholangitis：risk factors and clinical presentation. Scand J Gastroenterol，2002，37：1205 – 1211.

［49］ Broome U，Olsson R，Loof L，et al. Natural history and prognostic factors in 305 Swedish patients with primary sclerosing cholangitis. Gut，1996，38（4）：610 – 615.

［50］ Chapman RW，Cottone M，Selby WS，et al. Serum autoantibodies，ulcerative colitis and primary sclerosing cholangitis. Gut，1986，27（1）：86 – 91.

［51］ Mulder AH，Horst G，Haagsma EB，et al. Prevalence and characterization of neutrophil cytoplasmic antibodies in autoimmune liver diseases. Hepatology，1993，17（3）：411 – 417.

［52］ Bansi D，Chapman R，Fleming K. Antineutrophil cytoplasmic antibodies in chronic liver diseases：prevalence，titre，specificity and IgG subclass. J Hepatol，1996，24（5）：581 – 586.

［53］ Chapman RW. The enigma of anti-neutrophil antibodies in ulcerative colitis primary sclerosing cholangitis：important genetic marker or epiphenomenon? Hepatology，1995，21（5）：1473 – 1474.

［54］ Wiesner RH. Current concepts in primary sclerosing cholangitis. Mayo Clin Proc，1994，69（10）：969 – 982.

［55］ Chapman RW，Arborgh BA，Rhodes JM，et al. Primary sclerosing cholangitis：a review of its clinical features，cholangiography，and hepatic histology. Gut，1980，21（10）：870 – 877.

［56］ Bilbao MK，Dotter CT，Lee TG，et al. Complications of endoscopic retrograde cholangiopancreatography（ERCP）. A study of 10,000 cases. Gastroenterology, 1976, 70（3）：314 – 320.

［57］Freeman ML, Nelson DB, Sherman S, et al. Complications of endoscopic biliary sphincterotomy. N Engl J Med, 1996, 335（13）：909 – 918.

［58］Talwalkar JA, Angulo P, Johnson CD, et al. Cost-minimization analysis of MRC versus ERCP for the diagnosis of primary sclerosing cholangitis. Hepatology, 2004, 40（1）：39 – 45.

［59］Bangarulingam SY, Gossard AA, Petersen BT, et al. Complications of endoscopic retrograde cholangiopancreatography in primary sclerosing cholangitis. Am J Gastroenterol, 2009, 104（4）：855 – 860.

［60］NAVANEETHAN U, JEGADEESAN R, NAYAK S, et al. ERCP-related adverse events in patients with primarysclerosing cholangitis［J］. Gastrointest Endosc, 2014.

［61］Mehta SN, Reinhold C, Barkun AN. Magnetic resonance cholangiopancreatography. Gastrointest Endosc Clin N Am, 1997, 7（2）：247 – 270.

［62］Nolz R, Asenbaun U, Schoder M, et al. Diagnostic workup of primary sclerosing cholangitis：the benefit of adding gadoxetic acid-enhanced T1-weighted magnetic resonance cholangiography to conventional T2-weighted magnetic resonance cholangiograngitis［J］. Clin Radiol, 2014, 69（5）：499 – 508.

［63］Fulcher AS, Turner MA, Franklin KJ, et al. Primary sclerosing cholangitis：evaluation with MR cholangiography-a case-control study. Radiology, 2000, 215（1）：71 – 80.

［64］Moff SL, Kamel IR, Eustace J, et al. Diagnosis of primary sclerosing cholangitis：a blinded comparative study using magnetic resonance cholangiography and endoscopic retrograde cholangiography. Gastrointest Endosc, 2006, 64（2）：219 – 223.

［65］Petrovic BD, Nikolaidis P, Hammond NA, et al. Correlation Between Findings on MRCP and Gadolinium-Enhanced MR of the Liver and a Survival Model for Primary Sclerosing Cholangitis. Dig Dis Sci, 2007, 52（12）：3499 – 506.

［66］Weber C, Kuhlencordt R, Grotelueschen R, et al. Magnetic resonance cholangiopancreatography in the diagnosis of primary sclerosing cholangitis. Endoscopy, 2008, 40（9）：739 – 745.

［67］Charatcharoenwitthaya P, Lindor KD. Primary sclerosing cholangitis：diagnosis and management. Curr Gastroenterol Rep, 2006, 8（1）：75 – 82.

［68］Gelbmann CM, Rümmele P, Wimmer M, et al. Ischemiclike cholangiopathy with secondary sclerosing cholangitis in critically ill patients. Am J Gastroenterol, 2007, 102：1221 – 1229.

［69］Okazaki K, Uchida K, Koyabu M, et al. IgG4 cholangiopathy-current concept, diagnosis, and pathogenesis. J Hepatol, 2014, 61：690 – 695.

［70］KAMISAWA T, ZEN Y, PILLAI S, et al. IgG4-related disease［J］. Lancet, 2015, 385（9976）：1460 – 1471.

［71］EASL Clinical Practice Guidelines：management of cholestatic liver diseases［J］. J Hepatol, 2009, 51（2）：237 – 267.

［72］CHAPMAN R, FEVERY J, KALLOO A, et al. Diagnosis and management of primary sclerosing cholangitis［j］. Hepatology, 2010, 51（2）：660 – 678.

［73］Ghazale A, Chari ST, Zhang L, et al. Immunoglobulin G4-associated cholangitis：clinical profi le and response to therapy. Gastroenterology, 2008, 143：706 – 715.

［74］Mendes FD, Jorgensen R, Keach J, et al. Elevated serum IgG4 concentration in patients with primary sclerosing cholangitis. Am J Gastroenterol, 2006, 101：2070 – 2075.

［75］Baron TH, Koehler RE, Rodgers WH, et al. Mast cell cholangiopathy：another cause of sclerosing cholangitis. Gastroenterology, 1995, 109：1677 – 1681.

［76］Boberg KM, Lind GE. Primary sclerosing cholangitis and malignancy. Best Pract Res Clin Gastroenterol, 2011, 25：753 – 764.

［77］EASL Clinical Practice Guidelines：Liver transplantation. J Hepatol（2015）, http：//dx. doi. org/10. 1016/j. jhep.

2015. 10. 006.

［78］Ponsioen CY，Vrouenraets SME，van Milligen de Wit AWM，et al. Value of brush cytology for dominant strictures in primary sclerosing cholangitis. Endoscopy，1999，31：305－309.

［79］NAVANEETHAN U，SINGH T，GUTIERREZ NG，et al. Predicters for detection of cancer in patients with indeterminate biliary stricture and atypical cells on endoscopic retrograde brushcytology［J］. J Dig Dis，2014，15（5）：268－275.

［80］Paumgartner G，Beuers U. Ursodeoxycholic acid in cholestatic liver disease：mechanisms of action and therapeutic use revisited. Hepatology，2002，36（3）：525－531.

［81］Bachrach WH，Hofmann AF. Ursodeoxycholic acid in the treatment of cholesterol cholelithiasis. Part II. Dig Dis Sci，1982，27（9）：833－856.

［82］Mitchell SA，Bansi DS，Hunt N，et al. preliminary trial of high-dose ursodeoxycholic acid in primary sclerosing cholangitis. Gastroenterology，2001，121（4）：900－907.

［83］Harnois DM，Angulo P，Jorgensen RA，et al. High-dose ursodeoxycholic acid as a therapy for patients with primary sclerosing cholangitis. Am J Gastroenterol，2001，96（5）：1558－1562.

［84］Okolicsanyi L，Groppo M，Floreani A，et al. Treatment of primary sclerosing cholangitis with low-dose ursodeoxycholic acid：results of a retrospective Italian multicentre survey. Dig Liver Dis，2003，35（5）：325－331.

［85］Olsson R，Boberg KM，de Muckadell OS，et al. High-dose ursodeoxycholic acid in primary sclerosing cholangitis：a 5-year multicenter，randomized，controlled study. Gastroenterology，2005，129（5）：1464－1472.

［86］Beuers U，Spengler U，Kruis W，et al. Ursodeoxycholic acid for treatment of primary sclerosing cholangitis：a placebo-controlled trial. Hepatology，1992，16（3）：707－714.

［87］Stiehl A，Walker S，Stiehl L，et al. Effect of ursodeoxycholic acid on liver and bile duct disease in primary sclerosing cholangitis. A 3-year pilot study with a placebo-controlled study period. J Hepatol，1994，20（1）：57－64 .

［88］Lindor KD，Kowdley KV，Luketic VA，et al. High-dose ursodeoxycholic acid for the treatment of primary sclerosing cholangitis. Hepatology，2009，50（3）：808－814.

［89］Triantos CK et al. Meta-analysis：ursodeoxycholic acid for primary sclerosing cholangitis. Aliment Pharmacol Ther，2011，34（8）：901－910.

［90］Wunsch E，Trottier J，Milkiewiez M，et al. Prospective evaluation of ursodeoxycholic acid withdrawal in patients with primary sclerosing cholangigis［J］. Hepatology，2014，60（3）：931－940.

［91］LINDOR KD，KOWDLEY KV，HARRISON ME. ACG clinical guideline：primary sclerosing cholangitis［J］. Am J Gastroenterol，2015，110（5）：646－659.

［92］Angulo P，Batts KP，Jorgensen RA，et al. Oral budesonide in the treatment of primary sclerosing cholangitis. Am J Gastroenterol，2000，95（9）：2333－2337.

［93］Knox TA，Kaplan MM. A double-blind controlled trial of oralpulse methotrexate therapy in the treatment of primary sclerosing cholangitis. Gastroenterology，1994，106（2）：494－499.

［94］Talwalkar JA，Angulo P，Keach JC，et al. Mycophenolate mofetil for the treatment of primary sclerosing cholangitis. Am J Gastroenterol，2005，100（2）：308－312.

［95］Talwalkar JA，Gossard AA，Keach JC，et al. Tacrolimus for the treatment of primary sclerosing cholangitis. Liver Int，2007，27（4）：451－453.

［96］Van Thiel DH，Carroll P，Abu-Elmagd K，et al. Tacrolimus（FK 506），a treatment for primary sclerosing cholangitis：results of an openlabel preliminary trial. Am J Gastroenterol，1995，90（3）：455－459.

［97］Kita R，Kita-Sasai Y，Hanaoka I，et al. Beneficial effect of bezafibrate on primary sclerosing cholangitis（three case reports）. Am J Gastroenterol，2002，97（7）：1849－1851.

［98］ Olsson R, Broome U, Danielsson A, et al. Colchicine treatment of primary sclerosing cholangitis. Gastroenterology, 1995, 108 (4)：1199 – 1203.

［99］ Duchini A, Younossi ZM, Saven A, et al. An open-label pilot trial of cladibrine (2-cholordeoxyadenosine) in patients with primary sclerosing cholangitis. J Clin Gastroenterol, 2000, 31 (4)：292 – 296.

［100］ Sandborn WJ, Wiesner RH, Tremaine WJ, et al. Ulcerative colitis disease activity following treatment of associated primary sclerosing cholangitis with cyclosporin. Gut, 1993, 34 (2)：242 – 246.

［101］ Epstein MP, Kaplan MM. A pilot study of etanercept in the treatment of primary sclerosing cholangitis. Dig Dis Sci, 2004, 49 (1)：1 – 4.

［102］ Hommes DW, Erkelens W, Ponsioen C, et al. A double-blind, placebocontrolled, randomized study of infliximab in primary sclerosing cholangitis. J Clin Gastroenterol, 2008, 42 (5)：522 – 526.

［103］ Vleggaar FP, van Buuren HR, van Berge Henegouwen GP, et al. No beneficial effects of transdermal nicotine in patients with primary sclerosing cholangitis：results of a randomized double-blind placebo-controlled cross-over study. Eur J Gastroenterol Hepatol, 2001, 13 (2)：171 – 175.

［104］ Bharucha AE, Jorgensen R, Lichtman SN, et al. A pilot study of pentoxifylline for the treatment of primary sclerosing cholangitis. Am J Gastroenterol, 2000, 95 (9)：2338 – 2342.

［105］ Angulo P, MacCarty RL, Sylvestre PB, et al. Pirfenidone in the treatment of primary sclerosing cholangitis. Dig Dis Sci, 2002, 47 (1)：157 – 161.

［106］ Angulo P, Jorgensen RA, Kowdley KV, et al. Silymarin in the treatment of patients with primary sclerosing cholangitis：an open-label pilot study. Dig Dis Sci, 2007, 53 (6)：1716 – 1720.

［107］ Fong DG, Lindor KD. Future directions in the medical treatment of primary sclerosing cholangitis：the need for combination drug therapy. Am J Gastroenterol, 2000, 95 (8)：1861 – 1862.

［108］ Kyokane K, Ichihara T, Horisawa M, et al. Successful treatment of primary sclerosing cholangitis with cyclosporine and corticosteroid. Hepatogastroenterology, 1994, 41 (5)：449 – 452.

［109］ Tada S, Ebinuma H, Saito H, et al. Therapeutic benefit of sulfasalazine for patients with primary sclerosing cholangitis. J Gastroenterol, 2006, 41 (4)：388 – 389.

［110］ Schramm C, Schirmacher P, Helmreich-Becker I, et al. Combined therapy with azathioprine, prednisolone, and ursodiol in patients with primary sclerosing cholangitis. A case series. Ann Intern Med, 1999, 131 (12)：943 – 946.

［111］ Lindor KD, Wiesner RH, Colwell LJ, et al. The combination of prednisone and colchicine in patients with primary sclerosing cholangitis. Am J Gastroenterol, 1991, 86 (1)：57 – 61.

［112］ van Hoogstraten HJ, Vleggaar FP, Boland GJ, et al. Budesonide or prednisone in combination with ursodeoxycholic acid in primary sclerosing cholangitis：a randomized double-blind pilot study. Belgian-Dutch PSC Study Group. Am J Gastroenterol, 2000, 95 (8)：2015 – 2022.

［113］ Lindor KD, Jorgensen RA, Anderson ML, et al. Ursodeoxycholic acid and methotrexate for primary sclerosing cholangitis：a pilot study. Am J Gastroenterol, 1996, 91 (3)：511 – 515.

［114］ Farkkila M, Karvonen AL, Nurmi H, et al. Metronidazole and ursodeoxycholic acid for primary sclerosing cholangitis：a randomized placebo-controlled trial. Hepatology, 2004, 40 (6)：1379 – 1386.

［115］ Silveira MG, Torok NJ, Gossard AA, et al. Minocycline in the treatment of patients with primary sclerosing cholangitis：results of a pilot study. Am J Gastroenterol, 2009, 104 (1)：83 – 88.

［116］ Fickert P, Wagner M, Marschall HU, et al. 24-norUrsodeoxycholic acid is superior to ursodeoxycholic acid in the treatment of sclerosing cholangitis in Mdr2 (Abcb4) knockout mice. Gastroenterology, 2006, 130 (2)：465 – 481.

［117］ Boberg KM, Chapman RW, Hirschfield GM, et al. Overlap syndromes：the International Autoimmune Hepatitis Group

（IAIHG）position statement on a controversial issue. J Hepatol, 2011, 54：374－385.

［118］Zenouzi R, Lohse AW. Long-term outcome in PSC/AIH "overlap syndrome"：does immunosuppression also treat the PSC component? J Hepatol, 2014, 61：1189－1191.

［119］中华医学会肝病学分会，消化病学分会，感染病学分会：自身免疫性肝炎诊断和治疗共识（2015）.

［120］Linder S, Soderlund C. Endoscopic therapy in primary sclerosing cholangitis：outcome of treatment and risk of cancer. Hepatogastroenterology, 2001, 48（38）：387－392.

［121］Stiehl A, Rudolph G, Sauer P, et al. Efficacy of ursodeoxycholic acid treatment and endoscopic dilation of major duct stenoses in primary sclerosing cholangitis. An 8-year prospective study. J Hepatol, 1997, 26（3）：560－566.

［122］Baluyut AR, Sherman S, Lehman GA, et al. Impact of endoscopic therapy on the survival of patients with primary sclerosing cholangitis. Gastrointest Endosc, 2001, 53（3）：308－312.

［123］McEntee G, Wiesner RH, Rosen C, et al. A comparative study of patients undergoing liver transplantation for primary sclerosing cholangitis and primary biliary cirrhosis. Transplant Proc, 1991, 23（1 Pt 2）：1563－1564.

［124］Muiesan P, Shanmugam RP, Devlin J, et al. Orthotopic liver transplantation for primary sclerosing cholangitis. Transplant Proc, 1994, 26（6）：3574－3576.

［125］Farges O, Malassagne B, Sebagh M, et al. Primary sclerosing cholangitis：liver transplantation or biliary surgery. Surgery, 1995, 117（2）：146－155.

［126］Narumi S, Roberts JP, Emond JC, et al. Liver transplantation for sclerosing cholangitis. Hepatology, 1995, 22（2）：451－457.

［127］Ahrendt SA, Pitt HA, Kalloo AN, et al. Primary sclerosing cholangitis：resect, dilate, or transplant? Ann Surg, 1998, 227（3）：412－423.

［128］Ringe B, Weimann A, Lamesch P, et al. Liver transplantation as an option in patients with cholangiocellular and bile duct carcinoma. Cancer Treat Res, 1994, 69：259－275.

［129］TRILIANOS P, SELARU F, LIZ, et al. Trends in pre-liver transplant screening for cholangiocarcinoma among patients with primary sclerosing cholangitis［J］. Digestion, 2014, 89（2）：165－173.

［130］Singh S, Loftus Jr EV, Talwalkar JA. Inflammatory bowel disease after liver transplantation for primary sclerosing cholangitis. Am J Gastroenterol, 2013, 108：1417－1425.

［131］Roberts MS, Angus DC, Bryce CL, et al. Survival after liver transplantation in the United States：a disease-specific analysis of the UNOS database. Liver Transpl, 2004, 10（7）：886－897.

［132］Kulaksiz H, Rudolph G, Kloeters-Plachky P, et al. Biliary candida infections in primary sclerosing cholangitis. J Hepatol, 2005, 45：711－716.

［133］Marelli L, et al. Does the severity of primary sclerosing cholangitis influence the clinical course of associated ulcerative colitis? Gut, 2011, 60（9）：1224－1228.

［134］Farrant JM, Hayllar KM, Wilkinson ML, et al. Natural history and prognostic variables in primary sclerosing cholangitis. Gastroenterology, 1991, 100（6）：1710－1717.

［135］Okolicsanyi L, Fabris L, Viaggi S, et al. Primary sclerosing cholangitis：clinical presentation, natural history and prognostic variables：an Italian multicentre study. The Italian PSC Study Group. Eur J Gastroenterol Hepatol, 1996, 8（7）：685－691.

［136］Kim WR, Therneau TM, Wiesner RH, et al. A revised natural history model for primary sclerosing cholangitis. Mayo Clin Proc, 2000, 75（7）：688－694.

［137］Rost D, Rudolph G, Kloeters-Plachky P, et al. Effect of high-dose ursodeoxycholic acid on its biliary enrichment in primary sclerosing cholangitis. Hepatology, 2004, 40：693－698.

［138］Nilsson H，Blomqvist L，Duiglas L，et al. Dynamic gadoxetate-enhanced MRI for the assessment of total and segmental liver function and volume in primary sclerosing cholangitis ［J］. J Magn Reson Imaging，2014，39（4）：879 – 886.

［139］Kamath PS，Wiesner RH，Malinchoc M，et al. A model to predict survival in patients with end-stage liver disease. Hepatology，2001，33（2）：464 – 470.

［140］Angulo P，Maor-Kendler Y，Lindor KD. Small-duct primary sclerosing cholangitis：a long-term follow-up study. Hepatology，2002，35：1494 – 1500.

［141］Björnsson E，Olsson R，Bergquist A，et al. The natural history of small-duct primary sclerosing cholangitis. Gastroenterology，2008，134：975 – 980.

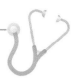

第十七章 肝静脉血流阻塞

从肝脏中央静脉至右心房血流路径的任何部位均可能发生阻塞，按照急、慢性阻塞及其阻塞程度不同，可导致从急性肝衰竭至被动性肝充血复杂临床疾病谱。这种长途血流路径受阻导致的肝静脉血流阻塞（HVOO）按照解剖阻塞部位不同分为：①充血性肝病（CH）（心源性疾病导致肝静脉血流瘀滞）；②布加综合征（BCS）；③肝窦阻塞综合征（SOS：肝窦和肝静脉末端阻塞）。虽然上述三类病变临床表现及应变敏感程度不同、病因学各异，但均可呈现类似的肝脏病理学病变。本章综述近年来相关诊疗进展。

第一节 解剖学分类

流经肝腺泡的血液运送至中央静脉，再经过小叶间静脉，左、右、中肝静脉和 IVC，最终流入右心房[1]。上述血流路径三种不同阻塞部位均可导致类似的临床综合征（图 17-1-1）。

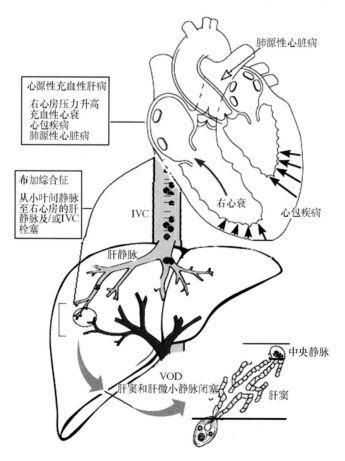

图 17-1-1 三种阻塞部位均可导致类似的临床综合征
注：IVC：下腔静脉

虽然基于血流阻塞部位定义上述疾病分类，但其病因学各异。并且上述不同部位阻塞导致上述三类疾病临床表现的敏感程度不同。有必要强调导致肝窦内皮细胞（LSEC）损伤需要的时限：急性 SOS 3 周即可，肝静脉血栓导致的 BCS 需要数天或数年，而心源性疾病导致的 CH 需要数年才能发生。激进性 BCS 患者常常表现出腹痛、黄疸和腹水，慢性 BCS 患者可能首现 LC 或其并发症，IVC 栓塞性 BCS 患者也可伴有下肢水肿和躯干静脉侧支循环；CH 患者可表现为颈静脉充盈、怒张，下肢水肿和呼吸困难；SOS 患者可发生中央静脉弥散性狭窄和消失。然而，上述三类疾病伴有肝损伤的共有机制和对窦周隙压力升高的反应，并且均可呈现类似的肝脏组织病理学病变，包括肝窦充血和肝细胞坏死，以静脉周围区肝腺泡为主，最终可导致相邻中央静脉之间的桥状纤维化[1-3]。尽管如此，上述三类疾病各自定义、病因学、影像学表现、组织学和治疗方面又各有其特点，因此，给予分别讨论。

第二节 充血性肝病

CH 指任何病因右心衰导致的肝脏被动充血相关临床表现，包括缩窄性心包炎（CP），三尖瓣反流，肺源性心脏病，任何类型的心肌病，慢性心功能不全等。长期右心衰竭患者可发生慢性肝损害和心源性肝硬化。既往研究心源性肝硬化患病率高达 10%[4]。但随着心衰救治技术的进展已经使得这种导致慢性肝病的病因逐年减少。

一、病理生理学

长期右心衰导致 IVC 和肝静脉压力升高，使肝窦充血，肝脏血流减少。进而使氧提取百分比增加，直至氧耗竭后诱发小叶中央肝细胞缺氧坏死，中央静脉周围纤维化。这种纤维化模式向小叶周围扩展，直到形成独特的纤维化模式和 LC。随着持续充血性纤维化间隔形成，导致"心源性肝硬化"，但这似乎并非真正典型的 LC，因为它与原发性 LC 有明显不同，其纤维束连接邻近汇管区，虽然心源性纤维化患者的门静脉周围肝细胞再生可能导致结节性再生性增生，但缺乏显著再生结节。推测病变起始于窦状隙血栓形成，并可扩展至肝静脉血管床[5-6]。这种"心源性肝硬化"罕见肝外并发症；更像是一种心源性硬化症。若适当治疗心衰，CH 较早组织学病变可消退，甚至心脏纤维化和临床表现逆转[1]。

二、临床特征

无论何因导致 CH，其临床表现常常轻微和无症状，除非肝肿大诱发右上腹压痛。部分患者在常规生化学检查时偶然发现本病。典型患者具有充血性心衰体征和肝肿大。显症患者可出现轻微黄疸。但尚未见到 CP 患者出现黄疸。但患者不大可能发生急性静脉曲张破裂出血（AVB）和 HE。由充血性心衰导致的暴发性肝衰竭死亡病例的报道非常罕见[7-9]。

虽然脾肿大少见（约占 20%），但肝肿大柔软，有时巨大，伴有充实而又光滑的肝脏边缘。因 CVP 升高常见腹水。并出现颈静脉充盈、怒张和肝颈静脉回流征，肝脏可有搏动感，特别是伴有三尖瓣反流患者。这有助于与 BCS 患者 CH 和原发性肝病患者的肝肿大相鉴别。

三、实验室发现

急性右心衰可并发高胆红素血症，其水平与右心房压升高程度有关，特别是间接胆红素升高患者占

70%。需要强调的是伴有显著黄疸患者的血清 ALP 水平升高,这有助于与阻塞性黄疸引起的 CH 相鉴别,这类患者的胆红素,特别是 DBil 和 ALP 同等程度升高。血清 ALT 和 AST 轻微升高,除非心排血量(CO)减少。但严重急性心衰患者的 ALT 水平可极度升高,并与继发性肝缺血和肝坏死范围有关。但及时治疗心衰肝酶水平可在较短时间内降低。此外,慢性 CH 患者血清 Alb 水平降低,血氨水平可能升高[10-12]。血清 P-Ⅲ-P 含量是最重要的实验室参数[13](因肝纤维化慢性 CH 患者显著升高)。

四、病理学

(一)急性肝充血

肝静脉血流突然阻塞导致急性肝充血,以大量肝小叶中央被动充血伴低灌注为特征。显微镜下可见肝小叶中央出血性坏死,这是肉眼所见肝脏众多斑点的反映。肝脏血液快速充盈导致肝肿大,Glisson 系统急性扩张导致右上腹疼痛。

(二)慢性肝充血

慢性肝充血伴肝窦充盈性扩张,肝细胞板萎缩和小叶中央缺血性融合性坏死。接着发生汇管区周围坏死和出血,其周围肝组织有生机征象。肉眼观察到"肉豆蔻肝"表象。窦状隙发生网状纤维化;也可见于沿着瘀滞小静脉周围纤维化,慢性心衰患者最终可导致相邻中央静脉间桥状纤维化。也可见到不同程度的胆汁淤积,偶尔伴有胆栓。

五、影像学检查

超声可检测到慢性肝充血、肝脾大。肝脏边缘呈圆形,密度升高的不均质性回声。病变晚期采用高分辨率超声探头(7.5MHz)可显示肝表面细小波形。IVC 壁呈现僵硬状,随呼吸的内腔波动征消失。常常检测到少量腹水。超声心动图(ECHO)和彩色多普勒超声是最重要的诊断和动态监测方法[14]。

六、诊断和鉴别诊断

心脏病患者伴血清 ALP 升高和肝肿大或无黄疸患者,有助于心源性肝硬化诊断。肝脏病理学家能够识别肝活检显示的独特纤维化模式。CP 与原发性 LC 和 BCS 鉴别诊断特别困难,因为其相对非特异性临床表现。细心询问病史和体检很重要。一些症状如劳力性呼吸困难、端坐呼吸、心绞痛、颈静脉充盈或怒张、心脏杂音和啰音可能有助于充血性心衰与原发性肝病的鉴别。再加上肝脏功能、病毒学和肝脏超声多普勒检查。当疑诊 CH 时,可采用 ECG 和 ECHO 鉴别。然而,ECHO 检查正常并不能完全排除本病。BCS 患者可见到红细胞外渗,而心源性肝病无此现象,依此可作为这两种疾病的鉴别依据,SOS 也可影响肝血流,并伴有肝活检特征(下文)。超声发现三条主要肝静脉均扩张时,临床医师应着重寻找导致肝静脉扩张的心脏病因,这是一个很重要的肝静脉阻塞征象,并非起因于肝病,而是窦后性肝外疾病。若患者出现腹水,诊断性腹腔穿刺术可能很有帮助。

七、治疗和预后

治疗心肺疾病是处理 CH 的基础,但这超出了本书主题。黄疸和腹水常常对利尿产生高效应答。在治疗这些患者时,临床医师必须谨防过量应用利尿药使心排血量降低,可能诱发或加重进一步肝脏缺血。这些患者常常死于心脏病,而继发性肝脏病变罕见导致死亡。

第三节　布加综合征

乔治巴德，伦敦皇家医学院的一位内科医生，其值得纪念的著作"肝脏病学"在 1845 年出版，描述了肝静脉阻塞伴疼痛性肝肿大、顽固性腹水和肝衰竭。1899 年 Hans Chiari（一位斯特拉斯堡的病理学家）进一步检查了三例肝静脉血栓患者，并推测由原发性静脉内膜炎引起[15]。后来被定义为 BCS。

一、定义

BCS 是一种与 HVOO 有关的潜在致命性疾病[16]。最初定义是指肝静脉及/或 IVC 肝脏以上部分阻塞，目前已弃用此定义。新定义指任何病因导致肝小静脉至肝后段 IVC 入右心房处的任何部位、任何形式的阻塞，使肝静脉血流淤滞[17]，引起以门静脉高压（PHT）或合并 IVC 高压为特征的一组疾病。最常见的原发性 BCS 为肝静脉开口以上 IVC 膜性阻塞（MOVC）和肝内静脉血栓形成（有学者称为肝 – 腔静脉综合征）。同时缺乏任何右心衰或 CP 病因。

二、流行病学

BCS 相对罕见。长期观察发现亚洲 BCS 发病率明显高于西方国家。日本和法国 BCS 发病率和患病率似乎分别为 0.2 和 2/百万居民[18-19]。BCS 与生活条件低下有关。在印度 PHT 患者中，BCS 占 7%～9%[20]。尼泊尔 BCS 发病率至少十倍升高[19-21]。中国、日本、印度和南非多见 MOVC（最常见的阻塞部位是 IVC 终端区），少数由肝静脉隔膜引起[16]。西方国家以单纯肝静脉血栓最常见[22]。为什么远东地区 BCS 患者病变频繁累及 IVC，而西方国家相对稀少尚不清楚。

三、分类

按照肝静脉系统栓塞机制不同，BCS 被分为原发性或继发性两类；原发性由缺乏占位性病变压迫或恶性肿瘤或寄生虫侵袭的血栓引起。其他病因导致的 BCS 归属于继发性[17,23]。由于各自治疗和预后不同，本章仅讨论原发性 BCS。依照起病快慢，BCS 分为无症状，急性，亚急性，暴发性和慢性[24]。为治疗按病变部位不同分为三型：A 型为局限性 IVC 阻塞；B 型为 IVC 长段狭窄或阻塞；C 型为肝静脉阻塞（图 17-3-1）。

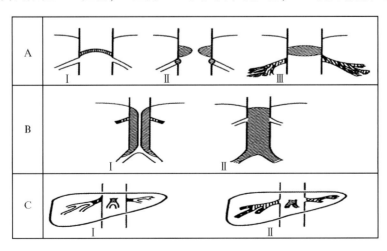

图 17-3-1　BCS 分类（源自陈孝平等主编《外科学》第八版）

四、病因学

几十年来发现一些内脏静脉血栓（SVT）局部和全身病因，包括 BCS 和门静脉系统血栓（PVST）。欧洲多中心研究 BCS（163 例）和 PVST（105 例）患者，发现促血栓因子阳性率分别高达 84% 和 42%（表17-3-1）[25-26]（与既往回顾性研究结果一致[27]）。BCS 和 PVST 患者抗凝血酶缺乏病流行率为 0 ~ 5%，蛋白 C 缺乏率分别为 4%~20% 和 0 ~ 7%；蛋白 S 缺乏率分别为 0 ~ 7% 和 0 ~ 30%[25-28]。BCS 易发因素包括遗传性和获得性高凝状态。75% 的 BCS 患者至少鉴定出一种遗传或获得性促凝血功能紊乱[29]。

表 17-3-1　BCS 及 PVST 危险因素相关患病率

危险因素	BCS（%）	PVST（%）
遗传性易栓症	21	35
获得性易栓症	44	19
骨髓增殖性肿瘤	49	21
JAK2V617F 基因突变阳性	29	16
口服避孕药	33	44
妊娠	6	0
阵发性睡眠性血红蛋白尿症	19	0
其他全身因素	23	未记录
局部因素	0	21

V 因子莱顿突变（FVL）携带者发生 BCS 和 PVST 风险分别增加 4 ~ 11 倍和 2 倍[30]。多达 30% 的 BCS 患者携带 FVL；大部分妊娠期或口服避孕药相关 BCS 患者携带 FVL[31]。荟萃分析显示凝血酶原 G20210A 基因变异者（高凝血酶原血症）发生 PVST 和 BCS 风险分别增加 4 ~ 5 倍[30]和 2 倍[28]。BCS 和 PVST 患者抗磷脂抗体（APA）流行率约为 5%~15%[25-27]。但按照目前指南应在 12 周后复检 APA，以便确认阳性[23]。最近研究显示促凝血因子水平升高或纤维蛋白溶解症与 SVT 风险增加有关[32]。血块溶解时间延长被定义为低纤溶症，这也与 BCS 风险增加有关，主要决定于纤溶酶原激活物抑制因子-1 升高水平。

骨髓增殖性疾病（MPD）是腹部静脉血栓的常见病因之一。MPD 慢性同源性造血干细胞病变，其特征是过度产生成熟功能性粒细胞、红细胞及/或血小板。MPD 主要并发症之一是由于血小板聚集和凝血酶增加导致动脉和静脉血栓[33]。近年来 MPD 研究里程碑式进展是鉴定出髓系细胞酪氨酸激酶（JAK2）基因 V617F 突变（JAK2 12 号外显子中第 1849 位核苷酸 G 突变成 T），导致特殊体细胞表达的 JKA2 蛋白激酶结构域 JH2 第 617 位缬氨酸错义编码为苯丙氨酸[34]。这种 JAK2V617F 突变不但导致 MPD 发病，也可诱发 MPD 亚临床病态。原发性 BCS 或 PVST 患者发生 JAK2V617F 基因突变率为 35%~45%[25-26,35-36]。因此，在临床上鉴定分析 JAK2V617F 突变不但提供特发性 BCS 病因的关键信息[37]，而且是诊断 MPN 的重要策略。研究发现几乎所有真性红细胞增多症患者，大约 50% 的原发性血小板增多症或特发性骨髓纤维化患者伴有 JAK2V617F 突变[35]。BCS 患者平均 MPD 和 JAK2V617F 流行率分别为 40.9% 和 41.1%。PVST 患者平均 MPD 和 JAK2V617F 流行率分别为 31.5% 和 27.7%[23]。

阵发性睡眠性血红蛋白尿症（PNH）是一种罕见的获得性累及造血干细胞的血液病，并且与 BCS 强相关（BCS 患者的 PNH 患病率为 12%[38]），常弥散性累及较小肝静脉（较大肝静脉正常）[39]。自身免疫介导的疾病，炎症性肠病，脉管炎，肉瘤样病和结缔组织病也可能与 SVT 有关。SVT 其他罕见病因包括 CMV 感染和 celiac 病[40]。口服避孕药显示至少与 BCS 风险 2 倍升高有关[28]。

血栓病是复杂的多基因 – 多内外因素相关疾病。BCS 和 PVST 患者携带 2 种或更多种"易栓"基因，或联合获得性促血栓因素的患者分别为 46% 和 10%[25-26]。甚至有 18% 的 BCS 患者伴有 3 种危险因素（表 17-3-2）。

表 17-3-2　BCS 病因和易栓症相关因素

MPD（占 50%）（原发性真性红细胞增多症和特发性血小板增多症）	隐匿性
	典型性
	V617F JAK2 阳性 MPD
	V617F JAK2 阴性 MPD
高凝状态	抗凝血酶Ⅲ缺乏症
	遗传性嗜血栓病
	获得性嗜血栓病
	蛋白 C 和 S 缺乏症
	因子 V 莱顿变异
	凝血酶原基因变异（异型 G200210A 凝血酶原）
	阵发性睡眠性血红蛋白尿症
	抗磷脂综合征
	纤溶酶原缺乏症
	血浆因子Ⅶ、Ⅷ和 homocystein 水平升高
	Behcet 病
IVC 膜性阻塞型（MOVC）	先天性
	继发性
其他获得性疾病	妊娠和口服避孕药
	肿瘤侵袭（HCC、肾细胞癌和肾上腺癌）直接播散或产生 EPO
	结节病（肉芽肿累及肝静脉）
	高嗜酸粒细胞综合征
	肝脏感染（脓肿，包虫病）
	腹部创伤
	炎症性肠病
	曲霉菌病
	达卡巴嗪
特发性（占 20%）	

五、发病机制和病理生理学

原发性 BCS 患者静脉血栓可为单纯狭窄，或在既往狭窄基础上重叠新的血栓引发更严重狭窄。狭窄可见于 1 或 2 条肝静脉或 IVC 全长，或可能局限于短段 IVC（图 17-3-1）。原发性 BCS 病变最有可能的是血栓，并随着时间的推移逐渐演变为纤维组织[41]。这可见于 IVC 远端较短狭窄或累及主要肝静脉[42]。所有 3 条肝静脉同时累及者罕见。BCS 短段狭窄患者占 25%，而 60% 的 IVC 血栓位于肝部[42-43]。

BCS 临床表现谱宽广，这在很大程度上与阻塞部位、快慢、联合累及 IVC 或肝静脉、潜在促凝血障碍程度各异有关。导致肝内门静脉灌注减少[43]和相关区域肝细胞损失。众所周知肝细胞坏死程度取决于血流栓塞的敏锐度。因为：①肝窦压升高可使通过门静脉系统的血流量减少。②尾状叶肥大可挤压主要门静脉分支和肝内门静。③PVST 形成风险增加。同时发生 BCS 和 PVST 者占 15%[26,44]。BCS-PVST 患者的治疗和预后趋向于恶化[44]。这时以动脉供血为主的肝脏可见到巨结节性再生或局灶性结节状增生，或与肝脏肿瘤类似，有时丧失了门静脉血液供应[43]。这与阻塞、血流淤滞性充血混杂在一起构成十分复杂的肝内血流动力学紊乱，并且与萎缩－肥大机制有关。众所周知维持门静脉血流灌注对于预防肝病恶化很重要。但 BCS 患者难以维持门静脉血流灌注促进肝病进一步恶化。

MOVC 及短段狭窄也可为静脉血栓后遗症，更常见的并发症是 HCC[45]。除肝内 PVST 外，20% 的 BCS 患者可见到肝外 PVST（EHPVO）[16,36,44]。重叠 EHPVO 可归因于多种血栓因素。

BCS 可导致窦后性 PHT，其并发症与那些肝硬化 PHT 并发症类似。BCS 患者的神经、激素、血管活性系统处于激活状态（血浆肾素活性增强，醛固酮和 NE 水平升高），并且其血浆容量得到扩容。然而，与 LC 患者比较，尚未呈现 HDC 病态[46]。

六、病理学

HVOO 侵及范围及其进展速率是确定肝实质损伤和组织学异常的主要因素。肝静脉血栓可导致其完全或部分闭塞，这种血栓可弥散至邻近静脉。三条或二条肝静脉快速闭塞，其中之一应是肝右静脉，导致弥漫性肝充血、肿大，甚至缺血坏死及以小静脉周围为主的纤维化，部分患者伴有 PVST[47-48]。中央静脉扩张和水肿是最可靠的组织病理学发现，并伴有肝细胞损失，肝实质萎缩和纤维化，所有这些特征主要存在于小叶中央区。当门静脉和肝静脉同时阻塞时，相应肝脏累及区可能会发生梗死，并且转变为无肝实质的纤维瘢痕。慢性 BCS 患者的尾状叶肥大，而肝脏的其余部分萎缩和硬化。在 BCS 隐袭性病情进展中，常见血管反应（并非累及所有的汇管区）和多发性单纯性再生结节（结节性再生性增生），因为此处有足够的血流供应，一般认为这些结节是对肝静脉血流维持区和门静脉灌注灶性损失区的综合性增生反应[43,49-50]。伴随着疾病进展，形成纤维化和 LC[47,51]。

七、临床表现

BCS 临床表现复杂，并且依赖基础疾病、阻塞过程及其累及范围、进展速度和是否同时伴有 PVST。从无症状肝静脉阻塞至致命性 BCS，可为暴发性、急性、亚急性或慢性疾病谱。单纯一条主要肝静脉栓塞的临床表现隐匿[52]。大多数患者潜伏性（或亚急性）起病，缓慢临床进展。无症状患者占所有 BCS 的 15%[24]，这类患者的肝静脉和 IVC 仍然有部分血流，或伴有明显肝内或肝外侧支血流。近 1/3 患者表现为急性发病。

最常见症状和体征是腹水、肝大、腹痛和脾大。一项大样本 BCS 多中心前瞻性研究显示腹水占 83%，肝大占 67%，腹痛占 61%，食管静脉曲张占 58% 和胃肠出血占 5%[26]。研究显示无症状 BCS 患者通过肝功能异常线索诊断者占 5%~20%。临床无腹水、腹痛可能归因于较大肝内门体静脉侧支分流或存留一条较大肝静脉开放，特别是肝右静脉；但急性重症 BCS 患者有时可表现为无法忍受的右上腹痛，肝大，腹水，并且数周内出现黄疸（占 20%）[24]。由于肝细胞受损，ALT 和 AST 水平升高。ALP 通常升至 300~

400IU/ml。慢性 BCS 患者转氨酶水平可正常，但 ALP 水平总是较高。

罕见所有主要肝静脉突然闭塞导致的暴发性肝衰竭。患者很快发生 HE，肾衰竭和凝血障碍。血清 ALT 和 AST 水平显著升高。这种亚型 BCS 与暴发性病毒性肝炎临床表现不同的是肝脏充血性肿大且柔软触痛。亚急性临床表现模式通常持续数月渐进性临床过程。患者可出现轻微腹水，肝脾大和隐约不适或右上腹疼痛。在 BCS 慢性进展病程中，60% 的患者至少在 6 个月内出现相关体征和症状，并且患者可表现出 LC 并发症。高达 28% 的患者并发肝肺综合征[53]，并且半数患者并发肾损害[29]。

研究提示 BCS 患者常常并发 HCC，并且比其他病因更具攻击性。平均随访 97 例 BCS 患者 5 年发现 11 例 HCC[54]。BCS 患者血清 AFP 诊断 HCC 价值比其他肝病更具有特异性。长段 IVC 栓塞患者 HCC 风险比那些单纯累及肝静脉患者高 70 倍[55]。近半数 MOVC 患者最终发展为 HCC，甚至在尚未进展为 LC 时，其机制不明[56]。虽然女性比男性较易受累，但男女发病比例近 1∶1，平均发病年龄 35～45 岁[57,29]。

八、实验室发现

无论慢性 BCS 病因如何，ALP 水平总是高于 ALT 和 AST。尽管出现上述症状和体征，但反映肝脏合成功能的参数仍然正常。这种差异应怀疑肝静脉血流障碍。JAK2 是 MPD 的一项非常可靠且非侵入性分子标志（甚至对隐匿型患者），是所有成年 BCS 患者均应早期筛查的病因诊断检查项目[37,58]。首先应在外周血中检测 JAK2 V617F 基因突变!!，若阴性应增检其他相关基因突变检查项目，这有助于检测到更多 JAK2 阴性的 MPD 患者[58]!!。然而，临床医师必须细心检查伴有 MPD 的 BCS 患者，其外周血细胞计数大多在正常范围。若 BCS 患者外周血细胞计数正常或轻微升高，特别是伴有 PVST 时，此情下脾大大于估计值，应考虑 MPD，并给予全面检查。无 MPD 的 BCS 患者并发全血细胞减少症或双系血细胞减少症时，可能因脾亢，血液稀释和铁缺乏症引起。

九、影像技术

影像技术发现肝静脉血流阻塞可确诊。推荐阶梯式诊断程序。采用 CT 和超声通常可发现 BCS 患者的肝脏形态学病变，因为肝静脉受累的不同步性，从而引发萎缩-肥大机制。

（一）实时多普勒超声

多普勒超声是诊断 BCS 的一线技术，其敏感度 >75%[17]；临床上通常需要 MRI 及 CT 进一步证实诊断[17,22]!!!。肝静脉血栓，肝血流不畅和肝静脉壁厚度是超声检测到的主要发现。血栓或肿瘤组织可导致肝静脉或 IVC 部分或完全闭塞[59]。依照 PHT 程度，门静脉血呈现离肝血流。是否存在侧支血流对于选择治疗模式很重要。对于病情稳定的慢性 BCS 患者，若产生这些侧支血流，没有必要进行额外分流操作。

（二）MRI 和 CT

若无富有经验的超声检查者，可采用 MRI 和 CT 评估确诊[17,22]。MRI 联合静脉注射钆造影剂可使阻塞静脉及其侧支血管显影。急性 BCS 患者 CT 影像学特征依照累及血管及其栓塞部位不同而变化。慢性 BCS 患者伴有肝脏尾状叶肥大，外周肝组织萎缩和巨大多病灶再生结节。由于其血管过度增生，造影剂动脉相强化可显示再生结节。这种影像学变化在未强化 CT 平片中难以发现。影像学研究显示 60%～80% 的 BCS 患者伴有肝脏多发性（常常超过 10 个）富血供结节性病变（通常为良性病变），其直径大多在 >5 mm～<4 cm 之间，并且弥散至全肝。随访 BCS 患者 5 年累积性 HCC 发生率为 4%[45]，应注意鉴别。

（三）静脉造影

直接静脉造影可清晰显示 IVC 隔膜和肝静脉阻塞，精确显示血流栓塞位置、范围及其程度。可发现肝小静脉与体静脉和肝静脉之间包含很多侧支血流的蜘蛛网样结构改变。虽然影像学技术进展使得临床采用静脉造影确诊 BCS 的必要性减弱，但静脉造影对于优化治疗方案仍是金标准。若上述技术仍不能确诊推荐静脉造影或在治疗前确认解剖特征[23]。

（四）尾状叶肥大

BCS 的显著特征是尾状叶肥大（第 1 章），可见于 80% 的肝静脉阻塞患者。肝脏影像学显示尾状叶显著突出，以至于足以压迫 IVC，甚至向前推移相邻门静脉，并可能诱发 IVC 继发性血栓形成。

十、肝活检

因为组织学非特异性变化，而且肝内病变分布不均易致肝活检标本误差。因此，BCS 患者并不强制肝活检，仅仅在影像学结果无法确诊时，或对于局限于肝内较小静脉血栓的罕见病例（影像学显示肝静脉正常）考虑肝活检[23]。

十一、预后

因大多数患者接受治疗，因此，BCS 自然史知之甚少。其临床结局从一般病况无预兆性进行性恶化，至自发性静脉血栓再通，疾病恢复（但临床罕见）。给予抗凝血剂治疗和较早识别无症状患者，可使其病死率下降[24]。在一项 120 例患者的随访研究中[60]，1、5 和 10 年存活率分别为 77%、65% 和 57%。伴 PVST 的 BCS 患者生存中值近一个月[61]。

BCS 患者预后不良的因素包括老年、CTP 评分较高、腹水、HE、TBil 升高、PT 延长、sCr 水平升高、并发 PVST 和慢性肝损害重叠急性肝病组织学特征。Murad 等[62]研发了一种预测 BCS 患者存活率模型，基于腹水、HE、PT 和 TBil 水平，将患者分为三类，其五年存活率分别为 89%、74% 和 42%，具有统计学差异。除一项研究认为进展性肝纤维化与病死率升高有关外[62]，并未发现肝脏组织学异常可预测患者预后[60,62,63]。采用 Rotterdam 评分可预测患者 3 个月病死率，此评分标准是基于 HE、腹水、PT 和胆红素。患者出现血清 ALT > 5 × ULN 时，提示肝脏缺血，可预测患者预后不良，特别是 ALT 水平缓慢下降患者。

IVC 阻塞伴有良好的短期预后，但其长期预后研究数据有限。有研究显示 IVC 栓塞患者 5 年病死率为 25%。主要死因包括肝衰竭、AVB 和 HCC[18,42]。BCS 伴 PVST 患者 5 年存活率为 54%，而单纯 BCS 患者为 85%。BCS 患者可并发 HCC，最多见于那些 IVC 长期血栓患者[41,64]。

十二、诊断和鉴别诊断

诊断 BCS 应遵循三要素：建立诊断，查找病因和明确 HVOO 阻塞部位及其程度。确诊主要依靠影像学和组织学标准。发现肝静脉阻塞或存在肝静脉侧支血管即可诊断 BCS[58]！！，无需肝活检[58]！。肝活检是诊断小肝静脉阻塞型 BCS 的唯一方法[58]！。必要时采用肝静脉造影确诊。病因诊断极为重要，因为这涉及治疗及其预后。病因筛查包括遗传性及获得性易栓症、MPD、PNH 和免疫性疾病[23]！！！，应包括蛋白S、蛋白 C、抗凝血酶、FV 莱顿突变、FII G20210A 突变以及 APA。如 APA 阳性，需在 12 周后复查[23]！！！。

应该特别指出：CH，BCS 和 SOS 均可降低肝静脉血流，均伴有很多类似的临床表现、特征[16]和生化学改变。所有 HVOO 患者的血清 ALT 和 AST 水平可轻度升高，但伴有严重心功能损害的暴发性 BCS 和CH 导致肝脏缺血患者的 ALT 和 AST 水平可超过 1000IU/L。另一方面，BCS 患者的血清 ALP 水平较高，特别是伴有尾状叶肥大患者。CH，BCS 和 SOS 鉴别诊断见表 17-3-3。

表 17-3-3　CH、BCS 和 SOS 分类、病因学、影像学、组织学和治疗

	CH	BCS	SOS
病变部位	心脏，心包膜	从小肝静脉至 IVC 上端阻塞	肝窦，肝静脉末端阻塞
病因学	导致右房压升高的任何原因：CHF（CAD，CMP），肺源性心脏病，CP	肝静脉血栓，IVC 隔膜，肿瘤，囊肿或脓肿挤压肝静脉或 IVC	干细胞移植导致肝窦内皮损伤，化疗，放疗和吡咯啶生物碱治疗
组织学	主要为小静脉周围区肝窦充血和肝细胞坏死 中央静脉间桥状纤维化至心脏纤维化[a]	主要为小静脉周围区（除外并发PVST）肝窦充血，伴随着缺血性肝细胞坏死和中央静脉间桥状纤维化[a] 尾状叶肥大伴纤维化，肝脏其他部分萎缩	小静脉周围病变 LSEC 窗孔屏障致内皮下水肿 中央静脉狭窄伴肝窦充血和肝细胞坏死 肝窦和小静脉胶原蓄积导致中央静脉间桥状纤维化[a]
放射学	超声示肝静脉扩张 ECHO：肺动脉压升高，右心扩大，TR，因心包疾病舒张期心室充盈异常	IVC 隔膜或长段阻塞，肝静脉完全或部分阻塞，尾状叶肥大，多普勒示肝静脉血流异常。肝内侧支血管形成	肝肿大 多普勒可显示门静脉内逆行血流
治疗	包括治疗心脏病 CP 患者考虑心包切开术	采用肝素和华法林预防血栓扩展；恢复血流：溶栓治疗，经皮血管成形术，TIPS 或外科分流；肝移植	预防：UDCA，肝素，LMWH 和去纤苷 对症治疗，去纤苷，tPA，和 AT-Ⅲ
预后	罕见肝病促成死亡	肝静脉血栓患者 5 年存活率 42%~89%	以疾病严重程度不同病死率 9%~98%

注：CHF：充血性心力衰竭；CAD：冠心病；CMP：心肌病；IVC：下腔静脉；PVST：门静脉血栓；TR：三尖瓣反流；CP：缩窄性心包炎；UDCA：熊去氧胆酸；LMWH：低分子量肝素；tPA：组织型纤溶酶原激活物；AT-Ⅲ：抗凝血酶Ⅲ。a：上述所有病状，均可发生中央静脉之间纤维化

对所有肝肿大伴柔韧触痛和腹水患者，临床医师应考虑到 CH 和 BCS。所有 CH 患者均应排除 SOS（下文）。对所有肝大并发腹水患者，应强化 CP 鉴别诊断，因为这是最具挑战性的临床诊断领域。BCS、CH 与其他原发性肝病鉴别诊断线索之一是临床出现颈静脉充盈、怒张；常见肝脏结节，且大多数为良性，但也可恶变为 HCC，应定期多学科监测[58]！！。有时非肝活检鉴别再生结节和 HCC 十分困难。

十三、治疗

在初始诊断时，应首先查找可治病因。因此，必须建立肝静脉血栓潜在病因的鉴别诊断思路，并尽早治疗基础疾病。近年来 MPD 研究有很多进展，并且相关新药研发和各种介入方法涌现，将会使 BCS 患者临床获益。另一方面，对于许多临床病况，例如遗传性易栓症，抗凝治疗仍是可选治疗获益模式。重组抗凝血酶可用于治疗特定患者，但仅仅在应用超长疗程时才可显效[65]。最终治疗目的是缓解静脉栓塞和预防肝静脉血栓扩展，并且通过减轻肝小叶中央充血程度保护肝功能。应采用阶梯式治疗策略（图17-3-2），包括逐级实施药物抗凝、血管成形术/溶栓术、TIPS 及 LT[23,25,66]！！。基于患者对上一步阶梯式治疗应答，而不是基于患者病情严重程度[65]。大多数病例可获得早期治疗获益，并且疗效持久改善。20 年以上血流通畅患者不断涌现。但血栓复发仍难以避免。

（一）综合治疗

BCS 患者常常需要治疗腹水和静脉曲张（推荐按肝硬化腹水和 PHT 同样治疗）。采用抗凝疗法预防血栓扩展，采用溶栓技术溶解血凝块和减轻肝脏充血程度，并且治疗并发症。对于所有患者尽早开始抗凝血治疗很有必要，不管患者是否潜伏促凝血因素均应澄清[23,67]。

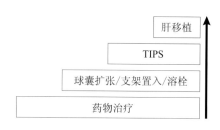

图 17-3-2　BCS 阶梯式治疗流程图[23,25,66]

1. 病因治疗　一旦患者诊断为 BCS 或 PVST，应检测潜在的局部或全身促凝危险因素。如患者已存在一项危险因素，仍需继续筛查其他危险因素。逻辑上应同时启动易栓症病因治疗！！！（例如 MPD）。咨询血液病专家评估 MPD 同样重要。若存在 MPD，立即开始应用降低异常增多的血细胞疗法。回顾性队列分析显示较早治疗潜在的 MPD 能够获益[68]。MPD 患者可考虑采用阿司匹林和羟基脲替代华法林抗血小板治疗。

2. 抗凝治疗　原发性 BCS 和 PVST 患者应尽可能早的接受不定期低分子肝素（LMWH）和维生素 K 拮抗剂（VKA）抗凝治疗，以便降低凝块扩展和新的血栓形成发作[17,25,29,58,60]！！！。特别是对脾静脉广泛性血栓患者，主张大量应用抗凝剂治疗[44]。若选用肝素作为长期抗凝治疗药物，通常优选 LMWH[69]，而不是普通肝素（UFH），因为 UFH 诱发血小板减少症及血栓风险较 LMWH 高[65]。通常初始采用 LMWH 治疗至少 5～7 天，按照 INR 2～3 标准调整抗凝药物的维持剂量[16,70]，当 INR 连续 2 次检测均显示调控在目标范围时可停用 LMWH。接着采用华法林，一般而言，抗凝疗程强力依赖血栓复发风险，研究显示存在的血栓状态是独立预测血栓复发的因素[71-72]。指南[73]建议仅对那些主要伴有易栓症风险因素的患者给予长期抗凝治疗，例如纯合子 FVL 突变和凝血酶原基因变异患者[73]。或根据 BCS 严重程度考虑终生抗凝治疗。但对于无危险因素 BCS 患者的长期抗凝效果尚不明确[58]。因此，在决策抗凝治疗时，应考虑药物动力学，疾病急性进展程度。BCS 患者需行侵袭性操作时，如腹腔穿刺抽放腹水，应暂停抗凝治疗。抗凝治疗能够足以控制 10% 患者的肝病，主要是那些病态轻微患者[65]。然而，理想抗凝疗法和疗程尚未达成广泛共识，并且抗凝与高危出血有关，特别是伴有 PHT 和那些接受侵入性操作患者[74]。2005～2007 年前瞻性队列研究显示抗凝治疗相关出血并发症明显降至 17%[66]。

3. 并发症治疗　BCS 并发门静脉高压（PHT）是出血的主要危险因素，其治疗策略与肝硬化 PHT 相同（第 22、23 章），然而，BCS 患者的过度抗凝可能为出血的次要危险因素[58]！。虽然 BCS 相关 PHT 既往曲张静脉出血史患者并非抗凝治疗禁忌证[58]！。但对于活动性 AVB 患者，应考虑血管收缩剂诱导的内脏血流减少，这在理论上会促进门静脉及其分支血栓形成。对伴有良好侧支循环的慢性 BCS 患者，除抗凝治疗外，没有必要应用强力内科治疗措施或放射介入疗法。

（二）恢复肝脏血流

缓解静脉阻塞是治疗 BCS 的重要措施。对急性期患者，特别是血管造影证实存在新鲜血栓时，可给予全身或直达静脉血栓的溶栓疗法。有报道在症状出现后给予溶栓治疗 2～3 周，获得有希望的疗效[75-76]，但全身溶栓治疗尚存争议。急性肝静脉、IVC 血栓患者可用纤溶疗法，将诊断时插入的 IVC 或肝静脉导管保留，经导管纤溶治疗已获尝试性成功。但溶栓治疗经验有限。对于重症局部肝静脉血流阻塞患者，新近和不完全栓塞患者给予早期局部灌注溶栓剂联合球囊扩张或支架治疗获得较好疗效[77]。然而，可能带来致命性并发症[78]。

60% 的 BCS 患者伴肝静脉或 IVC 短段狭窄[42]。这类患者应选择球囊扩张/支架置入术作为一线治疗手段，能够重建生理性门静脉和肝窦血流。不断增多的肝静脉短段血栓患者选择球囊扩张和支架置入疗法[58]！。虽然球囊扩张后短期疗效令人鼓舞，但 2 年持续畅通率仅占 50%[79]，常常再现狭窄，但在联合应用支架时能够降低其发生率。应注意支架常常引起肝静脉开口阻塞；复发时可重复使用气囊扩张术。失败时可采用经右心房或股静脉穿破隔膜和球囊扩张法或根治性矫正术。支架错位可采用 TIPS 或 LT 治疗。西方国家 BCS 患者总体采用球囊扩张/支架为最终治疗的患者少于 10%[66]。而在亚太地区的疗效较好，因为这里 MOVC 型 BCS 患者流行率较高[80]。如首选治疗方法或球囊扩张/支架置入术疗效欠佳，则应考虑覆膜支架 TIPS！！！（第 42 章）。如 TIPS 无法实施或失败，应考虑外科分流[23]。

对 B 型 BCS 患者可酌情选用 IVC-右心房、肠系膜上静脉 – 右心房、脾静脉 – 右心房和肠系膜上 – 颈内静脉转流术。外科治疗患者的 HVPG 超过 10mmHg 时，给予门 – 腔静脉分流有效。其 5 年存活率为 57%～94%，无 IVC 栓塞患者预后较好[81-82]。对于 MOVC 患者，采用经心房隔膜切除术有效[83-84]。对于伴有 IVC 血栓或因肿大的肝脏严重压迫 IVC 的 BCS 患者外科分流无效。这种病态下一些研究组采用 meso-atrial 分流或腔心房分流联合门静脉腔静脉分流[23]。及早识别并治疗潜在血液学疾病可能避免外科治疗。

（三）肝移植（LT）

BCS 并发暴发性肝衰竭、终末期 LC、门体分流失败或具有晚期肝病生化学证据的患者是最好的 LT 适应证。并且采用基于 MELD 评分优选患者后，可获得改善其预后的效果。近期二项大样本 BCS 相关失代偿型肝硬化（DC），暴发性肝衰竭系列 LT 病例回顾性分析结果显示，其 5 年存活率高达 80%[85-86]。亦有 BCS 患者 LT 后存活率[85]与初始采用 TIPS 治疗的患者[87]近似。患者 LT 后 PVST 发生率为 12%。LT 后也可能 BCS 复发。自从 LT 后较早开始，并终生维持抗凝治疗后其复发率显著下降[16,85,88]。LT 几乎可治愈任何遗传性"易栓症"患者；然而，血栓仍可发生，患者常常需要终生抗凝治疗[89]。

第四节　肝窦阻塞综合征

1954 年，Bras 等[90]描述了一例牙买加儿童并发肝微小静脉终端阻塞的非门静脉性 LC，将其称为肝静脉闭塞性疾病（VOD）；并且认为与千里光样生物碱中毒有关。2002 年，DeLeve 等[91]研究证实 LSEC 损伤为 VOD 的原发病变位点（特别是肝腺泡 3 区最严重），并导致纤维化和静脉血流阻塞；因此，采用肝窦阻塞综合征（SOS）替代 VOD。SOS 临床表现与 BCS 类似。大剂量放化疗，摄入吡咯双烷和采用造血干细胞移植（HSCT）等均可诱发 SOS。特别是 HSCT 常常导致 SOS 这一潜在致死性并发症。近年来 SOS 发病率不断增加引发广泛关注。

一、危险因素

SOS 危险因素包括 HSCT 前肝损伤史/既往腹部放疗史/实体瘤肝转移/肝脏感染，或应用某些免疫抑制剂（硫唑嘌呤、他克莫司和西罗莫司等）或化疗药物（环磷酰胺、Aza、卡莫司汀、白消安、依托泊苷等），或药物相关性白细胞减少，或全身放疗血细胞减少症期间发热患者。老年、女性和既往 HSCT 史者 SOS 发病率较高。同种异体 HSCT 后 SOS 的发病率较高（与自体干细胞移植比较）。摄入含有 PA 的植物（土三七、百合、天芥菜等），肝功能异常、LC、肝纤维化、活动性病毒性肝炎、铁超载和肝移植均为 SOS 危险因素。接受无亲属关系或错配供者 HSCT 患者发生 SOS 风险较高（表 17-4-1）。

表 17-4-1 SOS 危险因素

HSCT 相关因素	患者、疾病因素	肝病相关因素	儿童危险因素
异体 HSCT > 自体 HSCT	年长 > 年轻	ALT > 2.5 × ULN	嗜血细胞综合征
非血缘供者	卡氏评分 < 90	肝硬化、纤维化	骨硬化病
HLA 不合供者	基因多态性	肝辐射	年龄（< 1 ~ 2 岁）
HLA 相合 T 淋巴细胞移植	滥用土三七和口服块诺酮的女性	活动性病毒性肝炎	神经母细胞瘤接受大量自体细胞移植
预处理方案	进展期肿瘤	既往特定用药史	体重轻
二次 HSCT	代谢综合征	铁超载	青少年白血病

二、病理生理学

如果上述危险因素过度密集且持续存在，首先可能造成 LSEC 损伤，并脱离肝窦壁（内皮剥脱），随后形成细胞栓子，并向肝小叶中央区滑坍，进而肝窦充血性血流阻塞。依照阻塞程度并发不同程度的肝小叶中央区肝细胞坏死[30,91]。病变以微小肝静脉周围区肝腺泡（3 区）最明显[92]。晚期患者，沿窦周隙分布的星形细胞增加，使 I、III 和 IV 型胶原沉积，导致窦周隙和静脉闭塞[93]。最终脱落的 LSEC 阻碍肝窦血流。并且累及微小肝静脉、并致其狭窄，引起窦后性 PHT、肝功能恶化、腹水，最终导致多器官衰竭和死亡。但 SOS 发病机制尚不清楚。基于管饲野百合碱（PA）鼠模型获得里程碑式的进展，能够更好地理解 SOS 形态学和生化学相关发病机制[94]。HSCT 并发 LSEC 损伤并非仅仅局限在肝窦内层，而是在疾病早期即可导致广泛的内皮细胞综合征，包括 SOS、毛细血管渗漏综合征、HSCT 综合征、移植相关微血管病变或弥漫性肺泡出血。目前认为其病变机制为肝脏谷胱甘肽储备耗竭，肝脏对丙烯醛（一种具有肝脏毒性的代谢产物）解毒能力降低。LSEC 易于遭受丙烯醛毒性作用，因为 LSEC 含有的谷胱甘肽比肝细胞少[95]。众所周知很多药物主要在肝腺泡 3 区肝细胞代谢，此区肝细胞富含 CYP 450 酶，这也是为什么病初可见到 3 区 LSEC 形态学变化。此外，免疫学机制可能也在 SOS 发病机制中发挥作用。

三、临床表现

SOS 临床表现与 BCS 类似，其发病率按照患者的危险因素、所用药物类型、化疗次数、临床多样性或组织学诊断标准不一有很大差异。HSCT 相关 SOS 发病率从 50%[96] 降至近年来的约 14%[97]，器官移植患者也有类似的发病率降低。这应归因于预防性治疗，避免应用含有环磷酰胺的治疗方案和 HSCT 过程中低剂量全身照射，和器官移植中少用 Aza 的进展。

典型体征是因体液潴留突然出现体重增加和肝大。血清 ALT 和 ALP 水平升高数日后出现高胆红素血症[98]。然而，其临床表现分布从无症状至 PHT 特征和严重的多器官功能障碍导致的死亡。肝脏急性充血可导致右上腹疼痛。体检通常发现肝肿大柔韧触痛，组织学证实的 SOS 患者肝大和腹水发生率分别为83% 和 39%。大多数 SOS 患者在 HSCT 后初始 3 周内发病，其他致病因素可能伴有更迟的发病。按照 SOS 严重程度可分为：①轻度（自限性病态无需治疗）；②中度（需要利尿剂和缓解疼痛治疗，并可能治愈）；③重度（治疗 100 天后疾病在 LT 前仍不缓解或死亡）。最常见的死因是肾、心肺或肝脏衰竭。轻微型患者 100天病死率为 9%，而临床重症 SOS 患者病死率近 100%。有报道 355 例经 HSCT 治疗并发 SOS 患者比那些未并发 SOS 患者具有较高的肾、心脏和肺衰竭发生率[99]。另据报道 SOS 总病死率为 3% ~ 67%[100-101]。

四、诊断

目前仍然缺乏特异性体征或血清学诊断工具，特别是治疗后延迟 SOS 临床发病变化无常，使得 SOS 诊断具有挑战性。基本上基于临床高怀疑指数，在排除其他潜在病因（表 17-4-1）后诊断[23]。HSCT、肿瘤化疗、器官移植或炎症性肠病免疫抑制治疗患者，一旦出现肝病症状或体征，应排除 SOS 的可能!!。HSCT 后 3 周内出现肝大，并伴有快速进展的腹水和黄疸患者，同时排除其他可能病因，如败血症、药物毒性以及移植物抗宿主病，应考虑 SOS 诊断!可参照 2 种不同的临床标准，包括修订版 Seattle 标准和 Baltimore 标准。超声显示 PHT 及（或）肝脾大、肝静脉血流变细或逆向血流是更为特异的诊断指标。SOS 是肝活检禁忌证。经颈静脉测量 HVPG 和肝活检是最为准确的诊断 SOS 方法![99]。新近研究发现 CT 检查与肝组织学病变密切相关，CT 低密度区与肝活检病理肝实质坏死区一致，甚至由取代肝活检趋势[102]。MRI 可显示 SOS 患者肝静脉和符合重症患者组织学诊断的斑片状强化信号[103]。

五、治疗

SOS 治疗适应证依赖其临床严重程度。尚无基于确切证据提出的推荐意见。主要是支持疗法和治疗体液潴留、败血症和器官衰竭。大多数患者需要限钠饮食和应用利尿剂。若腹水导致腹部不适或影响到肺功能，可采用反复 LAP 治疗。应动态监测 ECBV 和肾灌注。防控危险因素是最为明智的选择。因为重型 SOS 患者病死率高达 80%，应及早给予对症治疗。肝素疗效的荟萃分析显示其正效益[105]。采用抗凝血酶 Ⅲ（AT-Ⅲ）治疗可降低重症 SOS 患者病死率[105-107]。所有采用 AT-Ⅲ 治疗患者的有限数据显示治疗 5 日后均获得临床改善。UDCA、前列腺素 E 和谷氨酰胺/维生素 E 已经成功治疗了一些患者。

去纤苷（DF，一种从含有多种抗血栓、纤溶和血管生成特性物质的猪肠黏膜 DNA 中提取的单链寡脱氧核糖核苷酸类混合物）是近年来治疗 SOS 备受关注的药物。虽然其确切药理机制尚不清楚，但它具有局部抗血栓、抗缺血、抗炎活性，保护心血管内皮作用[107]和维持血栓－纤溶平衡的作用，并显示有希望治疗 SOS 的疗效。儿童 HSCT 患者 RCT 证实去纤苷预防 SOS 的益处[108]。临床试验证明 DF 治疗 SOS 的完全缓解率为 36%～55%[109]。UDCA 联合 DF 可用于 SOS 高危患者的预防[110]。采用 DF 治疗 SOS 患者完全缓解率和总体生存率均较高。值得深入研究。

TIPS 治疗 SOS 的效果尚不清楚；据报道 TIPS 可缓解 SOS 患者的 PHT，减轻腹水[111]。治疗的少数患者似乎获益。采用 LT 尝试治疗少数患者获得成功[112-113]。TIPS，外科分流和 LT 已经作为个体性救援疗法；需要更多的前瞻性研究数据验证上述 SOS 治疗方法的实际价值。但预防 SOS 发生仍然是 SOS 患者的唯一重要依靠。

参考文献

[1] Rosenberg PM, Friedman LS. The liver in circulatory failure. In：Schiff ER SM, Maddrey WC, editors. Schiff's diseases of the liver. 9th ed. Philadelphia：Lippincott Williams & Wilkins, 2004, 1327－1140.

[2] Lautt WW, Greenway CV. Conceptual review of the hepatic vascular bed. Hepatology, 1987, 7：952－963.

[3] Shulman HM, McDonald GB, Matthews D, et al. An analysis of hepatic venocclusive disease and centrilobular hepatic degeneration following bone marrow transplantation. Gastroenterology, 1980, 79：1178－1191.

[4] Kotin, P., Hall, E. M.："Cardiac" or congestive cirrhosis of the liver. Amer. J. Pathol, 1951, 27：561－568.

[5] Myers, R. P., Cerini, R., Sayegh, R., et al. Cardiac hepatopathy：Clinical hemodynamic, and histologic characteristics

and correlations. Hepatology, 2003, 37：393 – 400.

［6］Wanless, I. R., Liu, J. J., Butany, J. Role of thrombosis in the pathogenesis of congestive hepatic fibrosis (cardiac cirrhosis). Hepatology, 1995, 21：1232 – 1237.

［7］Moussavian SN, Dincsoy HP, Goodman S, et al. Severe hyperbilirubinemia and coma in chronic congestive heart failure. Dig Dis Sci, 1982, 27：175 – 180.

［8］Nouel O, Henrion J, Bernuau J, Degott C, et al. Fulminant hepatic failure due to transient circulatory failure in patients with chronic heart disease. Dig Dis Sci, 1980, 25：49 – 52.

［9］Kisloff B, Schaffer G. Fulminant hepatic failure secondary to congestive heart failure. Am J Dig Dis, 1976, 21：895 – 900.

［10］Richman SM, Delman AJ, Grob D. Alterations in indices of liver function in congestive heart failure with particular reference to serum enzymes. Am J Med, 1961, 30：211 – 225.

［11］Jafri SM, Mammen EF, Masura J, et al. Effects of warfarin on markers of hypercoagulability in patients with heart failure. Am Heart J, 1997, 134：27 – 36.

［12］Bessman AN, Evans JM. The blood ammonia in congestive heart failure. Am Heart J, 1955, 50：715 – 719.

［13］Kuntz, H. D., Braun, B. E., Huppe, D. Chronische Stauungsleber bei obstruktiven Atemwegserkrankungen：Beurteilung der Fibrogenese mit Prokollagen-III-Peptid. Atemw. – Lungenkrkh, 1989, 15：436 – 439.

［14］Hosoki, T., Arisawa, J., Marukawa, T., et al. Portal blood flow in congestive heart failure：pulsed duplex sonographic findings. Radiology, 1990, 174：733 – 736.

［15］Chiari H Über dieselbständige Phlebitis obliterans der Hauptstämme der Venae hepaticae als Todesursache. Beitr Z Pathol Anat, 1899, 26：1 – 18.

［16］Valla DC The diagnosis and management of the Budd-Chiari syndrome：consensus and controversies. Hepatology, 2003, 38：793 – 803.

［17］Janssen HL, Garcia-Pagan JC, Elias E, et al. Budd-Chiari syndrome：a review by an expert panel. J Hepatol, 2003, 38：364 – 371.

［18］Okuda H, Yamagata H, Obata H, et al. Epidemiological and clinical features of Budd-Chiari syndrome in Japan. JHepatol, 1995, 22：1 – 9.

［19］Valla D. Hepatic venous outflow tract obstructionetipathogenesis：Asia versus the West. J Gastroenterol Hepatol, 2004, 19：S204 – 211.

［20］Singh V, Sinha SK, Nain CK, et al. Budd-Chiari Syndrome：our experience of 71 patients. J Gastroenterol Hepatol, 2000, 15：550 – 554.

［21］Shrestha SM, Okuda K, Uchida T, et al. Endemicity and clinical picture of liver disease due to obstruction of the hepatic portion of the inferior vena cava in Nepal. J Gastroenterol Hepatol, 1996, 11：170 – 179.

［22］Plessier A, Valla DC. Budd-Chiari syndrome. Semin Liver Dis, 2008, 28：259 – 269.

［23］EASL Clinical Practice Guidelines：Vascular diseases of the liver. J Hepatol (2015), http：//dx. doi. org/10. 1016/j.

［24］Hadengue A, Poliquin M, Vilgrain V, et al. The changing scene of hepatic vein thrombosis：recognition of asymptomatic cases. Gastroenterology, 1994, 106：1042 – 1047.

［25］Darwish MS, Plessier A, Hernandez-Guerra M, et al. Etiology, management, and outcome of the Budd-Chiari syndrome. Ann Intern Med, 2009, 151：167 – 175.

［26］Plessier A, Darwish MS, Hernandez-Guerra M, et al. Acute portal vein thrombosis unrelated to cirrhosis：a prospective multicenter follow-up study. Hepatology, 2010, 51：210 – 218.

［27］Denninger MH, Chait Y, Casadevall N, et al. Cause of portal or hepatic venous thrombosis in adults：the role of multiple concurrent factors. Hepatology，2000，31：587 – 591.

［28］Janssen HL，Meinardi JR，Vleggaar FP，et al. Factor V Leiden mutation，prothrombin gene mutation，and deficiencies in coagulation inhibitors associated with Budd-Chiari syndrome and portal vein thrombosis：results of a case-control study. Blood，2000，96：2364 – 2368.

［29］Valla DC Hepatic vein thrombosis（Budd-Chiari syndrome）. Semin Liver Dis，2002，22：5 – 14.

［30］Dentali F，Galli M，Gianni M，et al. Inherited thrombophilic abnormalities and risk of portal vein thrombosis. a meta-analysis. Thromb Haemost，2008，99：675 – 682.

［31］Deltenre P，Denninger MH，Hillaire S，et al. Factor V Leiden related Budd-Chiari syndrome. Gut，2001，48：264 – 268.

［32］Raffa S，Reverter JC，Seijo S，et al. Hypercoagulability in patients with chronic noncirrhotic portal vein thrombosis. Clin Gastroenterol Hepatol，2012，10：72 – 78.

［33］Tripodi A，Primignani M，Lemma L，et al. Evidence that low protein C contributes to the procoagulant imbalance in cirrhosis. J Hepatol，2013，59（2）：265 – 270.

［34］Qi X，et al. Meta-analysis：the significance of screening for JAK2V617F mutation in Budd-Chiari syndrome and portal venous system thrombosis. Aliment Pharmacol Ther，2011，33（10）：1087 – 1103.

［35］Kiladjian JJ，Cervantes F，Leebeek FW，et al. The impact of JAK2 and MPL mutations on diagnosis and prognosis of splanchnic vein thrombosis：a report on 241 cases. Blood，2008，111：4922 – 4929.

［36］De Stefano V，Fiorini A，Rossi E，et al. Incidence of the JAK2 V617F mutation among patients with splanchnic or cerebral venous thrombosis and without overt chronic myeloproliferative disorders. J Thromb Haemost，2007，5：708 – 714.

［37］Primignani M，Barosi G，Bergamaschi G，et al. Role of the JAK2 mutation in the diagnosis of chronic myeloproliferative disorders in splanchnic vein thrombosis. Hepatology，2006，44：1528 – 1534.

［38］Ziakas PD，Poulou LS，Rokas GI，et al. Thrombosis in paroxysmal nocturnal hemoglobinuria：sites，risks，outcome. An overview. J Thromb Haemost，2007，5：642 – 645.

［39］Valla DC，Dhumeaux D，Babany G，et al. Hepatic vein thrombosis in paroxysmal nocturnal hemoglobinuria. A spectrum from asymptomatic occlusion of hepatic venules to fatal Budd-Chiari syndrome. Gastroenterology，1987，93：569 – 575.

［40］Justo D，Finn T，Atzmony L，et al. Thrombosis associated with acute cytomegalovirus infection：a meta-analysis. Eur J Intern Med，2011，22：195 – 199.

［41］Okuda K. Inferior vena cava thrombosis at its hepatic portion（obliterativehepatocavopathy）. Semin Liver Dis，2002，22：15 – 26.

［42］Valla D，Hadengue A，el Younsi M，et al. Hepatic venous outflow block caused by short-length hepatic vein stenoses. Hepatology，1997，25：814 – 819.

［43］Cazals-Hatem D，Vilgrain V，Genin P，et al. Arterial and portal circulation and parenchymal changes in Budd-Chiari syndrome：a study in 17 explanted livers. Hepatology，2003，37：510 – 519.

［44］Darwish Murad S，Valla DC，de Groen PC，et al. Pathogenesis and treatment of Budd-Chiari syndrome combined with portal vein thrombosis. Am J Gastroenterol，2006，101：83 – 90.

［45］Moucari R，Rautou PE，Cazals-Hatem D，et al. Hepatocellular carcinoma in Budd-Chiari syndrome：characteristics and risk factors. Gut，2008，57：828 – 835.

［46］Hernandez-Guerra M，Lopez E，Bellot P，et al Systemic hemodynamics，vasoactive systems，and plasma volume in patients with severe Budd-Chiari syndrome. Hepatology，2006，43：27 – 33.

［47］Sherlock S. The liver in heart failure；relation of anatomical，functional，and circulatory changes. Br Heart J，1951，13：273 – 293.

[48] Henrion J. Ischemia/reperfusion injury of the liver: pathophysiologic hypotheses and potential relevance to human hypoxic hepatitis. Acta Gastroenterol Belg, 2000, 63: 336 - 47.

[49] Tanaka M, Wanless IR. Budd-Chiari syndrome: portal vein thrombosis and the histogenesis of veno-centric cirrhosis, veno-portal cirrhosis, and large regenerative nodules. Hepatology, 1998, 27: 488 - 496.

[50] Wanless IR, Das A, Boitnott JK, et al. Hepatic vascular disease and portal hypertension in polycythemia era and agnogenic myeloid metaplasia: a clinicopathological study of 145 patients examined at autopsy. Hepatology, 1990, 12: 1166 - 1174.

[51] Wanless IR. Micronodular transformation (nodular regenerative hyperplasia) of the liver: a report of 64 cases among 2, 500 autopsies and a new classification of benign hepatocellular nodules. Hepatology, 1990, 11: 787 - 797.

[52] Parker RG. Occlusion of the hepatic veins in man. Medicine (Baltimore), 1959, 38: 369 - 402.

[53] De BK, Sen S, Biswas PK, et al. Occurrence ofhepatopulmonary syndrome in Budd-Chiari syndrome and the role of venous decompression. Gastroenterology, 2002, 122: 897 - 903.

[54] Yoshimoto K, Ono N, Okamura T, et al. Recent progress in the diagnosis and therapy for veno-occlusive disease of the liver. Leuk Lymphoma, 2003, 44: 229 - 234.

[55] Valla DC. Primary Budd-Chiari syndrome. JHepatol, 2009, 50: 195 - 203.

[56] Simson IW. Membranous obstruction of the inferior vena cava and hepatocellular carcinoma in South Africa. Gastroenterology, 1982, 82: 171 - 178.

[57] Darwish Murad S, Plessier A, Hernandez-Guerra M, et al. prospective follow-up study on 163 patients with Budd-Chiari syndrome: results from the european network for vascular disorders of the Liver (EN-Vie). J Hepatol, 2007, 46: S4.

[58] DEFRANCHISR, Baveno VI Faculty. Expanding consensus in portal hypertension: report of the Baveno VI Consensus Workshop: stratifying risk and individualizing care for portal hypertension [J]. J Hepatol, 2015, 63 (3): 743 - 752.

[59] Faust TW. Budd-Chiari syndrome. Curr Treat Options Gastroenterol, 1999, 2: 491 - 504.

[60] Zeitoun G, Escolano S, Hadengue A, et al. Outcome of Budd-Chiari syndrome: a multivariate analysis of factors related to survival including surgical portosystemic shunting. Hepatology, 1999, 30: 84 - 89.

[61] Mahmoud AEA, Helmy AS, Billingham L, et al. Poor prognosis and limited therapeutic options in patients with Budd-Chiari syndrome and portal venous system thrombosis. Eur J Gastroenterol Hepatol, 1997, 9: 485 - 489.

[62] Darwish Murad S, Valla DC, de Groen PC, et al. Determinants of survival and the effect of portosystemic shunting in patients with Budd-Chiari syndrome. Hepatology, 2004, 39: 500 - 508.

[63] Tang TJ, Batts KP, de Groen PC, et al. The prognostic value of histology in the assessment of patients with Budd-Chiari syndrome. J Hepatol, 2001, 35: 338 - 343.

[64] Havlioglu N, Brunt EM, Bacon BR. Budd-Chiari syndrome and hepatocellular carcinoma: a case report and review of the literature. Am J Gastroenterol, 2003, 98: 201 - 204.

[65] Plessier A, Sibert A, Consigny Y, et al. Aiming at minimal invasiveness as a therapeutic strategy for Budd-Chiari syndrome. Hepatology, 2006, 44: 1308 - 1316.

[66] Seijo S, Plessier A, Hoekstra J, et al. Good longterm outcome of Budd-Chiari syndrome with a step-wise management. Hepatology, 2013, 57: 1962 - 1968.

[67] deFranchis R. Evolving consensus in portal hypertension. Report of the Baveno IV consensus workshop on methodology of diagnosis and therapy in portal hypertension. J Hepatol, 2005, 43: 167 - 176.

[68] Chagneau-Derrode C, Roy L, guilhot J, et al. Impact of cytoreductive therapy on the outcome of patients with myeloproliferative neoplasms and hepatosplanchnic vein thrombosis, 2013, 857A.

[69] Primignani M, Dell'Era A, Fabris FM, et al. High incidence of heparin-induced thrombocythemia (HIT) in splanchnic vein thrombosis treated with low molecular weight heparin 5LMWH. J Hepatol, 2008, 48: S113.

［70］ Wadhawan M，Kumar N. Budd-Chiari syndrome. Trop Gastroenterol，2003，24：3 – 7.

［71］ Amitrano L，Guardascione MA，Scaglione M，et al. Prognostic factors in noncirrhotic patients with splanchnic vein thromboses. Am J Gastroenterol，2007，102：2464 – 2470.

［72］ Spaander MC，Hoekstra J，Hansen BE，et al. Anticoagulant therapy in patients with non-cirrhotic portal vein thrombosis：effect on new thrombotic events and gastrointestinal bleeding. J Thromb Haemost，2013，11：452 – 459.

［73］ Plessier A，Rautou PE，Valla DC. Management of hepatic vascular diseases. J Hepatol，2012，56：S25 – S38.

［74］ Rautou PE et al. Bleeding in patients with Budd-Chiari syndrome. J Hepatol，2011，54（1）：56 – 63.

［75］ Frank JW，Kamath PS，Stanson AW. Budd-Chiari syndrome：early intervention with angioplasty and thrombolytic therapy. Mayo Clin Proc，1994，69：877 – 881.

［76］ Raju GS，Felver M，Olin JW，et al. Thrombolysis for acute Budd-Chiari syndrome：case report and literature review. Am J Gastroenterol，1996，91：1262 – 1263.

［77］ Sharma S，Texeira A，Texeira P，et al. Pharmacological thrombolysis in Budd Chiari syndrome：a single centre experience and review of the literature. J Hepatol，2004，40：172 – 180.

［78］ Smalberg JH，Spaander MV，Jie KS，et al. Risks and benefits of transcatheter thrombolytic therapy in patients with splanchnic venous thrombosis. Thromb Haemost，2008，100：1084 – 1088.

［79］ Xu K，He FX，Zhang HG，et al. Budd-Chiari syndrome caused by obstruction of the hepatic inferior vena cava：immediate and 2-year treatment results of transluminal angioplasty and metallic stent placement. Cardiovasc Intervent Radiol，1996，19：32 – 36.

［80］ Han G，Qi X，Zhang W，et al. Percutaneous recanalization for Budd-Chiari syndrome：an 11-year retrospective study on patency and survival in 177 Chinese patients from a single center. Radiology，2013，266：657 – 667.

［81］ Slakey DP，Klein AS，Venbrux AC，et al. Budd-Chiari syndrome：current management options. Ann Surg，2001，233：522 – 527.

［82］ Orloff MJ，Daily PO，Orloff SL，et al. A 27-year experience with surgical treatment of Budd-Chiari syndrome. Ann Surg，2000，232：340 – 352.

［83］ Ringe B，Lang H，Oldhafer KJ，et al. Which is the best surgery for Budd-Chiari syndrome：venous decompression or liver transplantation? A single-center experience with 50 patients. Hepatology，1995，21：1337 – 1344.

［84］ Wang ZG，Jones RS. Budd-Chiari syndrome. CurrProbl Surg，1996，33：83 – 211.

［85］ Mentha G，Giostra E，Majno PE，et al. Liver transplantation for Budd-Chiari syndrome：A European study on 248 patients from 51 centres. J Hepatol，2006，44：520 – 528.

［86］ Segev DL，Nguyen GC，Locke JE，et al. Twenty years of liver transplantation for Budd-Chiari syndrome：a national registry analysis. Liver Transpl，2007，13：1285 – 1294.

［87］ Garcia-Pagan JC，Heydtmann M，Raffa S，et al. TIPS for Budd-Chiari syndrome：long-term results and prognostics factors in 124 patients. Gastroenterology，2008，135：808 – 815.

［88］ Campbell Jr DA，Rolles K，Jamieson N，et al. Hepatic transplantation with perioperative and long term anticoagulation as treatment for Budd-Chiari syndrome. Surg Gynecol Obstet，1998，166：511 – 518.

［89］ Zhang CQ，Fu LN，Xu L，et al. Long-term effect of stent placement in 115 patients with Budd-Chiari syndrome. World J Gastroenterol，2003，9：2587 – 2591.

［90］ Bras G，Jelliffe DB，Stuart KL. Veno-occlusive disease of liver with nonportal type of cirrhosis，occurring in Jamaica. AMA Arch Pathol，1954，57：285 – 300.

［91］ DeLeve LD，Shulman HM，McDonald GB. Toxic injury to hepatic sinusoids：sinusoidal obstruction syndrome（veno-occlusive disease）. Semin Liver Dis，2002，22：27 – 42.

［92］Shulman HM，McDonald GB，Matthews D，et al. An analysis of hepatic venocclusive disease and centrilobular hepatic degeneration following bone marrow transplantation. Gastroenterology，1980，79：1178 – 1191.

［93］Sato Y，Asada Y，Hara S，et al. Hepatic stellate cells（Ito cells）in veno-occlusive disease of the liver after allogeneic bone marrow transplantation. Histopathology，1999，34：66 – 70.

［94］DeLeve LD，McCuskey RS，Wang X，et al. Characterization of a reproducible rat model of hepatic veno-occlusive disease. Hepatology，1999，29：1779 – 1791.

［95］DeLeve LD，Wang X，Kuhlenkamp JF，et al. Toxicity of azathioprine and monocrotaline in murine sinusoidal endothelial cells and hepatocytes：the role of glutathione and relevance to hepatic venoocclusive disease. Hepatology，1996，23：589 – 599.

［96］Lautz TB，Sundaram SS，Whitington PF，et al. Growth impairment in children with extrahepatic portal vein obstruction is improved by mesenterico-left portal vein bypass. J Pediatr Surg，2009，44：2067 – 2070.

［97］Marin D，Galluzzo A，Plessier A，et al. Focal nodular hyperplasia-like lesions in patients with cavernous transformation of the portal vein：prevalence，MR findings and natural history. Eur Radiol，2011，21：2074 – 2082.

［98］Angliviel B，Benoist S，Penna C，et al. Impact of chemotherapy on the accuracy of computed tomography scan for the evaluation of colorectal liver metastases. Ann Surg Oncol，2009，16：1247 – 1253.

［99］Carreras E，Granena A，Navasa M，et al. On the reliability of clinical criteria for the diagnosis of hepatic veno-occlusive disease. Ann Hematol，1993，66：77 – 80.

［100］Meresse V，Hartmann O，Vassal G，et al. Risk factors for hepatic veno-occlusive disease after high-dose busulfan-containing regimens followed by autologous bone marrow transplantation：a study in 136 children. Bone Marrow Transplant，1992，10：135 – 141.

［101］Ayash LJ，Hunt M，Antman K，et al. Hepatic venoocclusive disease in autologous bone marrow transplantation of solid tumors and lymphomas. J Clin Oncol，1990，8：1699 – 1706.

［102］SHAO H，CHEN HZ，ZHU JS，et al. Computed tomography findings of hepatic veno-occlusive disease caused by Sidum aizoon with histopathological correlation［J］. Braz J Med Biol Res，2015，48（12）：1145 – 1150.

［103］Shin NY，Kim MJ，Lim JS，et al. Accuracy of gadoxetic acid-enhanced magnetic resonance imaging for the diagnosis of sinusoidal obstruction syndrome in patients with chemotherapy-treated colorectal liver metastases. Eur Radiol，2012，22：864 – 871.

［104］Imran H，Tleyjeh IM，Zirakzadeh A，et al. Use of prophylactic anticoagulation and the risk of hepatic veno-occlusive disease in patients undergoing hematopoietic stem cell transplantation：a systematic review and meta-analysis. Bone Marrow Transplant，2006，37：677 – 686.

［105］Ibrahim RB，Peres E，Dansey R，et al. Antithrombin III in the management of hematopoietic stem-cell transplantation-associated toxicity. Ann Pharmacother，2004，38：1053 – 1059.

［106］Mertens R，Brost H，Granzen B，et al. Antithrombin treatment of severe hepatic veno-occlusive disease in children with cancer. Eur J Pediatr，1999，158，3：S154 – 158.

［107］RICHARDSON PG，HO VT，GIRALT S，et al. Safety and efficacy of defibrotide for the treatment of severe hepatic veno-occlusive disease［J］. Ther Adv Hematol，2012，3（4）：253 – 265.

［108］Corbacioglu S，Cesaro S，Faraci M，et al. Defibrotide for prophylaxis of hepatic veno-occlusive disease in paediatric haemopoietic stem-cell transplantation：an open-label，phase 3，randomised controlled trial. Lancet，2012，379：1301 – 1309.

［109］RICHARDSON P，MURAKAMI C，JIN Z，et al. Multi-institutional use of defibrotide in 88 patients after stem cell transplantation with severe veno-occlusive disease and multisystem organ failure：response without significant toxicity in a high-risk population and facters predictive of outcome［J］. Blood，2002，100（13）：4337 – 4343.

［110］DIGNAN FL，WYNN RF，HADZIC N，et al. BCSH/BSBMT guideline：diagnosis and management of veno-occlusive disease（sinusoidal obstruction syndrome）following haematopoietic stem cell transplantation ［J］. Br J Haematol，2013，163（4）：444 – 457.

［111］ APPERLEY J，CARRERAS E，GLUCKMAN T，et al. The EB-MT-ESH handbook on haemo-poietic stem cell transplantation ［EB/OL］，2015.

［112］ Kim ID，Egawa H，Marui Y，et al. A successful liver transplantation for refractory hepatic veno-occlusive disease originating from cord blood transplantation. Am J Transplant，2002，2：796 – 800.

［113］ Nimer SD，Milewicz AL，Champlin RE，et al. Successful treatment of hepatic veno-occlusive disease in a bone marrow transplant patient with orthotopic liver transplantation. Transplantation，1990，49：819 – 821.

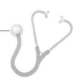

第十八章 肝豆状核变性

肝豆状核变性又称 Wilson 病（WD），是由位于染色体 13 编码铜转运 P 型腺苷三磷酸酶（ATP7B）基因缺陷导致的常染色体隐性遗传病。1912 年，Kinnear Wilson 首次描述一种与进行性肝豆状核变性、慢性肝病和 LC 有关的遗传性致命性疾病[1]。同年 Kayser 和 Fleischer 发现 WD 患者常常伴有 K-F 环[2]。近年来 WD 铜沉积细胞和分子水平发病机制和诊断技术有了显著进展[3-4]。肝细胞内 ATP7B 铜转运 ATP 酶功能衰竭，使肝脏通过胆汁排泄铜减少，体内铜沉积导致肝脏和神经系统病理学损伤是 WD 特征。若患者在症状出现前开始治疗，罕见显症患者，并且其预后良好。而显症患者规范治疗后病情常常稳定或改善。上述技术进展和细心探查错综复杂的细胞和器官铜代谢异常，有助于评估和有效控制 WD。一种采用替换 ATP7B 主要缺陷位点的基因疗法，可望能够改变患者的临床表型。重要的是临床医师和病理学家认识 WD 多态性，并利用现代诊断技术及早确诊本病，这有助于显著改善患者预后。

第一节 流行病学

几乎所有人群活产婴儿 WD 患病率为 1/30000[5]。全球 WD 基因携带率较高，包括那些封闭群居人群和血缘近亲同族。这种限定基因池的后果是在这些人群中频繁出现 ATP7B 显性突变。由于始祖效应，某些特定人群 WD 发病率升高。突出的例证是加那利群岛和萨丁尼亚岛屿人群患病率为 1/3000[6]，并且 ATP7B 基因突变携带率为 1%。确诊 WD 患者的同胞伴有 1/4 发病风险，然而，受累患者后代患病率大约为 1/200。在 10～20 岁 WD 早期阶段，患者主要表现为临床肝病，尔后可出现神经或精神症状[4-5]。并罕有长期存活患者[7-8]。ATP7B 基因突变的摘要信息见表 18-1-1。

表 18-1-1　常见的 ATP7B 变异[9]

核苷酸变异（氨基酸）	外显子	流行区	等位基因受累频率（%）
R778L	8	亚洲	14－49
p. R778Q（c. 2333G-A）	8	中国	35
2299insC（G710S）	8	中、东和北欧	<10
3400delC	15	中、东和北欧	<10
R969Q	13	中、东和北欧	<10
c. 3207C > A（H1069Q）	14	中、东和北欧	30－90

a：WD 基因编码的铜转运 P-型 ATP 酶（ATP7B）。基因分析显示特殊人群中的等位基因 ATP7B 突变率不同。少数显性突变可能存在于人群中。萨丁尼亚人受累染色体为 85%。

第二节 发病机制

数个器官共同维持铜代谢动态平衡，包括肠、肝脏和肾脏。

一、铜代谢的动态平衡

每天饮食摄入铜正常为 2～10mg；其中大约 10% 的铜被十二指肠细胞吸收[5,10-11]，大约 50% 的铜被小肠上部吸收。日损失铜包括细胞更新，肠液分泌（胆汁、唾液和胰腺分泌液）和尿排泄。肾排泄铜仅占每天排泄量的小部分（大约为 10～20μg）[5,10]。肠道过多吸收的铜随胆汁排泄，而尿液排泄铜量相对恒定。仅仅在铜负荷过度，急性肝损伤释放铜，或采用螯合剂治疗后尿铜排泄才显著增加[5,10]。

饮食摄入的铜在细胞膜内外铜转运体即 P 型 ATP 酶（ATP7A 和 ATP7B）转运下完成生理性铜代谢。ATP7A 酶将主动吸收的铜与血中蛋白结合、运至肝脏代谢，缺乏 ATP7A 酶将导致铜缺乏症，即 Mentes 病。ATP7B 蛋白是正常金属转运 ATP 酶[12]，具有 8 个跨膜区和 6 个铜原子结合位点，形成依赖 ATP 的铜转运跨膜通道（伴有半胱氨酸 – 脯氨酸 – 半胱氨酸基序的膜通道）[13-14]。ATP7B 羧基端含有信号肽驱动铜递交给铜蓝蛋白（CP），并将多余铜转运入胆汁排泄[15]。WD 病因是 ATP7B 突变，突出显示在位于 1069 位组氨酸替换（H1069Q），是最常见的 WD 错义突变位点。导致胆汁铜排泄量减少，并且铜与 CP 结合减少。

CP 主要由肝细胞合成。每个 CP 分子含有 6 个铜原子，并在转运高尔基体分泌网络中合成[16]。虽然肝脏能够合成 CP，但不能获得适量的铜。这种 CP 合成过程中铜转运障碍导致缺乏酶活性的无铜 CP 分泌，它与结合铜的完整蛋白构象不同，并且更快降解。其结果是 CP 含量降低[17]，这是诊断 WD 的一个标志。在正常情况下血液中 >90% 的血清铜与 CP 结合，所以，血清 CP 降低导致血清铜水平常常低于正常值。随着疾病进展，血清非 CP 结合铜（"游离"铜）水平升高，迫使铜聚集在人体其他部位，例如脑，导致神经、精神病。WD 肝病病理生理学自然史概要见图 18-2-1。

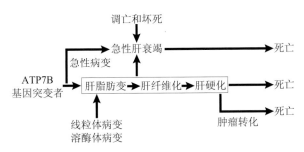

图 18-2-1　WD 发病机制和自然史简图

二、铜中毒

ATP7B 蛋白缺陷导致胆汁排泄铜障碍，肝组织内过量沉积的铜最初与金属硫蛋白结合，但当超过其存储容量时，通过产生自由基和羟自由基对细胞产生毒性，并促进细胞膜、DNA 和合成蛋白的细胞结构氧化损伤[18-19]。肝细胞铜沉积可导致细胞坏死，但 WD 导致的急性肝衰竭（ALF）以凋亡为主[20]。铜沉积和凋亡之间的连接蛋白是 X 染色体相关凋亡抑制蛋白（XIAP）。伴随着细胞铜含量增加，XIAP 功能减弱，从而降低了铜诱导细胞损伤阈值[21]。

谷胱甘肽，一种含有半胱氨酸的三肽，以较高的浓度存在于肝细胞质中，提供细胞内保护蛋白的还原势能。这种谷胱甘肽水平降低可导致肝细胞更易遭受铜损伤，并且 WD 患者组织铜含量升高与谷胱甘肽水平降低及氧化谷胱甘肽水平升高有关[22]。任何肝损伤过程中的谷胱甘肽水平降低均将使铜诱导的肝损伤阈值下调。利用毛细胆管有机阴离子转运蛋白（cMOAT）铜谷胱甘肽复合体，可将肝细胞内的铜转运出细胞[23]。因为 WD 患者的 cMOAT 功能不能充分排除肝细胞内所有过多的铜，使肝细胞长期渐进性受损。3 岁儿童即可始动肝损伤。

第三节　病理学

虽然 WD 患者病理学变化轻重不一，但常见连续进展的疾病过程[5]。这种病理学变化与铜沉积损害肝脏有关、并累及其他器官，例如脑，肾等。

典型 WD 急性病变以脂肪肝为特征，最初通常为微泡性脂肪变，逐渐加重为脂肪滴和大泡性或混合性脂肪变。较早的其他病变包括 glycogenated 核，局灶性肝细胞坏死和水肿，这可能与稀疏性淋巴细胞浸润，并伴有胆汁淤积有关[5]。一些患者可表现出显著界面性肝炎，肝细胞显著气球样变，因此其形态学很难与自身免疫性肝炎（AIH）相鉴别。在一些儿童病例中呈现重叠特征[24]。急性期肝纤维化可能轻微，但可进行性进展为 LC。在伴有轻微病变的年轻患者中，通常肝脏铜沉积显著增加[5]。在早期病变阶段，线粒体超微结构变化最有帮助，包含多形性线粒体增大、线粒体嵴扩大和增多的致密包涵体[5,25-26]。虽然铜染色阳性有助于诊断，但铜染色阴性时不能排除诊断。

并非所有患者均表现为 LC[7]，但未治疗患者常常表现为进展性肝纤维化和 LC（多在 20 岁前后显现），通常为巨结节性 LC，但也可发生混合结节性或小结节性 LC，特别是那些伴有神经系统病变患者。这种 LC 在形态学上难以与其他病因导致的 LC 鉴别。肝病理检查可见 Mallory 小体、双核和三核肝细胞和色素沉着（脂褐素、铁、铜相关蛋白和酸性磷酸酶）[5]。采用不太敏感的方法即可很容易检测到铜沉积，因为此病期特征是溶酶体铜沉积。然而，铜沉积可弥散到一些结节（主要沉积于结节间隔周围/门静脉周围），这与其他很多类型的胆汁淤积性铜沉积不同，例如原发性胆汁淤积性疾病，铜常见弥散至全结节。WD 患者并发肝脏肿瘤较少见，虽然有相关 HCC，胆管上皮癌报道[27-30]，包括儿童并发 HCC[28]。

WD 患者可发生 ALF。其特征是微泡脂肪变，显著肝细胞气球样变性，肝细胞凋亡，大量色素充填肝巨噬细胞[5]，伴有肝小叶塌陷的实质细胞失落。进展性肝纤维化或 LC 患者也可并发急性肝衰竭，这符合慢加急性肝衰竭（ACLF）临床征象，因患者慢性肝病基础使其肝储备很差，即便 ACLF 好转也难有生命保障。

很多患者治疗后肝功能恢复，并伴有组织学改善，甚至那些初始治疗时伴有 LC 和活动性肝炎患者[31-32]。线粒体超微结构变化和光镜下见到的脂肪变也有改善，并且伴随着疗程延长，肝纤维化也可逆转。

第四节　临床表现

虽然 WD 导致铜蓄积的生化学缺陷在出生时已经存在，实际发病年龄分布早晚不一（甚至可拖延至五十岁发病）。常常在 10～24 岁之间发病，但印度和远东国家 WD 患者临床发病年龄趋向年轻，常常在儿童期，较早者 5 或 6 岁时发病，但 5 岁前罕见临床症状[33]。并且病态存在很大差异，40 岁后出现症状的患者比以往认为的更多见。

大多数队列研究发现 WD 男女患病比为 1：2，其原因难以解释[34]。WD 患者的肝病谱很广，从无症状血清氨基转移酶升高至急性肝衰竭。不论年龄大小，大多数 WD 患者血清氨基转移酶升高[32]，随后可自然好转。其肝炎通常反复发作，大多数患者最终发展为 LC。因为重症肝衰竭患者的肝细胞坏死后大量铜释放至血流，并可导致溶血性贫血。因此，肝病并发溶血有助于 WD 诊断。另有 WD 患者可呈现 AIH 样临床表现，包括自身免疫性抗体和 IgG 升高[24,35]；其临床征象也与急性或 CVH 类似，但病毒血清学指标阴性。甚至肝脏组织学也没有 WD 征兆或典型表现，除非检测其铜含量。

WD 主要表现为肝病，而典型神经精神症状通常在 20 岁后显现[36]（图 18-4-1）。虽然发病年龄可拖延至 60 岁，很多 20~40 岁的患者仅仅表现出 CNS 症状，与基底神经节功能障碍有关。三种主要的运动障碍包括：肌张力失调，共济失调和颤抖。常见构音困难，吞咽困难和痉挛状态。肌张力失调可累及身体任何部位，并且最终可导致四肢，颈和躯干奇形怪状的姿势。患者可出现记忆力减退、偏头痛、失眠、癫痫发作。精神病特征包括行为和人格改变和情绪不稳定，并且可能出现于独特神经学特征之前。自主调节障碍包括：直立性低血压和汗液分泌异常及肠、膀胱和性功能障碍。患者常常注意力不集中，但其认知功能通常并未显著受损。

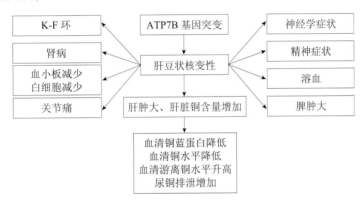

图 18-4-1　诊断 WD 的临床和实验室参数

WD 患者的任何器官铜过量蓄积均可导致其功能障碍，并出现相应症状和体征。临床表现可包括肾脏异常（氨基酸尿和肾结石），常见镜下血尿，并且尿液排泄磷酸盐、氨基酸、葡萄糖或非晶形尿酸盐增加；然而，罕见典型的范科尼综合征。内分泌系统（甲状旁腺功能减退、不育、继发性闭经和习惯性流产），心脏（心律失常和心肌病，心电图和其他心脏异常均有报道，但并不常见）和骨骼（早期出现骨质疏松和关节炎，特别是膝关节）。肝病相关临床症状占 42%，神经病症状占 34%，精神病症状占 10%，和血液病，内分泌或肾脏异常症状 <10%。因临床表现差异，使得临床诊断常常困难，有时拖延。

裂隙灯检查眼角膜有或无褐色或灰绿色 K-F 环，K-F 环为色素沉着颗粒沉积在角膜后弹力层，通常在角膜角质层的上、下极最显著。

在所有 WD 患者中，大约有 5% 的患者并发急性肝衰竭（ALF），占所有 ALF 患者的 2%~4%[37]。这些患者典型表现在 10~20 岁生命期内，并且以女性为主[38]。较年长患者既往药物治疗停药后也可诱发 ACLF。

第五节　辅助检查

一、实验室检查

（一）铜蓝蛋白（CP）

CP 是铜的重要转运器，主要由肝细胞合成和分泌。血清 CP 生理范围具有年龄依赖性：通常婴儿较低，直到六月龄；年长儿童血清 CP 水平可能稍高于成人。WD 患者血清 CP 水平通常降低；然而，依此诊断 WD 并不可靠，因为非 WD 患者血清 CP 水平也可能降低。血清 CP 非特异性降低通常与蛋白缺乏或 ESLD 有关。长期胃肠外营养也可导致血清 CP 下降。血清 CP 降低也是 Menkes 病的一项标志，这是一种极其罕见的 X 染色体先天性代谢缺陷病，因 ATP7A 基因突变导致铜转运缺陷[39]。极罕见患者根本无法检测到血清 CP，是一种由血清 CP 基因突变导致的遗传性疾病；然而，无血清 CP 血症患者发生铁负荷过度，而不是铜[40]。应牢记重症 WD 和肝衰竭型 WD 患者的血清 CP 水平还可能升高。因为肝组织炎症过程可促使 CP 含量增加，可能是急性期反应的结果；另外，妊娠、应用雌激素和口服避孕药均可增加 CP 含量。

一项前瞻性研究筛检 2867 例肝病患者血清 CP；仅仅发现 17 例受试者血清 CP 水平降低，其中仅 1 例诊断为 WD[41]。因此，在 2867 例受试者中，血清 CP 水平降低的阳性预测值（PPV）仅仅为 6%。在两项队列研究中，大约 20% 的 WD 患者血清 CP 水平正常，并且无 K-F 环[42-43]。然而，大多数报道显示超过 90% 的 WD 患者伴有血清 CP 水平降低[44-45]。大多数 WD 患者的血清 CP 低于 200mg/L；因此，还应综合其他 WD 临床表现（例如 K-F 环）才能诊断 WD。

（二）血清铜

WD 患者的总血清铜常常降低。从总血清铜中减去血清 CP 结合铜可计算出血清游离铜。正常血清游离铜水平为 100 ~ 150μg/L，而未治疗的 WD 患者可高达 500μg/L。实际上，WD 并发 ACLF 患者血清铜可能升高，因为肝细胞损伤大量释放铜。若血清 CP 降低，血清铜正常或升高提示血清游离铜增加。然而，血清游离铜增加并非 WD 的特异性指标，也可见于各种类型的急性肝衰竭及显著性胆汁淤积患者[46-47]。

（三）尿铜排泄

大多数 WD 患者尿铜排泄 >100μg/24 h，实际上这是血清游离铜增加的反映。一些研究显示：大约 20% 的 WD 患者可能伴有尿铜排泄量达 40 ~ 100μg/24 h[42-43]。然而，严重胆汁淤积，慢性活动性肝炎和 AIH 患者尿铜排泄量也可增加[48]。有研究显示：采用青霉胺促进尿铜排泄更有助于判断铜代谢紊乱。通常给未治疗儿童初始口服青霉胺 500mg 后 12 小时开始收集24小时尿液。所有 WD 病儿尿铜均 >1600 μg/24 h，而所有患有其他肝病（包括 AIH 和胆汁淤积性肝病）患儿尿铜均低于此值。因此，诊断可疑病例可采用青霉胺治疗后尿铜升高证实，虽然这种试验仅仅在儿童中获得验证[49]。尚不清楚这种试验对于成人是否具有类似的辨别力[48,50]。

（四）肝脏铜含量

肝脏铜含量 >250 μg/g（干重）仍然是诊断 WD 的金标准，测定肝脏铜含量的肝活检标本长度应 >1 cm，置于干燥无铜容器冷冻送检[34,51]。

（五）基因检测

ATP7B 基因定位于染色体 13q14.3 - 21.1 区，编码 1411 个氨基酸。大量 WD 特异性突变位点分散在 ATP7B 编码区，其突变类型在不同种族、地区间差异明显。再加上实际存在 500 个以上的 ATP7B 突变位点，因此，采用新的分子诊断技术仍较困难。根据种群检查结果，检测少数最流行的突变能够使非常繁琐的诊断性突变分析变得便利易行[52]。在北欧，H1069Q 突变占 WD 的 60%~ 70%[34]，而在亚洲 A778L 突变占受累患者的 30%。中国人以外显子 8 变异发生率较高，其中 R778L 突变最常见。当已知患者突变位点时，基因分析有助于家庭筛检或出生前分析[53-54]。持续编目突变分析库有助于解读采用检测 ATP7B 突变获得的分子诊断信息[9]。

二、影像学检查

采用超声检查发现脂肪肝或 LC 及肝脾肿大有助于诊断 WD。MRI 和 CT 扫描显示基底神经节受损，并且桥脑、延髓、丘脑、小脑和皮质下区偶尔也可出现损伤。在诊断 WD 方面 MRI 显示的 CNS 影像优于 CT。并且脑 MRI 检查可显示基底神经节、脑干和小脑铜含量增加，甚至在疾病早期。WD 患者的骨密度常常降低。

第六节　诊　　断

受累者家庭成员患有无法解释的肝病或神经精神疾病时应考虑 WD 诊断[4-5]。但 WD 诊断具有挑战性，常常依照临床表现和实验室异常。尿铜是一项重要的诊断工具，但必须谨慎收集尿液避免污染。尿铜升高（正常值 <40 μg/24 h，几乎所有显症患者尿铜 >100 μg/24 h）。一些学者建议将儿童 WD 尿铜阈值降低至 75 μg/24 h，以便提高诊断敏感性[55]。WD 并发肝衰竭患者血清铜和尿铜均升高（典型者血清铜 >2000 μg/L，尿铜达 100 μg/24 h）。杂合子携带者尿铜水平 <80 μg/24 h，这时需要肝活检确诊。大约半数症状前期患者最终具有诊断价值的尿铜升高，但其他半数患者尿铜水平处于中间范围 60 μg ~ 100 μg/24 h。诊断金标准是肝组织铜含量升高（ >250 μg/g 干重）。或血清 CP 水平降低 <200 mg/L（ <50 mg/L 具有诊断价值）。WD 诊断试验分列在表 18-6-1。血清 CP 水平不应作为确诊指标，因为超过 10% 的患者正常，并且 20% 的携带者降低。铜染色检查技术并不可靠。

表 18-6-1　有助于 WD 诊断的试验

试　验	效　能	正常值	杂合子携带者	WD
血清 CP	+	180 ~ 350 mg/L	<20%	<90%
K-F 环	+ +	无	无	伴神经精神病者 >99%。伴肝病或症状前期者 30% ~ 50%
24 小时尿铜	+ + +	20 ~ 50 μg	正常至 80μg	显症 WD >100μg，症状前 WD 60 至 >100μg
肝脏铜	+ + + +	20 ~ 50 mg/g	正常至 125mg	>200mg（阻塞性肝病可导致假阳性结果）

WD 慢性肝病患者血清 CP 和血清铜水平降低者约占 95%。其他实验室发现包括肝功能不全、门静脉高压（PHT）、低蛋白血症、胆红素升高、PT 延长或 INR 升高，并且血小板减少可作为 PHT 的替代指标。在 WD 并发 ALF 患者中，非免疫介导的溶血性贫血典型表现为 ALP 降低和胆红素升高[38]；其 ALP（U/L）与胆红素（mg/dl）比值 <4 和 AST/ALT >2.2 提示 WD 诊断[56-57]。

采用裂隙灯检测到 K-F 环对诊断极有帮助（可能是唯一确诊指标）。伴有神经精神症状患者 K-F 环阳性率 >99%，仅表现为肝病的 MD 患者阳性率 70% ~ 80%。因此，未发现 K-F 环不能排除该病诊断。K-F 环也可发现在胆汁淤积性肝病，例如 PBC 或长期胃肠外营养相关的肝内胆汁淤积，但实属罕见。

根据 Sternlieb 诊断标准[58]，若出现下列两种或更多症状可直接诊断：K-F 环，典型神经学症状，血清 CP 水平降低（ <200 mg/L）和肝脏铜含量升高（ >250 μg/g 干重）。大多数患者确诊需要综合不同参数，因为无一单项发现能够足以确诊 WD[59]。

第七节 筛 检

WD 患者的任一直系亲属均应给予家族性筛检。同胞纯合子检出率为 25%，父母或儿童为 0.5%。没有单一生化学试验能够准确鉴别纯合子患者和杂合子携带者。在疾病早期可能无 K-F 环。检测血清 CP 水平和 24h 尿铜排泄量可能导致误诊，因为这些指标诊断杂合子患者可能仅仅具有边缘性诊断价值。血清 CP 水平作为筛检工具判别力很差，因为其作为单项试验结果的预测价值不充分。因此，无 K-F 环患者伴有血清 CP 异常和肝功能异常时应进行肝活检检测肝铜含量。已知基因突变源患者的家族筛检突变分析是一种很可靠的工具；单体型 DNA 分析可用于受累患者同胞的基因分型。因为 ATP7B 基因失活性突变已有大量报道，但用于诊断的常规筛检突变尚未进行，虽然这可能成为将来的实践。

第八节 鉴别诊断

WD 与许多其他肝病相似，并且肝脏铜含量升高也可见于慢性胆汁淤积性肝病，例如 PBC 和 PSC。任何患有肝炎、脾大、溶血性贫血、PHT 和神经精神异常儿童或年轻成年人均应考虑本病。特别是儿童和青少年患有病因不明的慢性活动性肝炎或 AIH，成人疑似 AIH 或对免疫抑制剂无应答时均应评估 WD[34]。40 岁以下患有慢性或 ACLF 患者也应考虑 WD。与很多类型的中毒性肝衰竭不同，WD 导致肝衰竭的初始阶段通常并不伴有显著升高的氨基转移酶。

第九节 治 疗

在 1948 年前，所有 WD 患者诊断后很快死亡。临床先后采用铜螯合剂二巯基丙醇[60]，青霉胺（1955年），曲恩汀（1969 年）和四硫钼酸盐（1984 年）治疗 MD。其他治疗方法包括口服锌盐（1961 年）和 LT（1982 年）。但治疗过程中的依从性问题常常导致 WD 症状复发，甚至并发 ACLF，需要 LT，否则患者可能伴有生命危险[61]。因此，必须终生给予祛铜治疗。肝功能通常在治疗 1 年后恢复，虽然常常残留肝损伤。治疗 6～24 个月后神经/精神症状常常获得改善。

一、药物治疗

（一）青霉胺

很多研究显示青霉胺能够促进铜排泄，降低铜沉积，使 WD 患者临床获益[62-63]。初始治疗 6 个月后肝病体征常常逆转（表 18-9-1）。然而，在开始应用青霉胺治疗时神经症状可能加重；神经病变恶化率及其是否可逆转尚存争议；不同队列研究显示患者神经病变恶化率为 10%～50%[64]。一些学者甚至不推荐采用青霉胺治疗并发神经病的 WD 患者[65]。很多青霉胺不良反应导致高达 30% 的患者停药[34]。在初始治疗 3 周内可较早发生过敏反应，表现为发热、皮疹、淋巴结病、白细胞减少症、血小板减少症和蛋白尿。一旦出现过敏反应，应立即采用曲恩汀替代青霉胺治疗。肾毒性是青霉胺另外常见不良反应，但发生较晚；此时，应立即停用青霉胺。青霉胺也可导致狼疮样综合征，伴有血尿、蛋白尿、抗核抗体阳性、Goodpasture 综合征（肺出血 - 肾炎综合征）。更罕见的是此药可损害骨髓，导致血小板减少症或骨髓全系再生障碍。为使青霉胺不良反应最小化，开始剂量应为每天 250 mg；然后每周增加 250 mg，逐步增加至最大剂量 1000 ~ 1500 mg/d[34]。分三次餐前 1 小时或餐后 2 小时口服（因食物可抑制其吸收）。青霉胺治疗后，患者血清 CP 首先降低。可检测 24 小时尿铜量（应为 200 ~ 500 μg/d）评估疗效。

（二）曲恩汀

曲恩汀可螯合多种金属，例如铜、锌和铁，经尿排泄，并且可有效去除 WD 及严重肝病者的多器官铜沉积[66-68]。曲恩汀常常替代青霉胺治疗，特别是难以耐受青霉胺的患者[69]。推荐儿童剂量为 20 mg/（kg·d），餐前 1 小时或餐后 2 小时口服。其疗效评估方法同青霉胺。开始采用曲恩汀治疗后可见潜在神经病恶化；但比青霉胺治疗后的恶化频率低，并且程度较轻。按照近来 AASLD 指南[34]，初治显症 MD 方案应包括螯合剂。虽然大量发表的文献支持应用青霉胺，但曲恩汀似乎更安全，特别是伴有神经系统症状患者（表 18-9-1）。与青霉胺类似，长期采用曲恩汀治疗可导致 WD 患者的肝脏铁蓄积。

（三）锌

醋酸锌或葡萄糖酸锌可阻碍肠道铜吸收，促进粪便排泄铜，诱导肝脏合成金属硫蛋白结合游离铜，分离过量的毒性铜[69-70]。锌剂已经被用于症状前 WD 或妊娠 WD 和 WD 并发神经病患者的一线治疗，并且可作为螯合剂除铜后的终生维持治疗[71]（表 18-9-1）。一项印度研究[72]显示，45 例 WD 患者接受青霉胺和硫酸锌联合治疗。大多数患者（84%）并发神经精神症状。因为经济负担所有患者停用青霉胺（停药前平均疗程 107 个月），然后仅仅接受硫酸锌治疗 27 个月，其中 44 例患者（44/45，98%）病情稳定。仅 1 例患者构音困难恶化。采用锌剂治疗的患者罕见神经学恶化[73-74]。

锌剂唯一不良反应是恶心，发生率为 10%，通常出现在初次清晨服药后。其他不良反应罕见。每日早餐后一小时服药，或锌与少量蛋白同服能够缓解上述不良反应。

有报道尽管采用锌盐预防性治疗无症状患者，但仍可能发生 WD 症状[75]。有些报道提示尽管采用锌盐治疗，仍伴有肝脏铜沉积，包括肝病恶化后致命性后果的报道[76-78]。因此，一些学者试图采用锌盐联合一种螯合剂增效。特别是初始治疗肝脏失代偿患者，推荐采用一种螯合剂（优选曲恩汀）联合锌剂疗法（表 18-9-2）。然而，不应同时口服锌和曲恩汀，因为它将螯合锌形成络合物，使治疗失效；这两种药物的应用至少应间隔 1 小时。但采用锌剂单药治疗显症患者是否为一种有效"祛铜"疗法尚不清楚。近年来锌盐长期疗效和安全性（包括对肝细胞毒性）受到质疑。难以确定最终推荐意见，因为缺乏 RCT 证据，大多数不同治疗方案数据来自临床系列或病例报道，或仅仅基于专家意见。

表 18-9-1　WD 患者的内科治疗

药　物	初始治疗	维持治疗	剂　量	不良反应	监　测
青霉胺	是	是	0.9 ~ 2.4g/d	过敏反应，自身免疫反应	24h 尿铜排泄量，血清游离铜含量
曲恩汀	是	是	1.2 ~ 2.7g/d	缺铁性贫血	同上
锌剂	否	是	150mg/d	上腹部不适，淀粉酶和脂肪酶升高	24h 尿铜、锌排泄量，血清游离铜含量

（四）四硫钼酸胺

四硫钼酸胺（TM）可在肠道与铜形成络合物，初治 WD 患者的神经病变已经显示有希望的疗效。较早的报道显示 TM 治疗大约数周后能够稳定 WD 患者的神经病变，并且可降低血清游离铜[79-80]。近来

RCT 支持这一观点，并且对采用锌盐单药治疗不足以有效控制 WD 神经系统病变患者，推荐采用 TM 治疗[65]，并建议作为初始治疗 WD 并发神经系统病变患者的药物[65]。但 TM 仍是一种试验治疗性铜螯合剂，尚未被美国 FDA 或欧洲药品评价署批准。

（五）一种采用替换 ATP7B 主要缺陷位点的基因疗法，初步显示可改变患者表型[81]。

（六）抗氧化剂和饮食

因为 WD 患者血清和肝内维生素 E 水平下降[82-83]，因此，建议补充维生素 E。但其有效性尚未获得严格临床验证。一些学者也推荐应用其他抗氧化剂，但其疗效也未证实。WD 患者应避免进食富含铜食物（坚果、巧克力、贝类、蘑菇、动物内脏等）。也应避免饮用来自铜管的水。限制上述饮食和生活方式并不能替代螯合剂或锌盐治疗[34]。

（七）无症状患者的预防性治疗

因为 WD 显症率近 100%，因此，对筛检发现的所有症状前期患者均应预防性治疗，以便预防威胁生命的并发症[34,84]。但是否应当预防性治疗 3 岁以下患儿尚不清楚。

（八）妊娠 WD 患者

WD 患者妊娠期间必须维持治疗，若中断治疗具有并发 ACLF 风险[85]。采用螯合剂（青霉胺、曲恩汀）或锌盐维持治疗通常获得母婴良好预后，虽然有出生缺陷报道，但十分罕见[86]。推荐减少螯合剂剂量约 50%，特别是在妊娠末期，以避免伤口愈合潜在问题[34]。而锌盐治疗剂量无需降低。虽然妊娠患者可采用锌或曲恩汀治疗，但难以严密控制铜代谢平衡，应谨防矫枉过正性铜缺乏潜在的致畸作用。

（九）治疗策略

目前，大多采用螯合剂作为显症患者的初始治疗；推荐祛铜治疗措施列入表 18-9-2。以往主要采用青霉胺治疗，但近年来它发挥的作用下降，因为其不良反应和常常加重存在的神经病（若作为初始治疗）。另外，青霉胺可诱发维生素 B_6 缺乏，若采用青霉胺治疗，必须始终联合应用维生素 B_6 25 mg/d。青霉胺和曲恩汀的疗效可能等同[62,87]，但曲恩汀不良反应较低，因此，对具有螯合剂治疗适应证的患者可将曲恩汀作为替代青霉胺的药物应用!!。对于并发晚期神经学病变患者，有学者推荐以 TM 治疗为主!!。螯合剂联合锌盐治疗即可使尿铜排泄增加，又能够使肠道铜吸收减少，可能具有协同作用。

表 18-9-2　推荐 WD 治疗策略

病　态	首　选	二线药物
肝炎或代偿型 LC	锌剂	曲恩汀
轻度失代偿肝病	曲恩汀[a] + 锌剂	青霉胺[a]和锌剂
中度失代偿肝病	曲恩汀 + 锌剂	LT
重度失代偿肝病	LT	曲恩汀和锌剂
神经/精神病初期	TM[b]和锌剂	锌剂
维持治疗	锌剂	曲恩汀
发病前	锌剂	曲恩汀
儿童和妊娠 WD	锌剂	曲恩汀

a：推荐曲恩汀和青霉胺的成人剂量均为 500 mg，每日两次，至少在餐前 1/2h 或餐后 2h 口服。b：TM 作为临床试验用药正在研究中。

TM 是一种新研发药物，能够快速控制游离铜，保护神经功能，并且毒性较低，可用于初始治疗并发神经病变的 MD 患者。这类患者应避免应用青霉胺和曲恩汀，因为它们均伴有加重神经病情风险。观察到最严重临床症状逆转后（图 18-9-1）应下调螯合剂剂量，随后采用锌盐替代治疗。初治无症状患者可采用更低剂量的螯合剂或采用锌剂治疗。虽然锌剂药理作用相对缓慢，但并不导致神经病恶化。诚然，LT 可改善患者的神经症状，但它仅仅能够去除铜，而采用祛铜药物治疗更安全，并且价廉。任何中断治疗均有可能导致致命性肝衰竭[61,88]！！！。因此，需要仔细检查肝衰竭征象。

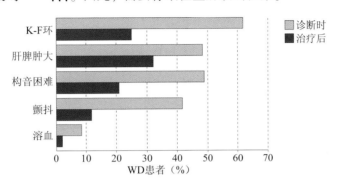

图 18-9-1　53 例 WD 患者采用螯合剂治疗前后的临床表现[89]

二、治疗期间的动态监测

为确保患者依从性、识别不良反应、评估疗效，必须动态观察治疗过程。在初始采用曲恩汀或青霉胺治疗时，有必要动态监测药物毒性，特别是骨髓抑制和蛋白尿。应连续每周检测一次全血细胞计数、相关生化学指标和尿液分析一月；然后每 2 周检测一次连续 2 ~ 3 个月；尔后每月检测一次，连续 3 ~ 4 个月；以后每间隔 4 ~ 6 个月检测一次。维持治疗患者至少应每年检测二次。为确认临床和生化学改善，应检测肝功能和评估神经系统病变（表 18-9-3）。

表 18-9-3　WD 患者疗效检测

临床改善（神经学特征，肝病血液学）
K-F 环退变
循环游离铜 <100 μg/L
24h 尿铜排泄（螯合剂治疗时 200 ~ 500 μg/d）
肝脏铜含量降低

检测患者 24 小时尿铜排泄量能够很好地评估螯合剂治疗应答。推荐停用螯合剂 48 小时后（收集停药后第三天尿液）检测 24 小时尿铜排泄量。未治疗显症患者尿铜量 >200 μg/d，在初始治疗的 1 ~ 2 年间此水平应降低至 <125 μg。初始治疗的十年间罕有降低至正常水平者（20 ~ 50 μg）。若患者 24 小时尿铜排泄量 <100 μg/d，预示患者需要长期治疗。但临床上很难解读尿铜变化，因为药物效力及体内铜负荷均可影响尿铜排泄。采用锌剂治疗无需担心其毒性反应和常规动态监测血液或尿液。因为锌剂主要影响粪便中的铜，其临床不良反应很轻；而 24 小时尿铜是体内铜负荷的反映。对于药物治疗疾病进展患者应排除非依从性和药物剂量不足。

采用检测用药后 24 小时"游离"血清铜水平能够动态评估曲恩汀和青霉胺祛铜疗效。治疗后患者血清游离铜水平应 <250 μg/L，当 <100 μg/L 时提示疗效更佳。

三、肝移植（LT）

WD 可表现为急性肝衰竭（ALF），可伴有溶血和肾衰竭，或表现为 ACLF，常常进展为终末期肝病。LT 能够救治 WD 相关 ACLF 和终末期 WD。上述病变均为 LT 适应证!![90]。成功 LT 患者不再需要药物治疗，因为 LT 治愈了患者的生化学缺陷。MD 患者 LT 后 1 年存活率高达 80%~90%，并可改善患者神经系统症状，但伴有神经系统症状患者预后较差（与无神经系统症状患者比较）[91]。对于有神经学症状的患者，LT 可改善脑损伤（可使 57%~77% 的患者完全恢复）[92-93]。而其他患者 LT 后神经学症状并未改善[94]，少数患者还可能恶化。因此，应谨慎评估并发神经系统症状患者 LT 适应证！LT 救治无肝衰竭和神经病症状（药物治疗无效）WD 患者的临床益处尚存争议。对于一些并发严重神经学病变患者，即便采用最佳疗法也难以使病情好转，而采用 LT 常常能够成功治疗这些终末期 WD。而对于等待 LT 的 WD 患者，应急采用能够降低血清铜的特异治疗，例如，血浆去除术和血液滤过，或白蛋白透析[95-96]。去除过多的铜有助于减轻溶血和铜诱导的肾小管损伤。

LT 可治愈 WD。然而，捐献器官严重短缺和 LT 后需要免疫抑制，致使仅对 WD 相关内科治疗无效的晚期肝病（Wilson 评分 >6）和急性肝衰竭（ALF）患者考虑 LT[97-98]。然而，长期队列研究显示在 LT 前仅仅两例患者死亡[89]。无论如何，WD 并发暴发性肝衰竭患者需要立即（同日！）转运至移植中心。病态肝脏切除可逆转铜代谢紊乱，LT 后铜代谢恢复正常[99]。并且，迄今为止，尚未见到 LT 后复发病例报道，其长期预后极佳[100-102]。

第十节　预后评估

评估患者出现肝脏失代偿的第一步是确认疾病的严重程度，可采用 Nazer 预后指数（表 18-10-1）评估[103]（评分 <7 的患者可维持药物治疗）。WD 并发肝衰竭患者不给予 LT 治疗的存活期尚未评估。采用预后评分有助于解决这一难以决断的临床难题，Nazer 预后评分 >9 的 WD 患者应立即考虑 LT，而那些评分 7~9 分的患者需综合判断，确定优选 LT 还是药物治疗。曲恩汀联合锌盐已用于治疗 Nazer 评分 9 分的患者，但这类患者应关注肝病恶化，随时准备 LT。

表 18-10-1　Nazer 预后指数[103]

参　数	正常值	评分（分值）				
		0	1	2	3	4
血清胆红素（μmol/L）	3.4~20.5	<5.8	5.8~8.8	8.8~11.7	11.7~17.5	>17.5
血清 AST	10~35IU/L	<100	100~150	151~200	201~300	>300
PT（秒）	—	<4	4~8	9~12	13~20	>20

注：若出现溶血，血清胆红素不能用作测定肝功能参数，直到溶血消失为止

初始诊断时疾病严重程度及其后终生治疗依从性有助于评估 WD 患者预后。在病情严重，潜在不可逆性神经学病变和肝脏并发症发生前治疗的 WD 患者预后良好，其预期寿命近似于正常健康者[89]。若患者在症状出现前开始治疗，罕见发生症状患者，并且其预后良好[104]。经过治疗的显症患者病情常常稳定或改善，这种描述对于肝病症状特别真实，但患者并发的神经系统症状可能持续存在，并且有时甚至恶化，尽管给予治疗。

参考文献

［1］ Wilson SAK. Progressive lenticular degeneration：a familial nervous disease associated with cirrhosis of the liver. Brain，1912，34：295 – 507.

［2］ Fleischer B. Ueber einer der "Pseudosklerose" nahestehende bisher unbekannte Krankheit（gekennzeichnet durch Tremor，psychische Stoerungen，braeunliche Pigmentierung bestimmter Gewebe，insbesondere der Hornhautperipherie，Lebercirrhose）. Deutsch Z Nerven Heilk，1912，44：179 – 201.

［3］ Schilsky ML，Thiele D. Copper metabolism and the liver. In：Arias I，Wolkoff A，Boyer J，et al. editors. The liver：biology and pathobiology. New York：Wiley，2009，223 – 234.

［4］ Roberts EA，Schilsky ML. Diagnosis and treatment of Wilson disease：an update. Hepatology，2008，47（6）：2089 – 2111.

［5］ Scheinberg I，Sternlieb I. editors. Wilson's disease：major problems in internal medicine. vol 23. Philadelphia：WB Saunders，1984.

［6］ Shah AB，Chernov I，Zhang HT，et al. Identification and analysis of mutations in the Wilson disease gene（ATP7B）：population frequencies，genotype-phenotype correlation，and functional analyses. Am J Hum Genet，1997，61（2）：317 – 328.

［7］ Ala A，Borjigin J，Rochwarger A，et al. Wilson disease in septuagenarian siblings：Raising the bar for diagnosis. Hepatology，2005，41（3）：668 – 670.

［8］ Ferenci P. Regional distribution of mutations of the ATP7B gene in patients with Wilson disease：impact on genetic testing. Hum Genet，2006，120（2）：151 – 159.

［9］ Wilson Disease Mutation Database. At：http：//www. wilsondisease. med. ualberta. ca/database. asp. Accessed 16 Apr，2010.

［10］ Cousins RJ. Absorption，transport，and hepatic metabolism of copper and zinc：special reference to metallothionein and ceruloplasmin. Physiol Rev，1985，65（2）：238 – 309.

［11］ Sternlieb I，Van den Hamer CJ，Morell AG，et al. Lysosomal defect of hepatic copper excretion in Wilson's disease（hepatolenticular degeneration）. Gastroenterology，1973，64（1）：99 – 105.

［12］ Lutsenko S，Barnes NL，Bartee MY，et al. Function and regulation of human copper-transporting ATPases. Physiol Rev，2007，87（3）：1011 – 1046.

［13］ Hamza I，Prohaska J，Gitlin JD. Essential role for Atox1 in the copper-mediated intracellular trafficking of the Menkes ATPase. Proc Natl Acad Sci U S A，2003，100（3）：1215 – 1220.

［14］ Hellman NE，Kono S，Mancini GM，et al. Mechanisms of copper incorporation into human ceruloplasmin. J Biol Chem，2002，277（48）：46632 – 46638.

［15］ La Fontaine S，Mercer JF. Trafficking of the copper-ATPases，ATP7A and ATP7B：role in copper homeostasis. Arch Biochem Biophys，2007，463（2）：149 – 167.

［16］ Terada K，Kawarada Y，Miura N，et al. Copper incorporation into ceruloplasmin in rat livers. BiochimBiophys Acta，1995，1270（1）：58 – 62.

［17］ Holtzman NA，Gaumnitz BM. Studies on the rate of release and turnover of ceruloplasmin and apoceruloplasmin in rat plasma. J Biol Chem，1970，245（9）：2354 – 2358.

［18］ Schilsky ML，Blank RR，Czaja MJ，et al. Hepatocellular copper toxicity and its attenuation by zinc. J Clin Invest，1989，84（5）：1562 – 1568.

［19］ Sternlieb I. Copper and the liver. Gastroenterology，1980，78（6）：1615 – 1628.

［20］ Strand S，Hofmann WJ，Grambihler A，et al. Hepatic failure and liver cell damage in acute Wilson's disease involve CD95（APO-1/Fas）mediated apoptosis. Nat Med，1998，4（5）：588 – 593.

［21］ Mufti AR，Burstein E，Csomos RA，et al. XIAP Is a copper bindingprotein deregulated in Wilson's disease and other copper toxicosis disorders. Mol Cell, 2006, 21 (6)：775 – 785.

[22] Summer KH, Eisenburg J. Low content of hepatic reduced glutathione in patients with Wilson's disease. Biochem Med, 1985, 34 (1)：107 – 111.

[23] Dijkstra M, Kuipers F, van den Berg GJ, et al. Differences in hepatic processing of dietary and intravenously administered copper in rats. Hepatology, 1997, 26 (4)：962 – 966.

[24] Milkiewicz P, Saksena S, Hubscher SG, et al. Wilson's disease with superimposed autoimmune features：report of two cases and review. J Gastroenterol Hepatol, 2000, 15 (5)：570 – 574.

[25] Ludwig J, Moyer TP, Rakela J. The liver biopsy diagnosis of Wilson's disease. Methods in pathology. Am J Clin Pathol, 1994, 102 (4)：443 – 446.

[26] Stromeyer FW, Ishak KG. Histology of the liver in Wilson's disease：a study of 34 cases. Am J Clin Pathol, 1980, 73 (1)：12 – 24.

[27] Walshe JM, Waldenstrom E, Sams V, et al. Abdominal malignancies in patients with Wilson's disease. QJM, 2003, 96 (9)：657 – 662.

[28] Savas N, Canan O, Ozcay F, et al. Hepatocellular carcinoma in Wilson's disease：a rare association in childhood. Pediatr Transplant, 2006, 10 (5)：639 – 643.

[29] Polio J, Enriquez RE, Chow A, et al. Hepatocellular carcinoma in Wilson's disease. Case report and review of the literature. J Clin Gastroenterol, 1989, 11 (2)：220 – 224.

[30] Cheng WS, Govindarajan S, Redeker AG. Hepatocellular carcinoma in a case of Wilson's disease. Liver, 1992, 12 (1)：42 – 45.

[31] Askari FK, Greenson J, Dick RD, et al. Treatment of Wilson's disease with zinc. XVIII. Initial treatment of the hepatic decompensation presentation with trientine and zinc. J Lab Clin Med, 2003, 142 (6)：385 – 390.

[32] Schilsky ML, Scheinberg IH, Sternlieb I. Prognosis of Wilsonian chronic active hepatitis. Gastroenterology, 1991, 100 (3)：762 – 767.

[33] Scheinberg, Sternlieb I Wilson's disease. W. B. Saunders, Philadelphia, PA, 1984.

[34] Roberts EA, Schilsky ML. A Practice Guideline on Wilson Disease. Hepatology, 2003, 37：1475 – 1492.

[35] Scott J, Gollan JL, Samourian S, et al. Wilson's disease, presenting as chronic active hepatitis. Gastroenterology, 1978, 74：645 – 651.

[36] Puig S, Thiele DJ. Molecular mechanisms of copper uptake and distribution. Curr Opin Chem Biol, 2002, 6 (2)：171 – 180.

[37] Lee DY, Brewer GJ, Wang YX. Treatment of Wilson's disease with zinc. VII. Protection of the liver from copper toxicity by zinc-induced metallothionein in a rat model. J Lab Clin Med, 1989, 114 (6)：639 – 645.

[38] Schilsky ML, Scheinberg IH, Sternlieb I. Liver transplantation for Wilson's disease：indications and outcome. Hepatology, 1994, 19 (3)：583 – 587.

[39] Menkes JH. Menkes disease and Wilson disease：two sides of the same copper coin. Part I：Menkes disease. Europ J Paediatr Neurol, 1999, 3：147 – 158.

[40] Harris ZL, Klomp LW, Gitlin JD. Aceruloplasminemia：an inherited neurodegenerative disease with impairment of iron homeostasis. Am J Clin Nutr, 1998, 67：972S-977S.

[41] Cauza E, Maier-Dobersberger T, Polli C, et al. Screening for Wilson's disease in patients with liver diseases by serum ceruloplasmin. J Hepatol, 1997, 27：358 – 362.

[42] Steindl P, Ferenci P, Dienes HP, et al. Wilson's disease in patients presenting with liver disease：a diagnostic challenge. Gastroenterology, 1997, 113：212 – 218.

[43] Gow PJ, Smallwood RA, Angus PW, et al. Diagnosis of Wilson's disease：an experience over three decades. Gut, 2000,

46：415 – 419.

［44］Walshe JM. Wilson's disease presenting with features of hepatic dysfunction：a clinical analysis of eighty-seven patients. Q J Med，1989，70：253 – 263.

［45］Lau JY，Lai CL，Wu PC，et al. Wilson's disease：35 years' experience. Q J Med，1990，75：597 – 605.

［46］Gross JB，Jr.，Ludwig J，Wiesner RH，et al. Abnormalities in tests of copper metabolism in primary sclerosing cholangitis. Gastroenterology，1985，89：272 – 278.

［47］Martins da Costa C，Baldwin D，Portmann B，et al. Value of urinary copper excretion after penicillamine challenge in the diagnosis of Wilson's disease. Hepatology，1992，15：609 – 615.

［48］Frommer DJ. Urinary copper excretion and hepatic copper concentrations in liver disease. Digestion，1981，21：169 – 178.

［49］Rosencrantz R，et al. Wilson disease：pathogenesis and clinical considerations in diagnosis and treatment. Semin Liver Dis，2011，31（3）：245 – 259.

［50］Tu JB，Blackwell RQ. Studies on levels of penicillamine-induced cupriuresis in heterozygotes of Wilson's disease. Metabolism，1967，16：507 – 513.

［51］Song YM，Chen MD. A single determination of liver copper concentration may misdiagnose Wilson's disease. Clin Biochem，2000，33：589 – 590.

［52］Ferenci P. Regional distribution of mutations of the ATP7B gene in patients with Wilson's disease：impact on genetic testing. Hum Genet，2006，120：151 – 159.

［53］Thomas GR，Roberts EA，Walshe JM，et al. Haplotypes and mutations in Wilson disease. Am J Hum Genet，1995，56：1315 – 1319.

［54］Loudianos G，Figus AL，Loi A，et al. Improvement of prenatal diagnosis of Wilson disease using microsatellite markers. Prenat Diagn，1994，14：999 – 1002.

［55］Manolaki N，Nikolopoulou G，Daikos GL，et al. Wilson disease in children：analysis of 57 cases. J Pediatr Gastroenterol Nutr，2009，48（1）：72 – 77.

［56］Emre S，Atillasoy EO，Ozdemir S，et al. Orthotopic liver transplantation for Wilson's disease：a single-center experience. Transplantation，2001，72：1232 – 1236.

［57］Berman DH，Leventhal RI，Gavaler JS，et al. Clinical differentiation of fulminant Wilsonian hepatitis from other causes of hepatic failure. Gastroenterology，1991，100：1129 – 1134.

［58］Sternlieb I Diagnosis of Wilson's disease. Gastroenterology，1978，74：787 – 789.

［59］Ferenci P，Caca K，Loudianos G，et al. Diagnosis and phenotypic classifi cation of Wilson's disease. Liver Int，2003，23：139 – 142.

［60］Denny-Brown D，Porter H. The effect of BAL（2，3 dimercaptopropanol）on hepatolenticular degeneration（Wilson's disease）. NEngl J Med，1951，245：917 – 925.

［61］Scheinberg IH，Jaffe ME，Sternlieb I. The use of trientine in preventing the effects of interrupting penicillamine therapy in Wilson's disease. N Engl J Med，1987，317：209 – 213.

［62］Walshe JM. Copper chelation in patients with Wilson's disease. A comparison of penicillamine and triethylene tetramine dihydrochloride. Q J Med，1973，42：441 – 452.

［63］Sternlieb I. Copper and the liver. Gastroenterology，1980，78：1615 – 1628.

［64］Brewer GJ，Terry CA，Aisen AM，et al. Worsening of neurologic syndrome in patients with Wilson's disease with initial penicillamine therapy. Arch Neurol，1987，44：490 – 493.

［65］Brewer GJ，Askari F，Lorincz MT，et al. Treatment of Wilson disease with ammonium tetrathiomolybdate. IV. Comparison of tetrathiomolybdate and trientine in a double-blind study of treatment of the neurologic presentation of Wilson disease. Arch Neurol，

2006, 63：521 –527.

［66］ Walshe JM. The management of Wilson's disease with trienthylene tetramine 2HC1 （Trien 2HC1）. Prog Clin Biol Res, 1979, 34：271 –280.

［67］ Santos Silva EE, Sarles J, Buts JP, Sokal EM. Successful medical treatment of severely decompensated Wilson disease. J Pediatr, 1996, 128：285 –287.

［68］ Walshe JM. Treatment of Wilson's disease with trientine （triethylenetetramine） dihydrochloride. Lancet, 1982, 1：643 –647.

［69］ Brewer GJ, Hill GM, Prasad AS, et al. Oral zinc therapy for Wilson's disease. Ann Intern Med, 1983, 99：314 –319.

［70］ Hill GM, Brewer GJ, Prasad AS, et al. Treatmentof Wilson's disease with zinc. I. Oral zinc therapy regimens. Hepatology, 1987, 7：522 –528.

［71］ Weiss KH, et al. Zinc monotherapy is not as effective as chelating agents in treatment of Wilson disease. Gastroenterology, 2011, 140 （4）：1189 –1198.

［72］ Sinha S, Taly AB. Withdrawal of penicillamine from zinc sulphate-penicillamine maintenance therapy in Wilson's disease：promising, safe and cheap. J Neurol Sci, 2008, 264：129 –132.

［73］ Brewer GJ, Yuzbasiyan-Gurkan V, Young AB. Treatment of Wilson's disease. Semin Neurol, 1987, 7：209 –220.

［74］ Czlonkowska A, Gajda J, Rodo M. Effects of long-term treatment in Wilson's disease with D-penicillamine and zinc sulphate. J Neurol, 1996, 243：269 –273.

［75］ Mishra D, Kalra V, Seth R. Failure of prophylactic zinc in Wilson disease. Indian Pediatr, 2008, 45：151 –153.

［76］ Lang CJ, Rabas-Kolominsky P, Engelhardt A, et al. Fatal deterioration of Wilson's disease after institution of oral zinc therapy. Arch Neurol, 1993, 50：1007 –1008.

［77］ Walshe JM, Yealland M. Chelation treatment of neurological Wilson's disease. Q J Med, 1993, 86：197 –204.

［78］ Walshe JM, Munro NA. Zinc-induced deterioration in Wilson's disease aborted by treatment with penicillamine, dimer-caprol, and a novel zero copper diet. Arch Neurol, 1995, 52：10 –11.

［79］ Brewer GJ, Dick RD, Johnson V, et al. Treatment of Wilson's disease with ammonium tetrathiomolybdate. I. Initial therapy in 17 neurologically affected patients. Arch Neurol, 1994, 51：545 –554.

［80］ Brewer GJ, Johnson V, Dick RD, et al. Treatment of Wilson disease with ammonium tetrathiomolybdate. II. Initial therapy in 33 neurologically affected patients and follow-up with zinc therapy. Arch Neurol, 1996, 53：1017 –1025.

［81］ Groth CG, Dubois RS, Corman J, et al. Metabolic effects of hepatic replacement in Wilson's disease. Transplant Proc, 1973, 5 （1）：829 –833.

［82］ von Herbay A, de Groot H, Hegi U, et al. Low vitamine E content in plasma of patients with alcoholic liver disease, hemochromatosis and Wilson's disease. J Hepatol, 1994, 20：41 –46.

［83］ Sokol RJ, Twedt D, McKim JM, et al. Oxidant injury to hepatic mitochondria in patients with Wilson's disease and Bedlington terriers with copper toxicosis. Gastroenterology, 1994, 107：1788 –1798.

［84］ Walshe JM. Diagnosis and treatment of presymptomatic Wilson's disease. Lancet, 1988, 2：435 –437.

［85］ Shimono N, Ishibashi H, Ikematsu H, et al. Fulminant hepatic failure during perinatal period in a pregnant woman with Wilson's disease. Gastroenterol Jpn, 1991, 26：69 –73.

［86］ Sternlieb I. Wilson's disease and pregnancy. Hepatology, 2000, 31：531 –532.

［87］ Sarkar B, Sass-Kortsak A, Clarke R, et al. A comparative study of in vitro and in vivo interaction of D-penicillamine and triethylene-tetramine with copper. Proc R Soc Med, 1977, 70：13 –18.

［88］ Walshe JM, Dixon AK. Dangers of non-compliance in Wilson's disease. Lancet, 1986, 1：845 –847.

［89］ Stremmel W, Meyerrose KW, Niederau C, et al. Wilson disease：clinical presentation, treatment, and survival. Ann Intern Med, 1991, 115：720 –726.

［90］EASL Clinical Practice Guidelines：Liver transplantation. J Hepatol（2015），http：//dx. doi. org/10. 1016/j. jhep. 2015. 10. 006

［91］Chen CL，Chen YS，Lui CC，et al. Neurological improvement of Wilson's disease after liver transplantation. Transplant Proc，1997，29：497 − 498.

［92］Lui CC，Chen CL，Cheng YF，et al. Recovery of neurological deficits in a case of Wilson's disease after liver transplantation. Transplant Proc，1998，30：3324 − 3325.

［93］Medici V，Mirante VG，Fassati LR，et al. Liver transplantation for Wilson's disease：the burden of neurological and psychiatric disorders. Liver Transpl，2005，11：1056 − 1063.

［94］Brewer GJ，Askari F. Transplant livers in Wilson's disease for hepatic，not neurologic，indications. Liver Transpl，2000，6：662 − 664.

［95］Sen S，Felldin M，Steiner C，et al. Albumin dialysis and molecular adsorbents recirculating system（MARS）for acute Wilson's disease. Liver Transpl，2002，8（10）：962 − 967.

［96］Collins KL，Roberts EA，Adeli K，et al. Single pass albumin dialysis（SPAD）in fulminant Wilsonian liver failure：a case report. Pediatr Nephrol，2008，23（6）：1013 − 1016.

［97］Dhawan A，Taylor RM，Cheeseman P，et al. Wilson's disease in children：37-year experience and revised King's score for liver transplantation. Liver Transpl，2005，11：441 − 448.

［98］Roberts EA，Schilsky ML. A Practice Guideline on Wilson Disease. Hepatology，2003，37：1475 − 1492.

［99］Groth CG，Dubois RS，Corman J，et al. Metabolic effects of hepatic replacement in Wilson's disease. Transplant Proc，1973，5：829 − 833.

［100］Cheng F，Li GQ，Zhang F，et al. Outcomes of living-related liver transplantation for Wilson's disease：a single-center experience in China. Transplantation，2009，87：751 − 757.

［101］Sevmis S，Karakayali H，Aliosmanoglu I，et al. Liver transplantation for Wilson's disease. Transplant Proc，2008，40：228 − 230.

［102］Beinhardt S，Leiss W，Stattermayer AF，et al. Long-term outcomes of patients with Wilson disease in a large Austrian cohort. Clin Gastroenterol Hepatol，2014，12（4）：683 − 689.

［103］Nazer H，Ede RJ，Mowat AP，et al. Wilson's disease：clinical presentation and use of prognostic index. Gut，1986，27：1377 − 1381.

［104］Walshe JM. Diagnosis and treatment of presymptomatic Wilson's disease. Lancet，1988，2：435 − 437.

第十九章 α₁-抗胰蛋白酶缺乏症

1963 年 Laurell 等首次报道 α₁-抗胰蛋白酶（α₁-AT）缺乏症与肺病有关。1969 年 Sharp 等发现 α₁-AT 缺乏症可导致儿童 LC。1972 年 Berg 等发现 α₁-AT 缺乏可导致成人 LC[1]。此后临床观察发现 α₁-AT 缺乏症是一种比较常见的遗传病。近年来虽然有一些新的化学预防和治疗 α₁-AT 缺乏症概念性进展，但目前唯一有效治疗手段仍然是 LT。

第一节 流行病学

α₁-AT 缺乏症出生婴儿累及率为 1/1600～1/2000，并可导致婴儿、儿童和成人肝病，及成人肺病。但群体研究多有偏倚。仅仅无偏倚的研究来自瑞典 20 世纪 70 年代对全国所有 20 万例新生儿大样本前瞻性筛检研究[2]。鉴定出纯合子 α₁-AT Z 等位基因携带者 127 例，其中 14 例患有迁延性阻塞性黄疸（14/127，11%），9 例（9/127，7%）为临床显症肝病。5 例患者仅仅伴有肝病实验室证据。在 127 例 α₁-AT 缺乏症中有 8 例患有肝大（伴 TBil 和肝酶水平轻微异常）。其他近 50% 的 PiZ 病儿仅氨基转移酶水平异常。这些患者 18 岁时的随访结果显示，仅仅 8% 的患者伴有临床所见的严重肝病。其余 α₁-AT 缺乏症患儿随着年龄增长，其转氨酶持续正常者占 85%。大多数随访近 30 年肝病变化很小。本次研究并未进行肝活检，因此，这些表面上似乎正常的携带者是否患有亚临床肝病，和在他们生命的 40 和 50 岁时是否出现临床显症肝病尚不清楚[3]。有报道三个主要流行的 α₁-AT 变异为 PiM，PiZ，和 PiS。大多数近期调查显示：α₁-AT 缺乏症也常见于中东、北非、非洲中部和南部地区、亚洲中部及东南亚人群。但亚洲远东地区 α₁-AT 缺乏症流行率极低。

第二节 α₁-AT 分子生物学

一、α₁-AT 生物特性

α₁-AT 是一种主要由肝细胞分泌的 52-kDa 糖蛋白，含有 394 种氨基酸和 3 个糖链[4]。其他组织包括肺上皮细胞、巨噬细胞、肾小管和小肠上皮细胞也分泌少量 α₁－AT，使泪液、十二指肠液、唾液、鼻分泌物、脑脊液、肺分泌物和母乳中均含有 α₁-AT。α₁-AT 是丝氨酸蛋白酶抑制物（SERPIN）超基因家族成员之一，其原祖型生物活性（半衰期近 4～5 天）并不仅仅抑制糜蛋白酶，还抑制很多丝氨酸蛋白酶类，例如胰弹性蛋白酶、皮肤胶原酶、肾素、尿激酶、凝血因子Ⅶ和中性粒细胞弹性蛋白酶。其中 α₁-AT 最重要的作用底物为中性粒细胞弹性蛋白酶。所以，传统的 α₁-AT 术语实际上包含很多 α₁-蛋白酶抑制物[5]，因此，文献中有不少学者采用 α₁-蛋白酶抑制物替代 α₁-AT 显得更为完善。

二、α₁-AT 表型

血清 α₁-AT 正常值为 100～200 mg/dl；半衰期约 5 天，其含量受共显性遗传基因调控。因为 α₁-AT 是 α₁-球蛋白的主要成分。因此，可采用等电点聚焦或琼脂糖电泳等技术解析 α₁-AT 表型变异，α₁-球蛋白类也在这种技术操作中显示一系列不同强度的特性带。α₁-AT 变异等位基因表达产物被称为蛋白酶抑制 (protease inhibitor PI) 系统，并且按照它们在凝胶电泳中的移动速度不同而命名。快速移动蛋白以字母表中较靠前的字母表示，而移动最慢的蛋白被标记为 Z。因此，α₁-AT 变异被标记为 M（中），S（慢），F（快），或 Z（很慢）（表 19-2-1）。α₁-AT 变异的三个主要分类已经被用于临床[4]：①正常，包括 4 种常见 M 变异（M1-M4）；②缺乏，其特征为 α₁-AT 变异 Z 和 S，和许多低频率变异；③无，检测不到 α₁-AT。

目前至少发现 100 种不同的 α₁-AT 等位基因。两个等位基因主宰个体表型。纯合子携带者正常等位基因 PiM 表达正常表型 PiMM，占所有等位基因的 95%。在美国次常见的两个等位基因是 PiS（占 3%）和 PiZ（占 1%）。α₁-AT 基因组中的隐源性遗传变异可能促进肝病易感性。鉴定相关单核苷酸多态性可评估肝病风险[4]。表 19-2-1 列出了最重要的 α₁-AT 表型、流行率、对血清 α₁-AT 水平影响及其与肝病相关性。

表 19-2-1　α₁-AT 表型

等位基因	氨基酸位点	氨基酸	纯/杂合子	血清 α₁-AT 水平（正常值 100～300mg/dl）	临床意义
PiMM	264 342	谷氨酸 谷氨酸	纯合子	100%	正常
PiZZ	342	赖氨酸	纯合子	10～15%/正常值	显著结构变化伴肝和肺病变
PiMZL	342	赖氨酸	杂合子	60%/正常值	人群携带率 3%。无肝病
PiSS	264	缬氨酸	纯合子	60%/正常值	结构变化。加速 mRNA-降解使蛋白快速代谢（无分泌功能障碍）
PiMS	264	缬氨酸	杂合子	60%/正常值	人群携带率 7%。无肝病
PiSZ	264 342	缬氨酸 赖氨酸	杂合子	40%/正常值	肝损害比 PiZZ 较轻

第三节　α₁-AT 遗传学

α₁-AT 编码基因（SERPINA 1）位于染色体 14q31－32.2（接近于编码 Ig 重链基因）[6]。α₁-AT 基因长度为 12.2kb，由 7 个外显子组成。外显子 II～IV 翻译 52-kD 蛋白。此基因在肝脏，肺和巨噬细胞内表达 α₁-AT。外显子 V 编码 α₁-AT 的活性中心。α₁-AT 的数个点突变使其结构不稳定（α₁-ATZ），导致多聚体蓄积在肝细胞内形成包涵体[5]。典型 α₁-AT 缺乏症 α₁-AT PiZ 基因突变特征是 Z 型蛋白羧基端点突变，导致 342 位赖氨酸替换谷氨酸（E342K）[7]。

纯合子缺陷性等位基因是：PiZZ、PiSS、PiZnull、PiPP、PiWW、Pinull、PiMmalton。它们显示的血浆 α₁-AT 在电泳中的比例为 0%。这些纯合子缺陷性等位基因均可使携带者发生肺气肿、新生儿胆汁淤积、婴儿肝炎、LC 和 HCC。杂合子缺陷性等位基因是 PiMS、PiMZ、PiSZ、PiFZ 和 PiMnull。欧洲等位基因 PiMZ 的人群呈现率为 3%、PiMS 为 7%、PiSZ 及 PiZZ 为 1%。因此，杂合子仅仅导致适度及/或中度 α_1-AT 缺陷症。尽管如此，疾病严重程度还受肝病易发因素的影响而加重[6-11]。

第四节 肝病病理生理学

α_1-AT 抗蛋白水解活性中心位于其多肽链的近羧基端。此段肽链弯曲成袢，其中氨基酸序列处于不稳定状态。此袢链结构中第 358 位甲硫氨酸是丝氨酸蛋白酶类的抑制结构靶点。甲硫氨酸氧化使这种抗蛋白水解功能失活。Carrell 等[12]研究显示这种替换降低了 α_1-AT Z 的稳定性，易使其单体转变为多聚体。研究提示这种多肽的适当折叠或组合是它们游离出内质网的前提。α_1-AT 变异后的错误折叠导致这种蛋白滞留在内质网形成多聚体[13]，特别是在门静脉周围区。这些多聚体伴随着婴儿发育可增大为球状体，这时肝活检标本应用淀粉酶处理后 PAS 染色阳性。虽然利用电镜检查到 α_1-AT 缺乏症患者肝细胞内的这种多聚体[14]，并且利用蔗糖密度梯度离心能够检测到转染细胞系表达的突变 α_1-AT Z[15-16]，但这种 ER 内滞留的突变 α_1-AT Z 多聚体生物学作用仍不清楚。有学者认为这种突变 α_1-AT Z 多聚体在 ER 内滞留使得白细胞蛋白酶无拘无束的诱导肝细胞损伤，并且刺激自身免疫反应，易发慢性肝损伤，最终导致 LC。而肺损伤的发生是继发于循环 α_1-AT 水平降低后，使得结缔组织毫无拘束地分解弹性蛋白的结果。

第五节 肝病病理解剖学

α_1-AT 缺乏症患者的肝脏组织学特征是不同程度的肝细胞坏死、炎性细胞浸润、胆汁淤积、胆小管病变、门静脉周围纤维化及（或）LC。常有胆管上皮细胞破坏证据。研究显示其特征之一是线粒体严重受损，呈现线粒体自体吞噬体[17]。但最显著特征是肝细胞内质网内蓄积性包涵体，经淀粉酶消化、苏木素染色后呈现耐淀粉酶的猩红色或紫色。这种包涵体嗜酸性，圆形或卵圆形，直径为 $1 \sim 40~\mu m$，在门静脉周围肝细胞内最突出（并随年龄增长可能增大为球状体），也可见于肝巨噬细胞和胆管上皮细胞[18]。仅纯合子携带者具有上述典型特征[6-7,19-20]，采用特异性识别 α_1-AT 多聚体抗原表位的抗体进行免疫组化也可检测到这种包涵体[21]。α_1-AT 缺乏症新生儿肝活检显示肝脏病变的三种形态学模式，包括与新生儿肝炎一致的肝细胞损伤，伴有胆管增生的门静脉纤维化和胆管发育不全，以胆管损伤为主。偶尔肝脏病变进展为胆汁性 LC。而成人 α_1-AT 缺乏症纯合子患者可进展为小结节性或大、小结节混合性 LC，并在肝实质纤维间隔中伴有轻微的炎症病变。

第六节 临床表现

一、儿童肝病

α_1-AT 缺乏症第一表现是新生儿胆汁淤积，常见于出生后最初 $4 \sim 8$ 周。临床表现为瘙痒、黄疸、无胆色粪、浓茶色尿和相关实验室异常（胆固醇、ALP、GGT 升高，血清结合胆红素和氨基转移酶水平轻微升高）。受累者孕龄通常较短，并且临床可表现出轻微肝大。在临床上很难与其他很多病因累及的婴儿肝病鉴别，包括感染、代谢性疾病、甚至由胆道闭锁导致的破坏性肝胆系统损伤，因此，临床上常常将 α₁-AT 缺乏症误诊为"新生儿肝炎综合征"。这些病儿很容易发展为 LC（发生率为 10%~15%）。甚至偶尔有新生儿表现为 LC 或出血素质。临床上发现伴有出血的新生儿，例如呕血、黑便、脐带出血或擦伤出血后偶尔确诊本病[22]。

一项美国筛检 107038 例新生儿发现 21 例婴儿伴有 PiZ 表型。其中随访 18 例仅发现 1 例胆汁淤积性黄疸，5 例肝大和生化学异常。至 3~6 岁时无一儿童有 LC 证据。其他报道显示：PiZ 携带者新生儿期胆汁淤积患者比那些新生儿期无胆汁淤积性黄疸者更易发展为严重肝病。PiZ 携带儿童估计儿童期死于肝病风险者占 2%~3%。男性儿童风险比女性儿童高。为什么 PiZ 携带者肝病病情比其他型病情更重尚不清楚。然而，遗传及/或环境因素可能发挥作用。这种 α₁-AT 缺乏症亚组病儿可伴有严重的胆管上皮细胞损伤，甚至在其肝活检中仅检测到很少的肝内胆管[23]。1 岁 α₁-AT 缺乏症病儿罕见进展为严重肝病者[24]。

二、成人肝病

个例报道和回顾性研究提示成人 PiZ 携带者更易发展为肝病和 HCC。瑞典有关尸体解剖研究显示多达 25% 的 α₁-AT 缺乏症男性患者在 40~60 岁之间死亡，伴有肝脏炎症、坏死及/或肝癌证据[25]。因此，任何成人慢性肝病，隐源性肝硬化或 HCC 均应考虑本病，其并发 LC 风险估计大约为 10%。

一项瑞典回顾性研究 17 例 α₁-AT 缺乏症患者尸体解剖显示 α₁-AT 缺乏症与 LC 和 HCC 强相关。近 3%~5% 的囊性纤维化（CF）患者发展为门静脉高压（PHT）或重型肝病。近来有报道 α₁-AT 缺乏症 Z 基因携带者是 CF 患者肝病加重的一项危险因素。携带 Z 基因患者发展为 PHT 或重型肝病风险较高（OR 大约为 5）。一般认为 α₁-AT 部分缺乏患者更易造成肝损伤。有学者观察 9 例携带 PiZ 表型的 LC 患者，发现 6 例肝癌，其中 4 例为 HCC，2 例为胆管上皮癌。

表 19-6-1　抗胰蛋白酶缺乏症相关肝病

临床表现	婴儿期	拖延的阻塞性黄疸
		转氨酶升高
		胆汁淤积症状
	幼童期	转氨酶升高
		无症状性肝肿大
		严重肝病
	童年晚期/青春期	慢性活动性肝炎
		隐源性肝硬化
		PHT
		HCC
诊断特征	血清 ATZ 水平下降（正常为 10%~15%）	
	抗胰蛋白酶在等电点聚焦（PIZ）中的迁移异常	
	肝细胞内耐淀粉酶的球状体 PAS 染色阳性	

其他遗传或外源性因素，特别是应用吲哚美辛（消炎痛）等可导致患者病变持续进展。PiZZ 型 α₁-AT 缺乏症导致的成人 LC 患病率为 45%~50%（尸体解剖后证实）和肝癌患病率为 25%~30%。50% 的纯

合子携带者未观察到转氨酶升高。

大量文献对 LC 和轻度 α_1-AT 缺乏症或杂合子表型患者之间的相关性重视不够。许多病例报道显示成人 LC 和 PiSZ 相关。一项研究显示隐源性肝硬化和非慢性乙型肝炎患者的 MZ 表型流行率升高。然而，另一项前瞻性研究显示伴和不伴有肝胆疾病患者杂合子携带率近似。较早的肝活检研究提示携带杂合子与易发肝病有关[26]。这也被后来的肝活检研究确认。特别是对 LT 患者肝活检显示杂合子携带者典型 α_1-AT 缺乏症相关严重肝病发生率比预期高[27]。然而，这些研究和其他类似研究在查证法方面具有固有偏倚。一项奥地利研究对 α_1-AT 缺乏症患者采用更敏感和高级诊断试验复检结果显示，杂合子携带者相关肝病在很大程度上伴有 HCV 感染或自身免疫性疾病[28]。可惜无一研究提供令人信服的证据支持或反对携带 PiMZ 作为一种肝病易发因素。在患有隐源性或 CVH 和 LC 患者中，任何杂合子携带者均伴有病情加重趋向。

肝病患者也有一些其他等位基因 α_1-AT 变异。携带复合杂合子 S 和 Z 等位基因以 PIZZ 儿童类似的方式累及肝病[29-30]。α_1-AT S 伴有 α_1-AT Z 的杂聚物和这种复合杂合子状态可能与突变蛋白多聚体在肝细胞 ER 内滞留有关[31]。已经有关于 α_1-AT 缺乏症 PiM Malton 相关肝病的一些报道[32-33]。α_1-AT Malton 分子异常可能易发多聚体，并滞留在 ER[34]。仅个例报道携带其他等位基因 α_1-AT 变异患者[35]，肝病与这些变异是否有关尚不清楚。

第七节　自然史

α_1-AT 缺乏症并发肝病自然史多变。伴有迁延黄疸的大多数婴儿 1 岁时无症状。这些病儿可能多年缺乏肝病证据。因为本病多在 35 岁左右时才确诊，尚不清楚这些患者进展至肝病及/或 HCC 的比例。唯一前瞻性 α_1-AT 缺乏症研究数据来自 20 世纪 70 年代瑞典全国筛检研究[2]。任何 1 岁病儿没有发生临床严重肝病证据。甚至 α_1-AT 缺乏症并发严重肝病患者伴有稳定或相对缓慢进展的病程。一项儿童肝病学回顾性调查显示，在 17 例患有 α_1-AT 缺乏症和肝硬化 PHT 患者中，9 例患者在其诊断后 4 年伴有迁延、相对稳定的病程。其中 2 例最终接受 LT，但其余 7 例严重 α_1-AT 缺乏症相关肝病患者，伴有相对健康的生活长达 23 年。

难以采用 α_1-AT 缺乏症患者特异性临床及/或实验室指标预测其肝病预后。一项较早研究显示：持续性高胆红素血症，肝大质硬，脾大和 PT 进行性延长提示患者预后不良[36]。另有研究提示：转氨酶水平升高，PT 延长和胰蛋白酶抑制力降低与预后不良有关[37]。临床经验提示最重要预后不良的确定性因素是影响患者总体生命功能的并发症类型。α_1-AT 相关 LC 患者确诊后平均存活期 2 年；并且预测 10%~30% 的患者发展为肝癌[38-39]，这显然比其他病因的 LC 患者预后更差。

肝脏组织学病变有助于预测其预后。伴有门静脉纤维化和胆管增生患者的预后较差。大多数患者死于呼吸衰竭（50%~70%），死于失代偿型肝硬化（DC）患者占 10%~15%[5]。

第八节　诊　　断

任何转氨酶、结合型胆红素水平升高、无症状肝肿大、PHT、胆汁淤积症状和体征，及出血/碰伤后出血时间延长患者均应考虑本病。成人伴有慢性特发性肝炎、隐源性肝硬化和 HCC 患者应作为 α₁-AT 缺乏症的可疑患者。若 α₁-AT 低于正常水平的 20% 提示患者为纯合子型 α₁-AT 缺乏症，若低于正常水平的 40%~70% 提示患者为杂合子型。但血清 α₁-AT 水平降低诊断本病缺乏特异性，因为胃肠道或肺脏α₁-AT 继发性损耗也可导致其降低。

采用特异性单克隆抗体鉴定和定量检测 PiZZ 已经用于 α₁-AT 缺乏症产前诊断，并且基因克隆、测序诊断已经成为可能[40]。测定 α₁-AT 用于随访或筛检 PI 分型。一项对所有测定 α₁-AT 和 PI 分型病儿的回顾性研究显示：测定血清 α₁-AT 含量对纯合子 PIZZ α₁-AT 缺乏症的 PPV 为 94%，NPV 为 100%[41]。但是，因为回顾性研究的固有局限性，其结果必然难以适用于每次可能遇到的诊断境遇。经验是诊断时应综合分析血清含量和 PI 分型。

新生儿期对 PI 分型特别重要，因为 α₁-AT 缺乏症患儿很难与那些患有胆道闭锁疾病者相鉴别。此外，研究显示伴有 PIZZ 表型的新生儿常无胆汁分泌[42]。有关于 α₁-AT 缺乏症并发胆道闭锁的个例报道[43]。

肝活检后应采用淀粉酶处理 PAS 染色，测定门静脉周围肝细胞存在 α₁-AT 球状体有助于确诊。但在生命的最初数月并不容易检测到这些球状体[44]。并且发现包涵体并非 α₁-AT 缺乏症的确诊标志。因为其他肝病偶尔发现类似结构[45]。

第九节　治　疗

α₁-AT 缺乏症两个主要临床问题是肝病或 LC 和肺气肿。这种肝病无特异疗法，以支持治疗、预防肝病并发症为主。一旦进展为 LC，LT 是唯一治疗选择，其 5 年存活率超过 92%[46-47]。然而，相当数量的纯合子型重症肝病，甚至 LC 或 PHT 患者，可能伴有相对缓慢的疾病进程，并引领相对延长期生命。伴随着亲属活供体 LT 技术的实用性，有必要在实施 LT 前对这些患者进行较长时间的耐心观察。

一种重组 α₁-AT 已经在大肠杆菌和酵母菌表达，并提纯生产，已经显示具有抑制弹性蛋白酶功能。重组 α₁-AT 静脉注射或通过气溶胶作为替代疗法[48]已经用于肺气肿患者的治疗，可有效提升血清和肺脏 α₁-AT 含量，并且肺脏中 α₁-AT 已经显示中和中性粒细胞弹性蛋白酶活性，无明显不良反应。但这种替代疗法并不考虑用于 α₁-AT 缺乏症并发肝病患者，因为重组 α₁-AT 静脉注射后，虽然血清 α₁-AT 增加，但未观察到减轻肝损伤作用。近年来研究多集中在抑制 α₁-AT 分子聚合作用或强化其分泌的新疗法。虽然已经在动物实验中获得令人鼓舞的结果，但远未能用于临床患者[49-50]。

基因疗法已经在多年来的文献中讨论[51]。并且已经被证明具有可行性，即正常等位基因 M 与患者体细胞基因组整合。利用腺病毒作为载体基因疗法促进 α₁-AT Z 蛋白合成和分泌已经进入初期试验阶段[52]，可作为未来潜在的靶向治疗手段。数个新型基因疗法，例如采用反式剪接核糖酶修复 mRNA[53-54]，嵌合体 RNA/DNA 寡核苷酸类[55-57]，小片段同源置换[58]，或采用 RNA 沉默技术[59-60]预防 α₁-AT 缺乏症相关肝病，但仅仅为理论上具有吸引力，因为实验提示可预防突变 α₁-ATZ 的合成及其 ER 内滞留。

少数伴有肝功能代谢缺陷患者已经采用肝细胞移植治疗，还包括患有尿素循环障碍，鸟氨酸氨甲酰基转移酶缺乏症，Crigler-Najjar 综合征和 α₁-AT 缺乏症患者。目前肝细胞移植仍然被认为是一种试验性操作，但可能是未来用于治疗代谢性肝病患者的有效治疗模式，或作为那些等待 LT 患者的过渡治疗手段[61]。

参考文献

［1］ Erwin Kuntz ， Hans-Dieter Kuntz. HEPATOLOGY . 3nd edn，2008，607.

［2］ Sveger T. Liver disease in a1-antitrypsin deficiency detected by screening of 200 000 infants. N Engl J Med，1976，294：1316－1321.

［3］ Sveger T. The natural history of liver disease in a1-antitrypsin deficient children. Acta Paediatr Scand，1995，77：847－851.

［4］ Chappell S，Hadzic N，Stockley R，et al A polymorphism of the alpha1-antitrypsin gene represents a risk factor for liver disease. Hepatology，2008，47：127－132.

［5］ Perlmutter DH，Brodsky JL，Balistreri WF，et al. Molecular pathogenesis of alpha-1-antitrypsin defi ciencyassociated liver disease：A meeting review. Hepatology，2007，45：1313－1323.

［6］ Eriksson，S.，Elzouki，A. -N. a1-Antitrypsin deficiency. Baill. J. Gastroenterol，1998，12：257－273.

［7］ Mowat，A. P. Alpha-1-antitrypsin deficiency（PiZZ）：features of liver involvement in childhood. Acta Paediatr. 1994；393（Suppl. ）：13－17.

［8］ Carrell，R. W.，Lomas，D. A.. Mechanisms of disease-Alpha-1-antitrypsin deficiency. A model for conformational diseases（review）. New Engl. J. Med，2002，346：45－53.

［9］ Crystal，R. G. 1-antitrypsin deficiency，emphysema and liver disease. Genetic basis and strategies for therapy. J. Clin. Invest，1990，85：1343－1352.

［10］ Sifers，R. N.，Finegold，M. J.，et al. Molecular biology and genetic of 1-antitrypsin deficiency. Semin. Liver Dis，1992，12：301－310.

［11］ Sveger，T.，Eriksson，S.. The liver in adolescents with 1-antitrypsin deficiency. Hepatology，1995，22：514－517.

［12］ Carrell RW，Lomas DA. Conformational disease. Lancet，1997，350：134－138.

［13］ Lomas，D. A.，Mahadeva，R.：Alpha（1）-antitrypsin polymerization and the serpinopathies：pathobiology and prospects for therapy（review）. J. Clin. Invest，2002，110：1585－1590.

［14］ Lomas DA，Evans DL，Finch JT，et al. The mechanism of Z a1-antitrypsin accumulation in the liver. Nature，1992，357：605－607.

［15］ Lin L，Schmidt B，Teckman J，et al. A naturally occurring nonpolymerogenic mutant of a1-antitrypsin characterized by prolonged retention in the endoplasmic reticulum. J Biol Chem，2001，276：33893－33898.

［16］ Schmidt B，Perlumutter DH. GRP78，GRP94 and GRP170 interact with α_1-AT mutants that are retained in the endoplasmic reticulum. Am J Physiol，2005，289：6444－6455.

［17］ Teckman JH，An JK，Blomenkamp K，et al. Mitochondrial autophagy and injury in the liver in alpha 1-antitrypsin deficiency. Am J Physiol Gastrointest Liver Physiol，2004，286：G851－G862.

［18］ Yunis EJ，Agostini RM，Glew RH. Fine structural observations of the liver in a1-antitrypsin deficiency. Am J Pathol，1976，82：265－286.

［19］ Deutsch，J.，Becker，H.，Aubock，L.：Histopathological features of liver disease in alpha-1 antitrypsin deficiency. Acta Paediatr，1994，393（Suppl. ）：：8－12.

［20］ Steiner，S. J.，Gupta，S. K.，Croffie，J. M.，et al. Serum levels of alpha（1）-antitrypsin predict phenotypic expression of the alpha（1）-antitrypsin gene. Dig. Dis. Sci，2003，48：1793－1796.

［21］ Janciauskiene S，Eriksson S，Callea F，et al. Differential detection of PAS-positive inclusions formed by the Z，Siiyama，and Mmalton variants of alpha1-antitrypsin. Hepatology，2004，40：1203－1210.

［22］ Hope PL，Hall MA，Millward-Sadler GH，et al. Alpha-1-antitrypsin deficiency presenting as a bleeding diathesis in the newborn. Arch Dis Child，1982，57：68－70.

［23］Hadchouel M，Gautier M. Histopathologic study of the liver in the early cholestatic phase of alpha-1-antitrypsin deficiency. J Pediatr，1976，89：211－215.

［24］Grishan FR，Gray GF，Green HL. a1-antitryspin deficiency presenting with ascites and cirrhosis in the neonatal period. Gastroenterology，1983，85：435－438.

［25］Eriksson S，Carlson J，Velez R. Risk of cirrhosis and primary liver cancer in a1-antitrypsin deficiency. N Engl J Med，1986，314：736－739.

［26］Hodges JR，Millward-Sadler GH，Barbatis C，et al. Heterozygous MZ a1-antitrypsin deficiency in adults with chronic active hepatitis and cryptogenic cirrhosis. N Engl J Med，1981，304：357－360.

［27］chronic liver failure in adults with heterozygous a1-antitrypsin deficiency. Hepatology，1998，28：1058－1063.

［28］Propst T，Propst A，Dietze O，et al. High prevalence of viral infection in adults with homozygous and heterozygous a1-antitrypsin deficiency and chronic liver disease. Ann Intern Med，1992，117：641－645.

［29］Silverman EK，Miletich JP，Pierce JA，et al. A（ALPHA）1-antitrypsin deficiency. High prevalence in the St. Louis area determined by direct population screening. Ann Rev Respir Dis，1989，140：961－966.

［30］Fagerhol MK. Serum Pi types in Norwegians. Acta Pathol Microbiol Scand，1967，70：421－426.

［31］Teckman JH，Perlmutter DH. The endoplasmic reticulum degradation pathway for mutant secretory proteins 1-antitrypsin Z and S is distinct from that for an unassembled membrane protein. J Biol Chem，1996，271：13215－13220.

［32］Curiel DT，Holmes MD，Okayama H，et al. Molecular basis of the liver and lung disease associated with the a1-antitrypsin deficiency allele Mmalton. J Biol Chem，1989，264：13938－13945.

［33］Reid CL，Wiener GJ，Cox DW，et al. Diffuse hepatocellular dysplasia and carcinoma associated with the Mmalton variant of a1-antitrypsin. Gastroenterology，1987，93：181－187.

［34］Holmes MD，Brantly ML，Crystal RG. Molecular analysis of the heterogeneity among the P-family of a（alpha）1-antitrypsin alleles. Am Rev Respir Dis，1990，142：1185－1192.

［35］Lomas DA，Elliott PR，Sidhar SK，et al. a1-antitrypsin Mmalton（Phe52 deleted）forms loop-sheet polymers in vivo：evidence for theC-sheet mechanism of polymerization. J Biol Chem，1995，270：16864－16870.

［36］Nebbia G，Hadchouel M，Odievre M，et al. Early assessment of evolution of liver disease associated with a1-antitrypsin deficiency in childhood. J Pediatr，1983，102：661－665.

［37］Ibarguen E，Gross CR，Savik SK，et al. Liver disease in a1-antitrypsin deficiency：prognostic indicators. J Pediatr，1990，117：864－870.

［38］Propst，T.，Propst，A.，Dietze，O.，et al. Prevalence of hepatocellular carcinoma in alpha-1-antitrypsin deficiency. J. Hepatol，1994，21：1006－1011.

［39］Zhou，H.，Ortiz-Pallardo，M. E.，Ko，Y.，et al. Is heterozygous alpha-1-antitrypsin deficiency type PiZ a risk factor for primary liver carcinoma? Cancer，2000，88：2668－2676.

［40］Teckman JH a1-antitrypsin defi ciency in children. Semin Liver Dis，2007，27：274－281.

［41］20Steiner SJ，Gupta SK，Croffie JM，et al. Serum levels of a1-antitrypsin predict phenotypic expression of the a1-antitrypsin gene. Dig Dis Sci，2003，48：1793－1796.

［42］Johnson K，Alton HM，Chapman S. Evaluation of mebrofenin hepatoscintigraphy in neonatal-onset jaundice. Pediatr Radiol，1998，28：937－941.

［43］Nord KS，Saad S，Joshi VV，et al. Concurrence of a1-antitrypsin deficiency and biliary atresia. J Pediatr，1987，111：416－418.

［44］Mowat AP. Hepatitis and cholestasis in infancy：intrahepatic disorders. In：Mowat AP，ed：Liver disorders in children. London：Butterworths，1982，50.

［45］Qizibash A，Yong-Pong O. Alpha-1-antitrypsin liver disease：differential diagnosis of PAS-positive diastase-resistant globules in liver cells. Am J Clin Pathol, 1983, 79：697－702.

［46］ Francavilla R, Castellaneta S, Hadzic N, et al. Prognosis of alpha-1-antitrypsin deficiency-related liver disease in the era of pediatric liver transplantation. J Hepatol, 2000, 32：986－992.

［47］ Kayler LK, Merion RM, Lee S, et al. Long-term survival after liver transplantation in children with metabolic disorders. Pediatr Transplant, 2002, 6：295－300.

［48］ Wewers MD, Casolaro MA, Sellers SE, et al. Replacement therapy for alpha 1-antitrypsin deficiency associated with emphysema. N Engl J Med, 1987, 316：1055－1062.

［49］ Burrows JA, Willis LK, Perlmutter DH. Chemical chaperones mediate increased secretion of mutant alpha I-antitrypsin (alpha I-AT) Z：a potential pharmacologic strategy for prevention of liver and emphysema in alpha I-AT deficiency. Proc Natl Acad Sci USA, 2000, 97：1796－1801.

［50］ Gooptu B, Lomas D. Conformational pathology of the serpins：themes, variations, and therapeutic strategies. Annu Rev Biochem, 2009, 78：9.1－9.30.

［51］ Crystal RG. Alpha-1-antitrypsin deficiency, emphysema and liver disease：genetic basis and strategies for therapy. J Clin Invest, 1990, 95：1343－1352.

［52］ Duan YY, Wu J, Zhu JL, et al. Gene therapy for human alpha1-antitrypsin defi ciency in an animal model using SV40-derived vectors. Gastroenterology, 2004, 127：1222－1232.

［53］ Long MB, Jones JP, Sullenger BA, et al. Ribozyme-mediated revision of RNA and DNA. J Clin Invest, 2003, 112：312－318.

［54］ Garcia-Blanco MA. Messenger RNA reprogramming by spliceosome-mediated RNA trans-splicing. J Clin Invest, 2003, 112：474－480.

［55］ Kren BT, Bandyopadhyay P, Steer CJ. In vivo site-directed mutagenesis of the factor IX gene by chimeric RNA/DNA oligonucleotides. Natl Med, 1998, 4：285－290.

［56］ Metz R, Dicola M, Kurihara T, et al. Mode of action of RNA/DNA oligonucleotides. Chest, 2002, 121：915－925.

［57］ Kmiec EB. Targeted gene repair-in the arena. J Clin Invest, 2003, 112：632－626.

［58］ Gruenert DC, Bruscia E, Novelli G, et al. Sequence-specific modification of genomic DNA by small DNA fragments. J Clin Invest, 2003, 112：637－641.

［59］ Davidson BL. Hepatic diseases-hitting the target with inhibitor RNAs. N Engl J Med, 2003, 349：2357－2359.

［60］ Rubinson DA, Dillon CP, Kwiatkowski AV, et al. A lentivirusbased system to functionally silence genes in primary mammalian cells, stem cells and transgenic mice by RNA interference. Nat Gen, 2003, 33：401－406.

［61］ Evans HM, Kelly DA, McKiernan PJ, et al. Progressive histological damage in liver allografts following pediatric liver transplantation. Hepatology, 2006, 43（5）：1109－1117.

第二十章　肝硬化与药物诱导肝损伤

药物代谢动力学研究发现肝硬化（LC）患者与健康受试者比较在药物代谢和清除率方面有显著差异。LC 患者众多生理学变化可能影响药物代谢，表现为肝毒性风险增加，或具有易发药物诱导肝损伤（DILI）潜能。已经证实有少数药物能够增加 LC 患者肝毒性风险（与正常人群比较）。但临床上难以确定大多数药物对 LC 患者的肝毒性风险程度，至今收集到的 DILI 相关 LC 研究数据有限。再加上缺乏药物肝损伤的清晰定义和特异性标志，使得临床上常常难以确诊。因此，临床医师难以科学精准的为晚期 LC 患者开写处方用药。不断升温的临床关注在于 LC 患者一旦并发 DILI，因缺乏肝储备更易发生严重失代偿，并可能威胁患者生命。本章综述增加 LC 患者 DILI 风险的药物，并推荐防治措施。

第一节　药物诱导肝损伤

与肝毒性有关的临床用药 >1000 种[1-2]，药物肝毒性仍然是停用上市药物的重要原因[3-5]。初诊时，很多 DILI 患者因长期药物暴露已处慢性肝病期而未能引起临床医师和患者注意。

一、定义

临床上常以 ALT 和 AST 升高作为肝组织炎症、损伤和坏死指标[6]，其中 ALT 主要存在于肝脏（肝内含量比血清高 3000 倍），具有很强的肝脏特异性，是目前肝损伤生化学标志的金标准[7-8]。急性肝细胞损伤定义为 ALT 至少升高 5×ULN，并且胆红素至少升高 2×ULN[9-10]。近来研究发现谷氨酸脱氢酶和苹果酸脱氢酶反映肝损伤及其恢复的附加值均超过 ALT，与肝功能恢复正常直接相关[7-8]。DILI 被定义为任何药物、草药或膳食补充剂（HDS）肝损伤导致患者生化学异常或肝功能障碍，并排除其他病因[1]。胆汁淤积性肝损伤被定义为胆管细胞损伤后单纯释放 ALP，因此，血清 ALP 升高提示胆管损伤[6]。混合型损伤指同时存在胆汁淤积和肝细胞损伤，伴有 ALT、ALP 和胆红素升高[6]（表 20-1-1）。

表 20-1-1　不同药物诱导的肝损伤模式相关实验室参数

参　　数	肝细胞损伤	胆汁淤积损伤	混合型肝损伤
ALT	>3×ULN	—	>2×ULN
ALP	—	>2×ULN	>2×ULN
ALT/ALP 值[a]	≥5	≤2	2~5

注：ULN：正常值上限。a：以 ULN 比值表示。

二、流行病学

虽然患者对大多数处方药耐受性良好，但美国所有住院黄疸患者的 2%、暴发性肝炎的 25% 与 DILI

有关。最新美国 ACG 发布 DILI 诊疗指南显示西方国家 DILI 的最常见病因有抗微生物药、草药和 HDS[11]。虽然病例报道免疫抑制剂（包括 TAC 和 Aza）相关 DILI 占 14%，终末期肝病 LT 患者最常见的 DILI 药物是抗生素[12]。其他研究证实 NSAIDs 和抗生素，特别是阿莫西林 – 克拉维酸钾是最常见的 DILI 病因[1,7,13-14]。虽然大多数 DILI 归因于单处方药，但多药和食补导致的 DILI 发生率分别占 18% 和 7%~9%[1,15]。

三、发病机制与临床

DILI 发病机制与肝脏代谢、超敏/过敏反应、自身免疫性、静脉血栓和特异质反应有关，表现为肝细胞性，胆汁淤积性或混合性肝损伤。基因多态性及其表观遗传特性可增加宿主对 DILI 的易感性。而药物及/或其代谢产物产生的直接肝毒性往往呈剂量依赖性，常可预测，被称为固有型 DILI[16]。临床上常见肝细胞损伤，并与不良预后有关[17]。药物诱导肝细胞损伤预后比胆汁淤积性损伤更差。其他临床表现包括静脉血栓性疾病和脂肪性肝炎。临床鉴定 DILI 类型有助于鉴定肝毒性药物或其他因子，特别是多药治疗时（表 20-1-2）。

表 20-1-2　不同药物导致的 DILI 临床表现及其定义

表现	定义	涉及药物
肝细胞性	ALT > 5 × ULN 和胆红素 > 2 × ULN	抗生素：环丙沙星，呋喃妥因，四环素，复方新诺明 抗抑郁药：安非他酮，氟西汀，帕罗西汀 抗炎药：对乙酰氨基酚，溴芬酸，布洛芬，萘普生 心脏用药：胺碘酮，赖诺普利，他汀类药物 甲基多巴，奈法唑酮，利培酮，舍曲林，曲唑酮，丙戊酸 其他：阿卡波糖，别嘌呤醇，西咪替丁，酮康唑，氟烷，异烟肼，奥美拉唑，蛋白酶抑制剂，吡嗪酰胺，奎尼丁，利福平，曲格列酮
胆汁淤积性	ALP > 2 × ULN 或 ALP/ALT < 2 伴 ALP 和伴 ALT > 1 × ULN	抗生素：阿莫西林 – 克拉维酸，红霉素，复方新诺明 抗炎药：舒林酸 心脏用药：氯吡格雷，ACEI 神经/精神类药物：卡马西平，氯丙嗪，抗抑郁药 其他：硫唑嘌呤，蛋白同化甾类，口服避孕药
混合型	ALT > 5 × ULN 或胆红素 > 2 × ULN 和 ALP > 2 × ULN 或 ALP/ALT < 2 伴 ALP 和伴 ALT > 1 × ULN	抗生素：克林霉素，磺胺类药物 心脏用药：ACEI，他汀类药物 神经/精神类药物：苯妥英钠，阿米替林 其他：硫唑嘌呤，蛋白酶抑制剂，逆转录酶抑制剂
PVST 相关 PHT	表现为腹水，静脉曲张和 HE	抗肿瘤药：白消安，环磷酰胺 环境暴露：砒霜，氯乙烯，二氧化钍；其他：维生素 A
脂肪性肝炎	脂肪浸润	心脏用药：胺碘酮；其他：他莫昔芬
纤维化/LC	桥状纤维化 假小叶形成	甲氨蝶呤

注：PVST：门静脉系统血栓；HE：肝性脑病；PHT：门静脉高压；ULN：正常值上限

评估 DILI 有关导致肝功能异常风险因素，有助于 DILI 的疑似诊断。已经证实的风险因素总结在表

20-1-3。大多数潜在慢性肝病似乎并不是 DILI 危险因素，虽然这并不适用于阿司匹林、氨甲蝶呤、INH 或抗 HIV 逆转录病毒药物[18]。在 LT 患者中，因 PSC 接受 LT 者似乎是发生 DILI 的危险因素，并且大多数发生在 LT 后 31~90 天，或超过 LT 后 501 天[12]。

表 20-1-3　DILI 的危险因素

●老年	●肥胖，特别是中心型肥胖
●慢性肝病史（如应用阿司匹林，甲氨蝶呤，异烟肼或抗逆转录病毒药物和共感染 HBV，HCV 和 HIV）	●药物化学性质及其相互作用，剂量和疗程
●妊娠	●伴有酗酒的规律性饮酒
●遗传多态性（HLA-B * 5701）	●患有 PSC 的 LT 后患者
●营养不良	●年轻男性患者，年老女性患者

Steuerwald 等[19]报道，DILI 发病后 7 个细胞因子（TNFα、IL-12、IL-17、IL-4、IL-5、IL-13、IL-9）、2 个趋化因子（巨噬细胞炎性蛋白-1β、RANTES）、2 个生长因子（成纤维细胞生长因子、血小板衍生生长因子）及 Alb 水平与 DILI 患者 6 个月病死率有关。

四、诊断和鉴别诊断

虽然数项 DILI 诊断标准无一被认为是金标准，但可用作临床诊断 DILI。其中应用较多，特异度较高的诊断标准是药物相关：① ALT≥3×ULN；②AST 及/或 ALT >3×ULN 和 TBil >2×ULN；③排除骨病后 ALP >2×ULN，且无其他肝病病因。急性药物诱导胆汁淤积诊断标准是 ALP 至少 >2×ULN，或在 ALT 和 ALP 均 >ULN 的情况下，ALT/ALP 值 <2（表 20-1-1）。虽然有多种 DILI 诊断评估方案，但研究证据表明，Roussel Uclaf 因果关系评估量表（RUCAM）是 DILI 诊断准确率较高的评估工具[11]。

很多导致急性 DILI 的药物也能引起慢性 DILI（生化学、影像学和组织学异常 >6 个月），其形态学特征与 CVH 或 AIH 类似；特别是某些草药、西药复方制剂组分复杂，很难确定究竟是哪些成分导致 DILI[11]。因此，确诊 DILI 给临床和病理学构成严峻挑战。常依赖排除其他病因，仔细询问用药史，查询每年药物暴露和肝功能异常史及/或临床症状和组织病理学。用药史应包括处方药、非处方药、日常饮食及/或食补成分、草药及其制品。急性 DILI 中的 6%~20% 可发展为慢性[20]。我国药物性肝损伤诊治指南将 DILI 严重程度分为 5 级[21]。其规范诊断格式举例：DILI，胆汁淤积型，慢性，RUCAM 7 分，严重程度 2 级。

一些药物，例如氯美辛、甲基多巴、米诺环素、呋喃妥因、英夫利昔单抗和 TNF-α 阻滞剂等，可导致自身免疫样慢性肝炎，其临床、血清学和形态学无法与 AIH 相鉴别[11]。因此，鉴别 DILI 和 AIH 仍然具有挑战性，但近来研究显示，在许多病例中，病理学家能通过二者肝组织损伤的差异鉴别 DILI 和 AIH[22]。仔细分析临床和病理学，准确鉴别诊断对于病因治疗至关重要。因为 AIH 患者及早采用免疫抑制剂治疗有效，而对于鉴定出的药物诱导 AIH 患者，只有尽快停药才能避免疾病进展及（或）发展为慢性肝病，甚至 LC。错误鉴别诊断可导致灾难性临床后果[21-23]。近期是否有诱发 AIH 相关药物接触史是鉴别该类患者的重要因素。30% 的药物诱导 AIH 患者伴超敏反应症状，例如：发热、皮疹和嗜酸性粒细胞增多，通常无肝硬化证据[24]。建立综合组织学模式可能有助于这两种疾病的鉴别，例如明显门静脉周围炎症，门静脉周围浆细胞浸润，肝腺泡内显著嗜酸性粒细胞，玫瑰花结形成更符合 AIH，而门静脉周围中性粒细胞浸润和胆汁淤积可能符合药物诱导的自身免疫样肝炎[25]。亦可通过随访鉴别 DILI 和 AIH；DILI 停用皮质类固醇后不会复发，而 AIH 患者普遍复发。DILI 组织学异常可能仅为大泡性脂肪肝，或脂肪性肝炎，呈现炎症坏死，肝细胞气球样变，伴或不伴玻璃样变，或窦周纤维化，这与酒精性肝炎或 NASH 相似。

五、DILI 的治疗

治疗 DILI 的关键在于早确诊，停用导致 DILI 药物[18,26]和应用可能的解毒药物。但确诊 DILI 后，除了对乙酰氨基酚或蘑菇中毒采用解毒治疗外均以支持疗法为主（表 20-1-4）。所有肝病接受多药治疗患者均应监测 AST、ALT、ALP 和 INR。UDCA 被认为是治疗胆汁淤积型 DILI 损伤患者的药物，虽然 EASL 认为这种疗法属于经验性治疗[18,26-27]。其他治疗胆汁淤积还包括瘙痒对症治疗，例如润肤剂、羟嗪、苯海拉明、胆酸树脂和利福平[28]。虽然皮质类固醇疗法是大多数 DILI 患者的经验性治疗，但对于药物诱导的自身免疫样肝炎患者治疗后能够获益[21,27]。大多数 DILI 患者的生化学在 60 天内正常。

表 20-1-4　DILI 治疗

一般措施	停用肝毒性药物
	监测生化学试验：ALT，胆红素，和 INR
	监测 HE 精神状态变化
	若符合药物诱导自身免疫性肝炎给予皮质类固醇治疗
	若呈现暴发性肝炎表现考虑乙酰半胱氨酸治疗
	若发生急性肝衰竭，考虑等待肝源 1A 级 LT
胆汁淤积模式	考虑 UDCA
	考虑皮质类固醇
	治疗瘙痒：考虑润肤剂，羟嗪，苯海拉明，选择性 NE 再摄取抑制剂，胆酸树脂
对乙酰氨基酚中毒	若 AST 或 ALT 升高或检测到血清对乙酰氨基酚给予乙酰半胱氨酸治疗，若摄入药物后 >10 小时或呕吐，应考虑静脉给药
	若怀疑故意超量用药，应持续观察并且给予精神治疗
蘑菇中毒	给予水飞蓟宾治疗
	大剂量青霉素 G
	考虑给予乙酰半胱氨酸或西咪替丁

对于快速出现黄疸、ALT 极度升高的 DILI 患者应尽早评估 LT。若患者年龄 ≥18 岁、预期寿命 ≤7 天、初现肝病症状后 8 周内发生肝性脑病（HE）、无基础性肝病、住 ICU 伴或不伴呼吸肌依赖、透析或/及 INR >2，此类患者在欧美国家被列入等待 LT 列表 1A 等级[29]。

第二节　肝硬化相关药物诱导肝损伤

一、导致肝硬化的药物简介

2010 年多国 DILI 研究协作组发表 DILI 共识[30]，对慢性 DILI 的定义为无论肝损伤类型，实验室或影像学指标持续存在 6 个月以上的肝损伤。2011 年研究发现急性 DILI 后 3 个月时仍然有约 42% 的患者存在肝功能异常，随访 1 年时仅有 17% 的患者仍然持续性肝功能异常[9]。因此，建议将停药后肝细胞型/混合型肝损伤超过 3 个月和胆汁淤积型超过 6 个月定义为持续性 DILI；肝损伤持续超过 1 年时，任何肝损伤类型均定义为慢性 DILI。初诊时，很多肝损伤患者因长期药物暴露已经处于慢性期。一项基于肝脏组织病理学研究显示初始考虑药物病因的患者仅仅占 39%，其中慢性肝炎患者占 45%，并且持续药物暴露至少 6 个月未能识别的患者占 16%[31]。既往临床医师大多认为 DILI 预后良好，但近年来多个国家的长期随访研究证实慢性 DILI 并不少见，其危害性也较严重。迁延不愈的慢性肝细胞受损或发展为自身免疫性肝炎后可能逐渐进展为肝纤维化和 LC，进而也可能发生失代偿。如长期应用甲氨蝶呤易导致 LC，其严重程度具有剂量依赖性[32]。草药与肝脏代谢药物成分可能发生相互作用，并具有潜在肝毒性。另有研究认为草药和饮食及/或 HDS 导致的慢性肝损伤逐年增加[33-34]。临床应用草药或他汀类药物可能导致 PBC 样肝损伤，虽然罕见[35-36]。持续暴露甲氨蝶呤、异烟肼（INH）、替尼酸、胺碘酮、依那普利和丙戊酸均可能导致 LC。药物诱导亚大块或大块坏死后可能伴有塌陷区纤维化，结节性再生和 LC。长期应用胺碘酮、己烯雌酚和哌克昔林三种药物可能导致脂肪性肝炎、肝坏死、炎性细胞浸润、纤维化、甚至 LC[37]。

化疗药物，例如氟尿嘧啶、顺铂、伊立替康和他莫昔芬诱导的脂肪肝及/或脂肪性肝炎不断增多。这也被称为化疗相关性脂肪肝或脂肪性肝炎[38-39]。维生素 A 过多症通常是膳食及（或）食补维生素 A 过量，或口服及（或）局部应用维 A 酸过多。另有报道药物导致星形细胞脂肪沉积，进而导致肝纤维化，甚至 LC（例如甲氨蝶呤，丙戊酸钠和甾类药物）[40]。

二、肝硬化并发 DILI

（一）肝硬化并发 DILI 病理生理学特点

药物代谢动力学研究发现 LC 患者与健康受试者比较在药物代谢和清除率方面有显著差异[41-42]。LC 后众多生理学变化影响其药物代谢，并具有易发 DILI 潜能，包括药物分布容量[43]、肾功能[44]、残存肝细胞量[45]、CYP 450 活性[46]和胆汁排泄变化[47]。作为 CYP450 酶底物的药物导致 DILI 的可能性更大，并且与药物剂量有关[48]。因此，LC 药物肝毒性风险增加具有理论依据。但因为这些变化对药物代谢及其排泄的影响明显不同，并存在个体差异，导致 DILI 临床和组织病理学表现差别很大，从肝酶轻微升高至急性或慢性肝衰竭[49]。

（二）肝硬化并发 DILI 药物

对于大多数药物而言，LC 和非 LC 患者 DILI 风险可能类似[2]。但公认 LC 患者一旦发生 DILI，因其缺乏生理性肝储备，更易发生严重失代偿[2]。研究证据显示，慢性肝病或 LC 患者最常用处方药 DILI 发生率增加；虽然此论点的证据并不十分充足。但已有足够证据支持 LC 患者应用某些少数药物时伴有显著肝毒性风险（与正常人群比较）（表 20-2-1）。

表 20-2-1　肝硬化 DILI 风险增加相关药物

药　　　物	风险增加 LC 患者
异烟肼	HBV 相关 LC[50-51]
	HCV 相关 LC[52]
	HCV/HIV 共感染相关 LC[52]
去羟肌苷	HCV/HIV 共感染相关 LC[53]
拉替拉韦	HCV/HIV 共感染相关 LC[54]

药　物	风险增加 LC 患者
奈韦拉平	HCV/HIV 共感染相关 LC[55]
	HBV/HIV 共感染相关 LC[56]
利托那韦	HCV/HIV 共感染相关 LC[57]
	HBV/HIV 共感染相关 LC[57]
奈非那韦	HCV/HIV 共感染相关 LC[58]
沙奎那韦	HCV/HIV 共感染相关 LC[59-60]
茚地那韦	HCV/HIV 共感染相关 LC[59-60]

1. 抗结核药（ATDs）　慢性肝病（CLD）与 ATDs 相关 DILI 之间互为促进因素。推荐 LC 患者应用的 ATDs 主要基于 CLD 患者已知肝毒性风险[61-62]。INH 属于 ATDs，可阻止分枝菌酸和结核菌细胞壁合成[63]。它主要被肝脏 N-乙酰转移酶-2 代谢。INH 肝毒性最有可能与其代谢产物有关。其风险因素包括老年（>60 岁）、女性、低 BMI 和酗酒[64-68]。对于乙肝肝硬化患者，即便其 HBV DNA 阴性，在应用 ATDs 药物时也应抗病毒治疗（第 10 章）。证据显示 CVH 患者 DILI 风险增加。采用 INH 单药治疗诱导无症状转氨酶升高者占 10%、严重肝损伤者 <1%。INH 联合其他抗结核药物治疗诱导显症肝炎发生率约为 4%。若患者一旦发生黄疸，其病死率高达 10%。因此，抗结核治疗（ATT）过程中应关注黄疸，特别是那些伴有 ATT 肝毒性易发因素患者。Wong 等[50]对 CHB 患者进行回顾性研究显示 INH 相关 DILI 发生率增加，与对照组比较分别为 26.8% 和 8.3%。Castro 等[51]研究也有类似结果。INH 诱导 CHC 和 HIV 感染者 DILI 发病率似乎也增加。基于 Ungo 等[52]研究，INH 诱导 CHC 和 HCV/HIV 共感染患者 DILI 风险分别增加 5 倍和 14 倍。LC 患者应用 INH 发生 DILI 风险升高伴有特殊基因多态性（例如慢速乙酰化基因），可诱发 INH 血浆水平升高，并不利于临床疗效[69]。一般认为严重肝病是应用 INH 禁忌证[61]，但对于等待 LT 的 LC 患者在频繁监测肝酶（每 2~4 周一次）情况下可比较安全的应用 INH[70]，也可成功治疗 LT 后结核患者[71-72]。

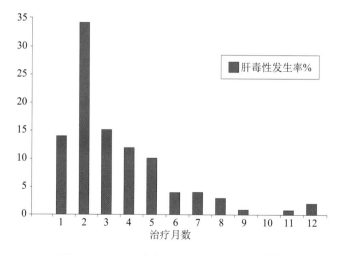

图 20-2-1　INH 治疗过程中肝毒性发生率[73]

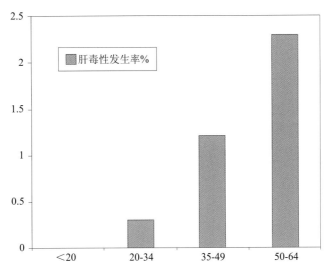

图 20-2-2 INH 治疗过程中年龄相关肝毒性发生率[73]

据报道 INH 肝毒性发生率似乎有明显地方性差异（0.15%~28%）[74-79]。与上述研究结论不同的是 Park 等[80]并未发现 LC 患者作为一种肝毒性独立危险因素，并且认为 ATDs 可安全用于 CLD 患者。Stucchi 等[81]观察 27 例 LT 前结核菌素纯蛋白衍生物（PPD）阳性 LC 患者（平均 MELD 评分为 20），证实应用 INH 的安全性，其中 2/3 患者完成了 6 个月的预防性治疗，在接受 LT 前联合其他疗法治疗长达 4 个月。在这些治疗的患者中，应用 INH 治疗前后的氨基转移酶平均值近似。仅有 1 例患者因并发 SBP 诱发肝功能失代偿停止治疗。虽然这些较小样本的研究结果需要进一步验证，然而，根据目前证据，至少慢性肝病患者应用 INH 治疗时应更频繁监测肝酶。另外，虽然正常受试者利福平联合 INH 治疗时 DILI 风险增加，但目前尚无直接证据支持 LC 患者相关风险增加[82]。多数专家认为肝功能代偿良好的 LC 患者并非 INH 和利福平治疗禁忌证。CTP≤7 分和 8~10 分的 LC 患者分别推荐含 2 种和 1 种肝毒性药物治疗方案，利福平优于 INH。

利福平主要通过胆汁排泄，竞争性抑制胆红素排泄路径，导致胆红素升高。因此，可能诱导 LC 患者黄疸恶化；特别是在利福平联合应用 INH 时这种肝毒性风险增加，所以，LC 患者应谨慎应用[83]。对于 CLD 患者，氧氟沙星已经被安全的替代利福平（尽管其抗结核菌活性低于利福平），其肝毒性比利福平和吡嗪酰胺轻[84]。肝损伤患者应用吡嗪酰胺后半衰期延长[69]，导致肝毒性增加[85]。目前推荐 CTP A 级 LC 患者采用非肝硬化方式治疗；然而，吡嗪酰胺应禁用于 CTP B 级患者[86]。CTP C 级 LC 患者可选择乙胺丁醇、一种氟喹诺酮类药物联合一种二线药物（如链霉素或阿米卡星）抗结核治疗 CTP C 级 LC 患者[86]，疗程 18~24 个月。

2. 抗生素 抗生素是治疗 LC 和 PHT 并发症的最常用药物。急性静脉曲张出血（AVB）患者采用抗生素预防感染与存活率改善有关[87]。喹诺酮类药物是 LC 患者最常用抗生素，特别是用于防治 SBP，及内镜和外科手术前预防感染。前瞻性研究综述和荟萃分析均显示：诺氟沙星继发性预防 SBP，可显著降低其复发率[87]。临床应用环丙沙星（每天或每周给药方案）也显示有效[88]。

LC 患者应慎用抗真菌药物，包括酮康唑、咪康唑、氟康唑、伊曲康唑，主因是其不同程度的影响细胞色素 P450 酶活性[86]。CTP A 和 B 级 LC 患者应用伏立康唑应减量；然而，尚未见 CTP C 级 LC 患者的应用研究[61]。LC[89]或并发腹水[90]患者应用环丙沙星后的血浆水平或半衰期似乎无显著性变化，因此无需剂量调整。虽然腹水患者肾功能不全时氧氟沙星代谢发生改变[90-91]，但其腹水穿透性极佳，甚至在肾功能不全情况下也能获得治疗量[90,92]。然而，研究发现氟喹诺酮类抗生素能够延长 LC 和 TIPS 分流患者 QT 间期，与 CYP3A4 活性降低有关[93]。

LC 患者应避免应用大环内酯类抗生素（包括红霉素，阿奇霉素，克林霉素）和氯霉素[61,86]。LC 患者应用四环素后的药物半衰期延长，并且有剂量相关性肝毒性，也应避免应用[86]。由于部分 β-内酰胺类抗生素导致白细胞减少，并且 LC 患者常常伴有网状内皮细胞功能和吞噬作用受损，可能导致 β-内酰胺类抗生素治疗无效[86]。应避免单一应用氨基糖苷类药物和万古霉素，或氨基糖苷类药物联合氨苄西林，头孢菌素或美洛西林治疗细菌感染，因为它们与诱导或恶化肾毒性或肾衰竭发生率有关[86,94-95]，详见表20-2-2。

表 20-2-2　肝衰竭患者应谨慎应用或避免应用的抗生素药物[61,86]

药　物	原　因
大环内酯类（阿奇霉素，红霉素）	QTc 间期延长
β-内酰胺类（头孢菌素类，哌拉西林）	白细胞减少
氨基糖苷类	肾衰竭
万古霉素	肾衰竭
呋喃妥因（长期应用）	药物诱导自身免疫性肝炎
四环素	半衰期延长可能导致急性肝衰竭
利福平	黄疸恶化

抗生素和抗真菌药物导致的 DILI 典型无症状，但值得关注的是阿莫西林 - 克拉维酸诱导长期胆汁淤积，应用曲伐沙星导致严重急性肝炎，米诺环素相关性自身免疫样肝炎和长期应用呋喃妥因导致慢性肝损伤。及时识别 DILI 并停药，避免再次应用是最佳处理策略。

3. 他汀类药物　代偿型 LC 患者在细心监控下可应用他汀类药物，但失代偿型 LC 患者应极其审慎应用，因为这类患者的他汀类药物代谢路径可能严重受损。Simonson 等[96]研究发现 CTP B 级 LC 患者应用罗舒伐他汀后血药浓度显著高于 CTP A 级者，提示 CTP B 级患者严重肝毒性风险增加。

研究提示他汀类药物可能在未来 LC 患者治疗中发挥作用。因为有研究显示辛伐他汀能够降低 HVPG，并且与安慰剂比较能够改善 LC 患者的肝脏血流灌注[97]。

低剂量他汀类药物和亲脂抑素制剂可能降低 LC 风险。很多慢性肝病患者，例如 CHC 和 NASH，可安全应用他汀类药物，虽然伴有轻微风险，但亦显示潜在保肝益处。Yang 等（J Hepatol 2015）观察 226856 例丙型肝炎患者 13 年发现：相对于未用他汀类药物患者，使用他汀类药物累计限定日剂量为 28 - 83、84 -365 和超过 365 的 LC 风险比分别为 0.33，0.24 和 0.13，提示他汀类药物的应用与降低丙肝 LC 风险呈剂量依赖性关系。代偿良好的 NASH 患者应强力考虑采用他汀类药物治疗，因为这些患者可能伴有较高的 CVR[98]。但应更细心动态监测 LC 和 LT 患者应用他汀类药物后的肝毒性，特别是大剂量应用免疫抑制剂治疗的患者。

4. 高效抗反转录病毒治疗（HAART）　一般认为，接受 HAART 并发 DILI 患者似乎在停药后逆转，并且很少对患者产生长期不良影响[83]。但对慢性肝病患者的影响，例如 AC 患者肝毒性尚无理想研究数据，HAART 是否对病毒性肝炎，或 CLD/LC 易发 DILI 有实质性影响也不清楚。

总之，综合现有研究数据似乎显示 LC 和 LT 后患者发生 DILI 风险增加。研究证实仅仅有少数药物与

LC 患者 DILI 风险增加有关，包括 ATDs 和 HIV 治疗药物，虽然发生严重失代偿风险较低，并且大多数患者停药后恢复。然而，LC 患者应用少数药物后呈现出直接肝毒性。目前对麻醉药（联合或不联合对乙酰氨基酚）[99-101]、他汀类药物[102-103]、NSAIDs[104]、抗生素[105]、心血管药物[44]、精神病和糖尿病用药[106]并未显示导致 DILI 发生率增加。虽然众多报道存在药物诱导的肝毒性，但很少有 LC 患者 DILI 发生率增加的研究报道。值得警醒的是这种缺乏证据的讨论氛围具有双向性含意，尚未发现并非全然否定，因此，当前研究数据绝不是最终结论，充其量仅仅是初步观察。渴望未来大样本 RCT 积累更多数据澄清 LC 患者常用药物对其残存肝功能的真正影响度。

参考文献

［1］Suk KT，Kim DJ. Drug-induced liver injury：present and future. Clin Mol Hepatol，2012，18：249－257.

［2］Zimmerman H. Hepatotoxicity：the adverse effects of drugs and other chemicals on the liver. 2nd edition. Philadelphia：Lippincott，Williams &Wilkins，1999.

［3］Lee W，Senior J. Recognizing drug-induced liver injury：current problems，possible solutions. Toxicol Pathol，2005，33：155－164.

［4］Kaplowitz N. Drug-induced liver disorders：implications for drug development and regulation. Drug Saf，2001，24：483－490.

［5］Chang CY，Schiano TD. Review article：drug hepatoxicity. Aliment Pharmacol Ther，2007，25：1135－1151.

［6］Aragon G，Younossi Z. When and how to evaluate mildly elevated liver enzymes in apparently healthy patients. Cleve Clin J Med，2010，77（3）：195－204.

［7］Schomaker S，Warner R，Bock J，et al. Assessment of emerging biomarkers of liver injury in human subjects. Toxicol Sci，2013，132（2）：276－283.

［8］Green RM，Flamm S. AGA technical review on the evaluation of liver chemistry tests. Gastroenterology，2002，123（4）：1367－1384.

［9］Aithal GP，Watkins PB，Andrade RJ，et al. Case definition and phenotype standardization in drug-induced liver injury. Clin Pharmacol Ther，2011，89（6）：806－815.

［10］Temple R. Hy's law：predicting serious hepatotoxicity. Pharmacoepidemiol Drug Saf，2006，15（4）：241－243.

［11］Chalasani NP，Hayashi PH，Bonkovsky HL，et al. ACG Clinical Guideline：the diagnosis and management of idiosyncratic drug-induced liver injury［J］. Am J Gastroenterol，2014，109（7）：950－967.

［12］Sembera S，Lammert C，Talwalkar J，et al. Frequency，clinical presentation and outcomes of drug-induced liver injury after liver transplantation. Liver Transpl，2012，18：803－810.

［13］Ostapowicz G，Fontana RJ，Schiodt FV，et al. Results of a prospective study of acute liver failure at 17 tertiary care centers in the United States. Ann Intern Med，2002，137：947－954.

［14］Farrell GC. Liver disease caused by drugs，anesthetics，and toxins. In：Feldman M，Friedman LS，Sleisenger MH，editors. Gastrointenstinal and liver disease. 7th edition. Philadelphia：WB Saunders，2002，1403－1447.

［15］Chalasani N，Fontana RJ，Bonkovsky HL，et al. Causes，clinical features，and outcomes from a prospective study of drug-induced liver injury in the United States. Gastroenterology，2008，135：1924－1934.

［16］Padda MS，Sanchez M，Akhtar AJ，et al. Drug-induced cholestasis［J］. Hepatology，2011，53（4）：1377－1387.

［17］Andrade RJ，Lucena MI，Fernandez MC，et al. Drug-induced liver injury：an analysis of 461 incidences submitted to the Spanish registry over a 10-year period. Gastroenterology，2005，129：512－521.

［18］Dienstag J. Toxic and drug-induced hepatitis. In：Longo D，Fauci A，Kasper DL，et al，editors. Harrison's principles of internal medicine. 18th edition. New York：McGraw-Hill；2011. Available at. http：//accessmedicine. com/content. aspx？aid5 9134024. Accessed March 20，2013.

［19］ Steuerwald NM, Foureau DM, Norton HJ, et al. Profiles of serum cytokines in acute drug-induced liver injury and their prognostic significance ［J］. PLoS Ohe, 2013, 8（12）：e81974.

［20］ Fontana RJ, Hayashi PH, Gu J, et al. Idiosyncratic drug-induced liver injury is associated with substantial morbidity and mortality within 6 months from onset ［J］. Gastroenterology, 2014, 147（1）：96 – 108.

［21］ 中华医学会肝病学分会药物性肝病学组, 药物性肝损伤诊治指南；中华肝脏病杂志, 2015, 23（11）：810 – 819.

［22］ Suzuki A, Brunt EM, Kleiner DE, et al. The use of liver biopsy evaluation in discrimination of idiopathic autoimmune hepatitis versus drug-induced liver injury. Hepatology, 2011, 54：931 – 939.

［23］ Lewis JH. Diagnosis：liver biopsy differentiates DILI from autoimmune hepatitis. Nat Rev Gastroenterol Hepatol, 2011, 8：540 – 542.

［24］ Chalasani N, Fontana RJ, Bonkovsky HL, et al. Causes, clinical features, and outcomes from a prospective study of drug-induced liver injury in the United States. Gastroenterology, 2008, 135：1924 – 1934.

［25］ Kleiner DE. The pathology of drug-induced liver injury. Semin Liver Dis, 2009, 29：364 – 372.

［26］ Nathwani RA, Kaplowitz N. Drug hepatotoxicity. Clin Liver Dis, 2006, 10：207 – 217.

［27］ European Association for the Study of the Liver. EASL clinical practice guidelines：management of cholestatic liver diseases. J Hepatol, 2009, 51：237 – 267.

［28］ Patel T, Yosipovitch G. Therapy of pruritus. Expert Opin Pharmacother, 2010, 11（10）：1673 – 1682.

［29］ Turhan N, Kurt M, Ozderin YO, et al. Hepatic granulomas：a clinicopathologic analysis of 86 cases. Pathol Res Pract, 2011, 207：359 – 365.

［30］ Fontana RJ, Seeff LB, Andrade RJ, et al. Standardization of nomenclature and causality assessment in drug-induced liver injury：summary of a clinical research workshop ［J］. Hepatology, 2010, 52（2）：730 – 742.

［31］ Andrade RJ, Lucena MI, Kaplowitz N, et al. Outcome of acute idiosyncratic drug-induced liver injury：long-term follow-up in a hepatotoxicity registry. Hepatology, 2006, 44：1581 – 1588.

［32］ Cm M, Zk J, TW, et al. Methotrexate and liver fibrosis in people with psoriasis：A systematic review of obserbational studies ［J］. Br J Dermatol, 2014.

［33］ Hou FQ, Zeng Z, Wang GQ. Hospital admissions for drug-induced liver injury：clinical features, therapy, and outcomes. Cell Biochem Biophys, 2012, 64：77 – 83.

［34］ Bunchorntavakul C, Reddy KR. Herbal and dietary supplement hepatotoxicity. Aliment Pharmacol Ther, 2013, 37：3 – 17.

［35］ Elbl C, Terracciano L, Stallmach TK, et al. Herbal drugs mimicking primary biliary cirrhosis. Praxis（Bern 1994）, 2012, 101：195 – 198.

［36］ Nakayama S, Murashima N. Overlap syndrome of autoimmune hepatitis and primary biliary cirrhosis triggered by fluva-statin. Indian J Gastroenterol, 2011, 30：97 – 99.

［37］ Pessayre D, Bichara M, Feldmann G, et al. Perhexiline maleate-induced cirrhosis. Gastroenterology, 1979, 76：170 – 177.

［38］ Khan AZ, Morris-Stiff G, Makuuchi M. Patterns of chemotherapy-induced hepatic injury and their implications for patients undergoing liver resection for colorectal liver metastases. J Hepatobiliary Pancreat Surg, 2009, 16：137 – 144.

［39］ Tannapfel A, Reinacher-Schick A, Flott-Rahmel B. Steatohepatitis after chemotherapy for colorectal liver metastases（CASH）. Pathologe, 2011, 32：330 – 335.

［40］ Levine PH, Delgado Y, Theise ND, et al. Stellate-cell lipidosis in liver biopsy specimens. Recognition and significance. Am J Clin Pathol, 2003, 119：254 – 258.

［41］ Finucci GF, Padrini R, Piovan D, et al. Verapamil pharmacokinetics and liver function in patients with cirrhosis. Int J Clin Pharmacol Res, 1988, 8（2）：123 – 126.

［42］ Weiler S, Zoller H, Graziadei I, et al. Altered pharmacokinetics of voriconazole in a patient with liver cirrhosis. Antimicrob Agents Chemother, 2007, 51 (9)：3459 – 3460.

［43］ Henriksen JH. Volume adaptation in chronic liver disease：on the static and dynamic location of water, salt, protein and red cells in cirrhosis. Scand J Clin Lab Invest, 2004, 64 (6)：523 – 533.

［44］ DeSanto NG, Anastasio P, Loguercio C, et al. Creatinine clearance：an inadequate marker of renal filtration in patients with early posthepatitic cirrhosis (Child A) without fluid retention and muscle wasting. Nephron, 1995, 70 (4)：421 – 424.

［45］ Zuckerman E, Slobodin G, Sabo E, et al. Quantitative liver-spleen scan using single photon emission computerized tomography (SPECT) for assessment of hepatic function in cirrhotic patients. J Hepatol, 2003, 39 (3)：326 – 332.

［46］ Villeneuve JP, Pichette V. Cytochrome P450 and liver diseases. Curr Drug Metab, 2004, 5 (3)：273 – 282.

［47］ Zollner G, Fickert P, Zenz R, et al. Hepatobiliary transporter expression in percutaneous liver biopsies of patients with cholestatic liver diseases. Hepatology, 2001, 33 (3)：633 – 646.

［48］ Yu K, Geng X, Chen M, et al. High daily dose and being a substrate of cytochrome P450 enzymes are two important predictors of drug-induced liver injury ［J］. Drug Metab Dispos, 2014, 42 (4)：744 – 750.

［49］ Wang Y, Lin Z, Liu Z, et al. A unifying ontology to integrate histological and clinical observations for drug-induced liver injury. Am J Pathol, 2013, 182 (4)：1180 – 1187.

［50］ Wong WM, Wu PC, Yuen MF, et al. Antituberculosis drug-related liver dysfunction in chronic hepatitis B infection. Hepatology, 2000, 31 (1)：201 – 206.

［51］ Castro L, Brasil PE, Monteiro TP, et al. Can hepatitis B virus infection predict tuberculosis treatment liver toxicity? Development of a preliminary prediction rule. Int J Tuberc Lung Dis, 2010, 14 (3)：332 – 340.

［52］ Ungo JR, Jones D, Ashkin D, et al. Antituberculosis drug-induced hepatotoxicity. The role of hepatitis C virus and the human immunodeficiency virus. Am J Respir Crit Care Med, 1998, 157 (6 Pt 1)：1871 – 1876.

［53］ Balzarini J, Lee CK, Herdewijn P, et al. Mechanism of the potentiating effect of ribavirin on the activity of 2', 3'-dideoxyinosine against human immunodeficiency virus. J Biol Chem, 1991, 266 (32)：21509 – 21514.

［54］ Vispo E, Mena A, Maida I, et al. Hepatic safety profile of raltegravir in HIVinfected patients with chronic hepatitis C. J Antimicrob Chemother, 2010, 65 (3)：543 – 547.

［55］ Macias J, Neukam K, Mallolas J, et al. Liver toxicity of initial antiretroviral drug regimens including two nucleoside analogs plus one non-nucleoside analog or one ritonavir-boosted protease inhibitor in HIV/HCV-coinfected patients. HIV Clin Trials, 2012, 13 (2)：61 – 69.

［56］ Dieterich DT, Robinson PA, Love J, et al. Drug-induced liver injury associated with the use of nonnucleoside reverse-transcriptase inhibitors. Clin Infect Dis, 2004, 38 (Suppl 2)：S80 – 89.

［57］ Sulkowski MS, Thomas DL, Chaisson RE, et al. Hepatotoxicity associated with antiretroviral therapy in adults infected with human immunodeficiency virus and the role of hepatitis C or B virus infection. JAMA, 2000, 283 (1)：74 – 80.

［58］ Mira JA, Macias J, Giron-Gonzalez JA, et al. Incidence of and risk factors for severe hepatotoxicity of nelfinavir-containing regimens among HIV-infected patients with chronic hepatitis C. J Antimicrob Chemother, 2006, 58 (1)：140 – 146.

［59］ Sulkowski MS. Drug-induced liver injury associated with antiretroviral therapy that includes HIV-1 protease inhibitors. Clin Infect Dis, 2004, 38 (Suppl 2)：S90 – 7.

［60］ Monforte Ade A, Bugarini R, Pezzotti P, et al. Low frequency of severe hepatotoxicity and association with HCV coinfection in HIV-positive patients treated with HAART. J Acquir Immune Defic Syndr, 2001, 28 (2)：114 – 123.

［61］ Stine JG, Lewis JH. Review article：use of medications in patients with cirrhosis. Aliment Pharmacol Ther, 2013, 37 (12)：1132 – 1156.

［62］ Cho YJ, Lee SM, Yoo CG, et al. Clinical characteristics of tuberculosis in patients with liver cirrhosis. Respirology, 2007, 12：401 – 405.

［63］ Schroeder EK, de Souza N, Santos DS, et al. Drugs that inhibit mycolic acid biosynthesis in Mycobacterium tuberculosis. Curr Pharm Biotechnol, 2002, 3 (3)：197 – 225.

［64］ Ormerod LP, Horsfield N. Frequency and type of reactions to antituberculosis drugs: observations in routine treatment. Tuber Lung Dis, 1996, 77 (1): 37 - 42.

［65］ Yee D, Valiquette C, Pelletier M, et al. Incidence of serious side effects from firstline antituberculosis drugs among patients treated for active tuberculosis. Am J Respir Crit Care Med, 2003, 167 (11): 1472 - 1477.

［66］ Fernandez-Villar A, Sopena B, Fernandez-Villar J, et al. The influence of risk factors on the severity of anti-tuberculosis drug-induced hepatotoxicity. Int J Tuberc Lung Dis, 2004, 8 (12): 1499 - 1505.

［67］ Schaberg T, Rebhan K, Lode H. Risk factors for side-effects of isoniazid, rifampin and pyrazinamide in patients hospitalized for pulmonary tuberculosis. Eur Respir J, 1996, 9 (10): 2026 - 2030.

［68］ Saukkonen JJ, Cohn DL, Jasmer RM, et al. An official ATS statement: hepatotoxicity of antituberculosis therapy. Am J Respir Crit Care Med, 2006, 174 (8): 935 - 952.

［69］ Saito A, Nagayama N, Yagi O, et al. Tuberculosis complicated with liver cirrhosis. Kekkaku, 2006, 81: 457 - 465.

［70］ Jahng AW, Tran T, Bui L, et al. Safety of treatment of latent tuberculosis infection in compensated cirrhotic patients during transplant candidacy period. Transplantation, 2007, 83: 1557 - 1562.

［71］ Jafri SM, Singal AG, Kaul D, et al. Detection and management of latent tuberculosis in liver transplant patients. Liver Transpl, 2011, 17 (3): 306 - 314.

［72］ Holty JE, Gould MK, Meinke L, et al. Tuberculosis in liver transplant recipients: a systematic review and meta-analysis of individual patient data. Liver Transpl, 2009, 15: 894 - 906.

［73］ Kopanoff DE, Snider DE, Jr., Caras GJ. Isoniazid-related hepatitis: a U. S. Public Health Service cooperative surveillance study. Am Rev Respir Dis, 1978, 117 (6): 991 - 1001.

［74］ Fountain FF, Tolley E, Chrisman CR, et al. Isoniazid hepatotoxicity associated with treatment of latent tuberculosis infection: a 7-year evaluation from a public health tuberculosis clinic. Chest, 2005, 128 (1): 116 - 123.

［75］ LoBue PA, Moser KS. Use of isoniazid for latent tuberculosis infection in a public health clinic. Am J Respir Crit Care Med, 2003, 168 (4): 443 - 447.

［76］ Fernandez-Villar A, Sopena B, Vazquez R, et al. Isoniazid hepatotoxicity among drug users: the role of hepatitis C. Clin Infect Dis, 2003, 36 (3): 293 - 298.

［77］ McNeill L, Allen M, Estrada C, et al. Pyrazinamide and rifampin vs isoniazid for the treatment of latent tuberculosis: improved completion rates but more hepatotoxicity. Chest, 2003, 123 (1): 102 - 106.

［78］ Nolan CM, Goldberg SV, Buskin SE. Hepatotoxicity associated with isoniazid preventive therapy: a 7-year survey from a public health tuberculosis clinic. JAMA, 1999, 281 (11): 1014 - 1018.

［79］ Sharifzadeh M, Rasoulinejad M, Valipour F, et al. Evaluation of patient-related factors associated with causality, preventability, predictability and severity of hepatotoxicity during antituberculosis [correction of antituberculosis] treatment. Pharmacol Res, 2005, 51 (4): 353 - 358.

［80］ Park WB, Kim W, Lee KL, et al. Antituberculosis drug-induced liver injury in chronic hepatitis and cirrhosis. J Infect, 2010, 61 (4): 323 - 339.

［81］ Stucchi RS, Boin IF, Angerami RN, et al. Is isoniazid safe for liver transplant candidates with latent tuberculosis? Transplant Proc, 2012, 44 (8): 2406 - 2410.

［82］ Sarma GR, Immanuel C, Kailasam S, et al. Rifampin-induced release of hydrazine from isoniazid. A possible cause of hepatitis during treatment of tuberculosis with regimens containing isoniazid and rifampin. Am Rev Respir Dis, 1986, 133 (6): 1072 - 1075.

［83］ Gupta NK, Lewis JH. Review article: the use of potentially hepatotoxic drugs in patients with liver disease. Aliment Pharmacol Ther, 2008, 28: 1021 - 1041.

［84］ Saukkonen J. Challenges in reintroducing tuberculosis medications after hepatotoxicity. Clin Infect Dis, 2010, 50 (6): 840 - 842.

［85］ Kaneko Y，Nagayama N，Kawabe Y，et al. Drug-induced hepatotoxicity caused by anti-tuberculosis drugs in tuberculosis patients complicated with chronic hepatitis. Kekkaku，2008，83：13 – 19.

［86］ Amarapurkar DN. Prescribing medications in patients with decompensated liver cirrhosis. Int J Hepatol，2011，1 – 5.

［87］ Segarra-Newnham M，Henneman A. Antibiotic prophylaxis for prevention of spontaneous bacterial peritonitis in patients without gastrointestinal bleeding. Ann Pharmacother，2010，44（12）：1946 – 1954.

［88］ Terg R，Fassio E，Guevara M，et al. Ciprofloxacin in primary prophylaxis of spontaneous bacterial peritonitis：a randomized，placebo-controlled study. J Hepatol，2008，48（5）：774 – 779.

［89］ Dixit RK，Satapathy SK，Kumar R，et al. Pharmacokinetics of ciprofloxacin in patients with liver cirrhosis. Indian J Gastroenterol，2002，21：62 – 63.

［90］ Montay G，Gaillot J. Pharmacokinetics of fluoroquinolones in hepatic failure. J Antimicrob Chemother，1990，26（Suppl B）：61 – 67.

［91］ Silvain C，Bouquet S，Breux JP，et al. Oral pharmacokinetics and ascitic fluid penetration of ofloxacin in cirrhosis. Eur J Clin Pharmacol，1989，37（3）：261 – 265.

［92］ Sambatakou H，Giamarellos-Bourboulis EJ，Galanakis N，et al. Phramacokinetics of fluoroquinolones in uncompensated cirrhosis：the significance of penetration in the ascetic fluid. Int J Antimicrob Agents，2001，18：441 – 444.

［93］ Vuppalanchi R，Juluri R，Ghabril M，et al. Drug-induced QT prolongation in cirrhotic patients with transjugular intrahepatic portosystemic shunt. J Clin Gastroenterol，2011，45（7）：638 – 642.

［94］ Cabrera J，Arroyo V，Ballesta AM，et al. Aminoglycoside nephrotoxicity in cirrhosis. Value of urinary beta 2-microglobulin to discriminate functional renal failure from acute tubular damage. Gastroenterology，1982，82：97 – 105.

［95］ Haupel H，Bynum GD，Zamora E，et al. Risk factors for the development of renal dysfunction in hospitalized patients with cirrhosis. Am J Gastroenterol，2001，96：2206 – 2210.

［96］ Simonson SG，Martin PD，Mitchell P，et al. Pharmacokinetics and pharmacodynamics of rosuvastatin in subjects with hepatic impairment. Eur J Clin Pharmacol，2003，58（10）：669 – 675.

［97］ Abraldes JG，Albillos A，Ban~ares R，et al. Simvastatin lowers portal pressure in patients with cirrhosis and portal hypertension：a randomized controlled trial. Gastroenterology，2009，136：1651 – 1658.

［98］ Cohen D，Anania F，Chalasani N. An assessment of statin safety by hepatologists. Am J Cardiol，2006，97：C77 – 81.

［99］ Duh MS，Vekeman F，Korves C，et al. Risk of hepatotoxicity-related hospitalizations among patients treated with opioid/acetaminophen combination prescription pain medications. Pain Med，2010，11（11）：1718 – 1725.

［100］ Tegeder I，Lotsch J，Geisslinger G. Pharmacokinetics of opioids in liver disease. Clin Pharmacokinet，1999，37（1）：17 – 40.

［101］ Kuffner EK，Green JL，Bogdan GM，et al. The effect of acetaminophen（four grams a day for three consecutive days）on hepatic tests in alcoholic patients-a multicenter randomized study. BMC Med，2007，5：13.

［102］ Avins AL，Manos MM，Ackerson L，et al. Hepatic effects of lovastatin exposure in patients with liver disease：a retrospective cohort study. Drug Saf，2008，31（4）：325 – 334.

［103］ Bhardwaj SS，Chalasani N. Lipid-lowering agents that cause drug-induced hepatotoxicity. Clin Liver Dis，2007，11（3）：597 – 613.

［104］ Chavez E，Castro-Sanchez L，Shibayama M，et al. Effects of acetyl salicylic acid and ibuprofen in chronic liver damage induced by CCl4. J Appl Toxicol，2012，32（1）：51 – 59.

［105］ Brown SJ，Desmond PV. Hepatotoxicity of antimicrobial agents. Semin Liver Dis，2002，22（2）：157 – 167.

［106］ Gundling F，Seidl H，Strassen I，et al. Clinical manifestations and treatment options in patients with cirrhosis and diabetes mellitus. Digestion，2013，87（2）：75 – 84.

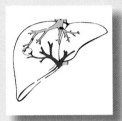
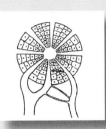
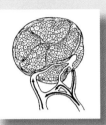

并 发 症 篇

第二十一章　肝硬化腹水

肝硬化（LC）腹水是 LC 最常见并发症，代偿型 LC 患者 10 年内并发腹水者约占 60%。在 LC 自然史中出现腹水是重要的预后事件，患者不但生存质量下降，而且首发腹水后 2 年和 5 年病死率分别为 50% 和 80%。成功治疗 LC 腹水不但缓解患者症状，而且有助于改善患者预后。本章重点综述 LC 腹水发生机制、诊断、鉴别诊断及治疗进展。

第一节　病因学

腹水的最常见病因是 LC（占 80%），其次是肿瘤（12%）和心血管病（5%）；而感染、肾病和肝静脉回流受阻（第 17 章）是腹水罕见病因。单纯 PVST，无肝实质病变时常无腹水。临床上可区别几种主要类型腹水（表 21-1-1）。

表 21-1-1　腹水病因学分类

分 类		注 解
• 门静脉性	• 炎症/感染	• 分类有助于鉴别诊断
• 心源性	• 乳糜性	• 门静脉性和心源性腹水的特征类似
• 恶性		• 导致这些主要类型腹水的原因很多

详细询问病史和全面体检将会发现 LC 腹水病因第一线索。蜘蛛痣，脾大，腹壁静脉曲张提示 LC。右心衰时颈静脉充盈、怒张，可能观察到颈静脉或肝脏搏动。奇脉和库斯莫尔征阳性提示缩窄性心包炎（CP）。患者背部可见静脉显露提示 IVC 栓塞。而触及腹部肿块，肝脏表面粗糙的结节高度提示腹膜癌扩散和转移性肝癌。腹水病因学见表 21-1-2 ～ 表 21-1-4。

表 21-1-2　腹水病因[1]

常见病因		%	罕见病因
肝实质疾病	肝硬化	77	重症甲状腺功能减退症
	急性肝衰竭	1	胶原血管病
恶性肿瘤		12	家族性地中海热
心血管病（充血性心衰、IVC 血栓、BCS、静脉闭塞性疾病）		5	淀粉样变性
感染（结核、衣原体、淋球菌、球孢菌病、Whipple 病）		2	遗传性血管神经性水肿
肾脏疾病（肾病综合征、尿毒症、血液透析）		1.5	Menetrier 病

续表

常见病因	%	罕见病因
胰腺	1	蛋白丢失性肠病
细菌性腹膜炎	0.5	淀粉性腹膜炎

表 21-1-3　不同类型腹水及其病因[2]

类　型	病因（选择病例）	类　型	病因（选择病例）
门静脉高压性腹水	• LC	恶性腹水	• 腹膜癌扩散
	• 急性病毒性肝炎		• 腹腔内肿瘤
	• 酒精性脂肪性肝炎		• 肝转移性肿瘤
	• 布－加综合征		• 恶性淋巴瘤
	• 静脉栓塞性病	炎症性腹水	• 结核
	• IVC 血栓		• 细菌性腹膜炎
	• 门静脉血栓a		• 自发性细菌性腹膜炎b
心包积液	• 右心衰		• 急性胰腺炎
	• CP		• 家族性地中海热
乳糜性腹水	• 表 21-1-3		

a：单纯门静脉血栓无肝实质性疾病时常无腹水。

b：几乎总是在 LC 背景下发生。

表 21-1-4　乳糜性腹水病因[3]

分　类	病　因	分　类	病　因
肿瘤	例如：淋巴瘤，类癌瘤，卡波西肉瘤	术后	腹主动脉瘤修补术
LC	常见于成人		腹膜后淋巴结清除术
感染性	结核		腹膜透析导管植入术
	非典型分枝杆菌病		IVC 吻合
	丝虫病（班氏）	外伤	腹部钝器伤
	Whipple 病		受虐待儿童综合征
炎症	辐射	先天性疾病	原发性淋巴管发育不全
	胰腺炎		黄指甲综合征
	CP		克－特综合征
	腹膜后纤维化		原发性淋巴管增生
	结节病	其他病因	右心衰竭
	乳糜泻		扩张型心肌病
	退缩性肠系膜炎		肾病综合征

注：淋巴管肌瘤病约有 10% 的病例可出现乳糜性腹水

第二节　腹水发生机制

一、门静脉高压（PHT）

窦性 PHT 常导致腹水，例如 LC、BCS、肝窦阻塞综合征（SOS）等。肝外病变导致的肝内或肝外门静脉血栓和右心衰、CP、IVC 先天性膜性栓塞，仅在诱发肝窦压升高时才可能发生腹水。

二、窦性 PHT 跨窦体液交换变化

正常肝窦壁窗孔解释了肝脏淋巴液蛋白含量占血浆蛋白量的 95%[4]（第 1 章），并导致跨窦壁胶体渗透压实质上为零，使得无胶体渗透压对抗窦内较高的流体静力压。使窦腔与 Disse 间隙内体液显著增加，进而肝静脉压力升高[5-7]。肝窦压每升高 1mmHg，可使肝内淋巴液量增加 60%[6]。据估计，肝静脉压处于 0～30mmHg 之间时，肝静脉压升高的 65% 传导至肝间质组织[8]，剩余 35% 被升高的血管内压和间隙吸收。这种组织间隙压升高可解释窦性 PHT 时，肝内和胸导管淋巴液流量显著增加，并直接通过肝淋巴通道从肝脏表面渗入腹腔，形成腹水[5,7]。

Greenway 等[6]麻醉猫观察肝静脉压升高对肝淋巴液产生的影响，猫肝静脉和动脉血流完好无损，安装肝体积描记器。肝静脉压升高后肝体积瞬间增大，随后体积描记器内体液（血浆蛋白含量高达 80%）快速蓄积。伴随着肝淋巴液流出障碍，肝表面淋巴液滤过率与窦内压直接呈比例升高。Freeman[9] 和 Mallet 等[10]将肝脏移位至膈上，随后缩窄胸腔段 IVC；这时仅仅在胸腔内产生类腹水样液体；而采用玻璃纸袋包裹肝脏，这时腹水仅仅在袋内蓄积。

三、病理性钠水潴留

LC 患者最常见的肾功能异常是钠潴留，明显钠潴留患者采用食钠低于钠排泄，或应用利尿剂抑制钠潴留后大部分患者腹水消失，而停用利尿药或高钠饮食腹水重新蓄积。证实钠潴留是形成腹水的重要机制。不同 LC 腹水患者钠潴留程度存在显著差异[11]。试验表明 LC 患者钠潴留发生在腹水形成前[12]。最初钠潴留血容量增加有助于纠正动脉充盈不足（至少是部分），但这种有限度病态调节伴随的另一面是体液病态分布，随着失代偿型肝硬化（DC）并发腹水，血容量不再继续增加。大部分 LC 患者钠排泄功能受损发生在 eGFR 正常情况下。因此，这些患者钠潴留的主要机制是肾小管对钠的重吸收增加。代偿型 LC 患者不会发生钠潴留。然而，他们存在钠代谢的轻微异常。例如，这些患者静脉注射过量钠负荷后不能正常排泄足够量的钠[13-14]。肾钠潴留和腹水形成是 ECBV 不足的结果，起因于以内脏区域为主的微小动脉血管扩张，它通过代偿性激活神经体液系统（RAAS，SNS，ADH）促进血管收缩和肾脏钠水潴留，在更晚期的 LC 患者中，也可能通过肾灌注降低[15]。代偿型 LC 患者处于直立位时钠排泄减少，而在卧床休息期间尿钠增多[16-17]。

正常人 45 分钟超负荷口服或静脉注射 5% 葡萄糖溶液或水（20ml/kg 体质量），随后 30～60min 便以 8～14ml/min 的速度呈现低渗性利尿（60～110mOsm/kg）；这是因为自由水清除率（CH_2O）发挥调节作用（适应范围 6～12ml/min）。代偿型 LC 患者摄入水超负荷后 CH_2O 可能正常，但大部分 LC 和腹水患者的 CH_2O 能力降低[18-20]。不同 LC 腹水患者水排泄功能受损程度各异，其 CH_2O 从轻微降低至显著降低，或在摄入水负荷后不能有效稀释尿液（消极型 CH_2O）。甚至有的患者 $CH_2O < 1$ ml/min，这时大部分摄入水存留在体内，极易发生内环境稀释、低钠血症和低渗透压[21]。因此，临床上 LC 腹水患者低钠血症多为

水过量，而不是钠缺乏。此概念对于 LC 腹水患者治疗方案的制定有重要意义。

近年来多频生物电阻抗法（BIA）测定细胞内水（ICW）、细胞外水（ECW）、体内总水量（TBW）的客观性和准确性获得临床肯定。研究显示 LC 早期即可出现 ECW/TBW 值增加，随着 LC 进展其值显著增加，并伴有 ICW 减少趋势。这给临床医师把控利尿效度提供了理论依据。

四、LC 肾功能障碍患者神经体液调节异常

肝病严重程度与肾功能障碍直接相关。可能由生化或神经介导肝肾反射诱发[22-23]。并在腹水形成中发挥重要作用。LC 激发神经体液调节系统和内源性物质的钠水潴留活性，诱发肾功能不全，包括肾素－血管紧张素－醛固酮系统（RAAS）、交感神经系统（SNS）、抗利尿激素、前列腺素、白三烯、钠尿肽、内皮缩血管肽（ET）、一氧化氮、一氧化碳、内源性大麻酚类、利尿排钠激素、肾－激肽释放酶－激肽系统、肾小球加压素、内毒素和血管活性肠肽等。然而，应着重指出已经从患者尿中分离到显著影响肾功能的物质多达 100 多种。上述介质可能仅仅代表影响 LC 腹水患者肾功能神经体液因素的较小一部分。

（一）RAAS

肾脏通过分泌肾素强力控制体内动脉压、细胞外液量（包括血容量）、钠和钾排泄及电解质平衡[24]。血管紧张素 II（A-II）是迄今为止发现的活性最强的内源性血管收缩介质。肾血管对 A-II 缩血管作用特别敏感，给予明显低于增血压反应的 A-II 量即可诱导肾血流量显著降低。A-II 也可使 eGFR 降低。并刺激醛固酮分泌[24]。

大多数 LC 腹水患者伴有显著钠潴留（尿钠排泄 <5 mmol/L），并且所有 HRS 患者的 RAAS 被激活。LC 腹水伴中度钠潴留患者的血浆醛固酮和肾素水平正常或轻微升高（图 21-2-1）。LC 腹水患者尿钠排泄与高醛固酮血症密切相关，伴有显著钠潴留的 LC 患者血浆醛固酮水平较高[25]。另一方面，采用螺内酯阻断醛固酮对肾小管效应后，大部分患者钠潴留逆转[26]。通常认为 LC 腹水钠潴留、而无醛固酮增多症患者伴有另外的肾小管过度重吸收钠因素[27]。然而，LC 伴有中度钠潴留和血浆醛固酮含量正常患者对螺内酯非常敏感[25]。这些患者伴有高动力循环综合征（HDC）临床背景[28-30]（第 6 章）。临床应用阻抑 RAAS 的药物［血管紧张素转换酶抑制剂（ACEI）及其类似物］对于我们理解 LC 腹水患者 RAAS 被激活非常重要。血浆肾素水平升高的 LC 患者静脉注射沙拉新（一种 A-II 受体拮抗剂）或 ACEI 后其动脉压和外周阻力降低；特别是对于 RAAS 活性显著增强患者的上述效应相当惊人[31]。因此，若这些患者的内源性 A-II 不能作用于外周血管维持动脉压处于正常或接近正常水平，其全身循环功能紊乱将会更加严重。因此，LC 腹水患者释放肾素是机体维持全身血流动力学平衡的一种自稳机制，临床医师应用药物干扰这类患者的高肾素血症机制极易并发动脉低血压。

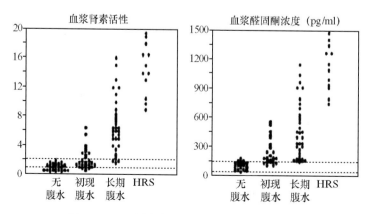

图 21-2-1 不同病态肝硬化患者 RAAS 变化[32]

一般而言，LC 腹水和血浆肾素活性及醛固酮水平正常患者尿钠排泄量 > 10 mmol/d，他们对低剂量利尿药易应答。与此相反，肾素和醛固酮水平较高患者大多显示尿钠排泄 < 5 mmol/d（很多患者几乎为零），且需要大剂量利尿药才能获得利尿反应。晚期 LC 患者常高分泌抗利尿激素。这说明为什么低钠血症是 DC 患者的一个晚期事件。可能与事实上的抗利尿激素对有效循环血量（ECBV）变化的敏感性低于 SNS 和 RAAS 有关。

（二）SNS

评估人体交感神经活性最常用的方法是检测血浆去甲肾上腺素（NE）水平，因为大部分血浆循环中的 NE 来自交感神经末梢突触后递质释放。很多科研设计采用这种方法研究 LC 腹水或 HRS 患者；已经证实代偿型 LC 患者血浆 NE 水平正常，但钠潴留和腹水患者常常升高[29,33-34]。LC 患者交感神经活性增强对于维护心血管自我调节稳定至关重要。SNS 促进细胞外液容量扩充，并出现腹水。在肝内血管阻力增加过程中，SNS 促发 PHT[35-36]（第 4 章）。

（三）抗利尿激素（ADH）（又名血管加压素）

研究显示，LC 并发腹水患者 ADH 水平较高[37]，与自由水排泄（第 36 章）、肾灌注和 eGFR 减少密切相关[35,37]。ADH 可促进 HRS 患者的肾血管收缩。此外，LC 腹水患者的 ADH 与其血浆肾素活性和 NE 有关，并且可被 ECBV 增加所抑制，例如过度输液或腹腔静脉分流[35,37]。

（四）ET

LC 患者肝内 ET-1 水平升高与肝病和腹水严重程度有关[38]。

五、LC 循环功能不全

LC 患者表现为体循环变化（例如心排出量增加，外周血管阻力降低，动脉压下降和内脏血管扩张）（第 6 章），伴肾分泌 Na^+ 和水功能受损。且腹水前期患者已经发生了上述潜在改变。不论其是否代表肾 Na^+ 和水潴留的继发性适应进程，还是以肾功能不全作为始动因素（尚存争议），但最终导致了细胞外液和血浆容量增加。当前研究数据支持后者。

近年来研究提示：LC 患者也存在心功能不全，并且在循环和肾功能障碍、腹水、HRS 发生机制中发挥重要作用[39-40]。LC 患者内脏循环动脉血管扩张进行性增加，导致稳定内环境的 RAAS 和 SNS 被激活，以便维持动脉血压。这种心脏后负荷进行性降低将会伴随着心排血量（CO）增加和心率加快（表 21-2-1）。

表 21-2-1　非氮质血症 LC 腹水（NA）至 2 型 HRS 患者血管活性和心血管功能变化

	NA-1	NA-2	2 型 HRS
平均动脉压（mmHg）*	88 ±9	86 ± 10	79 ±7
血浆肾素活性 [ng/（ml/h）] *	3 ±2	7.5 ±3.7	11.9 ±4.8
去甲肾上腺素 [pg/(ml·h)] *	221 ±256	412 ±155	628 ±320
全身血管阻力（dyn/s·cm^{-5}）	962 ±256	1058 ±265	1014 ±276
心排血量（L/min）*	7.2 ±1.8	6.2 ±1.4	5.8 ±1.2
心率（次/分）	87 ±15	84 ± 12	80 ±14

注：NA-1：随访非氮质血症 LC 患者过程中未发生 HRS 的基线值

NA-2：随访非氮质血症 LC 患者过程中发生 2 型 HRS 的基线值

* $P < 0.01$

六、HRS 触发顽固型腹水

大多数 LC 并发顽固性腹水患者伴有 2 型 HRS，或肾灌注和 eGFR 轻度（但重要）受损（sCr 106 ~ 132 μmol/L）[11,41-42]。重要的是 sCr 水平轻微升高就意味着肾脏血流动力学和 eGFR 明显受损。为什么 LC 并发肾衰患者易发顽固型腹水，其机制可能与利尿药药物动力学和药效学改变相关。肾灌注减少诱发的 HRS 可能损及肾单位血流量。并且利尿剂有效作用靶点肾小管细胞损伤，和利尿药作用靶位减少可能是 LC 顽固型腹水的最重要发生机制。再加上低白蛋白血症，强化了内源性系统钠潴留活性（RAAS 和 SNS），这可抑制利尿药的钠利尿效应。

七、腹水发生机制相关学说

（一）外溢学说

传统认为 LC 腹水发生机制是外溢学说。窦性 PHT 导致肝窦和内脏毛细血管流体静力压升高[43]，使肝脏和内脏微循环 Starling 平衡改变，导致这些血管分布区组织间隙体液蓄积。当其超过腹腔淋巴系统转流肝脏和内脏淋巴液进入体循环的容量时，体液外渗漏入腹腔。然而，不但 LC 患者血容量持续增加的事实使得这种假说难以成立，而且试验和临床数据并不支持此学说。因为 PHT 促进了静脉血管容量增加导致 ECBV 减少，实际上动脉系统并未"过度充盈"，虽然腹水形成前期因血管扩张肾钠水潴留增加，但并无动脉血管的高血容量。

（二）"充盈不足或外周动脉血管扩张"学说

观察 LC 腹水患者的许多血流动力学变化最统一的理论是原发性动脉血管扩张。按照这一经典学说，PHT 诱导肝脏和内脏循环静水压升高形成腹水。打破 STARLING 平衡导致体液从血管内腔移至组织间隙[44]。起初少量体液蓄积被胸导管流入体循环淋巴液增加而代偿。但当超过其代偿阈值时，体液便溢入腹腔。血容量下降[45-46]导致继发性低血容量性血管充盈不足，激活神经体液调节机制，诱发代偿性肾钠潴留。目前认为 LC 患者原发性动脉血管扩张伴有效血容量减少是导致肾脏钠水潴留的始动和永存因素[47-48]。最终导致滞留液持续流入腹腔。

（三）转寄理论

近二十年来，基于 PHT 诱导的动脉循环变化[49]，并大量有研究数据显示 LC 腹水的形成可用转寄理论解释。此假说认为：腹腔内液体蓄积是内脏微小动脉扩张的结果，也同时发生微小动脉血管充盈不足，和内脏毛细血管压和滤过系数"转寄性"增加。代偿型 LC 或肝前 PHT 患者的 PHT 和内脏微小动脉扩张的程度均为适度。其动脉血管充盈不足可被暂时性和难以检测到的钠水潴留补偿，这增加了血浆容量和心排血指数，并且可使扩张的动脉血管床再充盈[47]。淋巴系统可将适度增加的淋巴液转流至体循环，因此可预防其渗漏入腹腔。然而，随着 LC 病情进展，PHT 和继发性内脏血管阻力下降更明显，并且心脏难以维持适度 HDC 补偿，进行性内脏充血。维持动脉压需持续激活 RAAS，SNS 和 ADH，这可发生持续性钠水潴留。健康者白蛋白占血浆胶渗压的 70%~80%。2/3 的渗透容量源自与白蛋白分子及其较高的血浆浓度有关的直接渗透效应，白蛋白分子带有的净余负电荷，能够吸引正电荷分子（例如，钠及相应移动的水）进入到血流[50-51]。而 LC 低蛋白血症联同过多淋巴液与其排泄潜能失衡，使逃离血管的体液增加。最终导致体液持续渗漏入腹腔形成腹水（图 21-2-2）。

八、腹水重吸收

成人腹膜表面积近 2 m²，为半透膜，能够在腹膜内血管、淋巴管和腹膜腔之间持续交换水和溶质。

健康者腹膜体液分泌与重吸收保持平衡，因此在正常情况下腹腔内仅存数毫升漏出液保持腹膜腔滋润状态。任何时间的腹水量均反映腹水形成和重吸收之间的平衡。在生理情况下，腹水和低分子量物质可渗透入血流重吸收，而分子量较大物质入淋巴管，特别是通过膈膜下淋巴管。借助于腹膜间皮和内皮细胞间的窗孔很容易实现上述渗透过程。

应强调腹水重吸收进入体循环是一个限速过程。据估计 LC 腹水患者腹腔内放射标记白蛋白每小时进入体循环的平均重吸收量占腹腔内蛋白总量的 1.27%，这相当于 1.4 L/24 h 腹水重吸收率，当然存在个体差异[52-53]。腹腔内注射示踪剂至示踪剂出现在血流的时间延时提示腹水回吸收入体循环过程缓慢[52]。但腹水中的水和水溶性物质通过腹膜弥散交换很快。尽管如此，每天回吸收入体循环的腹水最大量相对恒定。采用强力利尿措施后也难能进一步增加腹水回吸收量。

总之，LC 腹水形成的病理生理机制尚未完全了解，但过去十多年的探索已获显著进展。最接近达成共识的是 PHT 是发生腹水的原动力[54]，继发性外周和内脏动脉扩张，有效血容量减少，伴随肾 Na+ 和水排泄功能受损，血容量感受器被激活，ECBV 进一步降低，激活血管收缩和钠潴留系统（如 SNS、RAAS）。肾钠潴留扩充细胞外液，并形成腹水和水肿[47,55-56]。

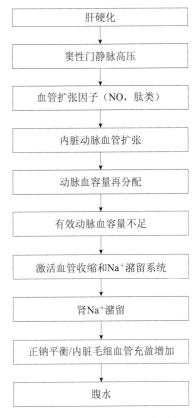

图 21-2-2　LC 腹水发生机制要点

第三节　诊　断

一、是否存在腹水

诊断大量腹水很简单，但体检难能发现少量腹水。临床上常以叩诊移动性浊音区变化诊断腹水，但至少需要 1000 ml 腹水量才出现叩诊腹水阳性。更少腹水（＜500 ml）可采用叩诊联合腹部听诊法探查[57]：嘱患者伏卧 5 分钟后取双手抱膝位，使腹部下垂。反复叩诊侧腹，听诊器听诊腹部最低处（腹水区）。然后将听诊位逐渐转移至叩诊侧腹的对侧，听诊从腹水最深处移向叩诊点对侧腹（此处无腹水）时叩诊音强度显著变化特征提示腹水阳性。此法获得的腹水区和无腹水区之间的临界点与腹水量多少相关。

二、影像学检查

超声、CT、MRI 检查对评估患者腹水发挥着重要的作用[58]。当腹水量较少时，腹水液易聚集在侧腹和右上结肠旁陷窝、肝脏周围和腹腔盆腔最低处。超声能够非常敏感的检测到少至 100ml 的腹水，经直肠和阴道超声可检测到 ＜50ml 腹水[59]，但临床实践中罕有必要。研究提示脾脏硬度能够预测腹水发生[60]。

三、腹腔穿刺术检查腹水

腹腔穿刺术是进一步评估腹水生化学、细胞学和细菌学的金标准。推荐所有新发 2 级或 3 级腹水，及所有因腹水住院或伴有任何 LC 并发症患者，在实施任何治疗前均应行诊断性腹腔穿刺术！！！，并给予腹水分析，以排除 LC 以外病因，例如细菌性腹膜炎！！！。

（一）腹水肉眼检查

肉眼检查腹水常常能够粗略获取病因学诊断线索（表 21-3-1），例如腹水澄清透明常常提示 PHT 性或心源性腹水。血性腹水应怀疑恶性肿瘤。混浊腹水提示感染。

表 21-3-1　肉眼所见腹水不同外观

腹水类型	病　因	腹水类型	病　因
浆液样腹水	• PHT	混浊性腹水	• 感染（细菌性）
	• 感染		• 恶性肿瘤
	• 恶性肿瘤		• 胰腺病变
	• 胰腺病变	乳糜性腹水	• 恶性肿瘤
血性腹水	• 恶性肿瘤		• PHT
	• 胰腺病变		
	• 外伤		

（二）腹水实验室检查及其临床意义

1. 腹水蛋白含量　LC 腹水总蛋白含量一般 < 25 g/L，并且细胞数很少。但 LC 腹水受多种因素影响，其表现并非均一，例如腹水总蛋白含量波动在 5 至 > 60g/L 之间[61]，并且无并发症 LC 患者腹水蛋白 > 30 g/L（渗出样腹水）者占 30%[62-63]。

LC 腹水中白蛋白和球蛋白分别占总蛋白的 45% 和 55%[62-63]，此比例关系提示腹水蛋白源自相对大的管孔[63-64]。LC 腹水总蛋白，白蛋白和球蛋白含量与血浆相应物质的含量直接相关，并且与 PVP 呈负相关[63]。利尿治疗腹水减少后腹水蛋白含量增加[65]。

测定腹水总蛋白有助于区分不同病因，例如 LC 腹水（低蛋白）或心源性腹水（高蛋白），而且更重要的是具有预测 SBP 的价值（腹水蛋白含量较高的 LC 患者极少发生 SBP)[66-67]。腹水总蛋白 < 15g/L 的患者发生 SBP 的风险增加！！！，并且可从预防性抗生素治疗中受益！！！[68]。

2. 腹水重要成分的血清 – 腹水梯度　临床简单参数，例如血清 Alb、胆红素、胆固醇的血清 – 腹水梯度（或比值）和白细胞及其分类，对于确定腹水病因很有价值。血清 – 腹水白蛋白梯度（SAAG）> 11 g/L 诊断 PHT 的准确率高达 97%（表 21-3-2）[61,69]。特别是在 LC 诊断缺乏临床证据，或怀疑 LC 腹水病因并非 LC 时，测定 SAAG 有助于鉴别腹水其他病因（PHT 和其他病因导致的腹水）！！！（表 21-3-2）。

表 21-3-2　基于血清 – 腹水蛋白梯度判断腹水病因[70]

SAAG≥11g/L	SAAG < 11g/L
• LC 和急性肝衰竭	• 腹膜癌扩散
• 酒精性肝炎	• 结核性腹膜炎
• 心衰	• 胰源性腹水
• 肝转移癌	• 胆汁性腹水
• 布 – 加综合征	• 肾病综合征

SAAG≥11g/L	SAAG＜11g/L
● 静脉闭塞性疾病	● 浆膜炎
● 门静脉血栓形成	● 肠梗死
● 妊娠脂肪肝	
● 黏液性水肿	

将腹水分类为漏出液和渗出液的临床意义在于能够鉴别恶性病因或细菌性腹膜炎的可能性[71-72]。检测并计算腹水与血清 TBil 含量比值有助于区分渗出液和漏出液，其比值＞0.6 与渗出液密切相关[71]。另外，单纯肝硬化无并发症性腹水的 pH 值和乳酸含量与其血浆近似[73]。SBP 患者的腹水 pH 值显著低于其血浆 pH 值，并且其乳酸含量显著高于其血浆乳酸含量[74-75]。

3. 腹水细胞数检查及其临床意义　LC 腹水白细胞数通常＜300～500/μl；然而，10%～15% 的患者白细胞＞500/μl，及 5% 的患者＞1000/μl[62,76]，其中单核细胞占 70%。与此相反，LC 并发 SBP 患者的腹水白细胞数＞500/μl（常常＞2000/μl），其中多形核中性粒细胞（PMN）占 70%[77-78]。在利尿药物治疗期间腹水白细胞绝对数增加，这与腹水总蛋白含量变化相同，而 PMN 百分数保持不变[79]。LC 腹水红细胞数通常＜1000/μl，虽然有时可检测到较高数量的红细胞。实际上，近 2% 的 LC 患者腹水红细胞＞50000/μl（红细胞压积约为 0.5%），提示血性腹水[76]。其中 1/3 的血性腹水患者继发于 HCC 腹腔内出血[80]。然而，多达 50% 的患者无法检测到血性腹水病因。LC 患者的肝脏、胸腔淋巴系统常伴出血[81]。因此，未并发 HCC 的 LC 患者血性腹水发病机制可能与肝脏淋巴管内血性淋巴液渗漏有关。

4. 腹水培养　所有 LC 腹水患者均应给予腹水中性粒细胞计数和培养，以排除 SBP[73]。在无法确诊，或若临床疑似胰腺病、恶性肿瘤或结核时，应进行其他试验，例如：淀粉酶、细胞学、PCR 检测病原微生物和分枝杆菌培养[61,69,82]。

5. 腹水生化学检查　腹水较重要的生化学检测包括葡萄糖和各种酶类（鉴别诊断）。

6. 腹水相关凝集和抗凝因子　据报道，腹水富集纤维蛋白原和纤维蛋白溶酶原，并且纤溶酶原激活物和纤维蛋白/纤维蛋白降解产物含量也高于血浆含量[83]。提示腹腔内发生纤维蛋白溶解。此外，肝硬化腹水纤维蛋白单体含量几乎是血浆含量的 10 倍，因此可发现腹水凝集物[84]。上述肝硬化腹水凝集相关蛋白因子的变化可能是腹水复杂凝集与抗凝平衡紊乱的结果，呈现腹水凝集及原发、继发性纤维蛋白溶解。因此，将腹水输入体循环（无论是直接输入还是经腹腔静脉转流术）可能诱发弥散性血管内凝血（DIC），提示腹水中存在促凝血活性物质[85-86]。这种凝血异常的临床意义在于大约 20%～50% 的腹腔静脉分流术患者可并发 DIC。

7. 腹水细胞因子检查　LC 腹水中白细胞介素（IL）-6 含量很高，使得 IL-6 腹水/血浆值近 100，提示腹腔内产生 IL-6[87-88]。LC 腹水中的肿瘤坏死因子（TNF）含量也高于血浆[88]。SBP 可诱导腹水细胞因子显著增加[89]。SBP 患者腹腔内细胞因子进入体循环可诱发一些并发症，特别是循环障碍和肾功能不全[89]。腹水瘦素和血管内皮生长因子（VEGF）含量也高于血浆含量[90-91]。

四、LC 腹水分类和分级

肝硬化并发腹水患者具有发生其他并发症风险，包括 SBP，低钠血症或肝肾综合症（HRS）等。国际腹水联合会建议基于腹水量和是否伴有这些并发症分类为普通型腹水（无并发症）和顽固型腹水（并发症型腹水）[82]。这两种分类分级方法的临床定义见表21-3-3。

表21-3-3　腹水类型及其临床特征

	普通型腹水（无并发症）	顽固型腹水[a]（有并发症）
腹水分级[b]	1 或 2 级	3 级
肝性脑病	无	有
24 小时尿 Na[+]	>20mmoL	<10 mmol
血清 Na[+]	>130mmoL/L	<130mmol/L
血清 K[+]	3.6~4.9mmol/L	<3.5 或 >5mmol/L
血清肌酐	<1.5mg%	>1.5mg%
血清白蛋白	>35g/L	<35g/L
限钠利尿治疗	常获成功	不可能成功

a：可能并发 SBP

b：腹水分级见表21-6-1

五、顽固型腹水诊断标准

按照国际腹水联合会标准，顽固型腹水定义为："不能被游离或无法通过内科治疗有效预防，治疗后（如 LVP 后）很快复发的腹水"[82,92]。顽固型腹水诊断要件如下。

1. 患者强化利尿剂治疗　（螺内酯 400mg/d 和呋塞米 160 mg/d）至少 1 周，并且坚持限钠饮食（<90 mmol/d）。

2. 无治疗应答　治疗超过 4 天平均体质量减少 <0.8kg，和尿钠排泄 <钠摄入。

3. 早期腹水复发　首次腹水消退后 4 周内再现 2 或 3 级腹水或频繁复发性腹水（一年内三次或更多次复发）。

4. 利尿诱发并发症　利尿剂诱发肝性脑病（HE）指：无任何其他诱因情况下发生 HE。利尿剂诱发肾损害指：对腹水治疗应答患者血肌酐升高 >100% 至 >176.8 μmol/L。

第四节　鉴别诊断

一、常见类型腹水临床特点及其鉴别诊断

（一）恶性腹水

恶性腹水外观一般与 LC 腹水类似（少于 10% 的恶性腹水外观呈现血性腹水）[93]。恶性腹水总蛋白含量一般 >30 g/L。腹水细胞学检查对于鉴别良、恶性腹水十分重要，但其敏感度仅 40%~70%。但若检查三份腹水标本（表21-4-1），其特异度和 PPV 值接近 100%。

表 21-4-1　良性和恶性腹水鉴别诊断[94]

	总蛋白（30g/L）	胆固醇（450mg/L）	细胞学
敏感度	64%	83%	53%ᵃ
特异度	77%	81%	100%
阳性预测值（PPV）	60%	70%	100%
阴性预测值（NPV）	77%	90%	73%

a：有经验的检查者细胞学分析 3 份腹水样本诊断腹腔转移癌的敏感度为 96%

（二）乳糜性腹水

LC 患者很少发生乳糜性腹水（0.5%~1%），并且其临床表现常常隐匿。其形成的根本机制与淋巴系统破坏有关。因为乳糜性腹水内含淋巴液，所以这种腹水外观呈现乳白色或乳脂状。诊断乳糜性腹水应基于腹水中甘油三酯含量，通常 >110mg/dl，常高于血浆含量[95]。淋巴管外伤性损伤或肿瘤性阻塞，特别是恶性淋巴瘤是最常见病因[3]。乳糜性腹水应与假乳糜性腹水相鉴别，虽然外观类似，但假乳糜性腹水甘油三酯含量 <110mg/dl。

（三）感染性腹水

1. SBP 和继发性细菌性腹膜炎（第 26 章）

2. 结核性腹水　鉴别 LC 腹水与结核性腹膜炎特别重要，因为 HIV 感染者（免疫功能低下）和 AC 患者常并发结核性腹水。胸膜、肺结核并发结核性腹膜炎患者 PPD 阳性率分别为 21%、78% 和 30%、89%[96-97]。许多结核性腹膜炎患者（除腹膜病变外）检测不到结核活动病灶。若腹水蛋白 >30g/L 和淋巴细胞数增加提示结核菌感染，但腹水抗酸染色常难以检出结核杆菌。腹腔结核患者的腹水培养结果差异很大（阳性率 20%~80%），这可能因采用的技术不同。抽取 1 升腹水离心后培养浓缩液，可将阳性率提高至 80%，但需数周才能获得结果。因此，早诊断结核性腹水不能基于腹水培养结果。结核性腹水 LDH 含量高于血浆含量[98]。最新荟萃分析显示：采用 Guisti 法测定腹水腺苷脱氨酶（ADA）水平诊断结核性腹水的敏感度、特异度和 AUC 分别为 0.94,，094 和 0.977[99]。结核性腹膜炎时 CD4⁺T 淋巴细胞明显升高，并大量产生 IFNγ，因此，测定腹水 IFNγ 可辅助诊断结核性腹水，Su 等荟萃分析显示：IFNγ 可辅助诊断结核性腹水的敏感度、特异度和 AUC 分别为 0.93,，099 和 0.99[100]。

剖腹术期间的开放性腹膜活检，腹膜盲性针吸活检和腹腔镜受损区直接活检已被用于确诊结核性腹膜炎[101-102]。并且活检是诊断腹腔结核感染的最佳方法[103]。

采用 PCR 技术检测腹水结核杆菌 DNA 可很快报告结果，其敏感度与培养类似。然而，迄今为止缺乏采用 PCR 技术诊断这类患者的对照研究。另外，研究证实具有腹腔结核临床和组织学特征、腹水结核培养阴性的抗结核治疗患者，出现 PCR 检测假阴性结果[104]。近来连接酶链反应（LCR）DNA 扩增技术应用于临床。这种检测技术能够快速诊断肺外结核，并且其诊断准确率高于 PCR[105]。需要进一步研究确认 PCR 及（或）LCR 在诊断结核性腹膜炎中的临床应用价值。

（四）肝静脉血流阻塞（HVOO）性腹水

继发于窦后性 PHT 性腹水患者的 SAAG 通常与恶性腹水和结核性腹膜炎类似[106]。然而，可借助临床和腹水白细胞数，LDH，胆固醇和 ADA 水平确诊，但这些参数在继发性 HVOO 性腹水中的含量较低。CP 并发腹水患者常常无心衰症状。因此，对于无肝病证据的渗出性腹水患者，重要的是体检发现相关临床特征。胸部 X 线平片正常和心电图低电压提示 CP，采用超声心动图（ECHO）或导管造影术可确诊。采用 IVC 造影术可确诊。BCS 和 LC 间的临床鉴别诊断通常困难，若采用 CT 和超声不能显示主要肝静脉，提示 BCS（图 21-4-1）。

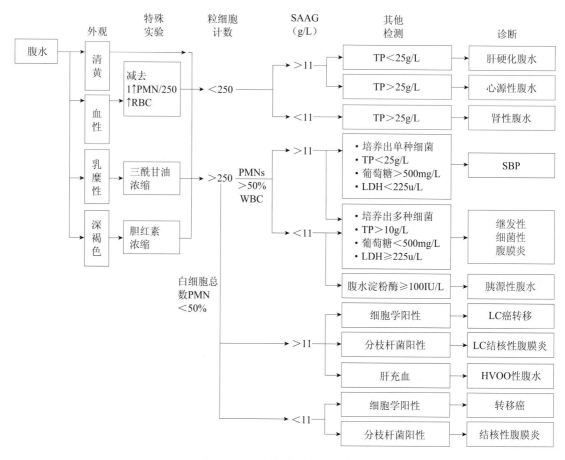

图 21-4-1　腹水鉴别诊断路线图

注：SAAG：血清 - 腹水白蛋白梯度；PMN：中性粒细胞；TP：总蛋白；LDH：乳酸脱氢酶；LC：肝硬化；
HVOO：肝静脉血流阻塞

（五）胆汁性腹水

胆汁性腹水通常发生在胆道外科手术（主要是胆囊切除术），经皮诊断性操作（肝活检和经皮肝穿刺胆道造影术），和胆囊、胆总管、肝总管或肝脏创伤后。引发胆汁性腹膜炎最常见的病因是由于胆结石或胆囊炎腐蚀胆囊或胆管导致的自发性穿孔[107]。胆汁渗入腹腔可导致两种不同的临床现象[107]。一些患者出现急性腹膜炎体征和症状。大量胆汁性腹水蓄积在腹腔常常导致明显症状，而其他病因导致的腹水常无症状。采用腹腔穿刺可发现绿色腹水，腹水中胆红素含量比血浆中高很多。其症状从无至轻或重差异显著。

（六）胰源性腹水

慢性胰腺炎并发胰源性腹水发病率约为 3%，这归因于胰管或胰腺假囊肿破裂导致胰液渗漏入腹腔[108]。引发胰源性腹水少见病因包括急性出血性胰腺炎，腹部创伤和胰腺癌[109]。由于慢性胰腺炎患者多为酗酒者，可出现大量腹水，单靠临床很难鉴别胰源性腹水与 LC 腹水。因此，实验室分析对于确诊很重要。实际上所有腹水患者的腹水淀粉酶和脂肪酶含量均可明显升高。腹水胰酶含量是同时获取血浆标本含量的 5 ~ 20 倍，并且腹水蛋白含量通常 >30 g/L，这类腹水常常呈现浆液样。出血性胰腺炎患者的腹水高铁白蛋白含量显著增加，并可用于评估患者预后。腹水白细胞计数在 70 ~ 2200/μl 之间，淋巴细胞占

80%[110]。癌胚抗原水平升高支持胰腺恶性肿瘤。超声和 CT 检查对于诊断胰源性腹水很重要。

（七）肾性腹水

依靠常规血液透析维持生命的肾衰竭患者肾性腹水发生率近 5%，属于临床难题[111]，其机制尚不清楚。肾性腹水患者腹水蛋白含量通常 >30 g/L，白细胞计数多在 30~1500/μl 之间。重要的是采用逐一排除法诊断肾性腹水。

（八）梅格斯综合征

梅格斯综合征包括腹水，胸水，并伴有不同类型的良性卵巢肿瘤（纤维瘤、囊腺瘤、卵巢甲状腺肿）。新型梅格斯综合征被称为卵巢过度刺激综合征，以大量腹水、胸腔积液、低血容量体征（心动过速、血液浓缩、少尿）、卵巢增大（直径 >10 cm）、显著动脉血管扩张和 RAAS、SNS 及抗利尿激素活性增强为特征[112]。

二、漏出液和渗出液鉴别诊断

临床最广泛用于鉴别漏出液和渗出液的指标是检测腹水总蛋白含量（表 21-4-2），并可采用 SAAG >11 g/L 进一步鉴别。腹水和 TBil 含量也有助于鉴别[71]。

表 21-4-2　不同类型腹水生化学鉴别[71]

腹水参数	门静脉性腹水	恶性腹水	感染性腹水
蛋白（g%）	<3（漏出液）	>3（渗出液）	>3（渗出液）
SAAG	>1.1	<1.1	<1.1
白细胞数/mm³	<500	>500	>1000
血清 LDH/腹水 LDH	<1.4	>1.4	>1.4
pH	>7.45	<7.45	<7.31
乳酸盐（mmol/L）		<4.5	>4.5
胆固醇（mg/dl）		>48	
血清 - 腹水葡萄糖梯度		<1	>1
肿瘤标志物		+	
细菌培养			+
细胞学		+	

第五节　常规治疗措施

一、一般措施

（一）卧床休息

LC 腹水患者直立姿势可激活 SNS 和 RAAS，进而降低肾灌注和 eGFR，减少尿 Na⁺ 排泄，并且对利尿剂反应性降低；当直立位适度活动时更为显著[27,113]。从理论上讲，卧床休息可改善利尿反应，是治疗 LC

腹水的辅助措施，特别是利尿效果较差患者。然而，尚缺乏卧床休息增强利尿效能或缩短住院期的临床研究证据。并不推荐普通型腹水患者采用卧床休息治疗。

（二）限钠饮食

钠控制着体内水含量及其分布。体内钠量增减直接伴随着水含量增减。近 10%～20% 的 LC 腹水患者具有自主排泄尿钠功能，此类患者能够通过简单的限钠饮食治疗腹水[41,82]（限 Na^+ 至 90 mmol/d，相当于 2 克 Na^+/d 或食盐 5.2g/d）。

食物中的钠盐以含钠量计算，包括食物中天然存在的钠、烹调过程中添加的钠和食用者在餐桌上添加的钠。餐馆和快餐店饮食患者的食钠量常常超过 6～8g 钠。限钠饮食的通常做法是在烹调过程中不加盐。健康者每天摄入的不加盐饮食约含有 3 克（132 mmol）钠。并发水肿和腹水患者应限钠摄入（<2g/d），以便抵抗肾素－血管紧张素系统活性，缓解钠水潴留[114]。限钠饮食下限标准是不应 <60 mmol/d[115]。低盐不适口饮食可能影响患者依从性，还可能会加重食欲减退和营养不良。患者就诊了解到这一限钠饮食标准时常常感到惊讶。因此，制作关于特殊患者如何切实可行的科学限制食盐健康教育宣传册，指导患者限钠饮食很重要。推荐的简单方法是食用新鲜食品，避免食用高盐灌装或加工食品，常常能够维持限钠。患者通常在低钠饮食 2～3 个月后逐渐适应低钠食谱，从而不再渴望高钠饮食。

限钠饮食可以减少利尿药用量或预防利尿药副作用。对于显著钠潴留患者，若不用利尿剂增加尿钠排泄超过钠摄入，难以获得负钠平衡。但对于利尿剂治疗反应很差的 LC 患者，除非限钠饮食，否则负钠平衡难以获得。腹水消退缓慢的常见原因是限钠饮食不当。采用利尿药治疗尽管钠利尿效果良好，但腹水并不下降的任何患者均应怀疑未能依从限钠相关性"显性顽固型"腹水。另外还应着重指出很多药物，特别是抗生素含有相对多的钠。一旦腹水消失，许多 LC 患者需要继续限钠饮食，并应采用利尿药避免腹水重新蓄积。诚然，部分患者采用中度限钠饮食和低剂量利尿药便可维持无腹水状态。因为 LC 腹水患者长期治疗的个体差异很大，治疗过程中需要个性化调整限钠饮食量和利尿治疗方案。

大约 10%～20% 的 LC 腹水患者通过低盐饮食获得负钠平衡，特别是那些新发腹水患者[116-117]。但尚缺乏临床对照试验比较限钠与不限钠饮食的效果，而现有的不同限钠临床试验结果并不一致[117-118]。然而，当前主流观点是适量低盐饮食（钠摄入 80～120 mmol/d，相当于食盐 4.6～6.9g/d）。更严格的限钠并不必要，而且由于其可能削弱营养状况甚至有潜在危害。对于从未发生腹水的患者，尚无研究数据支持预防性限钠疗法。

二、利尿治疗药物

腹水的一线治疗是低盐饮食和利尿。中度及以上腹水患者通常采用如下利尿药物治疗。

（一）保钾利尿剂

1. 螺内酯　醛固酮通过增强肾小管钠渗透性及 Na/K ATP 酶活性刺激肾小管吸收钠。研究证实 LC 腹水患者的肾钠潴留主因是肾小管钠重吸收增加[119-120]，这与高醛固酮血症密切相关[121]。螺内酯拮抗醛固酮的上述作用，可有效增加原发性或继发性醛固酮增多症和低钠饮食患者的钠排泄效应；然而，它对肾上腺切除患者和高钠饮食者效差。螺内酯剂量效应依赖患者血浆醛固酮水平。血浆醛固酮水平中度升高患者需要较低剂量螺内酯（100～150mg/d），但对于醛固酮血症显著升高患者，拮抗如此高水平醛固酮的肾小管效应需要的螺内酯剂量高达 500mg/d[25]。

螺内酯活性代谢物与血浆蛋白结合，释放至肾脏靶器官的速率很慢；健康受试者单次或多次应用螺内酯后，其半衰期估计在 10～35 小时之间；因此，停药至利尿效应消失常常拖延 24～48 小时。而 LC 患者的螺内酯代谢受损，使螺内酯半衰期更长[122]。因为醛固酮起效缓慢，从开始应用螺内酯至出现排钠利尿效应有 3~5 天的滞后期。因此，初始口服螺内酯 100 mg/d 后，应观察 3~7 天，若利尿应答不佳才可递增其剂量，最大日剂量为 400mg。

螺内酯和其他远曲小管利尿剂（氨苯蝶啶，阿米洛利）的钠利尿效力明显低于袢利尿剂。它们能够增加的钠排泄量仅仅超过正常肾小球钠滤过量的 2%[42]。但临床研究发现大部分非氮质血症 LC 腹水患者采用螺内酯治疗后钠利尿反应良好；随机对照研究也证实螺内酯对这类患者的疗效高于呋塞米[25]。新近日本 LC 临床指南[123] 推荐首选螺内酯单药治疗少量至中等量腹水患者。

2. 氨苯蝶啶　氨苯蝶啶并不导致男性乳房发育，但其利尿治疗腹水的效果弱于螺内酯。初始剂量为 50~100mg。最大剂量为 300mg。

（二）袢利尿剂

呋塞米　呋塞米是选择性袢利尿剂。作用于亨利袢升支细胞的 $Na^+-2Cl^--K^+$ 泵，抑制氯和钠重吸收[42]。袢利尿剂也可增加肾脏前列腺素合成，抗炎药可使其钠利尿效应降低。因此，肾脏前列腺素显然也参与了袢利尿剂的钠利尿效应。大剂量呋塞米增加的钠排泄量可超过正常钠滤过量的 30%。呋塞米从肠道快速吸收（口服 30 分钟后起效，峰效时间在 1~2 小时）；显著钠利尿效应在 3~4 小时后消失（表 21-5-1）。初始应用呋塞米剂量为 20~40mg，po 或 iv，若在 8 小时内尿钠增加至 750mmol，可预测利尿应答。其最大剂量为每天 160mg。

表 21-5-1　LC 腹水患者常用利尿药物药代动力学参数和剂量

利尿药	常用剂量（mg/d）	肠吸收率	半衰期（h）
呋塞米	20~160	40~100	0.5~1
螺内酯	100~400	90†	10~35*
托伐普坦	7.5~60		
氢氯噻嗪	25~100	65~74†	5~15†
氨苯蝶啶	50~300	30~70†	1.5~2*

† 健康受试者研究数据；* 原型药物相对数据。

呋塞米是目前最强力的袢利尿剂。但就 LC 腹水患者而言，基于呋塞米钠利尿本能的预期结果相反。因为临床研究发现非氮质血症 LC 腹水患者应用标准剂量的袢利尿剂仅仅能够引起 50% 患者的良好钠利尿反应[25]。这种利尿效果较差的机制尚未完全了解。有报道 LC 腹水患者呋塞米生物利用度正常，也不能用肠吸收减少解释，提示肾抵抗呋塞米[124]。虽然有研究显示 LC 腹水患者呋塞米肾小管分泌受损[125]，其他研究提示这类患者的呋塞米药动学和肾脏药效学与健康者类似[126]。因此，LC 腹水患者抵抗呋塞米的利尿效应最可能是药效学自然改变；即呋塞米未能显著提高钠排泄是由于进入亨利袢的液体减少，或由于近曲小管对钠的重吸收增强[116]，或因呋塞米作用下的亨利氏袢对大部分钠未能重吸收，其后因继发性高醛固酮血症被远曲小管和集合管吸收。支持后一种理论的一些研究显示：LC 腹水非氮质血症患者伴有肾抵抗呋塞米或其他袢利尿剂者是那些血浆醛固酮水平较高的患者[25,127]。

LC 腹水患者呋塞米不良反应发生率高达 35%：低钾血症、低氯性代谢性碱中毒、低钠血症、低血容量并发肾前性氮质血症、HRS、HE、肌肉痉挛（常常由低血容量引起）。对于并发严重肌肉痉挛的患者可试用 Ha、奎尼丁、奎宁、硫酸锌或镁治疗。

（三）托伐普坦（tolvaptan）

托伐普坦选择性高亲和力拮抗肾脏集合管细胞基底膜 V_2 受体发挥排水利尿作用（第 36 章），而且不依赖电解质的排出，因此，托伐普坦一般不会导致电解质紊乱[127]；并且在低蛋白血症、肾功能不佳时仍能发挥良好作用[128]。托伐普坦更多的排出自由水后使得血浆渗透压升高、血管内静水压降低，进而诱导血管外液向血管内渗透，有助于维持血容量；因此，对于血压偏低（90 mmHg < 收缩压 < 105 mmHg）患者仍然有效，而且并不降低血压[129]。

第六节　肝硬化腹水分级处理策略

一、1 级或轻度腹水

目前尚无 1 级腹水自然史方面的资料。当患者出现中度以下腹水时，临床上通常给予限钠饮食，没有必要采用利尿剂。

二、2 级或中度腹水

中度腹水患者可在门诊治疗，除非伴其他 LC 并发症。大部分患者肾钠排泄并未严重受损，但钠排泄相对低于钠摄入。限钠和利尿剂增加肾钠排泄能够达到拮抗肾钠潴留、适度负钠平衡的治疗目标。

（一）低钠饮食

适量低盐饮食是治疗腹水的重要措施（钠摄入 80 ~ 120mmol/d，相当于食盐 4.6 ~ 6.9g /d）!!。对于血清钠水平正常的腹水患者，尚无研究数据支持患者限制液体摄入!!。

（二）卧床休息

直立位可激活钠潴留系统，并减少肾灌注，但缺乏临床评估验证直立位对腹水治疗效果的影响，仅仅有不充分证据显示卧床休息有助于腹水消退。因此，并不推荐强迫患者卧床休息。

（三）'阶梯式'治疗方案

初始采用单一螺内酯治疗，起始剂量 40 ~ 100mg/d，若患者无应答可每隔 7 日增加一次剂量（60 ~ 100 mg），逐步增至最大量 400mg/d!!!，若患者仍无应答（定义为每周体质量减少 < 2 kg），或并发高钾血症，应联合呋塞米，初始 40mg/d，可酌情逐步增加至最大剂量 160mg/d（每次增加 40 mg）!!!。

（四）初始联合利尿治疗方案

呋塞米 40mg/d 联合螺内酯 100mg/d，观察 4 ~ 5 天后，根据利尿应答状况可递增利尿药剂量，最大剂量为呋塞米 160mg/d 和螺内酯 400mg/d。

（五）阶梯式治疗和初始联合治疗方案的疗效比较

长期以来阶梯式治疗和初始联合治疗两种方案治疗腹水哪种方案最优一直存在争议。一项随机对照试验显示这两种方案的疗效应答率，腹水降减速度和并发症发生率类似[130]。另外两项研究[130-131]的评估结果不同，很可能是由于这两项研究入组的初发腹水患者比例不同[132]。这些研究结论是螺内酯联合呋塞米方案更适宜复发性腹水患者，而不是初现腹水患者。非氮质血症初现腹水患者的初始方案仅仅采用螺内酯 100mg/d，即可使大多数患者获得满意应答。因此，对于初现 2 级（中度）腹水患者推荐'阶梯式'治疗方案!!!。而对于复发性腹水或张力性腹水患者推荐获效更快的螺内酯联合呋塞米方案[133]!!!。

三、3 级或重度腹水的治疗

（一）人血白蛋白（Ha）治疗 LC 腹水的效应

近 10% ~ 20% 的 LC 腹水患者利尿治疗无应答（利尿抵抗）。临床医师常常采用 Ha 治疗腹水，但长期采用 Ha 治疗腹水尚存争议，因为缺乏最终科学证据支持其临床益处。1999 年，住院 LC 腹水患者被随机分为单纯利尿（按照阶梯式应答指导方案）和利尿联合静脉输注 Ha 12.5g（每天平均）>20d，病情缓解后每周 25g，出院后平均随访 >20 个月[134]。住院期间采用利尿联合 Ha 治疗比单纯利尿消退腹水更快，并且患者住院期缩短。然而，这些结果仅仅在接受低剂量利尿剂（呋塞米 25mg/d 和坎利酸钾 200mg/d）的亚组患者中获得，而在单一应用螺内酯和需要较大剂量利尿剂时此优势不复存在[134]。尔后一项研究[135]100 例患者随机接受单一利尿剂或利尿剂联合 Ha（第一年 25g/w，然后每 2 周 25g）长期治疗，平均随访 84 个月。联合 Ha 治疗组患者重度腹水复发率和病死率均显著降低。然而，相对少的病例数难以确立最终结论。一项多中心随机临床试验[136]，近来以摘要形式报告了 386 例患者至少每天接受 200 mg 螺内酯和 25 mg 呋塞米，比较长期应用 Ha（最初 2 周每周 2 次，每次 40 g，尔后每周 1 次，每次 40 g，最长疗程 18 个月）的疗效。初步结果，显示采用利尿剂联合 Ha 治疗患者的 LVP 次数显著减少，并且顽固性腹水及 SBP，肾损伤和 HE 发生率降低。但因缺乏证实性的 RCT 研究，再加上这种治疗策略医疗费用较高，国际指南至今未支持长期静脉输注 Ha 治疗 LC 腹水患者[137-138]。

虽然不断增加的证据支持 Ha 在改善失代偿型肝硬化患者腹水处理和临床结果的益处，长期采用 Ha 联合利尿剂治疗腹水可获益！。但 Ha 的确切疗效，剂量和疗程需要 RCT 进一步确认。

（二）腹腔穿刺大量放腹水（LVP）操作及其安全性

LVP 是目前治疗张力性腹水和顽固性腹水的一线治疗方法[137-138]。有两种操作类型：一是分次 LVP（4~6 升/次，直至腹水消失），二是单次 LVP 总量（最大量）清除腹水。临床上采用真空封闭容器，严格无菌技术操作 LVP，所用容器应适宜排放腹水量（在 1~4 小时内或更快速度，如 30 min 内 8 L）。每隔 10~14 天重复一次 LVP 安全性良好。单次 LVP 总量清除腹水并发症少于利尿治疗。若患者无 HE、胃肠道出血或细菌感染，可在门诊操作 LVP[139]。因 LVP 并发细菌性腹膜炎风险较低，没有必要在每次操作后做腹水培养或应用抗生素预防[140]。但应常规检测腹水 PMN。给 LC 患者静脉输注胶体液（Ha）后起初可使间质液回渗至血循环，从而发挥扩容效应。以便预防 LVP 后循环功能障碍（PPCD）或功能性肾衰。

（三）LVP 疗效评价

1987 年以来研究证实 LVP 联合血浆扩容是一种快捷，有效和安全治疗 LC 顽固性腹水的措施，具有疗效显著，操作简便的特点[137-138]。单次 LVP 总量清除腹水与多次 LVP 比较不但整体疗效相同、见效最快，并且局部并发症发生率较低[141-142]。大部分患者清除腹水后最初 2 日内外周水肿快速吸收。因此，优选单次 LVP 总量清除腹水。LVP 比较利尿剂治疗顽固型腹水患者的研究[141-143]显示：LVP 联合 Ha 静脉输注较利尿剂更有效，能够显著缩短住院时间，而且比利尿剂更安全（局部并发症如出血，肠穿孔风险极低）[144]，因此，LVP 联合 Ha 静脉输注（8g/L 腹水，此剂量近似于清除腹水中丢失的白蛋白量）是治疗顽固型腹水的一线疗法！！！。目前 EASL[137]和 AASLD 指南[138]均推荐 LVP 治疗 LC 顽固性腹水。

虽然 LC 顽固型腹水患者优选 LVP，但并未解决肾脏钠水潴留问题。若 LVP 后不给予利尿治疗，超过 90% 的患者腹水复发，而利尿治疗患者腹水复发率仅为 18%。因此，LVP 患者仍需要适宜剂量的利尿剂治疗[145]！！！，并坚持限钠饮食以预防腹水再次蓄积。血清 BUN 和肌酐正常患者需要标准剂量的利尿剂（螺内酯，200mg/d；或呋塞米 40mg/d 加螺内酯 100 mg/d）；然而，若患者血清 BUN 和肌酐异常或治疗前伴有顽固型腹水者需要更大剂量。但对于大剂量利尿剂治疗的顽固型腹水患者，若尿钠排泄未超过 30 mmol/d，应终止利尿剂治疗。

（四）LVP 禁忌证

除了间隔型腹水外，一般认为没有 LVP 禁忌证。尚无证据将 SBP、肾衰、HE 或严重黄疸作为 LVP 禁忌证。但对于严重血小板减少症或 INR >2.5 患者，在实施 LVP 时应谨慎。仅伴有轻微凝血功能障碍患者不必在 LVP 前给予血制品纠正；但若合并肾功能不全可能是医源性腹腔积血的危险因素。

（五）LVP 并发症

1. PPCD

（1）PPCD 的临床发现：近年来采用敏感的直接或间接检测技术评估循环功能时，发现 LVP 后循环功能显著变化[141]。未接受血浆扩容的患者单次 LVP≥5L 后 4 ~6d 内，ECBV 急性下降，激活 SNS 和 RAAS，但患者难以有效维持循环功能自我平衡，动脉血压下降，心输出量增加，这种综合病况被称为 PPCD（其发生率 >50%）[141-142]。PPCD 不但诱导腹水快速再蓄积，而且 HRS 及/或稀释性低钠血症发生率近20%[141]。同时 PPCD 激活肝脏血管床收缩系统，使患者肝内阻力升高[147]。最终，PPCD 患者生存期缩短[142]。

（2）PPCD 发生机制：LVP 后伴随着腹内压的下降，患者心排血量（CO）和每搏输出量即刻显著提高，心肺压力减轻，右心房压下降，静脉回心血量增加，RAAS 及 SNS 受抑，循环功能改善[141]。这些效应仅仅持续约 12 小时，主要由胸内压降低和静脉回流增加引起。但随后发生血流动力学逆转，包括 CO 明显低于基线值，RAAS 和 SNS 被激活程度高于 LVP 前水平[147]。奇怪的是全身血管阻力过度下降，ECBV 进一步减少，导致动脉压下降。血浆肾素活性是一个很敏感的循环功能指标，并且用于大多数研究 LVP 后检测循环功能受损程度的参数。也有采用肾素活性定义 PPCD 的报道：即在 LVP 后第 6 天血浆肾素活性高于基线值50%，直到 >4ng/ml/h（正常上限）[142,147]。并且一些患者可能持续数月[141-142,146-147]。PPCD 临床病程及预后恶化机制可能与多因素有关。有研究显示，并发 PPCD 患者的 HVPG 升高，但无 PPCD 患者不会升高[147]。

LVP 后初始数小时肾功能改善，但在 24 ~48 小时后常常恶化。PPCD 与继发性腹水快速重蓄积和 ECBV 减少有关，很可能与更加严重的动脉血管扩张有关，其确切发生机制尚不清楚。但一项重要发现是 PPCD 难以自发性逆转[142]。

（3）PPCD 发生率：据报道 LVP 后未给予血浆扩容，给予聚明胶肽（8g/L 腹水，或右旋糖酐 70 或盐水）扩容和 Ha 扩容（8g/L 腹水）患者 PPCD 发生率分别为 75%、33%~38% 和 11-18%[142]。类似报道有单次 LVP 总量放腹水患者接受盐水和 Ha 扩容患者 PPCD 发生率分别为 33.3% 和 11.4%[146]。清除腹水量是一项预测 PPCD 因素。当 LVP <5L 时，Ha 扩容与血浆代用品扩容患者 PPCD 发生率近似（16% 比18%）；然而，当 LVP 在 5 ~9L 之间时，接受血浆代用品扩容患者 PPCD 发生率较高（19% 比 30%）；当 LVP >9L 时，这种差异更显著，PPCD 发生率分别为 21% 和 60%[142]。

尽管无症状，仍然存在 PPCD 不良反应。在 LVP 后数日内，接受和不接受 Ha 扩容患者低钠血症发生率分别为 3.8% 和 17%；肾损害发生率分别为 0 和 11%，差异显著。并发 PPCD 患者首次与再次住院间隔时间短于无 PPCD 患者。而且并发 PPCD 患者的存活率较低[142]。

（4）PPCD 防治措施：LVP 后应动态监控脉率和血压。但最有效预防 PPCD 的方法是静脉输注 Ha！！！（每排放 1 L 腹水静脉输注 6 ~8g 白蛋白，LVP 后立即输注 50%，6 小时后再输注剩余 50%）。患者出院后应用利尿药预防腹水再蓄积。采用 Ha 扩容几乎可完全预防 PPCD。对于 LVP <5 L 的患者，选择右旋糖酐70（每去除 1 升应用 8 g/L 腹水）或聚明胶肽（每去除 1 升腹水应用 150 ml/L 腹水）扩容与应用 Ha 扩容疗效类似[142,146]；因应用晶体液或合成胶体液的有关挂虑（容量负荷过度，肾衰，凝血病）！！，仍推荐 Ha 扩容！！对于 LVP >5 L 的患者，采用 Ha 比血浆代用品扩容更有效[142,146,148]。虽然其他临床观察者（病例数均很少）未能确认上述结果[149-151]；总体而言，不推荐应用 Ha 以外的其他血浆扩容剂，因为它们预防 PPCD 的疗效较差!!!。虽然没有研究 LVP 治疗患者应何时、采用多快速度静脉输注 Ha 扩容,但在 LVP 的最后时段或结束时开始(这时 LVP 诱导的 CO 增加开始回复至基线水平!)缓慢静滴 Ha,以避免潜在肝硬化性心肌病可能诱发的心脏负荷过重似乎是明智的选择[152]。

近年来很多国家不再应用聚明胶肽,因为它具有传播朊病毒的潜在风险[147]。尽管一些研究证据显示应用生理盐水与小量腹腔穿刺放腹水后发生 PPCD 危险性升高无关[146],没有随机对照研究比较生理盐水和 Ha 治疗 LVP <5 升患者的疗效。关于 LC 并发 3 级腹水患者采用 LVP 治疗后应用羟乙基淀粉作为血浆扩容剂的研究数据更少,而且可能存在右旋糖酐和羟乙基淀粉诱导肾衰[153]和羟乙基淀粉在肝内蓄积[154]的一些忧虑。

近来的一项卫生经济学分析提示 LVP 后应用 Ha 与其他价廉的血浆代用品扩容比较具有更好的成本效益,LVP 联合 Ha 治疗后最初 30 天内肝脏相关并发症发生率较低[155]。Ha 比盐水和合成的血浆扩容剂对预防大量放腹水(≥5~6 L)诱导的 PPCD 更有效[142,146]。因此,尽管它起初价格很高,分别采用 Ha 或合成的胶体液治疗 LC 腹水患者,比较其效价比,Ha 能更有效降低住院相关费用[147]。尽管如此,Ha 存活益处方面的优势尚未得到最终证实。

近年来 LVP 后采用血管收缩药物,包括加压素、特利加压素和米多君比较 Ha 治疗的疗效[156-158]。然而,应用血管收缩剂替代 Ha 或采用低剂量 Ha 的临床对照试验有限!以至于 LVP 后临床应用血管升压药物的有效性尚未确认。

尽管上述预防 PPCD 的方法显示有效,但采用 Ha 与其他疗法疗效比较的随机试验尚未显示出患者存活率方面的差异[142,146,155]。然而,近来的荟萃分析显示 LVP 后给予 Ha 比其他疗法的效果更显著,不但 PPCD 和低钠血症发生率降低,而且病死率也降低[159]。采用 Ha 降低 PPCD,低钠血症发生率和病死率分别为 66%,42% 和 36%。所有试验均包括腹水平均去除量 >5L,而腹水去除量 5.5~8.0L 与 >8L 的疗效比较未显示出不同。大多数研究包括每去除 1L 腹水应用 Ha 8g,虽然也有应用 5 或 6g 的少数试验。仅有一项 LVP 后 RCT[160]比较静脉输注 Ha 标准剂量(8g/L 腹水去除量)和低剂量(4g/L 腹水去除量)的疗效;两组患者降低 PPCD、低钠血症和肾衰发生率类似。但较小的样本量妨碍最终结论的确立。为了降低 Ha 的剂量,Ha 联合其他血浆扩容剂也不予推荐!

2. 其他 LVP 并发症 LVP 后罕见出血并发症。一项研究 142 例 LVP 患者,也包括 INR >1.5 和 PLT < 50×10^9/L 患者,仅有 2 例患者出现轻微皮肤出血[161]。其他研究显示 LVP 后伴凝血病患者出血并发症发生率较低[144]。因此,没有研究数据支持在 LVP 前应用新鲜冰冻血浆或浓缩血小板,然而,很多肝病中心对于患有严重凝血病(凝血酶原活动度 <40%)及(或)PLT < 40×10^9/L 患者在 LVP 前给予上述血制品。尽管如此,临床上仍然需要警惕那些并发严重凝血病患者,特别是发生 DIC 的患者应避免实施 LVP。

四、腹水分级及其治疗建议(表 21-6-1)

表 21-6-1 腹水分级定义及其治疗建议

腹水分级	定　义	治　疗
1 级腹水	少量腹水,仅超声检测到	无需治疗
2 级腹水	中量腹水	限钠饮食和利尿剂
3 级腹水	大量或严重腹水,显著腹部膨隆	LVP,限钠摄入和利尿剂(顽固性腹水患者还应联合其他疗法)

五、利尿治疗推荐意见

（一）对于 1 ~ 2 级腹水、无肾功能不全和尿 Na^+ 排泄 >30mmol/L 患者，初始利尿推荐单用螺内酯 60 ~ 100mg，因其作用渐增，应至少观察 3 ~ 5 天后效果不佳时才可调整剂量，直至获得满意利尿效果。将螺内酯每天剂量调整至 >400mg 并不能增加利尿效果。开始利尿剂治疗前，应纠正血清钾代谢紊乱。

（二）对于单用螺内酯利尿反应不足（治疗首周体质量降减 <1kg 及其次周 <2kg），或尿钠排泄10 ~ 30mmol/L 患者，提示患者未能依从低钠饮食。若确认患者低钠饮食的依从性良好，并且腹水无减少迹象，在将螺内酯用量增加至 400 mg/d 疗效仍不满意时，可加用呋塞米，其剂量依照临床疗效（每天体质量减轻的量）调整至 120 ~ 160mg/d。氢氯噻嗪很少应用。不应单独应用呋塞米利尿治疗 LC 腹水患者。

（三）85% ~ 95% 的 LC 腹水患者采用限钠饮食和利尿药物能够使腹水消退。LC 腹水患者利尿效果最重要的预测因素是循环功能受损程度和肾功能。eGFR 较低及/或血浆肾素，醛固酮和 NE 水平较高患者易发药物利尿无应答，这时，特别需要静脉注射 Ha 协同促进利尿效果[134]，并且可能需要更大剂量利尿药[116-117]。

（四）评估利尿药应答最好方法是动态观察体质量变化。对于所有患者，为了预防利尿剂诱导的肾衰及/或低钠血症，利尿剂治疗期间，应根据降低体质量 0.3 ~ 0.5kg/d 调整利尿剂剂量，而对于伴有外周水肿患者体质量减少≤1kg/d[162]！！！。

（五）住院患者也可依照尿钠排泄量动态监控利尿效果。应优先提高尿钠浓度。尿钠浓度值超过尿钾浓度与 24 小时排钠 >78mmol/d 有关，这在依从限钠饮食患者中可预测利尿效果。若患者未发生充分利尿反应，应检测患者 24 小时尿钠排泄量。对于尿 Na^+ 排泄 >80mmol/24h 患者，若腹水没有充分减少、或体质量未下降，提示患者未依从限钠饮食。但仅仅对无相关并发症（如出血或感染）病情稳定的患者，评估腹水利尿剂治疗和限盐应答！！。

（六）超强力利尿可能诱发低血容量，进而可能引发肾衰、电解质紊乱和突如其来的 HE。因此，不应超强力消退腹水（过度治疗）。实际上，残留少量腹水伴肾功能正常患者的预后明显好于快速和完全移除腹水伴潜在不可逆性肾衰患者。

（七）临床医师不应忽视病因治疗是控制腹水的重要措施，例如酒精性 LC 腹水患者禁酒、HBV 和 HCV 相关 LC 腹水患者采用强效直接抗病毒治疗等！！！。

（八）利尿过程中应始终注意监测患者肾功能和利尿相关并发症。特别是初始治疗首月患者和有肾损害、低钠血症或钾代谢紊乱患者。对于尽管已经适当限水，血清钠仍然 <120mmol/L、并发 HE、sCr >180 μmol/L 或频繁性肌肉痉挛患者应停止所有利尿剂！！。肾损害和低钠血症严重至何种程度应停用利尿剂，目前尚无良好证据；大多数专家同意患者血清钠 <120 ~ 125mmol/L 时应暂时停用利尿剂。明显 HE 患者一般禁用利尿剂治疗！！。

（九）长期治疗的目标是：以最低剂量的利尿剂维持患者无腹水状态。因此，一旦腹水基本解决，应尽可能减少利尿剂用量，以维持患者处于微量腹水或无腹水状态，随后可停药观察！！。

（十）LC 腹水患者应用 NSAIDs 可降低呋塞米和螺内酯的利尿反应，这与肾脏血流动力学损伤无关[163-164]。因此，任何 LC 患者对限钠饮食和利尿治疗方案无效时均应仔细寻找可能应用 NSAIDs 证据。

（十一）对于依从低钠饮食的患者，应用上述剂量利尿药治疗持续无效（仍存大量腹水）或尿钠排泄 <10mmol/L 时，可诊断为顽固型腹水（耐药性腹水），应联合 LVP 治疗。

六、LC 腹水临床利尿治疗误区（表 21-6-2）

表 21-6-2　肝硬化腹水治疗误区

表　现	错误做法	正确认识或做法
显著低钠血症（≤125mmol/L）	静脉输注 NaCl	单纯限制液体输入难能完全纠正稀释性低钠血症。过度限液可能导致肾损伤、伴低钠血症恶化的中心性低血容量
		考虑暂停利尿治疗或减少利尿药剂量
		sCr 水平升高患者应停利尿药，并考虑扩容。血清 Na≤120mmol/L 患者应停利尿药
		加压素 2 受体拮抗剂将可能是病理生理学的未来理性选择
肾功能损伤，sCr＞180μmol/L；在无肾病情况下 Ccr＜40ml/min	增加利尿药剂量	慎用合成胶体溶液或 Ha 扩容（4.5% Ha 溶液内含有与生理盐水等量的钠！）
		加压素类似物，例如特利加压素可能有效
		据报道米多君联合奥曲肽治疗可逆转少数患者并发的 HRS
3 级腹水	大剂量利尿治疗	缓慢逐步增加利尿药剂量，期盼获得每天体质量下降 0.5～1kg

七、利尿治疗并发症

　　临床应用利尿剂可并发肾衰，HE，电解质紊乱，男子女性型乳房和肌肉痉挛等并发症[130-132]。其中以利尿诱导肾衰最常见，近20%的患者因过度利尿诱发 ECBV 不足而发生氮质血症[28,162]。这种利尿诱导的肾衰常为中等程度肾衰，并在停利尿药后恢复；其机制为强力利尿致循环血容量减少与腹腔转移至体循环液体量失衡[162]，循环血量减少诱发 eGFR 降低。

　　利尿剂容易诱发的最重要并发症是 HE，发生率近25%[165-166]。其机制尚不清楚，传统认为 HE 继发于高氨血症，因为利尿诱导低钾血症和碱中毒后肾产氨增加。然而，更多研究显示一些利尿药也可损伤尿素循环，导致肝脏将氨转化为尿素的能力降低。但近来更多研究提示：LC 腹水患者脑循环微小动脉血管阻力增加，导致脑血流量减少。

　　若患者单一应用袢利尿剂可显著增加尿钾排泄，易诱发严重低钾血症（＜3 mmol/L），此时，应停药（如呋塞米）观察！！采用螺内酯或其他保钾利尿剂治疗可诱发高钾血症，特别是伴有肾损伤患者。如患者并发严重高钾血症（血清钾＞6mmol/L）应停用螺内酯！！采用螺内酯或其他作用于远曲小管的利尿剂，例如氨苯蝶啶或阿米洛利抑制钠重吸收，因此，有时可能诱发代谢性酸中毒。

　　长期利尿药治疗的 LC 患者可诱发四肢肌肉痉挛[167]，通常出现在夜间，患者直立位时很快消失或自发消失。其机制尚不清楚，可能与其 ECBV 减少相关，因为肌肉痉挛常见于平均动脉压（MAP）和血浆肾素活性较低的患者，并且采用 Ha 血浆扩容后显著缓解[167]。

第七节　顽固型腹水治疗

　　顽固型腹水对限钠和螺内酯 400mg/d 联合呋塞米 160mg/d 治疗应答不佳，或 LVP 后复现大量腹水[127]；其治疗方法包括 LVP 联合 Ha 静脉输注，持续性利尿治疗，TIPS，和肝移植（LT）等。

一、利尿药物治疗

大多数顽固型腹水患者（>90%）难能采用利尿预防或延迟 LVP 后的腹水复发，甚至患者的顽固型腹水对利尿剂无应答[92]。对于利尿诱导并发症患者应终止利尿剂治疗；仅对利尿剂治疗尿钠排泄超过 30mmol/d 者继续给予利尿剂治疗[82]。

托伐普坦治疗 LC 腹水的Ⅲ期试验显示，对于螺内酯联合呋塞米疗效不佳的 LC 腹水患者，加用托伐普坦 7.5mg/d 可使患者体质量进一步减轻、腹水减少、水肿改善[127]；传统治疗组和托伐普坦组患者的血钠水平分别为 135.7±4.1 和 135.3±4.5mEq/L。提示传统利尿治疗可能诱发及加重低钠血症，传统疗法联合托伐普坦可防治低钠血症。Kogiso 等[168]采用托伐普坦治疗 LC 腹水患者 6 个月后复现：患者体质量仍然低于治疗前，对肝肾功能和电解质无影响，多频生物电阻抗法（BIA）检测证实减去的体质量主要为细胞外水（ECW）。托伐普坦治疗并发 HCC 和 HRS 的 LC 腹水患者也观察到很好的疗效[169]。Ohki 等采用托伐普坦治疗 LC 顽固性腹水患者发现可显著减少 LVP、住院等治疗事件的发生（与 LVP 比较，$P=0.01$）[170]。新近荟萃[171]分析结果显示 V2 受体拮抗剂治疗顽固性腹水患者安全有效。托伐普坦常见的不良反应（发生率高于安慰剂 5% 以上）包括口渴、口干、乏力、便秘、尿频或多尿以及高血糖。尚未发现 LC、心衰和低钠血症患者应用托伐普坦后的肝损伤倾向。最新日本 LC 指南[123]推荐托伐普坦治疗腹水或水潴留患者。另一种 V2 受体拮抗剂萨特普坦治疗 LC 腹水的大样本多中心 RCT[172]，并随访 52 周并未发现其长期疗效益处，而且消化道出血及病死率风险增加。因此，关于 V_2 受体拮抗剂治疗 LC 腹水的疗效及安全性仍需进一步研究。

二、LVP（本章第六节）

三、TIPS（第 32 章）

四、腹腔静脉转流术（PVS）

1974 年，LeVeen 等[169]采用 PVS 治疗 LC 顽固型腹水患者。这种装置包括多孔的腹腔内管、连接带有单向压力敏感瓣的硅胶管，穿过皮下组织插入颈内静脉。每当腹腔与上腔静脉间压力梯度≥3cmH_2O 时导管瓣膜开放，使腹水进入体循环。

PVS 被用于治疗顽固性腹水患者很多年，一些研究显示 PVS 显著增加循环血容量和 CO，降低外周血管阻力。大部分患者尿量和自由水清除率增加。但是显著钠利尿患者 <50%。令人遗憾的是此操作并发症发生率较高。植入物常诱发细菌定居型感染，并且大部分患者难以清除感染，除非解除分流导管[174]。采用 PVS 治疗的肝硬化患者较早并发 DIC 生化学征兆，包括血浆纤维蛋白原和血小板降低，PT 延长等[175]，由 DIC 导致的病死率为 5%。虽然在置管时清空腹水可使 DIC 发生率显著下降，但仍有报道术后首月病死率为 0~26%[174]。

PVS 常见并发症是分流栓塞，发生率 >30%[174]；并可导致肺栓塞。钛具有很强的抗血栓特性，已经被广泛用于人工心脏瓣膜。但一项大样本研究[176]并未确认钛导管降低 PVS 诱发的血管栓塞发生率。因此，中期研究将 PVS 严格限制在治疗顽固型腹水患者。然而，这些患者通常患有 ESLD，预后极差，即便腹水治疗获得成功也难以缓解整体病情。综合分析顽固型腹水患者的 4 项前瞻性随机对照试验，比较 PVS 和常规内科治疗效果，PVS 并未显示任何存活益处[174-177]。PVS 严重并发症风险超过 40%，例如充血性心衰（2%~4%），高血容量性肺水肿，快速扩充后诱发曲张静脉破裂出血，DIC 发生率为 65%（其中

25% 为症状性；5% 为重症），心肌梗死、细菌感染（4%~8%）、败血症等。因其他更好的治疗选择应用于临床，这种疗法最终被淘汰。

五、外科门体分流术

1970 年，Orloff[178]综述外科分流治疗腹水文献，71 例 LC 腹水患者端 - 侧门体吻合和 131 例侧 - 侧门体分流术后病死率分别为 32% 和 18%；随访存活患者数月 ~ 10 年无腹水患者分别占 81% 和 90%。Franco 报告[179]外科分流术后 1 和 3 年存活率分别为 73% 和 39%。后来研究显示门体分流术治疗具有一定肝储备功能的 LC 顽固型腹水患者有效，但分流后慢性 HE 发生率高达 36%。综合评估外科分流疗效和安全性均比 LVP 和 TIPS 差，因此，近年来外科分流治疗顽固型腹水已经被 TIPS 和 LVP 替代。

六、腹水膀胱分流

近年来探索的一种治疗顽固性腹水方法 - 阿尔法泵（AP）采用植入皮下的电池泵驱动腹腔 - 膀胱连接导管，将腹水分流至膀胱随尿排出。研究[180]显示 AP 可减少 LVP 次数，并且未增加 HE、HRS 等 LC 相关并发症发生率，但部分患者手术后切口感染、膀胱穿孔、腹腔导管移位等。另外，Thomas 等[181]发现 AP 治疗顽固性腹水患者后肾前性肾功能不全并发症风险增加。由于 AP 临床研究数据尚少，其确切疗效仍待确认。

七、其他疗法

近年来持续增加的兴趣聚焦在探索能够改善循环和肾功能的药物，特别是缩血管药物和选择性 V2 受体拮抗剂。血管收缩药能够改善 LC 腹水血流动力学紊乱，是临床研究最具有吸引力的药物代表。例如，米多君（α_1-受体激动剂）10mg po tid，可增加肝硬化腹水患者立位、卧位和坐位时收缩期和舒张期血压，尿钠排泄中度增加，eGFR 和尿量轻度增加，并且显著降低血浆肾素活性和醛固酮水平[182-183]。指南[138]也推荐米多君治疗顽固性腹水。最新荟萃分析[184]显示米多君可提高顽固性腹水患者对利尿剂的敏感性，但并未改善其长期存活率，并且比 LVP 联合白蛋白疗法的患者病死率显著增加。一项 RCT[185]显示 LVP 后应用米多君联合奥曲肽疗效并不优于白蛋白。因此，仍需深入探索米多君治疗顽固性腹水的确切疗效。特利加压素能够改善肝硬化腹水无 HRS 患者的肾功能，并诱导尿钠排泄。初步研究数据显示特利加压素在预防 LVP 诱导循环功能障碍方面与静脉注射 Ha 相比同样有效[156,186]。但尚无 RCT 研究结论，需要更多对照研究评估其疗效和安全性。可乐定，一种 α_2 受体激动剂，可通过负反馈机制抑制交感神经（血管扩张），被作为 LC 腹水患者的辅助治疗，其剂量为 0.075mg po bid，可诱导更快的腹水缓解，并且其并发症少于安慰剂[187]。日本 LC 指南[123]推荐去细胞浓缩腹水回输治疗顽固性腹水患者，并认为与 LVP 联合静脉输注 Ha 疗效相同。

近来基于低水平证据认为 NSBB 可能恶化 LC 并发顽固性腹水患者预后。有学者提出 NSBB 治疗 LC 的"时间窗假设"，即 NSBB 治疗代偿期及早期 DC 患者有效，而对于终末期 LC 并发顽固性腹水患者有害[188]。然而，最近大样本观察性研究发现 NSBB 治疗难治性腹水患者后其生存率改善，除非患者并发 SBP[189]。因此，NSBB 治疗不同临床条件的 LC 腹水亚群患者及最佳治疗时机需要进一步研究优化[190]。鉴于上述争议，最新共识[191]建议 LC 并发顽固性腹水患者应谨慎应用 NSBB（第 22 章）。

八、肝移植（LT）

确诊 LC 患者 10 年内腹水发生率 > 50%，提示预后不良，每年近 10% 的患者发生顽固性腹水[67,82]，使患者预后极差，1 年和 2 年病死率分别为 40% 和 50%[192]。近 50% 的患者可能在 6 ~ 12 个月内死亡，平均生存期近 6 个月[92,192-193]。并且采用 TIPS 和 LVP 治疗均不能改善长期生存率。实施 LT 后的 5 年生存率为 70%~80%。因此，所有 LC 并发顽固型腹水患者均应评估 LT 适应证！！，特别是伴有其他并发症者。伴随着 LT 技术进展，明确定义其适应证，具有表 21-7-1 中一项或一项以上改变的患者预后较差，应列入 LT 候选者。

表 21-7-1　肝硬化顽固型腹水患者肝移植适应证

- 自由水清除率受损（按 5% 葡萄糖 20ml/kg 体质量，静脉注射后尿量 <8 ml/min）
- 稀释性低钠血症（在未实施利尿治疗的情况下血清 Na$^+$ <130 mmol/L）
- 动脉低血压（在未实施利尿治疗的情况下 MAP <80mmHg）
- eGFR 降低（在未实施利尿治疗的情况下 sCr >106μmol/L）
- 显著性 Na$^+$ 潴留（在未实施利尿治疗伴有中等度饮食限 Na$^+$ 的情况下尿 Na$^+$ 排泄 <10mmol/24h）

LC 腹水患者的"阶梯治疗"路线图总结在图 21-7-1。

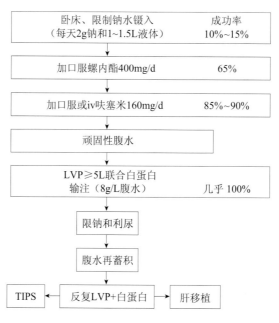

图 21-7-1　阶梯式治疗顽固型腹水路线图

对于利尿治疗过程中发生的氮质血症患者，应个性化决策治疗方案。其中部分患者需要反复 LVP，部分患者应考虑 TIPS 治疗，另有一部分患者可能是 LT 候选者。

参考文献

［1］Jaffe DL, Chung RT, Friedman LS. Management of portal hypertension and its complications. Med Clin N Am, 1996, 80：1021 – 1034.

［2］Schölmerich J, Gerok W Aszites. In：Gerok W, Blum HE（eds）Hepatologie, Urban & Schwarzenberg, München-Wien-Baltimore, pp S, 1995, 288 – 302.

［3］Cárdenas A, Chopra S. Chylous ascites. Amer J Gastroenterol, 2002, 97：1896 – 1890.

［4］ Witte MH，Witte CL，Dumont AE. Estimated net transcapillary water and protein flux in the liver and intestine of patients with portal-hypertension from hepatic cirrhosis. Gastroenterology，1981，80：265－272.

［5］ Laine GA，Hall JT，Laine SH，et al. Trans-sinusoidal fluiddynamics in canine liver during venous hypertension. Circ Res，1979，45：317－323.

［6］ Greenway CV，Lautt WW. Effects of hepatic venous pressure on transsinusoidal fluid transfer in liver of anesthetized cat. Circ Res，1970，26：697－703.

［7］ Granger DN，Miller T，Allen R，et al. Permselectivity of cat liver blood-lymph barrier to endogenous macromolecules. Gastroenterology，1979，77：103－109.

［8］ Iber FL Normal and pathologic physiology of the liver. In：Sodeman W，Sodeman WJ（eds）Pathologic Physiology. Philadelphia：Saunders，pp，1974，790－817.

［9］ Freeman S Recent progress in the physiology and biochemistry of the liver. Med Clin N Am，1953，1：109－124.

［10］ Mallet-Guy P，Devic G，Feroldi J. et al. Experimental study of ascites：posthepatic venous stenosis and transposition of the liver into the thorax. Lyon Chir，1954，49：153－172.

［11］ Arroyo V，Rodes J. Rational approach to treatment of ascites. Postgrad Med J 1975；51，558－562.

［12］ Jimenez W，Martinezpardo A，Arroyo V，et al. Temporal relationship between hyper-aldosteronism，sodium retention and ascites formation in rats with experimental cirrhosis. Hepatology，1985，5：245－250.

［13］ Caregaro L，Lauro S，Angeli P. et al. Renal water and sodium handling in compensated liver-cirrhosis-mechanism of the impaired natriuresis after saline loading. Eur J Clin Invest，1985，15：360－364.

［14］ Wong F，Massie D，Hsu P. et al. Renal response to a saline load in well-compensated alcoholic cirrhosis. Hepatology，1994，20：873－881.

［15］ Gines P，Cardenas A，Arroyo V，et al. Management of cirrhosis and ascites. NewEngland Journal of Medicine，2004，350：1646－1654.

［16］ Trevisani F，Bernardi M，Gasbarrini A. et al. Bed-rest-induced hypernatriuresis in cirrhotic-patients without ascites-does it contribute to maintain compensation? J Hepatol，1992，16：190－196.

［17］ Bernardi M，Dimarco C，Trevisani F，et al. Renal sodium retention during upright posture in preascitic cirrhosis. Gastroenterology，1993，105：188－193.

［18］ Papper S，Rosenbaum JD. Abnormalities in the excretion of water and sodium in compensated cirrhosis of the liver. J Lab Clin Med，1952，40：523－530.

［19］ Shear L，Hall PW，Gabuzda GJ. Renal failure in patients with cirrhosis of liver. 2. factors influencing maximal urinary flow rate. Am J Med，1965，39：199－209.

［20］ Epstein M Derangements of renal water handling in liver disease. Gastroenterology，1985，89：1415－1425.

［21］ Arroyo V，Rodes J，Gutierrezlizarraga MA. et al. Prognostic value of spontaneous hyponatremia in cirrhosis with ascites. Am J Dig Dis，1976，21：249－256.

［22］ Jalan R，Forrest EH，Redhead DN，et al. Reduction in renal blood fl ow with acute increase in portal pressure gradient：evidence for the existence of hepatorenal refl ex in man. Gut，1997，40：664－670.

［23］ Lang F，Tschernko E，Schulze E，et al. Hepatorenal refl ex regulating kidney function. Hepatology，1991，14：590－594.

［24］ Laragh J，Sealey JE. Renin-angiotensin-aldosterone system and the regulation of sodium，potassium and blood pressure homeostasis. In：Windhager E（ed.）Handbook of Physiology：Renal Physiology. New York：Oxford University Press，pp，1992，1409－1542.

［25］ Perezayuso RM，Arroyo V，Planas R. et al. Randomized comparative study of efficacy of furosemide versus spironolactone in nonazotemic cirrhosis with ascites-relationship between the diuretic response and the activity of the renin-aldosterone system. Gastroenterology，1983，84：961－968.

［26］ Kotelanski B, Groszman R, Cohn JN. Circulation times in splanchnic and hepatic beds in alcoholic liver disease. Gastroenterology, 1972, 63：102-111.

［27］ Salo J, Gines A, Anibarro L, et al. Effect of upright posture and physical exercise on endogenous neurohormonal systems in cirrhotic patients with sodium retention and normal supine plasma renin, aldosterone, and norepinephrine levels. Hepatology, 1995, 22：479-487.

［28］ Rodes J, Arroyo V, Bosch J. Clinical types and drug therapy of renal impairment in cirrhosis. Postgrad Med J, 1975, 51：492-497.

［29］ Nicholls KM, Shapiro MD, Vanputten VJ, et al. Elevated plasma norepinephrine concentrations in decompensated cirrhosis-association with increased secretion rates, normal clearance rates, and suppressibility by central blood volume expansion. Circ Res, 1985, 56：457-461.

［30］ Henriksen J, Ring-Larsen H, Christensen N. Circulating noradrenaline and central haemodynamics in patients with cirrhosis. Scand J Gastroenterol, 1985, 20：1185-1190.

［31］ Arroyo V, Bosch J, Mauri M, et al. Effect of angiotensin-II blockade on systemic and hepatic hemodynamics and on the reninangiotensin-aldosterone system in cirrhosis with ascites. Eur J Clin Invest, 1981, 11：221-229.

［32］ Bernardi M, Trevisani F, Gasbarrini G. The renin-angiotensin-aldosterone system in liver disease. In：Bonzon A, Blendis LM, eds. Cardiovascular Complications of Liver Disease. Boca Raton：CRC Press Inc., 1990, 29-62.

［33］ Perezayuso RM, Arroyo V, Camps J, et al. Renal kallikrein excretion in cirrhotics with ascites-relationship to renal hemodynamics. Hepatology, 1984, 4：247-252.

［34］ Arroyo V, Planas R, Gaya J, et al. Sympathetic nervous activity, renin-angiotensin system and renal excretion of prostaglandin-e2 in cirrhosis-relationship to functional renal failure and sodium and water excretion. Eur J Clin Invest, 1983, 13：271-278.

［35］ Bichet DG, van Putten VJ, Schrier RW. Potential role of increased sympathetic activity in impaired sodium and water excretion in cirrhosis. N Engl J Med, 1982, 307：1552-1557.

［36］ Floras JS, Legault L, Morali GA, et al. Increased sympathetic outflow in cirrhosis and acites：direct evidence from intraneural recordings. Ann Int Med, 1991, 114：373-380.

［37］ Perezayuso RM, Arroyo V, Camps J, et al. Evidence that renal prostaglandins are involved in renal water metabolism in cirrhosis. Kidney Int, 1984, 26：72-80.

［38］ Alam I, Bass NM, Bacchetti P, et al. Hepatic tissue endothelin-1 levels in chronic liver disease correlate with disease severity and ascites. Am J Gastroenterol, 2000, 95：199-203.

［39］ Ruiz-del-Arbol L, Monescillo A, Arocena C, et al. Circulatory function and hepatorenal syndrome in cirrhosis. Hepatology, 2005, 42：439-447.

［40］ Ruiz-del-Arbol W, Urman J, Fernandez J, et al. Systemic, renal, and hepatic hemodynamic derangement in cirrhotic patients with spontaneous bacterial peritonitis. Hepatology, 2003, 38：1210-1218.

［41］ Gines P, Arrovo V, Rodes J. Pharmacotherapy of ascites associated with cirrhosis. Drugs, 1992, 43：316-332.

［42］ Puschett J, Winaver J. Effects of diuretics on renal function. In：Windhager E (ed.) Handbook of Physiology：Section 8, Renal Physiology. New York：Oxford University Press, pp, 1992, 2335-2407.

［43］ Witte CL, Witte MH, Dumont AE. Lymph imbalance in the genesis and perpetuation of the ascites syndrome in hepatic cirrhosis. Gastroenterology, 1980, 78：1059-1068.

［44］ Korthuis RJ, Kinden DA, Brimer GE, et al. Intestinal capillary filtration in acute and chronic portal hypertension. Am J Physiol, 1988, 254：G339-345.

［45］ Witte MH, Witte CL, Dumont AE. Progress in liver disease：physiological factors involved in the causation of cirrhotic ascites. Gastroenterology, 1971, 61：742-750.

［46］Witte CL，Witte MH，Dumont AE. Lymph imbalance in the genesis and perpetuation of the ascites syndrome in hepatic cirrhosis. Gastroenterology，1980，78：1059 – 1068.

［47］Schrier RW，Arroyo V，Bernardi M，et al. Peripheral arterial vasodilation hypothesis：a proposal for the initiation of renal sodium and water retention in cirrhosis. Hepatology，1988，8：1151 – 1157.

［48］Schrier RW. Body fl uid volume regulation in health and disease：a unifying hypothesis. Ann Intern Med，1990，113：155 – 159.

［49］Arroyo V，Gines P. Arteriolar vasodilation and the pathogenesis of the hyperdynamic circulation and renal sodium and water-retention in cirrhosis. Gastroenterology，1992，102：1077 – 1079.

［50］Garcia-Martinez R，Caraceni P，Bernardi M，et al. Albumin：pathophysiologic basis of its role in the treatment of cirrhosis and its complications. Hepatology，2013，58：1836 – 1846.

［51］Arroyo V，García-Martinez R，Salvatella X. Human serum albumin，systemic inflammation，and cirrhosis. Journal of Hepatology，2014，61：396 – 407.

［52］Henriksen JH，Lassen NA，Parving HH，et al. Filtration as the main transport mechanism of protein exchange between plasma and the peritoneal-cavity in hepatic cirrhosis. Scand J Clin Lab Invest，1980，40：503 – 513.

［53］Buhac I，Flesh L，Kishore R. Intraabdominal pressure and resorption of ascites in decompensated liver cirrhosis. J Lab Clin Med，1984，104：264 – 270.

［54］Ripoll C，Groszmann R，Garcia-Tsao G，et al. Hepatic venous gradient predicts clinical decompensation in patients with compensated cirrhosis. Gastroenterology，2007，133：481 – 488.

［55］Møller S，Henriksen JH. The systemic circulation in cirrhosis. In：Ginès P，Arroyo V，Rodés J，Schrier RW. eds. Ascites and renal dysfunction in liver disease. Malden：Blackwell，2005，139 – 155.

［56］Henriksen JH，Møller S. Alterations of hepatic and splanchnic microvascular exchange in cirrhosis：local factors in the formation of ascites. In：Ginès P，Arroyo V，Rodés J，Schrier RW. eds. Ascites and renal dysfunction in liver disease. Malden：Blackwell，2005，174 – 185.

［57］Lawson JD，Weissbein AS. The puddle sign-an aid in the diagnosis of minimal ascites. N Engl J Med，1959，260：652 – 654.

［58］Wall SD，Hricak H，Bailey GD，et al. MR imaging of pathological abdominal fluid collections. J Comp Assist Tomogr，1986；10：746 – 750.

［59］Branney SW，Wolfe RE，Moore EE，et al. Quantitative sensitivity of ultrasound in detecting free intraperitoneal fluid. J Trauma Injury Infect Crit Care，1995，39：375 – 380.

［60］Steinkampf MP，Blackwell RE，Younger JB. Visualization of free peritoneal fluid with transvaginal sonography-a preliminary study. J Reprod Med，1991，36：729 – 730.

［61］Runyon BA，Montano AA，Akriviadis EA，et al. The serum ascites albumin gradient is superior to the exudate-transudate concept in the differential diagnosis of ascites. Ann Intern Med，1992，117：215 – 220.

［62］Wilson JAP，Suguitan EA，Cassidy WA，et al. Characteristics of ascitic fluid in the alcoholic cirrhotic. Dig Dis Sci，1979，24：645 – 648.

［63］Hoefs JC. Serum protein concentration and portal pressure determine the ascitic fluid protein concentration in patients with chronic liver disease. J Lab Clin Med，1983，102：260 – 273.

［64］Henriksen JH. Permselectivity of the liver blood lymph（ascetic fluid）barrier to macromolecules in decompensated cirrhosis-relation to calculated pore size. Clin Physiol，1983，3：163 – 171.

［65］Runyon BA，Vanepps DE. Diuresis of cirrhotic ascites increases its opsonic activity and may help prevent spontaneous bacterial peritonitis. Hepatology，1986，6：396 – 399.

［66］Runyon BA，Morrissey RL，Hoefs JC，et al. Opsonic activity of human ascitic fluid-a potentially important protective mechanism against spontaneous bacterial peritonitis. Hepatology，1985，5：634 – 637.

［67］Such J，Guarner C，Enriquez J，et al. Low C-3 in cirrhotic ascites predisposes to spontaneous bacterial peritonitis. J Hepato，1988，16：80－84.

［68］Rimola A，Gracia-Tsao G，Navasa M，et al. Diagnosis，treatment and prophylaxis of spontaneous bacterial peritonitis：a consensus document. International Ascites Club. J. Hepatol，2000，32：142－153.

［69］Runyon BA. Practice Guidelines Committee，American Association for the Study of Liver Diseases（AASLD）. Management of adult patients with ascites due to cirrhosis. Hepatology，2004，39：841－855.

［70］Runyon BA Approach to the patient with ascites. In：Yamada T（ed）Textbook of gastroeneterology，3rd edon. Lippincott Williams & Wilkins，Philadelphia/New York/Baltimore，pp，1999，966－991.

［71］Elis A，Meisel S，Tishler T，et al. Ascitic fl uid to serum bilirubin concentration ratio for the classifi cation of transudates or exudates. Am J Gastroenterol，1998，93：401－403.

［72］Runyon BA. Paracentesis of ascitic fl uid：a safe procedure. Arch Intern Med，1986，146：2259－2261.

［73］Gitlin N，Stauffer JL，Silvestri RC. The Ph of ascitic fluid in the diagnosis of spontaneous bacterial peritonitis in alcoholic cirrhosis. Hepatology，1982，2：408－411.

［74］Stassen WN，McCullough AJ，Bacon BR，et al. Immediate diagnostic-criteria for bacterial-infection of ascitic fluid-evaluation of ascitic fluid polymorphonuclear leukocyte count，Ph，and lactate concentration，alone and in combination. Gastroenterology，1986，90：1247－1254.

［75］Garciatsao G，Conn HO，Lerner E. The diagnosis of bacterial peritonitis comparison of Ph，lactate concentration and leukocyte count. Hepatology，1985，5：91－96.

［76］Barmeir S，Lerner E，Conn HO. Analysis of ascitic fluid in cirrhosis. Dig Dis Sci，1979，24：136－144.

［77］Conn HO，Fessel JM. Spontaneous bacterial peritonitis in cirrhosis-variations on a theme. Medicine，1971，50：161－197.

［78］Hoefs JC，Runyon BA. Spontaneous bacterial peritonitis. Disease-A-Month，1985，31：1－48.

［79］Hoefs JC. Increase in ascites white blood cell and protein concentrations during diuresis in patients with chronic liver disease. Hepatology，1981，1：249－254.

［80］Desitter L，Rector WG. The significance of bloody ascites in patients with cirrhosis. Am J Gastroenterol，1984，79：136－138.

［81］Dumont AE，Mulholland JH. Flow rate and composition of thoracic-duct lymph in patients with cirrhosis. N Engl J Med，1960，263：471－474.

［82］Moore KP，Wong F，Ginès P，et al. The management of ascites in cirrhosis：report on the consensus conference of the International Ascites Club. Hepatology，2003，38：258－266.

［83］Buo L，Karlsrud TS，Dyrhaug G，et al. The fibrinolytic system in human ascites. Scand J Gastroenterol，1995，30：1101－1107.

［84］Hoefs J，Barnes T，Halle P. Intraperitoneal coagulation in chronic liver disease ascites. Dig Dis Sci，1981，26：518－522.

［85］Wilkinson SP，Henderson J，Davidson AR，et al. Ascites reinfusion using rhodiascit apparatus-clinical experience and coagulation abnormalities. Postgrad Med J，1975，51：583－587.

［86］Leveen HH，Ahmed N，Hutto RB，et al. Coagulopathy post peritoneovenous shunt. Ann Surg，1987，205：305－311.

［87］Bac DJ，Pruimboom WM，Mulder PGH，et al. High interleukin-6 production within the peritoneal-cavity in decompensated cirrhosis and malignancy-related ascites. Liver，1995，15：265－270.

［88］Zeni F，Tardy B，Vindimian M，et al. High levels of tumor necrosis factor alpha and interleukin-6 in the ascitic fluid of cirrhotic patients with spontaneous bacterial peritonitis. Clin Infect Dis，1993，17：218－223.

［89］Navasa M，Follo A，Filella X，et al. Tumor necrosis factor and interleukin-6 in spontaneous bacterial peritonitis in cirrhosis：relationship with the development of renal impairment and mortality. Hepatology，1998，27：1227－1232.

［90］Cejudo P，Jimenez W，Ros J，et al. Increased production of vascular endothelial growth factor in peritoneal macrophages of cirrhotic patients with spontaneous bacterial peritonitis. Hepatology，2001，34：184A.

［91］ Giannini E, Romagnoli P, Tenconi GL, et al. High ascetic fluid leptin levels in patients with decompensated liver cirrhosis and sterile ascites：relationship with TNF-alpha levels. Dig Dis Sci, 2004, 49：275 – 280.

［92］ Arroyo V, Ginès P, Gerbes AL, Dudley FJ, et al. Definition and diagnostic criteria of refractory ascites and hepatorenal syndrome in cirrhosis. Hepatology, 1996, 23：164 – 176.

［93］ Runyon BA, Hoefs JC, Morgan TR. Ascitic fluid analysis in malignancy-related ascites. Hepatology, 1988, 8：1104 – 1109.

［94］ Gülberg V, Gerbes AL. Diagnostik und Therapie des Aszites bei Leberzirrhose. Internist, 1998, 39：254 – 262.

［95］ Press OW, Press NO, Kaufman SD. Evaluation and management of chylous ascites. Ann Intern Med, 1982, 96：358 – 364.

［96］ Lingenfelser T, Zak J, Marks IN, et al. Abdominal tuberculosis-still a potentially lethal disease. Am J Gastroenterol, 1993, 88：744 – 750.

［97］ Lundstedt C, Nyman R, Brismar J, et al. Imaging of tuberculosis. 2. Abdominal manifestations in 112 patients. Acta Radiol, 1996, 37：489 – 495.

［98］ Shakil AO, Korula J, Kanel GC, et al. Diagnostic features of tuberculous peritonitis in the absence and presence of chronic liver disease：a case control study. Am J Med, 1996, 100：179 – 185.

［99］ TAO L, NING HJ, NIE HM, et al. Diagnostic value of adenosine deaminase in ascites for tuberculosis ascites：a meta-analysis ［J］. Diagn Microbiol Infect Dis, 2014, 79（1）：102 – 107.

［100］ SU SB, QIN SY, GUO XY, et al. Assessment by meta-analysis of interferon-gamma for the diagnosis of tuberculous peritonitis ［J］. World J Gastroenterol, 2013, 19（10）：1645 – 1651.

［101］ Wolfe JHN, Behn AR, Jackson BT. Tuberculous peritonitis and role of diagnostic laparoscopy. Lancet, 1979, 1：852 – 853.

［102］ Delope CR, Joglar GSM, Romero FP. Laparoscopic diagnosis of tuberculous ascites. Endoscopy, 1982, 14：178 – 179.

［103］ Bhargava DK, Shriniwa S, Chopra P, et al. Peritoneal tuberculosis-laparoscopic patterns and its diagnostic accuracy. Am J Gastroenterol, 1992, 87：109 – 112.

［104］ Schwake L, von Herbay A, Junghanss T, et al. Peritoneal tuberculosis with negative polymerase chain reaction results：report of two cases. Scand J Gastroenterol, 2003, 38：221 – 224.

［105］ Gamboa F, Dominguez J, Padilla E, et al. Rapid diagnosis of extrapulmonary tuberculosis by ligase chain reaction amplification. J Clin Microbiol, 1998, 36：1324 – 1329.

［106］ Runyon BA. Cardiac ascites-a characterization. J Clin Gastroenterol, 1988, 10：410 – 412.

［107］ Ackerman NB, Sillin LF, Suresh K. Consequences of intraperitoneal bile-bile ascites versus bile peritonitis. Am J Surg, 1985, 149：244 – 246.

［108］ Sankaran S, Walt A Pancreatic ascites-recognition and management. Arch Surg, 1976, 111：430 – 434.

［109］ Maringhini A, Ciambra M, Patti R, et al. Ascites, pleural, and pericardial effusions in acute pancreatitis-a prospective study of incidence, natural history, and prognostic role. Dig Dis Sci, 1996, 41：848 – 852.

［110］ Boyer TD, Kahn AM, Reynolds TB. Diagnostic value of ascetic fluid lactic-dehydrogenase, protein, and WBC levels. Arch Intern Med, 1978, 138：1103 – 1105.

［111］ Hammond TC, Takiyyuddin MA. Nephrogenic ascites-a poorly understood syndrome. J Am Soc Nephrol, 1994, 5：1173 – 1177.

［112］ Balasch J, Arroyo V, Fabregues F, et al. Neurohormonal and hemodynamic-changes in severe cases of the ovarian hyperstimulation syndrome. Ann Intern Med, 1994, 121：27 – 33.

［113］ Salo J, Guevara M, FernandezEsparrach G, et al. Impairment of renal function during moderate physical exercise in cirrhotic patients with ascites：relationship with the activity of neurohormonal systems. Hepatology, 1997, 25：1338 – 1342.

［114］ Salerno F, Guevara M, Bernardi M, et al. Refractory ascites：pathogenesis, definition and therapy of a severe complication in patients with cirrhosis. Liver Int, 2010, 30：937 – 947.

［115］AMODIO P, BEMEUR C, BUTTERWORTH R, et al. The nutritional management of hepatic encephalopathy in patients with cirrhosis: International Society for Hepatic Encephalopathy and Nitrogen Metabolism Consensus ［J］, Hepatology, 2013, 58 (1): 325 – 336.

［116］Gatta A., Angeli P, Caregaro L, et al. A pathophysiological interpretation of unresponsiveness to spironolactone in a stepped-care approach to the diuretic treatment of ascites in nonazotemic cirrhotic patients with ascites. Hepatology, 1991, 14: 231 – 236.

［117］Bernardi M, Laffi G, Salvagnini M, et al. Efficacy and safety of the stepped care medical treatment of ascites in liver cirrhosis: a randomized controlled clinical trial comparing two diets with different sodium content. Liver, 1993, 13: 156 – 162.

［118］Gauthier A, Levy VG, Quinton A. Salt or not salt in the treatment of cirrhotic ascites: a randomized study. Gut, 1986, 27: 705 – 709.

［119］Angeli P, Gatta A, Caregaro L, et al. Tubular site of renal sodium retention in ascitic liver cirrhosis evaluated by lithium clearance. Eur. J. Clin. Invest, 1990, 20: 111 – 117.

［120］Angeli P, De Bei E, Dalla Pria M, et al. Effects of amiloride on renal lithium handling in nonazotemic ascitic cirrhotic patients with avid sodium retention. Hepatology, 1992, 15: 651 – 654.

［121］Bernardi M, Servadei D, Trevisani F, et al. Importance of plasma aldosterone concentration on natriuretic effect of spironolactone in patients with liver cirrhosis and ascites. Digestion, 1985, 31: 189 – 193.

［122］Sungaila I, Bartle WR, Walker SE, et al. Spironolactone pharmacokinetics and pharmacodynamics in patients with cirrhotic ascites. Gastroenterology, 1992, 102: 1680 – 1685.

［123］Zhang H, Han J, Zhang XL. An excerpt of the Japanese Society of Gastroenterology of evidence-based clinical practice guidelines for liver cirrhosis (2015) ［J］. J Clin Hepatol, 2016, 32 (9): 1659 – 1663.

［124］Sawhney VK, Gregory PB, Swezey SE, et al. Furosemide disposition in cirrhotic patients. Gastroenterology, 1981: 81, 1012 – 1016.

［125］Pinzani M, Daskalopoulos G, Laffi G, et al. Altered furosemide pharmacokinetics in chronic alcoholic liver disease with ascites contributes to diuretic resistance. Gastroenterology, 1987, 92: 294 – 298.

［126］Villeneuve JP, Verbeeck RK, Wilkinson GR, et al. Furosemide kinetics and dynamics in patients with cirrhosis. Clin Pharmacol Therapeut, 1986, 40: 14 – 20.

［127］SAKAIDA I, KAWAZOE S, KAJIMURA K, et al. Tolvaptan for improvement of hepatic edema: a phase 3, multicenter, randomized, double-blind, placebo-controlled trial ［J］. Hepatol Res, 2014, 44 (1): 73 – 82.

［128］SAKAIDA I, NAKAJIMA K, et al. Can serum albumin level affect the pharmacological action of tolvaptan in patients with liver cirrhosis? A post hic analysis of previous clinical trials in Japan ［J］. J Gastroenterol, 2015, 50 (10): 1047 – 1053.

［129］GOLDSMITH SR, BART BA, BURNETT J. Decongenstive therapy and renal function in acute heart failure: time for a new approach? ［J］. Circ Heart Fail, 2014, 7 (3): 531 – 535.

［130］Santos J, Planas R, Pardo A, et al. Spironolactone alone or in combination with furosemide in the treatment of moderate ascites in nonazotemic cirrhosis. A randomized comparative study of efficacy and safety. J Hepatol, 2003, 39: 187 – 192.

［131］Angeli P, Fasolato S, Mazza E, et al. Combined versus sequential diuretic treatment of ascites in nonazotemic patients with cirrhosis: results of an open randomized clinical trial. Gut, 2010, 59: 98 – 104.

［132］Bernardi M. Optimum use of diuretics in managing ascites in patients with cirrhosis. Gut, 2010, 59: 10 – 11.

［133］Forns X, Gines A, Gines P, et al. Management of ascites and renal failure in cirrhosis. Semin Liver Dis, 1994, 14: 82 – 96.

［134］Gentilini P, Casini-Raggi V, Di Fiore G, et al. Albumin improves the response to diuretics in patients with cirrhosis and ascites: results of a randomized, controlled trial. J Hepatol, 1999, 30: 639 – 645.

［135］Romanelli RG, La Villa G, Barletta G, et al. Long-term albumin infusion improvessurvival in patients with cirrhosis and ascites: an unblinded randomized trial. World Journal of Gastroenterology, 2006, 12: 1403 – 1407.

［136］Bernardi M，Riggio O，Angeli P，et al. Long-term use of human albumin for thetreatment of ascites in patients with hepatic cirrhosis：the interim analysis ofthe ANSWER study. Digestive and Liver Disease，2015，47（Suppl. 1）：e6.

［137］EASL Clinical Practice Guidelines on the management of ascites，spontaneous bacterial peritonitis，and hepatorenal syndrome in cirrhosis。J Hepatol，2010，53：397－417.

［138］Runyon BA，AASLD. Introduction to the revised American association for the study of liver diseases practice guideline management of adult patients with ascites due to cirrhosis 2012. Hepatology，2013，57：1651－1653.

［139］Grabau CM，Crago SF，Hoff LK，etal Performance standards for therapeutic abdominal paracentesis. Hepatology，2004，40：484－488.

［140］Cardenas A，Gines P. Management of refractory ascites. Clin Gastroenterol Hepatol，2005，3：1187－1191.

［141］Ginès P，Tito L，Arroyo V，et al. Randomized comparative study of therapeutic paracentesis with and without intravenous albumin in cirrhosis. Gastroenterology，1988，94：1493－1502.

［142］Ginès A，FernandezEsparrach G，Monescillo A，et al. Randomized trial comparing albumin，dextran 70，and polygeline in cirrhotic patients with ascites treated by paracentesis. Gastroenterology，1996，111：1002－1010.

［143］Solà R，Vila MC，Andreu M，et a. Total paracentesis with dextran 40 vs. diuretics in the treatment of ascites in cirrhosis：a randomized controlled study. J. Hepatol，1994，20：282－288.

［144］Pache I，Bilodeau M. Severe hemorrhage following abdominal paracentesis for ascites in patients with liver disease. Aliment Pharmacol Ther，2005，21：525－529.

［145］Fernández-Esparrach G，Guevara M，Sort P，et al. Diuretic requirements after therapeutic paracentesis in non-azotemic patients with cirrhosis. A randomized double-blind trial of spironolactone versus placebo. J. Hepatol，1997，26：614－620.

［146］Sola-Vera J，Minana J，Ricart E，et al. Randomized trial comparing albumin and saline in the prevention of paracentesis-induced circulatory dysfunction in cirrhotic patients with ascites. Hepatology，2003，37：1147－1153.

［147］Ruiz del Arbol L，Monescillo A，Jimenez W，et al. Paracentesis-induced circulatory dysfunction：mechanism and effect on hepatic hemodynamics in cirrhosis. Gastroenterology，1997，113：579－586.

［148］Abdel-Khalek EE，Arif SE. Randomized trial comparing human albumin and hydroxyethyl starch 6% as plasma expanders for treatment of patients with livercirrhosis and tense ascites following large volume paracentesis. Arab Journalof Gastroenterology，2010，11：24－29.

［149］Salerno F，Badalamenti S，Lorenzano E，et al. Randomized comparative studyof hemaccel vs. albumin infusion after total paracentesis in cirrhotic patients with refractory ascites. Hepatology，1991，13：707－713.

［150］Altman C，Bernard B，Roulot D，et al. Randomized comparative multicenterstudy of hydroxyethyl starch versus albumin as a plasma expander in cir-rhotic patients with tense ascites treated with paracentesis. European Journalof Gastroenterology and Hepatology，1998，10：5－10.

［151］García-Compeán D，Blanc P，Larrey D，et al. Treatment of cirrhotic tense asciteswith Dextran-40 versus albumin associated with large volume paracentesis：arandomized controlled trial. Annals of Hepatology，2002，1：29－35.

［152］Panos MZ，Moore K，Vlavianos P，et al. Single，total paracentesis for tense ascites：sequential hemodynamic changes and right atrial size. Hepatology，1990，11：662－667.

［153］Brunkhorst FM，Angel C，Bloos F，et al. Intensive insulin therapy and pen-tastarch resuscitation in severe sepsis. New England Journal of Medicine，2008，358：125－139.

［154］Christidis C. Mal F，Ramos J. et al. Worsening of hepatic dysfunction as a consequence of repeated hydroxyethylstarch infusions. J. Hepatol，2001，35：726－732.

［155］Moreau R，Valla DC，Durand-Zaleski I，et al. Comparison of outcome in patients with cirrhosis and ascites following treatment with albumin or a synthetic colloid：a randomised controlled pilot trail. Liver Int，2006，26：46－54.

［156］Singh V，Kumar R，Nain CK，et al. Terlipressin versus albumin in paracentesis-induced circulatory dysfunction in cirrhosis：a randomized study. J Gastroenterol Hepatol，2006，21：303－307.

［157］Singh V, Kumar B, Nain CK, et al. Noradrenaline and albumin in paracentesis-induced circulatory dysfunction in cirrhosis：a randomized pilot study. Journalof Internal Medicine, 2006, 260：62 – 68.

［158］Singh V, Dheerendra PC, Singh B, et al. Midodrine versus albumin in theprevention of paracentesis-induced circulatory dysfunction in cirrhotics：arandomized pilot study. American Journal of Gastroenterology, 2008, 103：1399 – 1405.

［159］Bernardi M, Caraceni P, Navickis RJ, et al. Albumin infusion in patients undergoing large-volume paracentesis：a meta-analysis of randomized trials. Hepatology, 2012, 55：1172 – 1181.

［160］Alessandria C, Elia C, Mezzabotta, et al. Prevention of paracentesis-induced cir-culatory dysfunction in cirrhosis：standard vs half albumin doses. A prospective, randomized, unblinded pilot study. Digestive and Liver Disease, 2011, 43：881 – 886.

［161］Lin CH, Shih FY, Ma MH, et al. Should bleeding tendency deter abdominal paracentesis? Dig Liver Dis, 2005, 37：946 – 951.

［162］Shear LS, Ching S, Gabuzda GJ. Compartimentalization of ascites and edema in patients with cirrhosis. N. Engl. J. Med. 1970, 282：1391 – 1395.

［163］Planas R, Arroyo V, Rimola A, et al. Acetylsalicylic acid suppresses the renal hemodynamic effect and reduces the diuretic action of furosemide in cirrhosis with ascites. Gastroenterology, 1983, 84：247 – 252.

［164］Mirouze D, Zipser RD, Reynolds TB. Effect of inhibitors of prostaglandin synthesis on induced diuresis in cirrhosis. Hepatology, 1983, 3：50 – 55.

［165］Sherlock S, Senewira B, Scott A, et al. Complications of diuretic therapy in hepatic cirrhosis. Lancet, 1966, 1：1049 – 1052.

［166］Strauss E, de Sa M, Laut C. Standardization of therapeutic approach for ascites due to chronic liver disease. A prospective study of 100 cases. Gastroenterol Endosc Dig, 1985, 4：79 – 86.

［167］Marchesini G, BianchiGP, Amodio P, et al. Factors associated with poor health-related quality of life of patients with cirrhosis. Gastroenterology, 2001, 120：170 – 178.

［168］KOGISO T, TOKUSHIGE K, HASHIMOTO E, et al. Safety and efficacy of long-term tolvaptan therapy for decom-pensated liver cirrhosis ［J］. Hepatol Bes, 2016, 46（3）：e194 – e200.

［169］ZHANG X, WANG, SZ, ZHENG JF, et al. Clinical efficacy of tolvaptan for treatment of refractory ascites in liver cirrhosis patients ［J］. World J Gastroenterol, 2014, 20（32）：11400 – 11405.

［170］OHKI T, SATO K, YAMADA T, et al. Efficacy of tolvaptan in patients with refractory ascites in a clinical setting ［J］. World J Hepatol, 2015, 7（12）：1685 – 1693.

［171］YAN L, XIE F, LU J, et al. The treatment of vasopressin V2-receptor antagonists in cirrhosis patients with ascites：a metanalysis of randomized controlled trials ［J］. BMC Gastroenterol, 2015, 15：65.

［172］WONG F, WATSON H, GERBES A, et al. Satavaptan for the management of ascites in cirrhosis：efficacy and safety across the spectrum of ascites severity ［J］. Gut, 2012, 61（1）：108 – 116.

［173］LeVeen HH, Christou G, Ip M, et al. Peritoneo-venous shunting for ascites. Ann Surg 1974；180, 580 – 591.

［174］Smadja C, Franco D. The Leveen shunt in the elective treatment of intractable ascites in cirrhosis-a prospective study on 140 patients. Ann Surg, 1985, 201：488 – 493.

［175］Stein SF, Fulenwider JT, Ansley JD, et al. Accelerated fibrinogen and platelet destruction after peritoneovenous shunting. Arch Intern Med, 1981, 141：1149 – 1151.

［176］Ginès A, Planas R, Angeli P, et al. Treatment of patients withcirrhosis and refractory ascites using leveen shunt with titanium tip-comparison with therapeutic paracentesis. Hepatology, 1995, 22：124 – 131.

［177］Stanley MM, Ochi S, Lee KK, et al. Peritoneovenous shunting as compared with medical-treatment in patients with alcoholic cirrhosis and massive ascites. N Engl J Med, 1989, 321：1632 – 1638.

［178］Orloff MJ. Pathogenesis and surgical treatment of intractable ascites associated with alcoholic cirrhosis. Ann NY Acad Sci, 1970, 170：213.

［179］Franco D. Treatment of intractable ascites in cirrhotic-patients by portal-systemic shunt. Gastroenterol Clin Biol，1983，7：533 − 539.

［180］BELLOT P，WELKER MW，SORIANO G，et al. Automated low flow pump system for the treatment of refractory ascites：a multi-center safety and efficacy study ［J］. J Hepatol，2013，58（5）：922 − 927.

［181］THOMAS MN，SAUTER GH，GERBES AL，et al. Automated low flow pump system for the treatment of refractory ascites：a single-center experience ［J］. Langenbecks Arch Surg，2015，400（8）：979 − 983.

［182］Kalambokis G，Fotopoulos A，Economou M，et al. Effects of a 7-day treatment with midodrine in non-azotemic cirrhotic patients with and without ascites. J Hepatol，2007，46：213 − 221.

［183］Tandon P，Tsuyuki RT，Mitchell L，et al. The effect of 1 month of therapy with midodrine，octreotide-LAR and albumin in refractory ascites：a pilot study. Liver Int，2009，29：69 − 74.

［184］GUO TT，YANG Y，SONG Y，et al. Effects of midodrine in patients with ascites due to cirrhosis：systematic review and meta-analysis ［J］. J Dig Dis，2016，17（1）：11 − 19.

［185］BARI K，MINANO C，SHEA M，et al. The combination of octreotide and midodrine is not superior to albumin in preventing recurrence of ascites after large-volume paracentesis ［J］. Clin Gastroenterol Hepatol，2012，10（10）：1169 − 1175.

［186］Krag A，Møller S，Henriksen JH，et al. Terlipressin improves renal function in patients with cirrhosis and ascites without hepatorenal syndrome. Hepatology，2007，46：1863 − 1871.

［187］Lenaerts A，Codden T，Meunier JC，et al. Effects of clonidine on diuretic response in ascitic patients with cirrhosis and activation of sympathetic nervous system. Hepatology，2006，44：844 − 849.

［188］TRIPATHID，STANLEYAJ，HAYESPC，et al. UK guidelines on the management of varical haemorrhage in cirrhotic patients ［J］. Gut，2015，64（11）：1680 − 1704.

［189］LEITHEAD JA，RAJORIYA N，TEHAMI N，et al. Non-selective beta-blockers are associated with improved survival in patients with ascites listed for liver transplantation ［J］. Gut，2015，64（7）：1111 − 1119.

［190］KRAG A，MADSEN BS. To block，or not to block in advanced cirrhosis and ascites. that is the question ［J］. Gut，2015，64（7）：1015 − 1017.

［191］DEFRANCHISR，Baveno VI Faculty. Expanding consensus in portal hypertension：report of the Baveno VI Consensus Workshop：stratifying risk and individualizing care for portal hypertension ［J］. J Hepatol，2015，63（3）：743 − 752.

［192］Guevara M，Cárdenas A，Uriz J，et al. Prognosis in patients with cirrhosis and ascites. In：Ginès P，Arroyo V，Rodés J，Schrier RW. Eds. Ascites and renal dysfunction in liver disease：pathogenesis，diagnosis and treatment. Malden. Blackwell，2005，260 − 270.

［193］Moreau R，Delegue P，Pessione F，et al. Clinical characteristics and outcome of patients with cirrhosis and refractory ascites. Liver Int，2004，24：457 − 464.

第二十二章　食管静脉曲张出血

食管静脉曲张出血（EVB）是肝硬化（LC）最常见而又最严重的并发症之一。EVB 常导致肝功能减退，并促发 LC 其他并发症，如：细菌感染或肝肾综合征（HRS）。迫使 LC 患者进展至极高死亡风险期[1]。尽管过去二十年对这种 LC 并发症临床诊疗技术有了显著进展，但胃食管静脉曲张（GOV）出血（GOVB）仍然是导致 LC 患者死亡的主要原因。即使应用当前最好的 EVB 诊疗技术，其 6 周内病死率仍达 15%~20%，而 CTP C 级合并 EVB 患者病死率高达 30%~40%[2]。因此，预防 EVB 仍然是 EV 诊疗的重要目标。本章综述 EV 自然史、诊断、筛检、EVB 预测、死亡风险评估、EVB 一、二级预防和急性 EVB 救治技术进展。

第一节　食管静脉曲张自然史

一、EV 发生学

过去十多年应用内镜筛检 LC 并发食管静脉曲张（EV）已成为常规方法。新的 LC 病理生理学分期（表 9-3-1）建议代偿型 LC 应进一步分为两个亚期：无静脉曲张（1 期）和有静脉曲张（2 期）[3]。每年近 5%~15% 的 LC 患者发生静脉曲张。总体而言，代偿型 LC 和 DC 患者在出现临床表现时 GOU 发生率分别为 30% 和 60%。

二、EV 由小到大增长

LC 患者一旦形成 GOV，每年以 4%~10% 的增速进行性增大[4]，EV 内镜分级见表 22-4-1。另有按照曲张静脉直径简单分为轻度静脉曲张（<5 mm，以下简称小 EV）和重度静脉曲张（>5 mm，以下简称大 EV）（图 22-1-1）[5]。小 EV 在内镜给压后容易变平，而大 EV 很难变平或者不能变平。中国指南[6]按静脉曲张形态、是否有红色征及出血危险程度简分为轻、中、重 3 度。GOV 与肝病严重程度密切相关，约 50% 的肝硬化患者可见 GOV，约 40% 的 CTP A 级和 85% 的 C 级患者发生静脉曲张[6]。对于初始内镜发现的小 EV，每年进展为大 EV 发生率近 8%~15%[6-7]。随着门静脉压力梯度（HVPG）增高曲张静脉透壁压和曲张静脉壁张力升高，出血风险同步增加[8]。一项前瞻性队列研究[9]纳入了 494 例 LC 患者，随访（145±109）个月，发现在病程 10、20 年时，出现静脉曲张的概率分别为 44% 和 53%[9]。当 HVPG 降至 12 mmHg 以下时，EV 程度显著减轻[10]。其他研究表明酒精性肝硬化、Child 分级为 B 或 C 级 LC 易使 GOV 增大，内镜下存在红色征是 GOV 进展象征。

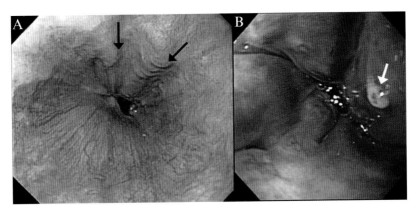

图 22-1-1　内镜显示

（A）食管下段小 EV。（B）箭头示食管大 EV，近期出血部位[11]

三、初次 AVB 预兆及其发生率

为定义 LC 患者 AVB 危险信号已付出了很多努力。最重要的预测因素是曲张静脉大小，肝功能障碍严重程度（以 CTP 分级表示）和红色凸纹征[12]，其中曲张静脉大小是最实用的预测指标[13]，是临床确定给予原发性预防 AVB 措施的依据。这些指标已经被纳入 AVB 风险指数，用于 LC 患者 AVB 风险分层，并预测 6%～76% 的年出血风险[12]。

四、AVB

LC 患者 EVB 年发生率为 5%～15%[6]。确诊静脉曲张后第一年内 AVB 风险为 30%[14]。另有研究显示小 EV 和大 EV 患者 2 年出血率分别为 7% 和 30%[15]。AVB（图 22-1-2[16]）有昼夜节律性，伴有二个出血高峰，分别在每天 08：00～10：00 时和 20：00～22：00 时[17]。这种节律性变化可能与门静脉压节律性变化有关[17]。安慰剂对照临床试验数据显示 AVB 患者自发性出血控制率为 40%～50%[18]。但由于 AVB 常常表现为间歇性，因此，很难判断何时出血停止，当患者新出现呕血或黑便时很可能是患者再出血。

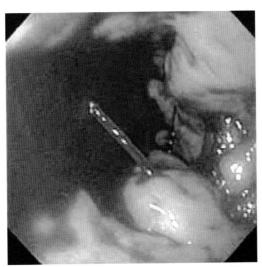

图 22-1-2　肝硬化食管静脉曲张破裂出血[16]

（因 PHT 导致的 EV 喷血柱）

五、早期再次出血

约20%患者止血无效或止血3~5天内再次出血[19]。首次AVB幸存患者出血复发率为60%，常常发生在前6周（再出血率为30%~40%）；其中前5天为再出血高峰期，占所有早期再出血的40%，前2周再出血率仍较高，尔后4周再出血风险逐渐下降。6周后患者再出血风险实际上与首次出血前相同[20]。有效治疗措施已经使早期（6周）再出血率降至20%[21]。

六、AVB相关病死率

过去20年有效治疗（内镜，药物和TIPS）和综合医疗技术（抗生素预防等）提高，使得成人AVB病死率从1981年的50%[20]降至近年来的15%~20%[2,22-23]。尽管如此，住院患者病死率仍然较高，并且与LC严重程度有关（CTP A级、C级患者病死率分别为0和32%）[23]。

AVB初次出血死亡风险近20%[7,24-25]。EVB患者6周内病死率为20%[6]，住院期间病死率为15%，较前明显下降，得益于内镜、药物及介入治疗技术进展，尤其是TIPS技术进展（第42章）。儿童病死率较低（0~8%），因为大多数LC儿童不伴有心肺疾病。由于很难判定真正的死因（即出血，肝衰竭或其他不良事件），一般认为，因AVB住院患者发生在住院后6周内的任何死亡均应考虑AVB相关性死亡[5]。另有研究认为仅有40%的死亡患者与AVB直接相关，50%由肝衰竭和HRS引起[21]。因此，虽然止血降低死亡风险，但治疗方案应包括能够预防肝肾功能恶化的措施。因出血未能控制直接导致的病死率为4%~8%[4,21,26]。因AVB导致的住院前病死率约为3%[27]。与再出血风险类似，出血第一天死亡风险最高，尔后病死率逐渐降低，6周后AVB死亡风险与出血前等同[18,20]。

第二节 筛检食管静脉曲张

超前筛检EV是为了发现预防性治疗获益的EV患者，特别是高危食管静脉曲张（HREV）患者。目前，食管胃十二指肠镜检查（EGD）仍是筛查静脉曲张的主要方法。推荐采用EGD确诊患者是否存在GOV（筛检和诊断EV的金标准），并评估GOVB危险[28]。2015年英国指南[29]推荐所有LC患者首次确诊时均应EGD检查!!!；而对于无EV患者应每3年复检EGD一次[8]。

预计曲张静脉年增长率为10%~15%，因此，如果诊断LC时发现存在I级EV患者应每年进行一次内镜筛检[5,29]!!。对于初始内镜筛检发现小EV患者，随后评估目的是检测静脉曲张由轻度至重度进展速率，因为这涉及预后评估和是否治疗。但亦有学者建议对所有未接受内镜筛检LC患者经验性应用非选择性β受体阻滞剂（NSBB）治疗的价效比高于普遍内镜筛检（仅对筛检出的HREV患者进行原发性预防EVB）。另有学者[30]认为仅仅对DC患者给予经验性应用NSBB预防EVB具有更高的价效比。然而，NSBB的主要缺陷是患者依从性和副作用（生存质量），使得决策分析更加困难。鉴于NSBB预防静脉曲张缺乏疗效，并且即便是代偿型LC患者NSBB不良反应发生率也较高[31]，因此，不筛检盲用NSBB具有严重危害。Baveno VI门静脉高压风险分层及个性化管理共识（简称Baveno VI）[32]及中国指南[6]更新建议见表22-2-1。

表 22-2-1　内镜筛检 EV 推荐意见

患者分类	指　标	内镜筛查间隔	备　注
cACLD	TE < 20kPaPLT > 150 × 10^9/L	免筛查[32] !!!	每年检测 TE 或 PLT
代偿期肝硬化	内镜示无 EV	每 2 年一次[6,32] !	伴持续性肝损伤者
代偿期肝硬化	内镜示无 EV	每 3 年一次[32] !	已消除病因，且无其他促肝病因素
代偿期肝硬化	内镜示轻度 EV	每年一次[6,32] !	伴持续性肝损伤者
代偿期肝硬化	内镜示轻度 EV	每 2 年一次[32] !	已消除病因，但伴其他促肝病因素
失代偿肝硬化	内镜红色凸纹征	每 0.5 ~ 1 年一次[6,33] !	疾病进展，或晚期 LC，或 AC 患者
失代偿期肝硬化	开始 NSBB 治疗后	免筛查!!	

　　近年来临床研究热点聚焦在非侵入性技术替代 EGD 筛检静脉曲张患者，并获得显著进展（第四节）。研究提示脾脏硬度能够预测静脉曲张[34]。但迄今为止，尚无研究证实任何非侵入性指标精确至能够替代 EGD 的程度。临床实践中不论采用哪种非侵入性方法，必须考量这种方法究竟能够节省多少次内镜检查？采用这种方法将会错过多少静脉曲张患者？和究竟有多少患者仍然接受不必要的内镜检查？

第三节　EVB 的一级预防

　　由于 30% ~ 50% 的 PHT 患者发生 AVB，且首次出血病死率高达 20%，因此，有必要预防 GOV 增长及其出血。

一、"超前"预防肝硬化 GOV

　　"超前"预防指预防 LC 患者 GOV 发生。NSBB 已经显示显著降低门静脉压力（PVP），并且降低无 EV 患者的 PVP 似乎比那些 EV 患者更明显[35]。PHT 动物模型研究提示 NSBB 具有预防自发性门体分流（SPSS）的潜能[36-37]。这些观察激励临床评估 NSBB 预防 EV 形成的研究。1999 年，Cales 等[38]评估普萘洛尔预防大 EV 效果。共观察 206 例患者，其中无 EV 患者占 38% 和小 EV 患者占 62%，随机分为普萘洛尔组和安慰剂组。随访 2 年时普萘洛尔组发生大 EV 患者占 31%，而对照组为 14%。两组患者 AVB 发生率和病死率类似。一项 213 例 LC 患者 RCT[31]，评估噻马洛尔或安慰剂预防 LC 患者 EV 效果。随访至 55 个月时噻马洛尔和安慰剂组达到基本终点（发生 GOV 或 GOVB）的患者分别为 39% 和 40%。本次研究的基本终点未观察到差异（P = .89）。噻马洛尔组患者严重不良反应事件（SAE）显著增多（19% 比 6%；P <.01）。另有研究也显示 NSBB 预防 GOV 无效[31]。尚无充足的证据提示需要对无 GOV 患者进行预防性治疗[29]。众多研究证实"亚临床门静脉高压"患者（HVPG 5 ~ 10 mmHg）采用 NSBB 预防 GOV 应答差，因此，不推荐应用[6,32] !!!。目前认为，预防 EV 发生的根本措施在于去除病因和控制肝病进展。

二、预防肝硬化 GOV 增长

　　2 项预防小 EV 增长的随机试验获得矛盾结果。第一项显示普萘洛尔组大 EV 发生率显著高于安慰剂组[38]。而第二项多中心 RCT 显示：纳多洛尔和安慰剂组治疗 3 年小 EV 患者，增长至大 EV 者分别占

11% 和 37%[14]；存活率无差异，NSBB 组 SAE 发生率较高（11% 比 1%）。研究证实 NSBB 可减缓小 EV 至大 EV 进展速率，并可降低小 EV 出血风险[14]。虽然在广泛推荐应用前仍需要 RCT 确认其疗效[39]，但目前研究数据支持将 NSBB 扩展至小 EV 患者，特别是 CTP B 和 C 级 LC 患者。因此，中国[6]和英国指南[29]推荐：如果确诊 LC 时发现静脉曲张为 I 级且存在红色征或 2~3 级静脉曲张（CTP B C 级），不管肝病严重程度均需进行一级预防[5,28]！！！。对于轻度 EV 出血风险不大时，不推荐使用 NSBB，未使用 NSBB 者应定期复查胃镜[6]！！。新近 Baveno Ⅵ 共识[32]将代偿期 LC 细分为有和无 CSPH 两类。应预防无 CSPH 患者向有 CSPH 或失代偿期发展。

三、药物预防首次 GOVB

原发性预防目的是预防初次 AVB。CTP C 级 LC 患者或伴红色征的 EVB 风险增加[32]！！！。NSBB 可预防无红色征的轻度静脉曲张出血[32]！！！。推荐 NSBB 或内镜曲张静脉结扎（EVL）原发性预防中 – 重度静脉曲张（CTP B 或 C 级，伴红色征者）！！！[6,32,40]。这是因为 NSBB 阻断心脏 β_1 肾上腺素受体使心排血量（CO）减少，同时阻断 β_2 受体使内脏血管发生无对抗性收缩（α-受体活性相对增强），导致内脏血流量下降[41-42]。因为 PVP 持续升高是促进 GOV 增长和破裂出血的原动力，NSBB 通过减少门静脉血流量降低 PVP，进而预防 AVB，甚至在 PVP 尚未明显下降时即可使患者受益。NSBBs 的其他有益效应包括降低奇静脉血流量和曲张静脉压，并且缩短肠渡越时间，这与减弱细菌过度生长有关，因此降低细菌易位风险[43]。

PHT 的现代药物治疗技术始于 1980 年，那时首次报道应用普萘洛尔预防 EV 出血复发[44]。尔后许多 RCTs 评估 NSBB 疗效，一致显示能够显著降低 AVB 风险，不但可预防初次出血，而且可预防再出血。近年来研究认为 NSBB 是原发性预防 AVB 的基石。包括 11 项 RCT 的系统综述 NSBB 比较安慰剂研究，结果显示 2 年时初次 AVB 绝对风险降低 9%（从非主动疗法的 24% 降至 NSBB 治疗的 15%）[18]。普萘洛尔和纳多洛尔均被证实是最广泛应用的有效预防 AVB 药物[45]。虽然给药方案的比较研究显示每天三次服药患者出血率低于每天二次服药者。但目前更趋向于优选每晚一次的长效普萘洛尔剂型。但普萘洛尔应答率降低，可能因其在收缩内脏血管的同时增加了门静脉侧支循环阻力，抵消了减少门静脉血流量的效果[46]。纳多洛尔半衰期较长，可每天一次给药。与普萘洛尔比较，纳多洛尔每天一次给药，脂溶性较低，更不容易通过血脑屏障；其排泄主要通过肾脏（普萘洛尔由肝脏排泄），不良反应较轻（不良反应停药率分别为 4% 和 30%），更便于临床应用[47]。

卡维地洛是另一种 NSBB，具有 α_1、β 肾上腺素受体阻滞效应，其 β 受体阻滞效应是普萘洛尔的 3 倍，能够降低肝内血管和门静脉侧支血管阻力，导致 PVP 进一步降低[32]！！！。

临床医生应仔细检测血流动力学指标，当患者出现低血压、肾功能不全时应停用 NSBB。NSBB 其他的潜在严重不良反应包括心动过缓、哮喘及心衰，较轻不良反应包括疲劳、失眠及性功能障碍。虽然 SAE 罕见，但常常影响依从性。高达 15%~20% 的患者存在 NSBB 禁忌证[48]。绝对禁忌证是充血性心衰、哮喘、COPD、心脏 Ⅱ 或 Ⅲ 度传导阻滞和外周血管疾病。而窦性心动过缓（<55 次/分）、1 型糖尿病和门静脉性肺动脉高压是相对禁忌证。治疗初期无 NSBB 禁忌证患者应在 NSBB 治疗过程中动态监测禁忌证发生[32]。

采用 NSBB 初始预防出血效果似乎对大 EV 和 CTP 高分值患者更有效。但近来临床研究证据显示，长期应用 NSBB 可增加 CTP C 级患者急性肾损伤风险及其病死率。采用普萘洛尔治疗患者和未治疗患者的平均存活时间分别为 5 和 20 个月（P < 0.0001）[49]。然而，此项研究的一个主要方法学局限性是未治疗组仅

有 4% 的患者并发 EV，而普萘洛尔组患者全部并发 EV。但研究提示 LC 并发顽固性腹水患者采用 NSBB 治疗后可使 LVP 诱发循环功能障碍（PPCD）风险增加[50]。因此，应谨慎采用 NSBB 治疗顽固性腹水亚组患者；然而，需要进一步研究确认这些发现。

NSBB 应从小剂量开始，晚上服药可减少不良反应，并改善依从性。普萘洛尔初始剂量为 10 mg bid，口服，酌情渐增至最大耐受剂量（每 3 天增加一次剂量，最大量 160 mg bid）；纳多洛尔起始剂量 20 mg qd，渐增至最大耐受剂量（最大剂量 240 mg qd）!!!；应长期使用。卡维地洛初始剂量为 6.25 mg qd，若能耐受可于一周后增至 12.5 mg[6,28]!!!；应答达标的标准为 HVPG ≤ 12mmHg 或较基线水平下降 ≥ 10%[6,32]。应用普萘洛尔或纳多洛尔的患者，若不能检测 HVPG，则应使患者静息心率下降到基础心率的 75% 或静息心率达 50 ~ 60 次/分!!!。然而，降低心率并不是 PVP 降低的可靠指标，并且心率下降与 HVPG 降低之间并不存在良好相关性[41]；而药物预防目的在于降低 HVPG ≤ 12mmHg，或理想的降低患者 HVPG 基线值 ≥ 20%[51]，所以，反复测量 HVPG 可用于指导药物治疗；然而，很多医院尚未普及 HVPG 测量技术，并且面临其高医疗价格障碍。但国外很多医院常规采用 HVPG 评估 NSBB 血流动力学应答，总体应答率近 49%[52]。HVPG 降至 < 12mmHg 的患者可基本消除初始 AVB 及其复发风险，并改善存活率[10]，HVPG 下降幅度超过 10% 或 20% 后能够显著降低静脉曲张首次出血风险[53-54]。Baveno Ⅵ 推荐 HVPG 较基线水平下降 > 10% 作为治疗应答有效的标准，仅针对一级预防[32]!!!。HVPG 对 NSBB 应答与 GOVB 和失代偿发生风险显著降低有关[32]!!!。在此期间没有必要给予内镜随访，除非有 AVB 史或不能耐受 NSBB 而考虑 EVL 的患者。

与普萘洛尔比较，卡维地洛可使更多 LC 患者降低 HVPG 基线值超过 20% 或低于 12mmHg（64% vs 14%；$P < 0.05$）[55-56]；显著降低 PVP 和初次 AVB 风险。但由于其同时阻断 α_1 受体，扩张血管，降低外周血管阻力，所以更适宜合并高血压的 LC 患者[56]。

近来一项原发性预防研究对那些普萘洛尔无应答患者序贯应用卡维地洛后有高达 72% 的患者获得良好血流动力学应答[56]，随访 2 年出血率降低[56]。最新两项荟萃分析：Aguilar 等[57] 纳入 4 项 RCT 包括 153 例 LC 患者，其中 79 例接受卡维地洛治疗，74 例患者接受普萘洛尔；HVPG 降低程度分别为 19.3 ± 16.1% 和 12.5 ± 16.7%。Sinagra 等[58] 纳入 5 项研究，包括 175 例 LC 患者；显示卡维地洛组降低 HVPG 程度显著优于普萘洛尔组。然而，使临床医师担心的是大剂量卡维地洛可能显著降低平均动脉压（MAP），并且加重钠潴留和腹水，不像普萘洛尔仅导致心率和 CO 明显下降[55]。但有研究证据提示卡维地洛低剂量（< 25mg/d）与大剂量（25 ~ 50mg/d）比较具有同等降低 HVPG 效果。采用低剂量卡维地洛（< 12.5mg/d）治疗 LC 安全；RCT 报告的 SAE 发生率为 0% ~ 13%，显著低于其他 NSBB 药物（12% ~ 40%）[59-60]。一项多中心、随机对照试验[61] 纳入 152 例中、重度 EV 患者，77 例给予卡维地洛 12.5mg，1 次/天，75 例每 2 周行 EVL 一次，直至静脉曲张消失，结果显示卡维地洛组首次出血率低于 EVL 组，两组病死率、出血相关病死率差异均无统计学意义，EVL 组有 6 例套扎后发生溃疡出血。近年来研究还发现，卡维地洛具有抗炎和预防肝癌的作用，有望成为预防肝硬化 PHT 发生 EVB 的一线药物。对于普萘洛尔无应答，并且无低血压（收缩压 < 100mmHg）或无顽固性腹水患者可作为首选药物[62-63]。但在明确推荐常规临床应用前还需要进一步研究[63-64]。英国指南推荐普萘洛尔作为一级预防的一线药物，而卡维地洛和纳多洛尔作为普萘洛尔的替代药物[29]。Baveno Ⅵ 共识[32] 则将 NSBB（普萘洛尔、纳多洛尔）!!! 和卡维地洛!! 均作为一线治疗药物，只不过卡维地洛研究证据尚少于传统 NSBB。但 NSBB 治疗顽固性腹水和 SBP 患者的安全性受到质疑[32]!!。这类患者应用 NSBB 治疗过程中应密切观察，对于并发低血压和肾功能受损患者应酌情减量或停药[32]!；或另选 EVL 预防。

Abraczinskas 等[65]观察随访 NSBB 治疗停药后的患者。采用普萘洛尔原发性预防 AVB，完成 RCT 患者逐步减少普萘洛尔剂量，然后停药随访发现：AVB 风险由普萘洛尔治疗时的 4% 增加至 24%，并且与未治疗患者出血风险类似（22%）；研究者认为普萘洛尔预防 AVB 效果不再存在。停用 NSBB 患者病死率升高与未治疗患者类似（48%：21%；p < 0.05）[65]。停用 NSBB 患者的 AVB 风险预计可能恢复至基线状态[66]。因此，近年来认为应终生采用 NSBB 治疗。但若并发 SBP、肾功能损害或低血压，建议停用 NSBB[28]！！。

对 LC 并发 GOVB 风险不大者，首选 NSBB，但在规范 NSBB 治疗情况下，尽管一些患者有效，但有 2/3 以上患者 HVPG 未能降至 < 12 mmHg 或仍未能降低基线值 ≥ 20%。这些患者和 15% ~ 25% 的 NSBB 禁忌证患者，或那些不耐受或依从性差者可选 EVL[6]！！。

辛伐他汀可增加肝脏中一氧化氮含量，降低 LC 患者 HVPG，且不影响全身血流动力学[67]。一项 RCT[67]观察 59 例肝硬化 PHT 患者，治疗组给予辛伐他汀 20 mg/d（15 天后加至 40 mg/d），1 个月后显示 HVPG 平均下降 8%，而安慰剂组无变化。辛伐他汀降低 HVPG 的效果可与 NSBB 叠加，但其长期应用的有效性和安全性尚需更大样本的研究确认。

口服单硝酸异山梨酯（IMN）可导致 LC 患者剂量相关性 PVP 显著降低[66,68-70]。低剂量 IMN 20 mg 即可降低 PVP，且无肝脏血流量减少[70]。对于单用普萘洛尔无应答患者，联合 IMN "救援" 能够降低大约 1/3 患者的出血风险[54]。已有 5 项 IMN 原发性预防 AVB 的 RCT 研究：2 项为单药治疗[71-72]，另 3 项为联合 NSBB[73]。这些研究显示矛盾结果，并且联合治疗组发现更多不良反应。因此，目前并不推荐 IMN 用于原发性预防 AVB，不论是单药还是联合 NSBB[5-6,28,74-75]！！！。

螺内酯和低钠饮食通过降低血浆容量降低 PVP，进而降低内脏血流量[76]。但螺内酯联合纳多洛尔原发性预防的初步研究未显示优于纳多洛尔单药治疗[77]，并且不良事件发生率明显升高。因此，不推荐螺内酯用于一级预防！另有强化 NSBB 降低 PVP 药效的药物是 α_1 受体阻滞剂哌唑嗪[78]，其疗效有待确认。

肝硬化患者血管紧张素 II 水平增加，可引起 PVP 升高（第四章），但采用血管紧张素 II 受体拮抗剂（ARB）治疗并未取得较好疗效；连同药物作用相似的 ACEI 的主要副作用为低血压和肾衰竭，因此，目前不推荐 ACEI/ARB 类药物治疗 PHT！！[6,79]。

四、内镜预防 EVB

因为 EVL 并发症少于内镜下硬化剂治疗（EIS），已经成为优选内镜预防 AVB 方法[80]。最新 NICE 肝硬化指南推荐中、重度 EV 患者采用 EVL 原发性预防 AVB[8]。但应注意偶尔套扎器上的橡皮圈无法释放、吸力较大时，有导致食管曲张静脉破裂风险[81]。EVL 能够降低两年内 30% ~ 40% 的首次出血率和 30% 的出血相关病死率。CTP A 级 LC 患者采用 EVL 最易获益[82]。一项包括 5 项 RCT 的荟萃分析比较 EVL 和未治疗患者，结果显示首次 AVB 风险显著降低，并且 EVL 组病死率较低[83]。每 2 ~ 4 周重复一次 EVL，直至消除静脉曲张，典型患者一般需要 2 ~ 4 次。EVL 后应给予 NSBB 终生治疗。EV 消除后，应给予每 6 个月一次的内镜随访，若 EV 复现应再次给予 EVL。

两项荟萃分析显示 EVL 预防首次 AVB 优于 NSBB[84-85]。然而，大多数研究循证力度不够或过早停止研究，并且两项大样本试验比较 EVL 和纳多洛尔或普萘洛尔原发性预防效果并未包括早期的引证分析[86-87]。EVL 与 NSBB 比较，无论是出血相关病死率，还是整体病死率均无显著差异[87]。虽然 EVL 不良反应较少，但比 NSBB 不良反应更严重，并且偶可导致死亡。随着临床对 LC 患者 GOV 筛查的重视，可使绝大多数 EV 直径 1 ~ 1.5 cm 患者在早期接受 EVL 治疗，这可避免 EVL 严重并发症，并获得更好疗效。

2 项采用 Markov 模型研究比较 EVL 和 NSBB 效价比，显示 NSBB 更优[88]。然而，一项研究提示在综合考虑生存质量时，EVL 效价比更优[89]。最近一项荟萃分析[90]包括 19 项试验，仍然提示 EVL 降低首次 AVB 风险稍好于 NSBB。但若仅仅分析 4 项≥100 例样本的高质量临床试验，EVL 预防首次 AVB 并不优于 NSBB（图 22-3-1）。

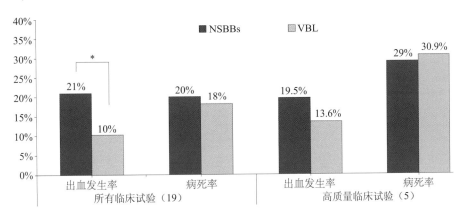

图 22-3-1　依照 19 项 RCT 的荟萃分析，比较 NSBB 和 EVL 预防首次 AVB 和病死率效果

注：* P < 0.05[90]

几十年来的研究进展已经使得 EVB 患者存活率显著改善[91-92]。NSBB 和 EVL 对于预防初次 AVB 疗效等同。因此，不论是 NSBB，还是 EVL 均可作为原发性预防 AVB 的一线选择。而 EVL 联合 NSBB 治疗并未显示更高疗效，并且与不良反应增加有关，因此，不推荐 EVL 联合 NSBB 用于一级预防![6]。治疗方法的选择应在充分讨论后个性化抉择。一项评估患者和临床医师优选趋势显示 64% 的患者和 57% 的临床医师优选 EVL 作为原发性预防 AVB 措施。但 EVL 和 NSBB 的选择也应遵从患者意愿[33]!!!。最影响患者优选趋势因素包括呼吸困难，低血压，乏力或操作相关出血风险[93]。综合近年来的研究证据，不推荐 EIS 用于一级预防!!。不推荐各种外科手术和 TIPS 用于一级预防!!!。英国指南[29]推荐普萘洛尔应为一线药物选择!!!；EVL 适用于伴有 NSBB 禁忌证或不能耐受 NSBB 患者!!!。

五、控制原发病

因为肝脏功能与出血或病死率密切相关，因此，所有去除病因、成功治疗原有基础疾病，导致 LC 好转的措施均有助于预防 AVB!!!。

六、门体分流和断流手术

门体分、断流手术均通过降低 PVP 减少首次出血风险。荟萃分析显示，接受分流手术的患者 GOVB 减少（OR = 0.31），但其 HE 发生率明显升高（OR = 2）及死亡风险（OR = 1.6）增加[94]。Inokuchi 研究提示，接受断流手术的患者 AVB 及病死率均降低，但是目前由于各医院应用的断流术流程不同，对该研究的理解存在难题。其结果尚需进一步确认。TIPS 和分流手术原理相似，因此均不适用于预防首次出血。

总之，所有大 EV 患者均应实施原发性预防 AVB 措施，不依赖肝病严重程度或危险因素。NSBB 或 EVL 均可选用，在全面充分讨论后，依照当地资源，专家经验，患者意愿及适应证精选预防措施。小 EV 伴高出血风险患者（CTP B/C 级或静脉曲张红色凸纹征者）也推荐原发性预防，这种情况下一般优选 NSBB，除非禁忌或患者不能很好耐受才考虑 EVL（图 22-3-2）[95-96]。

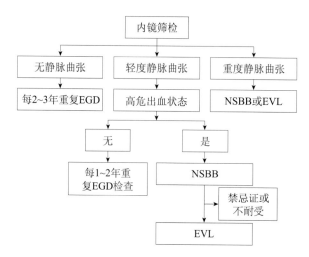

图 22-3-2 推荐原发性预防 EVB 示意

注：高危静脉曲张出血状态：CTP B/C 级或静脉曲张红色凸纹征。EGD：食管胃十二指肠镜检查

基于目前研究证据，原发性预防 EVB 推荐意见总结在表 22-3-1。

表 22-3-1 原发性预防 EVB 推荐意见

- LC 无 EV 患者不应接受 NSBB

- HREV 患者（大 EV，"红色征"，HVPG > 12 mmHg）应常规接受原发性预防 AVB

- 指南推荐仅仅采用 NSBB 预防胃食管静脉小曲张伴 HREV 患者[28]。临床试验证实 NSBB 可减缓小 EV 至大 EV 进展速率，并可降低小 EV 患者出血风险[14]。应每年内镜筛检小 EV 患者，一旦确认 EV 进展，目前研究数据支持将 NSBB 预防出血扩展至小 EV 患者，特别是 CTP B 和 C 级患者

- 推荐 EVL 或 NSBB 常规预防中、重度 EV 患者原发性出血[38]

- EVL 后应终生给予 NSBB 治疗！！！

- NSBB 和 EVL 对于预防初次 AVB 具有等同疗效，均可作为原发性预防 AVB 的一线选择。NSBB 联合 EVL 治疗并未获更多收益，并且不良反应增加[94]

- 不推荐硝酸盐类用于原发性预防 AVB，不论是单药还是联合 NSBB[5,28,74-75]！！！

- 不推荐采用 EIS、TIPS 和外科门体分流原发性预防 AVB[28]！！！

- 所有去除病因、成功治疗基础肝病，导致 LC 好转的措施均有助于预防 AVB！！！

注：HREV：高危食管静脉曲张；EVL：内镜曲张静脉结扎

第四节　EVB 预测

因 AVB 死亡风险很高，凸显准确预测和评估出血风险，并实施原发性预防措施的重要性。

一、EVB 风险因素

GOV 的出血危险因素包括：GOV 程度、红色征及 CTP 分级[6]。绝大多数情况下，PVP 反映曲张静脉压，

HVPG > 10 mmHg 可导致食管静脉曲张。HVPG < 12 mmHg 不会发生 AVB[97]。尽管普遍认为 HVPG > 12 mmHg 可导致 AVB，HVPG 12 ~ 16 mmHg 时出血风险很高，但是 PHT 严重程度和 AVB 风险之间无线性关系。曲张静脉壁张力；薄壁大血管比厚壁小血管的管壁张力大，从而更易破裂出血。曲张静脉大小和红色凸纹征分别反映 2 个参数：曲张静脉直径和管壁厚度。第三个参数是曲张静脉压，也是最重要的参数，因为它驱动曲张静脉的扩张，是 PVP 的直接反映[98]。近来内镜超声及内镜测压已被用于估计曲张静脉壁压力（第五章）。曲张静脉壁外在表现可提供出血迫近的重要信息。并按严重程度进行分级(表 22-4-1)。严重肝病（CTP B/C 级）患者出现曲张静脉"樱桃红斑"和"红色凸纹征"均为高危出血征兆。红色征对于预测 AVB 十分重要。这些参数已经与北意大利内镜俱乐部（NIEC）指数相结合（表 22-4-2）[24]。然而，1/3AVB 患者并不存在这些内镜表现。因此，血流动力学参数预测 AVB 风险更适宜。病因致病驱动力，例如持续酗酒的 AC 患者出血风险极高。

表 22-4-1　EV 内镜分级

I 级	黏膜内较直的淡红 – 淡蓝色静脉，直径 ≤ 2 mm
II 级	扭曲的淡蓝色扩张静脉，并突出于食管腔，直径 2 ~ 3 mm
III 级	结节状扭曲的淡蓝色静脉，阻塞食管腔近一半，直径 3 ~ 4 mm
IV 级	葡萄状蓝色静脉卷曲，并显著突入食管腔。仅仅在注气后方可见到食管腔曲张静脉表面出现微细血管扩张（"静脉曲张叠加曲张"）和樱桃红斑

表 22-4-2　内镜和肝功能预测静脉曲张出血的重要性[24]

检测项目	标　准	出血风险（%）
内镜检查红色凸纹征	无	19
	轻度	33
	中度	39
	重度	80
内镜检查曲张静脉大小	小：直径 < 3 mm	18
	中：直径 3 ~ 5 mm	29
	大：直径 > 5 mm	49
内镜检查樱桃红斑	无	23
	轻度	32
	中度	40
	重度	55
肝功能	CTP A	17
	CTP B	31
	CTP C	39

药物治疗 PHT 血流动力学应答良好的定义是 HVPG 降至 12 mmHg 以下，或至少比基线值降低 20%，当然在临床上这可能是药物治疗的结果，但也可能由肝病改善引起[99]。LC 患者获得此目标后其静脉曲张出血，再出血和 PHT 其他并发症（例如腹水，SBP 和 HRS）风险显著降低，且改善存活率[99]。但仅少数

患者能够实现此目标。若达不到上述目标则为超强独立预测 AVB 或再出血因素[99]。但即便是 HVPG 在 12～16 之间，药物治疗 3 个月后 HVPG 基线值下降至少 20% 的患者，其 2 年内再出血风险显著降低[2,100-101]。采用 NSBBs 降低 HVPG >20% 的患者 3 年首次 AVB 发生率 <10%，而用药无应答患者 AVB 发生率高达 20%~40%[18]。因此，PHT 患者血流动力学治疗目标是将 HVPG 稳定在 ≤12 mmHg 或即便未能将患者的 HVPG 达到此值（12 mmHg），也应将患者的 HVPG 从基线值降低 10%~20%。建议通过检测 PVP 治疗应答给予个性化治疗，以便获得临床疗效最大化。必要时可采用静脉注射 NSBB 急性血流动力学试验（检测 HVPG）预测应答[102-103]。为了减少出血，需要更大幅度的降低 PVP。相关危险因素和内镜预测的实用标准总结在表 22-4-2 和表 22-4-3。

表 22-4-3　EV 破裂出血独立危险因素

HVPG >12 mmHg
曲张静脉特征及大小
曲张静脉壁张力
曲张静脉内压力
红色凸纹征
肝功能（CTP 或 MELD 评分）
持续酗酒

上述预测因素大多需要有创性检查，操作过程给患者带来痛苦，也有可能诱发出血，故不宜作为常规检查及随访指标。

二、无创技术预测 AVB 进展

近来，临床实践中越来越倾向利用实验室检查、超声、CT 等无创技术评估 PHT 及 GOV 程度。有些侧支循环，例如胃左静脉 >3 mm 强力提示存在静脉曲张，EV 增大/数量增加与静脉曲张形成及其严重程度有关[104]；可用于预测 AVB。有报道当 PLT >150×10^9/L 时，发生中或重度静脉曲张的概率可忽略不计。肝脏瞬时弹性测定与食管静脉曲张程度及 HVPG 相关[105]。Berzigotti 等[106]研究显示联合肝脏硬度值、PLT 和脾脏大小，预测 EV 准确性更高。研究显示 CHB 患者肝脏硬度检测（LSM）与 EV 大小显著相关（r = 0.515），但一项大样本队列研究显示弱相关。TE 检测 HREV 的 AUC 为 0.73～0.886，这并不优于那些 US 评分、脾脏直径、APRI 和 PLT（其 AUC 值分别为 0.79、0.885、0.842～0.856 和 0.809～0.826）[107]。为进一步改善 TE 预测 HREV 效能，TE 联合上述参数已被评估。TE 和 US 评分组成检测 HREV 模型的 AUC 值为 0.84，能使 50% 的患者免做 EGD[108]。若 TE 联合脾脏直径和 PLT 能够显著改善检测 HREV 效能，其 AUC 值为 0.954。但较低的临界值不能排除 HREV（NLR = 0.14）[109]。

（一）PLT/脾双极直径（PSR）

PSR 指血小板数/mm³ 与超声测定的脾脏双极最大直径毫米数比值。初步研究采用 PSR 预测是否存在静脉曲张的临界值为 909，其 AUC 值为 0.981，相应静脉曲张阳性和阴性预测值分别为 96% 和 100%（LR + =14.3；LR − =0.1）。无静脉曲张 LC 患者具有较高的 PSR 值。但是尚无类似研究证实此结论。近来包括 20 项研究的荟萃分析评估了 PSR 诊断静脉曲张的临床使用价值[110]。PSR 临床实用价值的全球性研究评价良好（AUC 值为 0.95），但全球不同研究间显示的 PSR 具有统计学意义的宽广变异。因此，至今尚未推荐应用 PSR 诊断或排除静脉曲张。

（二）肝脏硬度血小板脾指数（LSPS）

2010 年，Kim 等[109] 提出 LSPS（LSPS = LS × 脾脏直径/PLT）用于诊断静脉曲张。LSPS 的 AUC 值为 0.954。并建议 LSPS < 3.5 的患者可不必接受内镜检查；LSPS 为 3.5 ~ 5.5 的患者应采用 EGD 筛检静脉曲张，而 LSPS > 5.5 的患者应尽快接受 EGD 全面检查，并给予经验性治疗。这种方法需要进一步验证。

（三）脾脏硬度（SS）

Sharma 等[111] 评价 SS 与静脉曲张及其大小的相关性，并与 TE、LS、LSPS 和 PSR 比较，结果显示 SS 优于其他所有试验，并认为 SS 联合 LS 具有更好的预测静脉曲张价值。采用声脉冲辐射力弹性成像（ARFI）也可检测 SS（第 8 章）。Takuma 等[112] 研究显示：ARFI 检测 SS 预测静脉曲张的 AUC 值为 0.933，优于 LS 和 PLT。然而，近来包括 12 项研究的荟萃分析[113] 比较了 SS 和 EGD 诊断 EV 的准确性显示：SS 诊断 EV 准确性受限，这妨碍了目前它在临床实践中的广泛应用。综上所述，由于研究结果差异，并缺乏对照试验，目前 TE 预测静脉曲张的作用尚有争议，但 TE 可能在预测 LC 患者失代偿方面作用更大。

（四）胶囊内镜

视像胶囊内镜（VCE）最初用于研究小肠病变，后来 VCE 的特殊设计也适宜用于检测 EV。一项包含 16 项研究的荟萃分析[114] 显示，VCE 诊断 EV 的敏感度和特异度分别为 84.8% 和 84.3%。但 EGD 诊断敏感度比 VCE 高 16%。因此，尽管 VCE 可用于拒绝接受胃镜检查的患者，但不能替代内镜作为标准检查工具[28]。

（五）超声内镜

超声内镜可获得比 EGD 更多细节信息，如内部解剖结构变化和黏膜血流改变，并提高病程早期诊断率[115]。而且腹部超声也可反映 LC 和 PHT 的严重程度，有助于 GOV 诊断。

（六）CT 和 MRI 食管影像

CT 筛检静脉曲张价效比高于内镜筛检，CT 发现的轻微静脉曲张患者可接着采用内镜随访。然而，CT 扫描带有辐射，应仔细评估检查风险 - 获益。2 项研究[116-117] 采用单排或多排 CT 扫描作为筛检 EV 的评估模式，并与 EGD（金标准）比较，显示 CT 食管影像诊断所有类型静脉曲张的敏感度和特异度分别为 64% ~ 93% 和 76% ~ 96.6%。磁共振血管成像能较好地显示门静脉系统解剖图像，磁共振弹性成像和动态增强磁共振成像等技术均可用于预测 GOV[6]。

（七）评估时应注意的临床问题

实际上，不同病因 LC 患者对其各项指标的影响不尽相同，从而对预测 LC 患者 AVB 指标呈现差异。例如 Sambit 等[118] 报道，在丙型肝炎 LC 中，脾脏长径 ≥ 14 cm 和（或）PLT ≤ 90 × 10^9/L 是预测 EV 指标，敏感度 92%，特异度为 69%，但却不适用于 AC。纵观几十年来发表的相关文献，针对单一 LC 病因预测 AVB 风险因素的文献甚少。绝大多数研究病因学组成各有不同，导致研究结果重现性差，甚至出现明显差异。

第五节 EVB 诊断

EVB 占 PHT 患者 AVB 的 70%[21]。因此，任何并发 AVB 的 LC 患者均应怀疑 EVB。

一、症状和体征

上消化道出血症状和体征（呕血，胃内积血，黑便）通常表现剧烈，导致血容量不足，生命体征变化或休克。患者初次就诊时若入院 24 小时内输血量 ≥ 2 单位、收缩压 < 100 mmHg、改变体位时血压降幅超过 20 mmHg 及/或心率 > 100 次/分，则此次出血临床意义较大。

二、出血 12 ~ 24 小时内进行 EGD 是诊断 EVB 的可靠方法

内镜下可见曲张静脉活动性出血（渗血、喷血），在未发现其他部位有出血病灶但有明显静脉曲张的基础上发现有血栓头[32]，且胃部存在积血而无其他可识别的出血原因。

三、提示 EVB 未控制的征象

在药物或内镜治疗后≥2 小时，出现呕吐新鲜血液或鼻胃管吸出 >100 ml 新鲜血；出现失血性休克；未输血情况下，在任意 24 小时期间，Hb 下降 30g/L（红细胞压积降低约 9%）[6]。

四、急性出血指首次就诊 5 天内的出血，之后的出血称为再出血

五、提示 EVB 再出血的征象

出血控制后再次有临床意义的活动性出血事件（呕血、黑便或便血；收缩压降低 >20 mmHg 或心率增加 >20 次/分；在没有输血的情况下 Hb 下降 >30 g/L）。早期再出血：出血控制后 72 小时~6 周内出现活动性出血。迟发性再出血：出血控制 6 周后出现活动性出血[6]。

第六节　EVB 治疗

EVB 患者需要迅速收住 ICU 复苏救治!，整合多学科技术，组成富有医疗经验的团队，包括训练有素的护士，临床肝病学家，内镜专家，放射介入专家和外科专家救援。在缺乏相关设备、设施条件时，需要立即转诊或会诊。酌情实施鼻胃管盐水灌洗胃，持续抽吸含血胃液，气道保护，准确判断扩容复苏，血管活性药物，抗生素预防和内镜疗法（表 22-6-1），防止 GOVB 相关并发症（感染、电解质和酸碱平衡紊乱、HE 等），使患者出血相关死亡风险最小化。近 30 多年来，处理 EVB 技术进展已使其住院病死率下降[119]。

表 22-6-1　静脉曲张出血的治疗方法

气道管理	若患者精神状态异常或大量出血需要急症内镜诊疗时应考虑气管插管
扩充血容量	开通 2 条大孔径静脉扩容通道
	避免过度补液扩容
	最大 Hb 目标值为 70 ~ 80 g/L
	应用 FFP 或血小板纠正凝血病不可能获益
选择一种血管活性药物 降低 PVP	奥曲肽：50 mg iv，然后 50 mg/h iv 滴注
	特利加压素：2 mg/4h iv×24 ~ 48 h，然后 1 mg/4h
	生长抑素：250 mg iv，然后 250 − 500 mg/h iv 滴注
	加压素：0.4U/min iv 联合 iv 或经皮硝酸甘油
初始抗生素预防可降低再 出血风险；任选：	头孢曲松钠 1g/d iv×7 d
	诺氟沙星 400 mg/d，口服 7 d
内镜治疗	采用 EVL 使静脉曲张消失或减轻

FFP：新鲜冰冻血浆；iv：静脉注射

一、气道管理

大多数 AVB 患者神志清醒，除非大量出血，一般咽反射正常。因此，没有必要给予特殊气道保护[120]。但部分大量出血患者可能伴有神志改变，或因 HE 诱发误吸，应尽早气管插管保护气道！对于大量胃肠道出血初始治疗无效患者，需要急症内镜治疗，因患者处于高危误吸状态，在实施镇静（优选丙泊酚）和内镜诊疗前，不论神志如何均应给予气管插管[121]。麻醉插管及 ICU 可提高急诊内镜治疗 GOVB 的效果和安全性！！。

二、恢复有效循环血量（ECBV）

为恢复器官血流灌注需要 MAP≥65mmHg，应尽早扩容，并至少开通 2 条 14～18G 针静脉通道快速补液和血制品。晚期 LC、并发肾功能不全患者行中央静脉置管有助于输液；然而，其缺点包括置管过程风险及潜在感染。因此，并不要求对所有患者均行中心静脉置管，也无证据提示置管有绝对益处[28]。优先于所有止血措施的是：确保患者心血管循环功能稳定在收缩压≥100 mmHg，并且维持 Hb 近 80 g/L 目标[28,122–123]，在此基础上能够维持肾灌注。但也应注意避免复苏不足，因此，应准确评估扩容程度。ECBV 恢复的指征：①收缩压 90～120 mmHg；②脉搏 <100 次/分；③尿量 >17 ml/h；④临床表现为神志清楚/好转，无明显脱水貌。也可将静脉血氧饱和度 >70% 作为判断尺度[28]。输血管理应考虑其他因素，例如心血管病、年龄、血流动力学状态和是否继续出血，优化个性化特征输血策略[32]！！！。应避免过量输液，因为它可导致中心静脉压和 PVP 升高；一旦过度恢复血容量、较高的血压和 Hb 值可能导致 HVPG 升高，诱发较早再出血[124]。在急性出血期间，应避免应用 NSBB，正在口服 NSBB 的患者应停药 48～72 小时，以便于观察患者因失血发生的病理生理反应[28]。

三、止血措施

解读 LC 患者的凝血机制具有挑战性，因为此类患者促凝、抗凝平衡被打破（第 35 章）。研究数据并不支持常规静脉输注血小板或新鲜冰冻血浆（FFP）纠正血小板减少或 INR 延长，因为这可能进一步促进过度扩容，使 PVP 升高。特别是为了纠正 INR 延长应用 FFP，难能改善凝血异常，因为 INR 结果与 LC 出血风险相关性很差[125]。近来研究提示：尽管 INR 延长，一些 LC 患者由于缺乏抗凝血因子，并且促凝血因子相对过剩而显示高凝状态[126]。PT/INR 结果无法有效评估 LC 患者的凝血功能[32]！！！。而且 LC 常常表现出 von Willebrand 因子水平升高，血小板功能增强，这可能部分补偿 PHT 并发的血小板减少症[127]。重组活化Ⅶ因子治疗静脉曲张出血未能获得比安慰剂更好的疗效[128]，因此，不应常规应用，虽然选择性治疗严重出血患者可能获益。没有证据表明预防性应用凝血因子或血小板可降低再出血风险。没有充足证据支持常规应用氨甲环酸或重组凝血因子Ⅶa[28]。虽然 NICE 推荐当患者出血量大时进行大量输血，当 PLT <50×10⁹/L 时输注血小板，当 INR >1.5 倍正常值时输注凝血因子[28]；但综合几十年来的研究数据，无法对凝血障碍和血小板减少患者明确推荐促凝和抗凝血治疗方案[32]。最终决策应用血制品纠正凝血功能异常应基于每位患者的个性化分析。

四、血管活性药物治疗

处理 GOVB 应及早实施降低 PVP 措施。研究证实应用血管活性药物（血管加压素、生长抑素、奥曲肽）可显著降低急性死亡风险和输血必要性，提高出血控制率和缩短住院期[129]。依照患者病史，体检发现和实验室结果，可疑诊大多数患者的 GOVB 部位；因此，对急性 GOVB 患者行内镜检查前（甚至疑诊患者），推荐尽早应用生长抑素及其类似物、特利加压素作为一线治疗药物，疗程 3~5 天[6,32]！！！。

血管活性药物主要通过内脏血管收缩和减少门静脉血流量，降低 PVP。这些药物的临床应用主要包括两类：①血管加压素及其类似物特利加压素。②生长抑素及其类似物奥曲肽或伐普肽。美国 FDA 仅仅批准临床应用加压素和奥曲肽。

人工合成的血管加压素为 9 肽，半衰期为 10~20 分钟，通过激活血管平滑肌 V_1 受体，增加肠系膜血管及周围血管阻力，增加平均动脉压，减少心输出量，从而减少门静脉血流量，降低 PVP；但对窦性及窦后血管阻力无影响。血管加压素的多种副作用与其强力收缩血管有关，包括心脏和外周血管缺血表现，如心律失常、心绞痛、心肌梗死、高血压、肠缺血；也可能因其激活肾小管 V_2 受体，诱发水钠潴留或低钠血症。血管加压素首次注射剂量为 10~20U，10 min 后持续静脉滴注 0.4 U/min，最大速度为 0.9 U/min，随剂量增加全身不良反应增加；若出血停止，剂量逐渐减少，疗程一般为 3~5 天。多数学者报道其首次控制出血率为 50%~60%，停药 24~48 小时再出血率高达 45%，约 1/3 患者出现明显不良反应[6]。诚然，几十年来血管加压素是治疗 AVB 最常用的内脏血管收缩剂，目前不少医院仍然常规应用，但应注意即便患者肝功能正常，也可能并发低钠血症；应常规检测血钠水平[32]。包括四项随机对照试验（n = 157）的荟萃分析显示：血管加压素救治 AVB 与安慰剂比较显示病死率无差别[130]。因此，加压素已成为历史性药物，近年来已被新的治疗药物替代[131-132]。

特利加压素是一种合成的加压素类似物，因其缓慢释放机制，具有比血管加压素更长（延长至 3~4 小时）的生物效应和更好的安全性[133-136]。该药因直接作用肠系膜血管 V_1 受体，能够显著收缩内脏循环血管，升高动脉压和增加全身血管阻力，并使 CO 下降；同时具有活性的血管加压素浓度低，并不引起血液系统改变，故其不良反应少而轻。综合上述效应，单次注射特利加压素后快速诱导 PVP 降低约 20%[135]，其适应证是治疗 AVB 和 1 型 HRS。这种疗效维持长达 4 小时，因此可给予间断性静脉注射，虽然也可持续静脉输注[136-138]。2012 年英国 NICE 指南推荐其为首选用药[139]。推荐治疗成人（体质量 >40 kg）AVB 的初始 24~48 小时剂量为 2 mg，每 4 小时一次（但因其外周血管收缩作用，可引起手足疼痛，许多临床医师将剂量减量为 2 mg q6h[28]），随后的 2~5 天每 4 小时 1 mg[140-141]。中国指南[6]推荐维持治疗特利加压素 1 mg 每 12 小时 1 次。疗程 3~5 天，多数报道可成功控制 80%~85% 的患者出血[6]。使得 AVB 患者的相对死亡风险降低 34%[142]。特利加压素是唯一在安慰剂对照临床试验中被证明可降低病死率的药物[28]。但严重冠心病、脑血管病或外周血管病患者禁用特利加压素。对于特利加压素控制出血失败者，可联合应用生长抑素及其类似物[6]。

十四肽生长抑素治疗 PHT 患者诱导内脏血管收缩，进而降低 PVP[143]。生长抑素也阻抑进餐、输血诱导的敏锐性 HVPG 升高[144]，这被认为是源自门静脉高压性再出血的一种危险因素。导致这些效应的机制尚不完全清楚，但包括抑制胰高血糖素和其他血管扩张肽，并且易化肾上腺素能血管收缩效能[145]。十四肽生长抑素半衰期 3~5 min（慢性肝病患者 1.2~4.8 min）[146]。鉴于生长抑素半衰期较短，因此，应给予持续静脉输注，以维持适当的血浆浓度。经验性推荐在静脉输注 250 μg/h 救治 AVB 前静脉推注 250 μg，因为这更易于稳定病态，使 HVPG 稳步降低[99]；若病情需要，可在初始 1 小时救治过程中反复静脉推注 3 次。然而，应用 2 次注射剂量（500 μg/h）能够诱导 HVPG 明显降低[147]，并且奇静脉血流量持续显著降低。对于高危患者这种大剂量高效能可获得明显的血流动力学效应[148]。呕吐和高血糖不良反应发生率大约为 21%，通常均易于处理[146,148]；罕见 SAE。

人工合成八肽生长抑素（奥曲肽及伐普肽）属于合成的长效生长抑素类似物，其半衰期为 70~90 min，药理作用和安全性与天然内源性生长抑素类同。近年来最常用于控制 AVB，初始静脉推注奥曲肽

50 μg，接着持续静脉点滴 50 μg/h 至少 48 小时，疗程 3 ~ 5 天；首次出血控制率为 80% ~ 90%，副作用少[6]。静脉推注奥曲肽导致 PVP 和奇静脉血流量急剧下降，虽然这种效应短暂[149]，提示临床应用奥曲肽主要获益于静脉推注后初始数分钟。目前推荐延长静脉输注可能增效，例如 AVB 发作后饮食，奥曲肽可钝化餐后升高的 PVP 峰值[150]。Seo 等[151]对肝硬化并发早期急性 EVB 患者随机分配接受特利加压素组（261 例）、生长抑素组（259 例）或奥曲肽组（260 例），24 小时内进行内镜检查，5 天内未接受挽救治疗作为出血控制成功的评价指标。在早期内镜检查时，3 组患者活动性出血率分别为 43.7%、44.4% 和 43.5%，出血控制成功率分别为 86.2%、83.4%、83.8%，无挽救治疗率分别为 89.7%、87.6%、88.1%，再出血率分别为 3.4%、4.8%、4.4%，3 组间无统计学差异[151]。荟萃分析显示生长抑素及奥曲肽治疗 AVB 的疗效与特利加压素相似[129,152]。RCTs 显示应用奥曲肽降低早期再出血发生率益处显著优于 EIS 和 EVL[153]。一些研究发现其疗效优于血管加压素。鉴于上述研究数据，在不考虑经济原因的情况下，绝大多数临床医师选择奥曲肽作为一线治疗。然而，奥曲肽和伐普肽降低 PVP 效应期很短。特别是持续静脉输注和反复静脉注射后 PVP 效应进行性减弱[149]，可能快速发生脱敏作用或抗药反应。目前多数学者认为奥曲肽是一种降低再出血的重要辅助疗法[153]。停用奥曲肽后，一旦患者血流动力学稳定，应给予 NSBB。

入院时收缩压低、肌酐水平高、急诊胃镜发现活动性出血、合并胃静脉曲张及 CTP C 级 LC 均为预测 5 天治疗失败的独立危险因素[28]。

五、抗生素预防

活动性出血时常存在胃黏膜和食管黏膜炎症水肿，因此，约 20% 的肝硬化 AVB 患者 48 小时内发生细菌感染[6]。公认高达 22% ~ 66% 的 LC 并发 AVB 患者住院后不久发生感染[154-155]。这类患者并发感染后外周和内脏血管扩张进一步加重，导致门静脉血流量和 PVP 增加。从而促发 AVB[156]。细菌感染与 AVB 控制出血失败有关，并且是再出血独立危险因素[157]。短期抗生素预防能够降低再出血风险、细菌感染率，并提高存活率[155-156]。LC 患者预防应用抗生素优于出现感染后应用抗生素[158]，强调患者入院即用。因此，所有 LC 并发 AVB 患者，不管有无感染证据，标准措施之一是短期预防性应用抗生素一周[28]。早期研究显示口服诺氟沙星 400 mg，每 12 小时一次，能够有效降低 LC 并发 AVB 患者细菌感染率[159]。鉴于喹诺酮类耐药菌感染逐年增多，住院患者容易感染喹诺酮耐药菌，同时考虑到革兰阳性菌感染发生率不断升高，特别是既往有喹诺酮类用药史者，采用头孢曲松钠（1g iv qd ×7d）预防晚期 LC 出血患者细菌感染比口服诺氟沙星（400 mg bid）更有效[32,160-161]，特别是高感染风险的晚期肝硬化、糖尿病及肝癌患者。多变量分析显示抗生素预防能够独立预测 AVB 患者存活率[23]。荟萃分析[162]显示 LC 住院患者预防性应用抗生素能够有效降低细菌感染率和病死率，不论危险因素多少。总之，抗生素可降低 GOV 再出血率及出血相关病死率，应作为 LC 急性 GOVB 患者的辅助治疗[6]!!!。但在选择抗生素时应充分考虑疾病风险特征、当地耐药菌谱及可用药物!!，而 CTP A 级 LC 患者细菌感染和死亡风险极低!!；这类患者预防性应用抗生素的必要性需要前瞻性研究[32]。

六、内镜疗法

内镜治疗包括内镜下 EVL、EIS 及钳夹法或组织黏合剂注射，不但能够确诊出血部位，而且可控制急性 EVB 及尽可能使静脉曲张消失或减轻，以防止其再出血。EVL、EIS 适应证为急性 EVB；外科手术等其他方法治疗后再发急性 EVB；既往有 EVB 史患者。适用于 LDRf 分型 D1.0 ~ D2.0 曲张静脉。当曲张静脉直径 >2.0 cm 时，EVL 后近期再发大出血风险增加[6]。但目前实施内镜操作时机尚存争议。相关指南和许多综述建议一般急症内镜在适当稳定患者血液动力学状态，抗生素和血管活性药物应用后实施（通常在 2~12 小时内）[5,32]。然而仅有的一项内镜检查时间对预后影响的研究显示，入院 12 小时内行内镜检查无任何优点，最适宜的时机为在充分复苏和药物治疗之后[28]。EVL 操作是将曲张静脉吸入内镜末端套扎器内，并在其基底部放置套扎环，使静脉曲张闭塞，并形成血栓。5~7 天后套扎环连同被套扎静脉脱落，残留表浅溃疡，最终愈合。若患者无红霉素禁忌证（QT 间期延长），应在内镜检查前 30~120 分钟，静脉注射 250mg 红霉素[32]！！首次 EVL 常在 AVB 发作期间内镜确诊后实施，随后间隔 7~14 天进行第二次 EVL（可在门诊完成）。尔后每 2~4 周重复一次，直至消除或基本消除所有曲张静脉。通常需要 2~4 次 EVL。一旦静脉曲张消失，首次内镜检测应在 3 个月后进行，若阴性，应每隔 6 个月重复内镜监测静脉曲张复发，一旦复发需要再次 EVL。EVL 并发症发生率约为 14%，常见暂时性吞咽困难和胸部不适，其表浅溃疡可能导致出血，特别是 CTP C 级 LC 患者。而且不能依照 INR 或 PLT 预测这种出血[163]。单次内镜多环结扎很少导致黏膜撕裂或完全食管穿孔[164]。其晚期食管狭窄后遗症罕见。但已有 EVL 导致死亡的报道。与 EIS 比较，EVL 操作相对简单。而且研究发现 EVL 并发症少于 EIS，且 EVL 相关再出血率和病死率较低[165]。虽然 EIS 救治 AVB 止血率为 80%~95%，但其并发症发生率高达 20%~30%。包括 10 项 RCTs 的荟萃分析显示 EVL 获益显著好于 EIS[84]。因此，EIS 不应再作为 AVB 的标准治疗方法[28]，仅仅对不适宜 EVL 治疗的 EV 患者，次选 EIS，其硬化剂包括聚桂醇、5% 鱼肝油酸钠、氰基丙烯酸酯组织胶（CAG）。RCT 研究显示，内镜注射 CAG 治疗 EVB 相对 EVL 无优势，且栓塞及再出血风险较高[28]。

EVL 联合 NSBB 与单一 NSBB 临床疗效比较试验结果显示：EVL 后溃疡出血率为 5.0%~6.6%[166-167]。采用质子泵抑制剂（PPI）可减轻 EVL 溃疡程度，并降低出血风险[168]。中国指南[6] 推荐 PPI 作为合并胃黏膜病变或内镜治疗后的辅助治疗！！但约 50% 的患者并发腹水，应用 PPI 有增加 SBP 风险[28]。最近一项前瞻性研究发现，LC 患者应用 PPI 死亡风险增加。

研究证实 EVL 止血成功率为 80%~90%，并能够使再出血率降低约 20%。目前认为 EVL 是 AVB 患者最好的高效止血方法。RCTs 研究显示早期应用血管活性药有利于实施内镜技术，并且有助于止血和预防 5 日内再出血[169-171]。生长抑素及其类似物、特利加压素辅助内镜治疗，可提高内镜治疗的安全性和效果，降低近期再出血率，一般应用不超过 72 小时[6]！！！此外，相关内镜疗法也可改善血管活性药疗效[172]。

未能控制的活动性出血或伴有如下因素需要改变治疗方案：①药物或内镜治疗后，呕吐鲜红色血液或鼻胃管内引流出鲜血量≥100 ml，持续时间≥2 小时；②发生低血容量性休克；③未输血前提下，24 小时内 Hb 降低 30 g/L（红细胞压积下降 9%）[28]。

七、救援疗法

大多数住院患者采用上述治疗措施后很快止血。但近 20% 的患者不但对初始治疗应答不良，而且在最初 3~5 天内再出血[19,173]。最初 24 小时救治 AVB 失败，或初始 5 天预防临床显著性再出血失败被定义为治疗失败已成共识[5]。这种常规疗法止血失败或 EVL 后不久再出血患者应实施救援治疗（图 22-6-1）。治疗选择依赖当地医院专家经验、技术条件和出血量评估。

（一）三腔二囊管压迫止血

无急诊内镜情况下，在药物控制出血无效及内镜治疗不能迅速实施，或出血太快不容许内镜治疗，或内镜止血失败（如，不能充分显示内镜视野），或无 TIPS 治疗条件时，为了稳定患者病情，可姑息性选择三腔二囊管压迫止血作为救命性止血措施！！[5-6,122,174]。为实施其他高效止血法赢得时间，也可能是挽救生命的治疗方法。一般在药物或内镜治疗失败 24 小时内实施三腔二囊管压迫止血（无绝对禁忌证）。

首先注气膨胀胃囊压迫胃食管（GE）连接处，以便阻止血流流向食管曲张静脉。若继续出血再注气膨胀食管囊（图23-1-3）。为降低GE连接处坏死风险，胃气囊不应持续膨胀超过48小时，Baveno Ⅵ共识建议最长使用24小时[32]。膨胀食管气囊与并发症风险增加有关；因此，仅仅在胃气囊膨胀后持续出血时再膨胀食管气囊。若采用食管气囊压迫止血，推荐每12小时定期放气一次，以便降低食管坏死风险。球囊压迫十分有效，救治AVB止血率为60%～90%[175]，另有研究认为90%以上[28]。但气囊放气后再出血率高达30%～50%[176]。因此，待血流动力学稳定后应进一步行TIPS或再次内镜下治疗。最近回顾性评估[177]83例患者入院后12小时内接受三腔二囊管压迫（持续压迫12小时均无严重并发症）及常规药物治疗（血容量复苏、预防性应用抗生素、生长抑素）；所有患者在入院后24小时内进一步接受内镜下EV尼龙圈密集结扎（每例10～15环）。有效止血率98.8%，术后1周再出血1例，但再次套扎后出血控制；研究者认为上述疗法救治EVB大出血患者安全有效。但三腔二囊管压迫止血相关并发症发生率为20%～30%，包括吸入性肺炎和食管撕裂或破裂[178]；并发症相关病死率约为3%，因此，应强化动态监护。

（二）TIPS

对于药物联合内镜治疗后仍有持续性出血患者，或5日内再出血尝试二次内镜治疗失败患者，覆膜支架TIPS应为最佳治疗手段[32]！！。可在中－深度镇静状态下实施TIPS，以便避免全身麻醉并发症（第42章）。

（三）门体分流术

LC并发AVB患者手术路径包括建立门体分流降低PVP，或中断流入EV的血流（高位断流），具有AVB止血和预防再出血效果。然而，这些分流使门静脉血液绕离肝脏，易发HE，并且可能恶化肝功能。使患者病死率高达75%[179]。因此，中国指南[6]仅仅对AVB大量顽固性出血（药物或内镜治疗不能控制的出血），或出血一度停止后5天内再次出血、CTP A/B级或难以实施EVL和TIPS治疗患者，推荐外科分流术作为最后有效救援手段！！！。对于富有经验的医院和技术专家团队，有报道采用远端脾肾分流控制顽固性AVB疗效与TIPS近似[180]，并且HE发生率较低[181]。但没有证据支持外科手术作为TIPS治疗失败的挽救治疗。虽然国内外尚无高质量临床试验评价内镜治疗、TIPS与外科手术的效果及安全性。但总体而言，随着近年来TIPS技术进展，需要急症外科手术救援AVB治疗模式在欧美国家临床上已经基本消失。

（四）自膨式覆膜食管金属支架（SEMS）置入术

通过内镜放置SX-EllaDanis自膨式可移除覆膜支架于下段食管，固定在GE连接处，压迫曲张静脉控制出血已初步研制成功。SEMS可在原位放置2周。有报道[182]16例采用药物和内镜止血失败患者，SEMS成功放置率为93.7%，初始止血成功率87.5%，但住院病死率高达25%。SEMS可作为不适合急诊TIPS或手术患者，且病情威胁患者生命时的有效挽救治疗选择。SEMS相关并发症少于气囊压迫止血[183]，并且更有效[32]；可作为上述挽救治疗措施不可及或没有时机，且威胁患者生命时有效的救援方法。但仍需更多的循证医学证据确认其疗效。

（五）肝移植（LT）

尚无研究比较EVL或TIPS与急诊LT疗效[28]。因肝源紧张等因素，LT可能只适合于等待LT过程中发生出血的患者。但尚无关于LT救治不能控制/活动性EVB患者的临床试验。

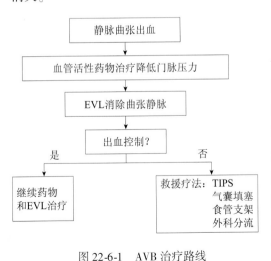

图22-6-1　AVB治疗路线

注：TIPS：经颈静脉肝内门体静脉分流术

八、风险分层治疗策略

CTPA 级 LC 并发 AVB 患者通常对标准药物和内镜治疗应答良好，或不伴有再出血或需要救援治疗的可能性，其病死率很低。与此相反，CTP C 级 LC 并发 AVB，细菌感染，肾功能不全[184]，或 PVP 较高[2]患者标准治疗失败率高，常需要救援治疗。采用 TIPS 救援治疗后 30 天和 60 天病死率分别为 29%、35%[185]。临床上将 TIPS 作为一种救援模式时，出血后延迟放置 TIPS、尝试内镜止血次数和需要球囊压迫均预测病死率增加[178]。特别是 HREV 患者需要更积极救治措施。

AVB 患者不良结局的强力预测器是 HVPG > 20 mmHg。这些患者对血管活性药和内镜标准治疗失败率增加 4~5.1 倍[22,186]，需要更多次输血，更易较早再出血，并伴较长住院期。上述观点也已被前瞻性研究验证[187]。但临床实践较少检测 HVPG；实际上，那些 CTP C 级 LC、收缩压 < 100 mmHg、非 AC[23]或尽管持续应用血管活性药物治疗，初次内镜检查时仍有活动性出血患者的 HVPG 大多超过 20mmHg[188]。这些临床特征可用于鉴定 HVPG 较高和标准治疗无应答高危患者，也有助于识别实施更积极处理（例如较早放置 TIPS）可能获益患者。

Garcia 等[189]研究显示高危患者采用积极疗法的效果：62 例 CTP C（≤13 分）或 CTP B 患者初始内镜检查时发现 EVB，被随机分为标准治疗组（EVL 联合血管活性药物）或初次 EVL 后早期实施 TIPS 组。平均随访 16 个月，两组患者再出血率或止血失败率分别为 45% 和 3%；6 周病死率分别为 33% 和 4%[187]。标准治疗组中的 7 例患者需要救援性 TIPS 治疗，但 4 例死亡，证实初始止血失败和需要救援性 TIPS 患者的预后不良。一项回顾性 AVB 病例综述[190]也发现 CTP C 或 B 活动性出血患者（内镜确诊），较早放置 TIPS 患者的临床结局优于标准治疗和采用 TIPS 救援治疗止血无效者。近年来采用新型覆膜支架 TIPS 治疗更易获得较好临床结局，因为 TIPS 早期栓塞风险和其功能障碍发生率降低[191]。

这些初步资料提示 AVB 治疗应基于患者临床特征分层（图 22-6-2）。所有 CTP A 和 B 患者和内镜检查无活动性出血患者可采用 EVL 和血管活性药物治疗。与此相反，CTP B、内镜检查活动性出血患者和 CTP C 患者（≤13 分）可能从早期放置 TIPS（覆膜支架）中获益，通过 HVPG、CTP 分级及活动性出血对 LC 患者进行分层，对于符合条件的患者需尽早实施 TIPS，而不是将其作为一项补救措施[28]。

诚然，晚期 LC 患者残存肝细胞功能很差，难以承受各种侵入性操作及其并发症打击，例如败血症、强心剂支持、误吸后通气和肝肾功能恶化 LC 患者[192]，即便采用创伤性很小的 TIPS 治疗，其病死率近 100%。另有报道显示 HCC、sCr > 265 μmol/L、PVST、败血症合并 AVB 患者采用各种救援性疗法同样难能获益[163]。虽然有报道 CTP 评分 > 13 分患者经 TIPS 治疗后仍然存活，但实属罕见。这清晰显示上述病态下的 LC 患者也难能从 TIPS 治疗中获益。最好采用高危无效临床标准，基于预后评分（CTP C 级 14~15 分）做出不给予侵入性治疗的临床决策。这类患者唯一救援模式是急救性 LT。

总之，近年来 AVB 救治技术有了显著进展。新的、更安全血管活性药物的临床研究和应用导致病死率下降。预防性应用抗生素降低早期再出血疗效显现，并且新的救治监护标准接近共识。EVL 消除静脉曲张已经替代 EIS。常用临床参数能够鉴定出高危亚型患者，这些患者的 EVB 采用传统疗法难以止血，但可能从早期 TIPS 治疗中获益，并改善预后。

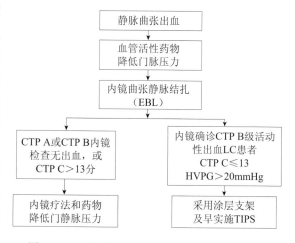

图 22-6-2　基于患者风险分层治疗 EVB 路线

第七节 EVB死亡风险评估

AVB死亡风险难以预测，常常发生于病情严重的LC患者，其病死率高。全面查体可发现重要阳性体征及阴性体征。体温应作为常规监测项目，因为感染是病死率极高的严重并发症。代偿型LC患者出现静脉曲张与死亡风险增加有关（每年1.0%~3.4%），而EVB显著增加死亡风险（1年病死率57%）。AVB最初6周病死率近20%[45]。因此，在EVB患者病情尚未恶化困累进一步治疗措施前，应准确评估患者早期死亡风险相关因素，重点评估各种急救措施适应证，以便优选更强力救治措施，例如TIPS。但迄今为止发现的死亡相关因素也是治疗后结局不良因素，因此，其临床实用价值受限。研究报道住院时最一致的死亡危险因素是CTP分级、内镜活动性出血、低血压休克和HCC[20,192-196]。CTP C级、MELD评分、初始止血失败与预测6周病死率密切相关[32]！！！CTP A级患者死于AVB的可能性几乎为零，提示优化治疗患者可能明显改善预后。研究表明CTP、MELD评分值以及HVPG均与患者预后有关[28]。最近一项研究表明MELD在此方面优于CTP，当MELD>19分时，6周病死率高达20%。

研究显示MELD≥18分LC患者初次EVB是很准确的短期（6周至3个月）死亡预报器[197-198]。有报道[186] HVPG>20 mmHg可作为治疗失败预测指标。出血2周后测量HVPG可预测预后，出血48 h内若HVPG≥20 mmHg提示患者预后不良[28]。而HVPG下降幅度>20%可显著降低病死率[10,199-200]。然而，测量HVPG技术尚未常规用于患者管理。大多数研究显示早期再出血患者的数项预后指标有助于评估初始控制出血失败和5天死亡风险，并以此设定"5天失败"终点。据报道[186-187]患者入院后即刻检测细菌感染[164,154-201]、急诊内镜发现活动性出血[21,157,202]、CTP评分[21,157]、AST水平[21]、PVST[21]、肾衰和HVPG>20 mmHg预测患者5天救治失败具有重要意义。晚期预后指标最重要的是较早再出血[170,202]、细菌感染[201]和肾衰[195-196]。这些研究提示：LC患者出血治疗目标不但应控制出血，而且应注意预防较早再出血、感染和肾衰。

第八节 EVB的二级预防

急性EVB止血后未进行二级预防治疗的患者，1~2年内再出血率高达60%，病死率达33%。LC并发AVB成功止血患者可较早（5天内）发生、也可较晚发生再出血，以止血后最初6周内再出血风险最高。每次再出血相关病死率大约5%~20%。较早再出血是强烈预测患者6周内死亡因素，提示在处理EVB时，应优先考虑预防较早再出血。应常规行增强CT/MRI检查，了解门静脉系统血管重建、侧支循环及肝动脉血供情况。常规B超检查明确门静脉系统有无血栓。EV再出血的危险因素包括肝硬化CTP C级、门静脉血栓或癌栓、重度静脉曲张（直径>20 mm）或伴红色征、血疱征。HVPG>18 mmHg可能是GOV再出血最可靠的预测指标。

一、药物预防

药物预防主要指应用NSBB（药物选择及其用法见第三节），通常在出血发作的第六天实施。另外，采用抗生素预防细菌感染能够降低较早再出血发生率。

肝硬化患者合用普萘洛尔和硝酸异山梨酯（47±13天）后，降低PVP的作用比单用普萘洛尔时更显著[6]。然而，这种联合治疗模式与单一 NSBB 比较，控制总体再出血率或病死率无差异，并且不良反应发生率分别为 38% 和 23%，停药率分别为 15% 和 6%[75]。这是不常规推荐 NSBB 联合 IMN 的两个理由[28,203]。新近一项荟萃分析[204]（5 个研究，175 例患者）比较卡维地络与普萘洛尔血流动力学应答研究（HVPG 较基线下降≥20% 或≤12 mmHg 定义为血流动力学应答）显示，卡维地络优于普萘洛尔，两者的不良反应无显著性差异。Stanley 等[205]多中心 RCT 预防 AVB 再出血研究，对 64 例（其中 AC 患者 58 例）既往有 EVB 史，并且未用过卡维地络的患者随机分为口服卡维地络组（6.25 mg，一周后增至 12.5 mg/d，n＝33 例）和 EVL 组（31 例）。两组患者基线年龄和 CTP 分级无统计学差异。中位数随访时间为 26.3 个月。两组间 AVB 再出血事件分别为 12 例和 11 例，提示卡维地络与 EVL 预防 EV 再出血效果近似；但两组间死亡病例数分别为 9 例和 16 例，呈现卡维地络组较 EVL 组病死率更低，虽然无统计学差异。RCT 证据显示采用卡维地络原发性预防静脉曲张出血比 EVL 更有效[61]；虽然在预防再出血方面证实获得的益处未能超过纳多洛尔联合 IMN[60,64]。有限数据显示卡维地络与普萘洛尔或 EVL 预防首次 AVB 或再次 AVB 效果近似。但卡维地络不良反应发生率更低。当然，应关注卡维地络降低血压带来的潜在风险。鉴于卡维地络与上述标准治疗比较研究数据并不充分，暂不推荐其预防静脉曲张再出血[32]。卡维地络的疗效及安全性，特别是联合内镜应用，适宜"窗口期"及可耐受剂量值得深入研究，以便积累更多的相关循证医学证据。

二、内镜治疗

近年来 EVL 已经替代 EIS。目前 NSBB 和 EVL 作为一线措施均被用于预防 AVB 及其相关死亡，并具有可比较的效果。尽管如此，仅仅 NSBB 治疗后能够降低总体病死率。包括 8 项临床试验（970 例患者）的荟萃分析比较 NSBB 联合 IMN 和 EVL 预防静脉曲张再出血的结果支持上述意见。此项荟萃分析显示这两种疗法降低 AVB（RR 1.15；95% CI 0.81－1.63）和静脉曲张再出血（RR 1.23；95% CI 0.74～2.06）及出血相关病死率（RR 0.75；95% CI 0.37～1.50）效果类似，但唯独 NSBB 能够降低总体病死率（RR 0.78；95% CI 0.64～0.96）[206-207]。最近日本 LC 临床指南[208]推荐 EIS 预防 EV 再出血，因其预防后的 EV 再出血率明显低于 EVL。

三、NSBB 联合 EVL

Gonzalez 等[209]荟萃分析包括 EIS 或 EVL 的 23 项临床试验（1860 例患者）证实药物（NSBB ± IMN）联合内镜疗法降低总体静脉曲张再出血率优于单用药物（RR 0.71；95% CI，0.59～0.86）或内镜（RR 0.68；95% CI，0.52～0.89）治疗。但联合治疗总体和静脉曲张再出血率疗效益处并未转化为降低病死率。17 项 EIS 和 6 项 EVL 临床试验的亚型分析结论是联合治疗益处不依赖内镜治疗类型。最近包括 9 项临床试验（955 患者）的荟萃分析也确认 EVL 联合药物治疗能够降低总体和静脉曲张再出血风险，但与单用 NSBB 和 EVL 比较时总体病死率无差异[210]。

另有 EVL 联合 NSBB 比较单一 NSBB 的 3 项临床试验（389 患者）[166-167,211]和单一 EVL 的临床试验（603 患者）[211-215]。联合疗法比较单一 NSBB 临床试验分析讨论了 EVL 协同 NSBB 的效果（即 NSBB 作为对照组），反之，联合疗法比较单一 EVL 临床试验分析讨论了 NSBB 协同 EVL 的效果（即 EVL 作为对照组）。综合分析联合疗法降低静脉曲张再出血率显示具有统计学意义的效果，不论是在 NSBB 治疗基础上加用 EVL（联合疗法和单一 NSBB 治疗分别减少了 35% 和 21%；风险差［RD］－0.14，95% CI －0.23～－0.05），还是在 EVL 治疗基础上加用 NSBB（联合疗法和单一 EVL 治疗分别减少了 22% 和 14%；RD －0.09，95% CI －0.15～－0.03）。有趣的是在 EVL 基础上加用 NSBB 后总体再出血率显著下降（联合疗法和单一 EVL 治疗分别减少了 33% 和 19%；RD - 0.14，95% CI - 0.27 ~ - 0.02），但在 NSBB 治疗基础上加用 EVL 后总体再出血率并未出现显著性下降（联合疗法和单一 NSBB 治疗分别下降 42% 和 32%；RD - 0.10，95% CI - 0.21 至 0.01）。NSBB 单药治疗用于不能或不愿选用 EVL 治疗的 LC 患者[32]！！！。最近，Puente 等[216]评估 5 个 RCT（476 例），比较 EVL 联合 NSBB 或 IMN 与任何单一治疗预防 EVB 的效果：联合治疗减少了再出血风险比（RR = 0.44，95% CI：0.28 ~ 0.69）、呈现低病死率趋势（RR = 0.58，95% CI：0.33 ~ 1.03）、且未增加并发症。日本指南[208]推荐 NSBB 联合 IMN 预防 EVB 及再出血，因其显著优于单独 EVL，而单用 EVL 再出血与食管溃疡增加有关。NSBB 联合 IMN 可能是一种有效替代内镜治疗的措施。

虽然目前强调 NSBB（普萘洛尔或纳多洛尔）联合 EVL 是预防静脉曲张再出血标准一线治疗的基石[28,32,203]！！！，但综合分析上述 EVL 和 NSBB 单一疗法比较其联合治疗的临床试验资料，仔细分析后显示 NSBB 是联合治疗的主要依靠。因为 NSBB 疗效益处超越了预防 AVB 风险和 PVP 降低效应，其综合疗效已扩展至降低 PHT 并发症风险。的确，采用 NSBB 治疗获得 HVPG 降低目标的患者显示再出血率降低，而且 SBP 和肝病相关病死率也降低[52,199]（第 26 章）。而 EVL 疗效附加值属于边缘性。临床医师更应将 NSBB 作为联合预防的主要措施，不应单用 EVL 预防，除非患者不耐受 NSBB 或存在禁忌证[32]！！！。具体做法是一旦停用血管收缩药物（即出血后 5 天），或在患者出院前，立刻开始应用 NSBB 预防 EV 再出血（图 22-8-1），然后采用 EVL 消除静脉曲张。若失败应选择 TIPS！！。另外，顽固性腹水患者应用 NSBB 应密切检测血压、血清钠和 sCR 水平，若患者收缩压 < 90 mmHg，或低钠血症（< 130 mmol/L），或急性肾损伤，应尽早减量或停用 NSBB。但停用 NSBB 后是否易发静脉曲张出血及其临床结局尚不清楚。在消除上述指标变化的诱因（如 SBP、出血），且上述异常指标恢复至基线值后，可考虑再次应用 NSBB！其剂量从最小剂量开始，并给予个性化剂量调整[32]。

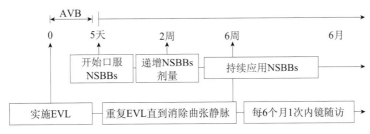

图 22-8-1　临床一线预防静脉曲张再出血措施：NSBB 联合 EVL

注：EVL，内镜曲张静脉结扎

四、依照患者静脉曲张再出血风险分层实施预防

虽然标准监护适用于所有 LC 既往 AVB 患者，但一些患者对 NSBB 或 EVL 预防 EVB 易于产生应答，也有患者尽管给予联合预防亦然表现出高危出血风险。因此，公认最好提供个性化治疗，例如识别那些对 NSBB 有良好应答而对 EVL 无效患者，或不易对联合治疗产生应答、而 TIPS 可能是更优选择的患者。虽然尚无患者再出血风险分层的共识性标准，但依照至今为止获得的认知，目前预防既往 AVB 患者再出血策略是采用血流动力学或临床标准将患者分层。

（一）根据 HVPG 指导治疗决策

采用 NSBB 预防静脉曲张再出血效果与 PVP 降低程度有关。基线 HVPG 值下降 > 20%，或 HVPG 终值 < 12 mmHg 患者（血流动力学应答者）的再出血风险明显低于未能获得上述目标值者（血流动力学无

应答患者)[52,199]。约半数采用 NSBB 治疗患者达到上述 HVPG 下降目标，这些患者 2 年静脉曲张再出血率为 16%，而 NSBB 无应答患者的再出血率为 46%，未治疗对照组为 55%~67%[52]。监测 HVPG 能够辨别 NSBB 应答者，这些患者仅仅采用 NSBB 治疗即可获得很低的再出血率。值得注意的是 NSBB 治疗后未再出血患者百分比始终高于其血流动力学应答率（中位数分别为 64% 和 51%）[217]。因此，NSBB 保护 LC 患者的效力似乎超越了 HVPG 降低。

依照患者 HVPG 对 NSBB 治疗反应进行分层，这类患者 NSBB 联合 EVL 降低再出血率效果仍有争议。唯一多中心 RCT 评估了 NSBB 治疗 HVPG 无应答患者的再出血风险，联合治疗组 2 年静脉曲张再出血率未能显著低于单一 NSBB 治疗组（分别为 20% 和 35%），而总体再出血率无变化（分别为 32% 和 37%）[166]。另一方面，两项 NSBB 治疗 HVPG 无应答患者加用 EVL 降低总体再出血率系列报道，总体和静脉曲张再出血患者数相同（图 22-8-2）[215,218]。此结果应谨慎解读，因为这两项研究的患者数较少，又是单中心研究，并且 EVL 后溃疡出血率较低可能解释同时存在的总体和静脉曲张再出血率。因此，NSBB 治疗血流动力学无应答患者是否加用 EVL 能够降低再出血率仍有争议。最多能够对静脉曲张提供一些益处，但并非对全部再出血患者有效。

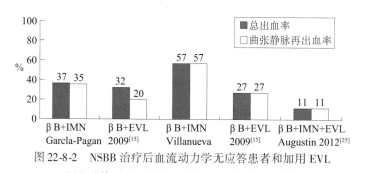

图 22-8-2　NSBB 治疗后血流动力学无应答患者和加用 EVL
预防总体胃肠道再出血和静脉曲张再出血效果
注：βB：NSBB；IMN：单硝酸异山梨酯；EVL：内镜曲张静脉结扎

单一 NSBB 治疗后血流动力学无应答换用 EVL 预防的 LC 患者，或从未接受 NSBB 治疗患者再出血率很高（2 年分别为 78% 和 64%）[219]，进一步支持 NSBB 治疗 LC 非血流动力学介导的有益效应。相比之下，NSBB 治疗血流动力学应答者 2 年再出血率仅为 16%，而加用 EVL 后再出血率并未进一步降低[166]。因此，仍然需要 RCT 解决 NSBB 无应答患者预防再出血最佳治疗选择问题（是 NSBB 加用 EVL，还是换用 TIPS）。

HVPG 指导治疗可能是预防静脉曲张再出血最理性策略。然而，其临床实用性受限，因为对于血流动力学无应答患者尚未确定最佳治疗方案，也缺乏依照 HVPG 应答给予个性化治疗优于目前经验性治疗的证据，并且大多数医院不具备常规检测 HVPG 技术。

（二）依照临床标准患者分层

依照临床识别 HREV 患者可替代 HVPG 应答分层标准，并给予有针对性的预防再出血。公认血清 Alb 和胆红素能够评估肝脏功能恶化程度，并且 NSBB 剂量越低，患者越不易产生应答[218]。然而，目前研究数据还难以识别易于对 NSBB 产生应答患者。

临床能够识别无应答亚组患者，包括 LC 采用 NSBB 治疗期间首次并发 AVB 患者（临床无应答者）；目前指南推荐这类患者加用 EVL[28]。然而，因这些患者被大多数临床试验排除在外，因此，缺乏相关信息。在入组前已经接受 NSBB 原发性预防 AVB 患者中，实际上被随机入组至联合治疗与 EVL 或 NSBB 单一治疗比较研究中的患者只有 4%[166-167,211,214]。另外，近来观察性研究显示这类亚型患者加用 EVL 无效，其 2 年总体和静脉曲张再出血率分别高达 48% 和 39%，非 LT 存活率为 66%；而未采用 NSBB 原发性预防发生 AVB 患者的可比结果分别为 24%，17% 和 88%[220]。因此，接受 NSBB 原发性预防期间并发静脉曲张出血患者属于一类独特高危亚型患者，其联合治疗应答率很低，并且再出血风险和病死率均较高。另外，还应强调对于 LC 顽固性腹水患者，无论一级或二级预防均禁用 NSBB[6]！！。

通常认为预防 HCC 患者静脉曲张再出血没有实际临床价值。的确，与非 HCC 患者比较，临床上很少给予 HCC 患者实施标准的继发性预防（NSBB 联合 EVL）AVB，这导致 HCC 患者极易发生 AVB 和死亡[221]。但 HCC 患者采用二级预防后能够降低再出血和死亡风险，提示只要患者病情许可就应该实施上述预防措施。

五、TIPS 预防

对于 CTP A、B 级患者，在内镜、药物治疗失败后优先考虑 TIPS，这种以微创方式降低 PHT 的方法，可有效防治 DC 患者的静脉曲张破裂出血等 PHT 并发症[222]。见第 42 章和表 42-4-1。

六、肝移植（LT）

CTP C 级 LC 患者应优先列入 LT 等待名单，并选择合适的二级预防方法过渡至 LT！！。

总之，目前推荐的一线静脉曲张再出血预防措施，药物（NSBB）联合内镜疗法（EVL）已经被修正。这种联合治疗的效果主要依赖 NSBB，而 EVL 仅仅提供边缘性附加益处。另外，目前治疗的主要限制是所有再出血患者推荐单一治疗模式，因为在联合治疗时，缺乏依照患者再出血风险将患者分层的共识性标准。尽管如此，NSBB 联合 EVL 是继发性预防 LC 患者 AVB 的一线标准选择。只有在联合治疗失败后才推荐 TIPS 治疗。与联合疗法比较，易发再出血患者更能够从 TIPS 治疗中获益，包括采用 NSBB 过程中首次出血，那些应用 NSBB 禁忌证或顽固型腹水和胃底静脉曲张患者。

参考文献

［1］D'Amico G，Garcia-Tsao G，Pagliaro L. Natural history and prognostic indicators of survival in cirrhosis：a systematic review of 118 studies. J Hepatol，2006，44：217 – 231.

［2］TSOCHATZISEA，BOSCHJ，BURROUGHSAK. Liver cirrhosis［J］. Lancet，2014，383（9930）：1749 – 1761.

［3］Garcia-Tsao G，Friedman S，Iredale J，et al. Now there are many（stages）where before there was one：in search of a pathophysiological classification of cirrhosis. Hepatology，2010，51：1445 – 1449.

［4］deFranchis R，Primignani M-Natural history of portal hypertension in patients with cirrhosis. Clin Liver Dis，2001，5：645 – 663.

［5］deFranchis R. Evolving consensus in portal hypertension. Report of the Baveno IV consensus workshop on methodology of diagnosis and therapy in portal hypertension. J Hepatol，2005，43（1）：167 – 176.

［6］中华医学会肝病学分会，中华医学会消化病学分会，中华医学会内镜学分会. 肝硬化门静脉高压食管胃静脉曲张出血的防治指南［J］. 临床肝胆病杂志，2016，32（2）：203 – 219.

［7］deFranchis R. Incidental esophageal varices. Gastroenterology，2004，126：1860 – 1867.

［8］NICE guideline：Cirrhosis in over 16s：assessment and management. Published，2016，nice. org. uk/guidance/ng50.

［9］D'AMICOG，PASTAL，MORABITOA，et al. Competing risks and prognostic stages of cirrhosis：a 25-year inception cohort study of 494 patients［J］. Alinent Pharmacol Ther，2014，39（10）：1180 – 1193.

［10］Groszmann RJ，Bosch J，Grace ND，et al. Hemodynamic events in a prospective randomized trial of propranolol versus placebo in the prevention of a first variceal hemorrhage（see comments）. Gastroenterology，1990，99：1401 – 1407.

［11］ Feldman M, Friedman LS, Brandt L. Sleisenger and Fordtran's gastrointestinal and liver disease: pathophysiology/diagnosis/management, Vol. 1. 9th edition. Philadelphia: Saunders, 2010, 1487.

［12］ NIEC Prediction of the firstvariceal hemorrhage in patients with cirrhosis of the liver and esophageal varices. A prospective multicenter study. The North Italian Endoscopic Club for the Study and Treatment of Esophageal Varices (see comments). N Engl J Med, 1988, 319: 983 – 989.

［13］ Merkel C, Zoli M, Siringo S, et al. Prognostic indicators of risk for first variceal bleeding in cirrhosis: a multicenter study in 711 patients to validate and improve the North Italian Endoscopic Club (NIEC) index (in process citation). Am J Gastroenterol, 2000, 95: 2915 – 2920.

［14］ Merkel C, Marin R, Angeli P, et al. A placebo-controlled clinical trial of nadolol in the prophylaxis of growth of small esophageal varices in cirrhosis. Gastroenterology, 2004, 127: 476 – 484.

［15］ Kamath PS Esophageal variceal bleeding: primary prophylaxis. Clin Gastroenterol Hepatol, 2005, 3: 90 – 93.

［16］ Norton J. Greenberger. CURRENT Diagnosis & Treatment Gastroenterology, Hepatology, & Endoscopy. McGraw-Hill Publishing, 2009, 402.

［17］ Garcia-Pagan JC, Feu F, Castells A, et al. Circadian variations of portal pressure and variceal hemorrhage in patients with cirrhosis. Hepatology, 1994, 19: 595 – 601.

［18］ D'Amico G, Pagliaro L, Bosch J. Pharmacological treatment of portal hypertension: an evidence-based approach. Semin Liver Dis, 1999, 19: 475 – 505.

［19］ Amitrano L, Guardascione MA, Manguso F, et al. The effectiveness of current acute variceal bleed treatments in unselected cirrhotic patients: refining shortterm prognosis and risk factors. Am J Gastroenterol, 2012, 107: 1872 – 1878.

［20］ Graham DY, Smith JL. The course of patients aftervariceal hemorrhage. Gastroenterology, 1981, 80: 800 – 809.

［21］ D'Amico G, De Franchis R. Upper digestive bleeding in cirrhosis. Post-therapeutic outcome and prognostic indicators. Hepatology, 2003, 38: 599 – 612.

［22］ Villanueva C, Piqueras M, Aracil C, et al. A randomized controlled trial comparing ligation and sclerotherapy as emergency endoscopic treatment added to somatostatin in acute variceal bleeding. J Hepatol, 2006, 45: 560 – 567.

［23］ Carbonell N, Pauwels A, Serfaty L, et al. Improved survival after variceal bleeding in patients with cirrhosis over the past two decades. Hepatology, 2004, 40: 652 – 659.

［24］ deFranchis R Prediction of the fi rst variceal hemorrhage in patients with cirrhosis of the liver and esophageal varices-a prospective multicenter study. N Engl J Med, 1988, 319: 983 – 989.

［25］ Lay CS, Tsai YT, Teg CY, et al. Endoscopicvariceal ligation in prophylaxis of fi rst variceal bleeding in cirrhotic patients with high risk esophageal varices. Hepatology, 1997, 25: 1346 – 1350.

［26］ D'Amico G, Luca A. Natural history. Clinical-haemodynamic correlations. Prediction of the risk of bleeding. Baillieres Clin Gastroenterol, 1997, 11: 243 – 256.

［27］ Nidegger D, Ragot S, Berthelemy P, et al. Cirrhosis and bleeding: the need for very early management. J Hepatol, 2003, 39: 509 – 514.

［28］ HWANGJH, SHERGILLAK, ACOSTARD, et al. The role of endoscopy in the management ofvariceal hemorrhage［J］. Gastrointest Endosc, 2014, 80 (2): 221 – 227.

［29］ TRIPATHID, STANLEYAJ, HAYESPC, et al. UK guidelines on the management ofvarical haemorrhage in cirrhotic patients［J］. Gut, 2015, 64 (11): 1680 – 1704.

［30］ Arguedas MR, Heudebert GR, Eloubeidi MA, et al. Costeffectiveness of screening, surveillance, and primary prophylaxis strategies for esophageal varices. Am J Gastroenterol, 2002, 97: 2441 – 2452.

［31］ Groszmann RJ, Garcia-Tsao G, Bosch J, et al. Beta-blockers to prevent gastro-esophageal varices in patients with cirrhosis. N Engl J Med, 2005, 353: 2254 – 2261.

［32］ DEFRANCHISR, Baveno Ⅵ Faculty. Expanding consensus inportal hypertension: report of the Baveno Ⅵ Consensus Workshop: stratifying risk and individualizing care for portal hypertension ［J］. J Hepatol, 2015, 63 (3): 743 – 752.

［33］ Merli M, Nicolini G, Angeloni S, et al. Incidence and natural history of small esophageal varices in cirrhotic patients. J Hepatol, 2003, 38: 266 – 272.

［34］ Colecchia A, Montrone L, Scaioli E, et al. Measurement of spleen stiffness to evaluate portal hypertension and the presence of esophageal varices in patients with HCV-related cirrhosis. Gastroenterology, 2012, 143: 646 – 654.

［35］ Escorsell A, Ferayorni L, Bosch J, et al. The portal pressure response to betablockade is greater in cirrhotic patients without varices than in those with varices. Gastroenterology, 1997, 112 (6): 2012 – 2016.

［36］ Lin HC, Soubrane O, Cailmail S, et al. Early chronic administration of propranolol reduces the severity of portal hypertension and portal-systemic shunts in conscious portal vein stenosed rats. J Hepatol, 1991, 13 (2): 213 – 9.

［37］ Sarin SK, Groszmann RJ, Mosca PG, et al. Propranolol ameliorates the development of portal-systemic shunting in a chronic murine schistosomiasis model of portal hypertension. J Clin Invest, 1991, 87 (3): 1032 – 1036.

［38］ Cales P, Oberti F, Payen JL, et al. Lack of effect of propranolol in the prevention of large oesophageal varices in patients with cirrhosis: a randomized trial. French-Speaking Club for the Study of Portal Hypertension. Eur J Gastroenterol Hepatol, 1999, 11 (7): 741 – 745.

［39］ Bosch J Is treatment with nadolol effective against the growth of small esophageal varices in patients with cirrhosis? Nature Clin Pract Gastroenterol Hepatol, 2005, 2: 18 – 19.

［40］ Gluud LL, Krag A. Banding ligation versus beta-blockers for primary prevention in oesophageal varices in adults. Cochrane Database Syst Rev, 2012, (8): CD004544.

［41］ Garcia-Tsao G, Grace ND, Groszmann RJ, et al. Short-term effects of propranolol on portal venous pressure. Hepatology, 1986, 6: 101 – 106.

［42］ Kroeger RJ, Groszmann RJ. Effect of selective blockade of beta 2-adrenergic receptors on portal and systemic hemodynamics in a portal hypertensive rat model. Gastroenterology, 1985, 88: 896 – 900.

［43］ Tsochatzis EA, Bosch J, Burroughs AK. New therapeutic paradigm for patients with cirrhosis. Hepatology, 2012, 56: 1983 – 1992.

［44］ Lebrec D, Nouel O, Corbic M. et al. Propranolol-a medical treatment for portal hypertension? Lancet, 1980, 2: 180 – 182.

［45］ D'Amico G, Garcia-Tsao G, Pagliaro L. Natural history and prognostic indicators of survival in cirrhosis: a systematic review of 118 studies. J Hepatol, 2006, 44 (1): 217 – 231.

［46］ TRIPATHI D, HAYES PC. Beta-blockers in portal hypertension: new developments and controversies ［J］. Liver International, 2014, 34 (5): 655 – 667.

［47］ Gengo FM, Huntoon L, McHugh WB. Lipid-soluble and water-soluble beta-blockers. Comparison of the central nervous system depressant effect. Arch Intern Med, 1987, 147: 39 – 43.

［48］ Garcia-Pagan JC, Villanueva C, Vila MC, et al. Isosorbide mononitrate in the prevention of first variceal bleed in patients who cannot receive beta-blockers. Gastroenterology, 2001, 121: 908 – 914.

［49］ Serste T, Melot C, Francoz C, et al. Deleterious effects of beta-blockers on survival in patients with cirrhosis and refractory ascites. Hepatology 2010; 52 (3): 1017 – 1022.

［50］ Serste T, Francoz C, Durand F, et al. Beta-blockers cause paracentesis-induced circulatory dysfunction in patients with cirrhosis and refractory ascites: a crossover study. J Hepatol, 2011, 55 (4): 794 – 799.

［51］ Escorsell A, et al. Predictive value of the variceal pressure response to continued pharmacological therapy in patients with cirrhosis and portal hypertension. Hepatology, 2000, 31: 1061.

［52］ Albillos A, Banares R, Gonzalez M, et al. Value of the hepatic venous pressure gradient to monitor drug therapy for portal hypertension: a meta-analysis. Am J Gastroenterol, 2007, 102 (5): 1116 – 1126.

［53］ Turnes J，Garcia-Pagan JC，Abraldes JG，et al. Pharmacological reduction of portal pressure and long-term risk of first variceal bleeding in patients with cirrhosis. Am J Gastroenterol，2006，101（3）：506－512.

［54］ Bureau C，Pe`ron JM，Alric L，et al. "A La Carte" treatment of portal hypertension：adapting medical therapy to hemodynamic response for the prevention of bleeding. Hepatology，2002，36（6）：1361－1366.

［55］ Banares R，Moitinho E，Piqueras B，et al. Carvedilol，a new nonselective betablocker with intrinsic anti-Alpha1-adrenergic activity，has a greater portal hypotensive effect than propranolol in patients with cirrhosis. Hepatology，1999，30（1）：79－83.

［56］ Reiberger T，Ulbrich G，Ferlitsch A，et al. Carvedilol for primary prophylaxis of variceal bleeding in cirrhotic patients with haemodynamic non-response to propranolol. Gut，2013，62（11）：1634－1641.

［57］ AGUILAR-OLIVOS N，MOTOLA-KUBA M，CANDIA R，et al. Hemodynamic effect of carvedilol vs propranolol in cirrhotic patients：Systematic review and meta-analysis［L］. AnnHepatol，2014，13（4）：420－428.

［58］ SINAGRA E，PERRICONE G，D'AMICO M，et al. Systematic review with meta-analysis：thehaemodynamic effects of carvedilol compared with propranolol for portal hypertension in cirrhosis［J］. Alinent Pharmacol Ther，2014，39（6）：557－568.

［59］ Banares R，Moitinho E，Matilla A，et al. Randomized comparison of long-term carvedilol and propranolol administration in the treatment of portal hypertension in cirrhosis. Hepatology，2002，36：1367－1373.

［60］ Lo GH，Chen WC，Wang HM，et al. Randomized，controlled trial of carvedilol versus nadolol plus isosorbide mononitrate for the prevention ofvariceal rebleeding. J Gastroenterol Hepatol，2012，27：1681－1687.

［61］ Tripathi D，Ferguson JW，Kochar N，et al. Randomized controlled trial of carvedilol versus variceal band ligation for the prevention of the first variceal bleed. Hepatology，2009，50：825－833.

［62］ Bosch J. Carvedilol for portal hypertension in patients with cirrhosis. Hepatology，2010，51：2214－2218.

［63］ Bosch J. Carvedilol：the beta-blocker of choice for portal hypertension? Gut，2013，62（11）：1529－1530.

［64］ Bosch J. Carvedilol for preventing recurrentvariceal bleeding：waiting for convincing evidence. Hepatology，2013，57：1665－1667.

［65］ Abraczinskas DR，Ookubo R，Grace ND，et al. Propranolol for the prevention of first esophageal variceal hemorrhage：a lifetime commitment? Hepatology，2001，34（6）：1096－1102.

［66］ Merkel C，Marin R，Sacerdoti D，et al. Long-term results of a clinical trial of nadolol with or without isosorbide mononitrate for primary prophylaxis of variceal bleeding in cirrhosis. Hepatology，2000，31：324－329.

［67］ ABRALDESJG，ALBILLOSA，BA ARESR，et al. Simvastatin lowers portal pressure in patients with cirrhosis and portal hypertension：a randomized controlled trial［J］. Gastroenterology，2009，136（5）：1651－1658.

［68］ Escorsell A，Feu F，Bordas JM，et al. Effects of isosorbide-5-mononitrate on variceal pressure and systemic and splanchnic haemodynamics in patients with cirrhosis. J Hepatol，1996，24：423－429.

［69］ Grose RD，Plevris JN，Redhead DN，et al. The acute and chronic effects of isosorbide-5-mononitrate on portal haemodynamics in cirrhosis. J Hepatol，1994，20：542－547.

［70］ Navasa M，Chesta J，Bosch J，et al. Reduction of portal pressure by isosorbide-5-mononitrate in patients with cirrhosis. Effects on splanchnic and systemic hemodynamics and liver function. Gastroenterology，1989，96：1110－1118.

［71］ Bosch J，Garcia-Pagan JC. Complications of cirrhosis. I. Portal hypertension. JHepatol，2000，32（Suppl 1）：141－156.

［72］ Angelico M，Carli L，Piat C，et al. Effects of isosorbide-5-mononitrate compared with propranolol on first bleeding and long-term survival in cirrhosis. Gastroenterology，1997，113（5）：1632－1639.

［73］ Merkel C，Marin R，Enzo E，et al. Randomised trial of nadolol alone or with isosorbide mononitrate for primary prophylaxis of variceal bleeding in cirrhosis. Gruppo-Triveneto per L'ipertensione portale（GTIP）. Lancet，1996，348：1677－1681.

［74］ Angelico M，Lionetti R. Long-acting nitrates in portal hypertension：to be or not to be? Dig Liver Dis，2001，33（3）：205－211.

［75］ Gluud LL，Langholz E，Krag A. Meta-analysis：isosorbide-mononitrate alone or with either beta-blockers or endoscopic therapy for the management of oesophageal varices. Aliment Pharmacol Ther, 2010, 32 (7): 859 – 871.

［76］ Garcia-Pagan JC, Salmeron JM, Feu F, et al. Effects of low-sodium diet and spironolactone on portal pressure in patients with compensated cirrhosis. Hepatology, 1994, 19 (5): 1095 – 1099.

［77］ Abecasis R, Kravetz D, Fassio E, et al. Nadolol plus spironolactone in the prophylaxis of first variceal bleed in nonascitic cirrhotic patients: a preliminary study. Hepatology, 2003, 37 (2): 359 – 365.

［78］ Albillos A, Lledo JL, Banares R, et al. Hemodynamic effects of alpha-adrenergic blockade with prazosin in cirrhotic patients with portal hypertension. Hepatology, 1994, 20: 611 – 617.

［79］ KIM DH, PARKJY. Prevention andmanagemeht of variceal hemorrhage ［J］. Int J Hepatol, 2013, 2013: 43469.

［80］ Laine L, Cook D. Endoscopic ligation compared with sclerotherapy for treatment of esophageal variceal bleeding. A meta-analysis. Ann Intern Med, 1995, 123 (4): 280 – 287.

［81］ Side Liu, Yue Li, Chunli Cao, et al. Massive hemorrhage caused by failure of elastic band release during endoscopic Variceal ligation. Endoscopy, 2015, 47: F28 – F29.

［82］ Lo GH, Lai KH, Cheng JS, et al. Endoscopicvariceal ligation plus nadolol and sucralfate compared with ligation alone for the prevention of variceal bleeding: a prospective, randomized trial. Hepatology, 2000, 32: 461 – 465.

［83］ Imperiale TF, Chalasani N. A meta-analysis of endoscopic variceal ligation for primary prophylaxis of esophageal variceal bleeding. Hepatology, 2001, 33 (4): 802 – 807.

［84］ Garcia-Pagan JC, Bosch J. Endoscopic band ligation in the treatment of portal hypertension. Nat ClinPract Gastroenterol Hepatol, 2005, 2 (11): 526 – 535

［85］ Khuroo MS, Khuroo NS, Farahat KL, et al. Meta-analysis: endoscopic variceal ligation for primary prophylaxis of oesophageal variceal bleeding. Aliment Pharmacol Ther, 2005, 21 (4): 347 – 61.

［86］ Schepke M, Kleber G, Nurnberg D, et al. Ligation versus propranolol for the primary prophylaxis of variceal bleeding in cirrhosis. Hepatology, 2004, 40 (1): 65 – 72.

［87］ Funakoshi N, Duny Y, Valats JC, et al. Meta-analysis: beta-blockers versus banding ligation for primary prophylaxis of esophageal variceal bleeding. Ann Hepatol, 2012, 11 (3): 369 – 383.

［88］ Saab S, DeRosa V, Nieto J, et al. Costs and clinical outcomes of primary prophylaxis of variceal bleeding in patients with hepatic cirrhosis: a decision analytic model. Am J Gastroenterol, 2003, 98 (4): 763 – 770.

［89］ Imperiale TF, Klein RW, Chalasani N. Cost-effectiveness analysis of variceal ligation vs. beta-blockers for primary prevention of variceal bleeding. Hepatology, 2007, 45 (4): 870 – 878.

［90］ Drastich P, Lata J, Petrtyl J, et al. Endoscopic variceal band ligation compared with propranolol for prophylaxis of first variceal bleeding. Ann Hepatol, 2011, 10 (2): 142 – 149.

［91］ Taefi A, Cho WK, Nouraie M. Decreasing trend of upper gastrointestinal bleeding mortality risk over three decades. Dig Dis Sci, 2013, 58 (10): 2940 – 2948.

［92］ Simonetto DA, Shah VH. Primary prophylaxis of esophageal variceal bleeding. Clinical Liver Disease, 2012, 1 (5): 149.

［93］ Longacre AV, Imaeda A, Garcia-Tsao G, et al. A pilot project examining the predicted 吧 preferences of patients and physicians in the primary prophylaxis of variceal hemorrhage. Hepatology, 2008, 47 (1): 169 – 176.

［94］ D'Amico G, Pagliaro L, Bosch J. The treatment of portal hypertension: a meta-analytic review. Hepatology, 1995, 22: 332 – 354.

［95］ de Franchis R. Revising consensus in portal hypertension: report of the Baveno V consensus workshop on methodology of diagnosis and therapy in portal hypertension. J Hepatol, 2010, 53 (4): 762 – 768.

［96］ Merkel C, Bolognesi M, Bellon S, et al. Prognostic usefulness of hepatic vein catheterization in patients with cirrhosis and esophageal varices. Gastroenterology, 1992, 102 (3): 973 – 979.

［97］ Bosch J. A la carte or menu fixe：improving pharmacologic therapy of portal hypertension. Hepatology，2002，36（6）：1330 – 1332.

［98］ Tiani C，Abraldes JG，Bosch J. Portal hypertension：pre-primary and primary prophylaxis of variceal bleeding. Dig Liver Dis，2008，40（5）：318 – 327.

［99］ Garcia-Tsao G，Bosch J. Management of varices and variceal hemorrhage in cirrhosis. N. Engl. J. Med，2010，362（9）：823 – 832.

［100］ Avgerinos A，Armonis A，Manolakopoulos S，et al. Endoscopic sclerotherapy plus propranolol versus propranolol alone in the primary prevention of bleeding in high risk cirrhotic patients with esophageal varices：a prospective multicenter randomized trial. Gastrointest Endosc，2000，51：652 – 658.

［101］ Bosch J，Thabut D，Bendtsen F，et al. Recombinant factor VIIa for upper gastrointestinal bleeding in patients with cirrhosis：a randomized，double-blind trial. Gastroenterology 2004；127：1123 – 1130.

［102］ La Mura V，Abraldes JG，Raffa S et al. Prognostic value of acute hemodynamic response to i. v. propranolol in patients with cirrhosis and portal hypertension. J. Hepatol. 2009；51（2），279 – 287.

［103］ Villanueva C，Aracil C，Colomo A，et al. Acute hemodynamic response to β-blockers and prediction of long-term outcome in primary prophylaxis of variceal bleeding. Gastroenterology，2009，137（1）：119 – 128.

［104］ Berzigotti A，Piscaglia F. Ultrasound in portal hypertension-part 1. Ultraschall Med，2011，32（6）：548 – 568.

［105］ HUZ，LIY，LIC，et al. Using ultrasonic transientelastometry（fibroscan）to predict esophageal varices in patients with viral liver cirrhosis ［J］. Ultrasound Med Biol，2015，41（6）：1530 – 1537.

［106］ Berzigotti A，Seijo S，Arena U，et al. Elastography，spleen size，and platelet count identify portal hypertension in patients with compensated cirrhosis ［J］，Gastroenterology，2013，144（1）：102 – 111.

［107］ Wang JH，Chuah SK，Lu SN，et al. Transient elastography and simple blood markers in the diagnosis of esophageal varices for compensated patients with hepatitis B virus-related cirrhosis. J Gastroenterol Hepatol，2012，27：1213 – 1218.

［108］ Chen YP，Zhang Q，Dai L，et al. Is transientelastography valuable for high risk esophageal varices prediction in patients with hepatitis B related cirrhosis？J Gastroenterol Hepatol，2012，27：533 – 539.

［109］ Kim BK，Han KH，Park JY，et al. A liver stiffnessmeasurementbased，noninvasive prediction model for high-risk esophageal varices in B-viral liver cirrhosis. Am J Gastroenterol，2010，105：1382 – 1390.

［110］ Ying L，Lin X，Xie ZL，et al. Performance of platelet count/spleen diameter ratio for diagnosis of esophageal varices in cirrhosis：a meta-analysis. Dig Dis Sci，2012，57：1672 – 1681.

［111］ Sharma P，Kirnake V，Tyagi P，et al. Spleen stiffness in patients with cirrhosis in predicting esophageal varices. Am J Gastroenterol，2013，108：1101 – 1107.

［112］ Takuma Y，Nouso K，Morimoto Y，et al. Measurement of spleen stiffness by acoustic radiation force impulse imaging identifies cirrhotic patients with esophageal varices. Gastroenterology，2013，144：92 – 101.

［113］ Singh S，Eaton JE，Murad MH，et al. Accuracy of spleen stiffness measurement in detection of esophageal varices in patients with chronic liver disease：systematic review and meta-analysis. Clin Gastroenterol Hepatol 2013. http：//dx. doi. org/10. 1016/j. cgh.

［114］ COLLIA，GANAJC，TURNERD，et al. Capsule endoscopy for the diagnosis of oesophageal varices in people with chronic liver disease or portal vein thrombosis ［J］. Cochrane Database Syst Rev，2014，10：cd008760.

［115］ MAMMOUDGM，IBDAHJA. Utility of endoscopic ultrasound in patients with portal hypertension ［J］. World J Gastroenterol，2014，20（39）：14230 – 14236.

［116］ Kim SH，Kim YJ，Lee JM，et al. Oesophageal varices in patients with cirrhosis：multidetector CT esophagography-comparison with endoscopy. Radiology，2007，242：759 – 768.

［117］ Perri RE，Chiorean MV，Fidler JL，et al. A prospective evaluation of computerized tomographic（CT）scanning as a screening modality for esophageal varices. Hepatology，2008，47：1587 - 1594.

［118］SAMBIT SEN。WILLIAM JHGRIFFrHS. Non—invasive prediction of oesophageal varicas in cirrhosis［J］. World J Gastroenterol，2008，14（15）：2454—2455.

［119］Jamal MM，Samarasena JB，Hashemzadeh M，et al. Declining hospitalization rate of esophageal variceal bleeding in the United States. Clin Gastroenterol Hepatol，2008，6：689 - 695.

［120］Koch DG，Arguedas MR，Fallon MB. Risk of aspiration pneumonia in suspectedvariceal hemorrhage：the value of prophylactic endotracheal intubation prior to endoscopy. Dig Dis Sci 2007；52：2225 - 2228.

［121］Rudolph SJ，Landsverk BK，Freeman ML. Endotracheal intubation for airway protection during endoscopy for severe GI hemorrhage. Gastrointest Endosc，2003，57：58 - 61.

［122］Garcia-Tsao G，et al. Prevention and management of gastroesophageal varices and variceal hemorrhage in cirrhosis. Practice Guidelines Committee of the American Association for the Study of Liver Diseases（AASLD）；Practice Parameters Committee of the American College of Gastroenterology（ACG）. Am J Gastroenterol，2007，102：2086.

［123］Thabut D，et al. Management of acute bleeding from portal hypertension. Best Pract Res Clin Gastroenterol 2007；21：19.

［124］Villanueva C，Colomo A，Bosch A，et al. Transfusion strategies for acute gastrointestinal bleeding. N Engl J Med，2013，368：11 - 21.

［125］Tripodi A，Mannucci M. The coagulopathy of chronic liver disease. N Engl J Med，2011，365：147 - 156.

［126］Tripodi A，Primignani M，Chantarangkul V，et al. An imbalance of pro-vs. anticoagulation factors in plasma from patients with cirrhosis. Gastroenterology，2008，38：1378 - 1383.

［127］Hugenholtz GG，Porte RJ，Lisman T. The platelet and platelet function testing in liver disease. Clin Liver Dis，2009，13：11 - 20.

［128］Bosch J，Thabut D，Albillos A，et al. Recombinant factor VIIa for variceal bleeding in patients with advanced cirrhosis：a randomized controlled trial. Hepatology，2008，47：1604 - 1614.

［129］Wells M，Adams CP，Beaton M，et al. Meta-analysis：vasoactive medications for the management of acute variceal bleeds. Aliment Pharmacol Ther，2012，35（1）：1267 - 1278.

［130］Goulis J，et al. Role of vasoactive drugs in the treatment of bleeding oesophageal varices. Digestion，1999，60（Suppl 3）：25.

［131］Garcia-Tsao G，Bosch J，Groszmann RJ. Portal hypertension and variceal bleeding-Unresolved issues. Summary of an American Association for the study of liver diseases and European Association for the study of the liver singletopic conference. Hepatology，2008，47：1764 - 1772.

［132］Grace ND，Groszmann RJ，Garcia-Tsao G，et al. Portal hypertension and variceal bleeding：an AASLD single topic symposium. Hepatology，1998，28：868 - 880.

［133］Kalambokis G，Economou M，Paraskevi K，et al. Effects of somatostatin，terlipressin and somatostatin plus terlipressin on portal and systemic hemodynamics and renal sodium excretion in patients with cirrhosis. J Gastroenterol Hepatol，2005，20：1075 - 1081.

［134］Merkel C，Gatta A，Bolognesi M，et al. Hemodynamic changes of systemic，hepatic，and splenic circulation following triglycyl-lysin-vasopressin administration in alcoholic cirrhosis. Dig Dis Sci，1988，33：1103 - 1109.

［135］Moller S，Hansen EF，Becker U，et al. Central and systemichaemodynamic effects of terlipressin in portal hypertensive patients. Liver，2000，20：51 - 59.

［136］Narahara Y，Kanazawa H，Taki Y，et al. Effects of terlipressin on systemic，hepatic and renal hemodynamics in patients with cirrhosis. J Gastroenterol Hepatol，2009，24：1791 - 1797.

［137］Baik SK，Jeong PH，Ji SW，et al. Acute hemodynamic effects of octreotide and terlipressin in patients with cirrhosis：a randomized comparison. Am J Gastroenterol, 2005, 100：631 – 635.

［138］Villanueva C, Planella M, Aracil C, et al. Hemodynamic effects of terlipressin and high somatostatin dose during acute variceal bleeding in nonresponders to the usual somatostatin dose. Am J Gastroenterol, 2005, 100：624 – 630.

［139］Dworzynski K, Pollit V, Kelsey A, et al. Managenent of acute upper gastrointestinal bleeding: summary of NICE guidance ［J］. BMJ, 2012, 344：3412.

［140］Escorsell A, Ruiz del Arbol L, Planas R, et al. Multicenter randomized controlled trial of terlipressin versus sclerotherapy in the treatment of acute variceal bleeding: the TEST study. Hepatology, 2000, 32：471 – 476.

［141］Ioannou GN, Doust J, Rockey DC. Systematic review: terlipressin in acute oesophageal variceal haemorrhage. Aliment Pharmacol Ther, 2003, 17：53 – 64.

［142］Ioannou G, Doust J, Rockey D. Terlipressin for acute esophageal variceal hemorrhage. Cochrane Database Syst Rev, 2003, （1）：CD002147.

［143］Bosch J, Kravetz D, Rodes J. Effects of somatostatin on hepatic and systemic hemodynamics in patients with cirrhosis of the liver: comparison with vasopressin. Gastroenterology, 1981, 80：518 – 525.

［144］Villanueva C, Ortiz J, Minana J, et al. Somatostatin treatment and risk stratification by continuous portal pressure monitoring during acute variceal bleeding. Gastroenterology, 2001, 121：110 – 117.

［145］Reynaert H, Geerts A. Pharmacological rationale for the use of somatostatin and analogues in portal hypertension. Aliment Pharmacol Ther, 2003, 18：375 – 386.

［146］Abraldes JG, Bosch J. Somatostatin and analogues in portal hypertension. Hepatology, 2002, 35：1305 – 1312.

［147］Cirera I, Feu F, Luca A, et al. Effects of bolus injections and continuous infusions of somatostatin and placebo in patients with cirrhosis: a double-blind hemodynamic investigation. Hepatology, 1995, 22：106 – 111.

［148］Moitinho E, Planas R, Ban˜ares R, et al. Multicenter randomized controlled trial comparing different schedules of somatostatin in the treatment of acute variceal bleeding. J Hepatol, 2001, 35：712 – 718.

［149］Escorsell A, Bandi JC, Andreu V, et al. Desensitization to the effects of intravenous octreotide in cirrhotic patients with portal hypertension. Gastroenterology, 2000, 120：161 – 169.

［150］Vorobioff JD, Gamen M, Kravetz D, et al. Effects of long-term propranolol and octreotide on postprandial hemodynamics in cirrhosis: a randomized controlled trial. Gastroenterology, 2002, 122：916 – 922.

［151］SEO YS, PARKSY, KIM MY, et al. Lack of difference amongterlipressin, somatostatin, and octreotide in the control of acute gastroesophageal variceal hemorrhage ［J］. Hepatology, 2014, 60（3）：954 – 963.

［152］WANG C, HAN J, XIAO L, et al. Efficacy of vasopressin/terlipressin and somatostatin/octreotide for the prevention of early variceal rebleeding after the initial control of bleeding: a systematicreview and meta-analysis ［J］. Hepatol Int, 2015, 9（1）：120 – 129.

［153］Corley DA, Cello JP, Adkisson W, et al. Octreotide for acute esophageal variceal bleeding: a meta-analysis. Gastroenterology, 2001, 120：946 – 954.

［154］Blaise M, Pateron D, Trinchet JC, et al. Systemic antibiotic therapy prevents bacterial infection in cirrhotic patients with gastrointestinal hemorrhage. Hepatology, 1994, 20：34 – 38.

［155］Bernard B, Grange JD, Khac EN, et al. Antibiotic prophylaxis for the prevention of bacterial infections in cirrhotic patients with gastrointestinal bleeding: a meta-analysis. Hepatology, 1999, 29：1655 – 1661.

［156］Wong F, Bernardi M, Balk R, et al. Sepsis in cirrhosis: report on the 7th meeting of the International Ascites Club. Gut, 2005, 54：718 – 725.

［157］Goulis J, Armonis A, Patch D, et al. Bacterial infection is independently associated with failure to control bleeding in cirrhotic patients with gastrointestinal hemorrhage. Hepatology, 1998, 27：1207 – 1212.

［158］Hou MC, Lin HC, Liu TT, et al. Antibiotic prophylaxis after endoscopic therapy preventsrebleeding in acute variceal hemorrhage: a randomized trial. Hepatology, 2004, 39：746 – 753.

［159］Rimola A, Bory F, Teres J, et al. Oral, nonabsorbable antibiotics prevent infection in cirrhotics with gastrointestinal hemorrhage. Hepatology, 1985, 5：463 – 467.

［160］Fernandez J，DelArbol LR，Gomez C，et al. Norfl oxacin vs ceftriaxone in the prophylaxis of infections in patients with advanced cirrhosis and hemorrhage. Gastroenterology，2006，131：1049 – 1056.

［161］LEEYY，TEEHP，MAHADEVAS. Role of prophylactic antibiotics in cirrhotic patients withvariceal bleeding ［J］. World J Gastroenterol，2014，20（7）：1790 – 1796.

［162］Soares-Weiser K，Brezis M，Tur-Kaspa R，et al. Antibiotic prophylaxis of bacterial infections in cirrhotic inpatients：a meta-analysis of randomized controlled trials. Scand J Gastroenterol，2003，38：193 – 200.

［163］Vieira EC，D'Amico EA，Caldwell SH，et al. A prospective study of conventional and expanded coagulation indices in predicting ulcer bleeding after variceal band ligation. Clin Gastroenterol Hepatol，2009，7：988 – 993.

［164］Bosch J，Abraldes JG，Groszmann R. Current management of portal hypertension. J Hepatol，2003，38（Suppl 1）：S54 – 68.

［165］Lo GH，LaiKH，Cheng JS，et al. Emergency banding ligation versus sclerotherapy for the control of active bleedingfromesophageal varices. Hepatology，1997，25：1101 – 1104.

［166］Garc'a-Paga`n JC，Villanueva C，Albillos A，etal，Spanish Variceal Bleeding Study Group. Nadolol plus isosorbide mononitrate alone or associated with band ligation in the prevention of recurrent bleeding：a multicentre randomised controlled trial. Gut，2009，58（8）：1144 – 1150.

［167］Lo GH，Chen WC，Chan HH，et al. A randomized，controlled trial of banding ligation plus drug therapy versus drug therapy alone in the prevention of esophagealvariceal rEVLeeding. J Gastroenterol Hepatol，2009，24（6）：982 – 987.

［168］Shaheen NJ，Stuart E，Schmitz SM，et al. Pantoprazole reduces the size of postbanding ulcers after variceal band ligation：a randomized，controlled trial. Hepatology，2005，41（3）：588 – 594.

［169］Levacher S，Letoumelin P，Pateron D，et al. Early administration of terlipressin plus glyceryl trinitrate to control active upper gastrointestinal bleeding in cirrhotic patients. Lancet，1995，346：865 – 868.

［170］Avgerinos A，Nevens F，Raptis S et al. Early administration of somatostatin and efficacy of sclerotherapy in acute oesophageal variceal bleeds：the European Acute Bleeding Oesophageal Variceal Episodes（ABOVE）randomised trial. Lancet，1997，350：1495 – 1499.

［171］Cales P，Masliah C，Bernard B，et al. Early administration of vapreotide for variceal bleeding in patients with cirrhosis. French Club for the Study of Portal Hypertension. N Engl J Med，2001，344：23 – 28.

［172］Villanueva C，Ortiz J，Sabat M et al. Somatostatin alone or combined with emergency sclerotherapy in the treatment of acute esophageal variceal bleeding：a prospective randomized trial. Hepatology，1999，30：384 – 389.

［173］Banares R，Albillos A，Rincon D，et al. Endoscopic treatment versus endoscopic plus pharmacologic treatment for acute variceal bleeding：a meta-analysis. Hepatology，2002，35：609 – 615.

［174］Helmy A，et al. Review article：current endoscopic therapeutic options in the management of variceal bleeding. Aliment Pharmacol Ther，2001，15：575.

［175］D'Amico G，Pagliaro L，Bosch J. The treatment of portal hypertension：a meta-analytic review. Hepatology，1995，22：332 – 354.

［176］Pitcher JL. Safety and effectiveness of the modified Sengstaken-Blakemore tube：a prospective study. Gastroenterology，1971，61：291 – 298.

［177］ZHANG D，SHIR，YAO J，et al. Treatment of massive esophagealvariceal bleeding by sengstaken-blackmore tube compression and intensive endoscopic detachable miniloop ligation：a retrospective study in 83 patients ［J］. Hepatogastroenterology，2015，62（137）：77 – 81.

［178］Gossat D，Bolin TD. An unusual complication of balloon tamponade in the treatment of esophageal varices：a case report and brief review of the literature. Am J Gastroenterol，1985，80：600 – 601.

［179］Jalan R，John TG，Redhead DN，et al. A comparative study of emergency transjugular intrahepatic portosystemic stent shunt and esophageal transection in the management of uncontrolled variceal hemorrhage. Am J Gastroenterol，1995，90：1932 – 1937.

［180］Henderson JM，Boyer TD，Kutner MH，etal Distal splenorenal shunt versus transjugular intrahepatic portal systematic shunt for variceal bleeding：a randomized trial. Gastroenterology，2006，130：1643 – 1651.

［181］Jovine E et al. Splenoadrenal shunt. An original portosystemic decompressive technique. Hepatogastroenterology，2001，48：107.

［182］ZAKARIAMS，HAMZAIM，MOHEYMA，et al. The first Egyptian experience using new self-expandable metal stents in acute esophagealvareceal bleeding：pilot study［J］. Saudi J Gastroenterol，2013，19（4）：177 – 181.

［183］Fierz FC，Kistler W，Stenz V，et al. Treatment of esophageal variceal hemorrhage with self-expanding metal stents as a rescue maneuver in a swiss multicentric cohort［J］. Case Rep Gastroenterol，2013，7（1）：97 – 105.

［184］Augustin S，Muntaner L，Altamirano JT. Predicting early mortality after acute variceal hemorrhage based on classification and regression tree analysis. Clin Gastroenterol Hepatol，2009，7：1347 – 1354.

［185］Azoulay D，Castaing D，Majno P，et al. Salvage transjugular intrahepatic portosystemic shunt for uncontrolled variceal bleeding in patients with decompensated cirrhosis. J Hepatol，2001，35：590 – 597.

［186］Moitinho E，Escrosell A，Bandi JC，et al. Prognostic value of early measurements of portal pressure in acute variceal bleeding. Gastroenterology，1999，117：626 – 631.

［187］Monescillo A，Martinez-Lagares F，Ruiz del Arbol L，et al. Influence of portal hypertension and its early decompression by TIPS placement on the outcome of variceal bleeding. Hepatology，2004，40：793 – 801.

［188］Vangeli M，Patch D，Burroughs AK. Salvage TIPS for uncontrolled variceal bleeding. J Hepatol，2003，37：703 – 704.

［189］Garcia-Pagan JC，Caca K，Bureau C，et al. Early use of TIPS in patients with cirrhosis and variceal bleeding. N Engl J Med，2010，362：2370 – 2379.

［190］Garcia-Pagan JC，Di Pascoli M，Caca K，et al. Use of early TIPS for high risk variceal bleeding：results of a post-RCT surveillance study. J Hepatol，2013，58：45 – 50.

［191］Bureau C，Garcia Pagan JC，Layrargues GP，et al. Patency of stents covered with polytetrafluoroethylene in patients treated by transjugular intrahepatic portosystemic shunts：long-term results of a randomized multicenter study. Liver Int，2007，27：742 – 747.

［192］Burroughs AK，Patch D Transjugular intrahepatic portosystemic shunt. Semin Liver Dis，1999，19：457 – 473.

［193］Bernard B，Cadranel JF，Valla D et al. Prognostic significance of bacterial infection in bleeding cirrhotic patients：a prospective study. Gastroenterology，1995，108：1828 – 1834.

［194］Gatta A，Merkel C，Amodio P，et al. Development and validation of a prognostic index predicting death after upper gastrointestinal bleeding in patients with liver cirrhosis：a multicenter study. Am J Gastroenterol，1994，89：1528 – 1536.

［195］del Olmo JA，Pena A，Serra MA，et al. Predictors of morbidity and mortality after the first episode of upper gastrointestinal bleeding in liver cirrhosis. J Hepatol，2000，32：19 – 24.

［196］Cardenas A，Gines P，Uriz J，et al. Renal failure after upper gastrointestinal bleeding in cirrhosis：incidence，clinical course，predictive factors，and short-term prognosis. Hepatology，2001，34：671 – 676.

［197］Amitrano L，Guardascione MA，Bennato R，et al. MELD score and hepatocellular carcinoma identify patients at different risk of short-term mortality among cirrhotics bleeding from esophageal varices. J Hepatol，2005，42：820 – 825.

［198］Bambha K，Kim WR，Pedersen R，et al. Predictors of early re-bleeding and mortality after acute variceal haemorrhage in patients with cirrhosis. Gut，2008，57：814 – 820.

［199］D'Amico G，Garcia-Pagan JC，Luca A，et al. Hepatic vein pressure gradient reduction and prevention of variceal bleeding in cirrhosis：a systematic review. Gastroenterology，2006，131（5）：1611 – 1624.

［200］Feu F，Garcia-Pagan JC，Bosch J，et al. Relation between portal pressure response to pharmacotherapy and risk of recurrentvariceal haemorrhage in patients with cirrhosis. Lancet，1995，346（8982）：1056 – 1059.

［201］Vivas S，Rodriguez M，Palacio MA，et al. Presence of bacterial infection in bleeding cirrhotic patients is independently associated with early mortality and failure to control bleeding. Dig Dis Sci，2001，46：2752 – 2757.

［202］BenAri Z，Cardin F，McCormick AP，et al. A predictive model for failure to control bleeding during acute variceal haemorrhage. J Hepatol，1999，31：443 – 450.

［203］Garcia-Tsao G，Bosch J. Management of varices and variceal hemorrhage in cirrhosis. N Engl J Med，2011，362（9）：823 – 832.

［204］SINAGRAE, PERRICONEG, D'AMICO M, et al. Systematic review with meta-analysis: the haemodynamic effects of carvedilol compared with propranolol for portal hypertension in cirrhosis ［J］. Aliment Pharmcol Ther, 2014, 39 (6): 557 – 568.

［205］STANLEY AJ, DICKSON S, HAYES PC, et al. Multicentre randomized controlled study comparing carvedilol withvariceal band ligation in the prevention of variceal rebleeding ［J］. J Hepatol, 2014, 61 (5): 1014 – 1019.

［206］Krag A, Wiest R, Gluud LL. Reduced mortality with non-selective b-blockers compared to banding is not related to prevention of bleeding or bleeding related mortality: systematic review of randomized trials. J Hepatol, 2011, 54: S72.

［207］Krag A, Wiest R, Albillos A, et al. The window hypothesis: haemodynamic and non-haemodynamic effects of beta-blockers improve survival of patients with cirrhosis during a window in the disease. Gut, 2012, 61 (7): 967 – 969.

［208］Li L, Yu C, Li Y. Endoscopic band ligation versus pharmacological therapy forvariceal bleeding in cirrhosis: a meta-analysis. Can J Gastroenterol, 2011, 25 (3): 147 – 155.

［209］Gonzalez R, Zamora J, Gomez-Camarero J, et al. Meta-analysis: combination endoscopic and drug therapy to prevent variceal rebleeding in cirrhosis. Ann Intern Med, 2008, 149 (2): 109 – 122.

［210］Thiele M, Krag A, Rohde U, et al. Meta-analysis: banding ligation and medical interventions for the prevention of rebleeding from oesophageal varices. Aliment Pharmacol Ther, 2012, 35 (10): 1155 – 1165.

［211］Ahmad I, Khan AA, Alam A, et al. Propranolol, isosorbide mononitrate and endoscopic band ligation-alone or in varying combinations for the prevention of esophageal variceal rebleeding. J Coll Physicians Surg Pak, 2009, 19 (5): 283 – 286.

［212］Sollano JD, Chan MM, Babaran RP, et al. Propranolol prevents rebleeding after variceal ligation. Gastrointest Endosc, 2001, 53: AB143.

［213］Lo GH, Lai KH, Cheng JS, et al. The effects of endoscopicvariceal ligation and propranolol on portal hypertensive gastropathy: a prospective, controlled trial. Gastrointest Endosc, 2001, 53 (6): 579 – 584.

［214］Kumar A, Jha SK, Sharma P, et al. Addition of propranolol and isosorbide mononitrate to endoscopic variceal ligation does not reduce variceal rebleeding incidence. Gastroenterology, 2009, 137 (3): 892 – 901.

［215］Villanueva C, Aracil C, Colomo A, et al. Clinical trial: a randomized controlled study on prevention of variceal rebleeding comparing nadolol 1 ligation vs. hepatic venous pressure gradient-guided pharmacological therapy. Aliment Pharmacol Ther, 2009, 29 (4): 397 – 408.

［216］PUENTEA, NDEZ-GEA V, GRAUPERA I, et al. Drugsplus ligation to preventre bleeding in cirrhosis: an updated systematic review ［J］. Liver Int, 2014, 34 (6): 823 – 833.

［217］Thalheimer U, Bosch J, Burroughs AK. How to prevent varices from bleeding: shades of grey-the case for nonselective beta blockers. Gastroenterology, 2007, 133 (6): 2029 – 2036.

［218］Augustin S, Gonza'lez A, Badia L, et al. Long-term follow-up of hemodynamic responders to pharmacological therapy after variceal bleeding. Hepatology, 2012, 56 (2): 706 – 714.

［219］Bureau C, Pe'ron JM, Alric L, et al. "A La Carte" treatment of portal hypertension: adapting medical therapy to hemodynamic response for the prevention of bleeding. Hepatology, 2002, 36 (6): 1361 – 1366.

［220］de Souza AR, La Mura V, Reverter E, et al. Patients whose first episode of bleeding occurs while taking a b-blocker have high long-term risks ofrebleeding and death. Clin Gastroenterol Hepatol, 2012, 10 (6): 670 – 676.

［221］Ripoll C, Genesca` J, Araujo IK, et al. Rebleeding prophylaxis improves outcomes in patients with hepatocellular carcinoma. A multicenter casecontrol study. Hepatology, 2013, 58 (6): 2079 – 2088.

［222］RUDLER M, CLUZEI P, CORVEC TL, et al. Early-TIPS placement preventsrebleeding in high-risk patients with variceal bleeding, without improving survival ［J］. Aliment Pharmacol Ther, 2014, 40 (9): 1074 – 1080.

第二十三章 胃及异位静脉曲张出血

　　肝硬化并发胃静脉曲张（GV）和食管静脉曲张（EV）流行率分别为 17%～25% 和 50%～60% [1-2]。GV 单独或与 EV 同时存在[2-3]。近年来研究显示 LC 并发 GV 出血（GVB）的规范处理严格依赖曲张静脉供、排血管结构和内镜分类。异位静脉曲张（ECV）是指由门静脉高压（PHT）引起的胃食管以外部位的静脉曲张，常常与胃食管静脉曲张（GOV）一起发生。本章基于循证医学证据，深入讨论不同防治 GVB 方案的临床应用价值，简要讨论十二指肠、结肠、直肠、小肠和胆囊等静脉曲张出血，并推荐诊疗意见。最后简述 LC 门静脉血栓并发 GV/ECV 出血鉴别诊断和治疗进展。

第一节　胃静脉曲张出血

　　虽然 GVB 发生率低于食管静脉曲张出血（EVB），但 GVB（特别是胃底静脉曲张）病情趋向更严重，需要更多输血，初始止血失败率 >30%，其预后比 EVB 更差、病死率更高（占 45%～55%）[2,4]。针对 GVB 的防治研究较少，如何选择适宜的救治方法一直是临床面临的难题。

一、GV 自然史

　　GV 自然史及预后尚未获得广泛性评估研究；随访 132 例 GV 患者 1、3 和 5 年出血风险分别为 16%、36% 和 44%。内镜发现红色征，曲张静脉直径 >5 mm 和晚期 LC 均为预测出血因素[1]。近来研究显示脾静脉血流障碍患者 5 年 GVB 发生率为 59%，而脾静脉血流正常者为 39%[5]。更早的研究显示脾静脉反向或往返血流更易诱发 GV[6]。继发性 GV 是指内镜治疗 EV 后诱发的 GV，内镜曲张静脉套扎（EVL）治疗 EV 可能导致胃血流动力学变化，从而加重 GV 和 PHT 性胃病[7]。GVB 自然史与 EVB 自然史不同。据报道初次 GVB 后 6 周内病死率高达 20%，GOV2 型 GV 患者常并发出血，且病死率较高[2,4,8]。因内镜和放射介入技术进展，近年来 GVB 再出血率降至 20%～30%[9-12]。

二、GV 及其血管分型

　　LC 并发 GV 的处理严格按照血管分型，因为这有助于评估预后和决策治疗方案。常用 Sarin 分型方法（图 23-1-1）[2]。

　　GOV 分为两型，最常见 1 型（GOV1），指 EV 扩展至贲门和沿胃小弯扩展；2 型（GOV2）指 EV 扩延至胃底。孤立胃静脉曲张（IGV）缺乏 EV，亦分为两型。1 型（IGV1）位于胃底，2 型（IVG2）位于胃体、胃窦或幽门周围[3]。IGV1 需要排除脾静脉血栓。这种分型有助于鉴别高危胃底静脉曲张出血病灶、指导其他研究和评估不同治疗应答。例如，GV 内镜下硬化剂治疗（EIS）成功率低于 EV，除非患有 GOV1 型患者。这是因为 GOV1 常常接纳与 EV 同样的血流来源。然而，对于 GOV2 和 IGV1，Sarin 分型并未真实描述潜在的血管异质性，这就使得难以单一采用这套分型系统制定标准化治疗方案，因此，需要全面熟悉血管解剖。

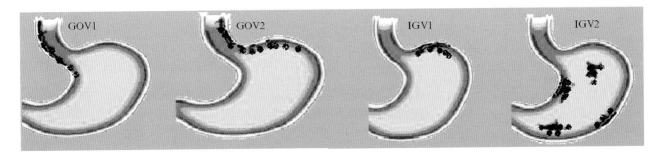

图 23-1-1 Sarin 内镜 GV 分类法[2]

注：GOV：胃食管静脉曲张；IGV：单纯 GV

已深入研究贲门胃底静脉曲张侧支血管结构。提出应基于静脉曲张供血静脉，结合其流出静脉通路进行血管分类，Kiyosue GV 血管直接分类[13] 按输入静脉不同分为：1 型指门静脉分支单一输入静脉；2 型指曲张静脉伴多条输入静脉；3 型指 2 型外加较小的输入静脉与血液流出通道直接相连。按输出静脉不同分为：A 型指胃肾分流（GRS）作为单一流出通路；B 型指 GRS 外加较小的膈肌周围门体侧支分流；C 型指同时存在 GRS 和胃 – 腔静脉直接分流；D 型包括较小门体侧支作为单一流出通路。1、2 和 3 型可与 A、B、C 和 D 结合组成复杂的 GV 流入和流出通道。近年来 Saad-Caldwell 提出了更具体的侧支血管分类（图 23-1-2）[14]。

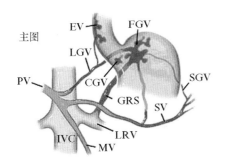
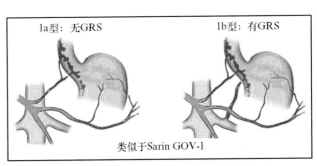
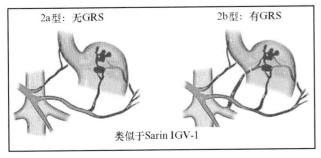
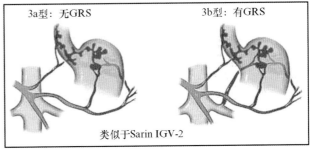

图 23-1-2 GV 的 Saad-Caldwell 血管分类[14]

注：1a 型示胃左静脉血流入 GV，无 GRS 通道，而是通过较小门体侧支血管流出；1b 型示胃左静脉血流入，其流出以 GRS 为主；2a 型示胃短静脉流入 GV，通过较小的门体侧支血管流出；2b 型示胃短静脉流入 GV，流出以 GRS 为主；3a 型示左和右混合型血流流入，通过较小的门体侧支血管流出；3b 型伴有混合血流流入，其流出以 GRS 为主。这种分类还包括 4a 型和 4b 型，这两个亚型分类分别在 3a 和 3b 型的基础上另外伴有门静脉血栓。CGV：胃贲门静脉曲张；FGV：胃底静脉曲张；IVC：下腔静脉；LGV：胃左静脉；LRV：左肾静脉；MV：肠系膜静脉（肠系膜上静脉）；PV：门静脉；SGV：胃短静脉；SV：脾静脉

中国指南[4] 推荐按 LDRf（位置 Location，L；直径 Diameter，D；危险因素 Risk factor，Rf）分型详细描述，以规范、指导 GOV 的内镜治疗方法。

三、GVB 相关因素

近年来 GVB 临床研究已经获得了引人瞩目的进展，其中最重要的确定 GVB 临床结果的因素是 LC 严重程度。不仅初始止血和再出血与 CTP 评分值强相关，而且也与病死率相关，不论 GV 类型及其大小。另外，各种类型 GV 并发出血风险度不同（表 23-1-1）。

表 23-1-1　不同类型 GV 并发出血风险比较[2]

静脉曲张类型	出血风险（%）
总体	24
GOV1	11.8
GOV2	55
IGV1	78
IGV2	9

四、GVB 预防

GVB 的原发性和继发性预防与其治疗一样相关研究课题很少，并且缺乏大样本的对照研究。GOV 型胃静脉曲张的一级、二级预防方法同 EV[4]！（第 22 章）。临床上胃底静脉曲张出血比贲门和胃窦静脉曲张更常见[2]。值得注意的是采用 EVL 预防 GOV1 效果可能与 EV 类似，但预防其他部位的胃静脉曲张效果较差。

所有 GVB 存活患者均应预防再出血[15-16]，特别是晚期 LC 患者。这是因为 GV 再出血率较高（20%～90%），并且再出血发生越早，死亡风险越高，特别是胃底静脉曲张患者[3,8,17-18]；归因于 GV 不完全消失和黏膜损伤[17,19]。较大胃底曲张静脉血流量较多，导致难以根除。但这些数据是基于既往研究结果［内镜注射十四烷基硫酸钠、酒精或氰基丙烯酸酯组织胶（cyanoacrylate glue CAG）治疗］[20]。近年来更新的 GVB 治疗模式相关再出血率和病死率研究数据已发生很大变化。

预防再出血的随机对照试验（RCT）显示：再出血和死亡风险与曲张静脉大小、CTP 分级、持续酗酒和 HCC 有关[21]。HVPG >20 mmHg 与 1 年内死亡风险较高密切相关。禁酒后 PVP 自发性降低或采用药物治疗降低 PVP 超过其基线值的 20% 或低于 12mmHg 与持续降低再出血风险有关[22-23]，提示有效降低 PVP 能够逆转 PHT 自然史[23]。另有多变量分析研究显示既往采用 EVL 治疗史（OR = 1.781，95% CI = 1.246～2.546），CTP 评分（OR = 1.159，95% CI = 1.068～1.258）和初始止血模式 EVL，内镜曲张静脉填塞（EVO）或经静脉逆行球囊栓塞术（BRTO）；OR = 0.619，95% CI = 0.406～0944）与再出血发生率显著相关[24]。

Mishra 等[25]比较消除了 EV 的 GOV 患者或 IGV 患者（既往有 GVB 史）内镜下注射 CAG 与口服 NSBB 的效果及安全性。随机入组内镜注射 CAG 组（n = 33）或 NSBB 组（n = 34），随访中位数时间 26 个月发现，CAG 组患者 GV 再出血率明显低于 NSBB 组（15% vs 55%），并且 CAG 组病死率较低（3% vs 25%）。CAG 组基线和随访期间 HVPG 中位数从 15（10～23）升至 17（11～24）mmHg，而 NSBB 组 HVPG 中位数从 14（11～24）mmHg 降至 13（8～25）mmHg。虽然 CAG 组患者 HVPG 未降低，而 42% 的 NSBB 组患者 HVPG 显著下降，但应答者中 41% 的患者发生 GV 再出血。多因素分析发现，不同治疗方法、门静脉高压性胃病（PHG）和胃静脉曲张大小（>20 mm）是 GVB 的独立危险因素。因此认为，内镜注射 CAG 比 NSBB 预防 GVB 和提高生存率更有效。一项研究[26]LC 并发 GOV1（Leg 型）或 IGV1 型、无出血史患者，随机分为内镜注射 CAG 组（Ⅰ组，n = 30），NSBB 组（Ⅱ组，n = 29）或对照组（Ⅲ组，

n＝30）。随访中位数时间为 26 个月，发现Ⅰ、Ⅱ、Ⅲ组 GVB 发生率分别为 13%、28%、45%，存活率Ⅰ组显著高于未治疗组（90% vs 72%）。Ⅰ/Ⅲ组患者 HVPG 中位数分别增加 14～15 mmHg、14～16 mmHg，而Ⅱ组 HVPG 降低 12～14 mmHg。GV 直径＞20 mm、MELD 评分≥17、PHG 是预测首次 GVB 的高风险因素。结果表明，高危 GV 患者需要一级预防，以降低首次出血及相关死亡风险；内镜注射 CAG 预防 GOV1 或 IGV1 首次出血优于 NSBB [4,18,26]！！日本 2015 肝硬化指南推荐采用 CAG 治疗胃底静脉曲张。

近年来比较 BRTO 和 TIPS 治疗 GV 的研究显示，无论是救治 GVB，还是预防 GV 再出血，BRTO 均明显优于 TIPS [27]。

NSBB 或硝酸盐类药物预防胃底静脉曲张出血尚未充分临床验证。逻辑回归分析显示：血管活性药物的应用和出血类型对所有初始止血患者的预后无影响（P 分别为 0.722 和 0.360）[24]。有限数据显示药物预防可能并不像预防 EVB 那么有效。虽然如此，根据目前有限研究数据，急性 GVB 成功治疗后长期应用 NSBB 似乎合理，虽然晚期 LC 患者应用受限。中国指南 [4] 推荐 NSBB 用于 GVB 的一级预防！！

五、GVB 治疗

GVB 患者的气道管理、扩容复苏、止血措施、血管活性药物应用和抗生素预防感染与 EVB 类同（第 22 章）。但重要的是多年来 GVB 处理策略基于内镜或放射学分类法多有不同。因为缺乏采用奥曲肽或加压素类似物专题临床评估研究，急性 GVB 处理最佳方法尚不清楚；然而，调控转移内脏血流将会减少出血，这与急性 EVB 疗效类似。因此，这类患者可考虑应用血管活性药物治疗。对于急症患者，球囊压迫可能是一种更有效的止血方法；然而，这通常必须接着采用疗效更确切的内镜或血管疗法。

20 世纪 90 年代前，LC 患者并发 GVB 难以控制，初始止血失败率较高（＞30%），甚至成功止血后再出血率高达 89% [3,8,17]。然而从本世纪开始，伴随不同治疗模式进展，与既往报道相比，EVL、EVO 和 BRTO 均使患者初始止血成功率提高（＞90%），并且再出血率降低（20%～30%）[3,8,17]。此外，队列研究显示患者 6 年累积存活率为 43% [9-10]。但因 GVB 异质性，不同类型的 GV 需要采用不同技术方法治疗，导致 GVB 救治仍具有一些固有困难。

（一）内镜疗法

GVB 患者曲张静脉注射 CAG 或凝血酶具有止血效果。这种操作被称为 EVO，是一种初始治疗 GVB 显著有效的方法，特别是对胃底静脉曲张患者 [3,28-29]。近年来内镜治疗 GV 主要聚焦在注射 CAG，其特点是不易被胃曲张静脉内高速流动的血流洗脱掉，具有极佳的急性 GVB 止血率（＞90%）[12-13,30]，但在治疗后平均每年再出血率约 20% [12,30-31]。内镜注射 CAG 不良反应包括发热和腹痛，更被关注的是脑、肺和肝栓塞，腹膜后脓肿和脾梗死风险。

GOV 型胃静脉曲张内镜治疗方法同 EV，将硬化剂注入食管曲张静脉亦可治疗 GV；另外，将组织胶注入胃曲张静脉也可治疗 EV；诚然，亦可酌情考虑先对 GV 注射组织胶，同时或再择期对 EV 进行套扎或硬化治疗的联合序贯治疗。特别是 GOV1 出血位置恰好处于胃食管结合部下端，一般是采用 EVL 治疗的良好适应证。近年来研究显示内镜注射 CAG 和 EVL 均可用于治疗 GOV1 型静脉曲张出血 [18]！！采用 EVL 控制 GOV1 出血初始止血率和病死率效果与 EVO 比较，具有类似的良好结果，不论 GV 大小。但按照不同 GV 类型缺乏相关 EVL 的临床分层数据。一般而言，因为 GV 比 EV 粗大，且位置又深，采用 EVL 治疗 GVB 止血失败率和再出血率均高于 EVO（注射 CAG）[11-12]。内镜注射 CAG 初始止血及预防长期再出血疗效均优于 EVL。研究 [11] 显示 CAG 组和 EVL 组成功止血率分别为 87% 和 45%，再出血率分别为 31% 和 54%。虽然近来有报道比较这两种疗法的 AVB 止血率并无明显差异（均为 93%）；但 CAG 组和 EVL 组 1 年再出血率分别为 23.0% 和 33.5%，GV 复发率分别为 23% 和 60% [12]。

Joo 等 [32] 观察内镜下注射 CAG 治疗 85 例 GV 患者的长期疗效和安全性。其中 65 例 GVB 患者出血后 1 周接受内镜治疗（其余 13 例患者为一级预防）。随访中位数时间为 24.5 个月。结果发现：止血成功率为

98.6%，再出血发生率29.2%；其中76.2%的再出血发生在治疗后1年内，合并肝癌或GOV2型患者再出血率较高。治疗失败相关病死率为1.4%，主要死因是肝癌或肝衰竭。因此认为内镜下注射CAG疗法安全有效。新近研究[33]与Joo等[32]的研究结果相似。临床对内镜注射CAG的关切之一是注射后血栓形成风险。重大风险和潜在致命性栓塞最常见于应用4-碳N-丁基-2-氰基丙烯酸盐，估计为0~2%[12,30-31]。一项大样本系列研究显示血栓并发症风险仅为0.7%；均发生在采用大剂量碘油技术，它延迟聚合作用[34]。不同CAG粘合剂配方体外聚合时间不同，将碘化油加入N-丁基-2-氰基丙烯酸盐制备成合剂的聚合作用时间大致延长2倍，在调整碘化油比例降低注射针堵塞风险的同时也增加了栓塞风险[35]。

内镜下胃曲张静脉注射凝血酶不会诱发胃黏膜溃疡，具有潜在应用前景[36-37]。纤维蛋白胶治疗GVB已获初步成功，且无注射CAG相关风险。但这些技术需要专家掌控，也不适宜大出血患者。对胃底曲张静脉没有必要应用EIS，因为它可能导致广泛性溃疡，且常再出血[24]。

多套扎EVL和EVO（注射CAG）操作技术进步，使其治疗GVB临床疗效已经与治疗EVB近似[38]。当然其疗效可能会受到GV分型、内镜设备更新和EVL技术影响。

（二）TIPS治疗GVB

对于GOV1和GOV2出血且药物和内镜初始治疗失败率高的患者（如CTP C级<14分或CTP B级伴活动性出血），可采用TIPS获益（24小时内为最佳时机）[18]！！！，见第42章和表42-4-1。

（三）BRTO

BRTO是一种血管介入干预GV的措施。用于治疗贲门胃底静脉曲张，通常采用股静脉插管经左肾静脉转入胃底贲门曲张静脉流出通道（GRS通道）完成BRTO操作。这种封堵门体分流流出道的方法使得门静脉血流量增加，减少了侧支循环血量，并且增加了肝脏血流灌注，改善存活率。这种疗法的适用性依赖是否存在GRS分流通道及其大小[6,39-40]（图23-1-2）。

内镜证实的BRTO消除GV成功率从早期研究的75%至近年来的97%[39-42]。一项研究显示BRTO和EVO（注射CAG）GV消除成功率分别为77%和43%[41]。在单一评估BRTO成功率的研究中，成功操作后GV再出血率为3.2%~8.7%（一项ITT研究为10%~20%）[39,43-44]。BRTO和TIPS治疗GV比较，1年再出血率分别为2%和20%，1年存活率分别为96%和81%，HE发生率分别为0和19%[27]。因TIPS肝内分流使得血流绕过肝实质可能诱导部分患者肝功能恶化[45-46]。与此相反，成功实施BRTO后能够增加肝实质血流灌注，并且可能增强肝功能指数，包括改善MELD评分[47-49]。对于并发PVST、HE的GV患者，BRTO疗效优于TIPS[50]。但也应考虑到BRTO相关PVP升高可能显著促发或恶化常见并发症，包括腹水、肝性胸水、胆囊水肿、肠壁水肿和EV[51-52]，其中部分患者可能需要TIPS治疗[53]。其他技术风险包括血栓逆行扩延至门静脉系统[54]。

（四）三腔二囊管压迫止血

胃底静脉曲张破裂出血患者放置Sengstaken-Blakemore管（图23-1-3），为急救及转运争取时间。在血流动力学稳定前提下，可进行重复内镜检查或介入分流术。极少需要进行食管球囊充气，仅在胃囊放置正确、压力合适，但仍有持续出血时才可应用[55]。内镜下放置三腔二囊管能够降低并发症如食管狭窄风险[55]。但仅作为临时过渡性治疗措施，最多放置24~48小时后必须移除。

综合上述研究数据，对于CTP A/B级LC患者，首先应由内镜专家评估内镜治疗适应证，优选EVO（注射CAG）！！或

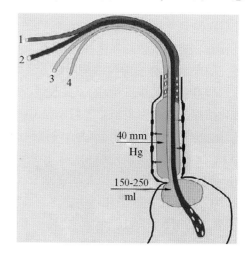

图23-1-3　Sengstaken-Blakemore管（R. W. Sengstaken，A. H. Blakemore，1950）

注：1. 食道管；2. 胃管；3. 胃囊管；4. 食道囊管

BRTO!。对大量出血或内镜治疗 GVB 经验不足的医院，可考虑 TIPS!!，甚至在尝试内镜治疗前评估 TIPS 治疗适应证。对上述措施无效患者可考虑外科手术作为救命性治疗措施!!!。对于 CTP C 级 LC 并发反复 GVB 患者应评估 LT 适应证!!!。而三腔二囊管压迫止血仅仅作为临时过渡性治疗措施。GVB 治疗策略见图 23-1-4。初始采用非药物治疗 GVB 模式疗效比较[24]见图 23-1-5。

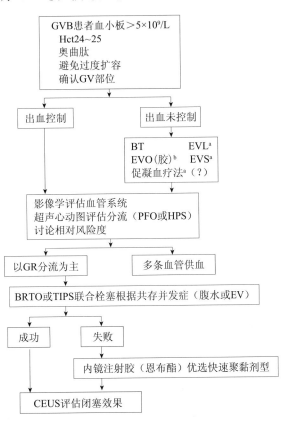

图 23-1-4　GVB 治疗策略路线图。处理 ECV 出血应遵循排除推导策略，
采用内镜检查，依照静脉曲张部位不同确定治疗方案

注：a，仅仅作为暂时性姑息措施。b，并非所有医院均具备内镜注射 CAG 技术，在未知血管解剖情况下，应就患者栓塞风险组织讨论治疗措施的益处和风险。CEUS：超声内镜；GR：胃肾；Hct：血细胞比容；HPS：肝肺综合征；PFO：卵圆孔未闭；BT：球囊压迫；EIS：内镜下硬化剂治疗；EVL：内镜静脉曲张套扎；EVO：内镜曲张静脉填塞

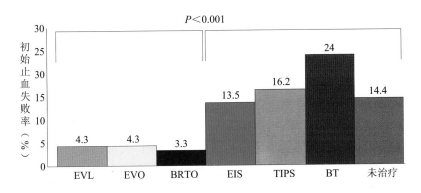

图 23-1-5　初始采用非药物治疗 GVB 模式（EVL，EVO
和 BRTO 与其他疗法）止血失败率比较[24]

注：EVL，EVO 和 BRTO 止血失败率显著低于其他疗法；而 EVL，EVO 和 BRTO 3 种疗法间疗效比较无差异。EVL：内镜曲张静脉结扎；EVO：内镜曲张静脉填塞；BRTO：经静脉逆行性球囊栓塞；EIS：内镜下硬化剂治疗；TIPS：经颈静脉肝内门体静脉分流术；BT：气囊填塞

（五）药物治疗

理想药物治疗 GVB 措施尚不清楚。其初始治疗与 EVB 类似（第 22 章）。因为血管活性药救治 GV 再出血的循证证据并不充分，基本疗法与初次 GV 出血类似，初步推荐意见初始可应用血管活性药治疗。

（六）需重视对 LC 病因或原发疾病的治疗！！！

如抗病毒和抗肝纤维化等治疗。

第二节　异位静脉曲张出血

ECV 指由 PHT 引起的胃食管以外部位的静脉曲张，常常与 GOV 一起发生。肝内和肝外 PHT 患者 ECV 出血率分别为 1%～5% 和 20%～30%，所有静脉曲张出血发生率为 2%～5%[56]。若肝硬化 PHT 患者并发活动性出血，且胃镜未发现出血病灶时，应怀疑异位肠静脉曲张出血。采用闪烁扫描术可发现出血部位，其诊断准确率高达 90%～95%。CT 血管造影也可提供更好的诊断结果。腹腔 ECV 虽然很罕见，但可导致腹腔内出血，临床医师应提高相关鉴别诊断意思。

一、十二指肠静脉曲张（DV）

DV 占所有 ECV 出血的 17%[55]。所有上消化道内镜检查患者的 DV 流行率为 0.2%～0.4%[57-58]。因为 DV 罕见，没有临床对照试验评估 DV 疗效；然而，正如 GV 那样，DV 也有不同的血管解剖类型。在 14 例急性 DV 出血患者中，3 例采用内镜注射 CAG 治疗患者均获得初始止血，并且未发现再出血[59]。另外两项病例报道内镜注射 CAG 成功，并随访 1 年无再出血，另有 DV 注射凝血酶成功止血的报道[60-62]。大多数 DV 具有一条与门静脉或肠系膜上静脉相连的静脉，也有一条直接流入 IVC 的输出静脉通道，这使得采用 TIPS 和 BRTO 治疗成为可能[57,63]。一例内镜治疗失败患者采用 BRTO 救援性治疗 DV 出血成功，随访 3 个月后 DV 完全消失，并且无再出血[64]。另有报道 5 例 DV 患者采用 BRTO 治疗全部成功，并且随访 1 年无再出血[63]。有报道一例 LC 并发 DV 患者采用 TIPS 治疗后成功过渡到 LT[65]。也有报告所有类型 ECV 出血患者普遍采用 TIPS 治疗获得中等疗效[66]。因为缺乏 RCT，难能提出确切治疗 DV 的推荐意见；但上述有限证据提示 DV 治疗方案与 GV 类似，并且多种治疗模式成功率类似。

二、结肠静脉曲张

LC 并发结肠静脉曲张发生率存在显著差异（4%～56%）[67-68]，而在肝外门静脉阻塞患者中的流行率为 63%～94%[69-70]。对于内镜检查未发现的结肠静脉曲张，可采用内脏血管造影查证，其敏感度近 95%。结肠静脉通过肠系膜下/上静脉分支与腹膜后静脉分支通联直接流入 IVC，因此，有时 PHT 可诱发腹膜后静脉曲张，其破裂出血导致的血腹在临床上虽然少见，但一旦出现病情危重；手术是挽救患者的唯一方法。另外，结肠静脉曲张应与痔疮相鉴别，特别是在外科切除前，应采用血管造影确诊[71]。

采用 EIS 或分流术可治疗结肠静脉曲张。有研究[72] 20 例 LC 并发缺铁性贫血或慢性或急性下消化道出血患者，其中 19 例采用结肠镜诊疗，2 例直肠静脉曲张（RV）大量出血患者采用 EIS 成功止血，另 2 例患者采用肠系膜静脉–腔静脉分流治疗盲肠静脉曲张。亦有提议采用 TIPS 控制结肠静脉曲张复发性出血的报道。

三、直肠静脉曲张（RV）

因为直肠上静脉与门静脉系统相连，因此，肝硬化 PHT 可诱发 RV。临床上 RV 常常与肛门静脉曲张同时存在，其发病率取决于 PHT 程度和持续时间。虽然痔疮和肛门直肠静脉曲张是两种不同的临床病变，但很有可能同时发生，因此，应注意鉴别。这两种疾病的本质截然不同，并且 PHT 患者的痔疮发病率并不升高。然而，肛门直肠静脉曲张发病频率伴随着 PHT 升高而增加，并且在 LC 患者中的发现率高达 40%。而在 ECV 中 RV 流行率最高（占 77%）[73-74]。

一般认为 RV 出血率较低（7%~14%），但亦可导致大量和致命性出血[74,75-82]。大多数针对这些患者的研究数据与 TIPS 有关；然而，有少数内镜，BRTO，甚至外科手术治疗病例系列报道。也有内镜注射 CAG 及 EVL 病例报道。与 GV 不同，EVL 治疗 RV 出血初始止血结果极佳，其再出血率低于内镜注射 CAG[82-84]。有标准 BRTO 治疗及经脐进路操作 BRTO 的病例报道；这两种疗法均可消除 RV，并且无再出血[85-86]。很多回顾性研究评估 TIPS 治疗 RV 疗效；尽管 PVP 降低，初始止血效果相当好，但再出血率 10%~20%[66,87-89]。这些观察结果与 TIPS 治疗 GV 患者疗效类似，再加上 RV 血管流出路径很复杂，提示单一采用 TIPS 治疗可能无效。一些患者可能需要采用 BRTO 或 TIPS 联合曲张静脉直接栓塞治疗。另有研究提议采用 TIPS 控制肛门直肠静脉曲张复发性出血[90-91]。也有报道采用外科结扎[92]、硬化疗法[93]、冷冻手术治疗肛门直肠静脉曲张[94]。

四、其他部位的 ECV

静脉曲张偶尔可见于小肠，胆囊[15,95]。这通常涉及肠系膜下或上静脉分支与流向 IVC 的小静脉之间的侧支循环。其他部位的静脉曲张还有采用腔内超声检查可确诊肝外胆管及胆囊内及（或）其周围静脉曲张[15,96-98]。1994 年，首次报道了伴有咯血的酒精性 LC 并发 PHT 患者的气管支气管静脉曲张[99]。PHT 患者并发舌下静脉曲张可能导致患者罕见的咯血痰[100]。

第三节　门静脉血栓与 GV/ECV 出血

一、门静脉系统血栓（PVST）病因

LC 并发 PVST 常常是多病因疾病。一般情况下 LC 患者体循环血液凝血功能减弱，但门静脉血液凝血功能增强，导致 LC 并发血栓症最常见 PVST，伴随着影像学技术进展和普及使得确诊率不断提高，目前 LC 并发 PVST 患病率高达 10%~20%，并随 LC 严重程度而升高[101]。两项队列研究显示 PVST 年发病率分别为 7.4% 和 11%[102-103]。大样本 LC 尸检发现 PVST 占 6.588%[104]。LC 并发 PHT 脾切除术后患者 PVST 发病率更高。可能与 LC 患者血流动力学紊乱、门静脉血流减慢、淤滞、甚至逆流有关。研究显示门静脉血流速度减慢是发生 PVST 的高危因素[103]。

病理性血栓决定于构成魏克氏三特征之一的凝血－抗凝血动态平衡改变。患有高凝倾向的易栓症定义见第 35 章。所有 PVST 患者均处于高凝状态，不论是 LC 还是非 LC。队列研究发现易栓基因缺陷和 G20210A 凝血酶原基因变异等可能与 PVST 有关[105-110]（表 23-3-1）。

表 23-3-1　PVST 患者易栓症相关因素[105-110]

易栓症因素	流行率	易栓症因素	流行率
抗凝血酶缺乏	0~5%	抗磷脂抗体（APA）	5%~15%
蛋白 C 缺乏	0~7%	MPD	31.5%
蛋白 S 缺乏	0~30%	JAK2V617F	27.7%
V 因子莱顿突变（FVL）	3%~9%	阵发性睡眠性血红蛋白尿（PNH）	0~2%

Denninger 等[108]研究显示大约有 72% 的 PVST 患者伴有易栓病态，并且大多与易栓症有关。Rossetto 等[111]发现有和无 PVST 的 LC 患者血浆凝血酶生成能力无明显区别，并认为 LC 患者的纤溶活性降低可能与 PVST 形成有关。最近研究显示促凝血因子水平升高或纤维蛋白溶解症与 SVT 风险增加有关[112]。PVST 患者Ⅷ因子水平升高。不论是否存在易栓症，PVST 患者凝血酶水平均显著升高[112]。

PVST 局部危险因素有腹部手术、感染、炎症、肿瘤；其携带 ≥2 种易栓症基因，或联合获得性促血栓因素的患者占 10%，伴局部危险因素的 PVST 患者有一种促血栓因素者占 36%[107]（表 17-3-2）。此外，PVST 与更晚期肝病（CTP C 级）、PHT 并发症和既往 EIS 有关[101]。长期 PHT 诱发门静脉壁硬化增厚也可能是 PVST 诱因。但也有无任何诱因的特发性 PVST 病例。

二、LC 并发 PVST

（一）临床表现及诊断

LC 并发 PVST 患者通常无症状，多在超声检查时发现，或在发生 DC 时才明确诊断。多普勒超声是 PVST 患者的一线检查技术，其诊断完全阻塞和部分栓塞型 PVST 患者敏感度分别为 90% 和 50%[101]。常用 CT 及 MRI 评估 PVST 范围!!!。那些血栓延伸至肠系膜上静脉的 PVST 患者发生肠梗塞风险及相关病死率较高[113]。拟待 LT 的 LC 并发闭塞性 PVST 患者的病死率（独立于 LT 之外）升高（HR 1.99）[114]。此外，在所有发表的文献中，并发 PVST 与显著升高的 LT 后 30 天和 1 年病死率有关（与无 PVST 患者比较）[101]。虽然 PVST 可能自发性完全再通，但主要是部分栓塞患者[115-116]。也有报道随访 2 年血栓扩展患者占 48%～70%[115,117]。

（二）抗凝治疗

抗凝治疗 LC 并发 PVST 患者安全有效，应尝试低分子肝素（LMWH）或维生素 K 拮抗剂（VKA）预防或择期治疗。LC 患者并发 PLT $< 50 \times 10^9$ 时首选 LMWH。Baveno Ⅵ 共识[18]推荐急性 PVST 抗凝治疗至少 3～6 个月；若患有潜在的凝血病或 MPD，需要考虑终生治疗[18]。慢性 PVST 的抗凝治疗研究数据更少，若提示高凝状态，应考虑终生抗凝治疗。近来 RCT 研究应用依诺肝素 4000 IU/d 治疗代偿期 LC 患者 1 年，能够完全预防 PVST，并延缓进展至 DC，提高生存率，且未增加出血并发症[118]。据《Hepatol Res》2014 年报道，Naeshiro 等研究显示 LC 合并 PVST 患者应用达那肝素安全有效，无出血（如消化道出血、脑出血）和血小板减少等严重不良事件发生。尽管如此，抗凝治疗前务必充分评估和预防胃肠道出血风险!!!。5 项队列研究[102,117,119-121]，包括 163 例 LC 并发 PVST 患者采用不同方案（LMWH 或 VKA）抗凝治疗，大多数为 PVST 部分栓塞患者；平均观察 6 个月，再通率 55%～75%（另外一些研究显示不抗凝自发性 PVST 再通率为 0～32%）。诊断 PVST 后的 6 个月内开始抗凝治疗似乎是预测抗凝应答的最重要因素[117]。PV 再通后不久停用抗凝剂数月后栓塞复发率高达 38%[118]，提示一旦 PVST 消失，应考虑延长抗凝治疗数月；对于等待 LT 的患者，需延长抗凝治疗至 LT。并发出血患者为 9/163（5%），其中 3 例与 PHT 有关。多中心研究显示 PLT $< 50 \times 10^9/L$ 的 LC 患者，PVST 发生风险更高，抗凝治疗引发的出血风险也更高，这类患者需要谨慎个性化评估后用药[18,118]。急需改善监测抗凝效果的工具，检测凝血酶可能是一种较为可靠的选择[18]。少数前瞻性 LC 并发 PVST 患者临床试验显示抗凝治疗相关出血率很低[102,122-124]；其中一项研究显示抗凝治疗患者 PVST 再通率显著升高；与抗凝治疗患者比较，未抗凝患者的静脉曲张出血更严重[122]。总之，高凝状态患者的死亡风险与栓塞本身及/或潜在的血栓病因有关，而且与出血风险无关，提示抗凝治疗获益。这些患者需要考虑长期抗凝治疗，特别是患有易栓倾向的患者。

成人肝外门静脉血栓（EHPVO）患者常伴一或多个危险因素。但因这些危险因素常常隐匿，需要密切观察辨别[18]!!。即便是早期 EHPVO 患者也很少自行消失，应立即采用 LMWH，随后口服 VKA 抗凝!!，多数患者可获病情好转。若治疗失败，或许不必考虑额外溶栓治疗！！。对伴血栓进展危险因素、再发血栓或肠梗死的慢性 EHPVO 患者，推荐长期抗凝治疗[18]！！。

三、非 LC 并发 PVST

西方国家非 LC 性 PVST 占 PHT 患者的 5%~10%[125]。其 EV 流行率 78%~90%；另有报告并发 GV 者占 14%~50%[126-129]。这类患者抗凝治疗相关出血风险较低，并且一些系列研究显示抗凝者出血并不比不抗凝者多见，可能是因为继发于门静脉再通后 PVP 降低[128]。有报道 SVT 患者［单纯 PVST 或联合脾静脉血栓（Svt）或肠系膜静脉血栓］并发 ECV 者占 27%~40%，这比 LC 患者更常见[69,127]。因此，临床上应强化非 LC 性 PVST 和 Svt 并发 GV/ECV 出血的鉴别诊断。

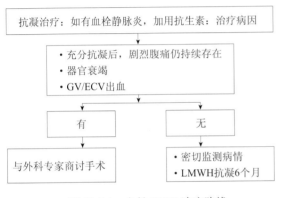

图 23-3-1　急性 PVST 治疗路线

急性 PVST 被定义为新近形成的门静脉及（或）其右或左分支完全或部分栓塞，可延伸至肠系膜或脾静脉。前瞻性[107]和回顾性研究[126,130]显示急性 PVST 患者腹痛发生率为 90%，SIRS 发生率高达 85%。大多数患者肝功能正常，或仅伴轻微非特异症状，因此，临床上常忽略诊断。多在影像学检查时发现[107]。PVST 伴肠系膜静脉血栓患者病死率高达 60%。采用抗凝治疗的患者肠梗死发生率近来降至 2%~20%[107]。大多数研究已用 LMWH 替代 VKA，一般应给予抗凝治疗 6 个月，目标是使 INR 处于 2~3 之间。有时酌情给予 VKA 长期抗凝治疗（图 23-3-1）。

四、PVST 并发 GV 和 ECV 治疗

不论 LC 还是非 LC 诱发 PVST 均在 GV 和 ECV 形成中发挥重要作用，忽略这一点讨论 GV 和 ECV 将有缺憾。虽然 LC 并发 PHT 可能是 GV 和 ECV 最常见病因，但 PVST 和 Svt 也是 GV 和 ECV 病因。目前 LC 并发 PVST 患者静脉曲张出血发生率为 39%~50%，大多数继发于 EV[124]。LC 并发 PVST 患者相关 GV 出血或 ECV 出血的研究很少。研究显示 PVST 与静脉曲张出血高风险，内镜控制出血失败和再出血独立相关，并可导致 6 周病死率升高（PVST 和非 PVST 患者分别为 36% 和 16%）[131]。对于 Svt 患者，通过血管介入在栓塞的脾静脉内安放支架可获得良好疗效[132]。对于急性 GV 或 ECV 出血患者应在抗凝前给予内镜治疗，并定期监测静脉曲张。在抗凝治疗前，NSBB 或 EVL 均可用于预防静脉曲张出血。一项 LC 和 PVST 并发 DV 和 GV 病例报告显示内镜注射 CAG 后成功止血，随访 1 年无再出血[60]。

TIPS 优点是能够使曲张静脉减压，但有技术挑战性，并且可能使肝脏失代偿风险增加和 MELD 评分值升高[123]。然而，大多数适宜 TIPS 治疗的患者并不是 PVST，而是 PHT 并发症（第 42 章）。因此，TIPS 是否适宜治疗 PVST 尚不完全清楚。研究显示 TIPS 具有治疗 PVST 的可行性，甚至对 PVST 引发的侧支循环门静脉海绵样变的患者也是一种较好的治疗方法[117,133-134]。闭塞性 PVST 患者可能伴有肝内门静脉分支血栓，迫使采用经皮路径 TIPS 救援[122]；术后通常联合抗凝治疗，但与并发症风险增高有关[135-136]。一些患者在机械性血栓切除术后给予 TIPS 治疗可能获益。对 LC 并发 PVST 计划 LT 患者设计救治路线图时，应综合考虑 PVST 阻塞程度、范围、病态、既往史和伴有的 PHT 并发症等。

综上所述，GV 和 ECV 具有显著异质性；因此，难以制定统一治疗标准，常常不能采用任何一种特定治疗方案。GV 和 ECV 出血的紧急处理应包括采用奥曲肽或加压素类似物内科处理，稳定患者病情，同时确定潜在病因，内镜检查和影像学分期，基于潜在病因、血管解剖和静脉曲张具体部位确定最佳治疗模

式，以便细化个性化治疗方案。EVO、TIPS 和 BRTO 单一或联合是潜在治疗 GV 和 ECV 的方法；但这些疗法各自具有其局限性、风险、益处和相应随访措施。因此，需要更多 RCT，以便更好地定义可能从某一种疗法中获益的亚群患者。

一旦控制出血风险，不论是 LC 还是非 LC 患者均应评估抗凝防治 PVST 适应证；非 LC 患者可选择 LMWH、VKAs 或一种新型抗凝剂（包括口服 Ⅹa 激动剂及 Ⅱa 抑制剂）治疗[137]。推测抗凝防治 LC 并发 PVST 或溶栓治疗可使 PVST 再通，预后改善。但 PVST 再通与 LC 预后相关数据至今非常有限。需要全面评估 LC 患者全身抗凝防治 PVST 的效益/风险比[18]。而对于脾静脉血栓并发单纯性 GV 患者，最好的治疗措施是脾切除，而不是抗凝治疗。

参考文献

［1］Kim T，Shijo H，Kokawa H，et al. Risk factors for hemorrhage from gastric fundal varices. Hepatology，1997，25（2）：307 - 312.

［2］Sarin SK，Lahoti D，Saxena SP，et al. Prevalence，classification and natural history of gastric varices：a long-term follow-up study in 568 portal hypertension patients. Hepatology，1992，16（6）：1343 - 1349.

［3］Ryan BM，Stockbrugger RW，Ryan JM. A pathophysiologic，gastroenterologic，and radiologic approach to the management of gastric varices. Gastroenterology，2004，126：1175 - 1189.

［4］中华医学会肝病学分会，中华医学会消化病学分会，中华医学会内镜学分会. 肝硬化门静脉高压食管胃静脉曲张出血的防治指南［J］. 临床肝胆病杂志，2016，32（2）：203 - 219.

［5］Maruyama H，Ishihara T，Ishii H，et al. Blood flow parameters in the short gastric vein and splenic vein on Doppler ultrasound reflect gastricvariceal bleeding. Eur J Radiol，2010，75（1）：41 - 45.

［6］Watanabe K，Kimura K，Matsutani S，et al. Portal hemodynamics in patients with gastric varices. A study in 230 patients with esophageal and/or gastric varices using portal vein catheterization. Gastroenterology，1988，95（2）：434 - 440.

［7］Yuksel O，Koklu S，Arhan M，et al. Effects of esophageal variceal eradication on portal hypertensive gastropathy and fundal varices：a retrospective and comparative study. Dig Dis Sci，2006，51：27 - 30.

［8］Trudeau W，Prindiville T. Endoscopic injection sclerosis in bleeding gastric varices. Gastrointest Endosc，1986，32：264 - 268.

［9］Sarin SK，Jain AK，Jain M，Gupta R. A randomized controlled trial of cyanoacrylate versus alcohol injection in patients with isolated fundic varices. AmJ Gastroenterol，2002，97：1010 - 1015.

［10］Rengstorff DS，Binmoeller KF. A pilot study of 2-octyl cyanoacrylate injection for treatment of gastric fundal varices in humans. Gastrointest Endosc，2004，59：553 - 558.

［11］Lo GH，Lai KH，Cheng JS，et al. A prospective，randomized trial of butyl cyanoacrylate injection versus band ligation in the management of bleeding gastric varices. Hepatology，2001，33：1060 - 1064.

［12］Tan PC，Hou MC，Lin HC，et al. A randomized trial of endoscopic treatment of acute gastricvariceal hemorrhage：N-butyl-2-cyanoacrylate injection versus band ligation. Hepatology，2006，43：690 - 697.

［13］Kiyosue H，Mori H，Matsumoto S，et al. Transcatheter obliteration of gastric varices. Part 1. Anatomic classification. Radiographics，2003，23（4）：911 - 920.

［14］Saad WE. Vascular anatomy and the morphologic and hemodynamic classifications of gastric varices and spontaneous portosystemic shunts relevant to the BRTO procedure. Tech Vasc Interv Radiol，2013，16（2）：60 - 100.

［15］Grace ND，Groszmann RJ，Garcia-Tsao G，et al. Portal hypertension and variceal bleeding：an AASLD single topic symposium. Hepatology，1998，28：868 - 880.

［16］deFranchis R Updating consensus in portal hypertension：report of the Baveno Ⅲ Consensus Workshop on definitions， methodology and therapeutic strategies in portal hypertension. J Hepatol, 2000, 33：846 – 852.

［17］ Sarin SK. Long-term follow-up of gastricvariceal sclerotherapy：an eleven-year experience. Gastrointest Endosc, 1997, 46：8 – 14.

［18］ DEFRANCHISR, Baveno VI Faculty. Expanding consensus in portal hypertension：report of the Baveno VI Consensus Workshop：stratifying risk and individualizing care for portal hypertension ［J］. J Hepatol, 2015, 63 （3）：743 – 752.

［19］ Gimson AE, Westaby D, Williams R. Endoscopic sclerotherapy in the management of gastric variceal haemorrhage. J Hepatol, 1991, 13：274 – 278.

［20］ Sarin SK, Lahoti D. Management of gastric varices. Baillieres Clin Gastroenterol, 1992, 6：527 – 548.

［21］ D'Amico G, Pagliaro L, Bosch J. Pharmacological treatment of portal hypertension：an evidence-based approach. Semin Liver Dis, 1999, 19：475 – 505.

［22］ Vorobioff J, Groszmann RJ, Picabea E, et al. Prognostic value of hepatic venous pressure gradient measurements in alcoholic cirrhosis：a 10-year prospective study. Gastroenterology, 1996, 111：701 – 709.

［23］ Abraldes JG, Tarantino I, Turnes J, et al. Hemodynamic response to pharmacological treatment of portal hypertension and long-term prognosis of cirrhosis. Hepatology, 2003, 37：902 – 908.

［24］ Moon Young Kim, Soon Ho Um, Soon KooBaik, et al. Clinical features and outcomes of gastric variceal bleeding：retrospective Korean multicenter data. Clinical and Molecular Hepatology , 2013, 19：36 – 44.

［25］ Mishra SR, Chander Sharma B, Kumar A, et al. Endoscopic cyanoacrylate injection versus beta-blocker for secondary prophylaxis of gastric variceal bleed：a randomised controlled trial. Gut, 2010, 59 （6）：729 – 735.

［26］ Mishra SR, Sharma BC, Kumar A, et al. Primary prophylaxis of gastric variceal bleeding comparing cyanoacrylate injection and beta-blockers：a randomized controlled trial. J Hepatol, 2011, 54 （6）：1161 – 1167.

［27］ Ninoi T, Nakamura K, Kaminou T, et al. TIPS versus transcatheter sclerotherapy for gastric varices. AJR Am J Roentgenol, 2004, 183 （2）：369 – 376.

［28］ Garcia-Tsao G, Sanyal AJ, Grace ND, et al. Practice Guidelines Committee of the American Association for the Study of Liver Diseases；Practice Parameters Committee of the American College of Gastroenterology. Prevention and management of gastroesophageal varices and variceal hemorrhage in cirrhosis. Hepatology, 2007, 46：922 – 938.

［29］ Bosch J, Berzigotti A, Garcia-Pagan JC, et al. The management of portal hypertension：rational basis, available treatments and future options. J Hepatol, 2008, 48 （Suppl 1）：S68 – S92.

［30］ Rajoriya N, Forrest EH, Gray J, et al. Long-term follow-up of endoscopic Histoacryl glue injection for the management of gastric variceal bleeding. QJM, 2011, 104 （1）：41 – 47.

［31］ Kang EJ, Jeong SW, Jang JY, et al. Long-term result of endoscopic Histoacryl （N-butyl-2-cyanoacrylate） injection for treatment of gastric varices. World J Gastroenterol, 2011, 17 （11）：1494 – 1500.

［32］ JOOHS, JANGJY, EUNSH, et al. Long-term results of endoscopic histoacryl （N-butyl-2-cyanoacrylate） injection for treatment of gastric varices-a 10-year experience ［J］. Korean J Gastroenterol, 2007, 49 （5）：320 – 326.

［33］ SARINSK, KUMARA. Endoscopict treatment of gastric varices ［J］. Clin Liver Dis, 2014, 18 （4）：809 – 827.

［34］ Cheng LF, Wang ZQ, Li CZ, et al. Low incidence of complications from endoscopic gastricvariceal obturation with butyl cyanoacrylate. Clin Gastroenterol Hepatol, 2010, 8 （9）：760 – 766.

［35］ Caldwell S. Gastric varices：is there a role for endoscopic cyanoacrylates, or are we entering the BRTO era？ Am J Gastroenterol, 2012, 107 （12）：1784 – 1790.

［36］ Heneghan MA, Byrne A, Harrison PM. An open pilot study of the effects of a human fibrin glue for endoscopic treatment of patients with acute bleeding from gastric varices. Gastrointest Endosc, 2002, 56：422 – 426.

［37］ Yang WL, Tripathi D, Therapondos G, et al. Endoscopic use of human thrombin in bleeding gastric varices. Am J Gastroenterol, 2002, 97：1381 – 1385.

[38] Kind R, Guglielmi A, Rodella L, et al. Bucrylate treatment of bleeding gastric varices: 12 years' experience. Endoscopy, 2000, 32: 512 – 519.

[39] Akahoshi T, Hashizume M, Tomikawa M, et al. Long-term results of balloonoccluded retrograde transvenous obliteration for gastric variceal bleeding and risky gastric varices: a 10-year experience. J Gastroenterol Hepatol, 2008, 23 (11): 1702 – 1709.

[40] Hirota S, Matsumoto S, Tomita M, et al. Retrograde transvenous obliteration of gastric varices. Radiology, 1999, 211 (2): 349 – 356.

[41] Hong CH, Kim HJ, Park JH, et al. Treatment of patients with gastricvariceal hemorrhage: endoscopic N-butyl-2-cyanoacrylate injection versus balloon-occluded retrograde transvenous obliteration. J Gastroenterol Hepatol, 2009, 24 (3): 372 – 378.

[42] ROSEN, CHU J, PATEL R, et al. Balloon-occluded retrograde transvenous obliteration for recurrent fundal gastricvariceal bleeding in an adolescent [J]. Pediatr Transsplant, 2014, 18 (6): e193 – e196.

[43] Kitamoto M, Imamura M, Kamada K, et al. Balloon-occluded retrograde transvenous obliteration of gastric fundal varices with hemorrhage. Am J Roentgenol, 2002, 178 (5): 1167 – 1174.

[44] Kim ES, Kweon YO, ChoCM, et al. The clinical efficacy of the balloon occluded retrograde transvenous obliteration (BRTO) in gastricvariceal bleeding. J Hepatol, 2003, 38: 62.

[45] Ferral H, Patel NH. Selection criteria for patients undergoing transjugular intrahepatic portosystemic shunt procedures: current status. J Vasc Interv Radiol, 2005, 16 (4): 449 – 455.

[46] Saad WE, Darwish WM, Davies MG, et al. Transjugular intrahepatic portosystemic shunts in liver transplant recipients for management of refractory ascites: clinical outcome. J Vasc Interv Radiol, 2010, 21 (2): 218 – 223.

[47] Uehara H, Akahoshi T, Tomikawa M, et al. Prediction of improved liver function after balloon-occluded retrograde transvenous obliteration: relation to hepatic vein pressure gradient. J Gastroenterol Hepatol, 2012, 27 (1): 137 – 141.

[48] Kumamoto M, Toyonaga A, Inoue H, et al. Long-term results of balloon-occluded retrograde transvenous obliteration for gastric fundal varices: hepatic deterioration links to portosystemic shunt syndrome. J Gastroenterol Hepatol, 2010, 25 (6): 1129 – 1135.

[49] Saad WE, Wagner CC, Al-Osaimi A, et al. The effect of balloon-occluded transvenous obliteration of gastric varices and gastrorenal shunts on the hepatic synthetic function: a comparison between Child-Pugh and model for end-stage liver disease scores. Vasc Endovascular Surg, 2013, 47 (4): 281 – 287.

[50] Saad WE, Simon PO Jr, Rose SC. Balloon-occluded retrograde transvenous obliteration of gastric varices [J]. Cardiovasc Intervent Radiol, 2014, 37 (2): 299 – 315.

[51] Cho SK, Shin SW, Yoo EY, et al. The short-term effects of balloon-occluded retrograde transvenous obliteration, for treating gastric variceal bleeding, on portal hypertensive changes: a CT evaluation. Korean J Radiol, 2007, 8 (6): 520 – 530.

[52] Tanihata H, Minamiguchi H, Sato M, et al. Changes in portal systemic pressure gradient after balloon-occluded retrograde transvenous obliteration of gastric varices and aggravation of esophageal varices. Cardiovasc Intervent Radiol, 2009, 32 (6): 1209 – 1216.

[53] Saad WE, Wagner CC, Lippert A, et al. Protective value of TIPS against the development of hydrothorax/ascites and upper gastrointestinal bleeding after balloon-occluded retrograde transvenous obliteration (BRTO). Am J Gastroenterol, 2013, 108 (10): 1612 – 1619.

[54] Cho SK, Shin SW, Do YS, et al. Development of thrombus in the major systemic and portal veins after balloon-occluded retrograde transvenous obliteration for treating gastricvariceal bleeding: its frequency and outcome evaluation with CT. J Vasc Interv Radiol, 2008, 19 (4): 529 – 538.

[55] TRIPATHID, STANLEYAJ, HAYESPC, et al. UK guidelines on the management ofvarical haemorrhage in cirrhotic patients [J]. Gut, 2015, 64 (11): 1680 – 1704.

［56］Norton ID，Andrews JC，Kamath PS. Management of ectopic varices. Hepatology，1998，28（4）：1154 – 1158.

［57］Hashizume M，Tanoue K，Ohta M，et al. Vascular anatomy of duodenal varices：angiographic and histopathological assessments. Am J Gastroenterol，1993，88（11）：1942 – 1945.

［58］Al-Mofarreh M，Al-Moagel-Alfarag M，Ashoor T，et al. Duodenal varices. Report of 13 cases. Z Gastroenterol，1986，24（11）：673 – 680.

［59］Liu Y，Yang J，Wang J，et al. Clinical characteristics and endoscopic treatment with cyanoacrylate injection in patients with duodenal varices. Scand J Gastroenterol，2009，44（8）：1012 – 1016.

［60］Bhasin DK，Sharma BC，Sriram PV，et al. Endoscopic management of bleeding ectopic varices with histoacryl. HPB Surg，1999，11（3）：171 – 173.

［61］Kim HH，Kim SE. Ruptured duodenal varices successfully managed by endoscopic N-butyl-2-cyanoacrylate injection. J Clin Med Res，2012，4（5）：351 – 353.

［62］Rai R，Panzer SW，Miskovsky E，et al. Thrombin injection for bleeding duodenal varices. Am J Gastroenterol，1994，89（10）：1871 – 1873.

［63］Zamora CA，Sugimoto K，Tsurusaki M，et al. Endovascular obliteration of bleeding duodenal varices in patients with liver cirrhosis. Eur Radiol，2006，16（1）：73 – 79.

［64］Haruta I，Isobe Y，Ueno E，et al. Balloon-occluded retrograde transvenous obliteration（BRTO），a promising nonsurgical therapy for ectopic varices：a case report of successful treatment of duodenal varices by BRTO. Am J Gastroenterol，1996，91（12）：2594 – 2597.

［65］Almeida JR，Trevisan L，Guerrazzi F，et al. Bleeding duodenal varices successfully treated with TIPS. Dig Dis Sci，2006，51（10）：1738 – 1741.

［66］Kochar N，Tripathi D，McAvoy NC，et al. Bleeding ectopic varices in cirrhosis：the role of transjugular intrahepatic portosystemic stent shunts. Aliment Pharmacol Ther，2008，28（3）：294 – 303.

［67］Bresci G，Parisi G，Capria A. Clinical relevance of colonic lesions in cirrhotic patients with portal hypertension. Endoscopy，2006，38：830 – 835.

［68］Rabinovitz M，Schade RR，Dindzans VJ，et al. Colonic disease in cirrhosis. An endoscopic evaluation in 412 patients. Gastroenterology，1990，99：195 – 199.

［69］Ganguly S，Sarin SK，Bhatia V，et al. The prevalence and spectrum of colonic lesions in patients with cirrhotic and noncirrhotic portal hypertension. Hepatology，1995，21（5）：1226 – 1231.

［70］Misra SP，Dwivedi M，Misra V，et al. Colonic changes in patients with cirrhosis and in patients with extrahepatic portal vein obstruction. Endoscopy，2005，37（5）：454 – 459.

［71］Leone N，Debernardi-Venon W，Marzano A，et al. Portal hypertensive colopathy and hemorrhoids in cirrhotic patients. J Hepatol，2000，33：1026 – 1027.

［72］Kozarek RA，Botoman VA，Bredfeldt JE，et al. Portal colopathy：prospective study of colonoscopy in patients with portal hypertension. Gastroenterology，1991，101：1192 – 1197.

［73］Misra SP，Dwivedi M，Misra V. Prevalence and factors influencing hemorrhoids，anorectal varices，and colopathy in patients with portal hypertension. Endoscopy，1996，28：340 – 345.

［74］Chawla Y，Dilawari JB. Anorectal varices-their frequency in cirrhotic and noncirrhotic portal hypertension. Gut，1991，32（3）：309 – 311.

［75］Goenka，M. K.，Kochhar，R.，et al. Rectosigmoid varices and other mucosal changes in patients with portal hypertension. Amer. J. Gastroenterol，1991，86：1185 – 1189.

［76］Hosking，S. W.，Smart，et al. Anorectal varices，haemorrhoids，and portal hyertension. Lancet，1989，Ⅰ：349-352.

［77］Kotfila，R.，Trudeau，W.：Extraoesophageal varices. Dig. Dis，1998，16：232 – 241.

［78］ Malde, H., Nagral, A., Shah, P., et al. Detection of rectal and pararectal varices in patients with portal hypertension: efficacy of transvaginal sonography. Amer. J. Roentgenol, 1993, 161：335 – 337.

［79］ Pai, C. G., Thomas, V., Hariharan, et al. Rectal varices in extrahepatic portal hypertension. J. Gastroenterol. Hepatol, 1993, 8：244 – 246.

［80］ Weinshel, E., Chen, W., Falkenstein, D. B., et al. Hemorrhoids or rectal varices: defining the cause of massive rectal hemorrhage in patients with portal hypertension. Gastroenterology, 1986, 90：744 – 747.

［81］ Herman BE, Baum S, Denobile J, et al. Massive bleeding from rectal varices. Am J Gastroenterol, 1993, 88 (6)：939 – 942.

［82］ Chen WC, Hou MC, Lin HC, et al. An endoscopic injection with N-butyl-2-cyanoacrylate used for colonicvariceal bleeding: a case report and review of the literature. Am J Gastroenterol, 2000, 95 (2)：540 – 542.

［83］ Coelho-Prabhu N, Baron TH, Kamath PS. Endoscopic band ligation of rectal varices: a case series. Endoscopy, 2010, 42 (2)：173 – 176.

［84］ Ryu SH, Moon JS, Kim I, et al. Endoscopic injection sclerotherapy with N-butyl-2-cyanoacrylate in a patient with massive rectal variceal bleeding: a case report. Gastrointest Endosc, 2005, 62 (4)：632 – 635.

［85］ Anan A, Irie M, Watanabe H, et al. Colonic varices treated by balloon-occluded retrograde transvenous obliteration in a cirrhotic patient with encephalopathy: a case report. Gastrointest Endosc, 2006, 63 (6)：880 – 884.

［86］ Hashimoto N, Akahoshi T, Kamori M, et al. Treatment of bleeding rectal varices with transumbilical venous obliteration of the inferior mesenteric vein. Surg Laparosc Endosc Percutan Tech, 2013, 23 (3)：134 – 137.

［87］ Vangeli M, Patch D, Terreni N, et al. Bleeding ectopic varices-treatment with transjugular intrahepatic porto-systemic shunt (TIPS) and embolisation. J Hepatol, 2004, 41 (4)：560 – 566.

［88］ Shibata D, Brophy DP, Gordon FD, et al. Transjugular intrahepatic portosystemicshunt for treatment of bleeding ectopic varices with portal hypertension. Dis Colon Rectum, 1999, 42 (12)：1581 – 1585.

［89］ Nayar M, Saravanan R, Rowlands PC, et al. TIPSS in the treatment of ectopic variceal bleeding. Hepatogastroenterology, 2006, 53 (70)：584 – 587.

［90］ Katz JA, Rubin RA, Cope C, et al. Recurrent bleeding from anorectal varices: successful treatment with a transjugular intrahepatic portosystemic shunt. Am J Gastroenterol, 1993, 88：1104 – 1107.

［91］ Fantin AC, Zala G, Risti B, et al. Bleeding anorectal varices: successful treatment with transjugular intrahepatic portosystemic shunting (TIPS). Gut, 1996, 38：932 – 935.

［92］ Johansen K, Bardin J, Orloff MJ. Massive bleeding from hemorrhoidal varices in portal hypertension. JAMA, 1980, 244：2084 – 2085.

［93］ RichonJ, Berclaz R, Schneider PA, et al. Sclerotherapy of rectal varices. Int J Colorectal Dis, 1988, 3：132 – 134.

［94］ Mashiah A. Massive bleeding from hemorrhoidal varices in portal hypertension. JAMA, 1981, 246：2323 – 2324.

［95］ Primignani M, Carpinelli L, Preatoni P, et al. Natural history of portal hypertensive gastropathy in patients with liver cirrhosis. The New Italian Endoscopic Club for the study and treatment of esophageal varices (NIEC). Gastroenterology, 2000, 119：181 – 187.

［96］ Wang T, Kaumann AJ, Brown MJ (－) -Timolol is a more potent antagonist of the positive inotropic effects of (－) -adrenaline than of those of (－) -noradrenaline in human atrium. Br J Clin Pharmacol, 1996, 42：217 – 223.

［97］ Gheorghe C, Gheorghe L, Vadan R, et al. Prophylactic banding ligation of high-risk esophageal varices in patients on the waiting list for liver transplantation: an interim analysis. J Hepatol, 2002, 36 (Suppl. 1)：38A.

［98］ West, M. S., Garra, et al. Gall bladder varices: imaging findings in patients with portal hypertension. Radiology, 1991, 179：179 – 182.

［99］ Ytting, H., Henriksen, J. H., Fugisang, S., et al. Prolonged Q-T (c) interval in mild portal hypertensive cirrhosis. J. Hepatol, 2006, 43：637 – 644.

［100］Jassar, P., Jaramillo, M., Nunez, et al. Base of tongue varices associated with portal hypertension. Postgrad. Med. J, 2000, 76：576 – 577.

［101］HANDA P, CROWTHER M, DOUKETIS JK. Portal vein thrombosis：a Clinician-Oriented and practical review ［J］. Clin Appl Thromb Hemost, 2013, 20：498 – 506.

［102］Francoz C, Belghiti J, Vilgrain V, et al. Splanchnic vein thrombosis in candidates for liver transplantation：usefulness of screening and anticoagulation. Gut, 2005, 54（5）：691 – 697.

［103］Zocco MA, Di Stasio E, De Cristofaro R, et al. Thrombotic risk factors in patients with liver cirrhosis：correlation with MELD scoring system and portal vein thrombosis development. J Hepatol, 2009, 51（4）：682 – 689.

［104］Okuda K, Ohnishi K, Kimura K, et al. Incidence of portal vein thrombosis in liver cirrhosis. An angiographic study in 708 patients. Gastroenterology, 1985, 89：279 – 286.

［105］EASL Clinical Practice Guidelines：Vascular diseases of the liver. J Hepatol（2015）. http：//dx. doi. org/10. 1016/j.

［106］Erkan O, Bozdayi AM, Disibeyaz S, et al. Thrombophilic gene mutations in cirrhotic patients with portal vein thrombosis. Eur J Gastroenterol Hepatol, 2005, 17：339 – 343.

［107］Plessier A, Darwish MS, Hernandez-Guerra M, et al. Acute portal vein thrombosis unrelated to cirrhosis：a prospective multicenter follow-up study. Hepatology, 2010, 51：210 – 218.

［108］Denninger MH, Chait Y, Casadevall N, et al. Cause of portal or hepatic venous thrombosis in adults：the role of multiple concurrent factors. Hepatology, 2000, 31：587 – 591.

［109］Primignani M, Martinelli I, Bucciarelli P, et al. Risk factors for thrombophilia in extrahepatic portal vein obstruction. Hepatology, 2005, 41：603 – 608.

［110］Smalberg JH, Kruip MJ, Janssen HL, et al. Hypercoagulability and hypofibrinolysis and risk of deep vein thrombosis and splanchnic vein thrombosis：similarities and differences. Arterioscler Thromb Vasc Biol, 2011, 31：485 – 493.

［111］Rossetto V, Spiezia L, Senzolo M, et al. Does decreased fibrinolysis have a role to play in the development of non-neoplastic portal vein thrombosis in patients with hepatic cirrhosis ［J］. Intern Emerg Med, 2014, 9（4）：397 – 403.

［112］Raffa S, Reverter JC, Seijo S, et al. Hypercoagulability in patients with chronic noncirrhotic portal vein thrombosis. Clin Gastroenterol Hepatol, 2012, 10：72 – 78.

［113］Amitrano L, Guardascione MA, Brancaccio V, et al. Risk factors and clinical presentation of portal vein thrombosis in patients with liver cirrhosis. J Hepatol, 2004, 40（5）：736 – 741.

［114］Englesbe MJ, Kubus J, Muhammad W, et al. Portal vein thrombosis and survival in patients with cirrhosis. Liver Transpl, 2010, 16：83 – 90.

［115］Luca A, Caruso S, Milazzo M, et al. Natural course of extrahepatic nonmalignant partial portal vein thrombosis in patients with cirrhosis. Radiology, 2012, 265：124 – 132.

［116］Nery F, Chevret S, Condat B, et al. Causes and consequences of portal vein thrombosis in 1, 243 patients with cirrhosis：results of a longitudinal study. Hepatology, 2015, 61：660 – 667.

［117］Senzolo M, Sartori M, Rossetto V, et al. Prospective evaluation of anticoagulation and transjugular intrahepatic portosystemic shunt for the management of portal vein thrombosis in cirrhosis. Liver Int, 2012, 32：919 – 927.

［118］Villa E, Camma C, Marietta M, etal. Enoxaparin prevents portal vein thrombosis and liver decompensation in patients with advanced cirrhosis. Gastroenterology, 2012, 143：1253 – 1260.

［119］Delgado MG, Seijo S, Yepes I, et al. Efficacy and Safety of Anticoagulation on Patients With Cirrhosis and Portal Vein Thrombosis1. Clin Gastroenterol Hepatol, 2012, 10：776 – 783.

［120］Werner KT, Sando S, Carey EJ, et al. Portal vein thrombosis in patients with end stage liver disease awaiting liver transplantation：outcome of anticoagulation. Dig Dis Sci, 2013, 58（6）：1776 – 1780.

［121］Amitrano L, Guardascione MA, Menchise A, et al. Safety and efficacy of anticoagulation therapy with low molecular weight heparin for portal vein thrombosis in patients with liver cirrhosis. J Clin Gastroenterol, 2010, 44：448 – 451.

［122］Senzolo M, Sartori T, Rossetto V, et al. Prospective evaluation of anticoagulation and transjugular intrahepatic portosystemic shunt for the management of portal vein thrombosis in cirrhosis. Liver Int, 2012, 32（6）：919 – 927.

［123］Sanyal AJ, Freedman AM, Luketic VA, et al. The natural history of portal hypertension after transjugular intrahepatic portosystemic shunts. Gastroenterology, 1997, 112（3）：889 – 898.

［124］Amitrano L, Guardascione MA, Menchise A, et al. Safety and efficacy of anticoagulation therapy with low molecular weight heparin for portal vein thrombosis in patients with liver cirrhosis. J Clin Gastroenterol, 2010, 44（6）：448 – 451.

［125］Valla DC, Condat B, Lebrec D. Spectrum of portal vein thrombosis in the West. J Gastroenterol Hepatol, 2002, 17（Suppl 3）：S224 – S227.

［126］Amitrano L, Guardascione MA, Scaglione M, et al. Prognostic factors in noncirrhotic patients with splanchnic vein thromboses. Am J Gastroenterol, 2007, 102（11）：2464 – 2470.

［127］Sarin SK, Sollano JD, Chawla YK, et al. Consensus on extra-hepatic portal vein obstruction. Liver Int, 2006, 26（5）：512 – 519.

［128］Orr DW, Harrison PM, Devlin J, et al. Chronic mesenteric venous thrombosis：evaluation and determinants of survival during long-term follow-up. Clin GastroenterolHepatol, 2007, 5（1）：80 – 86.

［129］Spaander VM, van Buuren HR, Janssen HL. Review article：the management of non-cirrhotic non-malignant portal vein thrombosis and concurrent portal hypertension in adults. Aliment Pharmacol Ther, 2007, 26（Suppl 2）：203 – 209.

［130］Turnes J, Garcia-Pagan JC, Gonzalez M, et al. Portal hypertension-related complications after acute portal vein thrombosis：impact of early anticoagulation. Clin Gastroenterol Hepatol, 2008, 6：1412 – 1417.

［131］Amitrano L, Guardascione MA, Scaglione M, et al. Splanchnic vein thrombosis and variceal rebleeding in patients with cirrhosis. Eur J Gastroenterol Hepatol, 2012, 24：1381 – 1385.

［132］LUO X, NIE L, WANG Z, et al. Transjugular endovascular recanalization of splenic vein in patients with regional portal hypertension complicated by gastrointestinal bleeding［J］. Cardiovasc Intervent Radiol, 2014, 37（1）：108 – 113.

［133］Luca A, Miraglia R, Caruso S, et al. Shortand long-term effects of the transjugular intrahepatic portosystemic shunt on portal vein thrombosis in patients with cirrhosis. Gut, 2011, 60（6）：846 – 852.

［134］Perarnau JM, Baju A, d'Alteroche L, et al. Feasibility and longterm evolution of TIPS in cirrhotic patients with portal thrombosis. Eur J Gastroenterol Hepatol, 2010, 22：1093 – 1098.

［135］Han G, Qi X, He C, et al. Transjugular intrahepatic portosystemic shunt for portal vein thrombosis with symptomatic portal hypertension in liver cirrhosis. J Hepatol, 2011, 54：78 – 88.

［136］Senzolo M, Patch D, Burra P, et al. Tips for portal vein thrombosis（PVT）in cirrhosis：not only unblocking a pipe. J Hepatol, 2011, 55（4）：945 – 946.

［137］Guyatt GH, Akl EA, Crowther M, et al. American College of Chest Physicians Antithrombotic Therapy and Prevention of Thrombosis Panel Executive summary：antithrombotic therapy and prevention of thrombosis, 9th ed：American college of chest physicians evidence-based clinical practice guidelines. Chest, 2012, 141：7S-47S.

第二十四章　门静脉高压性胃肠病

LC 是门静脉高压（PHT）最常见病因。门静脉压力（PVP）升高和自发性门体分流（SPSS）可能导致全胃肠（GI）道血流动力学和黏膜病变。早已认识到 PHT 患者的胃黏膜病理学变化即不同于胃炎，也不同于既往描述的单纯性胃黏膜被动性充血导致的"充血性胃病"[1]。内镜发现胃黏膜类似马赛克样病变模式（MLP）或称为蛇皮样黏膜伴或不伴有红斑[2]。这种病变被称为门静脉高压性胃病（PHG）。另外，PHT 同样可诱发结肠和小肠黏膜的上述类似病变，分别被称为门静脉高压性结肠病（PHC）[3-4]和小肠病[5-6]。表现为急性及/或慢性胃肠道出血和贫血，但因临床表现类似常常相互混淆。因此，临床医师应仔细观察，准确鉴别，并实施特异性治疗这些重要的临床疾病。本文聚焦在 PHG 和 PHC 发病机制，诊断和治疗进展。

第一节　门静脉高压性胃病

一、流行病学

所有 LC 并发上消化道出血患者的 10%～50% 由 PHG 引起。这些患者一年内因 PHG 再出血率高达 66%～75%。LC 并发 PHG 流行率差异很大（20%～98%）[2,7-11]。这种差异可能与患者选择、诊断标准不一致和观察者间偏差引起。PHG 最常见于晚期肝病（87%），而在代偿型 LC 患者中较少发生（13%）。一些研究证实晚期肝病，食管静脉曲张（EV）或内镜下硬化剂治疗（EIS）或内镜曲张静脉套扎（EVL）患者 PHG 流行率较高[7-9,12]。也有研究提示 EV 闭塞后 PHG 流行率反而增加[2]，虽然这种观点尚存争议。

二、发病机制

PHG 发病机制尚不完全清楚。根据定义，PHT 是 PHG 发病的必备条件，并且在 PHG 发病中发挥中心性作用。有效研究数据显示 PHG 发病与 PHT 严重程度和基础肝病强相关[12-13]。PHG 患者外科分流或 TIPS 后 PVP 降低使得 PHG 改善支持这种相关性[14-15]；但并非直线相关[9,11,16]。

PHT 鼠显示胃黏膜丝裂原激活蛋白激酶（ERK2）缺陷[17]。此酶活性正常可保护胃黏膜免受氧自由基损害。PHT 血流动力学紊乱迫使胃黏膜易受外源性物质损伤。一些研究显示黏膜微循环异常可能与见到的 PHG 充血有关[13]。PHG 似乎发生继发性充血，因为胃血液流出障碍[14,18]。PHG 患者胃壁（黏膜及黏膜下）总血流量增加，但黏膜层血流量减少[15]。这些血流分布改变具有显著病理生理学意义。PHG 主要表现为黏膜微循环调节异常，导致黏膜缺氧[19]，过度表达氧自由基、NO、TNF-α、内皮缩血管肽-1 和前列腺素等，导致胃黏膜愈合功能和防御机制受损，诱发胃黏膜损伤，进而可能增加出血风险[17,19-22]。Casas 等[23]发现 PHG 患者胃黏膜内皮素 1 及缺氧诱导因子表达升高，且重度 PHG 患者高于轻度 PHG 患者，提示 PHG 的发生与局部缺氧有关。PHG 患者胃黏膜也对乙醇、非甾体类抗炎药（NSAIDs）和胆酸敏感性增强。循环紊乱可促发 PHG。幽门螺杆菌感染、胃酸分泌减少、胆汁刺激和肝损伤似乎在 PHG 发病机制中也发挥作用[21,24-25]。

三、病理学

PHG 主要组织学变化包括黏膜和黏膜下毛细血管和小静脉扩张，但无明显炎症[1]。重症 PHG 患者胃黏膜广泛性水肿，伴有黏膜下毛细血管和静脉扩张，和黏膜下延伸至黏膜的动 – 静脉分流[26-27]；胃血液灌注增加。黏膜红斑是由于内皮损伤或内皮间隙红细胞渗出所致。在缺乏炎症或糜烂背景下发生黏膜下血管增厚和异常。因内镜活检增加胃出血风险而很少应用。

四、临床表现

LC 患者内镜筛检 EV 过程中可发现 PHG。临床确诊的 PHG 常伴 PHT 综合征[12,16,28-34]。晚期肝病患者、既往 GOV 和 EV 治疗史患者更常见 PHG。PHG 患者通常无症状，但可导致大约 10% 的患者慢性和自限性胃肠道出血/缺铁性贫血，而临床显著性出血伴呕血者少见。最常用的慢性出血定义是半年内血红蛋白（Hb）下降 20 g/L，无急性出血，并且缺乏应用 NSAIDs 证据[35]。慢性或急性出血患者均可能发生顽固性出血。一般认为那些依赖输血的慢性 GI 出血（尽管给予补铁和 NSBB 治疗）为顽固性出血。对于继发于 PHG 的急性 GI 出血患者，出现反复呕血（应用血管活性药物治疗 ≥ 2 小时后），或未输血背景下 Hb 下降 30 g/L，或输血后 Hb 不能充分上升，均应视为治疗失败的顽固性出血[36]。其他定义包括缺铁性贫血伴大便潜血试验阳性[37]。据报道 PHG 慢性出血发生率为 3%~60%[8,12,37-38]。而肝硬化 PHG 患者并发急性 GI 出血率为 2%~12%[7-8,12]，大多由重症 PHG 引起（占 90%~95%）[7-8]。口服 NSAIDs 等胃刺激药可诱发更严重出血。

五、临床分级

Baveno Ⅲ 共识[39] 和意大利内镜协会[40] 将 PHG 分为轻度和重度，目前被广泛应用。但也有专家提议分为三级。当 PHG 病变仅显示 MLP 时为轻度，以胃底和胃体最突出，但这并非特异性表现。当 PHG 病变在 MLP 基础上并发分散的直径 <1 mm 的红点及（或）黑棕色斑点和最具特征的红色斑纹征（直径 >2 mm 樱桃红斑），及（或）有活动性出血时为重度[39]。病变更重时可呈现更多上述融合性病灶。近来一项研究显示依照内镜诊断标准，观察者间评判 MLP，红点样损伤和樱桃红斑的可信度高度一致[41]。分级临床重要性在于重症 PHG 患者发生出血或慢性贫血的机会高于轻度 PHG 患者[8,32]。

六、诊断

最简单的 PHG 诊断方法基于内镜典型表现，病变以胃底和胃体最明显。其特征包括典型蛇皮样或 MLP、扁平或鼓肚红斑点或红斑，很像血管扩张[1,23]，或黑褐色斑点。

临床应用胶囊内镜诊断 PHG 敏感度为 74%，特异度为 83%[42]。另有研究采用胶囊内镜检查 119 例患者，其敏感度为 69%，特异度为 99%[43]。然而，胃体诊断准确度显著高于胃底（分别为 100% 和 48%）[43]。研究数据提示胶囊内镜评估门静脉高压性小肠病的效能更佳[44]。

采用 CT 扫描胃壁内层显影增强反映胃充血，进而有助于诊断 PHG。Min 等[45] 发现增强 CT 显示动脉期胃壁灌注缺损征具有较大的诊断 PHG 价值。采用 MRI 测量 57 例 PHT 患者的胃左静脉、食管周围静脉和奇静脉直径。但这些静脉平均直径与那些非 PHG 患者无差异[46]。这些数据提示 PHG 相关影像学诊断技术仍处于探索阶段。

当内镜检查发现活动性出血源自 PHG 黏膜损伤，或这些损伤表面有不移动性血凝块时，或有 PHT 证据，典型胃粘膜损伤，并且全面评估 GI 后没有发现其他出血病灶，可做出 PHG 并发急性出血的诊断[47]。

PHG 最常见出血部位是胃底和胃体[48]。

七、鉴别诊断

很多疾病内镜下的表现与 PHG 类似，其中主要应与胃窦血管扩张症（GAVE）相鉴别[28,49]。临床发现严重 PHT 也可诱发 GAVE，但 PHG 和 GAVE 之间似乎并无直接相关性[50]，尚不清楚 PHT 高至何等程度时才可能促发 GAVE。GAVE 也可见于其他疾病患者，包括慢性肾衰、骨髓移植、自身免疫病和结缔组织病（包括硬皮病、萎缩性胃炎、恶性贫血）[51]。GAVE 特征是内镜见纵向排列的扁平线性红斑从幽门放射至胃窦，与胃黏膜交替分布，形似西瓜，又称为"西瓜胃"[52]。这种红色板条代表黏膜血管扩张。GAVE 与肝脏功能不良有关，并且出血风险较高。GAVE 也可伴有扁平红斑，但常常无 MLP[51]。主要病变损伤位置不同可能有助于鉴别：PHG 常见于头区胃（胃底和胃体），而 GAVE 常见于尾区胃。但这种红斑有时可能融合至全胃，也被称为弥漫性胃血管扩张；此病变很难与重度 PHG 鉴别。另外，GAVE 典型表现为慢性出血和铁缺乏症，是 LC 患者相对不常见的 GI 出血病因[53]。

内镜诊断模糊时，胃黏膜组织学有助于鉴别诊断（无严重凝血病患者胃活检一般安全）。GAVE 发现包括更广泛血管扩张，梭形细胞增生，和纤维蛋白血栓和纤维玻璃样变性，并可导致广泛性出血。与 GAVE 组织学比较，PHG 通常累及较深的黏膜下血管，表现出扩张和不规则的扭曲[53]，因此，采用内镜治疗无效。

临床鉴别 PHG 与 GAVE 具有重要意义，因其治疗对策截然不同。PHG 主要治疗是降低 PHT（NSBB 或 TIPS）；TIPS 预防 GAVE 再出血无效，采用普萘洛尔也缺乏疗效[50,53]。而 GAVE 通常采用内镜热疗，例如激光或氩等离子凝固术（APC）；LT 可最终治愈 GAVE 患者再出血[50]。

由 NSAIDs 或幽门螺杆菌诱发的急性胃炎，内镜下主要表现为 MLP，不伴有大量限于黏膜层的炎细胞浸润[54]。PHG 患者常常并发慢性失血，并伴有缺铁性贫血。确诊前还应排除其他病因导致的缺铁性贫血。其他重要的出血病因包括溃疡和黏膜糜烂，应排除乙醇或 NSAIDs 导致的胃黏膜损伤。但 PHG 典型病变常常局限于胃底和胃体。

八、PHG 自然史

关于 PHG 自然史研究数据很少[7]。LC 及 PHT 严重程度、持续时间显著影响 PHG 预后[8]。轻型 PHG 具有可逆性。PHG 临床重要性在于潜在严重性出血。重度 PHG 患者出血发生率近 60%。有报道随访重度 PHG 患者 5 年累积出血风险为 75%。另有报道轻度和重度 PHG 患者并发轻微或慢性出血者分别为 35% 和 90%，而并发明显出血患者分别为 30% 和 60%[7]。一项超过 300 例 LC 并发 PHG 患者的 2 年随访研究[12]显示：无变化、恶化、改善和病变波动者分别占 29%、23%、23% 和 25%。PHG 患者急性出血发生率为 2.5%，出血相关病死率为 12.5%，慢性出血发生率为 10.8%。

内镜消除 EV 常常诱发 PHG[55]，平均随访这类患者 4 年，PHG 发生率从 30% 升至 80%。仅仅在 EV 消除后发生 PHG 的患者通常并不严重，并且常为暂时性表现。而对于既往已经存在 PHG 患者，消除 EV 后 PHG 出血风险增加[38]。

九、预防 PHG 出血

（一）原发性预防

一项评估 77 例 EVL 后 PHG 发生率的研究[56]，患者被随机分为单一 EVL 组（40 例）或 EVL 联合普萘洛尔组（37 例）；结果显示联合治疗组 PHG 发生率低于单一 EVL 组。另有双盲安慰剂对照交叉试验[57]包括 22 例 PHG 非出血患者每天接受 160 mg 长效普萘洛尔治疗 6 周，9 例患者获得 PHG 分级改善，而安慰剂组 3 例患者改善（40% vs 14%）；对照组 2 例和普萘洛尔组 1 例患者发生急性 GI 出血[57]。Cremers

等[58]对 PHG 患者分别给予安慰剂及普萘洛尔后发现,治疗组与安慰剂组相比内镜下胃黏膜病变明显改善。然而,轻度 PHG 通常不需要原发性预防。但对于轻度 EV 伴轻度 PHG 患者,可考虑应用 NSBB,因为理论上治疗后能够使 PHG 患者获益[13]。对于重度 PHG 无静脉曲张患者应考虑应用 NSBB 预防。然而,这种疗法尚存争议,需要更多研究澄清是否将 NSBB 作为原发性预防 PHG 出血措施。

(二) 继发性预防

普萘洛尔或纳多洛尔治疗 PHG 患者可降低 PVP,减少胃黏膜血流和急性出血复发率,一项随机试验采用普萘洛尔可降低 PHG 患者再出血率[37]。Urrunaga 等[59]对 PHG 患者分别给予安慰剂及普萘洛尔后发现,治疗组再出血发生率明显低于安慰剂组。因此,NSBB 应作为预防 PHG 患者再出血的一线治疗措施[36-37,59]!!!。但对于 PHG 慢性失血患者给予普萘洛尔预防再出血无明显效果[59]。

十、治疗

(一) 慢性出血

应用 NSBB 似乎能够减少继发于 PHG 的慢性出血。有报道 14 例 PHG 患者口服长效普萘洛尔 24～480 mg/d[57],13 例患者 3 天内出血停止。7 例患者应用 2～6 个月后停药;其中 4 例出血复发患者重新应用普萘洛尔后出血停止。一项 RCT 研究 54 例 LC 重度 PHG 并发急性和慢性出血患者;其中 26 例患者采用普萘洛尔(20～160 mg,每天两次)治疗,其剂量调整至患者静息心率下降 25% 或至 55 bpm,28 例患者接受安慰剂对照[37];治疗 12 个月后普萘洛尔组和对照组患者无再出血率分别为 65% 和 38%,治疗 30 个月时分别为 52% 和 7%。NSBB 被证实是唯一治疗有效的药物[37]!!。慢性 PHG 出血通常表现为慢性缺铁性贫血。应给予足量补铁以便维持正常 Hb 水平,优选口服剂型,但部分患者可能需要静脉补铁[13]。推荐补铁联合普萘洛尔。只要患者伴有 PHT 就应持续应用普萘洛尔治疗[47]。对于持续依赖输血治疗的患者(尽管给予 NSBB 治疗),应选择 TIPS 作为救援性治疗措施。

(二) 急性出血

正如所有急性 GI 出血患者那样,需要及早给予全身支持疗法。应强调 PHT 病态下的输血目标是维持 Hb 水平在 70～80 g/L 之间[47]。对于 CTP B 或 C 级 LC 患者,推荐口服或静脉应用喹诺酮类药物(例如,口服诺氟沙星 400 mg,bid,或环丙沙星 500 mg bid 或 200 mg iv bid),或三代头孢菌素类(例如,头孢曲松钠 1 g/d),疗程 7 天 !!。

应强调 NSBB 获得有效血流动力学应答降低 PVP;这是合理治疗选择[58],尽管可能发生快速耐受反应。一项 14 例重度 PHG 并发急性出血患者采用普萘洛尔治疗显示:3 天出血控制率为 93% (13/14)[57]。PHG 并发急性 GI 出血患者静脉推注 100 mg 奥曲肽后维持 25 mg/h 静脉输注,疗程 48 小时似乎有效[60]。此项 RCT 包括 68 例 PHG 并发急性出血患者比较奥曲肽、加压素和奥美拉唑疗效;奥曲肽出血控制率为 100%,而单用奥美拉唑或加压素患者的出血控制率分别为 64% 和 59%[60]。近年来一项 RCT[61]对 PHG 并发急性上消化道出血患者分别给予奥曲肽、加压素及奥美拉唑治疗验证了上述疗效。理论上讲 PPI 能提高胃内 pH 值,促进血小板聚集和纤维蛋白凝块形成,避免血凝块过早溶解,有助于止血和预防再出血。但采用奥美拉唑出血控制率与安慰剂近似,提示胃酸不大可能是出血的主要原因,PPI 在治疗 PHG 中可能并未发挥主要作用。一项随机双盲多中心研究包括 68 例 EVB 和 PHG 患者,评估特利加压素(每 4h 0.2 mg×2 d 或每 4h 1 mg×5 d)疗效[62];结果显示大剂量组(每 4h 1 mg)患者出血控制率较高,并且出血复发率较低[62]。因此,一旦确诊 PHG,并排除了静脉曲张出血,应给予 PHG 特异疗法。瑞巴派特是具有三重生物调节功能的新型胃黏膜保护剂。Han 等[63]发现瑞巴派特治疗 PHG 可明显改善临床症状,促进胃黏膜修复,并降低出血风险。动物实验[21]提示抗氧化剂维生素 E 具有促进胃黏膜修复作用。

PHG 患者大多伴弥漫性胃黏膜出血,内镜疗法一般无效。对于单个或病灶数有限的患者,可给予个性化内镜治疗（APC 或凝固疗法）。研究[23]表明内镜下 APC 对 PHG 并发上消化道出血患者有显著止血效果。

（三）顽固性出血

虽然 APC 具有一定的吸引力，因为它易于实施，但仅仅对于那些病变损害程度有限的患者，目前有不太充分的研究数据支持推荐这种疗法[36]。一项 11 例 PHG 患者评估 APC 疗效的研究显示：至少导致 80% 的受累黏膜出血停止及（或）降低患者 81% 的输血量。应基于个性化原则超选这些患者应用这种疗法。对于 PHG 并发顽固性出血患者给予沙立度胺（一种强力抑制血管发生的药物）治疗是一种新的治疗选择。

对于采用血管活性药物治疗失败的 PHG 顽固性出血患者应考虑救援性治疗，例如 TIPS（第 42 章）或外科分流[36]。对于肝功能代偿良好或那些非 LC 性 PHT 患者应考虑外科分流，因为这些患者外科分流后胃黏膜损伤改善，并且能够减少 LT 患者数[15,64]。对于 NSBB 及（或）内镜治疗失败且仍需输血的 PHG 患者，应考虑 TISP 治疗[15]！但最有效根治 PHG 的方法是 LT。

（四）治疗选择

依照患者临床表现和出血率不同或是否伴有特异性症状推荐治疗意见（图 24-1-1）。这与 PHC 推荐治疗意见类似，虽然 PHC 患者的处理意见典型的更应个性化治疗。

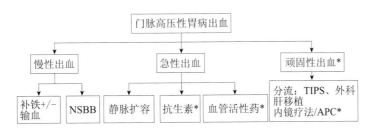

图 24-1-1　推荐治疗 PHG 方法

注：APC：氩等离子凝固术（血管扩张消融）。＊ 基于现有研究数据推荐意见，但仍然需要进一步研究确认

第二节　门静脉高压性结肠病

PHT 诱发的结、直肠黏膜病变与上消化道病变类似。1991 年一项 PHT 相关结肠黏膜血管扩张和直肠静脉曲张（RV）内镜特征的报道[65]，首次描述了门静脉高压性结肠病（PHC）这一术语。PHC 常见于 PHT 患者，虽然其并发出血并不常见。PHC 特征是结肠黏膜红斑，血管损伤包括樱桃红斑，毛细血管扩张；其内镜异常表现包括血管扩张，肛门直肠或结肠静脉曲张，出血，和非特异性炎症病变[66]。

一、流行病学

肝硬化 PHC 患病率为 25%~70%[65-67]。估计 PHC 出血率为 0~9%[68-70]。这种较大差异可能由入组患者选择，研究设计，缺乏清晰的分级系统，内镜观察者间偏差，或内镜检查适应证不同所致。近年来胶囊内镜的推广应用使得临床医师能够清晰地观察到整个消化道病变，并提高了 PHG 和 PHC 发现率[71]。

研究显示 PHC 患者 EV，重度 EV，既往 EVB 史和 RV 流行率显著高于无 PHC 患者。有报道 PHC 与血小板减少[4]、LC 严重程度（CTP 分级）[4]、EV[72]、GV[67,70]、PVP[72-73] 和 SBP[73] 有关。然而，另有研究显示 PHC 或结直肠静脉曲张与 LC 严重程度（CTP 分级）[68,73-74]、PVP[68] 或 GOV[68,70,74] 无相关性。

二、发病机制和病理学

PHC 发病机制仍不太清楚。PHT 似乎发挥重要作用，并且也与 HDC 状态有关[72]。PHT 动物模型[75] 显示结肠黏膜血流和黏膜下静脉数量与对照鼠比较显著增加。有学者认为 iNOS 过度表达及其酶活性增强，进而产生的 NO 增多可能在 PHC 血管和血流动力学病变中发挥作用。

PHC 主要病理学变化是结肠黏膜毛细血管扩张[65]。LC 并发 PHC 及/或 RV 患者结肠标本组织形态学分析显示平均血管直径增粗，平均横断面血管面积增大（与肝硬化无 PHC 及/或 RV 患者比较）。另有研究包括 20 例 LC[65] 伴外观或内镜观察到的直肠出血，缺铁性贫血或结肠息肉患者，采用结肠镜结肠活检显示水肿和毛细血管扩张者占 50%。其余 50% 的患者黏膜固有层淋巴细胞和浆细胞数量轻微增加；另外，4 例血管扩张患者伴有的弥漫性黏膜病变近似慢性结肠炎。一项 55 例肝硬化和 PHT 患者与 25 例对照组患者结肠活检[67]分析显示：PHT 患者的毛细血管壁厚度和直径大于对照组。其他特征包括黏膜固有层水肿，单核细胞浸润和肌性纤维增生。

三、临床表现

PHC 通常无症状；部分患者可能表现出临床慢性隐匿性下消化道出血，导致缺铁性贫血。也有导致大量或急性下消化道出血的报道[65]。一项结肠镜检查 35 例 PHT 患者的研究显示 PHC 流行率为 77%[72]。这类患者大便潜血试验阳性率为 17%，表现为下消化道出血者占 5%。

四、严重程度分级

没有广泛接受的 PHC 患者黏膜病变程度分级系统，使得难以比较不同研究结果。已提议几种分级系统（表 24-2-1）[3-4,72]。最初，PHC 典型血管损伤的组织学标准包括两种类型。一种所谓"早期损害"，以黏膜下血管适度扩张扭曲，薄壁和内皮静脉线纹和小静脉为特征。"晚期损害"指黏膜下静脉和毛细血管进行性显著扩张和扭曲。另一内镜 PHC 分级系统定义为患者黏膜损伤表现为血管扩张，或弥漫性红斑和伴有 3 个或更多下列表现：不规则血管显露、血管扩张、单一红斑和出血[72]。血管扩张定义为众多隆凸静脉直径 >3~6mm，一般分为 3 种类型：1 型，扁平、蜘蛛样血管损害；2 型，扁平或轻微隆起红色损伤斑，其直径 <10 mm，或樱桃红斑样损害；3 型，轻微隆起黏膜下瘤样损害，伴有红色凹陷。不规则血管定义为黏膜下血管盘绕样显露。另有提议三级分法：1 级为结肠黏膜红斑；2 级为黏膜红斑伴有 MLP；3 级为结肠血管损害包括樱桃红斑，毛细血管扩张或血管发育不良样损害。

表 24-2-1　PHC 内镜分类系统

	Yamakado 等[72]	Ito 等[4]	Bini 等[3]
PHC 定义	血管扩张或弥漫性红斑联合 ≥3 个如下表现：不规则血管，血管扩张（静脉≥3mm），单一红斑和出血	血管扩张，红色和蓝色静脉	结肠炎样异常及（或）相关损害
内镜表现	1 型：扁平，羊齿样血管（蜘蛛样）损害 2 型：扁平，轻微隆起红斑直径 <10mm 或樱桃红损害 3 型：轻微隆起的黏膜下瘤样损害伴中心红色凹陷	1 型：单纯血管扩张 2 型：弥漫性血管扩张	1 级：结肠黏膜红斑 2 级：结肠黏膜红斑伴 MLP 3 级：血管损害包括樱桃红斑，毛细血管扩张或血管发育不良样损害

注：PHC：门静脉高压性结肠病

五、诊断

对于肝硬化 PHT 患者出现下消化道出血，应考虑 PHC。诊断 PHC 依赖内镜。在采用结肠镜和上消化道内镜检查的 64 例 LC 患者的研究中，观察到黏膜出现直径<10 mm 扁平或轻微隆起的红色损害，其他黏膜正常诊断为 PHC（表 24-2-1）。也可观察到 RV，表现为黏膜下静脉隆凸，近端扩延至梳状线，突出于直肠腔。这些静脉有别于正常的直肠静脉，因为其粗大而又弯曲（直径至少 3~6 mm）。另一较早的研究描述结肠血管显露性损伤类似于胃樱桃红斑和蜘蛛痣[65]。

六、鉴别诊断

PHC 血管病变有时难以与结肠继发性变性相关发育不良相鉴别。据报道慢性肾功能不全，主动脉狭窄和老年患者常常并发结肠继发性变性，这些损害不但比 PHC 少见，而且较轻，病变范围也更局限[64,72]。其他非炎症和炎症病因导致的出血，例如缺血，辐射性病变和遗传性出血性毛细血管扩张症也应予鉴别[70]。

七、预防

采用 NSBB 或其他药物预防 PHC 患者下消化道原发性和继发性出血的临床试验尚未见报道。因此，尚不清楚最适宜的预防方法。对于同时并发 EV 患者，应用 NSBB 是合理的选择。

八、治疗

治疗 PHC 的循证医学依据有限。至今尚未建立 PHC 标准治疗方法。大多数现行的推荐意见是基于病例报道或较小样本的病例系列报道。理论上 PHC 推荐治疗意见与 PHG 类似（表 24-2-2），虽然 PHC 患者处理意见更应个性化治疗。

表 24-2-2　门静脉高压性胃病和结肠病的特征

特　征	PHG	PHC
内镜特征	MLP 和红斑	MLP 和红斑，有时血管扩张表象
病理学	毛细血管和微小动脉扩张，无炎症	黏膜固有层水肿和毛细血管扩张，淋巴细胞和浆细胞增多
治疗	补铁治疗 输血 降低门静脉压药物	补铁治疗[a] 输血 降低门静脉压药物
救援疗法	TIPS/外科分流 APC 肝移植	TIPS/外科分流 APC 肝移植

注：目前临床实践依照病例和病例系列报道。MLP：马赛克样病变模式

a：仅仅对 PHC 出血患者有不充分数据推荐此疗法

据报道继发于 PHC 的慢性下消化道出血患者采用 NSBB 治疗有效[76]。另有研究证实 PHT 并发 PHC 患者采用 NSBB 治疗能够降低出血风险[3]。一般而言，若有缺铁性贫血证据，应开始补铁治疗。可采用 NSBB 治疗使患者静息心率维持在 50~55 bpm 之间。

对于急性出血患者，血管活性药物，例如奥曲肽或特利加压素可能有效[76]。一旦获得血流动力学稳定推荐应用 NSBB 治疗[76]。PHC 出血患者的病例报道证实奥曲肽（静脉推注 100 mg 后持续静脉输注 25 mg/h）具有降低 HVPG 和止血作用[76]。应用激光凝固疗法治疗 47 例血管发育不良患者（20 例结肠病变患者，虽然报道并未陈述他们是否为特发性，还是与 PHC 有关）[77]，消除血管扩张需要的中位数激光治疗次数为 1～8 次。54 个月保持无出血概率为 61%±9%。47 例患者中有 15 例发生再出血[77]。这些数据凸显 PHC 患者的血管病变常常弥漫，甚至在有效治疗后（例如，激光）仍然存在残留血管损伤相关反复出血风险[76]。

对于内科疗法难以控制的顽固性下消化道出血患者，应选择内镜疗法，TIPS，外科手术也可考虑[78]。TIPS 治疗 PHC 见第 42 章。另有报道[79]显示脾切除、脾肾静脉近端分流术后，源自右结肠为数众多血管病变斑诱发的下消化道出血被控制。

第三节　门静脉高压性小肠病

PHT 患者小肠内镜和组织学研究数据甚少，在理论上与 PHC 类似，小肠静脉充血，使黏膜水肿和脆弱。在一项 37 例 LC 并发 PHT 患者的研究中，胶囊内镜显示黏膜异常者占 67.5%，包括毛细血管扩张或血管增生不良样病变者占 24%，表现红斑者占 62% 和静脉曲张者占 8%[44]。这些发现的临床重要性在于小肠出血的罕见病例。

内镜观察 41 例肝硬化 PHT 患者发现并发门静脉高压性回肠病者占 1/3（伴回肠静脉曲张者占 21%），并且与 PHG 和 PHC 显著相关。RV 占 54%，并且 42% 的患者具有 PHC 特征[80]。

总之，PHG 和 PHC 均能够导致急性及/或慢性 GI 出血。门静脉高压性小肠病罕见出血。他们的发病机制可能类同，但仍然不完全清楚，目前获得的证据提示均与 PHT 有关。PHG、PHC 和门静脉高压性小肠病均由内镜确诊，并且其治疗方案类似。在鉴别诊断困难时给予活检和组织学检查有助于诊断。一般针对临床表现治疗 PHG 和 PHC；对于急性出血，必要时需要静脉输液，静脉应用抗生素和输血稳定血流动力学。一旦患者血流动力学稳定，应尽早采用 NSBB 降低 PHT。对于慢性出血患者，应采用 NSBB 和补铁治疗。顽固性出血患者给临床医师带来严峻挑战，应基于个性化处理原则，最好遵循专家会诊意见。部分患者采用 TIPS 和外科分流可能获益。但最有效地降低 PVP 的方法是 LT。

参考文献

［1］McCormack TT，Sims J，Eyre-Brook I，et al. Gastric lesions in portal hypertension：inflammatory gastritis or congestive gastropathy？Gut，1985，26：1226－1232.

［2］Thuluvath PJ，Yoo HY. Portal hypertensive gastropathy. Am J Gastroenterol，2002，97：2973－2978.

［3］Bini EJ，Lascarides CE，Micale PL，et al. Mucosal abnormalities of the colon in patients with portal hypertension：an endoscopic study. Gastrointest Endosc，2000，52：511－516.

［4］Ito K，Shiraki K，Sakai T，et al. Portal hypertensive colopathy in patients with liver cirrhosis. World J Gastroenterol，2005，11：3127－3130.

［5］Menchén L，Ripoll C，Marín-Jiménez I，et al. Prevalence of portal hypertensive duodenopathy in cirrhosis：clinical and haemodynamic features. Eur J Gastroenterol Hepatol，2006，18：649－653.

［6］Higaki N，Matsui H，Imaoka H，et al. Characteristic endoscopic features of portal hypertensive enteropathy. J Gastroenterol，2008，43：327－331.

［7］ D'Amico G，Montalbano L，Traina M，et al. Natural history of congestive gastropathy in cirrhosis. The Liver Study Group of V. Cervello Hospital. Gastroenterology，1990，99：1558－1564.

［8］ Merli M，Nicolini G，Angeloni S，et al. The natural history of portal hypertensive gastropathy in patients with liver cirrhosis and mild portal hypertension. Am J Gastroenterol，2004，99：1959－1965.

［9］ Iwao T，Toyonaga A，Oho K，et al. Portal-hypertensive gastropathy develops less in patients with cirrhosis and fundal varices. J Hepatol，1997，26：1235－1241.

［10］ Fontana RJ，Sanyal AJ，Mehta S，et al. Portal hypertensive gastropathy in chronic hepatitis C patients with bridging fibrosis and compensated cirrhosis：results from the HALT-C trial. Am J Gastroenterol，2006，101：983－992.

［11］ Sarin SK，Sreenivas DV，Lahoti D，et al. Factors influencing development of portal hypertensive gastropathy in patients with portal hypertension. Gastroenterology，1992，102：994－999.

［12］ Zardi EM，Ghittoni G，MARGIOTTA D，et al. Portal hypertensive gastropathy incirrhotics without varices：a case-control study［J］. Eur J Gastroenterol Hepatol，2015，27（1）：91－96.

［13］ Cubillas R，Rockey DC. Portal hypertensive gastropathy：a review. Liver Int，2010，30：1094－1102.

［14］ Mezawa S，Homma H，Ohta H，et al. Effect of transjugular intrahepatic portosystemic shunt formation on portal hypertensive gastropathy and gastric circulation. Am J Gastroenterol，2001，96：1155－1159.

［15］ Siramolpiwat S. Transjugular intrahepatic portosystemic shunts and portal hypertension-related complications［J］. World J Gastroenterol，2014，20（45）：16996－17010.

［16］ Ohta，M.，Yamaguchi，S.，Gotoh，N.，et al. Pathogenesis of portal hypertensive gastropathy：a clinical and experimental review. Surgery，2002，131（Suppl. ）：165－176.

［17］ Kawanaka H ，Tomikawa M，Jones MK，etal Defective mitogen-activated protein kinase（ERK2）signaling in gastric mucosa of portal hypertensive rats：potential therapeutic implications. Hepatology，2001，34：990－999.

［18］ Gupta R，Sawant P，Parameshwar RV，et al. Gastric mucosal blood flow and hepatic perfusion index in patients with portal hypertensive gastropathy. J Gastroenterol Hepatol，1998，13：921－926.

［19］ Albillos A，Colombato LA，Enriquez R，et al. Sequence of morphological and hemodynamic changes of gastric microvessels in portal hypertension. Gastroenterology，1992，102：2066－2070.

［20］ Migoh S，Hashizume M，Tsugawa K，et al. Role of endothelin-1 in congestive gastropathy in portal hypertensive rats. J Gastroenterol Hepatol，2000，15：142－147.

［21］ Abbas Z，Yakoob J，Usman MW，et al. Effect of Helicobacter pylori and its virulence factors on portal hypertensive gastropathy and interleukin（IL）-8，IL-10，and tumor necrosis factor-alpha levels［J］. Saudi JGastroenterolm，2014，20（2）：120－127.

［22］ Perini RF，Camara PR，Ferraz JG. Pathogenesis of portal hypertensive gastropathy：translating basic research into clinical practice. Nat Clin Pract Gastroenterol Hepatol，2009，6：150－158.

［23］ Casas M，Calvet X，Vergara M，et al. Gastric vascular lesions in cirrhosis：gastropathy and antral vascularectasis［J］. Gastroenterol Hepatol，2015，38（2）：97－107.

［24］ Sememnova TS，Paltseva，Zhigalova SB，et al. Portal hypertensive gastropathy［J］，Arkh Patol，2014，76（6）：64－68.

［25］ Balan KK，Jones AT，Roberts NB，etal The effects of Helicobacter pylori colonization on gastric function and the incidence of portal hypertensive gastropathy in patients with cirrhosis of the liver. Am J Gastroenterol，1996，91：1400－1406.

［26］ Hashizume M，Tanaka K，Mokuchi K. Morphology of gastric microcirculation in cirrhosis. Hepatology，1983，6：1008－1012.

［27］ McCormack TT，Sim J，Eyre-Brook I，et al Gastric lesions in portal hypertension：infl ammatory gastritis or congestive gastropathy？Gut，1985，26：1226－1232.

［28］ Burak, K. W., Lee, S. S., et al. Portal hypertensive gastropathy and gastric antral vascular ectasia（GAVE）syndrome. Gut, 2001, 49：866 – 872.

［29］ Gostout, Ch. J., Viggiano, et al. Acute gastrointestinal bleeding from portal hypertensive gastropathy：prevalence and clinical features. Amer. J. Gastroenterol, 1993, 88：2030 – 2033.

［30］ Panes, J., Pique, J. M., Bordas, J. M., et al. Reduction of gastric hyperemia by glypressin and vasopressin administration in cirrhotic patitents with portal hypertensive gastropathy. Hepatology, 1994, 19：55 – 60.

［31］ Quintero, E., Pique, J. M., Bombi, J. A., et al. Gastric mucosal vascular ectasias causing bleeding in cirrhosis. A distinct entity associated with hypergastrinemia and low serum levels of pepsinogen I. Gastroenterology, 1987, 93：1054 – 1061.

［32］ Stewart, C. A., Sanyal, A. J.. Grading portal gastropathy：validation of a gastropathy scoring system. Amer. J. Gastroenterol, 2003, 98：1758 – 1765.

［33］ Yoo, H. Y., Eustace, J. A., Verma, S., et al. Accuracy and reliability of the endoscopic classification of portal hypertensive gastropathy. Gastrointest. Endosc, 2002, 56：675 – 680.

［34］ Zhou, Y. N., Qiao, L., et al. Comparison of the efficacy of octreotide, vasopressin, and omeprazole in the control of acute bleeding in patients with portal hypertensive gastropathy：a controlled study. J. Gastroenterol. Hepato, 2002, 17：973 – 979.

［35］ deFranchis R, editor. Portal Hypertension II. Proceedings of the Second Baveno International Consensus Workshop on Definitions, Methodology and Therapeutic Strategies. Oxford：Blackwell Science, 1996.

［36］ deFranchis R, Faculty BV. Revising consensus in portal hypertension：report of the Baveno V consensus workshop on methodology of diagnosis and therapy in portal hypertension. J Hepatol, 2010, 53：762 – 768.

［37］ Perez-Ayuso RM, Pique JM, Bosch J, et al. Propranolol in prevention of recurrent bleeding from severe portal hypertensive gastropathy in cirrhosis. Lancet, 1991, 337：1431 – 1434.

［38］ Sarin SK, Shahi HM, Jain M, et al. The natural history of portal hypertensive gastropathy：influence ofvariceal eradication. Am J Gastroenterol, 2000, 95：2888 – 2893.

［39］ deFranchis R. Updating consensus in portal hypertension：report of the Baveno Ⅲ Consensus Workshop on definitions, methodology and therapeutic strategies in portal hypertension. J Hepatol, 2000, 33：846 – 852.

［40］ Canlas K, Dobozi B, LIN S, et al. Using capsule endoscopy to identify GI tract lesions in cirrhotic patients with portal hypertension and chronic anemia［J］. J Clin Gastroenterol, 2008, 42（7）：844 – 848.

［41］ deMacedo GF, Ferreira FG, Ribeiro MA, et al. Reliability in endoscopic diagnosis of portal hypertensive gastropathy. World J Gastrointest Endosc, 2013, 5：323 – 331.

［42］ deFranchis R, Eisen GM, Laine L, et al. Esophageal capsule endoscopy for screening and surveillance of esophageal varices in patients with portal hypertension. Hepatology, 2008, 47：1595 – 1603.

［43］ Aoyama T, Oka S, Aikata H, et al. Is small-bowel capsule endoscopy effective for diagnosis of esophagogastric lesions related to portal hypertension？J Gastroenterol Hepatol, 2013.

［44］ De Palma GD, Rega M, Masone S, et al. Mucosal abnormalities of the small bowel in patients with cirrhosis and portal hypertension：a capsule endoscopy study. Gastrointest Endosc, 2005, 62：529 – 534.

［45］ Min YW, Bae SY, Gwak GY, et al. A clinical predictor of varices and portal hypertensive gastropathy in patients with chronic liver disease［J］. Clin MolHepatol, 2012, 18（2）：178 – 184.

［46］ Erden A, Idilman R, Erden I, et al. Veins around the esophagus and the stomach：do their calibrations provide a diagnostic clue for portal hypertensive gastropathy？Clin Imaging, 2009, 33：22 – 24.

［47］ Ripoll C, Garcia-Tsao G. Management of gastropathy and gastric vascular ectasia in portal hypertension. Clin Liver Dis, 2010, 14：281 – 295.

［48］ Cales P, Pascal JP. Gastroesophageal endoscopic features in cirrhosis：comparison of intracenter and intercenter observer variability. Gastroenterology, 1990, 99：1189.

［49］ Vigneri S, Termini R, Piraino A, et al. The stomach in liver cirrhosis. Endoscopic, morphological, and clinical correlations. Gastroenterology, 1991, 101：472 – 478.

［50］ Spahr L, Villeneuve JP, Dufresne MP, et al. Gastric antral vascular ectasia in cirrhotic patients：absence of relation with portal hypertension. Gut, 1999, 44：739 – 742.

［51］ Gostout CJ, Viggiano TR, Ahlquist DA, et al. The clinical and endoscopic spectrum of the watermelon stomach. J Clin Gastroenterol, 1992, 15：256 – 263.

［52］ Han S, Chaudhary, N, Wassef W, et al. Portal hypertensive gastropathy and gastric antral vascular ectasia ［J］. Curr Opin Gastroenterol, 2015, 31（6）：506 – 512.

［53］ Payen JL, Cales P, Voigt JJ, et al. Severe portal hypertensive gastropathy and antral vascular ectasia are distinct entities in patients with cirrhosis. Gastroenterology, 1995, 108：138 – 144.

［54］ Demacedo GF, Ferreira FG, Ribeiro MA, et al. Reliability in endoscopic diagnosis of portal hypertensivegastropathyy ［J］. World J Gastroinrest Endosc, 2013, 5（7）：323 – 331.

［55］ Viggiano TR, Gostout CJ. Portal hypertensive intestinal vasculopathy. A review of the clinical, endoscopic, and histopathologic features. Am J Gastroenterol, 1992, 87：944 – 954.

［56］ Lo GH, Lai KH, Cheng JS, et al. The effects of endoscopicvariceal ligation and propranolol on portal hypertensive gastropathy：a prospective, controlled trial. Gastrointest Endosc, 2001, 53：579 – 584.

［57］ Hosking SW, Kennedy HJ, Seddon I, et al. The role of propranolol in congestive gastropathy of portal hypertension. Hepatology, 1987, 7：437 – 441.

［58］ Cremers I, Ribeiro S. Management ofvariceal and nonvariceal upper gastrointestinal bleeding in patients with cirrhosis ［J］. Therap Adv Gastroenterol, 2014, 7（5）：206 – 216.

［59］ Urrunaga NH, Rockey DC. Portal hypertensive gastropathy and colopathy ［J］. Clin Liver Dis, 2014, 18（2）：389 – 406.

［60］ Zhou Y, Qiao L, Wu J, et al. Comparison of the efficacy of octreotide, vasopressin, and omeprazole in the control of acute bleeding in patients with portal hypertensive gastropathy：a controlled study. J Gastroenterol Hepatol, 2002, 17：973 – 979.

［61］ Chung WJ. Management of portal hypertensive gastropathy and other bleeding ［J］. Clin MolHepatol, 2014, 20（1）：1 – 5.

［62］ Bruha R, Marecek Z, Spicak J, et al. Double-blind randomized, comparative multicenter study of the effect of terlipressin in the treatment of acute esophageal variceal and/or hypertensive gastropathy bleeding. Hepatogastroenterology, 2002, 49：1161 – 1166.

［63］ Han X, Jiang K, Wang B, et al. Effect ofrebamipide on the premalignant progression of chronic gastritis：a randomized controlled study ［J］. Clin Drug Investig, 2015, 35（10）：665 – 673.

［64］ Soin AS, Acharya SK, Mathur M, et al. Portal hypertensive gastropathy in noncirrhotic patients. The effect of lienorenal shunts. J Clin Gastroenterol, 1998, 26：64 – 67.

［65］ Naveau S, Bedossa P, Poynard T, et al. Portal hypertensive colopathy. A new entity. Dig Dis Sci, 1991, 36：1774 – 1781.

［66］ Kozarek RA, Botoman VA, Bredfeldt JE, et al. Portal colopathy：prospective study of colonoscopy in patients with portal hypertension. Gastroenterology, 1991, 101：1192 – 1197.

［67］ Misra SP, Dwivedi M, Misra V. Prevalence and factors influencing hemorrhoids, anorectal varices, and colopathy in patients with portal hypertension. Endoscopy, 1996, 28：340 – 345.

［68］ Bresci G, Parisi G, Capria A. Clinical relevance of colonic lesions in cirrhotic patients with portal hypertension. Endoscopy, 2006, 38：830 – 835.

［69］ Chen LS, Lin HC, Lee FY, et al. Portal hypertensivecolopathy in patients with cirrhosis. Scand J Gastroenterol 1996；31：490 – 494.

［70］Misra V，Misra SP，Dwivedi M，et al. Colonic mucosa in patients with portal hypertension. J Gastroenterol Hepatol，2003，18：302 – 308.

［71］JEON SR，KIM JO，KIM JB，et al. Portal hypertensive enteropathydiagnoded by capsule endoscopy in cirrhotic patients：a nationwide multicenter study ［J］. Dig Dis Sci，2014，59（5）：1036 – 1041.

［72］Yamakado S，Kanazawa H，Kobayashi M. Portal hypertensive colopathy：endoscopic findings and the relation to portal pressure. Intern Med，1995，34：153 – 157.

［73］Diaz-Sanchez A，Nun˜ez-Martinez O，Gonzalez-Asanza C，et al. Portal hypertensive colopathy is associated with portal hypertension severity in cirrhotic patients. World J Gastroenterol，2009，15：4781 – 4787.

［74］Misra SP，Dwivedi M，Misra V，et al. Colonic changes in patients with cirrhosis and in patients with extrahepatic portal vein obstruction. Endoscopy，2005，37：454 – 459.

［75］Ohta M，Kaviani A，Tarnawski AS，et al. Portal hypertension triggers local activation of inducible nitric oxide synthase gene in colonic mucosa. J Gastrointest Surg，1997，1：229 – 235.

［76］Yoshie K，Fujita Y，Moriya A，et al. Octreotide for severe acute bleeding from portal hypertensive colopathy：a case report. Eur J Gastroenterol Hepatol，2001，13：1111 – 1113.

［77］Naveau S，Aubert A，Poynard T，et al. Long-term results of treatment of vascular malformations of the gastrointestinal tract by neodymium YAG laser photocoagulation. Dig Dis Sci，1990，35：821 – 826.

［78］Ozgediz D，Devine P，Garcia-Aguilar J，et al. Refractory lower gastrointestinal bleeding from portal hypertensive colopathy. J Am Coll Surg，2008，207：613.

［79］Leone N，Debernardi-Venon W，Marzano A，et al. Portal hypertensive colopathy and hemorrhoids in cirrhotic patients. J Hepatol，2000，33：1026 – 1027.

［80］Rana SS，Bhasin DK，Jahagirdar S，etal Is there ileopathy in portal hypertension? J Gastroenterol Hepatol，2006，21：392 – 397.

第二十五章　肝硬化相关免疫功能障碍

肝硬化（LC）免疫系统损伤被称为肝硬化相关免疫功能障碍（CAID）。公认 CAID 是任何病因 LC 的一种并发症，包括免疫缺陷及其介导的全身炎症。免疫缺陷表现为对病原体应答能力不同程度受损，无力保护宿主免受病原微生物感染及疫苗低应答[1-3]。LC 病变过程中的坏死肝细胞及肠渗漏释放致病相关分子，再加上 CAID 患者不断受到各种病原体感染挑战，刺激循环免疫细胞持续活化，使其血清促炎细胞因子水平增加，最终导致全身炎症反应综合征（SIRS）。上述病变过程不断催化稳定型 LC 患者 CAID 表型从"促炎"为主转变为"免疫缺陷"为主，逐步发展为严重失代偿型肝硬化（DC）和多器官衰竭。特别是 LC 晚期呈现快速多变的极端临床事件谱。CAID 最具特征性的变化是易发病原微生物感染，诱导血流动力学紊乱和器官炎症性损伤。

第一节　肝脏免疫功能

肝脏通过两种机制调节稳定全身免疫系统。首先它扮演免疫监测角色，抵御双重血供带来的病原体，从而消除动脉血菌血症和阻止肠源性病原体通过肠肝轴引起的全身性播散[4]。而对肝内非致病性外来物质表现为免疫耐受，维持完美的肝脏功能[5]。第二种机制是肠道来源的淋巴细胞和细胞因子通过门静脉进入肝脏，而肝脏通过合成有效免疫反应必须的可溶性分子调控免疫系统自我平衡[6]。毫无疑问，曾经被称为"淋巴样肝脏"的现代肝脏免疫学是全身免疫功能架构的重要组成部分。

一、肝脏固有免疫监测功能

肝脏是特殊免疫器官，含有独特的固有免疫和适应性免疫细胞群。肝内细胞总数的 20%~40% 并不是肝细胞，其中淋巴细胞占 1/4。肝脏通过定居在肝内的这些不同免疫细胞群发挥抗微生物监测和免疫功能（图 25-1-1）。

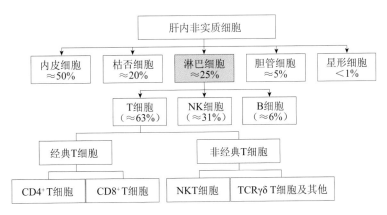

图 25-1-1　肝内非实质细胞

注：NK：自然杀伤细胞；TCR：T 淋巴细胞受体。参照 Racanelli 修改[6]

这些特殊细胞群最大限度的筛除来自全身和肠源性病原体。肝内抗原递呈细胞（APC）至少包括肝巨噬细胞（KC）和肝窦内皮细胞（LSEC）和树突状细胞，但各自表型和功能有显著不同。KC 居留在肝窦，是体内最大的定居型巨噬细胞群（占肝内细胞数量的 10%～15%，占全身巨噬细胞总数的 80%～90%），和 LSEC 一起形成滤网样、带窗孔的肝窦内皮层。KC 与其他器官的巨噬细胞不同，它可捕获血流中的细菌，发挥清除内毒素和递呈抗原的作用，并可存活 1 年以上。LSEC 通过吞噬作用负责清除可溶性大分子和胶体废物，并诱导免疫耐受。尽管 KC 在捕获微生物方面发挥关键作用，但杀伤微生物似乎依赖病原体性质和募集到肝脏的另外免疫细胞[7]。肝内定居有处于"幼稚"状态的树突状细胞群，它们表达低水平的表面 MHC 分子，辅助激活 T 细胞。这些细胞在肝内细胞因子（包括高水平的白介素（IL）-10 和低水平的 IL-12）作用下活化、增殖和扩增子代细胞[8]，并能够高效捕获抗原。

肝内淋巴细胞组成不同于循环血液中的淋巴细胞。每分钟大约体内总血量的 30% 流经肝脏，24 小时持续不断的为肝脏输送大约 10^8 外周血淋巴细胞。这些转移性 T 和 B 淋巴细胞和肝脏固有定居型淋巴细胞分散在整个肝实质和汇管区，使得肝内潜伏着大量富有抗原特异性受体的 T 细胞，他们在适应性免疫反应中发挥重要作用。此外，肝内富含自然杀伤（NK）细胞、NKT 细胞、γδT 细胞、树突状细胞、KC、中性白细胞，他们在肝内施职固有免疫功能（图 25-1-2）。其中 NK 细胞是肝内居住最多的淋巴细胞，通过激活和抑制受体调节其功能，生理状态下主要受抑制信号控制[9]。

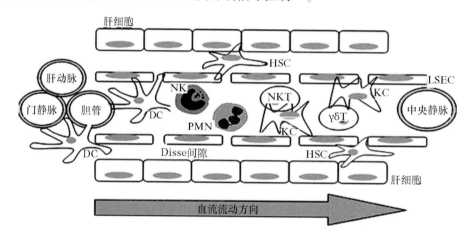

图 25-1-2　肝脏内的免疫细胞

注：肝动脉和门静脉血液通过汇管区流入肝窦，再通过中心静脉流出。肝窦内皮细胞（LSEC）层具有很多窗孔。

汇管区和肝窦具有散在的肝巨噬细胞（KC）、树突状细胞（DCs）、自然杀伤（NK）细胞、自然杀伤性 T（NKT）细胞、

γδT 细胞和中性粒细胞（PMN）。Disse 间隙内含有肝星形细胞（HSC）

研究发现肝脏除了提供局部强力固有免疫外，还是重要的局部和全身适应性免疫反应场所，由 T 细胞介导，在免疫系统稳恒调节方面发挥重要作用。肝脏持续遭受异己和自身抗原的免疫挑战，时常需要识别、并取舍免疫或免疫耐受，通过多种机制调控这种肝内免疫和耐受之间的精细平衡。在特异性抗原挑战肝脏微环境时，通过多种机制维持免疫耐受，促进 CD4[+]T 淋巴细胞的非激活及/或凋亡（表 25-1-1）。

表 25-1-1　肝脏细胞免疫功能调节

	维持免疫耐受[10]
肝脏介导的功能	免疫防御抵抗细菌和病毒致病性[11]
	自身免疫性肝病[12]

肝脏作为免疫场所	激活特异性 T 细胞[13]
	肝内浸润性 T 细胞的效应功能[14]
	通过诱导凋亡清除活化的 T 细胞[15]

二、肝脏与全身免疫系统相关性

源源不断的流经肝脏血液中的 T 细胞渗入肝实质，并且不同 T 细胞亚群被不同种类及其不同浓度的细胞因子激活强化其功能。而全身固有免疫和适应性免疫反应蛋白主要由肝细胞合成，包括补体成分和很多分泌性模式识别受体（PRR）[16]。补体蛋白类在免疫反应调节和效应中发挥重要作用，并且其活化广泛激发调理素、炎症和细胞毒活性。急性期蛋白几乎全部由肝脏合成，肝脏受各种各样的刺激后急性期蛋白水平快速升高；具有止血、杀微生物、噬菌、抗蛋白分解和抗血栓活性，并参与固有免疫反应和控制组织损伤和修复炎症过程。不同的促炎细胞因子（例如 TNFα、IL-6）诱导全身炎症反应（表 25-1-2），严重者可发生典型 SIRS。

表 25-1-2　CAID 表型特征

免疫特性	促炎症反应（早期）	免疫缺陷（晚期）
促炎细胞因子，例如：TNF-α、IL-6、IL-1β	↑↑	↑
抗炎细胞因子，例如：IL-10、TGFβ	↑	↑↑
吞噬作用，例如：树突状细胞	↑	↓
单核细胞/巨噬细胞表达 HLA-DR/共刺激分子	↑	↓
负调控因子表达，例如：IRAK-M	↓	↑

肝细胞表达不同的膜结合或细胞质 PRRs，它可识别不同细菌和病毒分子。这些 PRRs 与其免疫细胞配体相互作用激活产生调节信号，这在细菌感染特殊病例中可促进 NF-κB 活化。这些分子的表达具有低水平刺激肝脏的特性[17]。所有类型肝细胞均表达 toll-样受体 4（TLR4），可能与内毒素摄取和清除有关，并产生促炎和抗炎细胞因子。

第二节　肝硬化免疫功能缺陷机制

肝脏独特的解剖结构与其特殊免疫功能密切相关。源自消化系统的门静脉血使得肝内白细胞、内皮细胞、KC 等免疫细胞持续暴露在细菌或其内毒素攻击下。健康者识别病菌抗原，并且活化免疫细胞，协调激活有效免疫反应抵御病原体。但对于代偿期 LC 进展至失代偿期、再至肝衰竭患者，肝脏功能进行性受损，在病原体相关分子模式（PAMP）和损伤相关分子模式（DAMP）驱导刺激下，其免疫反应调节器和效应器功能严重受损。具体表现为代偿型 LC 患者尚无肠道细菌易位，但肝细胞坏死释放 DAMPs 可激发免疫系统活性，并且产生全身无菌性炎症。LC 损伤了肝脏在全身免疫反应中的自身稳定作用。单核 - 吞噬细胞系统受损使其器官免疫监测功能低下，并且肝脏合成蛋白，固有免疫和免疫识别功能障碍，削弱吞噬细胞杀菌能力（图 25-2-1）。

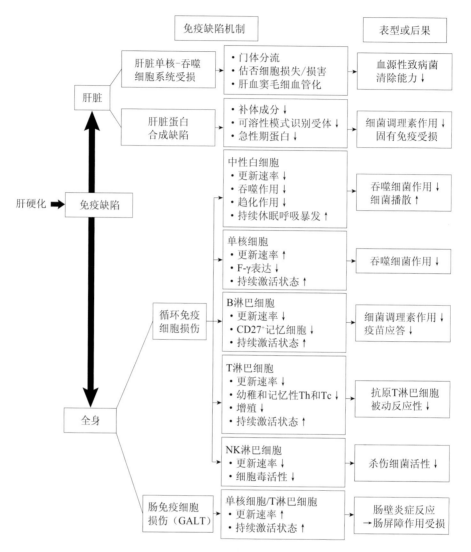

图 25-2-1 LC 诱导免疫功能缺陷[18]

肠道菌群指寄居在全肠腔的所有微生物群落，成年人肠道细菌通常约为 10 万亿数量级，种类达 300～500 种[19]，其构成复杂，且时刻动态变化。DC 患者可发生持续而又明显的细菌及其产物移位，例如，内毒素，进一步驱动激活免疫系统，使得血清促炎细胞因子水平增加，并且抗原强力激活免疫细胞。动物实验提示肠源性细菌 PAMPs 或其抗原可诱导 pANCAs 免疫反应。"促炎" CAID 表型主要表现为持续性 PAMPs 信号应答和负反馈机制（例如 IL-10、IRAK-M、GSK3b）。另外，"稳定型" DC 可发生进行性免疫缺陷，这是肝脏损失免疫监测功能，免疫细胞功能受损（例如吞噬作用）等不同机制导致的结果。终末期 LC 处于持久性 PAMPs 压力下，免疫反应疲惫，最终使固有免疫和适应性免疫反应受损，使 CAID 表型转换为以"免疫缺陷"为主表型。这就是 LC 患者免疫系统受到细菌侵袭时的获得性免疫缺陷表型状态（图 25-2-1）。

一、肝脏免疫监测功能受损

肝脏免疫监测功能受单核 - 吞噬细胞系统的影响，因肝窦纤维化或毛细血管化，间隔纤维化伴有门体分流和 KC 消亡或损害而受损[4]。这种结构紊乱使得清除血液中细菌和内毒素的能力减弱，导致菌血症，转移性器官感染，并持续刺激免疫系统。LC 患者单核 - 吞噬细胞系统趋化性、吞噬作用和中性粒细胞杀伤细胞内微生物功能活性受损[20]。这种被削弱的免疫功能伴有严峻的细菌感染风险，LC 患者比非

LC 患者更易发展为具有临床意义的感染，不管到达血流的细菌源自何处，菌血症事件拖延的时间更长，并且极易导致难以控制的败血症，驱动患者病死率上升[21]。研究显示 LC 患者的生存率和发生菌血症和SBP 的危险性与这些患者网状内皮系统功能障碍程度直接相关[22-23]。

LC 患者合成固有免疫蛋白和 PRR 功能受损，吞噬细胞杀菌能力减弱。由于肝脏具有极大的功能储备，这些血清蛋白水平降低在晚期 LC 和腹水形成后才变得明显，一旦出现腹水，其细菌感染的易感性增加。这即与调理素活性减弱有关，也是血清和腹水 C3、C4 和 CH_{50} 含量减少的结果[24-25]。肝脏合成 PRR 相关防御功能也突出显示在 LC 患者基因多态性，表现为血清相关活性分子水平降低，细菌感染风险增加[26-27]。

LC 肝脏结构体系破坏及其合成蛋白能力下降。单核 - 吞噬细胞系统，合成固有免疫蛋白和 PRR 受损使肝脏免疫监测功能不全。此外，LC 影响循环和肠道免疫细胞功能。因此，LC 引起肝脏、全身细胞免疫和可溶性免疫反应物质全面异常的结果是整体免疫缺陷[18]。

二、循环免疫细胞损伤

LC 伴有全身免疫细胞功能不全。迄今为止报道的这些异常免疫细胞如下。

（一）中性粒细胞

除了因脾脏阻留导致数量减少外，大多数报道是细菌吞噬功能受损[28-31]。导致杀灭病原微生物能力减弱。中性粒细胞通过微血管内皮细胞黏附力和跨内皮迁移力减弱也显示感染灶趋化作用受损[30,32]。

（二）单核细胞

LC 循环单核细胞数量、亚型分布和功能改变。LC 与单核细胞增多症有关[33-34]。无论何病因 LC，虽然单核细胞增多，但吞噬细胞活性受损[34-35]。

（三）有报道 LC 患者的 B 淋巴细胞更新速率减慢，并且外周血绝对计数常常减少[36-39]

LC 显著影响其 B 淋巴细胞免疫功能，其中最显著变化是记忆 B 细胞功能障碍。特别是 LC 导致CD27[+]记忆 B 细胞损失，显示对 CD40/TLR9 低应答活性[39]。

（四）T 淋巴细胞

近来发现 LC 患者的 T 细胞受损，常见 T 细胞减少，并且影响 Th 和细胞毒性 T 细胞（Tc）功能[35,40-42]。幼稚 T 细胞的消减比记忆 T 细胞更显著，无论病因如何，早期 LC 患者的上述病变已经很明显[35,43-44]。这是因为：①胸腺加速老化和萎缩严重影响新生幼稚 T 细胞发育和增殖，②脾脏阻留和细胞消耗（细菌易位驱导 T 细胞活化和凋亡增加），记忆 T 细胞亚群减少，③代偿性外周增生受损[43]。

（五）LC 患者循环 NK 细胞缺陷，并且对细胞因子刺激反应性减弱[45]

这些现象在肝内表现得也很明显[46]。近来研究显示 DC 患者可并发"免疫麻痹"。其定义为单核细胞HLA-DR 表达降低导致内毒素刺激的致炎细胞因子表达异常。CTP C 级 LC 患者单核细胞下调表达 HLA-DR。内毒素血症促进 LC 患者形成免疫麻痹[47]。

三、肠相关淋巴组织（GALT）损伤

严重影响 LC 患者免疫功能的还有 GALT 损伤。GALT 构成防御病原体和抗原从肠道进入体循环的第一道防线。GALT 分散在肠壁黏膜固有层和黏膜上皮各处的淋巴滤泡-Peyer 斑（图 25-2-2）和肠系膜淋巴结（MLN），其效应一是消灭侵袭细菌（大量潜伏在肠内），防御这些细菌突破 GALT 防线；二是为长期免疫功能产生大量"记忆"淋巴细胞，并具有诱导免疫和耐受双重作用。LC 患者肠壁通透性增加的部分原因是 PHT 导致的肠黏膜下层显著水肿和炎症，使肠上皮细胞层完整性受损，促发肠渗漏。肠蠕动性降低易于肠细菌过度生长和微生态失调，宿主肠道微生态稳定性遭到破坏，表现为肠道细菌负荷增加。革兰阴性杆菌的过度生长已经在 LC 患者的空肠菌群中被证实[48]。使本来受损的 GALT 面临持续性致病菌易

位挑战，再加上肠和全身免疫防御功能受损[49-51]，这3种相关肠屏障防御机制遭破坏的结果是肠源性细菌及其产物屏障通过率增加[35,52]，这是晚期 LC 的显著特征。近年来研究[53]亦显示肠源性细菌及其代谢产物可到达肝脏。

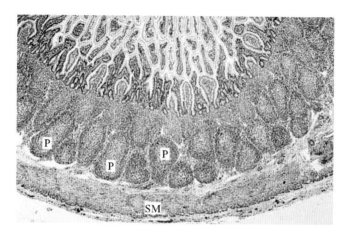

图 25-2-2　回肠壁集合淋巴滤泡-Peyer 斑（P）组织结构
注：SM：黏膜下层（20×），（源自：Elaine N et al. Human Anatomy and Physiology. seventh edition）

LC 动物模型显示 GALT 单核细胞，DCs 和 T 淋巴细胞活化数量增加[54-57]。这些活化细胞进而导致黏膜固有层，黏膜上皮和 MLN 促炎/抗炎细胞因子表达增加，及肠 DCs 的吞噬作用增强[54-56]。口服非吸收抗生素 SID 治疗 LC 可降低肠固有层和 MLN 活化免疫细胞的数量[54-57]。这支持肠炎、肠细菌的致病作用。

LC 并发肠炎和 MLN 炎症的最重要临床意义在于可能诱导全身性炎症。伴随着 LC 进展，肠道越发成为激活免疫细胞和促炎细胞因子、激发全身炎症的主要源动力[35,54]。另外，持续性肠壁炎症可能使肠屏障作用永久性障碍。这易使肠道免疫细胞增加表达促炎细胞因子（例如 TNFα、IFNγ、IL-6），破坏上皮细胞紧密连接，从而更有利于细菌及其产物易位，进而产生恶性循环。一项最近关于 DC 研究显示：患者十二指肠固有层活化吞噬细胞增加与肠通透性增加有关，并且肠壁紧密连接蛋白表达异常，表现为肠道屏障作用遭到破坏[58]。除了肠免疫细胞受损外，一些慢性肝损伤试验模型显示肠缺乏表达抗微生物肽，例如：α-防御素类和 RegⅢ蛋白。维持肠微生态 - 宿主动态平衡需要这些肽类，其缺乏易于诱发肠微生态失调和细菌易位[59-60]。

第三节　肝硬化诱导全身炎症机制

CAID 显著特征是获得性免疫缺陷和全身炎症。而全身炎症起因于免疫细胞持续性应激，促炎细胞因子表达增加，其血清水平显著升高，且上调表达细胞活化标志物（表 25-3-1）。

一、全身性炎症的证据

驱动 LC 体内循环免疫细胞活化因素见表 25-3-1。试验性和 LC 患者研究均证实：持续激活循环免疫细胞促进血清主要促炎细胞因子（例如 TNFα 及其可溶性受体Ⅰ和Ⅱ、IL-1b、IL-6、IFNc、IL-17、ICAM-1 和 VCAM-1）水平升高[35,54,61-67]。特别是单核细胞是 LC 循环 TNFα 的主要来源[35]。全身炎症反应的严重程度与肝硬化 CTP 评分相平行[64,66-70]，特别是 LC 并发张力性腹水患者[35,54,71]。应强调最终生物学表达血清细胞因子水平依赖促细胞因子与其抑制因子之间的平衡。

表 25-3-1　支持 LC 持续性全身炎症的证据

证　　　　据	发表文献
中性粒细胞呼吸暴发	[30]
激活/共刺激循环免疫系统细胞（例如：CD11b 中性粒细胞，HLA-DR 或 CD80/86 APC，CD134 T 细胞，损失 CD62L 或 CD45RC T 细胞）表面抗原的表达增加	[32,55-57]
循环免疫细胞（单核细胞，T 细胞，B 细胞）表达促炎细胞因子（TNFα，IFNγ，IL-17）增加	[35,54,61,72]
血清促炎细胞因子（TNFα，IL-1β，IL-6，IL-17，IL-18，IFNγ）或其受体（sTNFRI，IL1sRI，IL1Ra，sCD14，Fas-R）水平增加	[35,61,64-67]
血清急性期反应物（LBP，CRP）水平增加	[35]
血清内皮细胞活化分子水平升高（ICAM-1，VCAM-1，VEGF，硝酸盐/亚硝酸盐类）	[35,65-66,73]

二、全身炎症病因病理机制

失代偿型肝硬化（DC）患者常常伴有轻或中等程度的慢性全身炎症，这是由于肠道微生态质和量的变化，肠黏膜屏障受损，上皮通透性增加和肠免疫功能受损，使得肠腔细菌产物持续易位至血循环，刺激、并活化全身免疫细胞的结果[74]。PAMP 来自肠源性细菌，而 DAMP 源自患者组织损伤，固有免疫细胞表达 PRR。值得注意的是不但肝脏细菌，而且 PAMP（包括 LPS，脂肽，鞭毛蛋白和细菌 DNA）间断性或持续性流入肝 – 内脏循环促进全身炎症反应[71,75-77]。LC 患者对细菌和 PAMP 的免疫识别发生在局部 GALT 和 MLN 和外周血液[54,56,78]。此外，已经在 GALT 和 MLN 活化的免疫细胞也可进入血循环，并促进全身炎症反应[54,56]。

PRR 触发转录反应导致基因表达，合成很多种促炎和抗炎细胞因子、炎症趋化因子、细胞黏附分子，诱导细胞反应和抑制其反应的免疫受体，驱动适应性免疫反应（表 25-3-1）。PRR 介导免疫细胞活化反应的进一步结果是强化吞噬细胞活性[30]，血管内皮细胞损伤[35,65-66,73,78]，肝细胞合成急性期蛋白[35,63,66,79]，白细胞趋化至炎症部位，以肝脏为主的全身白细胞活化（图 25-3-1）等。LC 腹水患者的固有免疫细胞上调表达 PRR[80-81]。

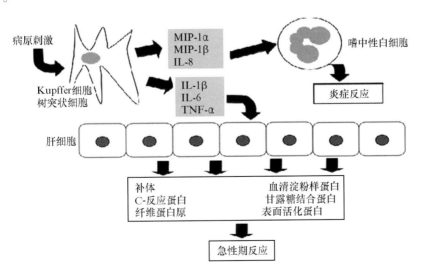

图 25-3-1　病原体激发肝脏固有免疫反应

注：MIP：巨噬细胞炎性蛋白

　　LC 坏死肝细胞释放 DAMPs 和无菌微粒也可引发炎症反应[82]。根据 LC 患者肝脏大小及其损伤程度，推测任何病因导致 LC 坏死肝细胞释放的大量 DAMPs 渗透至血液循环，并且激活免疫细胞。在 LC 发生前期，尚未发生严重性细菌易位时就已经存在全身炎症，虽然轻微[56,71,83]。

　　研究发现肠源性细菌和 PAMP 激发 LC 免疫细胞活性和炎症发病机制：①与细菌易位替代标志物有关的外周血活化单核细胞，Th 细胞和记忆 B 细胞，例如，LC 腹水患者血清脂多糖结合蛋白（LBP）或 sCD14 水平增加[35,71]；②B 淋巴细胞对病原体应答克隆扩增受限；③口服抗生素选择性肠净化（SID）有助于抑制肠道需氧菌及肠源性细菌易位，可使试验模型和 LC 腹水患者活化的循环免疫细胞扩增，并且使得 MLN 和血液中促炎细胞因子表达减少[35,71]。

　　LC 全身炎症机制可概要总结为：肠壁渗透性增加易使细菌和 PAMP 刺激宿主免疫细胞，肝细胞坏死释放 DAMP。并且激活宿主 PRR，例如 TLR 和 NLRs，其受体活化导致免疫细胞表面分子表达（细胞因子受体，黏附分子）和细胞因子（促炎和抗炎淋巴因子和单核细胞激活素），炎症趋化因子和生长因子释放，并增补另外的炎性细胞。肝硬化 GALT，PRR 依赖性激活 MLN 和外周免疫细胞。促炎细胞因子表达增加（其血清水平升高）是炎症的反映。诚然，健康成人肝脏具有调节全身炎症反应能力，但 LC 患者的这种调节功能非常虚弱。GALT 和 MLN 中被激活的免疫细胞进入外周血，进一步引起炎症反应的全身性扩散。伴随着全身炎症，来自肠渗漏 PAMPs 持续刺激免疫细胞促进了免疫功能缺陷，同时 DAMPs 导致肝损伤。

　　正如其他炎症性病变一样，细胞因子和固有免疫路径遗传多态性可导致 LC 患者不同免疫应答和细菌感染易感性。研究显示编码 PRR 基因变异，与 LC 肠道及全身免疫反应和细菌感染具有良好相关性。特别是 NOD2 和 TLR2 变异损伤宿主固有免疫防御机制，导致 LC 并发 SBP 易感性增强和病死率增加[84-88]。

第四节　肝硬化并发 CAID 临床意义

一、肝硬化并发 CAID 相关免疫缺陷表型

　　免疫系统对抗原及/或活化信号的应答特征是免疫细胞被激活、增殖，并分泌细胞因子和抗体。环境和病因特点也影响免疫反应调节，促进炎症反应。

　　LC 患者动态免疫反应模式清晰的表现为 CAID。实际上 LC 免疫功能紊乱依照其病期（代偿型 LC、DC、ACLF）、肝损伤程度、环境刺激和持续波动性细菌易位诱导而发生变化。

　　"稳定型" DC 患者免疫系统面临不同类型和强度的源自肠道 PAMP 频繁挑战。在这种背景下，免疫系统展现出以 "促炎" 为主表型，伴有抗原激活免疫细胞高表达，并且强化产生血清促炎和抗炎细胞因子。持续刺激免疫细胞，存在这种无限制的促炎表型，直至发生 LC 自然史中的晚期事件："内毒素耐受"。持续暴露在低水平内毒素下的单核细胞，接受内毒素挑战时呈现无反应渡越状态[89]。LC 并发 ACLF 患者则易发免疫瘫痪，极易并发败血症。这种 CAID 表型被定义为 HLA-DR 单核细胞表达缺陷，单核细胞对 LPS 刺激无力产生 TNFα，T 细胞产生 IFN-γ 减少，并且大量释放炎症和抗炎细胞因子（例如 IL-10）[90-93]。重要的是这种 CAID 表型与患者病死率增加有关，主要是因为细菌感染[90-92]。因此，与 "稳定型" DC 患者不同，ACLF 患者主要呈现 "免疫缺陷" 型 CAID 表型。终末期 LC 患者伴有严重肠细菌易位，LPS 持续刺激患者的免疫系统。迫使终末期 LC 患者仅仅呈现非常虚弱的免疫反应。这时 SID 能够改善患者存活率[94]。

总之，CAID 表型是 LC 病程中的可逆性极端动态事件，在持续 PAMP 挑战下，伴随着疾病恶化至终末期，免疫应答模式从"促炎"为主逐渐转换为以免疫缺陷占优势。

二、LC 并发全身炎症

另一 CAID 特征是全身炎症，起源于外周组织活化的免疫细胞及（或）产生的可溶性因子（例如促炎细胞因子）源源不断的渗透入血循环，促进 LC 病情恶化。在 CAID 中，免疫缺陷和全身炎症偶联构成 LC 病理生理学基础。LC 并发 CAID 的临床谱包括对细菌感染应答不良，细菌感染易感性升高，多器官炎症损伤和病死率上升。在 LC 病程中由细菌诱导事件的临床表现包括全身慢性和特异性器官损伤和间断性发作的急性损伤（慢加急性损伤）[95-96]。研究证实相关 CAID 细胞和分子病变越严重，严重性细菌感染风险越高[71,97-98]。特别是细菌与宿主免疫系统相互作用导致相关血清分子水平升高（例如 LBP 或 IgA 类抗中性粒细胞胞质抗体），LC 腹水患者细菌感染风险更高[97-98]。一些可溶性免疫介质，例如 TNFR-I 和黏附分子 ICAM-1 水平，与 LC 患者的预后不良有关[63-64,67]。其他 CAID 表现还有对疫苗的非保护性应答（弱应答）[2-3,99]。

研究显示 LC 患者促炎细胞因子水平升高调整其血管张力，强力例证了 LC 最具特征性的全身炎症。这些促炎细胞因子通过过度产生 NO 加重内脏和全身血管扩张[100]。重症 LC 患者内脏和外周血管扩张更严重，特别是并发严重腹水和细菌易位患者呈现最严重的全身炎症[71,101]。胆汁性 LC 鼠 SID 显示 NO 和血浆肾素活性降低；并且 SID 也缓解 LC 患者的外周血管扩张、腹水和血清 LBP 水平，这均支持肠源性细菌诱导 CAID 促进 LC 血流动力学紊乱[71,78,102]。

总之，LC 进展过程中并发的全身炎症和免疫系统应答受损互联作用导致 CAID。在 LC 代偿期，应激和组织损伤产生的 DAMP 主要源自坏死肝细胞和活化的循环免疫细胞。伴随着 LC 进展，患者肝脏结构和组织细胞及其功能进行性损伤。接连不断的这些事件削弱了肝脏免疫监测功能，局部单核-吞噬细胞系统和全身性吞噬细胞吞噬细菌作用均遭到损伤。DC 患者肠源性细菌易位的高发率和肠渗漏，PAMP 进一步激活免疫系统，并且加重全身炎症。持续性 PAMP 压力下诱发反复不断的免疫应答，使得以"促炎"为主的 CAID 表型转换为以"免疫缺陷"为特征的严重型 DC，并伴有肝外器官衰竭。CAID 在 LC 严重临床表现中发挥关键作用，包括细菌感染，血流动力学紊乱和器官炎症性损伤，这就显露出潜在治疗 LC 靶点。通过检测不同病期 LC 患者吞噬细胞，细胞毒性和调节性免疫细胞活性/无反应性，和血清循环细胞因子水平有助于临床发现并评估 CAID 严重程度，但当前准确评定 CAID 仍然具有临床挑战性。

参考文献

［1］Jalan R，Fernandez J，Wiest R，et al. Bacterial infections in cirrhosis：a position statement based on the EASL Special Conference 2013. J Hepatol，2014，60：1310-1324.

［2］Keeffe EB，Iwarson S，McMahon BJ，et al. Safety and immunogenicity of hepatitis A vaccine in patients with chronic liver disease. Hepatology，1998，27：881-886.

［3］Keeffe EB，Krause DS. Hepatitis B vaccination of patients with chronic liver disease. Liver Transpl Surg 1998；4：437-439.

［4］Jenne CN，Kubes P. Immune surveillance by the liver. Nat Immunol，2013，14：996-1006.

［5］Thomson AW，Knolle PA. Antigen-presenting cell function in the tolerogenic liver environment. Nat Rev Immunol，2010，10：753-766.

［6］Racanelli V，Rehermann B. The liver as an immunological organ. Hepatology，2006，43：S54-62.

［7］Gregory SH，Sagnimeni AJ，Wing EJ. Bacteria in the bloodstream are trapped in the liver and killed by immigrating neutrophils. J Immunol，1996，157：2514-2520.

［8］ Pillarisetty VG，Shah AB，Miller G，et al. Liver dendritic cells are less immunogenic than spleen dendritic cells because of differences in subtype composition. J Immunol，2004，172：1009 - 1017.

［9］ Lalor PF，Shields P，Grant A，et al. Recruitment of lymphocytes to the human liver. Immunol Cell Biol，2002，80：52 - 64.

［10］ Cantor HM，Dumont AE. Hepatic suppression of sensitization to antigen absorbed into the portal system. Nature，1967，215：744 - 745.

［11］ Rehermann B，Nascimbeni M. Immunology of hepatitis B virus and hepatitis C virus infection. Nat Rev Immunol，2005，5：215 - 229.

［12］ Kita H，Mackay IR，Van De Water J，et al. The lymphoid liver：considerations on pathways to autoimmune injury. Gastroenterology，2001，120：1485 - 1501.

［13］ Bertolino P，Bowen DG，McCaughan GW. Fazekas De St Groth B. Antigen-specific primary activation of CD8 T cells within the liver. J Immunol，2001，166：5430 - 5438.

［14］ Guidotti LG，Rochford R，Chung J，et al. Viral clearance without destruction of infected cells during acute HBV infection. Science，1999，284：825 - 829.

［15］ Liu ZX，Govindarajan S，Okamoto S，et al. Fas-mediated apoptosis causes elimination of virus-specific cytotoxic T cells in the virus-infected liver. J Immunol，2001，166：3035 - 3041.

［16］ Gao B，Jeong WI，Tian Z. Liver：an organ with predominant innate immunity. Hepatology，2008，47：729 - 736.

［17］ Crispe IN. The liver as a lymphoid organ. Annu Rev Immunol，2009，27：147 - 163.

［18］ Agustín Albillos，et al. Cirrhosis-associated immune dysfunction：Distinctive features and clinical relevance.［J］ Hepatology，2014，61：1385 - 1396.

［19］ Everard A，Belzer C，Geurts L，et al. Cross-talk betweenakkermansia muciniphila and intestinal epithelium controls diet-induced obesity. Proc Natl Acad Sei USA，2013，110：9066 - 9071.

［20］ Frances R，Benlloch S，Zapater P，et al. A sequential study of serum bacterial DNA in patients with advanced cirrhosis and ascites. Hepatology，2004，39：484 - 491.

［21］ Rimola A，Soto R，Bory F，et al. Reticuloendothelial system phagocytic activity in cirrhosis and its relation to bacterial infections and prognosis. Hepatology，1984，4：53 - 58.

［22］ Coant N，Simon-Rudler M，Gustot T，et al. Glycogen synthase kinase 3 involvement in the excessive proinflammatory response to LPS in patients with decompensated cirrhosis. J Hepatol，2011，55：784 - 793.

［23］ Bolognesi M，Merkel C，Bianco S，et al. Clinical significance of the evaluation of hepatic reticuloendothelial removal capacity in patients with cirrhosis. Hepatology，1994，19：628 - 634.

［24］ Runyon BA，Morrissey RL，Hoefs JC，et al. Opsonic activity of human ascitic fluid：a potentially important protective mechanism against spontaneous bacterial peritonitis. Hepatology，1985，5：634 - 637.

［25］ Runyon BA. Patients with deficient ascitic fluid opsonic activity are predisposed to spontaneous bacterial peritonitis. Hepatology，1988，8：632 - 635.

［26］ Bouwman LH，Roos A，Terpstra OT，et al. Mannose binding lectin gene polymorphisms confer a major risk for severe infections after liver transplantation. Gastroenterology，2005，129：408 - 414.

［27］ Altorjay I，Vitalis Z，Tornai I，et al. Mannose-binding lectin deficiency confers risk for bacterial infections in a large Hungarian cohort of patients with liver cirrhosis. J Hepatol，2010，53：484 - 491.

［28］ Rajkovic IA，Williams R. Abnormalities of neutrophil phagocytosis，intracellular killing and metabolic activity in alcoholic cirrhosis and hepatitis. Hepatology，1986，6：252 - 262.

［29］ Fiuza C，Salcedo M，Clemente G，et al. In vivo neutrophil dysfunction in cirrhotic patients with advanced liver disease. J Infect Dis，2000，182：526 - 533.

［30］ Tritto G，Bechlis Z，Stadlbauer V，et al. Evidence of neutrophil functional defect despite inflammation in stable cirrhosis. J Hepatol, 2011, 55：574-581.

［31］ Ono Y, Watanabe T, Matsumoto K, et al. Opsonophagocytic dysfunction in patients with liver cirrhosis and low responses to tumor necrosis factor-a and lipopolysaccharide in patients' blood. J Infect Chemother, 2004, 10：200-207.

［32］ Fiuza C, Salcedo M, Clemente G, et al. Granulocyte colony-stimulating factor improves deficient in vitro neutrophil transendothelial migration in patients with advanced liver disease. Clin Diagn Lab Immunol, 2002, 9：433-439.

［33］ Zimmermann HW, Seidler S, Nattermann J, et al. Functional contribution of elevated circulating and hepatic non-classical CD14CD16 monocytes to inflammation and human liver fibrosis. PLoS One, 2010, 5：11049.

［34］ Seidler S, Zimmermann HW, Weiskirchen R, et al. Elevated circulating soluble interleukin-2 receptor in patients with chronic liver diseases is associated with non-classical monocytes. BMC Gastroenterol, 2012, 12：38.

［35］ Albillos A, Hera Ad Ade L, Reyes E, et al. Tumour necrosis factor-alpha expression by activated monocytes and altered T-cell homeostasis in ascitic alcoholic cirrhosis：amelioration with norfloxacin. JHepatol 2004；40：624-631.

［36］ Cook RT, Waldschmidt TJ, Cook BL, et al. Loss of the CD5 + and CD45RAhi B cell subsets in alcoholics. Clin Exp Immunol, 1996, 103：304-310.

［37］ Laso FJ, Madruga JI, Lopez A, et al. Distribution of peripheral blood lymphoid subsets in alcoholic liver cirrhosis：influence of ethanol intake. Alcohol Clin Exp Res, 1996, 20：1564-1568.

［38］ Massonnet B, Delwail A, Ayrault JM, et al. Increased immunoglobulin A in alcoholic liver cirrhosis：exploring the response of B cells to Toll-like receptor 9 activation. Clin Exp Immunol, 2009, 158：115-124.

［39］ Doi H, Iyer TK, Carpenter E, et al. Dysfunctional B-cell activation in cirrhosis resulting from hepatitis C infection associated with disappearance of CD27-positive B-cell population. Hepatology, 2012, 55：709-719.

［40］ Perrin D, Bignon JD, Beaujard E, et al. Populations of circulating T lymphocytes in patients with alcoholic cirrhosis. Gastroenterol Clin Biol, 1984, 8：907-910.

［41］ Morita K, Fukuda Y, Nakano I, et al. Peripheral lymphocyte subsets vary with stage of hepatitis C virus-associated liver disease. Hepatogastroenterology, 2005, 52：1803-1808.

［42］ McGovern BH, Golan Y, Lopez M, et al. The impact of cirrhosis on CD$_4$ + T cell counts in HIV-seronegative patients. Clin Infect Dis, 2007, 44：431-437.

［43］ Lario M, Munoz L, Ubeda M, et al. Defective thymopoiesis and poor peripheral homeostatic replenishment of T-helper cells cause T-cell lymphopenia in cirrhosis. J Hepatol, 2013, 59：723-730.

［44］ Yonkers NL, Sieg S, Rodriguez B, et al. Reduced naive CD4 T cell numbers and impaired induction of CD27 in response to T cell receptor stimulation reflect a state of immune activation in chronic hepatitis C virus infection. J Infect Dis, 2011, 203：635-645.

［45］ Laso FJ, Madruga JI, Giron JA, et al. Decreased natural killer cytotoxic activity in chronic alcoholism is associated with alcohol liver disease but not active ethanol consumption. Hepatology, 1997, 25：1096-1100.

［46］ Tian Z, Chen Y, Gao B. Natural killer cells in liver disease. Hepatology, 2013, 57：1654-1662.

［47］ Lin CY, Tsai IF, Ho YP, etal Endotoxemia contributes to the immune paralysis in patients with cirrhosis. JHepatol, 2007, 46：816-826.

［48］ Casafont Morencos F, de las Heras Castaño G, Martín Ramos L, et al. Small bowel bacterial overgrowth in patients with alcoholic cirrhosis. Dig Dis Sci, 1995, 40：1252-1256.

［49］ Perez-Paramo MP, Muñoz J, Albillos A et al. Effect of propranolol on the factors promoting bacterial translocation in cirrhotic rats with ascites. Hepatology, 2000, 31：43-48.

［50］ Petrasek J, Bala S, Csak T, et al. IL-1 receptor antagonist ameliorates inflammasome-dependent alcoholic steatohepatitis in mice. J Clin Invest, 2012, 122：3476-3489.

［51］ Wiest R, Lawson M, Geuking M. Pathological bacterial translocation in liver cirrhosis. J Hepatol, 2014, 60：197-209.

[52] Wiest R, Das S, Cadelina G, et al. Bacterial translocation in cirrhotic rats stimulates eNOS-derived NO production and impairs mesenteric vascular contractility. J Clin Invest, 1999, 104: 1223 – 1233.

[53] Schnabl B, Brenner DA. Interactions between the intestinal microbiome and liver diseases [J]. Gastroenterology, 2014, 146 (6): 1513 – 1524.

[54] Munoz L, Albillos A, Nieto M, et al. Mesenteric Th1 polarization and monocyte TNF-alpha production: first steps to systemic inflammation in rats with cirrhosis. Hepatology, 2005, 42: 411 – 419.

[55] Munoz L, Borrero MJ, Ubeda M, et al. Interaction between intestinal dendritic cells and bacteria translocated from the gut in rats with cirrhosis. Hepatology, 2012, 56: 1861 – 1869.

[56] Ubeda M, Munoz L, Borrero MJ, et al. Critical role of the liver in the induction of systemic inflammation in rats with preascitic cirrhosis. Hepatology, 2010, 52: 2086 – 2095.

[57] Muz L, Borrero MJ, Ubeda M, et al. Commensal gut flora drives the expansion of proinflammatory T cells in the small intestinal mucosa in rats with CCl4 cirrhosis. Hepatology, 2013, 58: 985A.

[58] Du Plessis J, Vanheel H, Janssen CE, et al. Activated intestinal macrophages in patients with cirrhosis release NO and IL-6 that may disrupt intestinal barrier function. J Hepatol, 2013, 58: 1125 – 1132.

[59] Teltschik Z, Wiest R, Beisner J, et al. Intestinal bacterial translocation in rats with cirrhosis is related to compromised Paneth cell antimicrobial host defense. Hepatology, 2012, 55: 1154 – 1163.

[60] Yan AW, Fouts DE, Brandl J, et al. Enteric dysbiosis associated with a mouse model of alcoholic liver disease. Hepatology, 2011, 53: 96 – 105.

[61] Lemmers A, Moreno C, Gustot T, et al. The interleukin-17 pathway is involved in human alcoholic liver disease. Hepatology, 2009, 49: 646 – 657.

[62] Ludwiczek O, Vannier E, Moschen A, et al. Impaired counter-regulation of interleukin-1 by the soluble IL-1 receptor type II in patients with chronic liver disease. Scand J Gastroenterol, 2008, 43: 1360 – 1365.

[63] Giron-Gonzalez JA, Martinez-Sierra C, Rodriguez-Ramos C, et al. Adhesion molecules as a prognostic marker of liver cirrhosis. Scand J Gastroenterol, 2005, 40: 217 – 224.

[64] Trebicka J, Krag A, Gansweid S, et al. Soluble TNF-alpha-receptors I are prognostic markers in TIPS-treated patients with cirrhosis and portal hypertension. PLoS One, 2013, 8: 83341.

[65] Buck M, Garcia-Tsao G, Groszmann RJ, et al. Novel inflammatory biomarkers of portal pressure in compensated cirrhosis patients. Hepatology, 2014, 59: 1052 – 1059.

[66] Wiese S, Mortensen C, Gotze JP, et al. Cardiac and proinflammatory markers predict prognosis in cirrhosis. Liver Int, 2013, 34: 19 – 30.

[67] Grunhage F, Rezori B, Neef M, et al. Elevated soluble tumor necrosis factor receptor 75 concentrations identify patients with liver cirrhosis at risk of death. Clin Gastroenterol Hepatol, 2008, 6: 1255 – 1262.

[68] Giron-Gonzalez JA, Martinez-Sierra C, Rodriguez-Ramos C, et al. Implication of inflammation-related cytokines in the natural history of liver cirrhosis. Liver Int, 2004, 24: 437 – 445.

[69] Tilg H, Vogel W, Wiedermann CJ, et al. Circulating interleukin-1 and tumor necrosis factor antagonists in liver disease. Hepatology, 1993, 18: 1132 – 1138.

[70] Eriksson AS, Gretzer C, Wallerstedt S. Elevation of cytokines in peritoneal fluid and blood in patients with liver cirrhosis. Hepatogastroenterology, 2004, 51: 505 – 509.

[71] Albillos A, de la Hera A, Gonzalez M, et al. Increased lipopolysaccharide binding protein in cirrhotic patients with marked immune and hemodynamic derangement. Hepatology, 2003, 37: 208 – 217.

[72] Sun HQ, Zhang JY, Zhang H, et al. Increased Th17 cells contribute to disease progression in patients with HBV-associated liver cirrhosis. J ViralHepat, 2012, 19: 396 – 403.

［73］ Genesca J，Marti R，Gonzalez A，et al. Soluble interleukin-6 receptor levels in liver cirrhosis. Am J Gastroenterol，1999，94：3074－3075.

［74］ Bernardi M，Moreau R，Angeli P，et al. Mechanisms of decompensation and organ failure in cirrhosis：from peripheral arterial vasodilation to systemic inflammation hypothesis. Journal of Hepatology，2015，63：1272－1284.

［75］ Campillo B，Bories PN，Benvenuti C，et al. Serum and urinary nitrate levels in liver cirrhosis：endotoxemia，renal function and hyperdynamic circulation. J Hepatol，1996，25：707－714.

［76］ Lin RS，Lee FY，Lee SD，et al. Endotoxemia in patients with chronic liver diseases：relationship to severity of liver diseases，presence of esophageal varices，andhyperdynamic circulation. J Hepatol，1995，22：165－172.

［77］ Gonzalez-Navajas JM，Bellot P，Frances R，et al. Presence of bacterial-DNA in cirrhosis identifies a subgroup of patients with marked inflammatory response not related to endotoxin. J Hepatol，2008，48：61－67.

［78］ Tazi KA，Moreau R，Herve P，et al. Norfloxacin reduces aortic NO synthases and proinflammatory cytokine upregulation in cirrhotic rats：role of Akt signaling. Gastroenterology，2005，129：303－314.

［79］ Zhang W，Yue B，Wang GQ，et al. Serum and ascites levels of macrophage migration inhibitory factor，TNF-alpha and IL-6 in patients with chronic virus hepatitis B and hepatitis cirrhosis. HepatobiliaryPancreat Dis Int，2002，1：577－580.

［80］ Riordan SM，Skinner N，Nagree A，et al. Peripheral blood mononuclear cell expression of toll-like receptors and relation to cytokine levels in cirrhosis. Hepatology，2003，37：1154－1164.

［81］ Manigold T，Bocker U，Hanck C，et al. Differential expression of toll-like receptors 2 and 4 in patients with liver cirrhosis. Eur J Gastroenterol Hepatol，2003，15：275－282.

［82］ Kubes P，Mehal WZ. Sterile inflammation in the liver. Gastroenterology，2012，143：1158－1172.

［83］ Tilg H，Wilmer A，Vogel W，et al. Serum levels of cytokines in chronic liver diseases. Gastroenterology，1992，103：264－274.

［84］ Appenrodt B，Grunhage F，Gentemann MG，et al. Nucleotide-binding oligomerization domain containing 2（NOD2）variants are genetic risk factors for death and spontaneous bacterial peritonitis in liver cirrhosis. Hepatology，2010，51：1327－1333.

［85］ Bruns T，Peter J，Reuken PA，et al. NOD2 gene variants are a risk factor for culture-positive spontaneous bacterial peritonitis and monomicrobial bacterascites in cirrhosis. Liver Int，2012，32：223－230.

［86］ Reiberger T，Ferlitsch A，Payer BA，et al. Non-selective betablocker therapy decreases intestinal permeability and serum levels of LBP and IL-6 in patients with cirrhosis. J Hepatol 2013，58：911－921.

［87］ Nischalke HD，Berger C，Aldenhoff K，et al. Toll-like receptor（TLR）2 promoter and intron 2 polymorphisms are associated with increased risk for spontaneous bacterial peritonitis in liver cirrhosis. J Hepatol，2011，55：1010.

［88］ Bruns T，Reuken PA，Fischer J，et al. Further evidence for the relevance of TLR2 gene variants in spontaneous bacterial peritonitis. J Hepatol，2012，56：1207－1208.

［89］ Biswas SK，Lopez-Collazo E. Endotoxin tolerance：new mechanisms，molecules and clinical significance. Trends Immunol，2009，30：475－487.

［90］ Wasmuth HE，Kunz D，Yagmur E，et al. Patients with acute on chronic liver failure display "sepsislike" immune paralysis. J Hepatol，2005，42：195－201.

［91］ Berres ML，Schnyder B，Yagmur E，et al. Longitudinal monocyte human leukocyte antigen-DR expression is a prognostic marker in critically ill patients with decompensated liver cirrhosis. Liver Int，2009，29：536－543.

［92］ Berry PA，Antoniades CG，Carey I，et al. Severity of the compensatory anti-inflammatory response determined by monocyte HLA-DR expression may assist outcome prediction in cirrhosis. Intensive Care Med，2011，37：453－460.

［93］ Xing T，Li L，Cao H，et al. Altered immune function of monocytes in different stages of patients with acute on chronic liver failure. Clin Exp Immunol，2007，47：184－188.

［94］ Fernandez J，Ruiz del Arbol L，Gomez C，et al. Norfloxacin vs ceftriaxone in the prophylaxis of infections in patients with advanced cirrhosis and hemorrhage. Gastroenterology, 2006, 131：1049 – 1056.

［95］ Arvaniti V, D'Amico G, Fede G, et al. Infections in patients with cirrhosis increase mortality four-fold and should be used in determining prognosis. Gastroenterology, 2010, 139：1246 – 1256.

［96］ Moreau R, Jalan R, Gines P, et al CANONIC Study Investigators of the EASL-CLIF Consortium. Acute-on-chronic liver failure is a distinct syndrome that develops in patients with acute decompensation of cirrhosis. Gastroenterology, 2013, 144：1426 – 1437.

［97］ Albillos A, de-la-Hera A, Alvarez-Mon M. Serum lipopolysaccharide-binding protein prediction of severe bacterial infection in cirrhotic patients with ascites. Lancet, 2004, 363：1608 – 1610.

［98］ Papp M, Sipeki N, Vitalis Z, et al. High prevalence of IgA class anti-neutrophil cytoplasmic antibodies (ANCA) is associated with increased risk of bacterial infection in patients with cirrhosis. J Hepatol, 2013, 59：457 – 466.

［99］ McCashland TM, Preheim LC, Gentry MJ. Pneumococcal vaccine response in cirrhosis and liver transplantation. J Infect Dis, 2000, 181：757 – 760.

［100］ Iwakiri Y, Groszmann RJ. The hyperdynamic circulation of chronic liver diseases：from the patient to the molecule. Hepatology, 2006, 43：S121 – 131.

［101］ Bellot P, Garcia-Pagan JC, Frances R, et al. Bacterial DNA translocation is associated with systemic circulatory abnormalities and intrahepatic endothelial dysfunction in patients with cirrhosis. Hepatology, 2010, 52：2044 – 2052.

［102］ Rasaratnam B, Kaye D, Jennings G, The effect of selective intestinal decontamination on the hyperdynamic circulatory state in cirrhosis. A randomized trial. Ann Intern Med, 2003, 139：186 – 193.

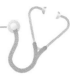

第二十六章　肝硬化并发感染

晚期肝硬化（LC）特征是免疫功能障碍（CAID）相关免疫缺陷和全身炎症综合征，使患者严重感染易感性增加（第25章）。最常见的感染是自发性细菌性腹膜炎（SBP）（25%），尿道感染（UTI）（20%），肺炎（15%）和菌血症（12%），部分患者可进展为败血症或感染性休克[1]。SBP是LC腹水患者的一种常见而又严重并发症。虽然近年来防治SBP技术进展使患者预后明显改善，但细菌感染相关病死率仍然很高。特别是反复细菌感染后存活率很低，因此，一旦LC患者感染恢复，应评估LT。

第一节　感染危险因素及常见感染类型

LC并发感染主要危险因素包括肝功能严重受损，肠屏障功能减退后通透性增强，肠微生态失调，肠细菌过度生长（IBO）和CAID。LC患者常遭受诊疗技术操作损伤其天然防御屏障，增加细菌感染风险，例如静脉注射或导尿管插入和气管插管。研究显示LC患者侵入性操作相关革兰阳性菌（GPB）感染率增加[2]。内镜硬化疗法治疗食管静脉曲张出血（EVB），特别是急症内镜硬化治疗与菌血症有关，其发生率为5%~30%[3]。采用其他侵入性操作技术，例如，诊疗性穿刺，EVL，经皮乙醇注射或经导管动脉栓塞，可能伴有较低感染风险，菌血症常为暂时现象。因此，并不支持这些操作采用抗生素预防感染。但为了降低LC患者医院内感染，临床上应尽量避免实施泌尿道和中心静脉插管。

美国学者[4]发现海产品相关嗜盐弧菌败血症是LC最常见感染死亡原因。主要发生在食用生牡蛎后（LC伴有铁超负荷患者似乎增强这种细菌致病性）脓毒性休克快速进展，病死率较高；多西环素是治疗的选择。临床医师需要告知LC患者食用生海鲜相关风险，特别是牡蛎。

晚期LC患者易发菌血症，严重感染和败血症，并可导致MOF和死亡[1,5-6]。住院LC患者细菌感染发生率30%~35%，公认超过半数LC并发细菌感染患者伴有胃肠道出血[7-8]；而普通住院患者医院内感染发生率仅为5%~7%。有学者[2,9]长期观察LC患者发现常见感染类型如下：自发性感染（腹腔、胸腔、菌血症）32%，UTI为19%~24%，肺炎及上呼吸道感染14%~16%，继发性菌血症8%~12%，蜂窝织炎6%~13%，继发性腹膜炎1%~3%，其他感染4%~12%。

第二节　自发性细菌性腹膜炎

SBP是在缺乏腹腔内感染病灶背景下发生的一种威胁生命的腹水感染[10-11]。

一、流行病学

所有LC腹水患者均伴有SBP风险，其发病率为25%[12]；门诊LC患者SBP流行率1.5%~3.5%[13]；

LC 腹水住院患者 SBP 发病率 10%~30%[14]。腹水总蛋白 <10 g/L 患者 SBP 发病率 >40%。但 SBP 主要发生在晚期 LC 患者，CTP C 级 LC 患者发生率近 70%[12]。胃肠道出血、腹水蛋白浓度较低、严重肝功能障碍和既往 SBP 史与 SBP 风险增加有关。

二、病原学

LC 患者最常见的感染微生物总结在表 26-2-1 和表 26-2-2。估计 70% 的 SBP 感染菌由胃肠道正常寄生的需氧菌易位性感染导致[15]。革兰阴性菌（GNB）占感染菌的 60%~80%。近年来 GPB 感染有显著增加趋势[16]。厌氧菌感染率 <5%[17]。而儿童 LC 并发 SBP 致病菌最常见肺炎链球菌；其他常见菌包括大肠杆菌，肺炎克雷伯菌属和金黄色葡萄球菌，脑膜炎球菌。

表 26-2-1　LC 并发自发性菌血症或 SBP 患者感染细菌种类[18]

细菌种类	自发性菌血症（%）	自发性细菌性腹膜炎（%）
革兰阴性杆菌	57	77
葡萄球菌	19	1
肺炎链球菌	10	9
其他链球菌	7	8
粪肠球菌	0	2
厌氧菌	6	1
其他细菌	1	2

表 26-2-2　SBP 患者（n =1063）腹水培养细菌结果[19-21]

细菌种类	病例数（n）	（%）	细菌种类	病例数（n）	（%）
革兰阴性杆菌	721	67.8	革兰阳性球菌	289	27.2
大肠杆菌	478	44.9	肺炎链球菌	80	7.5
克雷伯菌属	117	11.0	其他链球菌	126	11.8
其他	124	11.6	肠球菌属	42	3.9
			葡萄球菌属	37	3.5
			厌氧菌	40	3.7

在所有 SBP 患者中，超过 90% 的患者是单株细菌感染。社区获得性感染（以 GNB 为主）和医院获得性感染（以 GPB 为主）之间的细菌感染流行病学不同[2]。应重点指出，SBP 病原菌因基础疾病和地区而不同，在临床实践中应具体参照当地 SBP 致病菌流行病学数据。

三、SBP 促发因素

促发 SBP 的因素总结在表 26-2-3。其中腹水中发挥抗菌作用的关键物质（例如调理素类和补体水平降低）促发 SBP[22]。回顾性研究[23]提示应用质子泵抑制剂（PPI）可能促发肠内细菌过度生长和易位，与 LC 患者 SBP 发生有关；但最新前瞻性、多中心临床研究[24]并未确认应用 PPI 与发生 SBP 的相关性。

表 26-2-3 LC 腹水患者 SBP 易发因素

1. 肝病严重程度：TBil > 54.7μmol/L，血小板计数（PLT） < 98×10⁹/L
2. 胃肠出血和应用血管活性药物?
3. 腹水总蛋白水平降低（< 10g/L）及（或）C3 水平降低（< 130mg/L）
4. 泌尿道感染
5. 肠道细菌过度生长
6. 医源性因素：留置导尿管和静脉插管及/或收住 ICU
7. 既往 SBP 发作史

腹水蛋白水平 < 10g/L 和 > 10g/L 患者的 SBP 发生率分别为 15% 和 2%[25]。有研究显示腹水蛋白水平，PLT 和 TBil 水平是预测 SBP 最有用的指标[26]。

四、临床表现

显症 SBP 患者占 80%~90%；其中发热和腹痛占 2/3。腹部压痛患者 < 50%。然而，明确指出部分 SBP 患者可能无症状很重要[13]，或仅仅表现为轻微，非特异性腹部不适（无任何 SBP 提示性症状和体征）。

五、实验室诊断

确诊 SBP 应基于腹水实验室检查结果。

（一）诊断性腹腔穿刺术

LC 患者无论何时出现以下任何症状和体征均应诊断性腹腔穿刺，以确认是否存在 SBP。

1. 所有住院 LC 腹水患者。

2. LC 腹水患者无明显诱因临床病情恶化，例如：①腹痛、呕吐、腹泻、肠梗阻或反跳痛；②全身感染体征，例如发热，多形核中性白细胞（PMNs）增多、减少或感染性休克；③HE 或肾功能损害[11]。

3. 所有 LC 新发腹水患者。

（二）腹水细胞学分析

腹腔感染的炎症反应导致腹水 PMNs 增多。以 PMNs 250/mm³ 作为诊断 SBP 临界值敏感性最高，虽然将 500/mm³ 作为临界值诊断特异度最高[6,11,27]。

白细胞酯酶试验可立刻检测到腹水 PMNs 升高，因此，可采用该酶试纸条快速诊断感染性腹水；此技术有希望实现床边快诊 SBP[28-29]。有研究认为这种试纸条检测阴性结果可排除 SBP[30]。但使用该酶的尿试纸条诊断 SBP 尚有争议，它在 SBP 诊断中的作用很小[31]，这是因为其敏感性较低和假阴性率较高，特别是 PMNs 较低患者[13]。

（三）细菌培养及药敏

将腹水床边接种入血培养瓶中优于实验室延迟接种。2~10 ml 腹水培养可检测到 80%~93% 的致病菌。但即使采用血培养瓶培养腹水亦常阴性，因此，它并非诊断 SBP 的必须指标，但它对于指导抗生素治疗很重要！！！。在应用抗生素治疗前，所有疑诊 SBP 患者均应进行血培养及药敏！！！。基于基质辅助激光解离 - 时间飞行质谱技术的直接药敏试验被认为有助于耐药细菌和药物敏感性的早期检测，可更好地指导临床选择抗菌药物，从而更有效的控制感染、减少耐药菌株的出现[32]。尽管该技术尚存不足，但必将成为未来重要的研究方向。

（四）实时 PCR

针对腹水中可能存在的多种病原体，采用实时 PCR 检测腹水细菌和真菌 DNA 序列是早期识别病原体的新方法，整个过程 <6 小时。其检测肝硬化腹水细菌 DNA 的敏感度和特异度分别为 100% 和 91.5%[33]。

（五）基于腹水 PMNs 和培养结果诊断分类（表 26-2-4）

1. 培养阳性 PMN 性腹水　典型 SBP 诊断是腹水培养阳性及（或）腹水 PMNs >250/mm^3（250×10^6/L），无腹腔内感染源和其他导致腹水 PMNs 升高的原因，例如出血，胰腺炎，腹腔结核或癌扩散[11]。

2. 培养阴性 PMN 性腹水　腹水 PMNs >250/mm^3（250×10^6/L）、培养结果阴性[11,34]。研究发现腹水培养阴性和培养阳性患者的短期结局类似，病死率为 16%~50%[11,35]。因此，培养阴性 PMN 性腹水认为是一种真正感染，应积极治疗。但也有一些数据提示培养阴性 PMN 性腹水可自发消退，其病情严重程度可能轻于培养阳性 PMN 性腹水。

3. 单株菌性腹水　腹水培养出一种细菌，但腹水 PMNs <250×10^6/L[11]。部分患者的细菌性腹水是腹腔外感染菌移位至腹水引起的继发性感染。常伴全身感染症状和体征。另有患者可能是细菌自发性腹水定居，多无临床症状，也可出现轻微腹痛或发热。无症状细菌性腹水可能为短暂和自发可逆性腹水感染，而症状性细菌型腹水可能为初始 SBP[11]。

4. PMNs 增高多株菌性腹水　腹水培养出多种病原菌、伴 PMNs >250×10^6/L 患者。多由诊断性腹腔穿刺不慎穿透肠腔或腹腔内器官穿孔或炎症引起，被称为继发性细菌性腹膜炎。这类患者大多有局限性腹部症状或体征，腹水 PMNs 很高及/或腹水蛋白高含量，或初始治疗应答不良[10]。

表 26-2-4　腹水感染分类

感染类型	腹水 PMNs/mm^3	腹水培养结果
典型 SBP	≥250（250×10^6/L）	常为单株菌阳性
单株菌性腹水	<250（250×10^6/L）	单株菌阳性
培养阴性 PMN 性腹水	≥250（250×10^6/L）	阴性
继发性细菌性腹膜炎	≥250（250×10^6/L）	常为多株菌阳性
多株菌性腹水	<250（250×10^6/L）	多株菌阳性
自发性腹腔积脓	≥250（250×10^6/L）	单株菌阳性

注：PMNs：多形核中性粒细胞

六、鉴别诊断

SBP 临床表现与继发性腹膜炎非常类似。但 SBP 发生率比继发性腹膜炎高十倍。继发性腹膜炎仅占感染性腹水的 3%，其病因包括阑尾炎、憩室炎、消化性溃疡和胆囊穿孔。其中最重要是肠穿孔，甚至部分患者肠穿孔后，因腹水将脏壁层腹膜分隔开，使得患者可能缺乏腹膜炎症状和体征。典型继发性细菌性腹膜炎几乎总是多种细菌感染，而 SBP 为单株菌感染。若腹水 PMNs 数 >5000×10^6/L 和腹水革兰染色或培养发现多株菌支持继发性腹膜炎诊断。然而，大多数继发性腹膜炎患者腹水 PMNs 数在 SBP 范围内。对于疑似患者，应给予消化道腹部 CT 检查，以探寻腹腔内感染源证据。若这些检查结果阴性，但仍然疑诊继发性腹膜炎时，应在实施抗生素治疗 48 小时后重复腹腔穿刺鉴定 PMNs 数是否降低。治疗 48 小时后 PMNs 数下降有助于继发性腹膜炎诊断，虽然并非绝对。超过 2/3 的继发性细菌性腹膜炎患者至少伴有下列各项中的两项：腹水葡萄糖水平降低（ < 50 mg/dl），LDH 水平升高（高于血清），和总蛋白 > 10 g/L[10]。然而，这些试验的特异度和敏感性研究数据很有限。腹水 ALP 水平 > 240U/L 和癌胚抗原水平 > 5 ng/ml 进一步支持继发性腹膜炎诊断。

中性粒细胞性腹水也可见于一些腹膜癌扩散，胰源性腹水或结核性腹膜炎患者。然而，在这种情况下，腹水 PMNs < 50%。腹水涂片和培养检测分枝杆菌敏感度分别为 0 和 50%。腹水腺苷脱氨酶水平升高有助于结核性腹膜炎诊断，但对于 PHT 患者此项试验敏感性较低。

七、SBP 治疗

因为 SBP 病死率很高（ > 50%，而继发性腹膜炎为 80%），早诊断、早治疗十分重要。对于腹水 PMN > 250/mm^3（ 250×10^6/L）患者，无需等待培养结果即可给予抗生素治疗[11,13]。

培养阴性 PMN 性腹水患者，和那些有症状 PMN 不增高单株菌腹水患者（腹腔穿刺时有症状患者更易诊 SBP），应采用典型 SBP 同样治疗方法。

因为 PMN 不增高单株菌性腹水患者自发性转为无菌性腹水的概率占 62%～86%，特别是无症状患者可警惕性观察。但对于腹水 PMNs 处于临界值 250/mm^3 患者，应实施经验性抗生素治疗，并完成抗生素全疗程，甚至对培养结果阴性患者。经验性治疗应覆盖所有可能导致 SBP 的微生物，并且无不良反应。近十多年来的研究一致认为应优选第三代头孢菌素类（能够覆盖腹水分离菌种的 95%）。头孢噻肟钠已经在 SBP 患者中进行了广泛性治疗观察，因为其抗菌谱覆盖大多数致病菌，并且治疗过程中腹水药物浓度较高[36-39]。患者治疗后获得的感染消退率高达 77%～98%。其剂量 4 g/d 与 8 g/d 疗效类似[37]。但近年来头孢噻肟钠治疗失败率高达 29%～44%，特别是那些院内感染患者，归因于病原菌耐药或原发不敏感。有推荐应用头孢曲松钠，1～2 克静脉注射（重症患者可应用 4 克），每 24 小时一次或联合 β-内酰胺/β-内酰胺酶抑制剂（例如氨苄西林/舒巴坦，2 克静脉注射，每 6 小时一次）[40]，特别是社区获得性 SBP 患者。也可选择阿莫西林/克拉维酸，初始静脉给药，然后口服，其疗效和病死率与头孢噻肟钠类似[36]，且价廉；然而，仅有一项小样本比较研究，此结果仍需大样本试验确认。新近一项前瞻性研究比较诺氟沙星和利福昔明预防性治疗 SBP 的效果，发现两种药物联合治疗效果和安全性优于单药治疗[41]。口服氧氟沙星治疗无并发症 SBP、无肾衰、HE、胃肠道出血、肠梗阻或休克患者获得的结果与静脉注射头孢噻肟钠类似[38]。然而，这些药物抗链球菌活性较弱，不应作为显症 SBP 患者的一线治疗选择，特别是采用诺氟沙星长期预防 SBP 的患者也不应采用氧氟沙星治疗。近年来研究显示医院获得性 SBP 感染的携带 β 内酰胺酶细菌对头孢菌素类抗生素耐药发生率高达 41%[42]，其影响因素包括上消化道出血、糖尿病、既往头孢菌素用药史和院内感染等；对此类患者应采用碳青霉烯类单药或联合糖肽类抗生素治疗，三代头孢菌素应限于社区获得性感染[42-43]。

因为慢性肝病患者伴有的高危肾毒性，不应采用氨基糖苷类抗生素。目前，不推荐单一应用氨曲南治疗 SBP，因为此抗生素仅对革兰阴性杆菌有效。

对应用抗生素治疗 2 日后无临床改善患者推荐重复腹腔穿刺。若患者未能降低治疗前腹水 PMNs 基线值的 25%，多提示治疗失败[10-11]。此时应警惕耐药菌感染，需要依照药敏结果或根据临床经验或可能存在的"继发性腹膜炎"调整抗生素治疗方案。但若患者获得良好临床应答，重复腹腔穿刺并不必要。常规使用一种抗生素抗厌氧菌，例如甲硝唑或替硝唑并不妥当，仅对培养证实的厌氧菌感染患者才选择此药。治疗后腹水 PMNs < 250/mm^3（ 250×10^6/L）和腹水培养无细菌生长（若诊断时阳性）可证实 SBP 消

退！！！。采用抗生素治疗 SBP 患者成功消退率近 90%。

对于 LC 并发 SBP 合并骨质疏松患者，推荐足量补充维生素 D，这是因为维生素 D 除了在骨代谢平衡中发挥关键作用外，越来越多的证据表明维生素 D 在各种自身免疫病和肝病中的非骨骼方面的作用，包括重要的免疫调节效应、参与抵抗 SBP 的基本步骤，活化维生素 D 在局部促进感染免疫应答[44]。另外营养支持治疗和积极治疗原发病及其他并发症均有助于增加抗生素为主治疗方案的疗效。但 SBP 的最有效治疗方法是 LT[45]。

八、SBP 相关肾衰的防控

应注意晚期 LC 并发 SBP 患者易快速诱发循环功能恶化、肝衰竭、肝性脑病（HE）和 1 型 HRS[39,46-47]。约 1/3 的 SBP 患者并发肾损伤[46]，由患者循环功能突然恶化（包括血管张力和心脏功能）诱发，显著激活促炎和血管活性系统也参与介导肾衰这一可怕事件的发生。而全身血管阻力大体上仍未变化，可能是因为血管收缩系统惊人代偿活性的结果，CO 显著下降是心脏变时性功能不全和心肌收缩力减弱的后果（第 33 章）。这些事件最终导致 ECBV 和动脉压下降，极有可能诱发肾脏和其他器官血流灌注减少。这种肾损伤常累进性恶化，不论感染消退与否，并且是住院高病死率的一个独立预测因子[46]，因为 42% 的并发此并发症的患者将会死亡，而未发生肾损伤的患者病死率仅为 7%[46]。单独采用抗生素治疗的 SBP 患者 HRS 发生率约为 30%，其生存率较差。

静脉输注人血白蛋白（Ha）可增加 ECBV 和肾灌注，使肾损害发生率和患者病死率降低。静脉输注 Ha（而不是羟乙基淀粉）能够改善 SBP 患者的循环功能障碍[48]。唯有 Ha 分子的非胶体性质能够解释血浆容量扩张参数和其他血流动力学效应。实际上，静脉输注 Ha 后可观察到全身血管阻力显著增加（但静脉输注羟乙基淀粉后无此现象发生），同时循环 von Willebrand 相关抗原，Ⅷ因子和一氧化氮代谢产物水平显著下降，表明 Ha 抵消了内皮激活物作用[48]。此外，心搏指数的改善支持 Ha 对心脏功能的直接效应[48]。

首次临床对照试验评价了 Ha 治疗肝硬化和 SBP 患者（联合应用抗生素）的疗效显示肾衰和住院及 3 个月病死率显著降低[39]。在更详细的报道中，126 例患者被随机分为确诊时接受 Ha 1.5 g/kg、第 3 日 1g/kg 联合头孢噻肟钠或单用头孢噻肟钠。虽然两组感染消退率类似，但头孢噻肟钠联合 Ha 组和单一头孢噻肟钠组肾损伤发生率分别为 10% 和 33%。发生肾损伤的基线独立预测因素包括胆红素（TBil）、肌酐和单用头孢噻肟钠治疗。证实 SBP 患者并发肾损伤是强力预测患者预后不良的因素，头孢噻肟钠组住院病死率为 29%，3 个月内的病死率为 41%。联合 Ha 治疗后能够显著降低这些数据（住院及 3 个月病死率分别为 10% 和 22%）[39]。分析显示那些基线 TBil≥68.4 μmol/L 患者肾损伤发生率（头孢噻肟钠组 48% 和头孢噻肟钠联合 Ha 组 12%）或血清肌酐（sCr）≥88.4 μmol/L 患者肾损伤发生率（分别为 32% 和 14%）高于 TBil＜68.4 μmol/L 和 sCr＜88.4 μmol/L 患者（分别为 7% 和 0）。

上述观察提出的问题在于是否所有 SBP 患者均需要给予 Ha 治疗。在一项初步小样本的研究中，伴有较低肾损伤风险的 SBP 患者（定义为 TBil＜68.4 μmol/L 和 sCr＜88.4 μmol/L）仅接受抗生素治疗，无肾损伤和死亡病例发生[49]。近年来一项回顾性研究[50]显示"低风险"SBP 患者的肾衰竭发生率、住院和 3 个月病死率分别为 4.7%、3.1% 和 7%，而"高风险"SBP 患者分别为 25.6%，38.2% 和 47%。在"高风险"SBP 患者中，那些采用 Ha 治疗的住院病死率低于那些仅采用抗生素治疗的患者（28.8% vs 46.8%），并且 3 个月的存活率较高（62% vs 45%）。因此，采用 Ha 治疗清晰的改善了高危 SBP 患者的存活率，但低危 SBP 患者似乎未必给予 Ha 治疗。然而，此结论应等待前瞻性 RCT 确认。

类似的，初步研究评估是否可采用低剂量 Ha 治疗的观察结果也需要进一步研究确认[51]。该研究并发

SBP 的 LC 患者（其中包括 77% 的高危患者）给予低剂量方案（诊断时 1.0 g/kg，第 3 日 0.5 g/kg）预防肾衰与标准剂量比较同样有效。接受低剂量和标准剂量 Ha 治疗患者的住院病死率分别为 27% 和 21%，3 个月病死率分别为 36% 和 37%，无显著性差异。近来包括随机试验的荟萃分析确认静脉输注 Ha 预防 SBP 患者肾损伤和降低病死率的疗效[52]。然而，低危 SBP 未接受及接受 Ha 治疗患者临床结局的现有研究证据仍然有限。

因此，应给予肝肾衰竭高风险患者（即基线 sCr > 88 μmol/L，BUN > 30 mg/dl，或 TBil > 68 μmol/L）静脉输注 Ha（首日 1.5g/kg，尔后每天 1g/kg 连用 3 日）。可降低 HRS 发生率，并改善生存率!!!，这类 SBP 亚组患者可从 Ha 扩容治疗中获得最大益处。但对于 TBil 基线值 < 68 μmol/L 和 sCr < 88 μmol/L 的亚组患者应用 Ha 是否明显获益尚不清楚!!，应按照个性化治疗原则决定是否应用 Ha!!。但在获得更多资料前，暂推荐所有 SBP 患者均优选抗生素联合 Ha 治疗!!!。重症 SBP 或继发性腹膜炎患者在加强循环支持的前提下（例如大剂量静脉输注 Ha）可考虑 LVP 或腹腔冲洗。

九、SBP 预防

预防 SBP 复发是指应用一种抗生素选择性肠净化（SID），目的是降低肠腔细菌负荷，阻止细菌易位性感染（第 25 章）。因为大多数 SBP 被认为由肠源性 GNB 移位所致，理想预防药物应安全、价廉和有效降低肠源性病原菌量，同时保护有益厌氧菌群[15]。但目前还难以正式提出准确推荐意见，因为发表的相关文献意见不一，其中包括发生 SBP 低和高危患者。这是难以达成共识的主要原因，尽管所有采用不同抗生素预防 LC 患者 SBP 研究均获得积极阳性结果，但仍未能从预防策略中鉴定出清晰无可争议的获益亚组患者。仅此而言，应关注的是评估 LC 腹水患者首次 SBP 发生率及其预测因素，并且它们有助于决定每一位患者是否应该应用抗生素预防。若不加区别的长期预防，可能诱发选择性耐药菌群，或导致菌群谱向 GPB 转变，并可能引发难以对付的感染。重要的是谁将从抗生素预防中获益？多项大样本临床研究鉴定出新发 SBP 危险因素，例如 CTP 分级、腹水蛋白含量低、AVB 和既往 SBP 史[53]。因此，预防性应用抗生素应严格限制在上述高危 SBP 患者。

（一）CTP 分级

Tandon 等研究[54]显示，LC 并发 GOVB 患者采用抗生素预防继发感染风险与 CTP 分级密切相关。CTP A、B 和 C 级患者在预防性治疗后继发感染发生率分别为 2%、6% 和 19%。CTP A 级 LC 患者是否预防性应用抗生素与继发感染无明显相关；而对于 CTP C 级患者预防性应用抗生素显著降低 50% 继发感染风险。

（二）急性胃肠道出血患者

LC 并发胃肠出血患者细菌感染发生率为 25%~65%[55-57]；晚期 LC 及/或严重出血患者细菌感染发生率更高[55]。AVB 患者并发细菌感染与控制出血失败率[58-59]、再出血发生率和住院病死率[55,59-61]升高有关。

1. 采用非选择性 β 受体阻滞剂（NSBB）治疗获得 HVPG 降低目标的患者显示再出血率、SBP 和肝病相关病死率降低[62]。这种病死率降低效应支持 NSBB 治疗 LC 非血流动力学效应，更有可能联系到门静脉侧支血流和细菌易位降低[63]。荟萃分析[64]显示 NSBB 治疗后能够降低 12% 的 SBP 风险。但另有研究显示既往有 SBP 史者口服 NSBB 可能损害患者血流动力学、住院频率、增加 HRS 和 AKI 发生率[65]。应强化 NSBB 对不同肝硬化严重程度患者循环功能、肾功能影响的研究，增强个性化治疗意识。

2. 抗生素已经显示能够预防胃肠道出血患者感染发生率[6,11,15]，并降低再出血率[60]。包含多项胃肠道出血患者研究[54,56,66]的荟萃分析[55]显示抗生素预防显著降低严重感染发生率（SBP 及/或败血症）和病死率。

口服诺氟沙星（400 mg/12h、疗程 7 天）进行 SID，这种胃肠道吸收较少的喹诺酮类药物具有抑制 GNB 活性，但并不抑制 GPB 或厌氧菌，是预防 AVB 患者细菌感染的最常用药物[6,11,54]。近年来，LC 细菌感染的流行病学发生变化，表现为 SBP 和其他由喹诺酮类耐药菌感染发生率增加[2,67-68]。大量胃肠道出血患者感染 GPB 很可能与这些患者的侵入性操作有关[2]。

因此，对于胃肠道出血和严重肝病患者预防性应用抗生素首选头孢曲松，而肝脏疾病较轻患者，可口服诺氟沙星或其他喹诺酮类药物预防 SBP！！！。这种预防策略具有很高的价效比。

（三）腹水总蛋白含量较低，既往无 SBP 史患者

腹水蛋白含量 <10g/L 及/或 TBil 水平较高的 LC 患者初始 SBP 发作风险较高[6,25-26]。Fernandez 等[69] RCT 观察 109 例 LC 腹水患者（其腹水总蛋白 ≤15 g/L 或 TBil >42.8 μmol/L），比较诺氟沙星和安慰剂预防 SBP 疗效。虽然治疗组 SBP 发生率降低，但以诱发肠道菌群更多诺氟沙星耐药菌为代价。另一项 RCT 研究[70]107 例腹水总蛋白 <15 g/L 患者接受诺氟沙星（400 mg/d，疗程 6 个月）或安慰剂治疗；结果治疗组 GNB 感染发生率显著降低，但两组存活率无差异。第三项 RCT 观察[71]68 例 LC 和腹水蛋白 <15 g/L、晚期肝衰竭患者［CTP 评分 ≥9，伴 TBil ≥51.3 μmol/L 或肾功能受损（sCr ≥106 μmol/L，BUN ≥25 mg/dl，或血清钠 ≤130 mmol/L）］，接受诺氟沙星（400 mg/d，疗程 12 个月）或安慰剂治疗[71]；结果显示治疗组和安慰剂组 1 年 SBP 发生率分别为 7% 和 61%，HRS 发生率分别为 28% 和 41%；治疗组 3 个月存活率显著改善（分别为 94% 和 62%；$P = 0.03$），但 1 年存活率无显著性差异（分别为 60% 和 48%；$P = 0.05$）。第四项 RCT 研究[72]100 例肝衰竭伴腹水总蛋白 <15 g/L 患者（安慰剂组和治疗组患者 CTP 评分分别为 8.3 ± 1.3 和 8.5 ± 1.5），治疗组环丙沙星 500 mg/d，疗程 12 个月[72]。治疗组和安慰剂组发生 SBP 患者分别有 2 例（4%）和 7 例（14%），差异并不显著。接受环丙沙星治疗 1 年患者存活率较高（86% 比 66%；$P < 0.04$）。但因样本量不足难以确认真正存活率差异。基于目前研究数据，对于中度肝病，腹水总蛋白 <15 g/L，无 SBP 史患者，喹诺酮类预防 SBP 或改善生存率效果尚未确认。但对于严重肝病，腹水蛋白 <15 g/L，既往无 SBP 史患者，有 RCT 显示诺氟沙星可降低其 SBP 风险，改善生存率。最新 NICE 肝硬化指南推荐 LC 腹水蛋白 ≤15 g/L 的患者采用环丙沙星或诺氟沙星预防，直到腹水消退[12]！！！。

（四）既往有 SBP 史患者

20 世纪 80 年代 SBP 复发率约为 51%[73]。2001 年研究数据显示：SBP 1 年累计复发率近 70%[15]；近年来随访显示复发率为 42.7%[74]。提示 >50% 的 SBP 患者将不会复发，这部分患者不应接受预防性抗生素治疗。因此，初次 SBP 发作后应用可靠参数预测 SBP 复发，从而选择出适宜从 SID 中获益患者。这种早识别高危患者策略有助于指导预防 SBP 措施的实施，改善患者存活率。MELD 可预测不同病因 ESLD 患者短期预后[75]（第 7 章）。研究发现腹水培养阳性患者 SBP 易复发。另有研究[76]显示腹水培养阴性患者 SBP 复发率较低。低蛋白血症与血清补体水平降低相关，这可导致较高的感染易感性[77]。在持续腹膜透析过程中，血清 Alb 减少可使患者更易并发腹膜炎[78]。研究发现[74]出院前患者血清 Alb 水平是一项独立预测 SBP 复发和长期存活的因素。出院前血清 Alb <28.5g/L 的患者预防性应用抗生素能够获益。因此，对于上述选择的高危患者，LC 腹水蛋白 <15g/L 的晚期肝衰竭（根据 MELD 或 CTP 评分 ≥9 分，TBil ≥51.3 μmol/L 或肾功能受损）患者应长期预防 SBP：诺氟沙星 400 mg po qd，或环丙沙星 500 mg po qd 是用药选择！！！，以降低感染风险，并改善存活率。

一项 RCT 比较诺氟沙星 400mg/d 和芦氟沙星 400mg/w 预防 SBP 复发，结果 1 年 SBP 复发率分别为 26% 和 36%（$P = 0.16$）[79]；诺氟沙星预防肠杆菌性 SBP 复发更有效（0 vs 22%，$P = 0.01$）。最新研究显示 SBP 患者长期口服诺氟沙星可显著减少 SBP 复发率[80]。但 SID 并不能显著降低其病死率[53-54]或改善长期存活。

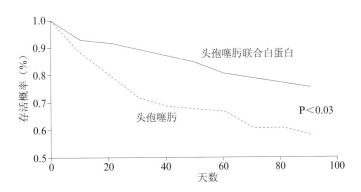

图 26-2-1　头孢噻肟钠单药与头孢噻肟钠联合 Ha 治疗 SBP 患者存活率比较[39]

如上所述，长期 SID 能够戏剧性降低既往 SBP 史患者的 SBP 复发率。另外，有 3 项医学经济分析 LC 患者长期应用抗生素预防与总体医疗费用降低有关（与常规'诊断和治疗'策略比较），提示这种预防措施应用到易发 SBP 的高危患者时具有良好的价效比[81-83]。

（五）抗生素预防相关问题

最初研究提示，喹诺酮耐药风险导致 SBP 或其他感染危险性较低，因为大多数采用诺氟沙星预防 SBP 复发患者感染的是 GPB，主要为链球菌[20,84-85]。但我们把视线转移到后期，逐渐增加的喹诺酮耐药菌群导致这些患者严重感染。几项研究 LC 患者长期应用喹诺酮预防，其粪便中喹诺酮耐药大肠杆菌菌群发生率很高，虽然无一报道由喹诺酮耐药大肠杆菌导致的任何感染[67-68]。1997 年，长期应用诺氟沙星预防 SBP 的首项研究[70]显示相关感染主要由喹诺酮耐药 GNB 导致的轻型泌尿系感染（喹诺酮耐药大肠杆菌分离率为 90%）。后来研究 106 例住院 LC 患者大肠杆菌感染，其中 39 例为喹诺酮耐药菌感染。长期采用诺氟沙星预防与发生喹诺酮耐药大肠杆菌感染（主要为泌尿道感染）显著相关。然而，喹诺酮耐药大肠杆菌导致的 SBP 患者罕见报道[86]。尔后的前瞻性研究数据显示 2 年内发生的细菌感染，在喹诺酮耐药 GNB 导致的 SBP 和长期采用诺氟沙星治疗之间显示清晰的相关性。在长期采用诺氟沙星预防的患者中，50% 的培养阳性 SBP 患者由喹诺酮耐药 GNB 感染导致，而在未接受这种预防的 SBP 培养阳性患者中，由这些耐药菌引起的感染率仅为 16%。虽然由喹诺酮耐药 GNB 导致的 SBP 仅占培养阳性 SBP 患者的 26%，喹诺酮耐药性 SBP 似乎是新出现的首次作为肝病学领域的真正问题，并且此问题在不远的将来可能继续升温[2]。本次研究也显示长期采用诺氟沙星治疗患者，由复方新诺明耐药 GNB 感染导致的 SBP 较高的培养阳性率（44%），因此，采用复方磺胺甲基异噁唑预防的证据力度不比诺氟沙星强！！！重要的是对少部分患者（n = 6）做了粪便培养研究显示：口服诺氟沙星可从粪便菌群中选择性清除需氧 GNB，而其他微生物未发生显著变化[53]。这些研究结果提示诺氟沙星预防 LC 患者 SBP 效果正在下降，因此，这应该作为一个预警信号，其危险性和益处必须个性化细心评估。

抗生素预防应严格限制在 SBP 极高危患者范围内。建议发生喹诺酮类耐药菌感染的患者应终止喹诺酮类药物预防，然而，尚无资料支持这一观点。因此，有必要进一步研究评估另外的预防 SBP 措施，例如其他抗生素和非抗生素方案。在长期应用喹诺酮预防的患者中没有分离出三代头孢菌素类耐药大肠杆菌，提示选择三代头孢菌素治疗细菌感染，不仅对无 SID 史的 LC 患者，而且对有喹诺酮 SID 史患者也可应用。最终应时刻牢记 SBP 患者 1 年和 2 年存活率分别为 30%~50% 和 25%~30%[14]。因此，应评估 LT 适应证！！！。

另一备受关注的问题是预防 SBP 抗生素疗程？所有既往有 SBP 史患者是否应持续终生预防或至 LT？中断治疗患者是否肝病改善尚未确定。有研究认为初次 SBP 发作后疗程 > 90 天，SBP 复发率为 52.6%。

因此，应长期应用抗生素预防 SBP 复发。但长期抗生素治疗的不良反应包括念珠菌性食管炎和选择性发生致病菌耐药。因此，长期应用抗生素预防尚存争议。

九、病程和预后

近 20 年来，ESLD 患者预后因 SBP 的较早诊断，有效抗生素治疗和良好支持疗法获得显著改善。但住院患者病死率仍高达 20%~40%[87-90]，高死亡风险患者特征包括肾功能不全，体温过低，高胆红素、低蛋白血症。GNB 感染也与 SBP 较高病死率有关（与 GPB 感染比较）[87]。近年来早期诊断和及时治疗已使早期病死率从近 90% 降至 20%[1]。然而，若能够更早诊断并给予快速治疗，其病死率可能 <10%。但直到目前 SBP 患者预后不良，在无适当预防措施的情况下，患者 1 年 SBP 复发率高达 60%~70%。特别是肺炎球菌性腹膜炎预后不良。SBP 患者易发肾功能不全。尽管 SBP 患者感染消退，仍然可诱发快速进展的全身性血流动力学紊乱，因为大多数患者伴有严重性肝病，很多患者可能死于肝衰竭、HRS 或门静脉高压性出血并发症[91]。

第三节　肝硬化并发 SBP 外其他部位细菌感染

一、软组织感染

LC 患者慢性水肿和增加的细菌易位使其易发软组织感染，占所有感染的近 11%[92]，革兰阳性菌（金黄色葡萄球菌，链球菌）和革兰阴性菌（克雷伯菌属）均可导致这种感染。蜂窝织炎是 LC 患者最常见的皮肤感染，并伴有 20% 的复发率[93]。多种易感因素已经涉及 LC 并发蜂窝织炎和淋巴管炎，例如卫生条件较差，不明显皮肤损伤和水肿[94]。经验性治疗应覆盖革兰阳性球菌（金黄色葡萄球菌，链球菌属）和肠杆菌。阿莫西林 – 克拉维酸，三代头孢菌素联合氯唑西林或氧氟沙星是经验性治疗的良好选择。

二、菌血症和败血症

（一）自发性菌血症（SB）

LC 患者可自发性菌血症，或作为皮肤、肺脏或泌尿系感染的结果。其临床症状多不典型，可有不明原因发热和肝损伤加重表现，需结合血培养诊断。SB 感染病原菌与 SBP 患者类似，理论上 SB 可能是细菌腹水定植的一个先前步骤[2]。因此，经验性治疗应覆盖 GNB 和非肠球菌性链球菌，采用第三代头孢菌素可能是最有效安全的治疗选择。若治疗失败，血培养细菌及其药敏结果很重要。但必须排除继发性菌血症。

（二）继发性菌血症

诊疗侵袭性操作，例如经动脉化疗栓塞（TACE）和经皮硬化疗法可导致相对常见的暂时性继发性菌血症，虽然有关风险并不需要常规抗生素预防[95]。依照菌血症来源可考虑病原菌。导管介入诱发的败血症通常为金黄色葡萄球菌和表皮葡萄球菌感染[2]，推荐处理方法是撤除导管和经验性应用万古霉素。兼性厌氧链球菌常常涉及经肝动脉栓塞后感染并发症[96]，阿莫西林 – 克拉维酸是良好用药选择；但这类患者术后常常发热，并不必定意味着感染，应注意鉴别诊断。TIPS 后感染常常由革兰阳性球菌或肠球菌引起[97]，推荐第三代头孢菌素联合万古霉素治疗。LC 静脉曲张 EIS 后常诱发革兰阳性球菌和 GNB 感染[3]。

（三）自发性败血症和感染性休克

据估计 LC 住院患者败血症发生率高达 30%~50%[98]。LC 并发严重败血症和感染性休克患者住院病死率分别超过 40% 和 70%。使 LC 患者败血症易感性增加的因素很多。LC 患者全身和局部淋巴结不但抗原载量升高，而且伴 CAID，细菌易位（BT）是指细菌及其产物从肠腔迁移至肠系膜淋巴结（第 25 章）。CTP C 级 LC 患者 BT 发生率显著高于 CTP B 或 A 级 LC 患者[99]。

LC 败血症病原应答过程中以释放促炎和抗炎细胞因子、促凝和抗凝物质为特征。LC 患者对感染的病变反应更强烈[100]，败血症相关炎症由细胞因子瀑布式级联反应介导，易发全身炎症反应综合征（SIRS），感染性休克；促凝和抗凝失衡可能快速转变为急性多器官衰竭[1]。

健康者败血症的临床特征包括低血压，心动过速和外周温暖，但 LC 患者并发败血症后常常缺乏上述临床特征。因此，这些患者并发败血症后可能难以鉴别。SIRS 是严重感染的表现，发生率高达 50%~70%；其诊断标准为：①体温 >38℃或 ≤36℃；②心率 ≥90 次/分；③呼吸 ≥20 次/分或动脉二氧化碳分压（$PaCO_2$）≤4.3 kPa；④白细胞计数 ≥12×10⁹或 ≤4×10⁹，或未成熟 PMNs >10%。早期感染性休克很难诊断，因为一些 LC 患者发生细菌感染后罕有症状，并且由败血症导致的动脉压降低临床上常常错误的归咎于晚期肝病。对失代偿型肝硬化（DC）患者出现无法解释的病情恶化或给予支持疗法疗效很差的患者应探查败血症可能性。采用培养技术常常难以确认所有微生物感染。

目前指南[101]认为去甲肾上腺素（NE）和多巴胺是治疗感染性休克的一线血管收缩药，可通过中心导管给药。这两种药物治疗后生存率无差异，但应用多巴胺与较高的心律失常发生率有关，因此推荐采用 NE[102]。持续人工肾和间歇性血液透析治疗 LC 并发急性肾衰竭、败血症患者疗效相当。考虑到 LC 患者血流动力学不稳定，为此，首选持续人工肾疗法[101]。

应尽可能早的应用广谱抗生素，因为这种策略能够改善患者预后[103]。针对普通人群的研究提示每延迟应用抗生素一小时将会使患者病死率增加 8%[104]。初始应用的广谱抗生素应覆盖所有可能病原菌。其选择应根据几个因素：感染类型和感染背景（社区或医院获得性感染），既往抗生素治疗史（应避免选择近期曾经用过的抗生素）和药物耐受不良史或有病例记载的定殖感染多药耐药菌史[103]。社区获得性感染推荐经验应用的抗生素为三代头孢菌素或阿莫西林–克拉维酸[5]。医院获得性感染的经验性治疗应根据当地多药耐药菌流行模式选择抗生素。临床应用抗生素应尽可能削减至已知最适宜的单药敏感抗生素。

LC 并发严重败血症或感染性休克患者的肾上腺功能常常相对不足（51%~77%），这与患者血流动力学不稳定、肝肾衰竭、严重的危重病态有关，并且与无肾上腺功能障碍患者比较病死率升高（81% 比 37%）[105-106]。这时给予应激剂量皮质类固醇治疗短暂显效的最终结局尚不清楚。一项小样本、非对照队列研究提示：皮质类固醇治疗促肾上腺皮质素（ACTH）无应答患者能够改善休克（96% vs 56%）和住院存活率[106]。然而，一项近来 RCT 显示应用皮质类固醇无益于存活率改善[107]。目前临床处理危重症患者推荐的适度宽松的血糖目标（8.06~10.08 mmol/L）也适用于 LC 败血症患者。LC 并发严重败血症或感染性休克患者应采用 H_2 受体阻断剂或质子泵抑制剂预防应激性溃疡。

三、肺炎

肺炎占 LC 患者感染的第三位[1,108]，并导致其菌血症风险增加（与普通人群比较）[109]。LC 并发肺部感染以细菌性肺炎最为常见，其次是肺真菌感染，少数患者可并发病毒、衣原体、支原体肺炎和肺结核。终末期 LC 感染暴露患者需要常规干预措施。胸片可寻查细菌或真菌肺部感染的间接征象，包括结核。区别社区获得性肺炎和医院获得性肺炎（HAP）很重要。社区获得性肺炎病原菌与普通人群见到的一样：肺炎链球菌、流感嗜血杆菌，肺炎支原体多见，再加上 GNB，特别是肺炎克雷伯菌和厌氧菌[2,110-112]。经验性治疗应覆盖所有这些可能的致病菌，推荐三代头孢菌素或阿莫西林 – 克拉维酸联合一种大环内酯类（克拉霉素或阿奇霉素）或左氧氟沙星治疗[112]。若治疗失败，应排除金黄色葡萄球菌和假单胞菌感染可能性。

LC 患者 HAP 易感因素是 CAID、气管插管、HE 和三腔管球囊压迫治疗 EVB[113-114]，最常见感染菌是 GNB（假单胞菌）和葡萄球菌[115-116]。应根据当地多重耐药菌流行病学研究数据给予个性化治疗。对伴有易感因素患者的经验性治疗应包括抗假单胞菌抗生素（即头孢他啶或头孢吡肟联合环丙沙星），对于气管插管患者应加用万古霉素。对于无易感因素患者的假单胞菌或葡萄球菌感染，采用第三代头孢菌素类抗生素很有效，并且无显著不良反应。初始经验性治疗 48～72 小时后评估疗效，若失败应进一步明确病因。重症感染患者病情可能迅猛恶化，应早期应用广谱强效抗生素，并依据药敏试验结果调整用药。推荐 LC 患者接种肺炎球菌菌苗（第 39 章）。

四、泌尿道感染（UTI）

大多数 LC 患者 UTI 症状极少或无，并且 40% 的患者表现为单纯性细菌尿[117]。其易感因素为泌尿道插管，腹水和女性。患者尿细菌培养或涂片检查阳性可明确病原菌。在 LC 泌尿道诊疗操作患者中，导致 UTI 的病原菌通常为 GNB 和肠球菌[2,14]。其经验性治疗应包括三代头孢菌素类或阿莫西林 – 克拉维酸[118-119]。当治疗失败时，若有必要实施泌尿道插管可加用氨苄西林，并且应实施超声检查以排除其他泌尿道易感疾病。社区感染选用三代头孢菌素和喹诺酮类；严重医院感染可能存在高耐药风险（长期应用诺氟沙星或近 3 个月用 β-内酰胺类抗生素者），此类患者宜选用碳青霉烯类联合糖肽类抗生素。

五、自发性细菌性胸膜炎（第 31 章）

六、心内膜炎

尽管依照最初尸体解剖发现 LC 并发心内膜炎发生率较高[120-122]，但临床上在缺乏易感因素（例如存在人工瓣膜和侵入性操作）情况下罕见心内膜炎[2]。最常见感染菌是金黄色葡萄球菌，表皮葡萄球菌和链球菌[122]。应根据药敏试验结果指导抗生素应用，对伴有人工心脏瓣膜患者应优选万古霉素治疗。

七、SBP 以外的细菌感染后预防肾衰

（一）临床和病理生理学背景

SBP 以外的细菌感染也常常并发肾衰。有研究[123]连续纳入 106 例肝硬化并发败血症（与 SBP 无关）患者，与无败血症 LC 患者比较，肾损伤发生率分别为 27% 和 8%。最常见导致肾衰的感染是培养阴性败血症（66%）和自发性菌血症（45%），其次是蜂窝织炎、肺炎和泌尿道感染。然而，与 SBP 不同的是可逆性肾损伤占 76%，但此比例与无败血症患者发现的比例（62%）没有实质性差异。正如 SBP 那样，非 SBP 细菌感染患者并发肾损伤后严重影响其预后，因为这些患者的住院病死率为 43%[45]，3 个月的病死率高达 66%[123]，此病死率远远高于那些未发生肾损伤的患者（分别为 7% 和 13%）。

（二）Ha 治疗非 SBP 性细菌感染

Ha 治疗 LC 并发非 SBP 性细菌感染患者是否获益仍在研究中。相关首个随机试验[124]纳入 110 例 LC 并发肺炎、泌尿道或皮肤感染，或培养阳性菌血症；然而，约 20% 患者的感染仅为疑诊。患者随机接受单一抗生素治疗，或抗生素联合 Ha 治疗（参照治疗 SBP 的 "标准" 剂量方案）。虽然 Ha 治疗的患者肾功能（血清肌酐和 eGFR 评估）和循环功能（采用血浆肾素活性、血浆醛固酮浓度、去甲肾上腺素水平

和平均动脉压评估）均获得改善，但两组患者的 1 型 HRS 发生率和 3 个月的病死率并无差异。然而，多变量分析显示采用 Ha 治疗是一个存活独立预测因子，仅仅接受抗生素治疗的患者相对死亡风险为 3.4。

最近一项 RCT[125] 纳入 193 例 LC（CTP>8）并发非 SBP 性败血症患者接受抗生素联合 Ha（首日 1.5 g/kg 和第 3 日 1 g/kg），或单一抗生素治疗。静脉输注 Ha 延迟了肾衰竭的发生［平均发生时间：（29 ± 22）d vs（12 ± 9）d，$P = 0.018$］，但 3 个月的存活率和肾衰发生率类似（分别为 70.2% vs 78.3% 和 14.3% vs 13.5%）。由此分析显示腹水和严重循环功能障碍患者的存活率趋向好转。但接受 Ha 治疗的患者肺水肿发生率约为 8%。

因此，仅对选择的细菌感染患者采用 Ha 治疗获得一些益处，即那些预测肾衰竭和死亡高危患者，但需要进一步研究确认此结论。由 EASL 慢性肝衰竭协会组织进行中的一项大样本、多中心 RCT，目的是评估 Ha 治疗非 SBP 性细菌感染的高危患者（定义为存在肝肾损伤，SIRS 参数和典型感染）的有效性，其研究结论值得期待。

（三）Ha 治疗 LC 并发败血症感染性休克

LC 以 ECBV 减少和低蛋白血症为特征，并发败血症感染性休克患者应及早采用基于抗生素、血管收缩剂和血浆置换的联合经验性治疗，已经显示出存活率改善[126]。初始救治的第一目标是早期快速复苏（在 6 小时内），通过序贯性补液（强调补充以 Ha 为主的胶体液）、血管升压药、输血和强心治疗败血症诱导的组织低灌注，确保 MAP≥65 mmHg，中心静脉压 8～12 mmHg。但尚无评价 Ha 治疗 LC 并发感染性休克患者的专题研究。然而，从普通人群大样本比较晶体液和 Ha 随机试验中可推断借鉴一些数据。1218 例严重败血症亚组患者纳入 SAFE 研究，多变量分析显示那些接受 Ha 治疗患者（与盐水治疗患者比较）28 天死亡风险较低（校正后比值比 0.71）[127]。此外，一项荟萃分析比较 Ha 和晶体液治疗败血症患者显示 Ha 治疗后存活率益处[128]。但此疗效结果受到近来随机试验（ALBIOS 研究）结果的挑战，该试验纳入近 2000 例严重败血症患者，与采用晶体液治疗的患者比较，显示 Ha 治疗后并未改善患者 28 天和 90 天存活率。但进一步给予亚组分层分析后发现感染性休克患者的 Ha 治疗获益[129]。

虽然仅仅少数 LC 患者被纳入这些试验，并且总体结果应该是否定的，但一些观察者喜爱应用 Ha 治疗肝硬化并发感染性休克患者。首先是因为采用盐水或 Ringer 液扩容需要输注大量液体，这可能恶化腹水和水肿。另外，采用低分子量羟乙基淀粉溶液引发增加肝肾损伤风险的关切[130]。最终采用 Ha 治疗的特殊益处也可能源自 Ha 的非胶体性质，因其可拮抗感染性休克相关的一些病理生理学机制[131]。因此，Ha 可有效而又安全的治疗肝硬化并发感染性休克患者！但应进一步采用 RCT 研究比较 Ha 和其他血浆扩容剂作为液体疗法救治 LC 并发败血症或感染性休克患者的疗效。

第四节　肝硬化并发病毒和真菌感染

一、肝硬化并发病毒感染

LC 患者可并发嗜肝病毒和非嗜肝病毒感染导致发热，甚至轻微的病毒感染即有可能激发病毒诱导肝脏炎症而加重 LC 病情，甚至肝功能快速失代偿或死亡。因此，非 HBV、HCV 相关 LC 患者应常规注射乙肝疫苗；血清抗-HAV IgM 和抗-HEV 阴性 LC 患者，还应常规注射甲型肝炎疫苗和戊型肝炎疫苗（目前仅能预防基因 1 型 HEV 感染，至少保护 4.5 年）。

HBV、HCV 相关 LC 患者重叠感染其他嗜肝病毒与肝病恶化有关。近年来研究发现 LC 和 LT 患者

HEV 感染率较高。已有报道既往 HBV 或 HCV 相关慢性肝病患者感染 HEV 后发生更严重的肝炎[132]。近年来研究证实免疫功能低下患者易发慢性 HEV 感染，例如实体器官移植[133-135]，HIV 感染者[136-137]，血液肿瘤患者[138-139]。遗憾的是这种病态下的慢性 HEV 感染可导致显著肝功能障碍，快速进展为肝硬化和死亡，并且抗病毒治疗方法有限。慢性 HEV 感染已经被良好的定义为患者血清 HEV RNA 及/或抗-HEV 持续阳性，或粪便 HEV 阳性至少 6 个月（一些学者提议 3 个月足以诊断慢性感染[140]）。最近，Pischke 等[141]研究显示 AIH 患者抗-HEV IgG 阳性率较高，提示感染 HEV 可能触发这些患者的免疫事件。近来也有报道肾移植（KT）患者感染 HEV 的 RR 低于 LT 患者[142]（LT 患者慢性 HEV 感染的诊断和治疗见第 43 章）。应注意的是所有 LT 患者均处于 ESLD，因此，晚期肝纤维化可能是 HEV 感染的易发因素（表 26-7-1），或另外可能的解释是戊型肝炎可能在 LC 发生发展中发挥作用。一项来自印度 HEV 高流行区的报道也发现 LC 与 HEV 感染有关[143]。这些数据提示 LC 患者可能伴有感染 HEV 的较高风险，其重要之处在于已有报道显示急性 HEV 感染后发生慢加急性肝衰竭，肝功能快速恶化和病死率升高[144]。并显示抗-HEV 与 LC 之间具有强相关性。这种发现的一种解释是 LC 并发 CAID（第 25 章）和 HEV 直接免疫抑制效应，这两种因素的附加效应可解释 LC 患者比其他人群易发 HEV 感染。这些结果提示对于无法解释的肝炎活动性发作应强化 HEV 感染鉴别诊断，至少应作为加重因素来考虑。并且终末期 LC 患者在 LT 前应筛检 HEV。毋庸置疑，免疫功能低下者的慢性 HEV 感染是一个新发现的重要临床问题，应引起临床医师关注。但鉴别和治疗急性和慢性 HEV 感染的一个主要限制是缺乏广泛可用和重现性良好的诊断试验。因此，易致临床误诊或诊断拖延，特别是在低流行区。目前可用的诊断试验包括检测宿主免疫反应的间接试验，例如采用酶免疫法（EIA）检测抗-HEV IgG 和 IgM，和直接检测病毒，例如定量检测 HEV RNA，或检测其基因序列。近来可能提出新的 HEV 诊断试验的国际标准[145]，需要改进这种检测技术的效能和重现性。目前美国 FDA 尚未批准诊断 HEV 的商供试剂。

表 26-7-1　抗-HEV 血清流行病学多变量分析独立相关因素

	OR	*95% CI*	*p*
肝硬化	7.6	4.4~13.1	<0.001
肝移植	3.1	1.8~5.4	<0.001
HCV 感染	0.4	0.3~0.8	0.003
HIV 感染	2.4	1.3~4.4	0.006

二、肝硬化并发真菌感染

念珠菌血症代表慢性肝病患者常见的一种感染类型，特别是 PSC 患者，从 PSC 患者胆汁标本中鉴定发现的阳性率高达 44%，特别是那些以狭窄为主的患者[146-147]。亦应关注终末期 LC 患者并发的肺病真菌感染，特别是终末期 LC 患者多次粉尘暴露后需要监测曲霉菌病。感染性真菌败血症应尽早依从专家医嘱。侵袭性真菌感染，例如曲霉菌病，代表 LT 禁忌证，LC 患者和 LT 受者感染后应至少治疗到放射学、临床和微生物学消退[148]。

第五节　肝硬化患者发热和感染征兆

LC 患者常见发热，其发生率为 20%。不仅可导致身体虚弱和增加痛苦，而且患者可能伴有死亡风险。发热可导致：①分解代谢异常；②交感神经张力增强；③水和电解质平衡紊乱（体温每上升一度，24 小时内可流失约 500 ml 液体和约 25 毫摩尔盐！）；④肝细胞缺氧。这可加重 HE，腹水或高动力循环紊乱，并对肾功能和缺氧诱发的肝脏代谢功能不全产生显著负效应；⑤"发热"本身可导致典型的生化学反应。

LC 患者发热机制及其鉴别诊断十分复杂。内毒素是导致发热的常见原因，特别是 GNB 感染。LC 患者因 PHT，肠道血管扩张、黏膜充血、水肿、糜烂、通透性增加，易发肠炎，经肠黏膜吸收的内毒素增多；并且 PHT 和门体分流使内毒素绕过肝脏进入体循环。另外，LC 时，肝脏内的 KC 清除内毒素能力下降，从而促发内毒素血症。这可导致众多的，甚至危险的生化学反应，例如 HE 和激活凝血级联反应，并与 AVB 和病死率升高有关。

蛋白降解产物也可诱导发热；利用其代谢产物进行发热原因的病原学鉴别并不现实。缺乏有效治疗措施。LC 患者"无明原因发热"的鉴别诊断很困难，发热增加患者死亡风险。

1958 年，Bondy 等第一次在伴有无明原因发热患者的血浆中检测到表-5-异雄酮、5-β 雄酮含量增加，因此他们提出了表 - 5 - 异雄酮、5-β 雄酮发热这一术语。但至今难以证实其间的直接相关性。1966 年 Schilling 报道应用吲哚美辛可解除表-5-异雄酮，5-β 雄酮发热。尔后确认吲哚美辛栓解热疗效。皮质类固醇，甚至较大剂量时，大多证实无效，而给予吲哚美辛治疗剂量后发热在很短时间内减退。诚然，LC 可并发肾功能不全[149]，但临床尚未观察到给予单剂量吲哚美辛后诱发肾功能不全。

临床识别 LC 患者并发典型感染并不难；但晚期 LC 患者对感染反应能力虚弱，早期难以呈现典型症状和体征，给早诊断和早治疗带来困难。所有住院肝硬化或 ACLF 患者均应排除是否存在感染。因为细菌感染可能诱发上消化道出血、低钠血症、HE、肾衰竭，也是肝衰竭进展、甚至死亡的主要原因之一[150]。所以，LC 患者无明显诱因呈现疾病进展或突然出现并发症很可能是感染信号。不明原因的发热和外周血 PMNs 升高应高度怀疑感染。大多数 LC 患者感染发生后呈现非典型 SIRS 外在表现，应给予综合判断。C 反应蛋白（CRP）和降钙素原（PCT）均为急性期血清蛋白，均可作为早期感染标志。有报道 LC 患者 CRP≥10 ng/ml 提示存在隐匿性细菌感染。失代偿 LC 患者持续高水平 CRP 与短期病死率升高有关。PCT 与机体感染程度呈正相关，其诊断细菌感染的敏感度和特异度均＞95%，对脓毒血症和感染性休克的诊断特异度为 100%。特别是综合分析 CRP 和 PCT 可提高 LC 并发感染的早期诊断率[150]。上述综合信息足以提高临床医师对 LC 患者感染的早期预警意识，全面分析患者病史，诱因，潜在症状和体征，并细心观察病情动态变化大多能够做出感染的早期诊断，及时高效综合救治或许能够在很大程度上逆转病情和改善患者预后。

参考文献

［1］ Tandon P, Garcia-Tsao G. Bacterial infections, sepsis, and multiorgan failure in cirrhosis. Semin Liver Dis, 2008, 28：26 - 42.

［2］ Fernández J, Navasa M, Gomez J, et al. Bacterial infections in cirrhosis：epidemiological changes with invasive procedures and norfloxacin prophylaxis. Hepatology, 2002, 35：140 - 148.

［3］ Rolando N, Gimson A, Philpott-Howard J, et al. Infectious sequel after endoscopic sclerotherapy of oesophageal varices：role of antibiotic prophylaxis. J Hepatol, 1993, 18：290 - 294.

［4］ Haq SM, Dayal HH. Chronic liver disease and consumption of raw oysters：a potentially lethal combination-a review of Vibrio vulnifi cus septicemia. Am J Gastroenterol, 2005, 100：1195 - 1199.

［5］ Gustot T, Durand F, Lebrec D, et al. Severe sepsis in cirrhosis. Hepatology, 2009, 50：2022 - 2033.

［6］ Wong F, Bernardi M, Balk R, et al. Sepsis in cirrhosis：report on the 7th meeting of the international ascites club. Gut,

2005，54：718－725.

［7］ Christou L，Pappas G，Falagas ME. Bacterial infectionrelated morbidity and mortality in cirrhosis. Am J Gastroenterol，2007，102：1510－1517.

［8］ Navasa M，Rimola A，Rodés J. Bacterial infections in liver disease. Semin Liver Dis，1997，17：323－333.

［9］ Fernandez J，Acevedo J，Castro M，et al. Prevalence and risk factor of infections by multiresistant bacteria in cirrhosis：a prospective study ［J］. Hepatology，2012，55（5）：1551－1561.

［10］ Guarner C，Soriano G. Spontaneous bacterial peritonitis. Semin Liver Dis，1997，17：203－17.

［11］ Rimola A，García-Tsao G，Navasa M，et al. Diagnosis，treatment and prophylaxis of spontaneous bacterial peritonitis：a consensus document. J Hepatol，2000，32：142－53.

［12］ NICE guideline：Cirrhosis in over 16s：assessment and management. Published：6 July 2016；nice. org. uk/guidance/ng50.

［13］ Nousbaum JB，Cadranel JF，Nahon P，et al. Diagnostic accuracy of the Multistix 8 SG® reagent strip in diagnosis of spontaneous bacterial peritonitis. Hepatology，2007，45：1275－1281.

［14］ Navasa M，Rodés J. Bacterial infections in cirrhosis. Liver Int，2004，24：277－280.

［15］ Garcia-Tsao G. Current management of the complications of cirrhosis and portal hypertension：variceal hemorrhage，ascites，and spontaneous bacterial peritonitis. Gastroenterology，2001，120：726－748.

［16］ Fernandez J，Navasa M，Gomez J，et al. Bacterial infections in cirrhosis：epidemiological changes with invasive procedures and norfl oxacin prophylaxis. Hepatology，2002，35：140－148.

［17］ Bert F，Noussair L，Lambert-Zechovsky N，et al. Viridans group streptococci：an underestimated cause of spontaneous bacterial peritonitis in cirrhotic patients with ascites. Eur J Gastroenterol Hepatol，2005，17：929－33.

［18］ Bahr JM，Manns MP. Funktion des immunsystems bei leberzirrhose. Z Gastroenterol，2001，39：601－7.

［19］ Planas R，Arroyo V. Spontaneous bacterial peritonitis. Acta Gastroenterol Belg，1995，58：297－310.

［20］ Llovet JM，Rodriguez Iglesias P，Moitinho E，et al. Spontaneous bacterial peritonitis in patients with cirrhosis undergoing selective intestinal decontamination. A retrospective study of 229 spontaneous bacterial peritonitis episodes. J Hepatol，1997，26：88－95.

［21］ Such J，Guarner C，Enriquez J，et al. Low C3 in cirrhotic ascites predisposes to spontaneous bacterial peritonitis. J Hepatol，1988，6：80－4.

［22］ Runyon BA. Patients with deficient ascitic fluid opsonic activity are predisposed to spontaneous bacterial peritonitis. Hepatology，1988，8：632－635.

［23］ de VOS M，de VROEY B，GARCIA BG，et al. Role of proton pump inhibitors in the occurrence and the prognosis of spontaneous bacterial peritonitis in cirrhotic patients with ascites ［J］. Liver Int，2013，33（9）：1316－1323.

［24］ Terg R，Casctato P，Garbe C，et al. Proton pump inhibitor therapy does not increase the incidence of spontaneous bacterialperitonitis in cirrhosis：a multicenter prospective study ［J］. J Hepatol，2015，62（5）：1056－1060.

［25］ Llach J，Rimola A，Navasa M，et al. Incidence and predictive factors of first episode of spontaneous bacterial peritonitis in cirrhosis with ascites：relevance of ascitic fluid protein concentration. Hepatology，1992，16：724－727.

［26］ Guarner C，Sola R，Soriano G，et al. Risk of a first communityacquired spontaneous bacterial peritonitis in cirrhotics with low ascitic protein levels. Gastroenterology，1999，117：414－419.

［27］ Moore KP，Aithal GP. Guidelines on the management of ascites in cirrhosis. Gut，2006，55（Suppl 6）：vi 1－12.

［28］ Castellote J，Lopez C，Gornals J，etal Rapid diagnosis of spontaneous bacterial peritonitis by use of reagent strips. Hepatology，2003，37：893－896.

［29］ Sapey T，Mena E，Fort E，et al. Rapid diagnosis of spontaneous bacterial peritonitis with leukocyte esterase reagent strips in a European and in an American center. J Gastroenterol Hepatol，2005，20：187－192.

［30］Gaya DR，David B Lyon T，Clarke J，et al. Bedside leucocyte esterase reagent strips with spectrophotometric analysis to rapidly exclude spontaneous bacterial peritonitis：a pilot study. Eur J Gastroenterol Hepatol，2007，19：289 – 295

［31］Nguyen Khac E，Cadranel JF，Thévenot T，et al. Review article：Utility of reagent strips in diagnosis of infected ascites in cirrhotic patients. Aliment Pharmacol Ther，2008，28：282 – 288.

［32］Jalan R，Fernandez J，Wiest r，et al. Bacterial infections in cirrhosis：a position statement based on the EASL Special Conference 2013［J］.. JHepatol，2014，60（6）：1310 – 1324.

［33］Hardick J，Won H，Jeng K，et al. Identification of bacterial pathogens inascitic fluids from patients with suspected spontaneous bacterial peritonitis by use of broad-range PCR（16S PCR）coupled with high-resolution melt analysis［J］. J Clin Microbiol，2012，50（7）：2428 – 2432.

［34］Runyon BA，Hoefs JC. Culture-negative neutrocytic ascites：a variant of spontaneous bacterial peritonitis. Hepatology，1984，4：1209 – 11.

［35］Terg R，Levi D，Lopez P，et al. Analysis of clinical course and prognosis of culture-positive spontaneous bacterial peritonitis and neutrocytic ascites. Evidence of the same disease. Dig Dis Sci，1992，37：1499 – 1504.

［36］Ricart E，Soriano G，Novella MT，et al. Amoxicillin-clavulanic acid versus cefotaxime in the therapy of bacterial infections in cirrhotic patients. J Hepatol，2000，32：596 – 602.

［37］Rimola A，Salmerón JM，Clemente G，et al. Two different dosages of cefotaxime in the treatment of spontaneous bacterial peritonitis in cirrhosis：results of a prospective，randomized，multicenter study. Hepatology，1995，21：674 – 679.

［38］Navasa M，Follo A，Llovet JM，et al. Randomized，comparative study of oral ofloxacin versus intravenous cefotaxime in spontaneous bacterial peritonitis. Gastroenterology，1996，111：1011 – 1017.

［39］Sort P，Navasa M，Arroyo V，et al. Effect of intravenous albumin on renal impairment and mortality in patients with cirrhosis andspontaneous bacterial peritonitis. N Engl J Med，1999，341：403 – 409.

［40］EASL clinical practice guidelines on the management of ascites，spontaneous bacterial peritonitis，and hepatorenal syndrome in cirrhosis. J Hepatol，2010，53（3）：397 – 417.

［41］Assem M，Elsabaawy M，Abdelrashed M，et al. Efficacy and safety of alternating norfloxacin and rifaximin as primary prophylaxis for spontaneous bacterial peritonitis in cirrhotic ascites：a prospective randomized open-label comparative multicenter study［J］. Hepatol Int，2016，10（2）：377 – 385.

［42］Ariza X，Castellote J，Lora-Tamayo J，et al. Risk factors for resistance to ceftriaxone and its impact on mortality in community，healthcare and nosocomial spontaneous bacterial peritonitis. J Hepatol，2012，56（4）：825 – 32.

［43］Mattos AA，Costabeber AM，Lionco LC，et al. Multi-resistant bacteria in spontaneous bacterial peritonitis：a new step in management?［J］. World J Gastroenterol，2014，20（39）：14079 – 86.

［44］Zhang C，Zhao L，Ma L，et al. Vitamin D status and expression of vitamin D receptor and LL-37 in patients with spontaneous bacterial peritonitis. Dig Dis Sci，2012，57（1）：182 – 8.

［45］Garcia-Tsao G，et al. Management and treatment of patients with cirrhosis and portal hypertension：recommendations from the Department of Veterans Affairs Hepatitis C Resource Center Program and the National Hepatitis C Program. Am J Gastroenterol，2009，104（7）：1802 – 1829.

［46］Follo A，Llovet JM，Navasa M，et al. Renal impairment after spontaneous bacterial peritonitis in cirrhosis：incidence，clinical course，predictive factors and prognosis. Hepatology，1994，20：1495 – 1501.

［47］Fasolato S，Angeli P，Dallagnese L，et al. Renal failure and bacterial infections in patients with cirrhosis：epidemiology and clinical features. Hepatology，2007，45：223 – 229.

［48］Fernández J，Monteagudo J，Bargallo X，et al. A randomized unblinded pilot study comparing albumin vs. hydroxyethyl starch in spontaneous bacterial peritonitis. Hepatology，2005，42：627 – 634.

［49］Sigal SH，Stanca CM，Fernandez J，et al. Restricted use of albumin for sponta-neous bacterial peritonitis. Gut，2007，

56：597－599.

［50］ Poca M, Concepción M, Casas M, et al. Role of albumin treatment in patients withspontaneous bacterial peritonitis. Clinical Gastroenterology and Hepatology, 2012, 10：309－315.

［51］ De Araujo A, De Barros Lopes A, Rossi G, et al. Low-dose albumin in the treat-ment of spontaneous bacterial peritonitis：should we change the standardtreatment? Gut, 2012, 61：1371－1372.

［52］ Salerno F, Navickis RJ, Wilkes MM. Albumin infusion improves outcomes ofpatients with spontaneous bacterial peritonitis：a meta-analysis of randomizedtrials. Clinical Gastroenterology and Hepatology, 2013, 11：123－130.

［53］ Soriano G, Guarner C, Teixidò M, et al. Selective intestinal decontamination prevents spontaneous bacterial peritonitis. Gastroenterology, 1991, 100：477－481.

［54］ Tandon P, Abraldes JG, Keough A, et al. Risk of bacterial infection in patients with cirrhosis and acutevariceal hemorrhage, based on child-pugh class, and effects of antibiotics［J］. Clin Gastroenterol Hepatol, 2015, 13（6）：1189－1196.

［55］ Bernard B, Grange JD, Khac EN, et al. Antibiotic prophylaxis for the prevention of bacterial infections in cirrhotic patients with gastrointestinal bleeding：a meta-analysis. Hepatology, 1999, 29：1655－1661.

［56］ Hsieh WJ, Lin HC, Hwang SJ, et al. The effect of ciprofloxacin in the prevention of bacterial infection in patients with cirrhosis after upper gastrointestinal bleeding. Am J Gastroenterol, 1998, 93：962－966.

［57］ Hou MC, Lin HC, Liu TT, et al. Antibiotic prophylaxis after endoscopic therapy prevents rebleeding in acute variceal hemorrhage：a randomized trial. Hepatology, 2004, 39：746－753.

［58］ Goulis J, Armonis A, Patch D, et al. Bacterial infection is independently associated with failure to control bleeding in cirrhotic patients with gastrointestinal hemorrhage. Hepatology, 1998, 27：1207－1212.

［59］ Vivas S, Rodríguez M, Palacio MA, et al. Presence of bacterial infection in bleeding cirrhotic patients is independently associated with early mortality and failure to control bleeding. Dig Dis Sci, 2001, 46：2752－2757.

［60］ Soares-Weiser K, Brezis M, Tur-Kaspa R, et al. Antibiotic prophylaxis for cirrhotic patients with gastrointestinal bleeding. Cochrane Database Syst Rev, 2002, CD002907.

［61］ Carbonell N, Pauwels A, Serfaty L, et al. Improved survival after variceal bleeding in patients with cirrhosis over the past two decades. Hepatology, 2004, 40：652－659.

［62］ D'Amico G, Garcia-Pagan JC, Luca A, et al. Hepatic vein pressure gradient reduction and prevention of variceal bleeding in cirrhosis：a systematic review. Gastroenterology, 2006, 131（5）：1611－1624.

［63］ Thalheimer U, Bosch J, Burroughs AK. How to prevent varices from bleeding：shades of grey-the case for nonselective beta blockers. Gastroenterology, 2007, 133（6）：2029－2036.

［64］ Senzolo M, Cholongitas E, Burra P, et al. Beta-Blockers protect against spontaneous bacterial peritonitis in cirrhotic patients：a meta-analysis. Liver Int, 2009, 29（8）：1189－1193.

［65］ Mandorfer M, Bota S, Schvvabl P, et al. Nonselective β blockers increase risk for hepatorenal syndrome and death in patients with cirrhosis andspontaneous bacterial peritonitis［J］. Gastroenterology, 2014, 146（7）：1680－1690.

［66］ Blaise M, Pateron D, Trinchet JC, et al. Systemic antibiotic therapy prevents bacterial infection in cirrhotic patients with gastrointestinal hemorrhage. Hepatology, 1994, 20：34－38.

［67］ Dupeyron C, Mangeney N, Sedrati L, et al. Rapid emergence of quinolone resistance in cirrhotic patients treated with norfloxacin to prevent spontaneous bacterial peritonitis. Antimicrob Agents Chemother, 1994, 38：340－344.

［68］ Aparicio JR, Such J, Pascual S, et al. Development of quinolone-resistant strains of Escherichia coli in stools of patients with cirrhosis undergoing norfloxacin prophylaxis：clinical consequences. J Hepatol, 1999, 31：277－283.

［69］ Fernández J, Navasa M, Planas R, et al. Primary prophylaxis of spontaneous bacterial peritonitis delays hepatorenal syndrome and improves survival in cirrhosis. Gastroenterology, 2007, 133：818－824.

［70］ Novella M, Solà R, Soriano G, et al. Continuous versus inpatient prophylaxis of the first episode of spontaneous bacterial peritonitis with norfloxacin. Hepatology, 1997, 25：532－536.

[71] Grange JD, Roulot D, Pelletier G, et al. Norfloxacin primary prophylaxis of bacterial infections in cirrhotic patients with ascites: a doubleblind randomized trial. J Hepatol, 1998, 29：430－436.

[72] Terg R, Fassio E, Guevara M, et al. Ciprofloxacin in primary prophylaxis of spontaneous bacterial peritonitis: A randomized, placebocontrolled study. J Hepatol, 2008, 48：774－779.

[73] Tit'o L, Rimola A, Gine's P, et al. Recurrence of spontaneous bacterial peritonitis in cirrhosis: frequency and predictive factors. Hepatology, 1988, 8：27－31.

[74] Chien-Hao Huang, Chun-Yen, et al. Recurrence of spontaneous bacterial peritonitis in cirrhotic patients non-prophylactically treatedwith nor £ oxacin: serum albumin as an easy but reliable predictive factor; Liver International, 2010, ISSN 1478－3223.

[75] Kamath PS, Wiesner RH, Malinchoc M, et al. A model to predict survival in patients with end-stage liver disease. Hepatology, 2001, 33：464－470.

[76] Amri SM, Allam AR, alMofleh IA. Spontaneous bacterial peritonitis and culture negative neutrocytic ascites in patients with non-alcoholic liver cirrhosis. J Gastroenterol Hepatol, 1994, 9：433－436.

[77] Garcia-Tsao G. Spontaneous bacterial peritonitis. Gastroenterol Clin North Am, 1992, 21：257－275.

[78] Ozturk S, Soyluk O, Karakaya D, et al. Is decline in serum albumin an ominous sign for subsequent peritonitis in peritoneal dialysis patients? Adv Perit Dial, 2009, 25：172－177.

[79] Bauer TM, Follo A, Navasa M, et al. Daily norfloxacin is more effective than weekly rufloxacin in prevention of spontaneous bacterial peritonitis recurrence. Dig Dis Sci, 2002, 47：1356－1361.

[80] SOLÀ E, SOLÉ C, GINÈS P. Management of uninfected and infected ascites in cirrhosis [J]. Liver Int, 2016, 36 (Suppll)：109－115.

[81] Inadomi J, Sonnenberg A. Cost-analysis of prophylactic antibiotics in spontaneous bacterial peritonitis. Gastroenterology, 1997, 113：1289－1294.

[82] Younossi ZM, McHutchison JG, Ganiats TG. An economic analysis of norfloxacin prophylaxis against spontaneous bacterial peritonitis. J Hepatol, 1997, 27：295－298.

[83] Das A A cost analysis of long-term antibiotic prophylaxis for spontaneous bacterial peritonitis in cirrhosis. Am J Gastroenterol, 1998, 93：1895－1900.

[84] Ginès P, Rimola A, Planas R, et al. Norfloxacin prevents spontaneous bacterial peritonitis recurrence in cirrhosis: results of a double-blind, placebo-controlled trial. Hepatology, 1990, 12：716－724.

[85] Campillo B, Dupeyron C, Richardet J-P, et al. Epidemiology of severe hospital-acquired infections in patients with liver cirrhosis: effect of long-term administration of norfloxacin. Clin Infect Dis, 1998, 26：1066－1070.

[86] Ortiz J, Vila MC, Soriano G, et al. Infections caused by Escherichia coli resistant to norfloxacin in hospitalized cirrhotic patients. Hepatology, 1999, 29：1064－1069.

[87] Levison ME, et al. Peritonitis and Intraperitoneal Abscesses. In: Mandell, Bennett, and Dolin: Principles and Practices of Infectious Diseases. 6th ed. Philadelphia: Churchill Livingstone, 2005, 927.

[88] Thuluvath PJ, Morss S, Thompson R. Spontaneous bacterial peritonitis-in-hospital mortality, predictors of survival, and health care costs from 1988 to 1998. Am J Gastroenterol, 2001, 96：1232－1236.

[89] Song JY, Jung SJ, Park CW, et al. Prognostic significance of infection acquisition sites in spontaneous bacterial peritonitis: nosocomial versus community acquired. J Korean Med Sci, 2006, 21：666－671.

[90] Toledo C, Salmer'on JM, Rimola A, et al. Spontaneous bacterial peritonitis in cirrhosis: predictive factors of infection resolution and survival in patients treated with cefotaxime. Hepatology, 1993, 17：251－257.

[91] Tandon P et al. Renal dysfunction is the most important independent predictor of mortality in cirrhotic patients with

spontaneous bacterial peritonitis. Clin Gastroenterol Hepatol, 2011, 9 (3): 260 – 265.

[92] Liu BM, Chung KJ, Chen CH, et al. Risk factors for the outcome of cirrhotic patients with soft tissue infections. J Clin Gastroenterol, 2008, 42: 312 – 316.

[93] Lin MN, Tsai CC, Hung TH, et al. The risk of cellulitis in cirrhotic patients: a nationwide population-based study in taiwan. Gut Liver, 2012, 6: 482 – 485.

[94] Swartz MN Cellulitis and subcutaneous tissue infections. In: Mandel GL, Bennett JE, Dolin R (eds) Principles and Practice of Infectious Diseases, 4th edn. New York: Churchill Livingstone, pp, 1995, 909 – 928.

[95] Cheruvattath R, Balan V. Infections in Patients With End-stage Liver Disease. J Clin Gastroenterol, 2007, 41: 403 – 411.

[96] Chen C, Chen PJ, Yang PM, et al. Clinical and microbiological features of liver abscess after transarterial embolization for hepatocellular carcinoma. Am J Gastroenterol, 1997, 92: 2257 – 2259.

[97] Bouza E, Muñoz P, Rodriguez C, et al. Endotipsitis: an emerging prosthetic-related infection in patients with portal hypertension. Diagn Microbiol Infect Dis, 2004, 49: 77 – 82.

[98] Ariza J, Xiol X, Esteve M, et al. Aztreonam vs. cefotaxime in the treatment of gram-negative spontaneous peritonitis in cirrhotic patients. Hepatology, 1991, 14: 91 – 98.

[99] Silvain C, Breux JP, Grollier G, et al. Les septicémies et les infections du liquide d'ascite du cirrhotique peuvent-elles être traitées exclusivement par voie orale? Gastroenterol Clin Biol, 1989, 13: 335 – 339.

[100] Ram'rez MJ, Iba'n~ez A, Navasa M, et al. High-density lipoproteins reduce the effect of endotoxin on cytokine production and systemic hemodynamics in cirrhotic rats with ascites. J Hepatol, 2004, 40: 424 – 430.

[101] Dellinger RP, Levy MM, Carlet JM, et al. International Surviving Sepsis Campaign Guidelines Committee. Surviving Sepsis Campaign: international guidelines for management of severe sepsis and septic shock. Crit Care Med, 2008, 36: 296 – 327.

[102] De Backer D, Biston P, Devriendt J, etal; SOAP II Investigators. Comparison of dopamine and norepinephrine in the treatment of shock. N Engl J Med, 2010, 362: 779 – 789.

[103] Kumar A, Zarychanski R, Light B, et al. Cooperative Antimicrobial Therapy of Septic Shock (CATSS) Database Research Group. Early combination antibiotic therapy yields improved survival compared with monotherapy in septic shock: a propensity-matched analysis. Crit Care Med, 2010, 38: 1773 – 1785.

[104] Kumar A, Roberts D, Wood KE, et al. Duration of hypotension before initiation of effective antimicrobial therapy is the critical determinant of survival in human septic shock. Crit Care Med, 2006, 34: 1589 – 1596.

[105] Tsai MH, Peng YS, Chen YC, et al. Adrenal insufficiency in patients with cirrhosis, severe sepsis and septic shock. Hepatology, 2006, 43: 673 – 681.

[106] Fernandez J, Escorsell A, Zabalza M, et al. Adrenal insufficiency in patients with cirrhosis and septic shock: effect of treatment with hydrocortisone on survival. Hepatology, 2006, 44: 1288 – 1295.

[107] Arabi YM, Aljumah A, Dabbagh O, et al. Low-dose hydrocortisone in patients with cirrhosis and septic shock: a randomized controlled trial. CMAJ, 2010, 182: 1971 – 1977.

[108] Caly WR, Strauss E. A prospective study of bacterial infections in patients with cirrhosis. J Hepatol, 1993, 18: 353 – 358.

[109] Falguera M, Trujillano J, Caro S, et al. A prediction rule for estimating the risk of bacteremia in patients with community-acquired pneumonia. Clin Infect Dis, 2009, 49: 409 – 416.

[110] Adams HG, Jordan C. Infections in the alcoholic. Med Clin North Am, 1984, 68: 179 – 200.

[111] Niederman MS, Mandell LA, Anzueto A, et al. Guidelines for the management of adults with communityacquired pneumonia. Diagnosis, assessment of severity, antimicrobial therapy, and prevention. Am J Respir Crit Care Med, 2001, 163: 1730 – 1754.

［112］ Levy M, Dromer F, Brion N et al. Community-acquired pneumonia. Chest, 1988, 92：43 – 48.

［113］ Panés J, Terés J, Bosch J, et al. Efficacy of balloon tamponade in treatment of bleeding gastric and esophageal varices. Results in 151 consecutive patients. Dig Dis Sci, 1988, 33：454 – 459.

［114］ American Thoracic Society Hospital-acquired pneumonia in adults：diagnosis, assessment, initial severity and prevention. A consensus statement. Am J Respir Crit Care Med, 1996, 153：1711 – 1725.

［115］ Bodmann KF Current guidelines for the treatment of severe pneumonia and sepsis. Chemotherapy, 2005, 51：227 – 233.

［116］ Craven DE, De Rosa FG, Thornton D. Nosocomial pneumonia：emerging concepts in diagnosis, management, and prophylaxis. Curr Opin Crit Care, 2002, 8：421 – 429.

［117］ Burroughs AK, Rosenstein IJ, Epstein O, et al. Bacteriuria and primary biliary cirrhosis. Gut, 1984, 25：133 – 137.

［118］ Lipsky BA. Urinary tract infections in men. Epidemiology, pathophysiology, diagnosis and treatment. Ann Intern Med, 1989, 110：138 – 150.

［119］ Westphal J-F, Jehl F, Vetter D. Pharmacological, toxicologic, and microbiological considerations in the choice of initial antibiotic therapy for serious infections in patients with cirrhosis of the liver. Clin Infect Dis, 1994, 18：324 – 335.

［120］ Snyder N, Atterbury CE, Correia JP, et al. Increased occurrence of cirrhosis and bacterial endocarditis. A clinical and postmortem study. Gastroenterology, 1977, 73：1107 – 1113.

［121］ Denton JH, Rubio C, Velázquez J, et al. Bacterial endocarditis in cirrhosis. Dig Dis Sci, 1981, 26：935 – 937.

［122］ Hsu RB, Chen RJ, Chu SH. Infective endocarditis in patients with liver cirrhosis. J Formos Med Assoc, 2004, 103：355 – 358.

［123］ Terra C, Guevara M, Torre A, et al. Renal failure in patients with cirrhosis and sepsis unrelated to spontaneous bacterial peritonitis：value of MELD score. Gastroenterology, 2005, 129：1944 – 1953.

［124］ Guevara M, Terra C, Nazar A, et al. Albumin for bacterial infections other thanspontaneous bacterial peritonitis in cirrhosis. A randomized, controlled study. Journal of Hepatology, 2013, 57：759 – 765.

［125］ Thévenot T, Bureau C, Oberti F, et al. Effect of albumin in cirrhotic patientswith infection other than spontaneous bacterial peritonitis. A randomized trial. Journal of Hepatology, 2015, 62：822 – 830.

［126］ Jones AE, Puskarich MA. The Surviving Sepsis Campaign guidelines 2012：update for emergency physicians. Annals of Emergency Medicine, 2014, 63：35 – 47.

［127］ SAFE Study Investigators, Finfer S, McEvoy S, et al. Impact of albumin com-pared to saline on organ function and mortality of patients with severe sepsis. Intensive Care Medicine, 2011, 37：86 – 96.

［128］ Delaney A, Dan A, McCaffrey J, et al. The role of albumin as a resuscitation fluidfor patients with sepsis：a systematic review and meta-analysis. Critical CareMedicine, 2011, 39：386 – 391

［129］ Caironi P, Tognoni G, Masson S, et al. Albumin replacement in patientswith severe sepsis or septic shock. New England Journal of Medicine, 2014, 370：1412 – 1421.

［130］ Brunkhorst FM, Angel C, Bloos F, et al. Intensive insulin therapy and pen-tastarch resuscitation in severe sepsis. New England Journal of Medicine, 2008, 358：125 – 139.

［131］ Arroyo V, García-Martinez R, Salvatella X. Human serum albumin, systemic inflammation, and cirrhosis. Journal of Hepatology, 2014, 61：396 – 407.

［132］ Hamid SS, Atiq M, Shehzad F, et al. Hepatitis E virus superinfection in patients with chronic liver disease. Hepatology, 2002, 36：474 – 478.

［133］ Lhomme S, Abravanel F, Dubois M, et al. Hepatitis E virus quasispecies and the outcome of acute hepatitis E in solid-organ transplant patients. J Virol, 2012, 86：10006 – 10014.

［134］ Pischke S, Suneetha PV, Baechlein C, et al. Hepatitis E virus infection as a cause of graft hepatitis in liver transplant recipients. Liver Transpl, 2010, 16：74 – 82.

［135］Hering T，Passos AM，Perez RM，et al. Past and current hepatitis E virus infection in renal transplant patients. J Med Virol，2014，86（6）：948 – 953.

［136］Jagjit Singh GK，Ijaz S，Rockwood N，et al. Chronic Hepatitis E as a cause for cryptogenic cirrhosis in HIV. J Infect，2013，66：103 – 106.

［137］Mateos-Lindemann ML，Diez-Aguilar M，Galdamez AL，et al. Patients infected with HIV are at high-risk for hepatitis E virus infection in Spain. J Med Virol，2014，86：71 – 74.

［138］Motte A，Roquelaure B，Galambrun C，et al. Hepatitis E in three immunocompromized children in southeastern France. J Clin Virol，2012，53：162 – 166.

［139］Abravanel F，Mansuy JM，Huynh A，et al. Low risk of hepatitis E virus reactivation after haematopoietic stem cell transplantation. J Clin Virol，2012，54：152 – 125.

［140］Kamar N，Rostaing L，Legrand-Abravanel F，et al. How should hepatitis E virus infection be defined in organ-transplant recipients? Am J Transplant，2013，13：1935 – 1936.

［141］Pischke S，Gisa A，Suneetha PV，et al. Increased HEV Seroprevalence in Patients with Autoimmune Hepatitis. PLoS One，2014，9：85330.

［142］Legrand-Abravanel F，Kamar N，Sandres-Saune K，et al. Hepatitis E virus infection without reactivation in solid-organ transplant recipients，France. Emerg Infect Dis，2011，17：30 – 37.

［143］Kumar Acharya S，Kumar Sharma P，Singh R，et al. Hepatitis E virus（HEV）infection in patients with cirrhosis is associated with rapid decompensation and death. J Hepatol，2007，46：387 – 394.

［144］Goyal R，Kumar A，Panda SK，et al. Ribavirin therapy for hepatitis E virus-induced acute on chronic liver failure：a preliminary report. Antivir Ther，2012，17：1091 – 1096.

［145］Baylis SA，Blumel J，Mizusawa S，et al. World Health Organization International Standard to harmonize assays for detection of hepatitis E virus RNA. Emerg Infect Dis，2013，19：729 – 735.

［146］Lenz P，Conrad B，Kucharzik T，et al. Prevalence，associations，and trends of biliary-tract candidiasis：a prospective observational study. Gastrointest Endosc，2009，70：480 – 487.

［147］Kulaksiz H，Rudolph G，Kloeters-Plachky P，et al. Biliary candida infections in primary sclerosing cholangitis. J Hepatol，2006，45：711 – 716.

［148］Fischer SA，Avery RK. Screening of donor and recipient prior to solid organ transplantation. Am J Transplant，2009，9：S7 – S18.

［149］Wong，F.，Massie，D.，Hsu，P.，et al. Indometacin-induced renal failure in patients with well-compensated cirrhosis. Gastroenterology，1993，104：869 – 876.

［150］Jalan R，Fernandez J，Wiest R，et al. Bacterial infections in cirrhosis：a position statement based on the EASL Special Conference 2013 ［J］. J Hepatol，2014，60（6）：1310 – 1324.

第二十七章 肝肾综合征

　　肝肾综合征（HRS）是肝硬化（LC）晚期、肝功能衰竭和门静脉高压（PHT）患者，在无休克或既往实质性肾病情况下并发的一种潜在可逆性功能性肾功能不全。其特征是肾血管显著收缩，肾外动脉扩张，全身血管阻力降低和动脉低血压等[1-3]。HRS 是晚期 LC 患者常见而又富有挑战性的严重并发症，预后很差。应尽早明确诊断，并警惕因感染及消化道出血等"二次打击"性病情迅速恶化。近十年来，有效治疗策略显著进展。大多数研究证实特利加压素联合人血白蛋白（Ha）是治疗 HRS 的有效标准方法。本章综述 HRS 发病机制、诊断、鉴别诊断、预防策略和治疗进展。

第一节　促发因素

　　HRS 发生风险与肝病严重程度成正比，最常见于肝衰竭和失代偿型肝硬化（DC）患者。虽然在无任何诱因情况下也可能发生 HRS，但其发生常与一些能够损伤循环功能的易发因素密切相关[2,4-6]。并发肾衰竭的高危患者是那些细菌感染、胃肠出血和低钠血症者[7-9]。其中细菌感染，特别是自发性细菌性腹膜炎（SBP）诱发的 HRS 占 30%[10-12]，是最重要的危险因素[7,13-15]。其他诱因有酗酒、应用 NSAIDs、肾毒性药物（例如：抗生素）或某些外科操作。超过半数 HRS 患者有 1 个以上诱发因素，包括细菌感染（57%）、胃肠道出血（36%）和腹腔穿刺大量放腹水（LVP）而未及时扩容治疗（7%）[16]。强力利尿和腹泻病也可诱发 HRS。当肝病患者出现利尿剂抵抗性腹水、严重低钠血症和凝血功能障碍等病变是促发 HRS 的高危病态[9]。近年来研究发现，肝硬化患者急性肾损伤（AKI）与内脏血管扩张有关。因此推测临床上应用的扩血管药物（如硝酸盐、α_2 受体阻滞剂、钙离子阻滞药、5-HT 受体阻滞剂等）可能对肝硬化肾损伤有不利影响。特别关注顽固型腹水患者应用 NSBB 的安全性[17]。Mandorfer 等[18]研究发现，LC 腹水并发 SBP 患者应用 NSBB 会加重患者血流动力学紊乱、延长患者住院期、增加 HRS 和急性肾损伤风险。顽固性腹水患者口服 NSBB 将会增加 LVP 诱发循环功能障碍发生率，进而促进 HRS 发生。实际上 DC 患者循环功能障碍（第 6 章）勉强维持各重要器官的血流灌注，而 NSBB 可能进一步破坏其脆弱的血流灌注平衡，特别是对肾灌注影响尤为明显，应予关注。LC 腹水常见 HRS 相关因素见表 27-1-1。

表 27-1-1　常见 LC 腹水非氮质血症患者 HRS 相关因素

• 既往腹水史	• 食管静脉曲张	• BUN 中度升高（<30 mg/dl）
• 无肝肿大	• 低钠或高钾血症	• sCr 中度升高（≤132.6 μmol/L）
• 动脉压降低	• 血浆渗透压降低	• 水负荷后自由水清除率降低
• 尿 Na^+ 排泄降低	• 尿渗透压增高	• eGFR 中度降低（>50 ml/min）
• 营养不良	• 血浆肾素活性增强	• 血浆 NE 水平升高

第二节　发病机制

急性肾衰竭（大多数近年来肾脏病学文献称为急性肾损伤）是 LC 患者常见而又富有挑战性的并发症；其中 HRS 被视为全身疾病的肾脏表现。十多年来，HRS 发病机制研究获得进展。HRS 和腹水病理生理学非常类似。最重要的是肾内动脉血管强力收缩，伴肾灌注和 eGFR 降低[4,6,19-22]。部分代偿型 LC 患者已经存在亚临床型肾功能障碍，表现为肾血流和 eGFR 降低（超过正常量的 50%），伴钠潴留和肾脏外皮质灌注降低。HRS 发病机制的"充盈不足假说"总结如下：

伴随着 LC 门静脉压力进行性升高，内脏微小动脉扩张，内源性缩血管系统活性增强，导致内脏以外的血管收缩。因为 LC 患者内脏循环参与稳定动脉压的容量甚小，并且它缺乏对缩血管物质反应性，LC 患者循环功能的维持凸显依赖肾循环。这解释了为什么 LC 腹水患者在相关循环功能障碍的情况下（例如：细菌感染、LVP、出血和利尿治疗）极易发生肾损害和 HRS。

应强调发病机制中的两个关键特征：首先是内脏动脉血管显著扩张，导致区域性血管池形成。这起因于肝窦性 PHT 的局部扩血管介质过度表达，主要是一氧化氮（第 6 章）。其次是一些近来研究提示 CCM 导致的 CO 进行性减少，其结果是伴部分无效循环血量的高动力循环（HDC）。

在 HRS 早期，由于肾脏局部血管扩张介质抵消肾灌注降低，起初肾脏常常能够维持其功能。然而，伴随着持续动脉充盈不足，反应性血管收缩系统占优。肾动脉显著收缩是 1 型 HRS 的主要病理生理学特征。常常发生在 ECBV 严重减少背景下，并且与内脏动脉扩张和 CO 不足联动，极度激活内源性血管收缩和钠潴留系统（RAA，SNS 和 ADH），导致全身血管收缩和肾脏血管扩张之间失衡，最终导致肾灌注降低和进行性肾衰[23-24]。

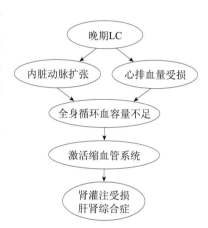

图 27-2-1　HRS 发病机制示意

HRS 功能性改变的本质表现在：①肾脏组织学基本"正常"；②HRS 患者的肾移植给其他人后表现为肾功能正常；③HRS 患者 LT 后肾功能恢复。

全身炎症及释放病原体相关分子模式（PAMP）和损伤相关分子模式（DAMP）也可能诱发肾功能不全[25]（第 25 章）。很可能在 HRS 机制中发挥助推器作用，并且可能超越 HRS 机制进展为肾实质损伤。不断增加的证据显示炎症介导的微血管功能障碍可降低 eGFR，而源自 PAMP/DAMP 和肾小管上皮细胞之间的相互作用产生的氧化应激可损伤肾小管功能，严重细菌感染或甚至败血症患者在缺乏肾脏低灌注明显体征的情况下，即可导致急性肾损伤[26]。因此，LC 患者可能存在复杂类型的肾功能不全，临床医师应拓宽相关知识视野，主动提高复杂肾损伤之间的相互鉴别诊断意思十分重要（第五节）。

第三节　临床表现

回顾性研究显示 LC 腹水住院患者 HRS 发生率约为 17%（而 LC 死亡患者超过 50%）[27]。HRS 临床表现是晚期肝病患者的功能性肾衰、循环功能障碍和肝衰竭综合镜像反映。常常伴有显著钠水潴留、腹水、水肿、稀释性低钠血症、HDC 和血管阻力降低。肾脏组织学正常或存在轻微异常。HRS 分两个特殊类型[1]。

一、1 型 HRS

1 型 HRS 指快速进展的急性肾衰竭，伴有血清肌酐（sCr）水平升高 > 221 μmol/L，或 Ccr 至少降低 50%（< 20 ml/min）。若不治疗或不给予 LT，预测患者生存期仅 2 周[10-11]。1 型 HRS 常发生在重症酒精性肝炎或终末期 LC 患者感染后，例如 SBP（虽然一些患者也可能无任何可辨认的触发事件）。并与肝功能恶化连同其他器官功能恶化诱发因素同时存在。

二、2 型 HRS

2 型 HRS 病情通常较轻（sCr 为 132.6 ~ 221 μmol/L）。大部分患者经过数周至数月缓慢发展为 HRS。其典型临床表现模式常常以利尿抵抗性顽固性腹水为特征。并且伴有相对稳定、中等程度的功能性肾衰，通常伴有激进性钠潴留和 eGFR 降低。

两种类型 HRS 的主要临床区别在于 1 型 HRS 患者预后更差。1 型 HRS 患者的 eGFR 很低（常 < 20 ml/min），并且 sCr 水平很高，其平均值大约为 356 μmol/L[28]。与此相反，2 型 HRS 患者 eGFR 轻、中度降低和肌酐水平大约平均升至 178 μmol/L[28]。1 型 HRS 患者主要的临床特征是严重肾衰，而 2 型 HRS 对利尿反应很差或无反应，出现顽固性腹水[1,28]。但很多患者并发肾功能障碍是一个连续性过程：临床上 2 型 HRS 患者肾功能易于快速恶化，可能最终发展为 1 型 HRS，不论是自发、还是继发于促发事件[1-2]，特别是在某些诱因驱导下。近来肾脏专业委员会将急性肾衰竭重新命名为急性肾损伤（AKI）[29]。但 AKI 在 LC 患者中分类的适用性和有效性需要前瞻性研究全面评估。

第四节　肾功能评估

LC 患者并发肾衰可使其死亡风险增加 7 倍，约 50% 的患者在一月内死亡[30]，因此，住院 LC 患者评估肾功能非常重要。所有入住 ICU 的 LC 患者均应每天监测肾功能。临床上有多种评估 eGFR 的方法。通过检测肾脏受损生物标志例如血清胱抑素 C（一种替代 sCr、SU、Ccr 判断 eGFR 的首选指标），或目前正在肝病患者中评估的中性粒细胞明胶酶相关载脂蛋白（NGAL），是一种新的急性肾小管损伤的最主要标志[31]。近来 Gungor 等[32]发现血 NGAL 可预测 HRS 患者预后。或许在将来可提供给我们一项有价值的诊断工具。

Ccr 可能高估 eGFR，并且需要准确收集尿标本，其结果也并未优于检测 sCr。但在临床实践中，sCr 作为肾功能损害的生物标志有许多限制，除了受体质量、种族、年龄和性别影响外，sCr 在 LC 患者中的应用也受到以下因素的影响：①继发于 LC 的肌肉萎缩使肌酐生成减少；②肾小管中肌酐分泌增加；③LC 患者血容量增加可能会稀释 sCr；④胆红素升高会影响 sCr 测定结果。因此，检测 LC 患者 sCr 可能会高估 eGFR 或肾功能[12]。但在临床实践中，sCr 水平是评估 LC 患者肾功能最广泛应用的方法[33]。应警醒临床医师的是 LC 患者 BUN 或 sCr 轻微升高是 eGFR 显著降低的征兆。但 sCr 只能辨别肾功能严重低下（eGFR < 30 ml/min）患者；同时还应考虑 sCr 基线值动态变化，仔细鉴别 1 型和 2 型 HRS。并排除利尿药提高 sCr

水平可能性。临床上迫切需要重新定义 LC 并发肾衰竭诊断标准，特别是急症患者，其理想的标准应包括低于目前应用的 sCr 水平临界值。目前认为 sCr 的动态变化是诊断 LC 患者 AKI 的关键。因此，能够使用的是那些急性肾损伤网络（AKIN）工作组的 AKIN 标准或急性透析质量指导组肾功能风险、损伤、衰竭和丧失，以及终末期肾病（RIFLE）标准[34]，RIFLE 定义是基于患者 sCr 基线值变化（增加的绝对值或百分比）诊断标准，能够真实动态反映 eGFR 及（或）尿量变化[29,35]。

可采用多普勒超声评估 LC 腹水患者的肾内血流动力学。此技术已经被证实具有诊断 HRS 的应用价值。

第五节　诊断和鉴别诊断

一、诊断

HRS 是由肾循环血管超强力收缩导致的一种典型肾前性肾衰，并无明显肾脏病理学变化，常常发生在晚期 LC 患者[36]。因为缺乏特异性诊断标志，目前诊断 HRS 采用重症肝病排除其他肾衰竭病因。1996 年国际腹水协会定义 HRS 诊断标准，将 HRS 分为 1 型和 2 型[1]。尔后出现了诸多新概念，主要有内脏血管扩张；HRS 患者的 CO 可能降低或正常（罕有升高），但不能满足患者需要；细菌感染是 1 型 HRS 最重要的触发因素，并且采用药物治疗后可改善肾功能。因此，HRS 诊断标准于 2007 年重新修订[36]（表 27-5-1）。

表 27-5-1　LC 并发 HRS 诊断标准[36]（更新）

• LC 伴腹水
• sCr > 133 μmol/L
• 停用利尿剂 2 天，或 Ha 扩容治疗后 sCr 水平无改善（≤133 μmol/L）
• 除外休克
• 除外正在使用或近期应用肾毒性药物
• 除外肾脏器质性病变（包括肾前性氮质血症和急性肾小管坏死），如尿蛋白 > 500mg/d、镜下血尿（每高倍视野红细胞 > 50）和（或）异常肾脏超声影像

反复动态检测 sCr，特别是住院患者，有助于较早识别 HRS!!。当 sCr > 133 μmol/L 时，相对应的平均 eGFR 约为 30 ml/min，一般认为可诊断 HRS[7,1]。

近年来对 DC 患者肾衰竭的 sCr 临界值定为 133 μmol/L 争议颇多。考虑到部分组织学研究显示几乎所有 "HRS" 患者均伴有不同程度的轻微肾实质损伤；不少专家认为 HRS 是一种处于病程早期，肾组织损伤轻微的可逆性 AKI；并提出将上述讨论的 AKI 标准应用于 LC 患者肾损伤。国际腹水俱乐部（ICA）2012 年威尼斯共识会议主题为：LC 患者 AKI 新定义。尔后经 2 年多讨论，于 2015 年达成 LC 患者 AKI 诊断与管理共识[37]。该共识将 sCr 临界值从表 27-5-1 HRS 诊断标准中剔除，其他各项未变，可称之为 HRS 型 AKI 诊断标准。这与以往标准的主要差别在于：①应考虑 sCr 的绝对动态增长值；②舍弃 sCr ≥ 133 μmol/L 这一阈值性评价标准；③ AKI 分期，根据较长时间 sCr 的动态改变，可以设定 1 周来评估分期是否进展（AKIN 分期），或分期逆转恢复。尽管如此，临床上显著比例的 LC 住院患者 sCr 值较高，难以获得其基线值。不少专家强调临床实践中 sCr 水平 133 μmol/L 这一临界值对许多临床医生来说仍然重要。因为它在预测 AKI 进展和评估 LC 患者预后中非常有用。特别是评估 HRS 患者药物治疗应答：sCr 水平恢复至高于基线值 26.5 μmol/L 以内为完全应答，部分应答为 AKI 分级下降 1 级以上，并且 sCr 下降至比基线值高 26.5 μmol/L 以上的水平。上述修改意味着传统 HRS 诊断及应答标准发生了本质性变化。

二、鉴别诊断

任何 ESLD 并发进行性肾衰患者均应疑诊 HRS。但在临床上必须与其他病因导致的 AKI 相鉴别，例如败血症、休克、血容量不足、肾毒性药物和实质性肾病（表 27-5-2）。

表 27-5-2　LC 并发肾衰竭类型及鉴别诊断

肾衰竭病因	注　解
细菌感染	是 LC 并发肾衰竭最常见病因。大多数患者肾衰竭发生在尚未出现感染性休克时。部分患者表现为暂时性肾衰竭，并且在感染消退后肾功能回复至基线水平，而其他患者可能表现为进行性肾衰竭，甚至在感染消退后。目前认为缺乏感染性休克的 LC 患者并发肾衰竭是 HRS 的一种亚型[36]
HRS	表 27-5-1
低血容量性肾衰	过度利尿，或继发于腹泻体液丢失。低血容量诱发肾衰竭具有严格时限性，临床上通常因出血（多为胃肠道出血）或体液丢失，或肾丢失导致血容量不足
实质性肾病	LC 患者蛋白尿（>500mg/d），血尿（>50 个红细胞/高倍镜视野），或两项同时存在时，应疑诊实质性肾病性肾衰，若无禁忌证可考虑肾活检确诊 急性肾小管坏死和 HRS 之间鉴别诊断仍然困难。尿中发现肾小管上皮细胞更多提示急性肾小管坏死
药物诱导肾衰竭	近期或当前采用 NSAIDs、氨基糖苷类抗生素、碘化造影剂提示药物诱导肾衰竭可能

不同病因导致的 LC 患者肾衰竭发病率信息很少。有研究 320 例 LC 患者不同病因导致的肾衰竭构成比为：①细菌感染 38%；②低血容量 26%；③实质性肾病 13%；④HRS 12%；⑤混合病因 7%；⑥肾毒性药物 3%。重要的是不同病因肾衰竭之间的鉴别诊断，因为它们各自预后不同[38]。近来强调基于临床鉴别诊断，因为这种类型的肾衰竭均缺乏特异性标志[12,38]。首先应排除导致 LC 并发肾衰竭的其他病因（肾前性，急性肾小管坏死，肾后性）。除此之外，基于应用 Ha（1 g/kg/bw 连续用 2 天）扩充血容量缺乏应答诊断 HRS，这便于 HRS 与其他形式的功能性肾衰相鉴别![1-2,36]。考虑到诊断重要性，若肾衰继发于血容量不足，应停用利尿治疗，给予扩容治疗后肾功能很快改善；但 HRS 患者不会改善。因此，采用 Ha 扩容试验可排除肾前性病因。另一方面，近 1/3 的 SBP 患者可能出现肾损害[39]；但并非必然以 HRS 形式显现，一般在感染控制消退后可恢复[7,40]。因此，仅在成功治疗感染后才能做出 SBP 患者是否并发 HRS 的诊断。在这类患者中，若感染完全消退后肾衰持续存在，一般应考虑 HRS 诊断。HRS 患者普遍出现腹水，缺乏腹水的 LC 患者并发肾衰竭的原因难以诊断 HRS，因此，应寻找其他病因，特别是因过度利尿引起血容量不足导致的肾前性肾衰。

若存在显著蛋白尿或镜下血尿，或若肾脏超声证实肾脏大小异常应怀疑肾实质性疾病。这些患者肾活检很重要，有助于完善治疗方案，包括潜在需要的联合肝肾移植!!。急性肾小管坏死常发生在胃肠道出血相关休克引起的低氧血症，严重细菌感染，或应用肾毒性药物例如氨基糖苷类或 NSAIDs。肾前性肾功能不全和急性肾小管坏死鉴别诊断见表 27-5-3。

表 27-5-3　LC 腹水患者肾功能不全（sCr > 51.3 μmol/L）鉴别诊断

参　数	HRS	肾前性肾衰	急性肾小管坏死
24 小时尿 Na$^+$ 浓度（mmol/L）	<10	<10	>30
尿/血浆渗透压值	>1	>1	<1
尿/sCr 值	>30	<30	<20
尿沉渣	正常	正常	管型，上皮细胞
扩容后改善	无	有	无

　　LC 患者采用 NSAIDs 或氨基糖苷类药物治疗期间伴有肾衰竭风险[41]。因此，在确诊 HRS 前应注意详查肾衰竭前数日或数周用药史。临床应用放射造影剂导致的肾衰竭患者很少[42]。

　　应提醒临床医师注意的是临床上难以准确评估 LC 患者的肾清除率[33]，因此，采用菊糖或其他清除率标志和必要时肾活检可能最终有助于 LC 并发肾病的鉴别诊断。

第六节　预防策略

　　HRS 是威胁 DC 患者生命的一种并发症。所有 1 型 HRS 患者均伴有较高的 MELD 评分（≥20），预后极差，而 2 型 HRS 患者可按照 MELD 评分值进行分层：MELD > 20 患者平均生存期为 3 个月，而那些 MELD < 20 患者平均生存期为 11 个月[28]（图 27-6-1）。

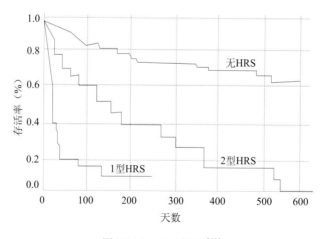

图 27-6-1　HRS 预后[10]

　　LC 并发 HRS 患者 3 个月生存率为 15%，而肾衰竭合并感染、低血容量和实质性肾病患者的 3 个月生存率分别为 31%、46% 和 73%。上述病变最明智的对策是坚持预防为主。

　　晚期 LC 患者应尽量避免各种 HRS 促发因素。LC 患者在 SCr 升高之前已经存在肾血流量和 eGFR 下降，利用各种敏感指标监测严重肝病患者 SCr、电解质、24 小时液体出入量及体质量变化，参考中心静脉压、血管紧张素 Ⅱ 水平判断其有效血容量状况，结合早期多普勒超声、核素动态显像等手段测定肾动脉内径、肾血流及肾脏血管阻力指数，对预防 HRS 具有重要意义。必须搜索各种感染，警惕因感染及消化道出血等"二次打击"使病情迅速恶化，并给予强力治疗，以便及时防控 HRS。

此外，两项研究显示防范两种特殊临床病况（SBP 和酒精性肝炎）可有效预防 HRS。采用抗生素联合 Ha 治疗 SBP 能够降低 HRS 发生率，并改善存活率!!!（第 26 章）。采用己酮可可碱（PTX：400 mg tid）短期治疗（4 周）的 RCT 显示可预防重症酒精性肝炎并发 HRS[43]。近来研究显示长期采用 PTX 除能够降低 LC 并发症发生率（包括肾衰竭）外，也与生存率改善有关[44]。虽然这两项临床试验数据需要进一步研究确认，但它代表有效预防 ESLD 并发 HRS 的显著进展。另外，采用诺氟沙星（400 mg/d）可降低晚期 LC 患者 HRS 发生率[45]。

对于 LC 腹水患者应禁用 NSAIDs，例如：吲哚美辛，布洛芬，阿司匹林和舒林酸，因为这些药物与发生急性肾衰竭，低钠血症和利尿剂抵抗高风险有关[46]!!!。LC 患者需要镇痛时伴有严格用药局限性。初步资料显示短期应用选择性环氧化酶 2 抑制剂并不损害肾功能和利尿剂治疗反应。然而，这些药物安全性需要进一步研究确认[47]。

LC 腹水患者应避免应用血管紧张素转化酶抑制剂，甚至低剂量也可能诱发动脉低血压[48]和肾衰竭[49]。同样，尽管 α₁ 肾上腺素受体阻滞剂（例如哌唑嗪）降低 PVP，但可能损害肾脏、易发钠水潴留、加重腹水，因此，应谨慎应用[50]!!!。应用氨基糖苷类药物与肾衰竭风险增加有关，这类药物仅用于其他抗生素治疗无效的细菌感染患者!!!。

并未证实造影剂诱导 LC 腹水肾功能正常患者肾衰风险[28]!!。但既往具有肾衰竭病史未能恢复的 LC 患者，应用造影剂可能导致进一步肾损伤；应谨慎应用，并推荐常规使用预防肾损害的措施!。

第七节　治　疗

HRS 治疗选择有限。但为预防肾衰恶化，一旦诊断，应及早酌情实施下列治疗措施。

一、1 型 HRS 的治疗

（一）一般措施

严密动态观察患者生命体征、尿量、液体平衡、动脉压及肝肾功能。监测中心静脉压有助于液体平衡管理和防止血容量超负荷，在 ICU 监护更佳!!!。应经常评估、并处理 LC 并发症。

（二）药物治疗

药物治疗的目标在于纠正低血容量，逆转内脏血管扩张和肾脏血管收缩。首先应关注 HRS 诱因治疗。因此，所有 LC 患者发生肾衰竭后均应查询感染征兆，一旦发现均应及时给予抗生素治疗。但对于未经证实的感染，尚无相关研究资料支持经验性应用抗生素!。

目前最有效的治疗 HRS 的方法是应用血管收缩药物联合 Ha[12,51-53]。特利加压素，一种作用于 V1 受体（主要位于内脏区域）的加压素类似物，是十多年来研究最多的血管收缩药。它通过收缩扩张的内脏血管床改善受损的循环功能，因此增加平均动脉压和肾灌注[52-53]。大多数研究是采用特利加压素联合 Ha 进一步改善 ECBV，增加肾灌注。这是首要的内科治疗措施，甚至 HRS 患者的每一项药物治疗均应联合 Ha。应用特利加压素治疗 HRS 尚无标准给药方案，因为缺乏应用剂量相关研究。一般初始剂量为 0.5~1 mg，静脉注射，每 4 小时一次，若应用 2~3 天后治疗无应答（定义为 SCr 比治疗前基线值下降不到 25%），其剂量可增加至每 4 小时 3 mg；疗程 14 天。为降低剂量缓解不良反应事件的严重性，持续静脉输注（从 3 mg/d 开始）可能使 HRS 患者获益[54]。特利加压素治疗应答特征是 SCr 缓慢下降（<133 μmol/L 为完全应答），通常发生在治疗后 7~10 天，伴血压升高和尿量增加，低钠血症改善[52,55]。研究发现

SCr 基线值较低（<440 μmol/L）的 HRS 患者能够强力预测早期应答[56]。治疗前 TBil <880 μmol/L 和治疗 3 日后 MAP 升高 >5 mmHg 患者的应答率较高[57]。治疗应答者停止治疗后 HRS 复发并不常见（约 15%），并且采用特利加压素重新治疗通常有效!!!。但不应给予特利加压素单药治疗（应联合 Ha）。治疗后最常见不良反应（心血管或缺血并发症）发生率平均为 12%[12,52]。由于局部缺血不良反应需要停药患者占 5%~10%，大多数研究强调应排除并发严重心血管或缺血病患者。对部分应答患者（SCr 未 <133 μmol/L）或 SCr 无应答患者，应在 14 天内终止治疗。

一些随机[52,55,58-60]和非随机[61-63]临床试验显示特利加压素联合 Ha 治疗 HRS 患者获得肾功能改善，并且高达 40%~50% 的 1 型 HRS 患者获完全逆转。虽然应答者的生存期长于非应答者，但特利加压素联合 Ha 治疗患者的总体存活率并未显著优于那些单用 Ha 或安慰剂治疗的患者[52,55,62]。采用特利加压素治疗 HRS 的研究和荟萃分析报道有限，并且不同研究显示患者存活率改善结果相互矛盾。但大部分报道肾功能改善[64]。近来荟萃分析显示联合治疗也能够改善短期存活率[65]。当特利加压素不联合 Ha 治疗时，其疗效明显减弱[61]。研究提示临床应用特利加压素时应联合应用 Ha[66-69]。初始应用 Ha 的剂量为首日 1g/kg，接着 20~40 g/d，一直应用到停用特利加压素!!!。若患者伴有容量负荷过度及（或）肺水肿临床证据时应减量（可按照中心静脉压调整剂量）或停用 Ha!!!。

特利加压素治疗 HRS 伴败血症患者的疗效尚不清楚。大多数特利加压素临床试验排除了败血症患者。

近年来血管收缩剂去甲肾上腺素（NE）和米多君是另外治疗 HRS 感兴趣的药物。应用 NE（0.5~3 mg/h）逐渐增加剂量直到血压上升，也可改善 1 型 HRS 患者肾功能[70]。研究（包括 RCT 研究）认为 NE 与特利加压素治疗 1 型和 2 型 HRS 患者疗效相同[66-68]；且因 NE 价廉易得，有学者建议采用 NE 替代特利加压素治疗 HRS[68]。近来日本 LC 指南[66]推荐 1 型和 2 型 HRS 患者采用 NE 联合 Ha 治疗，且认为 NE 与奥曲肽、米多君联合 Ha 的疗效相同。另有研究显示米多君联合奥曲肽治疗 HRS 的疗效不如特利加压素[69]。上述药物均应联合 Ha 治疗，但这些药物治疗 1 型 HRS 患者的研究信息非常有限!!。另外，多巴胺，前列腺素类（米索前列醇）和 N-乙酰半胱氨酸治疗研究结果仍为初步而又有争议；细心观察这些治疗药物获得的研究结果未能显示清晰的益处。在基于循证医学正式推荐前还需要进一步的研究确认。

LVP 治疗 1 型 HRS 患者的相关资料很少。对于并发张力性腹水患者，LVP 联合 Ha 治疗有助于缓解患者症状!!。初始评价和诊断 HRS 患者，应停用所有利尿剂。而对于持续性 1 型 HRS 患者，目前尚无资料支持使用呋塞米。尽管如此，对于中心型循环负荷过度患者，呋塞米有助于维持尿量。因为 LC 并发 HRS 患者伴有潜在威胁生命的高钾血症风险，应禁用螺内酯!!!。

（三）TIPS

见第 42 章。

（四）肾替代疗法

LC 并发 HRS 患者均有体液过剩、高钾血症、代谢性酸中毒和尿毒症征兆。此外，必须强调 SCr 和 BUN 均不能充分反映晚期肝病患者尿毒症严重程度。而且肝衰竭存在的代谢变化可加重尿毒症。为使患者'代谢负荷'最小化，尽早应用肾脏替代疗法在理论上可使 HRS 患者获益；但尚无临床研究证据支持将肾替代疗法作为 HRS 一线治疗。临床经验提示大部分患者无法耐受血液透析，并且血液透析可能诱发严重不良反应，包括凝血功能障碍、低血压、出血和感染，从而加重病情。体液及/或电解质快速转移可能使患者易发脑水肿，进而增加病死率。此外，肾替代疗法仅能够清除水溶性毒素，但肝衰竭患者蓄积的代谢产物大部分与 Alb 结合，难以消除。血液透析仅仅作为血管收缩剂无应答、并发严重循环负荷过度、严重代谢性酸中毒或顽固性高钾血症患者的暂时性治疗选择。或用于治疗 LT 候选者，其目的是维持患者生命至 LT 或自发性肾功能改善[71]。但其潜在益处尚未被证实。近年来采用分子吸附再循环系统

（MARS）能够清除 Alb 结合物（包括血管扩张因子）。一项小样本随机试验显示 MARS 治疗急性肝衰竭并发 1 型 HRS 患者的肾功能和生存期均获改善[72]。一项多中心 HELIOS 研究显示：采用特利加压素/Ha 联合 Prometheus FPSA（一种分次血浆分离/吸收系统和单程蛋白透析）治疗 I 型 HRS 患者，获得存活率改善[73]。但尚需更多研究数据确认[74]。亦有研究认为对于 ESLD 并发 eGFR < 30 ml/min 或 HRS 的 LT 候选者需要超过 8 ~ 12 周的肾替代疗法[75]。虽然目前还没有足够证据正式推荐 ALSS 作为 HRS 患者的标准治疗程序，上述治疗方法仅仅构成了有希望的选择，在推荐其用于临床实践之前，尚需进一步研究!!!。总之，关于肾替代疗法的时间和模式选择适合个性化决策，优化实施肝病学家，肾脏病学家和 ICU 专家会诊后的综合治疗措施。

二、2 型 HRS 治疗

与 1 型 HRS 患者不同，2 型 HRS 患者缺乏循证特效疗法。特利加压素联合 Ha 治疗 2 型 HRS 患者有效率为 60% ~ 70%[55,68,76-77]，但停药后 HRS 复发率很高。若 2 型 HRS 患者采用血管收缩药物治疗，应加用 Ha，其剂量与治疗 1 型 HRS 相同!。但上述治疗方法影响 2 型 HRS 患者临床转归的研究资料并不充分!!。若 LC 并发大量腹水及 HRS 患者具有显著的钠利尿反应（即：尿钠 ~ 30 mmol/d），应给予利尿治疗。但 EASL 指南建议 HRS 患者停用利尿剂[37]；目前尚无支持或否定这一疗法的临床对照研究。另外，应及早诊断和治疗细菌感染，因为这些患者易转变为 1 型 HRS。2 型 HRS 患者预防性应用抗生素尚未被评估，值得进一步研究。

近来研究显示特利加压素治疗尚未满足 HRS 诊断标准的 LC 和肾衰竭患者也有效[78]。此发现燃起对目前诊断标准是否太严格的讨论。TIPS 治疗 2 型 HRS 患者的相关信息见第 42 章。TIPS 和缩血管药治疗 HRS 患者的对比研究显示两种疗法疗效相近，但选择药物治疗的优势在于其广泛获得性，并且医疗成本低廉。

三、肝肾移植

LT 是 1 型和 2 型 HRS 患者最好的治疗方法。对于大部分 1 型 HRS 患者 LT 是唯一病因治疗措施。因为它可同时治愈肝病及其相关肾衰竭[79-80]。因此，所有 HRS 患者均应评估 LT 适应证!!。这些患者最常见 LT 禁忌证是老年、持续严重酗酒和感染。1 型 HRS 患者采用 LT 的主要问题是相当比例的患者在实施 LT 前已经死亡，可能原因是患者生存期太短和大多数移植中心等待 LT 时间过长。指定这类患者获得优先移植权可解决此问题。进而能够降低等待 LT 患者病死率[81]。LT 后肾功能最终结局的主要预测因素是肾功能不全持续时间[82]。因此，LT 评估应作为初始处理伴有上述预测因素患者或疑似 1 型 HRS 患者的一部分，甚至在诊断 HRS 前就应该评估。1 型 HRS 患者在等待 LT 过程中采用特利加压素联合 Ha 治疗后可能获得肾功能正常或接近正常的潜在益处，这可能缩短患者手术后病程，降低 LT 后透析需求率、肾衰竭相关并发症和缩短住院时间[83-84]!!!。因此，对于等待 LT 患者采用特利加压素联合 Ha 治疗后 SCr 降低，MELD 评分也降低的患者不应改变 LT 决策，因为 1 型 HRS 患者病情改善后的临床预后仍然很差，其 LT 存活率约为 65%[85]。与 LC 无 HRS 患者比较，1 型 HRS 患者存活率低的原因是事实上存在肾衰，是 LT 预后不良主要预测因素之一。

关于肌酐清除率处于 30 ~ 60 ml/min 之间的患者是否需要肝肾联合移植尚存争议[86]。应评估单一 LT 后伴有的外科和药物毒性肾功能恶化风险与肾移植缺点之间的平衡。研究显示肝肾联合移植比较单一 LT 并未获得更好疗效[87]；但那些经历长期肾支持治疗（>12 周）患者可能除外[79,87]。另有研究认为 ESLD 和 eGFR < 30 ml/min 或 HRS 患者伴有不可逆性严重肾病，肾活检显示纤维化 >30% 和肾小球硬化，对血管收缩药物治疗无应答，需长期肾脏支持治疗（>12 周）的亚组患者需要肝肾联合移植！！[75,86-87]。

总之，HRS 是晚期 LC 患者的一个严重并发症，预后很差。然而，近十年来，有效治疗策略已经引入临床实践。大多数研究证实特利加压素联合 Ha 治疗有效，并且被认为应将其作为标准一线治疗。LT 是 1 型和 2 型 HRS 患者最好的病因治疗方法。

参考文献

［1］ Arroyo V，Gines P，Gerbes A，etal Defi nition and diagnostic criteria of refractory ascites and hepatorenal syndrome in cirrhosis. Hepatology，1996，23：164-76.

［2］ Angeli P，Gines P，Wong F，et al. Diagnosis and management of acute kidney injury in patients with cirrhosis：revised consensus recommendations of the International Club of Ascites. Gut，2015，64：531-7.

［3］ Cardenas A，Gines P. Hepatorenal syndrome. Clin Liver Dis，2006，10：371-85.

［4］ Papper S. Hepatorenal syndrome. In：Epstein M（ed.）The Kidney in Liver Disease. New York：Elsevier Biomedical，1983，87-106.

［5］ Hecker R，Sherlock S. Electrolyte and circulatory changes in terminal liver failure. Lancet，1956，271（6953）：1121-1125.

［6］ Arroyo V，Guevara M，Ginès P. Hepatorenal syndrome in cirrhosis：pathogenesis and treatment. Gastroenterology，2002，122（6）：1658-1676.

［7］ Terra C，Guevara M，Torre A，et al. Renal failure in patients with cirrhosis and sepsis unrelated to spontaneous bacterial peritonitis：value of MELD score. Gastroenterology，2005，129：1944-1953.

［8］ Ca'rdenas A，Gine's P，Uriz J，et al. Renal failure after upper gastrointestinal bleeding in cirrhosis：incidence，predictive factors，and short-term prognosis. Hepatology，2001，34：671-676.

［9］ Gine's A，Escorsell A，Gine's P，et al. Incidence and predictive factors of the hepatorenal syndrome in cirrhosis with ascites. Gastroenterology，1993，105：229-236.

［10］ Arroyo V，Fernan'dez J，Gine's P. Pathogenesis and treatment of hepatorenal syndrome. Semin Liver Dis，2008，28：81-95.

［11］ Bagshaw SM，George C，Dinu L，et al. A multi-centre evaluation of the RIFLE criteria for early acute kidney injury in critically ill patients. Nephrol Dial Transpl，2008，23：1203-1210.

［12］ Gine's P，Schrier RW. Renal failure in cirrhosis. N Engl J Med，2009，361：127-1290.

［13］ Sort P，Navasa M，Arroyo V，et al. Effect of intravenous albumin on renal impairment and mortality in patients with cirrhosis and spontaneous bacterial peritonitis. N Engl J Med，1999，341：403-409.

［14］ Fasolato S，Angeli P，Dallagnese L，et al. Renal failure and bacterial infections in patients with cirrhosis：epidemiology and clinical features. Hepatology，2007，45：223-229.

［15］ Thabut D，Massard J，Gangloff A，et al. Model for end-stage liver disease score and systemic inflammatory response are major prognostic factors in patients with cirrhosis and acute functional renal failure. Hepatology，2007，46：1872-82.

［16］ Angeli，Merkd C. Pathogeneals and management of hepatorenal syndrome in patients with cirrhosis［J］. J Hepatol，2008，48（Suppl 1）：S93-S103.

［17］ Serste'T，Melot C，Francoz C，et al. Deleterious effects of beta-blockers on survival in patients with cirrhosis and refractory ascites. Hepatology，2010，52（3）：1017-1022.

［18］ Mandorfer M，Bota S，Schvvabl P，et al. Nonselective beta blockers increase risk for hepatorenal syndrome and death in patients with cirrhosis and spontaneous bacterial peritonitis［J］. Gastroenterology，2014，146（7）：1680-1690.

［19］ Gentilini P，Laffi G，La Villa G，et al. Ascites and hepatorenal syndrome during cirrhosis：two entities or the continuation of the same complication? J Hepatol，1999，31：1088-1097

［20］Arroyo V，Ginès P，Rodes J，et al.（eds）Ascites and Renal Dysfunction in Liver Disease，Pathogenesis，Diagnosis and Treatment. Malden：Blackwell Science，1999，36－62.

［21］Platt JF，Marn CS，Baliga PK，et al. Renal dysfunction in hepatic disease：early identification with renal duplex Doppler US in patients who undergo liver transplantation. Radiology，1992，183（3）：801－806.

［22］Dagher L，Moore K. The hepatorenal syndrome. Gut，2001，49（5）：729－737.

［23］Ginès P，Schrier RW. Renal failure in cirrhosis. New England Journal of Medicine，2009，361：1279－90.

［24］Magan AA，Khalil AA，Ahmed MH. Terlipressin and hepatorenal syndrome：what is important for nephrologists and hepatologists. World J Gastroenterol，2010，16：5139－5147.

［25］Kalakeche R，Hato T，Rhodes G，et al. Endotoxin uptake by S1 proximal tubular segment causes oxidative stress in the downstream S2 segment. J Am Soc Nephrol，2011，22：1505－1516.

［26］Gomez H，Ince C，De Backer D，et al. A unified theory of sepsis-induced acute kidney injury：inflammation，microcirculatory dysfunction，bioenergetics，and the tubular cell adaptation to injury. Shock，2014，41：3－11.

［27］Rodes J，Brugera M，Teres J，et al. Terminal functional renal insufficiency（TFRI）in liver cirrhosis with ascites. Rev Clin Esp，1970，117：475－482.

［28］Alessandria C，Ozdogan O，Guevara M，et al. MELD score and clinical type predict prognosis in hepatorenal syndrome：relevance to liver transplantation. Hepatology，2005，41（6）：1282－1289.

［29］Bellomo R，Ronco C，Kellum JA，et al. Acute renal failure—definition，outcome measures，animal models，fluid therapy and information technology needs：the Second International Consensus Conference of the Acute Dialysis Quality Initiative（ADQI）Group. Crit Care，2004，8：R204-R212.

［30］Fede G，D'Amico G，Arvaniti V，et al. Renal failure and cirrhosis：a systematic review of mortality and prognosis. J Hepatol，2012，56：810－818.

［31］Donadeo C. Effect of glomerular filtration rate impairment on diagnostic performance of neutrophil gelatinase-associated lipocalin and B-type natriuretic peptide as markers of acute cardiac and renal failure in chronic kidney disease patients［J］，Crit Care，2014，18（1）：R39.

［32］Gungor G，Ataseven H，Demir A，et al. Neutrophil gelatinase-associated lipocalin in prediction of mortality in patients with hepatorenal syndrome：a prospective observational stucy［J］. Liver Int，2014，34（1）：49－57.

［33］Francoz C，Glotz D，Moreau R，et al. The evaluation of renal function and disease in patients with cirrhosis. J Hepatol，2010，52：605－613.

［34］Wong F，Nadim MK，Kellum JA，et al. Working Party proposal for a revised classification system of renal dysfunction in patients with cirrhosis. Gut，2011，60：702－709

［35］Joannidis M，Druml W，Forni LG，et al. Critical care nephrology working group of the European society of intensive care medicine. Prevention of acute kidney injury and protection of renal function in the intensive care unit. Expert opinion the working group for nephrology，ESICM. Int Care Med，2010，36：392－411.

［36］Salerno F，Gerbes A，Wong F，et al. Diagnosis，prevention and treatment of the hepatorenal syndrome in cirrhosis. A consensus workshop of the international ascites club. Gut，2007，56：1310－1318.

［37］ANGELI P，GINES P，WONG F，et al. Diagnosis and management of acute kidney injury in patients with cirrhosis：revised consensus recommendations of the International Club of Ascites［J］. JHepatol，2015，62（4）：698－974.

［38］Martn-Llah M，Guevara M，Torre A，et al. Prognostic importance of the cause of renal failure in patients with cirrhosis. Gastroenterology，2011，140：488－496.

［39］Angeli P，Guarda S，Fasolato S，etal. Switch therapy with cipeofloxacin vs. intravenous ceftazidime in the treatment of spontaneous bacterial peritonitis in patients with cirrhosis：similar efficacy at lower cost［J］. Aliment Pharmacol Ther，2006，23（1）：75－84.

［40］Follo A，Llovet JM，Navasa M，et al. Renal impairment after spontaneous bacterial peritonitis in cirrhosis-incidence，clinical course，predictive factors and prognosis. Hepatology，1994，20（6）：1495－1501.

［41］Arroyo V，Ginès P，Rodes J，et al.（eds）Ascites and Renal Dysfunction in Liver Disease. Philadelphia：Blackwell Science Malden，2005，372－382.

［42］Guevara M，Fernandez-Esparrach G，Alessandria C，et al. Effects of contrast media on renal function in patients with cirrhosis：a prospective study. Hepatology，2004，40（3）：646－651.

［43］Duvoux C，Zanditenas D，Hézode C，et al. Effects of noradrenalin and albumin in patients with type I hepatorenal syndrome：a pilot study. Hepatology，2002，36：374－380.

［44］Akriviadis E，Bortla R，Briggs W，et al. Pentoxifylline improves short-term survival in severe actue alcoholic hepatitis：a double-blind，placebocontrolled trial. Gastroenterology，2000，119：1637－1648.

［45］Fernández J，Navasa M，Planas R，et al. Primary prophylaxis of spontaneous bacterial peritonitis delays hepatorenal syndrome and improves survival in cirrhosis. Gastroenterology，2007，133：818－824.

［46］Boyer TId，Reynolds TB. Effect of indomethacin and prostaglandin A1 on renal function and plasma renin activity in alcoholic liver disease. Gastroenterology，1979，77：215－222.

［47］Clària J，Kent JD，Lopez-Parra M，et al. Effects of celecoxib and naproxen on renal function in nonaziotemic patients with cirrhosis and ascites. Hepatology，2005，41：579－587.

［48］P ariente EA，Bataille C，Bercoff E，et al. Acute effects of captopril on systemic and renal hemodynamics and on renal function in cirrhotic patients with ascites. Gastroenterology，1985，88：1255.－1259.

［49］Gentilini P，Romanelli RG，La Villla G，et al. Effects of low-dose captopril on renal haemodynamics and function in patients with cirrhosis of the liver. Gastroenterology，1993，104：588－594.

［50］Albillos A，Lledo JL，Rossi I，et al. Continuous prazosin administration in cirrhotic patients：effects on portal hemodynamics and on liver and renal function. Gastroenterology，1995，109：1257－1265.

［51］Gines P，Angeli P，Lenz K，M. et al. EASL clinical practice guidelines on the management of ascites，spontaneous bacterial peritonitis，and hepatorenal syndrome in cirrhosis. J Hepatol，2010，53：397－417.

［52］Martin LLahi M，Pepin MN，Guevara M，et al. Terlipressin and albúmina vs albúmina in patients with cirrhosis and hepatorenal syndrome：a randomized study. Gastroenterology，2008，134：1352－1359.

［53］Moreau R，Lebrec D. The use of vasoconstrictors in patients with cirrhosis：type 1 HRS and beyond. Hepatology，2006，43：385－394

［54］Gerbes AL，Huber E，Gulberg V. Terlipressin for hepatorenal syndrome：continuous infusion as an alternative to i. v. bolus administration. Gastroenterology，2009，137：1179－1181.

［55］Sanyal A，Boyer T，Garcia-Tsao G，etal；Terlipressin Study Group. A randomized，prospective，double blind，placebo-controlled trial of terlipressin for type 1 hepatorenal syndrome（HRS）. Gastroenterology，2008，134：1360－1368.

［56］Boyer TD，Sanyal AJ，Garcia-Tsao G，et al. Predictors of response to terlipressin plus albumin in hepato-renal syndrome（HRS）type 1：relationship of serum creatinine to hemodynamics. J Hepatol，2010，doi：10/1016/j. jhep.

［57］Ginès P，Guevara M. Therapy with vasoconstrictor drugs in cirrhosis：the time has arrived. Hepatology，2007，46：1685－1687.

［58］Neri S，Pulvirenti D，Malaguarnera M，et al. Terlipressin and albumin in patientswith cirrhosis and type I hepatorenal syndrome. Digestive Diseases and Sci-ences，2008，53：830－835.

［59］Solanki P，Chawla A，Garg R，et al. Beneficial effects of terlipressin in hepatorenal syndrome：a prospective randomized placebo-controlled clinical trial. Journalof Gastroenterology and Hepatology，2003，18：152－156.

［60］Yang YZ，Dan ZL，Liu NZ，et al. Efficacy of terlipressin in treatment of liver cirrhosis with hepatorenal syndrome. Journal of Internal Medicine，2001，7：123－125.

［61］Ortega R，Ginès P，Uriz J，et al. Terlipressin therapy with and without albumin for patients with hepatorenal syndrome：results of a prospective，nonrandomized study. Hepatology，2002，36（4 Pt 1）：941 – 948.

［62］Salerno F，Cazzaniga M，Merli M，et al. Diagnosis，treatment and survival of patients with hepatorenal syndrome：a survey on daily medical practice. Journal of Hepatology，2011，55：1241 – 1248.

［63］Rodríguez E，Elia C，Solà E，et al. Terlipressin and albumin for type-1 hepatorenal syndrome associated with sepsis. Journal of Hepatology，2014，60：955 – 961.

［64］Mazur JE，Cooper TB，Dasta JF. Terlipressin in hepato-renal syndrome. Ann Pharmacother，2011，45：380 – 387.

［65］Gluud LL，Christensen K，Christensen E，et al. Terlipressin for hepatorenal syndrome. Cochrane Database of Systematic Review，2012，9：CD005162.

［66］Zhang H，HanJ，Zhang XL. An excerpt of the Japanese society of Gastroenterology of evidence-based clinical practice guldelines for liver cirrhosis（2015）［J］. J Clin Hepatol，2016，32（9）：1659 – 1663.

［67］Singh V，Ghosh S，Singh B，et al. Noradrenaline vs. terlipressin in the treatment of hepatorenal syndrome：a randomized study. Journal of Hepatology，2012，56：1293 – 1298.

［68］Ghosh S，Choudhary Ns，Sharma Ak，et al. Noradrenaline vs terlipressin in the treatment of type 2 hepatorenal syndrome：a randomized pilot study［J］. Liver Int，2013，33（8）：1187 – 1193.

［69］Cavallin M，Kamath PS，Merli M，et al. Terlipressin plus albumin versus midodrine and octreotide plus albumin in the treatment of hepatorenal syndrome：a randomized trial. Hepatology，2015，62：567 – 574.

［70］Wong F，Pantea L，Sniderman K. Midodrine，octreotide，albumin，and TIPS in selected patients with cirrhosis and type 1 hepatorenal syndrome. Hepatology，2004，40：55 – 64.

［71］Wong LP，Blackley MP，Andreoni KA，et al. Survival of liver transplant candidates with acute renal failure receiving renal replacement therapy. Kidney Int，2005，68（1）：362 – 370.

［72］Mitzner SR，Stange J，Klammt S，et al. Improvement of hepato-renal syndrome with extracorporeal albumin dialysis MARS：results of a prospective，randomized，controlled clinical trial. Liver Transpl，2000，6：277 – 286

［73］Rifai K，Kribben A，Gerken G，et al. Extracorporeal liver support by fractionated plasma separation and absorption（Prometheuss）in patients with acute-on-chronic liver failure（HELIOS study）：a prospective randomized controlled multicenter study. J Hepatol，2010，52（Suppl. 1）：S3.

［74］Banares R，Nevens F，Larsen FS，et al；Relief Study Group. Extracorporeal liver support with the molecular adsorbent recirculating system（MARS）in patients with acute-on-chronic liver failure. The Relief Trial. Abstracts of the 45th Annual Meeting of the European Association for the Study of the Liver（EASL）. J Hepatol，2010，52（Suppl 1）：S459 Abs No. 1184.

［75］Eason JD，Gonwa TA，Davis CL，Proceedings of consensus conference on simultaneous liver kidney transplantation（SLK）. Am J Transplant，2008，8：2243 – 2251.

［76］Gluud LL，Christensen K，Christensen E，et al. Systematic Review of Randomized Trials on Vasoconstrictor Drugs for hepatorenal syndrome. Hepatology，2010，51：576 – 584.

［77］Alessandria C，Venon WD，Marzano A，et al. Renal failure in cirrhotic patients：role of terlipressin in clinical approach to hepatorenal syndrome type 2. Eur J Gastroenterol Hepatol，2002，14（12）：1363 – 1368.

［78］Triantos CK，Samonakis D，Thalheimer U，et al. Terlipressin therapy for renal failure in cirrhosis. Eur J Gastroenterol Hepatol，2010，22：481 – 486.

［79］Gonwa TA，Morris CA，Goldstein RM，et al. Long-term survival and renal function following liver transplantation in patients with and without hepatorenal syndrome-experience in 300 patients. Transplantation，1991，51（2）：428 – 430.

［80］Rimola A，Navasa M，Grande L，et al. Liver transplantation for patients with cirrhosis and ascites. In：Arroyo V，Ginès P，Rodes J et al.（eds）Ascites and Renal Dysfunction in Liver Disease，2nd edn. Oxford：Blackwell Publishing，2005，271 – 285.

［81］Wiesner R，Edwards E，Freeman R，et al. Model for end-stage liver disease（MELD）and allocation of donor livers. Gastroenterology，2003，124（1）：91 – 96.

［82］Gonwa TA，Klintmalm GB，Levy M，et al. Impact of pretransplant renal function on survival after liver transplantation. Transplantation，1995，59：361 – 365.

［83］Restuccia T，Ortega R，Guevara M，Gine's P，et al. Effects of treatment of hepatorenal syndrome before transplantation on posttransplatation outcome. A case-control study. J Hepatol，2004，40：140 – 146.

［84］Charlton MR，Wall WJ，Ojo AO，et al. International Liver Transplantation Expert Panel. Report of the first international liver transplantation society expert panel consensus conference on renal insufficiency in liver transplantation. Liver Transpl，2009，15：S1 – 34.

［85］Laleman W，Wilmer A，Evenepoel P，et al. Effect of the molecular adsordent recirculating system and Prometheus devices on systemic haemodynamics and vasoactive agents in patients with acute on chronic alcoholic liver failure. Crit Care，2006，10：R108.

［86］EASL Clinical Practice Guidelines：Liver transplantation. J Hepatol（2015），http：//dx. doi. org/10. 1016/j. jhep.

［87］Jeyarajah DR，Gonwa DA，McBride M，et al. Hepatorenal syndrome：combined liver-kidney transplants versus isolated liver transplant. Transplantation，1997，27：1760 – 1765.

第二十八章 肝性脑病

晚期 LC 并发肝性脑病（HE）是一种复杂代谢紊乱的可逆性神经精神异常综合征。常由诱发因素激发。即便肝硬化（LC）并发轻微肝性脑病（MHE）也可预测患者预后不良[1]，不但严重影响患者生命质量，而且带来很多医疗问题。由于一些有关 LC 并发 HE 患者的固有临床研究难题妨碍大多数患者救治措施的疗效验证，导致很多研究结果相互矛盾。迄今为止，基于 RCT 验证有效的治疗方法较少，临床医师在解读临床疗效研究结果时应综合分析，并科学把控个性化治疗方案。

第一节　肝性脑病分类

HE 症状、体征和基础肝病临床表现错综复杂。长期缺乏分类共识阻碍 HE 临床研究和专业交流。2002 年，世界胃肠病学专业委员会提出 HE 新分型方法（表 28-1-1）[2]，其 3 种主要类型包括：A 型为急性肝衰竭（ALF）相关 HE，B 型为无肝实质病变门体分流相关 HE，和 C 型为 LC 及门静脉高压（PHT）/或门体分流相关 HE。C 型 HE 可进一步分为轻微型，复发型和持续型，这种亚型分类也适用于 B 型 HE[3]。虽然这种分类法是一个历史性进步，但仍然需要进一步优化[3]。

表 28-1-1　HE 分型[2]

HE 分型	命　名	亚　型	细　分
A	急性肝衰竭相关 HE		
B	门体分流相关 HE（无肝实质病变）	见 C 型	见 C 型
C	LC 和门静脉高压或门体分流相关 HE	复发型 HE	诱因型
			自发性复发型（无已知诱发因素）
		持续型 HE	轻型，重型，治疗依赖型
		MHE	

轻微肝性脑病（MHE）既往称为亚临床型 HE，仅仅采用特殊神经精神试验及/或神经精神设备检查才能发现的神经学轻微异常[2]。超过 70% 的 LC 患者采用脑电图（EEG）和心理测试发现临床难以觉察的MHE。MHE 可转变为显症 HE，生存期较短[4]。MHE 提示患者生活质量下降[5]，并可能损害驾车适应性[6]。

复发型 HE 是 LC 患者发生 HE 的最经典表现，患者脑功能发生间歇性显症病变（从注意力不集中，记忆或时空方向紊乱至呆板和昏迷），常常在数小时或数天后消退。这些发作常被一种或多种因素诱发（诱发型 HE），但一些无任何诱发因素患者也可自发 HE。

持续型（慢性）HE 可见于广泛自发性门体分流（SPSS）和外科门体分流或 TIPS 后。患者表现为持续波动性神经精神异常，不伴有无症状期。持续型 HE 可进一步分为轻型和重型。

第二节　病因学和诱发因素

近 50% 的 LC 患者将会并发临床显症 HE，其确诊 LC 后的 5 年内并发风险为 5%~25%。HE 与患者病死率显著增加有关，首次发作后 1 和 3 年存活率分别为 42% 和 23%[7]。但近 50% 的急性发作 HE 住院患者伴有清晰的促发事件[7]（表 28-2-1），其中最常见的是细菌感染，上消化道出血和过度应用利尿剂。近 50% 的 LC 患者外科门体分流后发生 HE；但脾肾分流术患者 HE 发生率较低。TIPS 后近 1/3 患者并发 HE。60 岁以上 LC 患者易发 HE。

表 28-2-1　HE 诱发因素

机制分类	诱发因素
血氨增加	过度营养蛋白摄入
	便秘
	胃肠出血
	输血
	感染，败血症：组织分解代谢增加
	肾功能不全或氮质血症
	肝功能恶化
血容量不足，肝性缺氧	过度利尿
	腹腔穿刺大量放腹水（未扩容）
	利尿药，严重腹泻，呕吐导致脱水
	循环休克
药物	镇静剂，特别是苯二氮䓬类
	麻醉镇痛药，特别是吗啡衍生物
	H_1 抗组胺药
电解质、酸碱平衡紊乱	低钾血症或低钠血症
	代谢性酸中毒和碱中毒
门体分流	自发性分流
	外科分流
	TIPS
并发 HCC	

细菌感染通过诱导全身性炎症反应，分解代谢、发热、脱水、动脉低血压、低氧血症和肾功能不全诱发 HE。这种炎症反应或许能够"敲开"血脑屏障而增强毒素效应[8]。产尿素酶微生物（大肠杆菌，变形杆菌）可导致高氨血症。幽门螺杆菌产尿素酶，理论上促进胃肠产氨。但其产氨量太少，难以使 LC 患者血 NH_3^+ 浓度显著升高[9]。已有报道在成功根除幽门螺杆菌后血 NH_3^+ 水平降低，但这也可能是由于所用根除幽门螺杆菌抗生素对肠道其他细菌效应的结果。根除幽门螺杆菌也未改善患者神经生理学参数[10]。

营养不良和糖尿病与 C 型 HE 有关，有报道糖尿病患者比非糖尿病患者在生化学失代偿和 PHT 早期伴有更严重的 HE[11-12]。

手术前显著缺乏肝储备患者接受外科手术可能触发 HE。在这种背景下很多因素，例如血容量不足，脱水和感染发挥作用（第 41 章）。

体液和电解质紊乱，特别是有效血容量降低（血液丢失、过度利尿、大量放腹水未能适当补充血容量、大量腹泻、呕吐）可导致肝脏血流灌注降低，并发低氧性肝细胞损伤，进一步使残存肝细胞代谢活性受损。低钾血症，低钠血症和代谢性酸中毒促进肾脏产氨，并且降低肝肾血流量。LC 患者代谢性碱中毒比代谢性酸中毒更常见，常由肝脏合成尿素功能受损引起。碱中毒增加非离子化氨的比例，并且促进 NH_3^+ 通过血脑屏障进入大脑。

大部分药物可加重 HE，这是因为 CNS 敏感性升高，肝脏清除药物能力降低。特别是麻醉和镇痛药，例如苯二氮䓬类和巴比妥类，可直接促发 HE 或通过强化内源性神经毒效应使 HE 持续迁延。与 HE 相关的药物有阿片类（例如：吗啡、美沙酮、哌替啶、可待因），镇静药（例如：苯二氮䓬类、巴比妥类水合氯醛）和安神药（例如：酚噻嗪类）。在一些患者中，药物代谢活性产物在体内蓄积。另外，吗啡，氯丙嗪和地西泮可加重肝病，因为其血浆蛋白结合降低。因此，患者应用吗啡和丙氯拉嗪也可能促发 HE。过量使用利尿药可能导致低钾血症，低血容量和肾功能不全，通过肾脏刺激产氨而诱发 HE。而且有些利尿药抑制肝脏合成尿素。中毒，主要是乙醇，即便是少量饮用也可损害 LC 患者的肝细胞（也包括大脑），并促发 HE。

第三节　发病机制

HE 发病机制仍然知之甚少，并且很多为假说。现有数据大部分源自细胞培养和动物实验。其潜在的病理生理学机制包括肝脏不能充分清除各种毒物，脑组织过度暴露在血氨和其他从内脏循环逃逸出的毒性物质之下和炎性介质的活化，包括氧化应激诱导星形细胞水肿，并扰乱神经递质传导，神经元兴奋和抑制平衡失调而发生 HE[7,13-15]。这是所有类型 HE 患者的共同发病基础。

一、神经毒素类与脑星形胶质细胞功能受损

早在 100 年前人们发现肝病不能有效解氨毒与 HE 有关[16]。后来众多研究证实近 90% 的 HE 患者动脉血氨水平升高，氨是促发 HE 最重要的神经毒素[16-17]（图 28-3-1）。

氨主要产自肠道和肾脏。摄入含氮食物、结肠内细菌尿素酶分解尿素和小肠黏膜谷氨酰胺脱氨代谢均产生大量肠源性氨毒素[18]。氨以非离子型氨（NH_3^+）和离子型氨（NH_4^+）两种形式存在，肠道吸收氨主要以 NH_3^+ 弥散入肠黏膜，当结肠内 pH >6 时，NH_4^+ 转为 NH_3^+，并大量弥散入血；当 pH <6 时，则 NH_3^+ 从血液转至肠腔，随粪便排泄。吸收入门静脉的氨浓度几乎高于动脉血氨 10 倍[19]。肝脏通过合成尿素和谷氨酰胺发挥解氨毒作用。约 70%~90% 的氨在门静脉周围肝细胞内通过尿素循环合成尿素。逃逸合成尿素的氨被下游门静脉周围肝细胞（清扫细胞）捕获，并在谷氨酰胺合成酶作用下转化为谷氨酰胺（图 28-3-1）。然后谷氨酰胺进入体循环，被肾小球滤过和肾小管细胞重吸收。近 60% 的尿氨源自谷氨酰胺代谢。

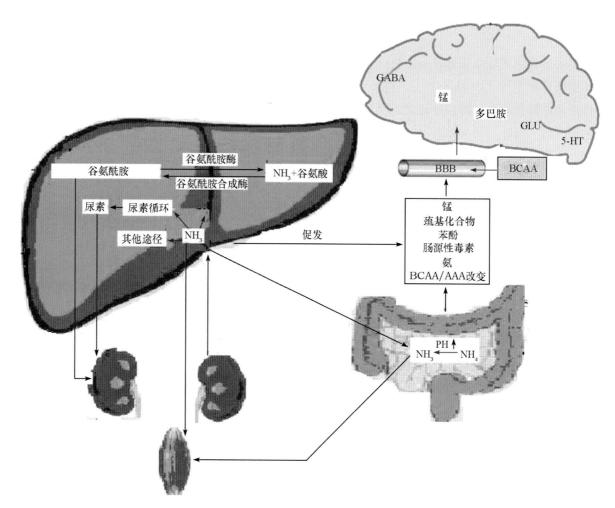

图 28-3-1　肝脏（尿素循环和合成谷氨酰胺等）和骨骼肌（合成谷氨酰胺）对源自肠和肾脏的氨解毒。

晚期 LC 患者血脑屏障受损，肠源性和肝脏未能解毒的毒物进入大脑，导致神经递质代谢紊乱诱发 HE

注：BCAA：支链氨基酸；AAA：芳香族氨基酸；BBB：血脑屏障；GABA：γ-氨基丁酸；GLU：谷氨酸；5-HT：5-羟色胺

　　LC 肝脏合成尿素和谷氨酰胺能力均比健康者降低 > 20%。若存在门体分流，肠源性氨绕过肝脏促进血氨升高。骨骼肌对源自肠道、又未能在肝脏解毒的氨通过谷氨酰胺合成酶将氨代谢为谷氨酰胺，成为另外一个重要解氨毒途径[18,20]。然而，由于大部分 LC 患者骨骼肌萎缩，使得谷氨酰胺合成解毒能力不足。

　　生理性产氨和祛氨量处动态平衡，使血氨水平维持在 30 mmol/L 上下。血氨通过血脑屏障进入脑星形细胞，与 α-酮戊二酸结合生成谷氨酸（解毒）；谷氨酰胺合成酶催化氨和谷氨酸生成谷氨酰胺[21-22]。因为血脑屏障对氨基酸缺乏通透性，星形细胞内的谷氨酰胺通过特殊转运蛋白导出，并递送至神经元突触前部，被谷氨酰胺酶转化为谷氨酸。神经元受刺激将谷氨酸释放入突触间隙，与其突触后受体结合发挥兴奋性递质功能（图 28-3-2a）。

　　HE 患者血脑屏障对氨通透性、脑组织对氨摄取和脑氨代谢均增强[23]。采用 $^{13}NH_3^+$-PET 扫描显示 LC 患者脑氨摄入量增加[24]。细胞内较高谷氨酰胺浓度超过了星形细胞转运能力。使星形细胞内蓄积大量谷氨酰胺发挥渗透压作用。进而流入星形细胞内的水增加促发水肿（图 28-3-2b），不但损伤多种代谢路径，而且引起脑水肿（LC 并发 HE 患者以轻微脑水肿为特征）和 HE 神经学病变[25]。降血氨治疗常常导致 HE 病情改善。然而，在 HE 严重程度和血氨水平之间并无绝对相关性[26]。

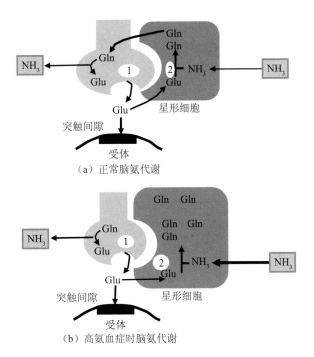

图 28-3-2　因氨和谷氨酰胺水平升高星形细胞发生水肿。兴奋性谷氨酸能递质转导受损
注：1：谷氨酰胺酶；2：谷氨酰胺合成酶；Gln：谷氨酰胺；Glu：谷氨酸

二、氨基酸失衡和假神经递质学说

（一）氨基酸失衡学说

正常情况下芳香族氨基酸（AAA：酪氨酸、苯丙氨酸、色氨酸）被肝脏代谢和解毒；然而，LC 患者肝细胞功能障碍（脱氨基作用受损），导致 AAA 和蛋氨酸等代谢受阻，并在体内蓄积[27]，导致血浆 AAA 浓度升高。而支链氨基酸（BCAA：亮氨酸、异亮氨酸、缬氨酸）主要由骨骼肌分解，而肝脏对 BCAA 代谢很有限。LC 患者肌肉分解蛋白、降解 BCAA 增加，因为 BCAA 被骨骼肌摄取作为能量代谢或氨降解底物[28]，使肌源性释放入血液中的 BCAA 减少；同时肝脏灭活胰岛素能力下降，高水平胰岛素促进 BCAA 进入骨骼肌和 AAA 进入肝脏分解，最终导致 BCAA/AAA 值由正常 3.0 ~ 3.5 降至 0.6 ~ 1.2[29]。补充 BCAA 理论上能够刺激骨骼肌将谷氨酸和氨转化合成为谷氨酰胺[30-31]。BCAA 相对不足被认为可能导致脑组织摄取色氨酸增加，这也可能促发 HE。补充 BCAA 将会在理论上限制色氨酸摄取，因为 BCAA 竞争同样的血脑屏障转运蛋白[32]。因此，BCAA 降低可能出现神经递质耗竭。在生理状态下谷氨酰胺以 AAA 和 BCAA 交换的形式被转运出星形细胞。LC 患者伴随着氨基酸比值改变和血脑屏障损伤（通透性增强），到达星形细胞内的 AAA 量增加；进而通过抑制性酪氨酸 3-单加氧酶，刺激假神经递质羟苯乙醇胺和苯乙醇胺合成。这些假神经递质与生理性递质多巴胺和去甲肾上腺素受体竞争性结合，导致兴奋性多巴胺神经递质损害。然而，检测 LC 死亡患者脑组织儿茶酚胺类物质显示：脑内羟苯乙醇胺含量减少，并且 NE/肾上腺素值正常[33]，另外，LC 患者 AAA 进入脑内的量增加尚未被证实[34]。临床试图重建正常的血浆 AAA/BCAA 比值的疗效并不明显，因此，这种传统式"假神经递质学说"仍然未被证实。

（二）γ-氨基丁酸/苯二氮䓬（GABA/BZ）神经递质

γ-氨基丁酸（GABA，一种强力抑制性神经递质），在肠内通过谷氨酸脱羧产生，肝衰竭及/或门体分流患者脑内 GABA 数量增加，并且与 GABA-BZ-巴比妥受体结合成复合体，诱发神经抑制[35]。给予苯二氮䓬类拮抗剂氟马西尼至少能够暂时性改善 HE 患者的神经抑制状态，支持 GABA 在 HE 发生中的病理生理学作用[36-37]。然而，血液和脑脊液（CSF）GABA 水平与 HE 严重程度缺乏相关性。而且很多对氟马西尼反应良好患者的血清外源性苯二氮䓬类浓度升高。因此，这种古典式 GABA 学说已经被抛弃，而新的内源性 GABA-受体激动剂和强力抑制剂，例如神经甾体类［如异孕（甾）烷醇酮］倍受关注[38]。

（三）色氨酸

LC 低蛋白血症使游离色氨酸水平升高，致脑内代谢生成 5-羟色胺（5-HT）和 5-羟吲哚乙酸增加，两者均是抑制性神经递质，诱发 HE，并与早期睡眠方式及日夜节律改变有关。但其真正病理生理学作用尚不清楚。

（四）多巴胺能神经传递

正像帕金森病那样，LC 患者表现出锥体外系统症状，提示多巴胺缺乏可能发挥功能作用。但给予左旋多巴提高 LC 患者多巴胺水平后未显著改善 HE[39]。然而，尸体解剖脑组织发现香草酸（一种多巴胺代谢物）水平升高[40]。LC 患者脑内单胺氧化酶 A（降解多巴胺的酶）水平升高[41]。人体组织中多巴胺 D2 受体数量特别低[42]。近年来研究显示的这些多巴胺系统改变，使得相关兴趣再燃。

三、锰中毒

近年来极大兴趣在于观察锰中毒。锰具有神经毒性，正常时由肝脏分泌随胆汁排泄，LC 锰排泄障碍并进入体循环，锰在脑部沉积使苍白球和神经变性，导致 D2 受体降低[43]。另外，还影响 5-HT、NE 和 GABA 等神经递质功能，也造成星形胶质细胞功能障碍，发挥氨协同作用。

四、能量代谢

代谢障碍可改变患者意识水平，这是由于脑能量衰竭。已经检测到严重 HE 患者脑能量代谢改变[44]，并已成共识，虽然可能仅仅存在于终末期 LC。但这并不是 HE 主要发病机制[45]。

除上述机制外，还有炎性细胞因子和低钠血症等因素诱导星形细胞水肿。这解释了为什么不同背景，例如出血，感染，电解质紊乱或药物能够促发 HE。因此，LC 并发 HE 机制最有可能是多因素协同作用于共有发病机制终点，即神经胶质水肿及其功能改变。上述易变情形可解释 HE 发作快速动力学和晚期 LC 患者为什么偶尔可发生严重致命性脑水肿。应该强调大部分 LC 患者并发 HE 可完全恢复；因此，HE 仅仅代表一种代谢性或神经精神异常，而不是器质性病变[46]。

第四节 神经病理学

HE 患者脑组织病理学变化为非特异性。A 型 HE 死亡患者脑组织并无外观异常。其病变特征是神经胶质细胞中毒性脑水肿，并且主要累及星形细胞[47]。这种脑水肿最终可导致颅内压升高和脑疝。

LC 并发 HE 死亡患者主要神经病理学发现是基底神经节和大脑皮层星形细胞形态学病变：数量增加、体积增大、核水肿（巨大型核）苍白（含有糖原包涵体），染色质着边和核仁显著。细胞质相对不足，细胞支架蛋白减少。这些基本神经病理学特征被称为"Alzheimer Ⅱ 型星形细胞"性病变。病程长者则大脑皮质变薄，神经元及神经纤维消失，皮质深部有片状坏死，甚至小脑和基底部也可累及。这种病变虽然存在于各脑区，但有明显脑区选择性，病变特别累及大脑皮层，基底神经节和小脑[48]。

第五节 临床表现

LC 并发 HE 常常隐匿起病，缓慢波动性进展。病初精神症状常常难能引起患者和临床医师注意。主要表现为高级神经中枢功能紊乱（如性格改变、智力下降、行为失常、意识障碍等）以及运动和反射异常（如扑翼样震颤、肌阵挛、反射亢进和病理反射等）至最后深昏迷。其临床过程现分为 5 期（表 28-5-1）。

0 期（潜伏期）既往称为亚临床型 HE，国外称为 MHE。LC 并发 MHE 者占 30%~70%。MHE 患者感觉良好，并且对他或她或他的/她的环境均意识不到有任何精神缺陷。语言能力完整，对话无精神功能障碍线索。尽管如此，MHE 患者注意力、视知觉、记忆功能和学习潜能均可能受损。日常生活简单活动受损，例如驾车能力受损，其结果是交通事故风险升高[5,49-52]。因此，LC 患者应验定 MHE，并明确告知其异常检测结果。然而，仅仅采用高端试验例如 EEG，视觉诱发电位和智力试验才能检测到 MHE 患者精神状态的轻微变化（表 28-5-1）。回顾性验证早期 HE 患者常常表现为不适当的欢快行为。

表 28-5-1 HE 临床分期

分 级	意识/警觉	人格和理解力	神经肌肉和神经生理学紊乱
0 期（潜伏期）	正常	无临床异常发现	心理测验和视觉诱发电位轻微异常
Ⅰ期（前驱期）	日常知觉迟钝；注意力集中时间缩短；睡眠昼夜颠倒	情感变化（抑郁，欣快，易怒）；健忘	震颤；精神性失用症；运动协调性差；书写能力受损
Ⅱ期（昏迷前期）	嗜睡	明显人格改变伴不恰当行为（例如易激动，打哈欠，扮鬼脸）；时间定向障碍	扑翼样震颤；构音困难；共济失调；腱反射亢进、肌张力增高
Ⅲ期（昏睡期）	昏睡，但可唤醒，醒时尚能应答	神志错乱；时间和位置定向障碍；攻击性倾向；行为稀奇古怪；妄想	扑翼样震颤；言语不清；踝阵挛及 Babinski 征阳性；眼球震颤；肌张力高，腱反射亢进，锥体束征常阳性，脑电图有异常波形
Ⅳ期（昏迷期）	昏迷（不可能唤醒）	无任何人格或智力存在	各种反射消失浅昏迷时，腱反射和肌张力仍亢进；深昏迷时，各种反射消失，肌张力降低。脑电图明显异常

Ⅱ和Ⅲ期 HE 患者的常见临床表现是扑翼样震颤（无保持固定姿势能力的共济失调），患者腕关节和掌指关节快速，无节律俯屈和伸展，甚至有累及肘关节，肩关节和足关节者。让患者双臂保持伸展，腕关节背曲和手指展开状态时可诱发扑翼样震颤。对于疲惫不堪的患者，可嘱患者伸舌或采用检查者的手指握患者的手引出扑翼样震颤；在这两种情况下，患者均不能维持相应的位置。扑翼样震颤是 HE 相对特异性体征，但不是 HE 诊断体征，因为它也可见于 CO_2 中毒、低钾血症、低血糖症、尿毒症、低镁血症、严重心衰和苯妥英钠中毒患者。

肝病性口臭是一种陈腐、带有氨和稍甜呼吸气味，可能由硫醇引起，与 HE 严重程度及其预后无关。C 型 HE 常常缓慢进展，伴反复发作样波动性病程，其颅内高压罕见（A 型 HE 常见）。患者神经精神表现常常可逆；但也可并发永久性损伤，例如痴呆，锥体外病症，小脑变性，痉挛性瘫痪，脊髓病和末梢多发性神经病变。这些病变仅个别 LT 患者可逆。

第六节　辅助检查

一、生化检查

（一）肝功能（第七章）。

（二）血氨

90% 的显症 HE 患者血氨升高。但肝病严重程度与血氨水平相关性较弱，并且不能预测患者预后，肝病专家也不依赖血氨水平诊断 HE。因此，并不推荐反复检测患者血氨[53]。但血氨正常患者有助于排除 HE 诊断，而昏迷患者伴高氨血症时诊断 HE 的可能性很大。

（三）血浆氨基酸

正常人血中 BCAA/AAA 值 >3，门 – 体分流性脑病患者此比值 <1。测定 LC 并发 HE 患者脑脊液 α-酮戊二酸和谷氨酰胺水平升高，其诊断 HE 比血氨更具特异性。对于无明原因昏迷患者可能具有鉴别诊断价值，但诊断 HE 并非必须腰椎穿刺，也不用于病情评估，因此，临床罕有应用。另有学者研究认为喹啉酸（一种能导致 CNS 损伤的色氨酸代谢产物）是诊断 LC 患者 HE 最敏感的指标[54]。

（四）有时检测患者血中苯二氮䓬类药物含量可能有用，特别是无脑病病因证据患者

二、电生理检查

（一）脑电图

EEG 可显示 HE 特征性变化[55]。代谢性脑病和精神类药物也可诱导类似变化。EEG 异常与预后不良有关[56]。然而，应用 EEG 已经落后于其他神经精神学工具，主因是其敏感性低。但 EEG 对脑病病因不明患者的鉴别诊断仍然具有实用价值。

（二）诱发电位

大脑皮质或皮质下层接收到各种感觉器官刺激信号后诱发电位，有别于 EEG 记录的大脑自发性电活动。评估视觉诱发电位已经成为最常用的评估工具。它优于神经心理学试验[57]。可用于诊断和研究 MHE。然而，该技术仅仅适应于配合患者。

（三）临界视觉闪烁频率（CFF）

此技术呈现给患者高频闪烁光，逐步降减闪烁光频率后，患者辨认中心凹内呈现光闪烁特点确定其感知频率。健康受试者和无脑病证据的 LC 患者显示 CFF 超过 39Hz，而 HE 患者的 CFF 值低于此阈值。可作为床边试验快速操作，但不适用于色盲、其他严重视力疾病和不能盯住呈现光的患者。研究显示 CFF 是一项评估轻度 HE 患者的客观指标，并且重现性良好[58]。

三、心理智能测验

一般将木块图试验、数学连接试验及数字符号试验联合应用，筛选 MHE。这些方法简便，无需特殊器材，敏感性较高；但受年龄、教育程度影响。老年人和教育层次较低者测试时较迟钝，影响结果。并且特异度较低，因为它们也可见于非肝病病理性脑病。

四、影像学检查

临床上没有必要采用 CT，MRI 和 PET 进行神经影像学检查诊断 HE；但有助于排除其他病因导致的

昏迷，例如脑内肿瘤或感染，或观察急性肝衰竭患者脑水肿。慢性 HE 患者则可发现有不同程度的脑萎缩，特别是酒精性肝病患者[59]。

磁共振波谱分析是一种可测定慢性肝病患者大脑枕部灰质和顶部皮质胆碱、谷氨酰胺、肌酸代谢含量变化的方法。HE、MHE 甚至一般 LC 患者可有某种程度的改变。然而，这些先进技术常常局限在临床研究，尚未作为 C 型 HE 患者的常规临床评估。

第七节 诊断和鉴别诊断

临床诊断显症 HE 患者依靠细心的精神状态检查。常常采用实验室参数，神经影像学，神经心理学和神经生理学检查协助诊断 HE，但并非必查项目。临床判定脑病源自 LC 较容易。但 HE 与其他代谢性脑病相比无特异性。少部分 HE 患者肝病病史不明确，以精神症状为突出表现，此时鉴别诊断复杂，易误诊。全面体检和实验室检查可提供诊断线索。检测 LC 伴脑病表现患者血氨有助于诊断，因为除镇静剂诱导的脑病外，很多脑病诱发因素与血氨升高有关。临床鉴别诊断挑战是排除 LC 患者其他病因导致的脑病。必要时检测 CSF 谷氨酰胺含量有助于诊断 HE。高达 89% 的晚期 LC 患者能够检测到帕金森病特征[60]，其中部分患者锥体外系统症状很突出。其他应鉴别的疾病包括代谢中毒、脑部感染、颅内肿瘤、精神病、糖尿病、低血糖、尿毒症、脑血管意外和镇静药过量等（表 28-7-1）。还应排除癫痫或发作后脑病。

表 28-7-1 HE 鉴别诊断

代谢中毒性脑病			颅内损伤	
脑缺氧				蛛网膜下出血
低血糖			出血	硬膜下出血
乙醇	急性中毒			脑内出血
	戒断综合征	肿瘤		
	韦-科二氏综合征	脓肿		
电解质紊乱			脑血管意外	
酮症酸中毒			脑膜炎	
CO_2-麻醉			脑炎	
精神药物或镇静药过量				
水杨酸和重金属中毒				
Wilson 病				

第八节 治 疗

因 HE 发病机制复杂，HE 治疗仍具有挑战性。最重要的治疗策略是逆转肝病、消除诱因和降低血氨[61]。但患者基础疾病并不受这些措施的影响，甚至上述治疗措施获得成功后，患者仍然具有 HE 复发风险。只有 LT 能根本性改变患者预后。然而，C 型 HE 患者罕有 LT 者。

一、一般措施和消除诱因

重症 HE（3 或 4 期肝昏迷）患者应转入 ICU 救治，并给予气管插管，保护气道，特别是伴有上消化道出血患者应降低气管插管门槛（2 期 HE），以防误吸。对机械通气 LC 患者应持续输注镇痛药阻断或减轻疼痛[62]。采用半衰期较短的药物，例如优选丙泊酚和瑞芬太尼。或尝试给予抗组胺药（异丙嗪、氯苯那敏等），若效差或患者过度兴奋，可谨慎口服奥沙西泮 10~30mg，或通过鼻饲管给药。这些患者应避免应用通过肝脏代谢和分泌的阿片类和镇静剂，例如苯二氮䓬类药物（如咪达唑仑），LC 患者对这类药物代谢受损可能显著延长其半衰期，并且大脑对苯二氮䓬类超敏可能促发 HE，延长机械通气时间[63]。

去除 HE 诱因是最重要的治疗措施。然而，缺乏诱因患者占 20%~30%。必须纠正呕吐、腹泻或胃肠道出血导致的体液丢失和电解质紊乱。为及时纠正低钾血症，可谨慎口服补钾或重症患者静脉补钾。在补钾过程中，应用醛固酮拮抗剂患者发生高钾血症风险增加。LC 易发低钠血症，若采用氯化钠溶液纠正，可能进一步诱发或加重腹水和水肿（第 36 章）。应每 4~6 小时检测一次患者血糖，并且采用输注葡萄糖快速纠正低血糖症。LC 患者易发感染，并且代谢性酸中毒可能是败血症或肾功能不全的表现，应及时给予抗生素治疗。肺功能不全可能导致缺氧性肝损伤。应确保给予足够通气，包括吸氧。

其他所有可能诱发或加重 HE 的药物均应停用，包括利尿药（低钾血症，脱水，肝肾综合征，尿素合成抑制）。并应暂时性接受因停利尿药发生的水肿和腹水加重。

二、HE 患者营养支持和高蛋白摄入安全性

早已发现蛋白质营养与 HE 有关，导致几十年来限制蛋白质摄入作为 HE 患者常规医疗实践。然而，近年来 HE 研究多有不同观点，并证实过度严格限制 HE 患者蛋白摄入必然恶化 HE 患者营养不良，对其整体营养负面影响超出获益[64]。并且大多数患者的 HE 由众多因素触发（表 28-2-1），而低蛋白饮食导致蛋白分解增加，特别是直接诱发骨骼肌铵降解路径，其结果是促发血氨升高而诱发 HE[11,65]。临床上发现 HE 患者不耐受蛋白质时，必须排除上述 HE 促发因素。Cordoba 等[64]研究评估食入蛋白量对 HE 影响。LC 并发 HE 住院患者（n=30）随机分为两个食谱组（均给予标准 HE 基础治疗），共 14 天。第一组进行性增加食入蛋白量，最初 3 天接受 0g 蛋白质，然后每隔 3 天增加一次蛋白量（12、24 和 48 g），最后 2 天增至 1.2 g/（kg·d）。第二组从第一天即接受蛋白质 1.2 g/（kg·d）。结果显示两组患者 HE 病程没有显著性差异。然而，第一组患者蛋白分解程度较高[64]。另有研究 30 例 HE 患者，随机分为限制蛋白摄入组 [0.8~1 g/（kg·d）] 和富含蛋白饮食组 [1.2 g/（kg·d）]，结果显示后一组患者的 HE 恢复更快[66]。

另外摄入蛋白质的种类也很重要。HE 患者对蔬菜和牛奶蛋白[67]的耐受性好于动物蛋白，因为高热量含氮比能够降低糖异生，并可利用膳食蛋白促进合成作用[68]。基于蔬菜膳食纤维素含量很高，并具有缓泻作用，这能够提高粪便中含氮产物排泄率[69]，所以更适宜 HE 患者。对于一些难以处理的 HE 患者，食用植物蛋白（特别是蔬菜蛋白质比肉食更易耐受）替代动物蛋白质而获益。一些研究比较不同严重程度慢性 HE 患者应用等热卡和等氮源性动物与蔬菜蛋白饮食营养效果[70]；结果显示患者对蔬菜源性高蛋白饮食不仅能够耐受，而且持续显示心理测验参数改善。近年来并不推荐 HE 患者限制蛋白摄入，正常蛋白摄入不但安全，而且患者营养状态更好[64]。还有研究认为高蛋白饮食可能具有预防 HE 发生的作用[71]。日本 2012 年肝硬化营养指南推荐 HE 患者热量摄入 35~40 kcal/（kg·d），其中Ⅰ~Ⅱ级和Ⅲ~Ⅳ级 HE 患者每天蛋白质摄入量分别为 0.5~1.2g/kg 和 0.5~0.7g/kg[72]。但近年来的研究证据更支持 LC 患者适度增加蔬菜和乳类蛋白质摄入。

三、降血氨对策

正如上述，氨仍然被视为 HE 最重要的发病机制。因此，HE 主要治疗目标是降低血氨。

（一）缓泻和酸化肠内容物

1. 非吸收双糖类药物（乳果糖或乳糖醇）

（1）乳果糖：乳果糖是一种合成的双糖，由于肠道刷状缘缺乏吸收乳果糖的酶而不被吸收，并且乳果糖具有导泻作用（容积性泻药）。此药物到达结肠被细菌代谢为乳酸、乙酸和甲酸，使结肠内容物 pH 值下降[73]。这有利于使 NH_3^+ 转变为极少吸收的 NH_4^+。而 NH_3^+ 极易吸收，并有神经毒性。乳果糖渗透性导泻也可缩短肠运输时间，降低产氨，促进肠内含氮物质排泄，减少氨吸收，或帮助清理肠腔内积血。乳果糖抑制细菌产生尿素，减少产氨微生物。这些综合作用效应提高了粪便氨排泄，降低血氨[74]。几十年来将乳果糖作为急性 HE 患者的标准治疗药物，其剂量为 25 ml/12 h，随后调整剂量保持每天排 2～3 次软便[75]。但应避免腹泻。检测粪便酸化程度（pH <6）可用于监测疗效，虽然不太实用。在患者不能口服乳果糖时，例如昏迷，可鼻饲管给药；对于不能耐受双糖或昏睡患者，可应用 20% 乳果糖或乳糖醇溶液 1～3L 灌肠[76]；例如：乳果糖 300 ml 加入 700 ml 盐水或山梨醇，保留灌肠 30～60 分钟；每 4～6 h 可重复一次。患者采用头低脚高位有利于灌肠剂到达右结肠。乳糖醇或乳果糖灌肠比清洁灌肠改善脑病更快[76]。HE 发作后持续应用乳果糖可降低 HE 复发率。

口服乳果糖后患者主诉包括甜味过度，腹部痉挛性疼痛和胃肠胀气；持续给药可缓解这些症状。给药过量可能导致低渗性结肠液丢失，并可诱发高血钠性渗透性脱水。

1966 年首次报道乳果糖治疗 HE 有效后，临床广泛采用乳果糖治疗 HE，但很少有比较其疗效的随机对照（RCTs）研究。综合众多临床研究疗效评价不一，且荟萃分析评估结果质疑乳果糖治疗 HE 患者疗效。这可能是纳入 HE 患者选择和评估方法均存在偏倚[77]。另有综述指出缺乏充分证据支持或拒绝使用非吸收双糖治疗 HE[78]。虽然大多数临床医师认为乳果糖能够改善 LC 并发 MHE 患者认知功能和生存质量[79]；并且仍然作为治疗 HE 的一线药物。但有必要进行大样本 RCT 确认其疗效或优化 HE 救治方案。

（2）乳糖醇：对乳果糖甜味不适应患者可用乳糖醇替代。乳果糖和乳糖醇的疗效类似，并且乳糖醇适口性较好[80]。

2. 聚乙二醇（PEG）PEG 不被吸收，属于生理性泻药；但不像乳果糖降低粪便 pH 和增加粪便中的水丢失[81]。研究发现采用 PEG 治疗后排泄至粪便中的氨多于乳果糖疗法[81]。与目前标准乳果糖疗法比较治疗住院急性显症 HE 患者，单剂 PEG 更能显著改善患者初始 24h 患者 HE 级［24 h 平均 HE 系统评分（HESA）分别为 1.5 和 0.7]；缩短 HE 消退天数（平均恢复时间分别为 1 天和 2 天）和住院期[82]。与乳果糖相比，应用 PEG 对肠道进行快速清理后，HE 症状缓解更快，提示肠－肝－脑轴在 HE 发病机制中的重要性。因为 PEG 被广泛用于内镜检查前的肠腔准备，用法简单，安全，适用于大多数急性 HE 患者。当然，PEG 的疗效可能是暂时的，治疗后应随访 HE 复发。

3. 益生菌 Lunia 等[83]报告一项 RCT 结果，对 86 例无 HE 史的 LC 患者口服益生菌（含双歧杆菌、嗜酸乳杆菌、胚芽乳杆菌、嗜酸链球菌等），平均随访至 38.6±8.8 周时，HE 发病率实验组明显低于对照组，提示补充益生菌可预防 LC 患者 HE 复发。

4. 降血氨新药苯丁酸钠和鸟氨酸苯乙酸呈现出较好疗效[84-85]。苯丁酸钠已被 FDA 批准用于治疗高血氨症，有望减少 TIPS 后患者因 HE 住院的可能[84]。但仍需进一步临床验证。

（二）肠道不吸收抗生素

与不吸收双糖不同，抗生素疗法几十年来发生了变化，从全身用药到很少吸收的口服用药（为了降低其不良反应）。

1. 利福昔明　利福昔明是一种新型抗生素，具有广谱抗菌活性，对革兰阴性和阳性菌，需氧菌和厌氧菌均有效，并且胃肠吸收率很低。十多年来利福昔明用于治疗肠道细菌感染，后来用于治疗旅游性腹泻。新近研究证实利福昔明可改善 LC 并发 HE 患者的认知功能，预防 SBP，减少内毒素生成[86]；并不诱导新霉素样的耳毒性，有效靶向抑制胃肠道产尿素酶产氨大肠杆菌。利福昔明治疗急性 HE 消退率类似或稍高于乳果糖或乳糖醇[87]。利福昔明也可有效预防继发性 HE。对于具有抗生素治疗适应证患者优选利福昔明。

研究表明乳果糖或利福昔明可预防 LC 并发 AVB 患者发生 HE[75]！！！。但需要研究评估其风险/效益比，识别高危患者，以便正式推荐最适宜人群[75]。

2. 新霉素　一项 RCT[88] 评估患者（n = 49）对新霉素（1 g po tid）和利福昔明（400 mg，po tid）的耐受性和疗效。结果两组患者血氨降低程度类似。对于不能耐受新霉素和肾功能不全患者，应用利福昔明治疗 HE 优于新霉素[88]。

抗生素治疗 HE 效果可与非吸收双糖相比较。新霉素和乳果糖治疗急性 HE 疗效类似[89]。但治疗急性消化道出血诱发 HE 患者，乳果糖比新霉素疗效反应更快。而新霉素可用于乳果糖无效患者[90]。美国胃肠病学会（ACG）指南推荐首先试用乳果糖，若疗效不满意，可单用新霉素试验性治疗。若这两种药物单药治疗均无效时，应采用这两种药物联合治疗[90]，但其协同效应的机制尚不清楚。虽然乳果糖联合新霉素可能获益，对于需要长期治疗的患者，单药应用乳果糖可能更适宜，因为它对肾损伤患者的潜在肾毒性更低。仍然需要进一步研究评估这种联合疗法的实际效果。非吸收双糖或抗生素预防 TIPS 相关 HE 无效[91]。

新霉素微量吸收可能与显著的不良反应有关，常见腹泻、吸收不良、重叠感染、耳毒性和肾毒性，特别是长期应用后。新霉素治疗抑制脂肪、含氮物质、胡萝卜素、铁、维生素 B_{12}、木糖和葡萄糖吸收，降低某些药物吸收，例如地高辛、青霉素类和维生素[92]。因此，临床应用时其疗程不应超过 7 ~ 10 天。近年来新霉素更少作为一线治疗选择。

一项 RCT[93] 对比利福昔明联合乳果糖和乳果糖单药治疗 HE 患者的效果显示：联合组患者病死率降低，感染率明显降低，平均住院日缩短。证实这种联合治疗方法更有效。

四、针对肝脏和骨骼肌代谢治疗措施

因为 LC 患者肝脏萎缩、肝内分流和肝窦结构改变等因素，使得提高病肝代谢潜能很有限。然而，已经寻找到改善肝脏清除氨能力的方法。强化脱氨毒策略从采用药物刺激尿素循环活性和谷氨酰胺合成到应用体外人工肝辅助装置，例如人和猪的肝细胞和体外白蛋白透析。

锌是尿素循环中很多酶的一种辅助因子，是氨甲酰磷酸合成酶（一种尿素合成的限速酶）要素，并且 LC 患者在营养不良和强化利尿时可能发生锌缺乏症。有报道应用醋酸锌或硫酸锌（600 mg/d）治疗患者可改善尿素合成能力和临床状态[94]。这也被其他研究所确认[95-96]，同时锌相对无害。并且明显锌缺乏可诱发显症 HE[97]。

应用 L-鸟氨酸-L-天冬氨酸（LOLA），一种为氨代谢提供底物的活性物质，LOLA 剂量为 20 g iv qd 或 6 g po tid，可预防氮负荷后血氨升高[98]，并且改善神经精神异常状态[98-100]。但也有相反报道，因此难以推荐常规应用。

五、针对脑代谢治疗措施

基于 HE 患者 GAGA 能神经递质增加学说，氟马西尼是一种选择性苯二氮䓬类受体拮抗剂。氟马西尼

（1 mg，Ⅳ）可有效治疗苯二氮䓬类诱导的 HE 患者[101]。包括 6 项 RCT 荟萃分析确认氟马西尼疗效[102]。给药后数分钟显示良好疗效，但其疗效持续时间很短暂，需要重复注射。在用药 24 小时后，两组患者无差别。多次反复给药疗效尚未评估。尚无口服制剂。氟马西尼经过肝脏清除，LC 患者消除半寿期双倍延长[103]。考虑到静脉应用氟马西尼治疗 HE 产生的效果并不显著，并且其生物效应短暂。提示并非理想治疗选择。争论源点在于这类患者是否已经接受了外源性苯二氮䓬类（住院患者常见）药物。需要更多研究信息才能够全面评估。左旋多巴和溴隐亭（一种长效多巴胺受体激动剂）生物效应短暂，不推荐用于治疗 LC 并发 HE。

人工肝支持系统（ALSS），例如体外白蛋白透析通过清除蛋白和非蛋白结合毒物暂时改善重症 C 型 HE 患者病情，但其生存率无变化[104]。分子吸附再循环系统（MARS）治疗严重 HE 患者（3 或 4 期）也有效。一项近来 RCT 显示这种疗法的耐受性良好，并且可较早和更多改善 HE（与标准治疗比较）。但两组患者的住院存活率类似[104]。ALSS 仍然处于临床试验过程中，当前尚未用于常规治疗重症 HE 患者。

六、补充 BCAA

根据 HE 患者血浆氨基酸异常模式，Fischer 首先提出采用 BCAA 治疗 HE。但多年来的研究结果富有争议。日本肝硬化指南（2015）推荐 BCAA 治疗严重 HE 患者；而最新美国胃肠外和肠营养学会（ASPEN）指南[105]指出对已接受抗生素和乳果糖一线治疗的 HE 患者，迄今为止无证据支持添加 BCAAs 能进一步改善其昏迷级别。

七、人血白蛋白（Ha）治疗 HE

静脉输注 Ha 可减轻氧化应激介导的损伤和改善 HE。然而，迄今为止，仅有一项相关 RCT 发表：56 例Ⅱ～Ⅳ级 HE 患者按其严重程度分层，评估 Ha 疗效[106]。在标准治疗基础上加上 Ha（首日 1.5 g/kg 和 48 h 后 1 g/kg）治疗并未改善住院 HE，虽然发现采用 Ha 治疗可作为独立预测 90 天非 LT 存活率。最近一项较小样本的研究发现放置 TIPS 后采用 Ha 治疗的患者及其历史对照显症 HE 发生率首月（34% vs 31%）或随访期间（39% vs 48%）无差异[107]。目前缺乏采用 Ha 治疗 HE 的证据。

八、LC 并发 HE 内科治疗措施总体评价及对策

近年来，关于 HE 药物治疗研究进展非常少，部分原因是 HE 患者常常显示非特异性神经学症状，并伴有复杂代谢紊乱，使得这类患者的治疗性临床研究非常困难。即便是上述阐述的诸多内科疗法，基于 RCT 验证有效的药物也很少。并且不少疗法评估结果相互矛盾，这是因 C 型 HE 患者临床研究难题妨碍大多数患者疗效验证引起的。首先是控制诱发因素导致 HE 改善，使得另外内科疗法效果难以评估。再加上随机分配诱发因素不能满足对照标准。其次是大部分既往临床研究所用终点（例如精神状态或纸/记录笔试验结果）难以准确描述 HE 恶化或改善（因其固有缺陷）。仅仅 CFF 和诱发电位能够较好评估疗效反应。第三是由于 HE 发病机制的复杂异质性和众多诱发因素，很多既往临床试验缺乏质控，难能信赖病例报道缺乏偏倚。导致一些临床用药，特别是那些需要完成质量认证的药物，未显示药物显著疗效。近年来一种最新的解决方法就是应用 HESA 评分研究精神状态，这样可使评价比较客观，同时还能避免或减少偏倚。临床医师在解读 LC 并发 HE 临床疗效研究结果时应综合分析。在个性化用药的时代里，未来研究应根据患者临床表现和病理生理学，集中探索针对不同靶点的不同联合方案。

九、封堵自发性门体分流（SPSS）

研究发现 SPSS 是 C 型持续型 HE 的常见原因，46%～70% 的顽固性 HE 患者伴有 SPSS[108]。这类自发

性 HE 患者可无任何诱因地反复昏迷，但其肝损伤程度并非晚期重症，并且一般标准药物治疗效果较差[53]。另外，SPSS 使得侧支循环血流量增加，而入肝血流量减少，在促发 HE 的同时，还会损害肝脏功能影响患者预后。因此，封堵 SPSS 可增加因分流而减少的肝脏血流灌注，改善肝功能，有效缓解 HE 症状，并且随访期间并未出现静脉曲张出血等并发症[109-110]。近来研究显示经静脉逆行球囊闭塞术（BRTO）胃底静脉曲张及并发的门体分流通道，能够逆转 SPSS 导致的异常门静脉血流动力学，有效治疗门体分流型 HE[111-112]。而对于肝硬化并发 GOVB 伴有 SPSS 患者采用 BRTO 联合 TIPS 可能优于单一 TIPS，既能更大程度发挥 TIPS 预防静脉曲张再出血优势，又可降低 HE 发生率[113]（第 42 章）。

十、肝移植（LT）

少数重症，顽固性 HE 患者是 LT 适应证，包括 HE 相关痴呆、痉挛性瘫痪、脑退化和锥体外系统障碍综合征[61]。LT 是能够改变大多数 HE 患者预后的最终选择（第 43 章）。

附：肝硬化相关神经系统其他并发症

有报道外周神经（PN）病变与慢性肝病（CLD）有关，包括 LC 和慢性肝炎。然而，这种神经病变的特征及其发生率在不同的报道中有明显差异。虽然大多数患者无症状，但神经学检查显示末梢感觉（痛觉或震动觉）消失，或末梢反射消失。神经传导研究显示感觉神经病变似乎比轴突性多运动神经病变更常见[114]。研究发现严重肝病 PN 发生率比轻微肝病患者更常见，并且这种差异具有统计学意义；其研究结论是肝功能障碍是导致神经病的主要病因[115]。这种肝性神经病发生机制尚不完全清楚，但可能有不同的神经损伤机制，包括肝衰竭本身。一项研究断定门体分流和肝细胞损伤可能是肝性神经病发生的两个最重要因素[116]。另有研究显示静息时轴突膜电位轻微除极化，但并未证实其作为肝性神经病的一种致病因素[117]。这种轻微除极化可能归因于神经血流灌注不良。其机制被认为供给神经的微小血管血流灌注降低发挥作用，就像 HRS 那样血管收缩和血管扩张失衡[118]。

很多研究提示自主神经病变与 CLD 之间的相关性。Hendrickse 等[119]也发现自主神经（AN）功能障碍的发生率和严重程度与肝功能障碍程度有关，并且不依赖肝病病因。有研究[120-122]显示 CLD 患者并发神经病发生率从 19% 至 100%。这种不同的 AN 和 PN 病变流行率可能是因诊断这两型神经病所用试验敏感性不同导致，或由于这两类神经纤维不同引起。一项法国的队列研究 321 例 CHC 患者，发现症状性外周神经病者占 9%[123]。重要的是肝病学家认知自主神经功能障碍，并给予适当关注和处理[124]。

参考文献

［1］Durand F，Valla D. Assessment of the prognosis of cirrhosis：Child-Pugh vs MELD. JHepatol，2005，42（Suppl. 1）：S100 - S107.

［2］Ferenci，P.，Lockwood，A.，Mullen，K.，et al. Hepatic encephalopathy-definition，nomenclature，diagnosis，and quantification：final report of the working party at the 11th World Congresses of Gastroenterology，Vienna，1998. Hepatology，2002，35：716 - 721.

［3］Mullen，K. D. Review of the final report of the 1998 working party on definition，nomenclature and diagnosis of hepatic encephalopathy. Aliment Pharmacol Ther，2007，25（S1）：11 - 16.

［4］Romero-Gomez，M.，Grande，L. andCamacho，I. Prognostic value of altered oral glutamine challenge in patients with minimal hepatic encephalopathy. Hepatology，2004，39：939 - 943.

［5］Groeneweg，M.，Quero，J. C.，De Bruijn，I.，et al. Subclinical hepatic encephalopathy impairs daily functioning. Hepatology，1998，28：45 - 49.

［6］Cordoba，J. andLucke，R. Driving under the influence of minimal hepatic encephalopathy. Hepatology，2004，

39：599 – 601.

［7］ NICE guideline：Cirrhosis in over 16s：assessment and management. Published：6 July 2016，nice. org. uk/guidance/ng50.

［8］ Jalan R，Bernuau J. Induction of cerebral hyperemia by ammonia plus endotoxin：does hyperammonemia unlock the blood-brain barrier? J Hepatol，2007，47：168 – 171.

［9］ Zullo A，Rinaldi V，Meddi P，etal Helicobacter pylori infection，plasma ammonia levels，and psychometric testing in cirrhotic patients. Am J Gastroenterol，1999，94：2214 – 2218.

［10］ Vasconez C，Elizalde JI，Llach J，et al. Helicobacter pylori，hyperammonemia and subclinical portosystemic encephalopathy：effects of eradication. J Hepatol，1999，260 – 264.

［11］ Kalaitzakis E，Olsson R，Henfridsson P，et al. Malnutrition and diabetes mellitus are related to hepatic encephalopathy in patients with liver cirrhosis. Liver Int，2007，27：1194 – 1201.

［12］ Sigal SH，Stanca CM，Kontorinis N，etal Diabetes mellitus is associated with hepatic encephalopathy in patients with HCV cirrhosis. Am J Gastroenterol，2006，101：1490 – 1496.

［13］ Ferenci P，Püspük A，Steidl P. Current concepts in the pathophysiology of hepatic encephalopathy. Eur J Clin Invest，1992，22：573 – 581.

［14］ Jalan R，Seery JP，Taylor-Robinson SD. Review article：pathogenesis and treatment of chronic hepatic encephalopathy. Aliment Pharmacol Ther，1996，10：681 – 697.

［15］ Stahl J Studies of the blood ammonia in liver disease：its diagnostic，prognostic and therapeutic significance. Ann Intern Med，1963，58：1 – 24.

［16］ Butterworth RF. Pathophysiology of hepatic encephalopathy：a new look at ammonia. Metab Brain Dis，2002，17：221 – 7.

［17］ Cordoba J，Miguez B. Hepatic encephalopathy. Semin Liver Dis，2008，28：70 – 80.

［18］ Olde-Damink SWM，Deutz NEP，Dejong CHC，et al. Interorgan ammonia metabolism in liver failure. Neurochem Int，2002，41：177 – 188.

［19］ Nomura F，Ohnishi K，Terabayashi H，et al. Effect of intrahepatic portal-systemic shunting on hepatic ammonia extraction in patients with cirrhosis. Hepatology，1994，20：1478 – 1481.

［20］ Lockwood AH，McDonald JM，Reiman RE，et al. The dynamics of ammonia metabolism in man. Effects of liver disease and hyperammonemia. J Clin Invest，1979，63：449 – 460.

［21］ Norenberg MD（1990）Astrocytes in hepatic encephalopathy. In：Grisolia S，Felipo V，Minana D（eds）Cirrhosis，hepatic encephalopathy and ammonium toxicity. Plenum，New York.

［22］ Norenberg MD. Astrocytic-ammonia interactions in hepatic encephalopathy. Semin Liver Dis，1996，16：245 – 253.

［23］ Watanabe A. Cerebral changes in hepatic encephalopathy. J GastroenterolHepatol，1998，13：752 – 760.

［24］ Lockwood AH，Yap EWH，Wong WH. Cerebral ammonia metabolism in patients with severe liver disease and minimal encephalopathy. JCerebr Blood Flow Metabol，1991，11：337 – 341.

［25］ Häussinger D，Kircheis G，Fischer R，et al. Hepatic encephalopathy in chronic liver disease：a clinical manifestation of astrocyte swelling and low-grade cerebral edema? J Hepatol，2000，32：1035 – 1038.

［26］ Lockwood AH. Blood ammonia levels and hepatic encephalopathy. Metab Brain Dis，2004，19：345 – 349.

［27］ Lam V，Poon RT. Role of branched chain amino acids in management of cirrhosis and hepatocellular carcinoma. Hepatol Res，2008，38（Suppl 1）：107 – 115.

［28］ Holecek M. Three targets of branched-chain amino acid supplementation in the treatment of liver disease. Nutrition，2010，26：482 – 490.

［29］ Setal K，Setal K，Ketal K，et al. Measurement of serum branched-chain amino acids to tyrosine ratio level is useful in a prediction of a change of serum albumin level in chronic liver disease ［J］. Hepatol Res, 2008, 38 （3）：267 – 272.

［30］ Holecek M. Branched-chain amino acids and ammonia metabolism in liver disease：therapeutic implications. Nutrition, 2013, 29 （10）：1186 – 1191.

［31］ Chadalavada R, Sappati Biyyani RS, Maxwell J, et al. Nutrition in hepatic encephalopathy. Nutr Clin Pract, 2010, 25：257 – 264.

［32］ James JH, Ziparo V, Jeppsson B, et al. Hyperammonaemia, plasma aminoacid inbalance, and blood-brain aminoacid transport：a unified theory of portalsystemic encephalopathy. Lancet, 1979, 2：772 – 775.

［33］ Cuilleret G, Pomier-Layargues G, Pons F, et al. Changes in brain catecholamine levels in human cirrhotic hepatic encephalopathy. Gut, 1980, 21：565 – 569.

［34］ Knudsen GM, Schmidt J, Almdal T, et al. Passage of amino acids and glucose across the blood-brain barrier in patients with hepatic encephalopathy. Hepatology, 1993, 17：987 – 992.

［35］ Basile AS, Jones EA, Ammonia, et al neurotransmission：interrelated factors in the pathogenesis of hepatic encephalopathy. Hepatology, 1997, 25：1303 – 1305.

［36］ Gyr K, Meier R, Häussler J, et al. Evaluation of the effi cacy and safety of fl umazenil in the treatment of portal systemic encephalopathy：a double blind, randomised, placebo controlled multicentre study. Gut, 1996, 39：319 – 324.

［37］ Pomier-Layrargues G, Giguère JF, et al. Flumazenil in cirrhotic patients in hepatic coma：a randomized double-blind placebo-controlled crossover trial. Hepatology, 1994, 19：32 – 37.

［38］ Ahboucha S, Layrargues GP, Mamer O, et al. Increased brain concentrations of a neuroinhibitory steroid in human hepatic encephalopathy. Ann Neurol, 2005, 58：169 – 170.

［39］ Michel H, Solere M, Granier P, et al. Treatment of cirrhotic hepatic encephalopathy with L-dopa. A controlled trial. Gastroenterology, 1980, 79：207 – 211.

［40］ Bergeron M, Reader TA, Layargues GP, et al. Monoamines and metabolites in autopsied brain tissue from cirrhotic patients with hepatic encephalopathy. Neurochem Res, 1989, 14：853 – 859.

［41］ Rao VL, Giguere JF, Layargues GP, et al. Increased activities of MAOA and MAOB in autopsied brain tissue from cirrhotic patients with hepatic encephalopathy. Brain Res, 1993, 621：349 – 352.

［42］ Mousseau DD, Perney P, Layargues GP, et al. Selective loss of pallidal dopamine D2 receptor density in hepatic encephalopathy. Neurosci Lett, 1993, 162：192 – 196.

［43］ Butterworth RF, Spahr L, Fontaine S, et al. Manganese toxicity, dopaminergic dysfunction and hepatic encephalopathy. Metab Brain Dis, 1995, 10：259 – 267.

［44］ Alman RW, Ehrmantraut WR, Fazekas JF, et al. Cerebral metabolism in hepatic insufficiency. Am J Med, 1956, 21：843 – 849.

［45］ Butterworth RF. The neurobiology of hepatic encephalopathy. Semin Liver Dis, 1996, 16：235.

［46］ Ong JP, et al. Hepatic encephalopathy. Eur J Gastroenterol Hepatol, 2001, 13：325.

［47］ Kato, M., Hughes, R. D., et al. Electron microscopic study of brain capillaries in cerebral edema from fulminant hepatic failure. Hepatology, 1992, 15：1060 – 1066.

［48］ Butterworth, R. F., Giguere, J. F., Michaud, J., et al. Ammonia：key factor in the pathogenesis of hepatic encephalopathy. Neurochem Pathol, 1987, 6：1 – 12.

［49］ Bajaj JS, Hafeezullah M, Hoffmann RG, et al. Minimal hepatic encephalopathy：a vehicle for accidents and traffi c violations. Am J Gastroenterol, 2007, 102：1903 – 1909

［50］ Ortiz M, Cordoba J, Jacas C, et al. Neuropsychological abnormalities in cirrhosis include learning impairment. J Hepatol, 2006, 44：104 – 110.

［51］ Wein C, Koch H, Popp B, et al. Minimal hepatic encephalopathy impairs fi tness to drive. Hepatology, 2004,

39：739－745.

［52］Weissenborn K, Heidenreich S, Giewekemeyer K, et al. Memory function in early hepatic encephalopathy. J Hepatol, 2003, 39：320－325.

［53］Bajaj JS. Review article：the modern management of hepatic encephalopathy［J］. Aliment Pharmacol Ther, 2010, 31（5）：537－547.

［54］Lahdou I, Sadeghi M, Oweira H, et al. Increased serum levels of quinolinic acid indicate enhanced severity of hepatic dysfunction in patients with liver cirrhosis［J］. Hum Immunol, 2013, 74（1）：60－66.

［55］Parsons-Smith B, Sumerskill W, Dawson AM et al. The electroencephalograph in liver disease. Lancet, 1957, 2：866－871.

［56］van derRijt CC, Schalm SW, Quantitative. EEG analysis and evoked potentials to measure（latent）hepatic encephalopathy. J Hepatol, 1992, 14：141－142.

［57］Kugler CF, Lotterer E, Petter J, et al. Visual event-related P300 potentials in early portosystemic encephalopathy. Gastroenterology, 1992, 103：302－310.

［58］Kircheis G, Wettstein M, Timmermann L, et al. Critical flicker frequency for quantification of low grade hepatic encephalopathy. Hepatology, 2002, 35：357－366.

［59］Barthauer L, Tarter R, Hirsch W, et al. Brain morphologic characteristics of cirrhotic alcoholics and cirrhotic nonalcoholics：an MRI study. Alcohol Clin Exp Res, 1992, 16：982－985.

［60］Spahr L, Butterworth RF, Fontaine S, et al. Increased blood manganese in cirrhotic patients：relationship to pallidal magnetic resonance signalhyperintensity and neurological symptoms. Hepatology, 1996, 24：1116－1120.

［61］Vilstrup H, Amodio P, Bajaj J, et al. Hepatic encephalopathy in chronic liver dis-ease：2014 Practice Guideline by the American Association for the Study of Liver Diseases and the European Association for the Study of the Liver. Hepatology, 2014, 60：715－735.

［62］Dellinger RP, Levy MM, Carlet JM, et al. International Surviving Sepsis Campaign Guidelines Committee. Surviving Sepsis Campaign：international guidelines for management of severe sepsis and septic shock. Crit Care Med, 2008, 36：296－327.

［63］Khamaysi I, William N, Olga A, et al. Subclinical hepatic encephalopathy in cirrhotic patients is not aggravated by sedation with propofol compared to midazolam：a randomized controlled study. J Hepatol, 2011, 54：72－77.

［64］Cordoba J, Lopez-Hellin J, Planas M, et al. Normal protein diet for episodic hepatic encephalopathy：results of a randomized study. J Hepatol, 2004, 41：38－43.

［65］Shawcross DL, Shabbir SS, Taylor NJ, et al. Ammonia and the neutrophil in the pathogenesis of hepatic encephalopathy in cirrhosis. Hepatology, 2010, 51：1062－1069.

［66］Merli M, Riggio O. Dietary and nutritional indications in hepatic encephalopathy. Metab Brain Dis, 2009, 24：211－21.

［67］Fenton JC, Knight EJ, Humpherson PL. Milk-and-cheese diet in portal-systemic encephalopathy. Lancet, 1966, 1：164－166.

［68］Zieve L, Zieve FJ. The dietary prevention of hepatic coma in Eck fistula dogs. Ammonia and the carbohydrate to protein ration. Hepatology, 1987, 7：196－198.

［69］Weber FL Jr, Minco D, Fresard KM, et al. Effects of vegetable diets on nitrogen metabolism in cirrhotic subjects. Gastroenterology, 1985, 89：538－544.

［70］Bianchi, G. P., G. Marchesini, A. Fabbri, et al. Vegetable versus animal protein diet in cirrhotic patients with chronic encephalopathy. A randomized cross-over comparison. J Intern Med, 1993, 233：385－392.

［71］Plauth, M., E. Cabre, O. Riggio, et al. ESPEN guidelines on enteral nutrition：Liver disease. Clin Nutr, 2006, 25：285－294.

［72］Suzuki K, Endo R, Kohgo Y, et al. Guidelines on nutritional management in Japanese patients with liver cirrhosis from the perspective of preventing hepatocellular carcinoma. Hepatology Res, 2012, 42：621－6.

［73］ Mortensen PB. The effect of oral-administered lactulose on colonic nitrogen metabolism and excretion. Hepatology, 1992, 16：1350－1356.

［74］ Weber FL Jr, Fresard KM, Lally BR. Effects of lactulose and neomycin on urea metabolism in cirrhotic subjects. Gastroenterology, 1982, 82：213－217.

［75］ DEFRANCHISR, Baveno VI Faculty. Expanding consensus in portal hypertension：report of the Baveno VI Consensus Workshop：stratifying risk and individualizing care for portal hypertension ［J］. J Hepatol, 2015, 63（3）：743－752.

［76］ Uribe M, Campollo O, Vargas F, et al. Acidifying enemas（lactitol and lactose）vs. nonacidifying enemas（tap water）to treat acute portal-systemic encephalopathy：a double-blind, randomized clinical trial. Hepatology, 1987, 7：639－643.

［77］ Leise MD, Poterucha JJ, Kamath PS, et al. Management of hepatic encephalopathy in the hospital ［J］. Mayo Clin Proc, 2014, 89（2）：241－253.

［78］ Als-Nielsen B, Gluud LL, Gluud C. Non-absorbable disaccharides for hepatic encephalopathy：systematic review of randomised trials. BMJ, 2004, 328：1046－1050.

［79］ Prasad S, Dhiman RK, Duseja A, et al. Lactulose improves cognitive functions and health-related quality of life in patients with cirrhosis who have minimal hepatic encephalopathy. Hepatology, 2007, 45：549－559.

［80］ Blanc P, Daures JP, Rouillon JM, et al. Lactitol or lactulose in the treatment of chronic hepatic encephalopathy：results of a metaanalysis. Hepatology, 1992, 15：222－228.

［81］ Hammer HF, Santa Ana CA, Schiller LR, et al. Studies of osmotic diarrhea induced in normal subjects by ingestion of polyethylene glycol and lactulose. J Clin Invest, 1989, 84（4）：1056－1062.

［82］ Robert S, et al. Lactulose vs Polyethylene Glycol 3350-Electrolyte Solution for Treatment of Overt Hepatic Encephalopathy The HELP Randomized Clinical Trial. http：//archinte. jamanetwork. com on 10/30/2014.

［83］ Lunia MK, Sharma BC, Sharma P, et al. Probiotics prevent heatic encephalopathy in patients with cirrhosis：a randomized controlled trial ［J］. Clin Gastroenterol Hepatol, 2014, 12（6）：1003－1008.

［84］ Nitin KA, Winston AA, Stepher HC. Direct acting inhibitors of ammaniagenesis；a role in post-TIPS encephalopathy? ［J］. Ann Hepatol, 2014, 13（2）：179－186.

［85］ Romero-gomez M, Montagnese S, JALAN R. Hepatic encephalopathy in patients with acute decompensation ofsirrhosis and acute-on-chronic liver failure ［J］. J Hepatol, 2015, 62（2）：437－447.

［86］ Ponziani FR. Effect of rifaximin on gut microbiota composition in advanced liver disease and its complications ［J］. World J Gastroenterol, 2015, 21（43）：12322.

［87］ Mas A, Rode's J, Sunyer L, et al；Spanish Association for the Study of the Liver Hepatic Encephalopathy Cooperative Group. Comparison of rifaximin and lactitol in the treatment of acute hepatic encephalopathy：results of a randomized, double-blind, doubledummy, controlled clinical trial. J Hepatol, 2003, 38：51－58.

［88］ Miglio F, et al. Rifaximin, a non-absorbable rifamycin, for the treatment of hepatic encephalopathy. A double-blind, randomised trial. Curr Med Res Opin, 1997, 13：593.

［89］ Orlandi F, et al. Comparison between neomycin and lactulose in 173 patients with hepatic encephalopathy：a randomized clinical study. Dig Dis Sci, 1981, 26：498.

［90］ Blei AT, et al. Practice Parameters Committee of the American College of Gastroenterology. Am J Gastroenterol, 2001, 96：1968.

［91］ Riggio O, Masini A, Efrati C, et al. Pharmacological prophylaxis of hepatic encephalopathy after transjugular intrahepatic portosystemic shunt：a randomized controlled study. J Hepatol, 2005, 42：674－679.

［92］ Abou-Assi S, et al. Hepatic encephalopathy. Metabolic consequence of cirrhosis often is reversible. Postgrad Med, 2001, 109：52.

［93］Sharma BC，Sharma P，Lunia MK，et al. A randomized，double-blind，controlled trial comparing rifaximin plus lactulose with lactulose alone in treatment of overt hepatic encephalopathy ［J］. Am J Gastroenterol，2013，108（9）：1458－63.

［94］Marchesini G，Fabbri A，Bianchi G，et al. Zinc supplementation and amino acid-nitrogen metabolism in patients with advanced cirrhosis. Hepatology，1996，23：1084－1092.

［95］Riggio O，Ariosto F，Merli M，et al. Short-term oral zinc supplementation does not improve chronic hepatic encephalopathy. Results of a double-blind crossover trial. Dig Dis Sci，1991，36：1204－1208.

［96］Bresci G，Parisi G，Banti S. Management of hepatic encephalopathy with oral zinc supplementation：a long-term treatment. Eur J Med，1993，2：414－416.

［97］Van der Rijt CC，Schalm SW，Schat H，et al. Overt hepatic encephalopathy precipitated by zinc deficiency. Gastroenterology，1991，100：1114－1118.

［98］Staedt U，Leweling H，Gladisch R，et al. Effects of ornithine aspartate on plasma ammonia and plasma amino acids in patients with cirrhosis. A double-blind，randomized study using a four-fold crossover design. J Hepatol，1993，19：424－430.

［99］Kircheis G，Nilius R，Held C，et al. Therapeutic efficacy of L-ornithine-L-aspartate infusions in patients with cirrhosis and hepatic encephalopathy：results of a placebocontrolled，double-blind study. Hepatology，1997，25：1351－1360.

［100］Stauch S，Kircheis G，Adler G，et al. Oral L-ornithine-L-aspartate therapy of chronic hepatic encephalopathy：results of a placebo-controlled double-blind study. J Hepatol，1998，28：856－864.

［101］Bismuth M，Funakoshi N，Cadranel JF，et al. Hepatic encephalopathy：from pathophysiology to therapeutic management. Eur J Gastroenterol Hepatol，2011，23：8－22.

［102］Goulenok C，Bernard B，Cadranel JF，et al. Flumazenil vs. placebo in hepatic encephalopathy in patients with cirrhosis：a metaanalysis. Aliment Pharmacol Ther，2002，16：361－372.

［103］Pomier-Layrargues G，Giguere JF，Lavoie J，et al. Pharmacokinetics of benzodiazepine antagonist Ro 15－1788 in cirrhotic patients with moderate or severe liver dysfunction. Hepatology，1989，10（6）：969－972.

［104］Hassanein TI，Tofteng F，Brown RS Jr，et al. Randomized controlled study of extracorporeal albumin dialysis for hepatic encephalopathy in advanced cirrhosis. Hepatology，2007，46：1853－1862.

［105］Stephen A. McClave，Beth E. Taylor，Robert G，et al. Guidelines for the Provision and Assessment of Nutrition Support Therapy in the Adult Critically Ill Patient：Society of Critical Care Medicine（SCCM）and American Society for Parenteral and Enteral Nutrition（A. S. P. E. N.）. J Parenter Enteral Nutr，2016，40（2）：159－211.

［106］Simón-Talero M，García-Martínez R，Torrens M，et al. Effects of intravenous albumin in patients with cirrhosis and episodic hepatic encephalopa-thy：a randomized double-blind study. Journal of Hepatology，2013，59：1184－1192.

［107］Riggio O，Nardelli S，Pasquale C，et al. No effect of albumin infusion on the prevention of hepatic encephalopathy after transjugular intrahepatic portosystemic shunt. Metabolic Brain Disease，2015.

［108］Laleman W，Sinon-talero M，Maleux G，et al. Embolization of large spontaneous portosystemic shunts for refractory hepatic encephalopathy：a multicenter survey on safety and efficacy ［J］. Hepatology，2013，57（6）：2448－2457.

［109］Gwon DI，KO GY，Yoon HK，et al. Gastric varices and hepatic encephalopathy：treatment with vascular plug and gelatin sponge-assisted retrograde transvenous obliteration-a primary report ［J］. Radiology，2013，268（1）：281－287.

［110］Singh S，Kamath PS，Andrews JC，et al. Embolization of spontaneous portosystemic shunts for management of severe persistent hepatic encephalopathy ［J］. Hepatology，2014，59（2）：735－736.

［111］Carcia-Pagan，Jcbarrufet M，Cardenas A，et al. Management of gastric varices ［J］. Clin Gastroenterol Hepatol，2014，12（6）：919－928.

［112］Kumamoto M，Toyonaga A，Inoue H，et al. Long-term results of balloon-occluded retrograde transvenous obliteration for gastric fundal varices：hepatic deterioration links to portosystemic shunt syndrome ［J］. J Gastroenterol Hepatol，2010，25（6）：1129－1135.

［113］WU W，HE C，HAN G. Embolization of spontaneous splenorenal shunt for after-TIPS hepatic encephalopathy in a patient with cirrhosis and variceal bleeding ［J］. Hepatology，2015，61（5）：1761 – 1762.

［114］Chaudhry V，Corse AM，O'Brian R，et al. Autonomic and peripheral（sensorimotor）neuropathy in chronic liver disease：a clinical and electrophysiologic study. Hepatology，1999，29：1698 – 703.

［115］Cocito D，Maule S，Paolasso I. High prevalence of neuropathies in patients with end-stage liver disease. Acta Neurol Scand，2010，122：36 – 40.

［116］Chopra JS，Samanta AK，Murthy JM，et al. Role portosystemic shunt and hepatocellular damage in the genesis of hepatic neuropathy. Clin Neurol Neurosur，1980，82：37 – 44.

［117］Ng K，Lin CS，Murray NM，et al. Conduction and excitability properties of peripheral nerves in end-stage liver disease. Muscle Nerve，2007，35：730 – 738.

［118］Menon KV，Kamath PS. Regional and systemic hemodynamic disturbances in cirrhosis. Clin Liver Dis，2001，5：617 – 627.

［119］Hendrickse MT，Thuluvath PJ，Triger DR. Natural history of autonomic neuropathy in chronic liver disease. Lancet，1992，339：1462 – 1464.

［120］Kardel T，Nielsen VK. Hepatic neuropathy：a clinical and electrophysiological study. Acta Neurol Scand，1974，50：513 – 526.

［121］Tembl JI，Ferrer JM，Sevilla MT，et al. Neurologic complications associated with hepatitis C virus infection. Neurology，1999，53：861 – 864.

［122］Beghi E，Monticelli ML. Chronic symmetric symptomatic polyneuropathy in the elderly：a field screening investigation of risk factors for polyneuropathy in two Italian communities. J Clin Epidemiol，1998，51：697 – 702.

［123］CampbellWW. The autonomic nervous system. In：Campbell，editor. The Neurologic Examination. Philadelphia：Lippincott Williams & Wilkins，2005，536 – 547.

［124］Frith J，Newton JL. Autonomic dysfunction in chronic liver disease. Liver Int，2009，29：483 – 489.

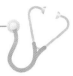

第二十九章　肝肺综合征

100 多年前 Fluckiger[1] 首次描述肺功能不全与肝病相关，1956 年，Rydell 等[2] 首次报道以肝硬化（LC）患者动脉低氧血症和肺内血管扩张（IPVD）经典三联征为特征的肝肺综合征（HPS）。1966 年，英国医生尸体解剖 13 例 LC 患者肺脏，发现肺小动脉及毛细血管广泛性扩张，肺胸膜表面呈现"肺蜘蛛痣"，再次验证 LC 相关肺脏血管病变[3]。但直到 1977 年[4] 确认 IPVD 在促发肺脏气体交换异常中的重要作用后才正式使用 HPS 这一术语。

HPS 指晚期 LC 或门静脉高压（PHT）患者并发广泛性 IPVD、气体交换障碍、氧合异常导致的低氧血症，并缺乏原发性心肺疾病基础[5-6]。LC 患者 HPS 并发率高达 30%，其病理生理学尚未被清晰定义。HPS 患者低氧血症并不必然与其肝脏功能障碍程度相平行。至今采用药物治疗逆转潜在疾病过程和改善氧合作用的效果有限。对 MELD 评分筛检合格患者实施肝移植（LT）是唯一救治措施。但重症 HPS 患者 LT 预后仍然很差。因此，应致力于 HPS 预防、筛检、及早救治措施的实施（例如，LT）。本章重点综述 HPS 诊断、筛检和治疗进展。

第一节　病因学和发病机制

一、病因学

不论何种肝病病因，LC 和 PHT 患者均可并发 HPS，以晚期 LC 患者最常见。但无 LC 的 PHT 患者（例如，肝前性 PHT，结节性再生性增生，先天性肝纤维化和布加综合征等）[7-10]，和无 PHT 的肝病患者（例如缺血性肝炎[11]、急性和慢性肝炎[12-13]）也可并发 HPS。是否 HPS 发生率及其严重程度与肝脏合成功能障碍和 PHT 程度有关尚不清楚[14-19]。

二、发病机制

HPS 特征是肺内血管扩张（特别是肺底部血管），但至今对其发病机制理解有限，并且几乎全部源自胆总管结扎（CBDL）鼠模型，此模型能够独特反映 HPS 患者特征[20-24]。这种 CBDL 鼠模型胆管细胞不断增生、表达并分泌内皮缩血管肽 1（ET-1）[20-22]，而其他 PHT 动物模型并无胆管增生，并且其诱发的胆汁性 LC 未并发 HPS（图 29-1-1）[23]。

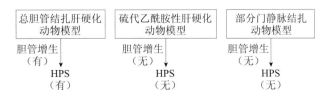

图 29-1-1　PHT 3 种鼠模型。唯有 CBDL 模型伴胆管增生和 PHT，并发生低氧血症[23]

  CBDL 鼠模型有助于探索 IPVD 和 HPS 可能机制（图 29-1-2），但 HPS 患者的肺血管异常并非仅呈现在胆汁淤积性肝病和胆汁性 LC，因为任何病因导致的 LC 患者均可并发 IPVD 和 HPS。

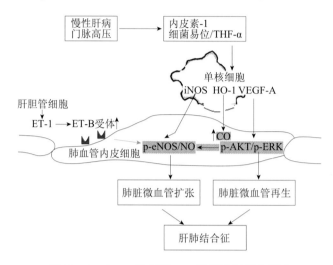

图 29-1-2 CBDL 鼠模型 HPS 发病机制概念模型

注：CO：一氧化碳；ET-1：内皮缩血管肽-1；ETbR：内皮 b 受体；HO-1：血红素加氧酶-1；HPS：肝肺综合征；

iNOS：诱生型一氧化氮合酶；NO：一氧化氮；p-eNOS：磷酸化内皮一氧化氮合酶；TNF-α：肿瘤坏死因子-α；

VEGF-A：血管内皮生长因子-A

  LC 引发肺血管内皮素 B 受体（ETBR）上调表达，进而与增加的循环 ET-1 结合，并通过内皮一氧化氮合酶（eNOS）增加肺脏产生一氧化氮（NO）[20,25-27]。TNF-α 参与 HPS 肺血管扩张的形成与发展，可能是 HPS 发生过程中的一个重要因素[28]。肺脏血管内单核细胞产生的一些介质，包括 TNF-α、NO、ET-1 及血管内皮生长因子（VEGF）蓄积在肺脏，共同驱动肺脏微血管病变（IPVD）[29]；同时也诱发肺脏新生血管形成，促进潜在氧合异常[21,29-32]。并且采用索拉菲尼抗血管生成治疗可改善氧合作用[30-31]。

  NO 介导的肺微血管扩张在 HPS 发病机制中发挥重要作用。因为这些患者呼出的 NO 量高于无 HPS 患者，并且在 LT 后 NO 呼出量恢复正常[33-35]。但晚期肝病或门体分流产生的介质如何触发 HPS 尚未清晰定义[36]。尝试应用药物抑制 NO 产生的疗效获得矛盾结果[37-43]。调节血管生成介质的单核苷酸多态性与 LC 并发 HPS 有关，支持肺脏血管生成机制[44]。HPS 患者 LT 后低氧血症并非立刻消退，可能迁延 1 年左右，提示除了 IPVD 之外存在肺血管重构及动静脉分流，这种现象也支持血管生成假说。LC 并发 IPVD 和 HPS 患者肝静脉 ET-1 水平高于那些无 IPVD 患者，并且血液中 ET-1 含量与肝活检胆管增生程度有关[45]。然而，是否 LC 患者的胆管细胞具有内分泌 ET-1 潜能，导致其血中 ET-1 水平较高仍不清楚。ET-1 和 HPS 氧合作用损伤之间的因果关系尚未确认。

  虽然体液介质和遗传在 HPS 发病机制中的作用尚不清楚，但血管病理生物学已获进展。HPS 患者肺毛细血管和前毛细血管直径扩张至 100 μm，并且扩张血管数量显著增加[3]。这些血管也可能受损，伴低氧诱导肺血管收缩[46]。因此，混合静脉血快速通过肺静脉，从而在肺泡正常换气情况下血流增加，导致通气/血流灌注（V/Q）失调，这种血流增加超过吸入氧量是发生低氧血症的主要机制，再加上解剖分流和氧弥散障碍共促低氧血症。LC 并发 HPS 患者通常伴有高动力循环（HDC），常常超过 7L/min。这时，血流通过肺血管系统的渡越时间缩短，使得氧弥散机会降减，因此，促进或加重了氧合损伤。综合导致患者在呼吸室内空气背景下，扩张的肺泡毛细血管内中心区流动的血液不能充分氧合。此机制类似于生理性短路，而不是解剖学概念的从右到左分流。

第二节　临床表现

大多数患者伴有中、重度腹水；然而，无腹水患者也可发生 HPS。LC 患者动脉血氧饱和度降低发生率在不同报道中有明显差异，从 10%～70%[47-48]。并且有 40% 的 LC 患者可检测到 IPVD[14]，但发生氧合异常、肺功能显著受限患者仅占 8%～15%[49]。研究发现 10%～17% 的 LC 患者并发 HPS[50]。LT 中心通过超声造影心动图（CEE）证实的 HPS［标准动脉氧分压（PaO_2）＜70 mmHg］患者占 5%[18]。HPS 临床特征是 LC、呼吸困难（表现为休息、活动和睡眠期间低氧血症）和乏力[51]；其中呼吸困难是患者的常见主诉（高达 70%）[52]。患者站立时肺血管张力改变，诱导肺脏不同部位血流重新分布，主要是肺底部血管进一步扩张[53]。使得肺脏血流优先灌注肺底部扩张的血管，这种肺底部组织血流灌注最大化进一步加重了 V/Q 比值失衡。因此，高达 25% 的患者并发直立型低氧血症（从仰卧位变为直立位时 PaO_2 降低超过 5% 或 ＞4mmHg）是 HPS 患者的典型表现[29]。患者常在直立位变换为卧位时短促呼吸缓解（斜卧型呼吸）。皮肤蜘蛛痣可能是 IPVD 的一种外在象征，并且可能是更严重低氧血症指示器。有研究数据显示蜘蛛痣可能与全身和肺血管扩张、更显著的气体交换障碍和低氧诱导血管收缩性降低有关。但 LC 无 HPS 患者也常伴有蜘蛛痣[46]。虽然 HPS 患者可表现为短促呼吸，但咳嗽症状并不常见。体检患者时常见指甲床和口唇发绀，严重低氧血症患者手指和足趾也可能出现杵状指（趾）[54]。

HPS 典型临床表现是低氧血症。采用指端血氧测定法或动脉血气分析（ABG）均可筛检低氧血症。前者是一种简单、低成本、广泛使用的非侵入性检测低氧血症技术，可间接检测动脉血氧饱和度，并具有可靠诊断 HPS 患者低氧血症及评估严重程度的价值[55]。

第三节　诊断和鉴别诊断

临床上常常忽略或延迟 HPS 诊断，因为很多 HPS 患者无典型症状，或其症状被归因于肺实质性疾病；因此，应提醒临床医师适当提高 HPS 疑诊指数。目前公认 HPS 诊断标准为：肝病或 PHT 并发 IPVD 病态下氧合作用受损（表 29-3-1），可采用测定肺泡动脉血氧梯度和心脏超声造影诊断 HPS[56]。患者血氧不足并非必备条件，因为轻型 HPS 患者与过度换气导致的动脉二氧化碳分压（$PaCO_2$）降低独立相关。因此，诊断肝病低氧血症最好的工具是检测肺泡 - 动脉血氧梯度（$AaPO_2 = PAO_2 - PaO_2$）。在 PaO_2 降低前常可发现 $AaPO_2$ 变化。采用 $AaPO_2$ 诊断 HPS 准确度高达 91%[6,57]。应通过 ABG 值计算 $AaPO_2$（表 29-3-1）评估 HPS 患者氧合作用改变；常用阈值为 ＞15 mmHg，年龄超过 64 岁患者的适宜诊断阈值为 20 mmHg。采用 $AaPO_2$ 阈值，按照低氧血症程度确定 HPS 严重程度，从轻度至极重度分为四级（表 29-4-1）[58]。虽然在呼吸周围空气条件下患者可能出现严重低氧血症，但在吸入 100% 纯氧时患者 PaO_2 常常高于 300 mmHg[46]。LC 并发 HPS 患者伴有其他共存病者占 20%～30%，例如：腹水、胸腔积液、肺炎、肺纤维化和慢性阻塞性肺病（COPD），导致更严重低氧血症。并且伴有原发性肺脏共存病患者也可能发生这种综合征[58-59]。因此，LC 并非必备诊断标准，因为无 LC 或无 PHT 的急性和慢性肝炎[13]及非 LC 性 PHT 患者有时也可并发 HPS[10,60-61]。

表 29-3-1　肝肺综合征诊断标准[62]

	定　义
氧合作用受损	呼吸周围空气条件下，$PaO_2 < 80$ mmHg 或 $AaPO_2 > 15$ mmHg（或若年龄超过 64 岁 > 20 mmHg）
IPVD	采用 CEE 或放射性标记肺灌注扫描脑吸收异常（脑分流分数 $> 6\%$）证实
肝病	LC 及/或 PHT

注：$AaPO_2$：肺泡 – 动脉氧梯度；$AaPO_2 = (FiO_2 [Patm-PH_2O] - [PCO_2/0.8]) -PaO_2$；$PaO_2$：动脉氧分压；$FiO_2$：吸入氧气浓度；Patm：大气压；$PH_2O$：水压；$PaCO_2$：动脉二氧化碳分压（休息时标准气体交换呼吸比率相应值的 0.8）

　　静脉注射放射性同位素锝标记聚合白蛋白显像剂（^{99m}Tc-MAA，直径为 20 μm）肺扫描，正常情况下 ^{99m}Tc-MAA 随血液循环流经肺毛细血管时被暂时嵌顿于肺脏微血管内。但患有 IPVD 或心内分流或肺静脉 – 动脉分流患者静脉注射 ^{99m}Tc-MAA 后快速进入体循环。采用闪烁显像技术定量检测，并计算脑与全身 ^{99m}Tc-MAA 分流分数 $> 6\%$ 为阳性[58]。肺灌注扫描（^{99m}Tc-MAA）对辨别肺血管扩张（脑摄入 $\geq 6\%$）与非血管病变（脑摄入 $< 6\%$）性低氧血症极有帮助。在考虑 LT，讨论诊疗动脉低氧血症时，这种鉴别具有重要临床意义（表 29-3-2）。LC 患者常见这些共存病。另外，HPS 也可与这些疾病共存，促发低氧血症。

表 29-3-2　肝硬化并发 HPS 低氧血症的鉴别诊断

常见病因	罕见病因
• 局限性肺病	• 门静脉性肺动脉高压
• 慢性阻塞性肺病	• HDC 综合征
• 胸腔积液	• 心外和肺外右 – 左分流
• 氧弥散障碍性疾病	• 采用雌激素治疗
• 左心功能不全	• 免疫介导的纤维化性肺泡炎（慢性丙肝、PBC、AIH）

　　除 HPS 外，很多病因可导致呼吸困难，包括晚期肝病和 PHT 并发症（例如腹水和 HE），肺脏实质性疾病，血容量负荷过度或贫血（表 29-3-3）。

表 29-3-3　LC 患者呼吸困难病因

	充血性心衰
实质性心肺疾病	慢阻肺/哮喘/局限性肺病
	顽固性腹水
LC/PHT 并发症	肝性脑病
	肌萎缩
	贫血

续表

特殊肺并发症病因	α₁-抗胰蛋白酶缺乏症：肺气肿
	囊性纤维化：支气管扩张
	PBC：纤维性肺泡炎，肺出血，肺部肉芽肿
	结节病：间质性肺病，肺动脉高压
LC肺血管并发症	肝肺综合征
	门脉性肺动脉高压

第四节 评估和筛检

一、评估

检测发现晚期 LC 并发 IPVD，但动脉氧合作用正常患者可诊断为亚临床型 HPS。这类患者最好考虑 LT，不论是否有症状，因为一旦发生 HPS，不但严重影响生活质量（HRQOL）和生存率，增加外科手术风险[63]，而且还可能影响 LT 选择和优先权。所以及早筛检并分级评估 HPS 患者病情严重程度非常重要!![50]，因此，临床上应追踪患者呼吸困难及/或杵状指或发绀史（并不常见）；并且为动态监测 HPS，应每年检测一次 ABG（图 29-4-1）[6]。

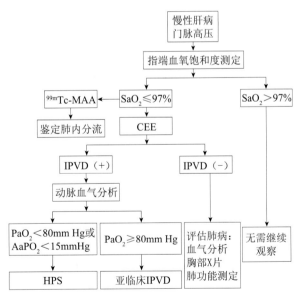

图 29-4-1 慢性肝病患者低氧血症评估路线

注:⁹⁹ᵐTc-MAA：放射性同位素锝标记聚合白蛋白；SaO_2：动脉血氧饱和度；PaO_2：
动脉氧分压；$AaPO_2$：肺泡 – 动脉氧分压梯度；IVPD：肺内血管扩张

数项影像技术用于临床评估 IPVD[14,58,64]；其中最敏感的是经胸超声造影心动图（CEE），检查前搅动造影剂盐水产生 >10 μm 微泡、并注入周围静脉，数秒内右心房可见乳浊样微泡影像[14]。因为正常肺毛细血管直径 <8~15μm，微泡难能通过肺毛细血管床。右心微泡显影后，在 1~2 个心动周期内较早左心微泡显影提示心内分流，而延迟显影（>3 个心动周期）可证实 IPVD。经食管心脏超声造影可提高检测

IPVD 敏感性（与 CEE 比较），但具有侵入性，并且为高价格模式[64-65]。计划 LT 的 LC 患者 CEE 阳性率高达 60%，但其中仅半数患者并发 HPS[48]。

CEE 是一种证实有无 IPVD 的定性试验。一种量化检测 IPVD 的方法是肺灌注扫描（外周静脉注射直径 20μm 的示踪剂 ^{99m}Tc-MAA 后的脑摄取成像）；非 HPS 低氧血症患者的 ^{99m}Tc-MAA 肺脑灌注正常[58]；但不能区分心、肺内分流，其检测成人轻、中度 HPS 患者的敏感性低于 CEE。但 ^{99m}Tc-MAA 肺灌注扫描检测儿童轻度 IPVD 的敏感性优于 CEE[66]。

对吸入 100% 纯氧不能导致动脉氧分压 > 150 mmHg，或肺内动脉 – 静脉短路需要栓塞治疗的患者，可考虑肺血管造影；常用于排除其他病因导致的低氧血症（例如，肺栓塞、PAH）。但并不常规推荐，因其用于检测 IPVD 不但价格昂贵、伴侵入性，而且并不敏感。

对于吸氧无效的严重低氧血症 ［Po$_2$ < 60 mmHg（7.8kPa）］ 患者可采用高分辨率 CT 检测肺血管扩张及其肺栓塞，但并非常规诊断 HPS 技术，仅仅在鉴别共存呼吸系统疾病时具有重要价值。LC 并发 HPS 患者常常表现为左心房增大，其左心房容积≥50 ml 是一项简单、可行的检测 HPS 技术参数[67]。

表 29-4-1　HPS 严重程度分度[6]

分　度	AaPO$_2$$^{a~d}$（mmHg）	PaO$_2$^{d,e}（mmHg）
轻度	≥15	≥80
中度	≥15	60 ~ 80
重度	≥15	50 ~ 60
极重度	≥15	< 50（或吸入纯氧时 < 300）

注：PaO$_2$：动脉血氧分压；a：肺泡 – 动脉氧分压梯度（AaPO$_2$ = PAO$_2$-PaO$_2$）；b：所有患者 CEE 阳性；c：正常值为 4 ~ 8 mmHg；d：年龄 > 64 岁患者 AaPO$_2$ 正常值为 > 20 mmHg 和 PaO$_2$ < 70 mmHg；e：正常值为 80 ~ 100 mmHg（海平面高度休息状态呼吸室内空气条件下）

二、HPS 筛检

诊断 HPS 需要检测 ABG，但采用 ABG 筛检所有 LC 患者并不现实。临床上采用指端血氧测定法易获血氧饱和度（SaO$_2$），海平面高度所有低氧血症（PaO$_2$ < 70 mmHg）患者的 SaO$_2$ < 96%[55]。指端血氧测定法常高估 SaO$_2$。检测 SaO$_2$ 阈值≤97% 和 PaO$_2$ < 70 mmHg 诊断 HPS 敏感度和特异度分别为 100% 和 65%，而采用 SaO$_2$ 阈值≤94% 识别更严重低氧血症（PaO$_2$ < 60 mmHg）HPS 患者的敏感度和特异度分别为 100% 和 93%[55]。指端血氧测定法具有良好的价效比，但采用充血性动脉化的毛细血管血气分析比指端血氧测定法能够更好地筛检儿童 LC 低氧血症[68]。

第五节　自然史

虽然 20 世纪 60 年代以来，LC 和 PHT 并发 HPS 已被广泛研究。但 HPS 自然史尚未系统研究。Schenk 等[16]研究认为 HPS 对 LC 患者生存率具有显著负面影响。LC 并发 HPS 是预后不良极其重要的独立危险因素[69]。初步研究数据提示大多数 HPS 患者伴有进行性 IVPD，并且气体交换功能持续恶化[70]。一项前瞻性研究[16]评估 111 例 LC 患者 HPS 发生率为 24%，其生存中值比那些无 HPS 的 LC 患者显著缩短（分别为 10.6 个月和 40.8 个月），降低 3.8 倍。CTP C 级 LC 并发 HPS 患者生存率最差（其生存中值 5 倍降低）。随访期间调整肝病严重程度，并排除 LT 患者后仍然显示并发 HPS 患者病死率较高。HPS 患者死因主要为肝细胞功能障碍和 PHT 并发症，及 HPS 相关严重低氧血症。虽然缺乏大样本研究定义其死亡风险度，但大多数专家认为 LC 并发重症 HPS 患者死亡风险显著增加，并且超越 MELD 评分对其预后的预测权重，同时这类患者手术或 LT 病死率较高，住院期延长[18,71]。

HPS 患者等待 LT 期间每年 PaO_2 进行性下降近 5～10 mmHg[72]。因此，临床医师应细心检查 HPS，患者一旦并发 HPS 必将影响其治疗、评分系统、并迫使尽早评估 LT。HPS 患者长期存活与严重低氧血症能否逆转和是否成功 LT 有关。不论是否给予 LT，患者 PaO_2 < 50 mmHg 与其存活率降低有关（与 PaO_2 > 50 mmHg 患者比较）[72]。LT 前 PaO_2 ≤ 50 mmHg 的 HPS 患者 LT 病死率超过 30%，而 LT 前 PaO_2 > 50 mmHg 患者 LT 病死率仅 4%[16,69,73]。LT 前 ^{99m}Tc-MAA 肺灌注扫描脑摄取率 > 20% 的 HPS 患者与 LT 后病死率较高有关[69]。LT 可逆转超过 80% 的 HPS 患者病情。LC 并发 HPS 患者 LT 和非 LT 者 5 年存活率分别为 76% 和 23%。一些系列报道显示：HPS 患者 LT 后 12 个月内病死率为 30%～38%[10,59]，LT 患者住院病死率为 16%[73-74]。毋庸置疑，HPS 患者 LT 后死亡风险较高（特别是那些呼吸室内空气时 PaO_2 < 50 mmHg 患者），但也有病例记载数月后 HPS 消退。LT 后 PaO_2 ≥ 400 mmHg 患者预后较好[74]。若并发肺内较大血管分流，并且在吸入纯氧情况下，PaO_2 仍低于 50 mmHg 患者预后不良。

第六节　治　疗

除支持疗法和鼻导管吸氧（休息、锻炼、睡眠）外，至今尚未证实持续改善肺氧合作用或逆转肺血管病变的特效内科治疗措施!!，且可能存在遗传易感性[44,62]。有限疗法讨论如下。

一、药物治疗

许多非对照药物临床试验，包括生长抑素、阿米三秦、吲哚美辛、雾化吸入左旋精氨甲酯（抑制 eNOS，减少 NO 产生）、阿司匹林、诺氟沙星和血浆交换治疗 HPS 均未显现充分、强力、持久改善患者氧合作用[8,42-43,62,75]。亚甲蓝（鸟苷酸环化酶强力抑制剂）具有改善低氧血症和 HDC 的效果；两项报道静脉注射亚甲蓝治疗 8 例 HPS 患者的 NO 含量降低，氧合作用暂时改善[40-41]。采用大蒜治疗 HPS 的随机对照临床试验和病例报道均获得一些益处；15 例 HPS 患者试验性采用大蒜粉至少治疗 6 个月[63]，导致 6 例患者（40%）的 PaO_2 显著改善（提高 > 10 mmHg）。近年来采用己酮可可碱治疗 HPS 随机对照临床试验和病例报道的疗效尚存争议。对于并发顽固性腹水患者采用腹腔穿刺放腹水能够暂时改善呼吸力学，并缓解症状。综合上述治疗方法无一清晰显示治疗 HPS 有效，或仅仅短暂显效，确切疗效均需要 RCT 进一步证实。

二、氧疗

借鉴肺血管及肺实质性病变吸氧维持氧饱和度 > 88% 的治疗经验，吸氧可缓解 HPS 患者严重低氧血症[62]。然而，吸氧未能缓解 HPS 患者呼吸困难或改善生活质量。但由于吸氧价廉，并且无明显不良反应，因此常规用于临床实践。采用低潮气量（6 ml/kg 体质量）和有限吸气末正压（< 30 cmH₂O）治疗 HPS 患者严重低氧血症可能与存活率改善有关；并且被认为是治疗急性呼吸窘迫综合征（ARDS）通气策略的金标准[76]。虽然 LC 是发生 ARDS 的一种危险因素[77]，但尚无 LC 并发 HPS 借鉴 ARDS 氧疗的临床研究报告。

三、介入疗法

TIPS 见第 42 章。超选 HPS 患者实施选择性肺动脉线圈栓塞，可能成功改善 HPS 血管模式 I 型（稀疏）和 II 型（弥漫）患者的低氧血症！[60,78]。

四、肝移植

几十年来的观察性研究发现 HPS 进行性低氧血症患者是 LT 的适应证，并在 LT 后肺内分流减轻，异常的通气/血流比率复常，HPS 消退[60,74]。虽然 HPS 的严重性与肝病严重程度缺乏相关性，但若不给予 LT，HPS 患者预后极差，5 年存活率仅 20%~26%[72]。HPS 患者在 LT 后超过 85% 的患者气体交换异常整体消失或显著改善[79]。但大多数 HPS 患者在 LT 后首日因手术操作而呼吸功能恶化，而且可能需要数月后才能获得 HPS 改善和逆转；其动脉低氧血症恢复正常的时间长短不一，并且可能拖延超过 1 年[69,72,79-81]。目前认为 LT 是唯一可信赖改善 HPS 患者氧合作用和存活率的方法[72,80,82]。对于 LC 无其他重要共存病和其他严重并发症，$PaO_2 < 60$ mmHg 的 HPS 患者强烈推荐 LT[60,76,83-84]！！（图 29-6-1）。然而，准确评估 HPS 的严重性非常重要，研究提示患有更严重低氧血症（呼吸周围空气时 $PaO_2 < 50$ mmHg）的 HPS 患者伴有不可逆性呼吸衰竭风险，LT 后病死率较高[69,85]，多中心研究数据和近来 UNOS 数据均提示 LT 前 $PaO_2 < 45 \sim 50$ mmHg 与 LT 住院发病率和死亡率风险增加和 LT 后的严重低氧血症有关[60]；使得严重 HPS 患者排除在 LT 之外。当 HPS 患者吸纯氧时，仰卧位 PaO_2 变化是一项预测 LT 成功的有用参数。

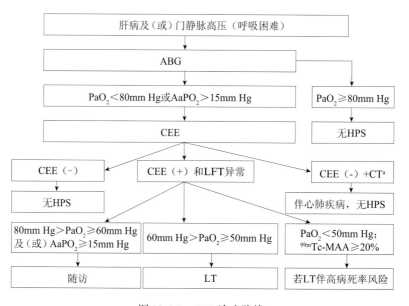

图 29-6-1　HPS 诊疗路线

注：ABG：动脉血气分析；PaO_2：动脉氧分压；$AaPO_2$：肺泡－动脉氧梯度；LFT：肺功能试验；LT：肝移植；

CEE：超声造影心动图；^{99m}Tc-MAA：放射性同位素锝标记的聚合白蛋白；a：高分辨率胸部 CT 扫描

迄今为止，有 16 项回顾性系列研究至少包括 5 项 HPS 病例报道[80,82-84,87-90]和一项队列研究发表[91]。这些文献 HPS 诊断标准有显著差异，使其相互间比较变得困难；而且 30 天病死率从 0~44%。一些报道显示 LT 前低氧血症更严重患者的病死率较高[69,73,92]，但其他报道并未发现这种相关性[80-82,84]。两个中心观察 70 例 LT 患者，其中 LT 前严重低氧血症（$PaO_2 < 50$ mmHg）34 例患者的病死率并未增加[80-82]；自从 HPS 患者实施 MELD 评分排除 LT 策略以来，有 49 例患者接受 LT。LT 后死亡病例仅 3 例（6%）[80-82]。

也有报道采用 MELD 筛检 HPS 患者给予 LT 者全部存活[86]。这些数据提示 LT 前超选 $PaO_2 < 50$ mmHg 的 HPS 患者 LT 亦可能获得良好预后[60]。实际上低氧血症严重程度难以预测 LT 早期病死率，并且其临床结局随着时间推移可能获得改善，这支持为 LT 实施 HPS 筛检排除策略。因此，对于有症状和体征，PAH 并不十分严重的 HPS 患者，在其肺脏功能恶化程度尚未超越麻醉和外科手术风险禁忌点时可考虑给予 LT 救治！！。近年来优选的 HPS 患者采用 LT 治愈率近 80%。LT 和非 LT 患者的五年存活率分别为 76% 和 23%[72]。

新的治疗方法包括频繁的体位变换[93]或吸入 NO[94-95]，已经被用于改善手术后患者的气体交换。进一步研究将聚集在 HPS 患者围手术期医疗处理，以便改善存活率。

总之、HPS 是 LC 及/或 PHT 患者的一种严重肺脏并发症。LT 是唯一救治 HPS 患者的措施。然而，重症 HPS 患者 LT 预后也受到不利影响。因此，应努力实施 HPS 预防，筛检和早期救治措施。

参考文献

［1］Fluckiger M. Vorkommen von trommelschagel formigen fingerendphalangen ohne chronische veranderungen an der lungen oder am herzen. Wien Med Wochenschr, 1884, 34：1457.

［2］Rydell R，Hoffbauer FW. Multiple pulmonary atriovenous fistulas in juvenile cirrhosis. Am J Med, 1956, 21：450 – 459.

［3］Berthelot P，Walker JG，Sherlock S，et al. Arterial changes in the lungs in cirrhosis of the liver-lung spider nevi. N Engl J Med，1966，274：291 – 298.

［4］Kennedy TC，Knudson RJ. Exercise aggregated hypoxemia and orthodeoxia in cirrhosis. Chest，1977，72：305.

［5］Rodriguez-Roisin R，Agusti AGN，Roca J. The hepatopulmonary syndrome：new name，old complexities. Thorax，1992，47：897 – 902.

［6］Rodríguez-Roisin R，Krowka，MJ，Hervé P，et al. Pulmonary-hepatic vascular disorders（PHD）. Eur Respir J，2004，24：861 – 880.

［7］Dimand RJ，Heyman MB，Bass NM，et al. Hepatopulmonary syndrome：response to hepatic transplantation［Abstract］. Hepatology，1991，141（Pt. 2）：55A.

［8］Abrams G，Fallon M. TheHepatopulmonary syndrome. Clin Liver Dis，1997，1：185 – 200.

［9］Binay K，Sen S，Biswas PK，et al. Hepatopulmonary syndrome in inferior vena cava obstruction responding to cavoplasty. Gastroenterology，2000，118：192 – 196.

［10］Gupta D，Vijaya DR，Gupta R，et al. Prevalence ofhepatopulmonary syndrome in cirrhosis and extrahepatic portal venous obstruction. Am J Gastroenterol，2001，96：3395 – 3399.

［11］Fuhrmann V，Madl C，Mueller C，et al. Hepatopulmonary syndrome in patients with hypoxic hepatitis. Gastroenterology，2006，131：69 – 75.

［12］Regev A，Yeshurun M，Rodriguez M，et al. Transient hepatopulmonary syndrome in a patient with acute hepatitis A. J Viral Hepat，2001，8：83 – 86.

［13］Teuber G，Teupe C，Dietrich C，et al. Pulmonary dysfunction in noncirrhotic patients with chronic viral hepatitis. Eur J Intern Med，2002，13：311 – 318.

［14］Abrams GA，Jaffe CC，Hoffer PB，et al. Diagnostic utility of contrast echocardiography and lung perfusion scan in patients with hepatopulmonary syndrome. Gastroenterology，1995，109：1283 – 1288.

［15］Abrams G，Nanda N，Dubovsky E，et al. Use of macroaggregated albumin lung perfusion scan to diagnose hepatopulmonary syndrome：a new approach. Gastroenterologia，1998，114：308.

［16］Schenk P，Schoniger-Hekele M，Fuhrmann V，et al. Prognostic significance of the hepatopulmonary syndrome in patients with cirrhosis. Gastroenterology，2003，125：1042 – 1052.

［17］ Martinez G, Barbera J, Visa J, et al. Hepatopulmonary syndrome in candidates for liver transplantation. J Hepatol, 2001, 34：756 - 758.

［18］ Krowka M, Wiseman G, Burnett O, et al. Hepatopulmonary syndrome：a prospective study of relationships between severity of liver disease, PaO$_2$ response to 100% oxygen, and brain uptake after 99mTc MAA lung scanning. Chest, 2000, 118：615 - 624.

［19］ Whyte M, Hughes J, Peters A, et al. Analysis of intrapulmonary right to left shunt inhepatopulmonary syndrome. J Hepatol, 1998, 29：85 - 93.

［20］ Fallon MB, Abrams GA, Luo B, et al. The role of endothelial nitric oxide synthase in the pathogenesis of a rat model ofhepatopulmonary syndrome. Gastroenterology, 1997, 113：606 - 614.

［21］ Zhang J, Ling Y, Luo B, et al. Analysis of pulmonary heme oxygenase-1 and nitric oxide synthase alterations in experimentalhepatopulmonary syndrome. Gastroenterology, 2003, 125：1441 - 1451.

［22］ Zhang XJ, Katsuta Y, Akimoto T, et al. Intrapulmonary vascular dilatation and nitric oxide in hypoxemic rats with chronic bile duct ligation. JHepatol, 2003, 39：724 - 730.

［23］ Katsuta Y, Zhang XJ, Ohsuga M, et al. Arterial hypoxemia and intrapulmonary vasodilatation in rat models of portal hypertension. J Gastroenterol, 2005, 40：811 - 819.

［24］ Liu M, Tian D, Wang T, et al. Correlation between pulmonary endothelin receptors and alveolar-arterial oxygen gradient in rats withhepatopulmonary syndrome. J Huazhong Univ Sci Technolog Med Sci, 2005, 25：494 - 496.

［25］ Zhang M, Luo B, Chen SJ, et al. Endothelin-1 stimulation of endothelial nitric oxide synthase in the pathogenesis ofhepatopulmonary syndrome. Am J Phys, 1999, 277：G944 - 952.

［26］ Luo B, Tang L, Wang Z, et al. Cholangiocyte endothelin 1 and transforming growth factor beta1 production in rat experimental hepatopulmonary syndrome. Gastroenterology, 2005, 129：682 - 695.

［27］ Luo B, Tang L, Zhang J, et al. Biliary epithelium derived endothelin-1：an endocrine mediator of experimentalhepatopulmonary syndrome. Hepatology, 2004, 40：214A.

［28］ Liu L, Liu N, Zhao Z, et al. TNF-alpha neutralization improves experimental hepatopulmonary syndrome in rats. Liver Int, 2012, 32：1018 - 1026.

［29］ Machicao VI, Balakrishnan M, Fallon MB. Pulmonary complications in chronic liver disease. Hepatology, 2014, 59：1627 - 1637.

［30］ Mejias M, Garcia-Pras E, Tiani C, et al. Beneficial effects of sorafenib on splanchnic, intrahepatic, and portocollateral circulations in portal hypertensive and cirrhotic rats. Hepatology, 2009, 49：1245 - 1256.

［31］ Chang CC, Chuang CL, Lee FY, et al. Sorafenib treatment improves hepatopulmonary syndrome in rats with biliary cirrhosis. Clin Sci (Lond), 2013, 124：457 - 466.

［32］ Zhang J, Luo B, Tang L, et al. Pulmonary angiogenesis in a rat model ofhepatopulmonary syndrome. Gastroenterology, 2009, 136：1070 - 1080.

［33］ Cremona G, Higenbottam TW, Mayoral V, et al. Elevated exhaled nitric oxide in patients with hepatopulmonary syndrome. Eur Respir J, 1995, 8：1883 - 1885.

［34］ Rolla G, Brussino L, Colagrande P, et al. Exhaled nitric oxide and oxygenation abnormalities in hepatic cirrhosis. Hepatology, 1997, 26：842 - 847.

［35］ Rolla G, Brussino L, Colagrande P, et al. Exhaled nitric oxide and impaired oxygenation in cirrhotic patients before and after liver transplantation. Ann Intern Med, 1998, 129：375 - 378.

［36］ McAdams HP, Erasmus J, Crockett R, et al. The hepatopulmonary syndrome：radiologic findings in 10 patients. Am J Roentgenol, 1996, 166 (6)：1379 - 1385.

［37］ Fallon MB. Methylene blue and cirrhosis：pathophysiologic insights, therapeutic dilemmas. Ann Intern Med, 2000, 133：738 - 740.

［38］Groneberg DA，Fischer A. Methylene blue improves the hepatopulmonary syndrome. Ann Intern Med，2001，135：380 – 381.

［39］Jounieaux V，Leleu O，Mayeux I. Cardiopulmonary effects of nitric oxide inhalation and methylene blue injection in hepatopulmonary syndrome. Intensive Care Med，2001，27：1103 – 1104.

［40］Rolla G，Bucca C，Brussino L. Methylene blue in the hepatopulmonary syndrome. N Engl J Med，1994，331：1098.

［41］Schenk P，Madl C，Rezaie-Majd S，et al. Methylene blue improves the hepatopulmonary syndrome. Ann Intern Med，2000，133：701 – 706.

［42］Brussino L，Bucca C，Morello M，et al. Effect on dyspnoea and hypoxaemia of inhaled N（G）-nitro-L-arginine methyl ester in hepatopulmonary syndrome. Lancet，2003，362：43 – 44.

［43］Gomez FP，Barbera JA，Roca J，et al. Effects of nebulized N（G）-nitro-L-arginine methyl ester in patients with hepatopulmonary syndrome. Hepatology，2006，43：1084 – 1091.

［44］Roberts KE，Kawut SM，Krowka MJ，et al. Genetic risk factors for hepatopulmonary syndrome in patients with advanced liver disease. Gastroenterology，2010，139：130 – 139.

［45］Koch DG，Bogatkevich G，Ramshesh V，et al. Elevated levels of endothelin-1 in hepatic venous blood are associated with intrapulmonary vasodilatation in humans. Dig Dis Sci，2012，57（2）：516 – 523.

［46］Rodriguez-Roisin R，Roca J，Agusti AG，et al. Gas exchange and pulmonary vascular reactivity in patients with liver cirrhosis. Am Rev Respir Dis，1987，135：1085 – 1092.

［47］Møller S，Hillingsø J，Christensen E，et al. Arterial hypoxaemia in cirrhosis：fact or fiction? Gut，1998，42：868 – 874.

［48］Schenk P，Fuhrmann V，Madl C，et al. Hepatopulmonary syndrome：prevalence and predictive value of various cut offs for arterial oxygenation and their clinical consequences. Gut，2002，51：853 – 859.

［49］Lange PA，Stoller JK. The hepatopulmonary syndrome. Ann Intern Med，1995，122：521 – 529.

［50］EASL Clinical Practice Guidelines：Liver transplantation. J Hepatol（2015），http：//dx. doi. org/10. 1016/j. jhep. 2015. 10. 006

［51］Rodrigeuz-Roisin R，Krowka MJ，Fallon MB，et al. Pulmonaryhepatic vascular disorders：report of a task force. Eur Respir J，2004，24：861 – 880.

［52］Sood G，Fallon MB，Niwas S，et al. Utility of dyspnea-fatigue index for screening liver transplant candidates for hepatopulmonary syndrome. Hepatology，1998，28：2319.

［53］Gomez FP，Martinez-Palli G，Barbera JA，et al. Gas exchange mechanism of orthodeoxia in hepatopulmonary syndrome. Hepatology，2004，40：660 – 666.

［54］Fallon M，Abrams G. Pulmonary dysfunction in chronic liver disease. Hepatology，2000，32：859 – 865.

［55］Arguedas MR，Singh H，Faulk DK，et al. Utility of pulse oximetry screening for hepatopulmonary syndrome. Clin Gastroenterol Hepatol，2007，5：749 – 754.

［56］Koch DG，Fallon MB. Hepatopulmonary syndrome. Curr Opin Gastroenterol，2014，30：260 – 264.

［57］Lima BLG，Franca AVC，Pazin-Filho A，et al. Frequency，clinical characteristics，and respiratory parameters of hepatopulmonary syndrome. Mayo Clin Proc，2004，79：42 – 48.

［58］Abrams GA，Nanda NC，Dubovsky EV，et al. Use of macroaggregated albumin lung perfusion scan to diagnose hepatopulmonary syndrome：a new approach. Gastroenterology，1998，114：305 – 310.

［59］Martinez G，Barbera JA，Navasa M，et al. Hepatopulmonary syndrome associated with cardiorespiratory disease. J Hepatol，1999，30：882 – 889.

［60］Michael J. Krowka，MD，Michael B，et al. International Liver Transplant Society Practice Guidelines：Diagnosis and Management of Hepatopulmonary Syndrome and Portopulmonary Hypertension.［J］. Transplantation，2016，100：1440 – 1452.

［61］ Krowka MJ. Hepatopulmonary syndrome and extrahepatic vascular abnormalities. Liver Transpl, 2001, 7：656 - 657.

［62］ Rodríguez-Roisin R, Krowka MJ. Hepatopulmonary syndrome-a liver-induced lung vascular disorder. N Engl J Med, 2008, 358：2378 - 2387.

［63］ Abrams GA, Fallon MB. Treatment ofhepatopulmonary syndrome with allium sativum L. （garlic）：A pilot trial. J Clin Gastroenterol, 1998, 27：232 - 235.

［64］ Vedrinne JM, Duperret S, Bizollon T, et al. Comparison of transesophageal and transthoracic contrast echocardiography for detection of an intrapulmonary shunt in liver disease. Chest, 1997, 111：1236 - 1240.

［65］ Aller R, Moya JL, Moreira V, et al. Diagnosis of hepatopulmonary syndrome with contrast transesophageal echocardiography：advantages over contrast transthoracic echocardiography. Dig Dis Sci, 1999, 44：1243 - 1248.

［66］ El-Shabrawi MH, Omran S, Wageeh S. 99mTechnetium-macroaggregated albumin perfusion lung scan versus contrast enhanced echocardiography in the diagnosis of the hepatopulmonary syndrome in children with chronic liver disease. Eur J Gastroenterol Hepatol, 2010, 22：1006 - 1012.

［67］ Zamirian M, Aslani A, Shahrzad S. Left atrial volume：a novel pre67dictor of hepatopulmonary syndrome. Am J Gastroenterol, 2007, 102：1392 - 1396.

［68］ Hoerning A, Raub S, Neudorf U, et al. Pulse oximetry is insufficient for timely diagnosis of hepatopulmonary syndrome in children with liver cirrhosis. J Pediatr, 2014, 164：546 - 552.

［69］ Arguedas M, Abrams G, Krowka M, et al. Prospective evaluation of outcomes and predictors of mortality in patients with hepatopulmonary syndrome undergoing liver transplantation. Hepatology, 2003, 37：192 - 197.

［70］ Krowka MJ, Dickson ER, Cortese DA. Hepatopulmonary syndrome. Clinical observations and lack of therapeutic response to somatostatin analogue. Chest, 1993, 104：515 - 521.

［71］ Krowka MJ, Plevak DJ, Findlay JY, et al. Pulmonary hemodynamics and peri-operative cardiopulmonary-related mortality in patients undergoing liver transplantation. Liver Transpl, 2000, 6：443 - 450.

［72］ Swanson KL, Wiesner RH, Krowka MJ. Natural history of hepatopulmonary syndrome：impact of liver transplantation. Hepatology, 2005, 41：1122 - 1129.

［73］ Krowka MJ, Mandell MS, Ramsay MAE, etal Hepatopulmonary syndrome and portopulmonary hypertension hypertension：a report of the multicenter liver transplant database. Liver Transpl, 2004, 10：174 - 182.

［74］ Krowka MJ, Porayko MK, Plevak D, et al. Hepatopulmonary syndrome with progressive hypoxemia as an indication for liver transplantation：case reports and review of the literature. Mayo Clin Proc, 1997, 72：44 - 53.

［75］ Gupta S, Faughnan ME, Lilly L, et al. Norfloxacin therapy for hepatopulmonary syndrome：a pilot randomized controlled trial. Clin Gastroenterol Hepatol, 2010, 8：1095 - 1098.

［76］ Dellinger RP, Levy MM, Carlet JM, et al. International Surviving Sepsis Campaign Guidelines Committee. Surviving Sepsis Campaign：international guidelines for management of severe sepsis and septic shock. Crit Care Med, 2008, 36：296 - 327.

［77］ Foreman MG, Mannino DM, Moss M. Cirrhosis as a risk factor for sepsis and death：analysis of the National Hospital Discharge Survey. Chest, 2003, 124：1016 - 1020.

［78］ Grady K, Gowda S, Kingah P, et al. Coil embolization of pulmonary arteries as a palliative treatment of diffuse type I hepatopulmonary syndrome. Respir Care, 2015, 60：e20 - e25.

［79］ Lange PA, Stoller JK. The hepatopulmonary syndrome：effect of liver transplantation. Clin Chest Med, 1996, 17（1）：115 - 123.

［80］ Gupta S, Castel H, Rao RV, et al. Improved survival after liver transplantation in patients with hepatopulmonary syndrome. Am J Transplant, 2010, 10：354 - 363.

［81］ Collisson EA, Nourmand H, Fraiman MH, et al. Retrospective analysis of the results of liver transplantation for adults with severe hepatopulmonary syndrome. Liver Transpl, 2002, 8：925 - 931.

［82］ Iyer VN, Swanson KL, Cartin-Ceba R, et al. Hepatopulmonary syndrome: favorable outcomes in the MELD exception era. Hepatology, 2013, 57: 2427 – 2435.

［83］ Egawa H, Kasahara M, Inomata Y, et al. Long-term outcome of living related liver transplantation for patients with intrapulmonary shunting and strategy for complications. Transplantation, 1999, 67: 712 – 717.

［84］ Taille C, Cadranel J, Bellocq A, et al. Liver transplantation for hepatopulmonary syndrome. A ten-year experience in Paris, France. Transplantation, 2003, 75: 1482 – 1489.

［85］ Nayyar D, Man HS, Granton J, et al. Defining and characterizing severe hypoxemia after liver transplantation in hepatopulmonary syndrome. Liver Transpl, 2014, 20: 182 – 190.

［86］ Sulieman BM, Hunsicker LG, Katz DA, et al. OPTN policy regarding prioritization of patients with hepatopulmonary syndrome: does it provide equitable organ allocation? Am J Transplant, 2008, 8: 954 – 964.

［87］ Deberaldini M, Arcanjo AB, Melo E, et al. Hepatopulmonary syndrome: morbidity and survival after liver transplantation. Transplant Proc, 2008, 40: 3512 – 3516.

［88］ Kim HY, Choi MS, Lee SC, et al. Outcomes in patients with hepatopulmonary syndrome undergoing liver transplantation. Transplant Proc, 2004, 36: 2762 – 2763.

［89］ Schiffer E, Majno P, Mentha G, et al. Hepatopulmonary syndrome increases the postoperative mortality rate following liver transplantation: a prospective study in 90 patients. Am J Transplant, 2006, 6: 1430 – 1437.

［90］ Saigal S, Choudhary N, Saraf N, et al. Excellent outcome of living donor liver transplantation in patients with hepatopulmonary syndrome: a single centre experience. Clin Transplant, 2013, 27: 530 – 534.

［91］ Fallon MB, Krowka MJ, Brown RS, et al. Impact of hepatopulmonary syndrome on quality of life and survival in liver transplant candidates. Gastroenterology, 2008, 135 (4): 1168 – 1175.

［92］ Hobeika J, Houssin D, Bernard O, et al. Orthotopic liver transplantation in children with chronic liver disease and severe hypoxemia. Transplantation, 1994, 57: 224 – 228.

［93］ Meyers C, Low L, Kaufman L, et al. Trendelenburg positioning and continuous lateral rotation improve oxygenation in hepatopulmonary syndrome after liver transplantation. Liver Transpl Surg, 1998, 6: 510 – 512.

［94］ Alexander J, Greenough A, Rela M, et al. Nitric oxide treatment of severe hypoxemia after liver transplantation in hepatopulmonary syndrome. Liver Transpl Surg, 1997, 1: 54 – 55.

［95］ Durand P, Baujard C, Grosse AL. Reversal of hypoxemia by inhaled nitric oxide in children with severe hepatopulmonary syndrome, type 1, during and after liver transplantation. Transplantation, 1998, 65: 437 – 439.

第三十章 门脉性肺动脉高压

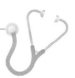

20 世纪 50 年代初临床医师就已经观察到 LC 门静脉高压（PHT）患者易发肺动脉病变，并且与原发性肺动脉高压难以区别[1]。后来一些小样本尸体解剖系列和病例报道，描述的是肺动脉栓塞和肺脏丛原性动脉病（伴或不伴有血栓）[2-6]。1993 年，Yoshida 等[7]首次采用门脉性肺动脉高压（POPH）这一术语描述一例成功肝移植（LT）的 POPH 患者。系列研究已确认这类患者门静脉和肺血管病变共存，但并非同时发生。2003 年威尼斯肺动脉高压（PAH）讨论会认定 POPH 作为 PAH 病因之一[8]。

POPH 是 PHT（LC 和非肝硬化）诱发的一种严重、并不常见、但仍可治疗的肺血管并发症（也称为 POPH 综合征）。其主要症状是劳力性呼吸困难，并可导致右心衰竭。若不治疗，患者很快死亡。POPH 特异性筛检方法、诊断标准和 LT 候选者处理技术目前已被清晰定义。尽管缺乏针对 PAH 特异疗法的 POPH 随机对照临床试验，但近年来 POPH 患者治疗技术进展持续激发临床医师对 POPH 兴趣和关注度。本章概述 POPH 发病机制、诊断、鉴别诊断、筛检和治疗进展。

第一节 流行病学

回顾性临床和尸体解剖研究显示 PHT 患者 POPH 发生率分别为 0.6% 和 0.25%～0.7%[9]。对 17901 例系列尸体解剖发现肺动脉病变者占 0.73%，LC 患者占 0.13%[10]。虽然 POPH 不常见，但儿童亦可发生[11]。Rich 等[12]报道美国 1981～1987 年全国 32 个中心报告的 POPH 在原发性 PAH 患者中占 8.3%。在 LT 候选者中 POPH 患者占 8.5%，美国任何时间点均可能有近 1300 例 POPH-LT 候选者[13]。大样本 PHT 患者（n=507）的前瞻性研究 POPH 患病率为 2%[14]。近来研究发现失代偿型肝硬化（DC）并发顽固性腹水的患者 POPH 患病率为 16%[15]。一项前瞻性研究 507 例 PHT 患者右心导管检查（RHC）证实的 POPH 患病率为 2%[14]。LT 候选者 POPH 患病率为 3.5%～16%[15-17]。病例对照研究发现中、重度 POPH 患者显著 SPSS 和门静脉离肝血流流行率高于轻度或无 POPH 患者[18]。美国长期 PAH 疾病管理评估 POPH 患病率为 5.3%（174/3525）[19]。综合研究显示 2%～8% 的 LC 患者并发 POPH[20]。迄今为止，以肺血管阻力（PVR）>120 dyn·s/cm⁵ 为诊断标准的三项大样本 POPH-LT 中心报告的 POPH 患病率数据如下：Baylor，8.5%（102/1205）；Clichy，6.1%（10/165）；梅奥诊所，5.3%（66/1235）[17,21-23]。

第二节 发病机制

POPH 发病机制尚不完全清楚，且缺乏相关动物模型研究。肝病背景下诱发肺血管阻塞的因素很复杂，门静脉压力（PVP）升高是发生 PAH 的关键因素[14]。高动力循环（HDC）引发血管切应力增加，自发性门体分流（SPSS）导致血管活性介质产生或代谢改变，促进 POPH 患者的血管变化[24]。肺动脉血管床血流阻塞时可发生 POPH。肺血管收缩，内皮细胞/平滑肌增生，和血小板聚集均可促进阻塞。POPH 血管介质包括循环内皮素-1 和雌二醇水平升高，肺脏内皮细胞前列环素合酶缺乏（缺乏前列环素介导的血管扩张作用）[25]。LC 病变基础上的肺血管床易受循环 ET-1 水平增加的影响（血管强力收缩，并促进血管平滑肌增生）[15,26]，1%~4% 的 POPH 患者具有解剖学顽固持续性肺血管收缩（一些学者认为与肺脏血管生成调节基因多态性有关，只有携带易感基因的患者并发 POPH），这种假说相关遗传素质可能发挥作用[27]，并且也可能缺乏局部 NO 血管扩张效应[28]。推测其他循环介质和受体因素的作用也可能影响肺血管内皮病变；这些因素包括血管收缩/增生介质，例如血清素、血栓素、血管活性肠肽和血管内皮生长因子，及可能存在的肺动脉床 ET 受体失衡（ET 受体-A 使血管收缩，ET 受体-B 使血管扩张）[28]。雌激素信号肽转导通路遗传异质性，血清雌激素水平和肺循环血管内皮祖细胞之间的生物信号联络在 POPH 发病中的作用是近年来感兴趣的一种假说[29]。综合而论，血管扩张和血管收缩因子失调可能误导血管发生和 PAH[30]。这种肺血管病变发生在肝外（内脏）血管扩张相关 HDC 背景下[31]，是否 HDC 始动（通过切应力）或加重（联合循环介质）肺血管增生性病变尚不清楚。

肺脏血流动力学变化表现为平均肺动脉压（mPAP）升高，心排血量（CO）增加，和肺动脉楔压（PAWP）正常，肺动脉床增生和阻塞导致 PVR 增加。液体潴留可导致显著性高血容量，并且是 PAWP 升高的反映。血管增生和液体潴留，PVR 增加和 PAWP 升高均可能困惑对肺脏血流动力学的解读[21]。这种病态背景下患者 POPH 患病率可能高达 25%[31]，肺动脉血流阻塞表现为跨肺压梯度（TPG）升高（mPAP − PAWP > 12 mmHg）。推测 LC 并发 SPSS 易使其他介质到达肺动脉床，并且高血流状态可能触发肺动脉增生。不断增加的血流阻力限制 CO 流经肺血管床的比例。伴随着右心室（RV）扩大呈现 RV 劳损，收缩功能减弱[32]。CO 进行性减少促发右心衰竭，导致肝静脉充血，并加重 PHT。若不及时实施 PAH 特异疗法，患者可死于右心衰竭或 PHT 并发症[31]。

第三节　组织病理学

POPH 组织病理学变化与观察到的其他 PAH 表型无差别[2,22]。基于尸体解剖和肺移植研究，POPH 特征为肺动脉床阻塞和重构病变谱。PVR 增加首先表现为血管内膜弹性改变和平滑肌增生，患者肺动脉和小动脉中度肥厚，从而导致血管向心性狭窄。伴随着这种增生性病理过程进展，血小板聚集，原位血栓形成，肺动脉病变表现为向心性内膜纤维化，导致整个动脉壁增厚，形成纤维蛋白样坏死性损害，最终发生似网状病变，累及整个肺动脉壁，伴有肺动脉血流再通[2,22]。病变不规则地分布整个肺脏。这种似网状病变被称为丛原性动脉病，发生结构性病变后是否可逆尚不清楚[2]。上述组织病理学严重程度与 PAH 程度并无相关性。较小的肺动脉血管（50~300 μm）丛状损害也普遍存在于 PHT 患者中，只是其程度较轻而已。

第四节　临床表现

早期 POPH 患者缺乏肺部相关症状，因此，临床上很难发现这些患者的 PVR 增加（不少患者在评估 LT 适应证时才发现 POPH）。最早出现的症状是劳力性呼吸困难（占 80%~85%），联合潜在的右心衰竭呈现 POPH 临床特征。即便是 CO 处于"正常"范围的 POPH 患者也可能表现出显著的右心室后负荷及功能障碍。注意力不集中是 POPH 最常见的临床症状。常规肺部检查通常正常,晚期可见杵状指和发绀。虽然临床上缺乏 POPH 专有体征;但应关注 HDC 心脏表现,反映肺动脉瓣强力关闭的第二心音亢强(心尖区最响亮,由 PAH 引起),三尖瓣反流导致的 RV 收缩期杂音。伴响亮 P2 心音和收缩期杂音患者占 80%~85%。重度 POPH 患者可能伴有显著颈静脉充盈、怒张,外周性水肿,腹水和 RV 第三心音(S3)。常见轻度低氧血症,并常常表现为整夜指端血氧饱和度异常。罕见严重低氧血症患者,这与 HPS 患者常见低氧血症截然不同[31]。

胸部透视显示病变轻微,但晚期或重度 POPH 患者(常经过数月)胸片可能显示肺动脉主干突出或心脏扩大[31]。中、重度 POPH 患者常见的心电图(ECG)异常包括右心房扩大、右心室肥大波型,电轴右偏,及/或右束支传导阻滞,肺性 P 波,胸前导联 V1 ~ V4 出现伴有 T 波倒置的右心室劳损[33]。气体交换障碍通常轻微,其严重程度不如 HPS。可见肺泡 – 动脉血氧梯度($AaPO_2$)值升高,伴轻微低氧血症和低碳酸血症[24,34]。患者常突然死于右心衰竭和 LC 并发症。心脏指数下降和右房压升高与死亡风险增加有关[14]。

近来研究显示自身免疫性肝病(PBC 和 AIH 导致的 LC)和女性并发 POPH 更常见[35]。但 LC 及其PHT 严重程度均难以预测 POPH 及其严重性[14,31,35]。POPH 患者常见 SPSS;而既往门体分流术患者术后数年更易发 POPH[36-38]。门体分流联合脾切除术患者也可能伴有 POPH 风险[39]。

第五节 诊 断

POPH 患者通常无症状,依照临床表现诊断实际效能很低[16,40]。因此,POPH 的诊断需要较高的怀疑指数。超声心动图显示肺动脉收缩压(PAP)>30 mmHg 时应疑诊 POPH,RHC 检测到的血流动力学参数可作为 POPH 确诊标准[21,33,41-42],见表 30-5-1。在 PAWP 正常的情况下 PVR 增加导致 mPAP 升高是诊断POPH 的血流动力学基石[25]。但应注意 LC 并发的 HDC 可能影响实际上处于正常范围的 PVR。还应排除可能与 LC 共存的其他 PHT 病因(例如,高动力血流状态,体液潴留,心脏舒张期功能障碍/肺病等)。因大多数晚期肝病患者及 PAH 患者常见呼吸弥散量降低,因此,肺功能试验无助于诊断。

基于 mPAP 水平定义 POPH 严重程度:轻度(25mmHg≤mPAP<35 mmHg),中度(35mmHg≤mPAP<45 mmHg),和重度(mPAP≥45 mmHg)!!![33]。

表 30-5-1 POPH 诊断标准

1. 门静脉高压:临床诊断(腹水,静脉曲张,脾肿大)或门静脉压力升高
2. 平均肺动脉压(mPAP)>25 mmHg[a]
3. 肺动脉楔压(PAWP)<15 mmHg[a]
4. 肺血管阻力(PVR)>240 dyn·s/cm⁵
5. 跨肺压梯度(TPG)>12 mmHg

注:a:采用 RHC 检测 mPAP 和 PAWP。mPAP 是将导管远端传感器放置在肺动脉主干测量收缩压和舒张压的 MAP。PAWP 是将导管推进至远端动脉,气囊充气闭塞后阻止动脉血流,通过导管远端传感器获取的压力值。这种测量技术提供了评估肺静脉压的方法。并计算跨肺压梯度(TPG)=mPAP – PAWP。测量心排血量(CO)可评估血流量。由此可计算肺血管对血流的阻力(PVR)

b:利用下列公式计算 PVR:PVR = [(mPAP – PAWP)×80] /CO(应保持单位一致)

第六节　鉴别诊断

应注意鉴别 PHT 患者呼吸困难的常见其他病因，例如腹水、贫血、液体潴留和肌肉萎缩。还须排除其他导致 PAP 升高的病因及/或右心衰竭，包括左心室功能障碍，容量负荷过度和 COPD。虽然大多数晚期肝病患者因肝脏合成 II、VII、IX 和 X 凝血因子功能障碍，可能并发不同程度的凝血病，但也同时发生肝脏合成蛋白 C、蛋白 S 和抗凝血酶 III 障碍，因此，深静脉血栓形成和肺栓塞少见[43]。但鉴别 PHT 诱发的急性或慢性肺血管栓塞意义重大，因为这是 PAH 的病因之一，甚至在肝病基础上，特别是在门静脉和肝静脉血栓情况下。大多数肺栓塞病例发生在外科手术，长期卧床休息或合并布加综合征相关凝血病后；也可发生在内镜下硬化剂治疗（EIS）食管静脉曲张出血（EVB）后。肺动脉血栓被认为与血小板聚集，血流速度降低，原位血块形成或源自门体分流血管血栓有关[8,33]。LC 并发肺栓塞多无症状，又不透过 X 射线，一旦发生病死率明显升高。可采用高分辨率 CT 或肺血管造影确诊肺血管血栓导致的低氧血症。在 LC 凝血和抗凝系统均发生紊乱的情况下，很难实施有效治疗，且不排除有些药物还可能增加病乱（第 35 章），临床上大多没有必要采取肺血管血栓处理措施[44]。

应强化所有类型原发性和继发性 PAH 鉴别诊断。POPH 和其他 PAH 亚型之间即存在类似之处，又有区别。与特发性 PAH（IPAH）比较，POPH 特征是 CO 较高，并且 mPAP 和 PVR 严重程度普遍较轻[19,45]。另外，POPH 患者常伴有脾切除术史，这是发生 PAH 的独立危险因素[39]。临床上罕见初始诊断 IPAH 患者，只要患者伴有血小板减少症和其他 PHT 影像学证据（甚至在肝功能正常情况下），可疑诊 POPH。

采用 RHC 检查可识别晚期 LC 并发的不同肺脏血流动力学变化模式，并且各种模式相关 mPAP、PAWP、CO 和 PVR 参数也不尽相同（表30-6-1）。临床上辨别这 3 种模式不但有助于鉴别 PHT 患者 PAP 升高的复杂病因，而且对决策 PHT 处理方案极其重要，因为他们各自治疗方法和临床结局明显不同。

表 30-6-1　RHC 检测晚期肝硬化 PHT 患者肺脏血流动力学模式[21-22,33]

分　类		MPAP	PAWP	CO	PVR
①HDC 状态（肺动脉血流增加）		⇑	正常或⇩	⇑⇑	⇩
②肺静脉血容量过度		⇑	⇑	⇑	⇩
③POPH（肺血管收缩伴血管增生或阻塞）	血容量正常ª	⇑⇑⇑	正常或⇩	⇑	⇑⇑⇑
	血容量过度ᵇ	⇑⇑	⇑	⇑	⇑

注：a：PAWP < 15 mmHg

b：所有 POPH 患者跨肺压梯度（mPAP－PAWP > 12 mmHg）；多伴有 PAWP 正常（N），但少数患者伴有 PAWP 升高。mPAP：平均肺动脉压；PAWP：肺动脉楔压；PVR：肺血管阻力；TPG：跨肺压梯度；CO：心排血量

此外，POPH 应与 HPS 相鉴别[33,45]，这是另一个重要的晚期 LC 肺血管并发症（第 29 章）。IPVD 导致 HPS 患者的动脉低氧血症（与 POPH 患者的血管阻塞相反），还需要鉴定导致这种血管重塑过程的因素。另外，HPS 相关肺脏 PVR 正常，并且常以 CO 增加的高血流状态为特征。这两种综合征的鉴别诊断很重要（表 30-6-2），特别是在考虑 LT 时，因为这两种综合征的治疗选择，风险和临床结局均有不同[45]。与 HPS 不同，POPH 的自发性消退尚无报道。HPS 及其并发的 PAH 可自发性或在 LT 后消退[33]。

表 30-6-2　HPS 和 POPH 临床鉴别

	HPS	POPH
遗传易感性	有	有
LC 严重程度相关性	无	无
成人和儿童发病	均有	儿童少见
确诊需要 ABG	是	否
确诊需要 RHC	否	是
肺动脉高压	仅仅在高血流时存在	始终存在血流阻塞
右心衰竭	无报道	明显
特征	肝病及/或 PHT 并发的肺血管扩张，肝硬化并发率 8%~20%	PHT 并发的肺血管收缩及其重构，晚期肝病患者发生率 3%~12%
症状	可无症状，或呼吸困难，斜卧呼吸	常无症状，一旦出现常为呼吸困难，胸痛，晕厥
体征	蜘蛛痣，杵状指，发绀	颈静脉膨胀，P_2 亢强，三尖瓣反流杂音，全身水肿
肺功能试验（DLCO）	降低	正常
严重低氧血症	常见	罕见
X-线胸片	正常或肺底间质性病变	正常或隆凸的肺动脉/右心室
LT 适应证	是	多为 LT 禁忌证
LT 疗效	确认有效	不确定

注：mPAP：平均肺动脉压；PAWP：肺动脉楔压；DLCO：二氧化碳弥散量；RHC：右心导管检查术；AaPO$_2$：肺泡－动脉血氧梯度（PAO$_2$-PaO$_2$）；^{99m}Tc-MAA：同位素锝标记聚合白蛋白；CEE：超声造影心动图

第七节　病程和预后

POPH 自然史是进行性右心室功能障碍、肝衰竭、心律失常和感染，常常导致患者很快死亡。其存活率与右心功能障碍程度有关，可针对右心室压力升高、CO 降低程度进行评估[46]。POPH 患者预后很差，1、2 和 5 年存活率分别为 76%，72% 和 50%[9]。Le 等[13]报道 POPH 患者（主要是 CTP A 级和 AC 患者）1、3、和 5 年存活率分别为 88%，75% 和 68%。所有报道死亡病例死因：由 POPH 导致的右心衰竭和肝病并发症（出血、败血症、HCC）各占一半。Swanson 等[47]报告未 LT 的 POPH 患者（n=19）5 年存活率为 14%，并且患者未采用当前任何 PAH 特异性疗法。

迄今为止，研究证实内科治疗能够改善 POPH 患者存活率的报道很少。Robalino 等[48]报告采用持续静脉注射（iv）前列环素治疗 POPH 患者 5 年存活率仅 4%（n=78）。

既往研究提示 POPH 患者生存期与原发性 PAH 患者类似或更长，可能与肝硬化 HDC 状态有益性治疗反应有关[49]。但近来的研究结果对这种概念提出挑战，并且发现 POPH 病死率高于原发性 PAH，尽管其心排血指数较高、PVR 较低[50]。REVEAL 研究显示 POPH 治疗方法与其临床结局的 2 个重要观察结果[16,19]：首先证实实施任何特异性 PAH 疗法治疗 POPH 比 IPAH 患者延迟。特别是登记时仅有 25% 的患者采用了 PAH 特异疗法；在随访 12 个月结束时，那些生存患者治疗率为 74%。其次是虽然 POPH 患者的血流动力学基线值（mPAP 和 PVR）显著好于那些 IPAH 患者，但其 1、3 年存活率更差；所有 POPH 患者的 5 年存活率为 40%，而 IPAH 患者为 64%。POPH 患者等待肝移植期间病死率为 7.0%～10.3%；肝移植后 1 和 3 年存活率分别为 86.4% 和 64.0%[25]。

第八节　筛　　检

常用而又实用的筛检 POPH 方法是经胸超声造影心动图（CEE）[51-53]；评定三尖瓣反流（TR）峰值速度，采用吸气时 IVC 变化评估右心房压力，并且采用改良 Bernoulli 方程能够确定近 80% PHT 患者的右心室收缩压（RVSP）[51]。测定 RVSP 有助于临床医师判断哪些患者适宜 RHC 确诊性检查。据报道以 RVSP > 50 mmHg 及（或）伴有显著右心室肥厚或功能障碍患者应进一步检查 RHC，指导确诊 POPH，并筛检适宜 LT 或 TIPS 治疗患者[21]。LT 或 TIPS 前采用 CEE 检测中、重度 PAH 的敏感度为 97%，特异度为 77%[51]。一项近来研究采用 CEE 的 RVSP 临界值 > 38 mmHg 诊断 POPH 敏感度和特异度分别为 100% 和 82%，肺动脉收缩压 > 30 mmHg 伴有的阴性预测值为 100%，但阳性预测值仅仅为 59%[54]。

较早 LT 时代手术室初始诊断 POPH 患者占其 LT 患者的 65%[55]，相关病死率高达 36%，这显然不可接受。尔后努力在 LT 候选者中筛除 POPH 患者[55]。AASLD 推荐每一位 LT 候选者均应采用 CEE 筛检 PAH[56]。未实施 PAH 特异疗法的 LT 候选者和 mPAP≥35 mmHg 患者 LT 病死率显著升高[55]；特别是那些 PVR 较高或 CO 较低患者[55]。但轻、中度 POPH 患者（mPAP < 35 mmHg）LT 后显示与无 PAH 患者 LT 伴有可比较的预后，虽然尚无长期随访研究数据。筛检目的是识别那些 LT 过程中及其后易发高危心肺疾病患者，并给予治疗。LT 候选者肺血流动力学随时间推移可能发生变化；因此，推荐反复筛检（每 12 个月 1 次）!![17,25]。近来研究提示 LT 前 CEE 发现的严重三尖瓣反流与病死率升高和移植肝衰竭有关[57]。

第九节　治　　疗

采用当前特异性疗法，POPH 临床结局已发生变化；超选 POPH 患者给予强力治疗，可能成功 LT，并可能使患者肺脏血流动力学完全恢复正常，RV 大小及其功能恢复正常，并可撤除 PAH 特异疗法。但 mPAP > 35 mmHg 的 POPH 患者尝试 LT 伴有显著临床不良结局；特别是那些未能实施当前 PAH 特异疗法的 POPH 患者。

一、药物治疗

POPH 与其他类型 PAH 患者的组织病理学和临床类似，这提供了采用肺动脉靶向治疗 POPH 的基本原理，但实际上几十年来几乎所有治疗 PAH 及采用抗凝疗法的临床试验均排除了 POPH 亚群患者[25]。有限研究数据显示以肺血管扩张剂（例如前列腺素）为主的内科治疗 POPH 患者能够逆转肺血管收缩相关血流动力学参数，改善症状。但对肺血管纤维化和增生性重构患者的疗效甚微或无效，并且 LC 静脉曲张合并 POPH 患者可能存在较强的抗凝治疗禁忌证，虽然缺乏临床研究数据证实[25]。据报道一些 POPH 候选 LT 者采用肺动脉靶向扩血管药物治疗有效[20,34]；主张早诊断、早治疗。然而，仍然需要长期随访结果确认[24,34]。

（一）前列环素类似物

依前列醇是一种血管扩张，抗血栓和抗增殖药物，治疗原发性 PAH 患者显示临床改善和存活率提高，并且已经作为肺移植过渡疗法[58-60]。5 项研究包括 48 例 POPH 患者静脉注射依前列醇文献综述，治疗后 mPAP 下降 25%（48~36 mmHG），PVR 下降 52%（550~262 达因/sec/cm^{-5}），和 CO 增加 38%（6.3~8.7 L/min，均 P<.01）[4,61-65]。然而，依前列醇并未改善 POPH 患者存活率，并且是否能够作为 LT 过渡疗法尚未确认[66]。另外，有报道长期应用依前列醇可加重脾肿大和脾亢，还可能引发腹水恶化的忧虑[67]。其他前列环素类药物（曲罗尼尔和吸入伊洛前列素）治疗 POPH 患者获得肺脏血流动力学显著改善[68-69]。据报道静脉输注依前列醇与那些较早登记和长期 PAH 患者比较改善了 5 年存活率（71% vs 40%）[70]。

（二）内皮素受体拮抗剂（ERA）

波生坦是一种口服的 ERA，能够改善原发性 PAH 患者的肺脏血流动力学。几项小样本研究显示波生坦治疗 POPH 的疗效[34,71-73]。Hoeper 等[74]采用波生坦治疗 18 例 CTP A 级 LC 并发 POPH 患者，1 年和 3 年存活率分别为 94% 和 89%；未发现肝毒性。Eriksson 等[62]采用波生坦治疗非 POPH 患者肝毒性发生率为 10%。最近，Savale 等[75]报道 34 例 POPH 患者（CTP A 或 B 级 LC）采用波生坦治疗获得显著血流动力学改善（CTP B 级患者更明显），其 1、2 和 3 年生存率分别为 82%，63% 和 47%。然而，波生坦对 LC 患者的安全性，特别是晚期 LC 患者尚不清楚。

Cartin 等[61]采用安立生坦（10mg/d）治疗 13 例 POPH 患者（CTP A 级占 62%），1 年时 8 例 POPH 患者获得改善（mPAP 58~41 mmHG 和 PVR 445~174 达因/sec/cm^{-5}；P=.004），其中 5 例患者 PVR 恢复正常。Halank 等[65]报道 14 例 POPH 患者治疗后运动能力和症状均获得显著改善，进一步支持安立生坦治疗 POPH 的临床疗效。令人宽慰的是两项非对照安立生坦临床试验均未发现肝毒性[76]。近年来，经中心静脉导管连续滴注前列环素联合口服 ERA 治疗 POPH，显示引人注目的靶向肺动脉治疗效果。期待首次马昔滕坦（macitentan）治疗 POPH 的多中心 RCT 研究结果[77]。但美国 FDA 推荐避免应用任何 ERA 治疗中、重度肝功能障碍或转氨酶升高患者[25]。

（三）磷酸二酯酶-5 抑制剂（PDE5）

特异性 PDE5 抑制环鸟苷酸（cGMP）降解，介导 NO 血管扩张效应。近年来多项研究提示口服 PDE5 西地那非治疗 POPH 患者，能够改善肺脏血流动力学，降低 PVR，mPAP，并增加 CO[64,78-80]；尽管如此，但治疗后并未延长 POPH 患者 6 分钟行走[80]。这种治疗 POPH 的新药安全性和疗效仍需深入研究确认。

（四）其他疗法

POPH 患者 LT 前采用酪氨酸激酶抑制剂伊马替尼 400 mg/d 治疗 6 周（联合静脉输注依前列醇），LT 后应用波生坦治疗，患者肺脏血流动力学显著改善，LT 一年后停用所有 PAH 特异疗法，RV 功能恢复正常[81]。

虽然 LC 静脉曲张合并 POPH 患者采用非选择性 β 受体阻滞剂（NSBBs）能够降低 PVP；但 NSBB 伴有潜在的心脏抑制风险，并且 NSBBs 与运动能力和肺脏血流动力学明显恶化有关。研究显示中、重度 POPH 患者（mPAP≥35~40 mmHG）撤除 NSBB 治疗可使 CO 增加 28%，PVR 降低 19%，mPAP 无变化，并且增加 6 分钟行走 79 m[82]。因此，LC 并发 POPH 患者应用 NSBB 剂量应最小化或优选其他治疗静脉曲张的措施！！[25]。

常需要应用利尿药控制 LC 和 PHT 患者的体内钠水潴留，在 POPH 并发右心衰竭病态下，应用利尿药的必要性可能显著增加。然而，POPH 患者用利尿药应特别审慎，因为血容量不足可能导致右心室前负荷降低，进而诱发 CO 减少危险病态。上述复杂多变的病变背景凸显个性化治疗的重要性。

虽然没有临床试验证实，但 LC 静脉曲张并发 POPH 患者禁用抗凝剂[25]，因为在伴有血小板减少，凝血病和胃食管静脉曲张的情况下可能增加患者出血风险。

（五）药物治疗目标

药物治疗 POPH 的近期目标是降低肺动脉血流阻力，改善肺脏血流动力学。目前研究认为药物治疗后通过改善 POPH 患者肺血管内皮前列环素合酶缺乏（静脉输注依前列醇），阻断循环 ET-1 效应（应用 ERA），和增强局部 NO 血管扩张效应（PDE_5 和鸟苷酸环化酶激活剂）可实现上述治疗目标，获得血管扩张，抗血小板聚集和抗血管增生效果[31,83]。远期目标是改善肺脏血流动力学（mPAP 降低，PVR 下降）和 CO 升高、稳定、改善 RV 功能或使 RV 功能正常化。强调改善 mPAP 和 PVR 对实现 POPH 理想治疗目标十分重要。然而，难能将 mPAP 降低至渴望值，因为 CO 增加与血流阻塞缓解有关（检测 PVR 降低），这将会导致肺血管血流增加及其压力增高。

二、TIPS

一般认为采用 TIPS 治疗 POPH 患者无效（第 42 章）。

三、肝移植（LT）

与 HPS 不同，没有研究数据支持 POPH 作为 LT 适应证!![25]。但轻度 POPH 患者（mPAP < 35 mmHg）LT 后围手术期病死率未见升高，虽然长期随访结果显示 PAH 未见消退[55]。而中度和重度 POPH 与 LT 后病死率升高有关，因此，应强化 POPH 患者的评估分级!![20]。中度 POPH 患者（mPAP 35~50mmHg）经长期内科治疗 mPAP 改善患者 LT 预后尚未被良好定义，需要进一步评估[84]。一项系列观察 12 例 mPAP 为 34~60 mmHg 的 POPH 患者 LT，其中 5 例患者死亡，均发生在 LT 后 1 个月内[47]。有限文献提示，可选择中度 POPH 或那些对前列腺素类似物治疗应答患者实施 LT，因为这些患者 LT 后的预后尚可接受，并且 LT 后可能使这些 POPH 患者病情改善[85]。因此，对于 mPAP≥35 mmHg 的 POPH 患者应给予肺动脉靶向抗血管治疗!![25]，若治疗应答，且 mPAP≤35 mmHg 时可考虑 LT!![20]；进而撤除 LT 前实施的 PAH 特异疗法。但遗憾的是尽管经过适当筛检患者，谨慎选择 LT 适应证，并且给予较高的 LT 优先级，再加上实施 PAH 单药和联合特异性治疗，POPH 患者 LT 后的临床结局仍然不可预测[86-91]。重要的是 LT 手术操作血流再灌注后血栓可能移行至肺循环，术中亦可并发急性右心衰竭而死亡[92]。最新指南明确指出 POPH 患者的 mPAP 45~50 mmHg 或更高时是 LT 的绝对禁忌证!![25]。但若患者肺脏血流动力学治疗后获得显著改善，并且符合 MELD 筛检标准，目前美国 LT 程序给予了较高的优先级 LT。尽管经验有限，这时在考虑活体 LT 时应遵循肺脏血流动力学标准似乎符合逻辑[89,93]。理解 POPH 患者的个体差异十分重要，特别是在计划 LT 时。应全面评估是否符合 LT 标准，审慎筛检患者。因此，必须经过移植肝病学，肺脏病学，麻醉学和外科学专家等多学科全面评估，审慎筛选后方可实施 LT。虽然报道的病例稀少，严格筛选后的大多数 LT 患者病情获得临床改善，并且经 CEE 检查显示 RV 功能，大小和 RVSP 正常，并不需要常规实施 RHC 检查确证患者血流动力学正常。但尚不清楚是否 LT 后肺脏血流动力学正常化反映肺脏血管病理学治愈。围手术期的细心呵护以避免因 PAP 剧烈升高或突然升高的右心前负荷导致的右心衰竭是处理 POPH 患者的关键。近年来随着外科和麻醉技术的进展，越来越多的 POPH 患者考虑 LT[20,63]。

上述研究使得 LT 救治 POPH 的作用有了新认识，LT 前采用强力 PAH 特异疗法使得重度 POPH 患者成功 LT 后，采用 CEE 检测血流动力学和心脏病变获得 PAH 消退令人惊奇。虽然初步观察结果令人鼓舞，但 LT 后肺脏血流动力学正常化并非必定等同于肺脏血管组织病理学病变消退或长期稳定。还应关注 LT 后可能重现 PAH 的临床意义，其机制尚不清楚[94]。

虽然病例报道显示联合肝肺或心肝肺移植成功，但有限的器官可用度及其技术挑战限制了采用这种方法救治 POPH 患者的可行性[95]。对于少数绝望的 POPH 患者，不顾一切地接受了联合肝肺移植，但其益处缺乏证据。

总之，POPH 是 LC 和非肝硬化 PHT 患者的一种严重肺血管并发症；与肝病病因或 PHT 严重程度缺乏清晰相关性。若不治疗，POPH 患者的肺血管强力收缩和重构可能最终导致右心衰竭和死亡。因为不同的肺脏血流动力学变化谱与肝脏功能障碍有关，为准确诊断和科学救治，有必要采用 CEE 筛检，并采用 RHC 确诊。尽管缺乏对照研究，PAH 特异疗法治疗 POPH 能够显著改善肺脏血流动力学和右心室功能。对于具备最佳适应证的 POPH 患者，采用 PAH 特异疗法联合 LT 似乎能够获得治愈 POPH 的目标，至少患者的血流动力学能够恢复正常。

参考文献

[1] Mantz FA, Craige E. Portal axis thrombosis with spontaneous portacaval shunt and resultant cor pulmonale. Arch Pathol, 1951, 52：91－97.

[2] Edwards BS, Weir EK, Edwards WD, et al. Coexistent pulmonary and portal hypertension：morphologic and clinical features. J Am CollCardiol, 1987, 10：1233－1238.

[3] Lebrec D, Capron JP, Dhumeaux D, et al. Pulmonary hypertension complicating portal hypertension. Am Rev Respir Dis, 1979, 120：849－856.

[4] Matsubara O, Nakamura T, Uehara T, et al. Histometrical investigation of the pulmonary artery in severe hepatic disease. J Pathol, 1984, 143：31－37.

[5] Naeye RL. "Primary" pulmonary hypertension with coexisting portal hypertension. A retrospective study of six cases. Circulation, 1960, 22：376－384.

[6] Sankey EA, Crow J, Mallett SV, et al. Pulmonary platelet aggregates：possible cause of sudden peroperative death in adults undergoing liver transplantation. J Clin Pathol, 1993, 46：222－227.

[7] Yoshida EM, Erb SR, Pflugfelder PW, et al. Single-lung versus liver transplantation for the treatment of portopulmonary hypertension-a comparison of two patients. Transplantation, 1993, 55：688－690.

[8] Simmoneau G, Galie N, Rubin LJ, et al. Clinical classification of pulmonary hypertension. J Am Coll Cardiol, 2004, 43 (Suppl)：5S-12S.

[9] Mandell MS, Groves BM. Pulmonary hypertension in chronic liver disease. Clin Chest Med, 1996, 17：17－34.

[10] McDonnell PJ, Toye PA, Hutchins GM. Primary pulmonary hypertension and cirrhosis：are they related? Am Rev Respir Dis, 1983, 127：437－441.

[11] Ecochard-Dugelay E, Lambert V, Schleich JM, et al. Portopulmonary hypertension in liver disease presenting in childhood：study of fourteen patients and literature review. J Pediatr Gastroenterol Nutr, 2015, 61：346－354.

[12] Rich S, Dantzker DR, Ayres SM, et al. Primary pulmonary hypertension. A national prospective study. Ann Intern Med, 1987, 107：216－223.

[13] LePavec J, Souza R, Herve P, et al. Portopulmonary hypertension：survival and prognostic factors. Am J Respir Crit Care Med, 2008, 178：637－643.

[14] Hadengue A, Benhayoun MK, Lebrec D, et al. Pulmonary hypertension complicating portal hypertension：prevalence and relation to splanchnic hemodynamics. Gastroenterology, 1991, 100：520－528.

［15］ Benjaminov FS，Prentice M，Sniderman KW，etal Portopulmonary hypertension in decompensated cirrhosis with refractory ascites. Gut，2003，52：1355 – 1362.

［16］ Kuo P，Plotkin J，Johnson L，et al. Distinctive clinical features of portopulmonary hypertension. Chest，1997，112：980 – 986.

［17］ Colle I，Moreau R，Godinho E，et al. Portopulmonary hypertension in candidates for liver transplantation：diagnosis at evaluation comparing Doppler echocardiography with cardiac catheterization and incidence on the waiting list. Hepatology，2003，37：401 – 409.

［18］ Talwalkar JA，Swanson KL，Krowka MJ，et al. Prevalence of spontaneous portosystemic shunts in patients with portopulmonary hypertension and effect on treatment. Gastroenterology，2011，141：1673 – 1679.

［19］ Krowka MJ，Miller DP，Barst RJ，et al. Portopulmonary hypertension：a report from the US-based REVEAL Registry. Chest，2012，141：906 – 915.

［20］ EASL Clinical Practice Guidelines：Liver transplantation. J Hepatol （2015），http：//dx. doi. org/10. 1016/ j. jhep. 2015. 10. 006.

［21］ Krowka MJ，Swanson KL，Frantz RP，et al. Portopulmonary hypertension：results from a 10-year screening algorithm. Hepatology，2006，44：1502 – 1510.

［22］ Krowka MJ，Edwards WD. A spectrum of pulmonary vascular pathology in portopulmonary hypertension. Liver Transpl，2000，6：241 – 242.

［23］ Ramsay MA，Simpson BR，Nguyen AT，et al. Severe pulmonary hypertension in liver transplant candidates. LiverTranspl Surg，1997，3：494 – 500.

［24］ Budhiraja R，Hassoun PM. Portopulmonary hypertension：a tale of two circulations. Chest，2003，123：562 – 576.

［25］ Michael J. Krowka，MD，Michael B，et al. International Liver Transplant Society Practice Guidelines：Diagnosis and Management of Hepatopulmonary Syndrome and Portopulmonary Hypertension. ［J］. Transplantation，2016，100：1440 – 1452.

［26］ Kamath PS，Carpenter HA，Lloyd RV，et al. Hepatic localization of endothelin-1 in patients with idiopathic portal hypertension and cirrhosis of the liver. Liver Transpl，2000，6：596 – 602.

［27］ Roberts KE，Fallon MB，Krowka MJ，et al. Genetic risk factors for portopulmonary hypertension in patients with advanced liver disease. Am J Respir Crit Care Med，2009，179：835 – 842.

［28］ Pellicelli AM，Barbaro G，Puoti C，et al. Plasma cytokines and portopulmonary hypertension in patients with cirrhosis waiting for orthotopic liver transplantation. Angiology，2010，61：802 – 806.

［29］ Yeager ME，Frid MG，Stenmark KR. Progenitor cells in pulmonary vascular remodeling. Pulm Circ，2011，1：3 – 16.

［30］ Ashfaq M，Chinnakotla S，Rogers L，et al. The impact of treatment of portopulmonary hypertension on survival following liver transplantation. Am J Transplant，2007，7：1258 – 1264.

［31］ Krowka MJ. Portopulmonary hypertension. Semin Respir Crit Care Med，2012，33：17 – 25.

［32］ Bogaard HJ，Abe K，Vonk Noordegraaf A，et al. The right ventricle under pressure：cellular and molecular mechanisms of right-heart failure in pulmonary hypertension. Chest，2009，135：794 – 804.

［33］ Rodrigeuz-Roisin R，Krowka MJ，Fallon MB，et al. Pulmonaryhepatic vascular disorders：report of a task force. Eur Respir J，2004，24：861 – 880.

［34］ Hoeper MM，Krowka MJ，Strassburg CP. Portopulmonary hypertension and hepatopulmonary syndrome. Lancet，2004，363：1461 – 1468.

［35］ Kawut SM，Krowka MJ，Trotter JF，et al. Clinical risk factors for portopulmonary hypertension. Hepatology，2008，48：196 – 203.

［36］ Lockhart A. Pulmonary arterial hypertension in portal hypertension. Clin Gastroenterol，1985，14：123 – 138.

［37］ Senior RM，Britton RC，Turino GM，et al. Pulmonary hypertension associated with cirrhosis of the liver and with portacaval shunts. Circulation, 1968, 37：88 – 96.

［38］ Talwalkar JA, Swanson KL, Krowka MJ, et al. Prevalence of spontaneous portosystemic shunts in patients with portopulmonary hypertension and effect on treatment. Gastroenterology, 2011, 141：1673 – 1679.

［39］ Peacock AJ. Pulmonary hypertension after splenectomy：a consequence of loss of the splenic filter or is there something more? Thorax, 2005, 60：983 – 984.

［40］ Pilatis N, Jacobs L, Rerkpattanapipat P, et al. Clinical predictors of pulmonary hypertension in patients undergoing liver transplant evaluation. Liver Transpl, 2000, 6：85 – 91.

［41］ Murray KF, Carithers RLAASLD Practice Guidelines：evaluation of the patients for liver transplantation. Hepatology, 2005, 41：1407 – 1432.

［42］ Rodriguez-Roisin R, Krowka MJ, Herve P, et al. Highlights of the ERS task force on the pulmonary-hepatic vascular disorders (PHD) J Hepatol, 2005, 42：924 – 927.

［43］ Espiritu JD Pulmonary embolism in a patient with coagulopathy from end-stage liver disease. Chest, 2000, 117：924 – 925.

［44］ Marco de Lucas E, Fifalgo I, Garcia-Baron PL, et al. Radiopaque pulmonary arteries in chest radiology. J Thorac Imag, 2004, 19：264 – 266.

［45］ Rodriguez-Roisin R, Krowka MJ. Hepatopulmonary syndrome-a liver-induced lung vascular disorder. N Engl J Med, 2008, 358：2378 – 2387.

［46］ D'Alonzo G, Barst R, Ayres S, et al. Survival in patients with primary pulmonary hypertension：results from a national prospective registry. Ann Int med, 1991, 115：343 – 349.

［47］ Swanson KL, Wiesner RH, Nyberg SL, et al. Survival inportopulmonary hypertension：Mayo Clinic experience categorized by treatment subgroups. Am J Transplant, 2008, 8：2445 – 2453.

［48］ Robalino BD, Moodie DS. Association between primary pulmonary hypertension and portal hypertension：analysis of its pathophysiology and clinical, laboratory and hemodynamic manifestations. J Am Coll Cardiol, 1991, 17：492 – 498.

［49］ Herve P, Lebrec D, Brenot F, et al. Pulmonary vascular disorders in portal hypertension. Eur Respir J, 1998, 11：1153 – 1166.

［50］ Steven M, Kawut DBT, Vivek N, et al. Hemodynamics and survival of patients with portopulmonary hypertension. Liver Transpl, 2005, 11：1107 – 1111.

［51］ Kim WR, Krowka MJ, Plevak DJ, et al. Accuracy of Doppler echocardiography in the assessment of pulmonary hypertension in liver transplant candidates. Liver Transpl, 2000, 6：453 – 458.

［52］ Donovan CL, Marcovitz PA, Punch JD, et al. Two-dimensional and dobutamine stress echocardiography in the preoperative assessment of patients with endstage liver disease prior to orthotopic liver transplantation. Transplantation, 1996, 61：1180 – 1188.

［53］ Cotton CL, Gandhi S, Vaitkus PT, et al. Role of echocardiography in detecting portopulmonary hypertension in liver transplant candidates. Liver Transpl, 2002, 8：1051 – 1054.

［54］ Raevens S, Colle I, Reyntjens K, et al. Echocardiography for the detection of portopulmonary hypertension in liver transplant candidates：an analysis of cutoff values. Liver Transpl, 2013, 19：602 – 610.

［55］ Krowka MJ, Plevak DJ, Findlay JY, et al. Pulmonary hemodynamics and perioperative cardiopulmonary-related mortality in patients with portopulmonary hypertension undergoing liver transplantation. Liver Transpl, 2000, 6：443 – 450.

［56］ Murray KF, Carithers RL Jr. AASLD practice guidelines：evaluation of the patient for liver transplantation. Hepatology, 2005, 41：1407 – 1432.

［57］ Kia L, Shah SJ, Wang E, et al. Role ofpretransplant echocardiographic evaluation in predicting outcomes following liver transplantation. Am J Transplant, 2013, 13：2395 – 2401.

［58］Higenbottam T，Wheeldon D，Wells F，et al. Long-term treatment of primary pulmonary hypertension with continuous intravenous epoprostenol（prostacyclin）. Lancet，1984，1：1046 – 1047.

［59］Higenbottam T，Spiegelhalter D，Scott J，et al. Prostacyclin（epoprostenol）and heart-lung transplantation as treatments for severe pulmonary hypertension. Br Heart J，1993，70：336 – 370.

［60］Barst R，Rubin L，Long W，et al. A comparison of continuous intravenous epoprostenol（prostacyclin）with conventional therapy for primary pulmonary hypertension. The primary pulmonary hypertension study group. N Engl J Med，1996，334：296 – 302.

［61］Cartin-Ceba R，Swanson K，Iyer V，et al. Safety and efficacy of ambrisentan for the treatment of portopulmonary hypertension. Chest，2011，139：109 – 114.

［62］Eriksson C，Gustavsson A，Kronvall T，et al. Hepatotoxicity by bosentan in a patient with portopulmonary hypertension：a case-report and review of the literature. J Gastrointestin Liver Dis，2011，20：77 – 80.

［63］Fix OK，Bass NM，De Marco T，et al. Long-term follow-up ofportopulmonary hypertension：effect of treatment with epoprostenol. Liver Transpl，2007，13：875 – 885.

［64］Gough MS，White RJ. Sildenafil therapy is associated with improved hemodynamics in liver transplantation candidates with pulmonary arterial hypertension. Liver Transpl，2009，15：30 – 36.

［65］Halank M，Knudsen L，Seyfarth HJ，et al. Ambrisentan improves exercise capacity and symptoms in patients with portopulmonary hypertension. Z Gastroenterol，2011，49：1258 – 1262.

［66］Plotkin J，Kuo P，Rubin L，et al. Successful use of chronic epoprostenol as a bridge to liver transplantation in severe portopulmonary hypertension. Transplantation，1998，65：457 – 459.

［67］Findlay J，Plevak D，Krowka M，et al. Progressive splenomegaly after epoprostenol therapy in portopulmonary hypertension. Liver Transpl Surg，1999，5：362 – 365.

［68］Hollatz TJ，Musat A，Westphal S，et al. Treatment with sildenafil and treprostinil allows successful liver transplantation of patients with moderate to severe portopulmonary hypertension. Liver Transpl，2012，18：686 – 695.

［69］Melgosa MT，Ricci GL，Garcia-Pagan JC，et al. Acute and long-term effects of inhaled iloprost in portopulmonary hypertension. Liver Transpl，2010，16：348 – 356.

［70］Awdish RLA，Cajigas HR. Early initiation of prostacyclin in portopulmonary hypertension：10 years of a transplant center's experience. Lung，2013，191：593 – 600.

［71］Halank M，Miehlke S，Hoeffken G，et al. Use of oral endothelin-receptor antagonist bosentan in the treatment of portopulmonary hypertension. Transplantation，2004，77：1775 – 1776.

［72］Hinterhuber L，Graziadei IW，Kähler CM，et al. Endothelin-receptor antagonist treatment of portopulmonary hypertension. Clin Gastroenterol Hepatol，2004，2：1039 – 1042.

［73］Kuntzen C，Gülberg V，Gerbes AL. Use of a mixed endothelin receptor antagonist in portopulmonary hypertension：a safe and effective therapy？Gastroenterology，2005，128：164 – 168.

［74］Hoeper MM，Seyfarth HJ，Hoeffken G，et al. Experience with inhaled iloprost and bosentan in portopulmonary hypertension. Eur Respir J，2007，30：1096 – 1102.

［75］Savale L，Magnier R，Le Pavec J，et al. Efficacy，safety，and pharmacokinetics of bosentan in portopulmonary hypertension. Eur Respir J，2013，41（1）：96 – 103.

［76］Hoeper MM. Liver toxicity：the Achilles' heel of endothelin receptor antagonist therapy？Eur Respir J，2009，34：529 – 30.

［77］DuBrock HM，Channick RN，Krowka MJ. What's new in the treatment of portopulmonary hypertension. Expert Rev Gastroenterol Hepatol，2015，9：983 – 992.

［78］Hemnes AR，Robbins IM. Sildenafil monotherapy in portopulmonary hypertension can facilitate liver transplantation. Liver Transpl，2009，15：15 – 19.

［79］Cadden ISH，Greanya ED，Erb SR，et al. The use of sildenafil to treat portopulmonary hypertension prior to liver transplantation. Ann Hepatol, 2009, 8：158－161.

［80］Fisher JH, Johnson SR, Bmath C, et al. Effectiveness of phosphodiesterase-5 inhibitor therapy for portopulmonary hypertesnion. Can Respir J, 2015, 22：42－46.

［81］Tapper EB, Knowles D, Heffron T, et al. Portopulmonary hypertension：imatinib as a novel treatment and the Emory experience with this condition. Transplant Proc, 2009, 41：1969－1971.

［82］Provencher S, Herve P, Jais X, et al. Deleterious effects of beta-blockers on exercise capacity and hemodynamics in patients with portopulmonary hypertension. Gastroenterology, 2006, 130：120－126.

［83］Stasch JP, Pacher P, Evgenov OV. Soluble guanylate cyclase as an emerging therapeutic target in cardiopulmonary disease. Circulation, 2011, 123：2263－2273.

［84］Mandell M, Groves B. Pulmonary hypertension in chronic liver disease. Clin Chest Med, 1996, 17：17－33.

［85］Philit F, Wiesendanger T, Gille D, et al. Late resolution of hepatopulmonary syndrome after liver transplantation. Respiration, 1997, 64：173－175.

［86］Castro M, Krowka MJ, Schroeder DR, et al. Frequency and clinical implications of increased pulmonary artery pressures in liver transplant patients. Mayo Clin Proc, 1996, 71：543－551.

［87］Starkel P, Vera A, Gunson B, et al. Outcome of liver transplantation for patients with pulmonary hypertension. Liver Transpl, 2002, 8：382－388.

［88］Saner FH, Nadalin S, Pavlakovic G, et al. Portopulmonary hypertension in the early phase following liver transplantation. Transplantation, 2006, 82：887－891.

［89］Bandara M, Gordon FD, Sarwar A, et al. Successful outcomes following living donor liver transplantation for portopulmonary hypertension. Liver Transpl, 2010, 16：983－989.

［90］Fukazawa K, Pretto EA Jr. Poor outcome following aborted orthotopic liver transplantation due to severe porto-pulmonary hypertension. J Hepatobiliary Pancreat Sci, 2010, 17：505－508.

［91］Scouras NE, Matsusaki T, Boucek CD, et al. Portopulmonary hypertension as an indication for combined heart, lung, and liver or lung and liver transplantation：literature review and case presentation. Liver Transpl, 2011, 17：137－143.

［92］Ramsay M. Portopulmonary hypertension and right heart failure in patients with cirrhosis. Curr Opin Anaesthesiol, 2010, 23：145－150.

［93］Ogawa E, Hori T, Doi H, et al. Living-donor liver transplantation for moderate or severe porto-pulmonary hypertension accompanied by pulmonary arterial hypertension：a single-centre experience over 2 decades in Japan. J Hepatobiliary Pancreat Sci, 2012, 19：638－649.

［94］Koch DG, Caplan M, Reuben A. Pulmonary hypertension after liver transplantation：case presentation and review of the literature. Liver Transpl, 2009, 15：407－412.

［95］Wallwork J, Calne R, Williams R. Transplantation of liver, heart and lungs for primary biliary cirrhosis and primary pulmonary hypertension. Lancet, 1987, 2：182－185.

第三十一章　肝性胸腔积液

肝性胸胸腔积液（HH）为无任何其他原发性心肺病因，肝硬化（LC）及（或）门静脉高压（PHT）患者胸腔漏出液超过 500 ml[1-3]，是终末期肝病（ESLD）并不常见、但相当棘手的致命性并发症。极为痛苦的症状折磨患者，实为挑战临床医师的医疗难题。及早诊断 HH 和准确识别原发性胸膜炎十分重要。需要仔细制定个性化救治方案。本章综述 HH 发病机制、诊断和治疗进展。

第一节　发病机制

Lieberman 等[4]选择既往有 HH 史患者腹腔注射 500～1000 ml 气体 24～48 小时后观察到右侧胸腔出现气胸，并首次提出腹水直接通过膈肌缺损进入胸腔假说。在膈肌缺损情况下，腹-胸腔液体转移的驱动力是腹腔内正压和呼吸时胸腔负压之间的流体静力学梯度，迫使腹水单向流入胸腔。也可能伴有活瓣样机制。后来采用多种影像学方法证实腹水直接通过膈肌缺损流入胸腔。腹腔内注射^{99m}Tc-硫酸胶体（^{99m}Tc-SC）后 90 分钟内胸腔内出现异常活跃同位素闪烁显像[5-7]，证实腹腔和胸腔之间存在通道（图 31-4-1），甚至在缺乏腹水的情况下。这也可解释 20% 的 HH 患者缺乏临床明显腹水[1]。外科手术中腹腔内注射亚甲蓝有助于确定膈肌缺损部位。对比增强超声检查可实时检测到通过膈肌缺损的流动液体[8]。

人群膈肌缺损发生率高达 20%，但 HH 常发生在右侧很难理解。可能是由于膈肌胚胎发育的缘故，肝脏膈肌面特殊解剖关系显示左半膈肌发达，而右侧肌腱偏多。令人惊奇的是，尽管这种先天性膈肌缺陷在人群中有一定流行，但采用腹腔镜检查时腹腔注入大量气体罕见气胸发生[9]。大量腹水增加腹腔压力，不但推展膈肌，并可改变腹、胸腔压力梯度。营养不良导致膈肌减薄可能使膈肌纤维间隙增大，或导致毗连腹、胸腔的微小胸膜腹膜泡，并易于破裂，上述因素均有助于膈肌缺损的形成，导致腹水单向流入负压胸腔[4,10-12]。

另有奇静脉高压伴血浆渗漏，腹水通过淋巴管，胸导管淋巴渗漏和低蛋白血症使血浆胶渗压降低假说[13]。但 HH 患者的腹水仅仅在腹水形成超过腹腔淋巴管吸收时才转移至胸腔。

第二节　临床表现

大样本系列病例报道 LC 患者 HH 患病率近 5%～10%[10,14-15]。另有报道所有 LC 患者 HH 患病率 4%～6%，失代偿型肝硬化（DC）患者高达 10%[16]。一项研究 862 例住院 LC 患者采用放射摄影、超声、CT 评估发现胸腔积液发生率为 15%，但胸腔积液足够实施胸腔穿刺术的患者仅仅占 6.5%[17]。大多数患者首先出现 LC 和 PHT 临床症状和体征。大多数 HH 患者同时伴有腹水；但检测不到腹水患者占 21%[1]。胸水最常见于右侧胸腔（85.4%），而左侧和双侧胸腔仅分别占 12.5% 和 2%[11-12]。患者其他临床表现可能以肺部症状为主。HH 并发呼吸困难、缺氧、感染是预后不良预兆。与腹水蓄积 5～8L 时患者才出现轻微症状截然不同,少量胸腔积液（1～2 L）即可导致呼吸短促、干咳、胸闷和缺氧等严重症状。大多数患者胸水占胸腔容积不足 25%,但也可发生大量胸水,并影响心脏功能。胸水量、蓄积快慢和是否存在相关肺病决定患者症状严重程度,从无症状至威胁生命的呼吸衰竭。

<h2 style="text-align:center">第三节　并发症</h2>

HH 患者除呼吸困难和缺氧外,也可发生另外并发症,例如急性张力性胸腔积液,胸腔积液感染,称为自发性细菌性脓胸（spontaneous bacterial empyema,SBEM）。

一、张力性胸腔积液

大量腹水上推膈肌使患者肺活量降低。随之而来的是严重呼吸困难和低氧血症。绝大多数张力性胸腔积液患者伴有逐渐形成过程,但亦有报道 HH 并发急性张力性胸腔积液的罕见病例,可在一个多小时内快速进展,与严重呼吸困难和低血压有关,也可继发于突然形成的胸膜腹膜泡破裂[18]。

二、自发性细菌性脓胸

HH 自发性细菌感染被称为 SBEM。常常由革兰阴性杆菌感染引起,是 HH 的常见并发症。SBEM 发病机制尚不清楚;可能与 SBP 类似,并与 SBP 有关[19]。一种假说为感染性腹水通过膈肌缺损流入胸腔导致感染。但两项研究发现 40%～50% 的 SBEM 患者并未患有 SBP[2,19]。因此,SBP 并不是 SBEM 发病的先决条件,提示有另外机制参与[20]。

SBEM 远没有 SBP 研究得那么深入;仅有极少数 SBEM 研究。虽然其确切流行率尚不清楚,但总体临床上较少见[21]。两项研究显示所有 LC 患者 SBEM 患病率为 2%,而 LC 患者 HH 患病率可高达 13%～16%,这类似于 LC 腹水患者 SBP 患病率[2-3]。并发 SBEM 危险因素包括基础肝病严重程度、血清 Alb 和胸腔积液总蛋白降低、C3 水平较低和 SBP[2,22]。虽然受累患者可能表现出呼吸困难、胸痛、发热或 SBP 相关症状,例如腹痛,但 SBEM 伴有的临床体征并不明显;因此,临床医师应参照建议的低阈值标准及时给予胸腔穿刺术及胸水分析（表 31-3-1）[23]。迄今为止,大量观察性研究报告建议:对于胸腔积液疑似感染的患者应给予诊断性胸腔穿刺,并在床边将胸水接种至血培养瓶中!!!,可使培养阳性率从 33% 提高至 75%[19]。若胸水培养阳性和多形核中性白细胞（PMNs）>250×10⁶/L（250/mm³），或若胸腔积液培养阴性和白细胞 >500×10⁶/L（500/mm³），无肺炎证据的患者可诊断为 SBEM!![19]。有研究建议在等待培养结果期间胸腔积液 PMNs 增多有助于早期诊断 SBEM[24]。有研究发现 SBEM 和 HH 患者之间胸腔积液总蛋白、乳酸脱氢酶（LDH）和葡萄糖水平没有显著性差异[25]。鉴于 HH 与 SBP 密切相关,胸腔积液中最常分离到的致病菌为肠杆菌科细菌（大肠杆菌、肺炎克雷伯菌、肠球菌亚种和较少见的铜绿假单胞菌）[2]。

表 31-3-1　SBEM 诊断标准[23-24]

胸腔积液培养阳性和 PMNs >250×10⁶/L（250/mm³） 或
胸腔积液培养阴性和白细胞 >500×10⁶/L（500/mm³）
胸部 X 线片或 CT 显示无肺炎/类肺炎渗出物证据

SBEM 可加重 HH，临床医师常常对这一重要而又特殊的并发症认识不足。因为 SBEM 病死率高达 20%～38%[2]，必须快速确诊，及早救治。鉴于 HH 与 SBP 相关，SBEM 患者应采用类似于 SBP 的治疗方案，初始抗生素治疗方案类似，推荐应用三代头孢菌素类抗生素 7～10 天[19]。然而，研究证据显示：医院获得性 SBP 感染的广谱 β 内酰胺酶细菌对头孢菌素类抗生素耐药发生率高达 41%[26]，对此类患者应采用碳青霉烯类抗生素。补充 Ha 能够降低 SBP 患者并发肾衰风险[27]，大多数肝病专家同样应用 Ha 治疗 SBEM 患者，但至今缺乏相关循证医学依据。即便适当治疗，病死率也显著升高，其死亡独立预测因素为 MELD-Na 评分值较高，初始住入 ICU 和初始抗生素治疗无效[2]。

第四节　诊断和鉴别诊断

LC 患者并发胸腔积液应始终疑诊 HH。诊断 HH 通常基于肝硬化 PHT 患者临床表现和胸腔积液，并排除心肺疾病。临床上仅对难以确诊的胸腔积液，高度怀疑感染，或有必要缓解症状时才可考虑实施胸腔穿刺术。采用超速回波 MRI 可发现膈肌缺损通道。小样本系列研究证实腹腔注射^{99m}Tc-SC 经膈肌通道进入胸腔可确诊，其敏感度和特异度分别为 70%～90% 和 100%（图 31-4-1），虽然罕见应用[28-29]。

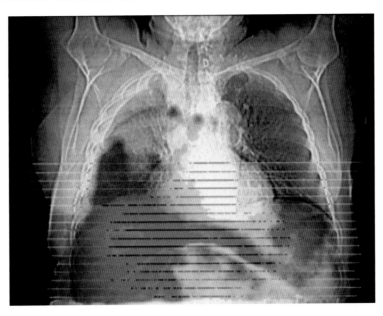

图 31-4-1　腹腔内注射 500MBq^{99m}Tc-SC 后 5～24h 采集闪烁图，证实示踪剂经横膈流入右胸腔[7]

胸腔积液应常规送达实验室做诊断性试验：细胞计数、革兰染色和接种入血培养瓶中培养、血清和胸腔积液蛋白、Alb 和 LDH 测定[30]。依照临床疑诊，检测血清甘油三酯水平、胸腔积液 pH 值、腺苷脱氨酶和 PCR 检测分枝杆菌、淀粉酶和细胞学检查分别排除乳糜性胸腔积液，脓胸，结核，胰腺炎和恶性肿瘤[10]。HH 检测结果与腹水类似，常为淡黄色漏出液（低蛋白，低 LDH），一般无疼痛和发热[5]。乳糜性渗出（甘油三酯水平 >1.1 g/L）罕见[31]。强力利尿后血清 - 胸腔积液白蛋白梯度 >1.2 g/L 提示漏出性胸腔积液。很多报道利尿可增加胸腔积液总蛋白水平，然而，胸腔积液总蛋白、Alb、胆固醇和 TBil 水平常常轻微边缘性升高[4,11]，可能与胸腔对水的吸水率相对较高有关。一项研究观察利尿治疗的 34 例患者，仅发现 1 例患者胸腔积液总蛋白呈现不一致的渗出液[25]。HH 特征描述在表 31-4-1。除了符合漏出液外，单纯性 HH 患者胸腔积液白细胞计数 <500×10^6/L，并且总蛋白 <25 g/L。若胸腔积液、腹水间生化

学和细胞学特征差异显著，应查找另外胸腔积液病因。

有助于明确病因学诊断的检查还有胸部 CT 和 ECHO，可分别排除恶性肿瘤和充血性心衰，值得注意的是一项研究发现 52% 的 HH 患者伴有心脏舒张期功能障碍[25]。对于高度怀疑恶性肿瘤患者，尽管胸腔积液细胞学检查未能确诊，有时也需要给予胸腔镜和胸膜活检。

在临床发现的左侧胸腔积液患者中，单纯性 HH 仅占 35%[1]。一项前瞻性研究 60 例 LC 伴有胸腔积液患者，经过诊断性胸腔穿刺术发现非 HH 导致的胸腔积液占 30%，包括 SBEM（15%）、胸膜结核、腺癌、肺炎旁胸腔积液和未能明确诊断的渗出液[1]。SBEM 名称并不完善，可能产生临床误导，很容易与胸腔积脓混淆，然而，SBEM 患者胸腔内常常没有脓液或脓肿形成的证据。并且其发病机制，病程和治疗方法均与继发于肺炎的脓胸有很大差异。

表 31-4-1　HH 临床和实验室特征

HH 位置[12]	右侧（85%）
	左侧（13%）
	双侧（2%）
HH 分析[10,32]	胸腔积液白细胞 $<500 \times 10^6/L$ 和培养阴性
	总蛋白 <25 g/L
	胸腔积液总蛋白与血清总蛋白比值 <0.5
	胸腔积液 LDH 与血清 LDH 比值 <0.6
	血清 – 胸腔积液白蛋白梯度 >11 g/L
	胸腔积液 pH7.4 ~ 7.55
	胸腔积液淀粉酶浓度 < 血清淀粉酶浓度
	胸腔积液糖含量与血清类似

第五节　治　疗

目前尚无治疗 HH 的共识意见。内科治疗 HH 与腹水类似，包括限钠利尿和必要时对症或并发症治疗，胸腔穿刺放胸腔积液等。虽然尝试很多侵入性疗法，但难以获效，并可能导致许多并发症。对于利尿抵抗型 HH 患者可选择胸腔穿刺放胸腔积液。局部疗法例如滑石胸膜固定术常常失败。重要的是综合治疗（利尿，TIPS 和 LT）可显著改善肺部症状和提高并发症相关存活率。

一、内科治疗

LC 腹水及/或 HH 患者必须限钠饮食（<2 g/d）。当血容量负荷过度出现症状时，呋塞米联合螺内酯（用法见第 21 章）治疗常有效。但强力利尿应特别审慎，因为很多患者同时伴有肾功能不全和电解质紊乱。当上述药物剂量未能充分显效时，应排除患者未依从限钠饮食可能性（第 21 章）。对于肥胖型 LC 患者不论是 LC 腹水，还是 HH，强调限制碳水化合物常获得更佳利尿效果，可能不如限钠效果好。但必须注意避免诱发更严重营养不良。

降低 PVP 的治疗措施能够成功控制腹水，因此，也同样能够控制 HH，例如生长抑素和特利加压素治疗 HH 可能有效，但其真正疗效仍待确认[33-34]。奥曲肽已经成功用于治疗 HH；其作用机制推测可能是增加肾血流量、eGFR 和尿钠分泌的结果。因此，消除腹水有助于缓解 HH，但深入讨论内科治疗腹水见第21 章或参阅相关综述[35]。

实施限制钠水摄入和应用最大耐受量利尿剂等内科疗法难以处理的 HH 被称为顽固性 HH[36]，常常伴有肾功能不全，这时可能需要胸腔穿刺放胸腔积液。若患者尿量 > 1.5 ~ 2 L/d，并伴有良好钠利尿（尿钠 > 30 mmol/d），治疗性胸腔穿刺放胸腔积液联合静脉输注 Ha 和利尿是良好治疗选择。约 21% ~ 26% 的内科治疗患者需要这种疗法[22]。多数 HH 对上述综合治疗产生良好应答。虽然不同患者对反复胸腔穿刺放胸腔积液耐受性差异很大，大多数患者对治疗性胸腔穿刺放胸腔积液的耐受性良好，并可有效缓解呼吸困难。每次去除的胸腔积液量不应超过 2 升，因为可能伴有二次膨胀性肺水肿风险。当伴有大量腹水时，单纯放胸腔积液可能无益，因为 HH 很快重现。常需要反复频繁操作（每周 2 ~ 3 次）[14-16]。迫使患者承担反复多次胸腔穿刺放胸腔积液相关并发症风险，例如气胸、血胸和肺复张后肺水肿。

二、TIPS 治疗 HH

采用 TIPS 治疗顽固性 HH 获得良好效果，但鉴于放置 TIPS 后患者肝功能进一步失代偿及其相关并发症风险，推荐这些患者在放置 TIPS 前全面评估 LT（第 42 章）。

三、肝移植治疗 HH

目前认为 LT 是治愈顽固性 HH 的唯一选择[37]。成功 LT 后需要数周时间才能使 HH 和大量腹水的肺效应完全消退。然而，一些 MELD 评分相对较低患者难能及时获得 LT。HH 患者可能需要围手术期胸腔穿刺放胸腔积液，这些 LT 患者的临床结局并不亚于那些无 HH 肝移植患者[38]。围手术期短期使用内置胸腔导管，LT 后患者耐受性较好，这些导管常常能够在数天内拔除，并未伴有显著胸水再蓄积。

四、外科手术治疗 HH

局部外科手术治疗 HH 常常无效。新近 Hou F 等荟萃分析显示胸膜固定术可能是 HH 的有效疗法，但在临床上一般难获成功，因为胸腔积液快速重新蓄积并不给胸腔脏、壁层胸膜表面粘连机会；且手术操作也与较高并发症和病死率有关[39]。HH 引流术联合胸膜固定术是具有吸引力的治疗选择，但治疗失败率及其并发症发生率不可轻视。放置胸腔导管引流联合或不联合胸膜固定术收效甚微，主要是因为胸腔积液顽固性再蓄积。常常需要反复应用滑石或其他组织硬化剂[40]。症状性 HH 患者偶尔需要放置胸腔导管引流。有报道 59 例多为 CTP B 和 C 级 LC 患者，因不同病因（多为 HH）放置胸腔导管引流[41]，仅仅有 2/3 患者能够按时移除导管，几乎所有大量胸腔积液患者（80%）伴有一种或更多种并发症：肾功能障碍、电解质紊乱和感染。血清 TBil 水平、并发 HE 和 CTP C 级是患者死亡的预测因素，总病死率为25%。因此，在无胸腔感染情况下，应将 HH 作为放置胸腔导管引流禁忌证，因为胸腔导管引流可能导致大量体液和蛋白丢失、诱发肾功能不全、电解质紊乱、伤口愈合不良、感染等许多并发症，进而导致患者不良临床结局[19,42]。即便是胸腔积液培养阳性的 SBEM 不伴有脓液时，也没有必要给予持续导管引流。仅仅在胸腔积脓，肺炎渗出性胸腔积液（真正的脓胸）时是留置胸腔导管的适应证，其目的是减轻肺压缩或肺不张。

偶尔临床选择胸腔静脉分流术治疗顽固性 HH。这种分流术的临床治疗经验有限，治疗成功和并发症的报道均很少[43-45]。

采用连续气道正压通气（CPAP）缓解腹腔和胸腔之间压力差，可单独或联合视频辅助胸腔镜外科技术（VATS）治疗 HH。但其临床应用经验有限，CPAP 对胸膜固定术的促效作用仍难以定论[46-47]。1 例患者在睡眠期间应用 CPAP 观察到轻微疗效，但在停用 CPAP 时便恢复至基础病态，再用 CPAP 时可重复上述治疗反应[48]。需要更多积累这种相对简单，并且容易实施治疗模式的临床观察数据。有关外科技术救治 HH 的深入讨论见第 41 章。

总之，HH 是 LC 门静脉高压患者相当棘手的并发症，其病变位置和病理生理学均构成更严峻临床挑战。全面了解 HH 的病理生理学对于避免陷入诸如放置胸腔导管这样的治疗灾难很重要。虽然急需有效治疗，但难以获得。对于利尿抵抗型 HH 患者可选择胸腔穿刺放胸腔积液。局部疗法例如滑石胸膜固定术常常失败，甚至在胸腔积液量相对少的情况下也难以获得满意疗效。初始治疗 HH 包括利尿，限钠饮食和胸腔穿刺放胸腔积液，但效果较差，细心选择适应证患者实施 TIPS 可能有效。联合利尿、TIPS 和 LT 可显著改善患者肺部症状和并发症，并提高存活率。因此，所有顽固性 HH 患者均应评估 LT 适应证。

参考文献

［1］ Xiol X, Castellote J, Cortes-Beut R, et al. Usefulness and complications of thoracentesis in cirrhotic patients. Am J Med, 2001, 111（1）：67 – 69.

［2］ Chen CH, Shih CM, Chou JW, et al. Outcome predictors of cirrhotic patients with spontaneous bacterial empyema. Liver Int, 2011, 31（3）：417 – 424.

［3］ Chen TA, Lo GH, Lai KH. Risk factors for spontaneous bacterial empyema in cirrhotic patients with hydrothorax. J Chin Med Assoc, 2003, 66（10）：579 – 586.

［4］ Lieberman FL, Hidemura R, Peters RL, et al. Pathogenesis and treatment of hydrothorax complicating cirrhosis with ascites. Ann Intern Med, 1966, 64（2）：341 – 351.

［5］ Garcia N, Jr, Mihas AA. Hepatic hydrothorax: pathophysiology, diagnosis, and management. J Clin Gastroenterol, 2004, 38：52 – 58.

［6］ Rubinstein D, McInnes IE, Dudley FJ. Hepatic hydrothorax in the absence of clinical ascites: diagnosis and management. Gastroenterology, 1985, 88（1 Pt 1）：188 – 191.

［7］ Truninger K, Frey LD. Hepatic hydrothorax without ascites. Schweiz Med Wochenschr, 2000, 130（44）：1706.

［8］ Tamano M, Hashimoto T, Kojima K, et al. Diagnosis of hepatic hydrothorax using contrast-enhanced ultrasonography with intraperitoneal injection of Sonazoid. J Gastroenterol Hepatol, 2010, 25（2）：383 – 386.

［9］ Fathy O, Zeid MA, Abdallah T, et al. Laparoscopic cholecystectomy: a report on 2000 cases. Hepatogastroenterology, 2003, 50（52）：967 – 971.

［10］ Krok KL, Cardenas A. Hepatic hydrothorax. Semin Respir Crit Care Med, 2012, 33（1）：3 – 10.

［11］ Lazaridis KN, Frank JW, Krowka MJ, et al. Hepatic hydrothorax: pathogenesis, diagnosis, and management. Am J Med, 1999, 107（3）：262 – 267.

［12］ Strauss RM, Boyer TD. Hepatic hydrothorax. Semin Liver Dis, 1997, 17（3）：227 – 232.

［13］ Kiafar C, Gilani N. Hepatic hydrothorax: current concepts of pathophysiology and treatment options. Ann Hepatol, 2008, 7（4）：313 – 320.

［14］ Cardenas A, Kelleher T, Chopra S. Review article: hepatic hydrothorax. Aliment Pharmacol Ther, 2004, 20（3）：271 – 279.

［15］ Baikati K, Le DL, Jabbour II, et al. Hepatic hydrothorax. Am J Ther, 2014, 21（1）：43 – 51.

［16］ Gur C, Ilan Y, Shibolet O. Hepatic hydrothorax—pathophysiology, diagnosis and treatment—review of the literature. Liver Int, 2004, 24（4）：281 – 284.

［17］ Chen CY, Chen JS, Huang LM, et al. Favorable outcome of parapneumonic empyema in children managed by primary video-assisted thoracoscopic debridement. J Formos Med Assoc, 2003, 102（12）：845－850.

［18］Castellote J, Gornals J, Lopez C, et al. Acute tension hydrothorax: a lifethreatening complication of cirrhosis. J Clin Gastroenterol, 2002, 34（5）：588－589.

［19］Xiol X, Castellví JM, Guardiola J, et al. Spontaneous bacterial empyema in cirrhotic patients: a prospective study. Hepatology, 1996, 23：719－723.

［20］Urbani L, Catalano G, Cioni R, et al. Management of massive and persistent ascites and/or hydrothorax after liver transplantation. Transplant Proc, 2003, 35（4）：1473－1475.

［21］Guarner C, Soriano G. Spontaneous bacterial peritonitis. Semin Liver Dis, 1997, 17：203－217.

［22］Sese E, Xiol X, Castellote J, et al. Low complement levels and opsonic activity in hepatic hydrothorax: its relationship with spontaneous bacterial empyema. J Clin Gastroenterol, 2003, 36（1）：75－77.

［23］Xiol X, Castellote J, Baliellas C, et al. Spontaneous bacterial empyema in cirrhotic patients: analysis of elevencases. Hepatology, 1990, 11（3）：365－370.

［24］Tu CY, Chen CH. Spontaneous bacterial empyema. Curr Opin Pulm Med, 2012, 18（4）：355－358.

［25］Gurung P, Goldblatt M, Huggins JT, et al. Pleural fluid analysis and radiographic, sonographic, and echocardiographic characteristics of hepatic hydrothorax. Chest, 2011, 140（2）：448－453.

［26］Ariza X, Castellote J, Lora-Tamayo J, et al. Risk factors for resistance to ceftriaxone and its impact on mortality in community, healthcare and nosocomial spontaneous bacterial peritonitis. J Hepatol, 2012, 56（4）：825－832.

［27］Sort P, Navasa M, Arroyo V, et al. Effect of intravenous albumin on renal impairment and mortality in patients with cirrhosis and spontaneous bacterial peritonitis. N Engl J Med, 1999, 341（6）：403－409.

［28］Bhattacharya A, Mittal BR, Biswas T, et al. Radioisotope scintigraphy in the diagnosis of hepatic hydrothorax. J Gastroenterol Hepatol, 2001, 16（3）：317－321.

［29］Ajmi S, Hassine H, Guezguez M, et al. Isotopic exploration of hepatic hydrothorax: ten cases. Gastroenterol Clin Biol, 2004, 28（5）：462－466.

［30］Johnston RF, Loo RV. Hepatic hydrothorax. Ann Intern Med 61, 1964：385－401.

［31］Romero S, Martin C, Hernandez L, et al. Chylothorax in cirrhosis of the liver: analysis of its frequency and clinical characteristics. Chest, 1998, 114：154－159.

［32］Xiol X, Guardiola J. Hepatic hydrothorax. Curr Opin Pulm Med, 1998, 4（4）：239－242.

［33］Kalambokis G, Economou M, Fotopoulos A, et al. The effects of chronic treatment with octreotide versus octreotide plus midodrine on systemic hemodynamics and renal hemodynamics and function in nonazotemic cirrhotic patients with ascites. Am J Gastroenterol, 2005, 100（4）：879－885.

［34］Ibrisim D, Cakaloglu Y, Akyuz F, et al. Treatment of hepatic hydrothorax with terlipressin in a cirrhotic patient. Scand J Gastroenterol, 2006, 41（7）：862－865.

［35］Runyon BA, Committee AP. Management of adult patients with ascites due to cirrhosis: an update. Hepatology, 2009, 49（6）：2087－2107.

［36］Mirouze D, Zipser RD, Reynolds TB. Effects of inhibitors of prostaglandin synthesis on induced diuresis in cirrhosis. Hepatology, 1983, 3：50－55.

［37］Jeffries MA, Kazanjian S, Wilson M, et al. Transjugular intrahepatic portosystemic shunts and liver transplantation for refractory hepatic hydrothorax. Liver Transpl Surg, 1998, 4：416－423.

［38］Xiol X, Tremosa G, Castellote J, et al. Liver transplantation in patients with hepatic hydrothorax. Transpl Int, 2005, 18（6）：672－675.

［39］Milanez de Campos JR, Filho LO, de Campos Werebe E, et al. Thoracoscopy and talc poudrage in the management of hepatic hydrothorax. Chest, 2000, 118：13－17.

［40］ Lee WJ，Kim HJ，Park JH，et al. Chemical pleurodesis for the management of refractory hepatic hydrothorax in patients with decompensated liver cirrhosis. Korean J Hepatol，2011，17（4）：292 – 298.

［41］ Liu LU，Haddadin HA，Bodian CA，et al. Outcome analysis of cirrhotic patients undergoing chest tube placement. Chest，2004，126（1）：142 – 148.

［42］ Runyon BA，Greenblatt M，Ming RH. Hepatic hydrothorax is a relative contraindication to chest tube insertion. Am J Gastroenterol，1986，81（7）：566 – 567.

［43］ Hadsaitong D，Suttithawil W. Pleurovenous shunt in treating refractory nonmalignant hepatic hydrothorax：a case report. Respir Med，2005，99（12）：1603 – 1605.

［44］ Park SZ，Shrager JB，Allen MS，et al. Treatment of refractory，nonmalignant hydrothorax with a pleurovenous shunt. Ann Thorac Surg，1997，63（6）：1777 – 1779.

［45］ Perera E，Bhatt S，Dogra VS. Complications of denver shunt. J Clin Imaging Sci，2011，1：6.

［46］ Saito R，Rai T，Saito H，et al. Two cases of intractable hepatic hydrothorax successfully treated with nasal CPAP. Nihon Shokakibyo Gakkai Zasshi，2006，103（10）：1146 – 1151.

［47］ Borchardt J，Smirnov A，Metchnik L，et al. Treating hepatic hydrothorax. BMJ，2003，326（7392）：751 – 752.

［48］ Takahashi K，Chin K，Sumi K，et al. Resistant hepatic hydrothorax：a successful case with treatment by nCPAP. Respir Med，2005，99（3）：262 – 264.

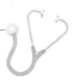

第三十二章 肝硬化相关肝衰竭

肝衰竭是多种因素引起的严重肝损伤，导致其合成、解毒、排泄和生物转化等功能发生严重障碍，出现以凝血功能障碍、黄疸、肝性脑病（HE）、腹水等为主要表现的临床综合征。公认肝硬化相关肝衰竭的不同表现模式将其划分为两个不同亚型：慢性肝衰竭（CLF）和慢加急性肝衰竭（ACLF）。肝硬化相关肝衰竭不但病因不同（绝大部分与慢性 HBV 感染相关，其次是 CHC、药物及肝毒性物质），而且常伴多种并发症，导致临床表现极其复杂，并且这两个不同亚型肝衰竭之间在黄疸、HE、高动力循环状态及（或）肝肾综合证等方面存在实质性重叠；常使临床医师在鉴别诊断和确定最符合实际诊断及（或）决策最恰当治疗方案时缺乏清晰推导思路[1]。本章简要综述 LC 相关肝衰竭临床特征、鉴别诊断、预后评估和治疗进展。

第一节 定义及临床特征

一、ACLF

（一）ACLF 的概念最早于 1995 年由 Ohnishi 等提出，在慢性肝病基础上出现急性肝损伤症候群。几十年来，ACLF 定义一直百家争鸣。我国分别于 2006 和 2012 年推出相关指南指出：在慢性肝病基础上，通常在 4 周内出现急性肝损伤失代偿症候群，表现为极度乏力、血清 $TBil > 10 \times ULN$ 或每日上升 $\geqslant 17.1$ $\mu mol/L$，$PTA \leqslant 40\%$，$INR \geqslant 1.5$，并排除其他病因，并发腹水，伴或不伴有 HE。2009 年亚太肝病学会（APASL）首次发表 ACLF 共识，并于 2014 年更新[2]，将 ACLF 定义为：既往有已知或未知慢性肝病基础上急性肝损伤，伴黄疸（$TBil \geqslant 85$ $\mu mol/L$）和凝血功能障碍（$PTA \leqslant 40\%$，$INR \geqslant 1.5$），4 周内并发腹水及（或）HE，病死率较高。综合中国和 APASL 相关定义主要强调肝衰竭。

2011 年美国肝病协会（AASLD）和欧洲肝病学会（EASL）提出的 ACLF 定义为"在既往慢性肝病基础上出现急性恶化，多与急性损伤事件有关，多器官功能衰竭（MOF）导致患者 3 个月病死率增加"；其定义侧重于 MOF 和 3 个月内的高病死率[3]。

EASL 针对 ACLF 组织多中心、前瞻性、随机、对照研究，于 2013 年 6 月修订 ACLF 诊断标准[4]：对失代偿型肝硬化（DC）患者出现肝、肾、神经、凝血、心血管以及呼吸 6 个主要脏器（或系统）中 2 个或两个以上的器官衰竭、肾脏单器官衰竭或其他单脏器衰竭合并肾脏/神经损害患者即可诊断为 ACLF。同时将 ACLF 根据衰竭器官数分为Ⅰ级（单一肾脏器官衰竭、神经系统衰竭合并肾脏损害或其他单器官衰竭合并肾脏/神经损害）、Ⅱ级（两个器官衰竭）和Ⅲ级（3 个器官衰竭）。

鉴于肝硬化和非肝硬化慢性肝病基础上并发的 ACLF 在疾病基础、病理生理学发病机制、临床特征、优化治疗措施和预后均有明显区别，特别是在病理上的区别更加明显，编者曾建议将 ACLF 依照有无 LC 分为非肝硬化慢性肝病基础上（Ⅰ型）或肝硬化基础上（Ⅱ型）两个亚型[5]。近来世界胃肠病学术会议提议将 ACLF 按照慢性肝病基础不同进行分类[6]，定义为慢性肝病患者不管既往是否诊断过 LC，在急性打击下，出现急性肝功能失代偿、肝衰竭，和 1 个或 1 个以上的肝外器官衰竭，导致 4 周至 3 个月内病死率增加。并将 ACLF 细分为三型，即 I 型患者在发展为 ACLF 前无 LC；II 型为代偿期 LC 患者并发的 ACLF；III 型为 DC 患者并发的 ACLF。

综上所述，全球范围内 ACLF 定义标准尚未统一。总体而言，ACLF 是一种以急性发生的器官衰竭（如肝脏，肾脏，脑，肺，凝血和循环）为特征的临床综合征，并且短期死亡风险较高。欧美学者更加注重 LC 基础上的多器官衰竭。尽快统一全球 ACLF 诊断标准的重要性不言而喻，但更现实的是提醒读者在参阅相关文献时应综合分析东西方 ACLF 诊断标准的异同点。

（二）临床特征

LC 并发 ACLF 的特征是同时呈现 ESLD 和肝外器官衰竭。几乎均表现为高胆红素血症，肝脏合成凝血因子和 Alb 能力降低导致出血、水肿和腹水等主要临床表现。更加突出的特征是高动力循环综合征（第 6 章）。SIRS 通过诱发的微血管凝血和细胞损伤直接促进器官功能衰竭[7]。而失代偿性 LC 患者持续伴有的轻或中等程度的全身炎症和氧化应激，可能使 ACLF 变得快速恶化[8]。常常伴有急性加重因素，例如感染/败血症、急性上消化道出血、缺血、酒精、肝毒性药物、HBV 再激活或合并感染其他肝炎病毒加重肝损伤，尽管很多病例的特殊病因难能确认[9]。目前认为上述临床特征继发于血管反应性降低和受体调节减弱导致血管收缩迟钝。其病理生理学基础并发的循环衰竭以扩容后难能获得理想的 MAP，并需要升压药调控为特征。实际上在未发生 ACLF 前，LC 早期即可见到肾血流量变化。晚期 LC 患者常常发生强烈的肾血管收缩，易发肝肾综合征（HRS），并且是 ACLF 最危险并发症之一。LC 并发 ACLF 和感染性休克常伴有肾上腺功能不全[10]，并可能促发 MOF。ACLF 患者病死率高达 65%~93%，其中大部分患者在数日或数周内死亡。

二、CLF 临床特征

与 ACLF 定义尚未统一相反，CLF 定义清晰明确，指 LC 渐进性缓慢驱动疾病恶化，最终发展为 ESLD。以 PHT、腹水、凝血功能障碍和 HE 等为主要表现。CLF 主要病理学变化为肝脏弥漫性纤维化及异常结节，伴有分布不均、程度不同的肝细胞坏死。

第二节　鉴别诊断

临床上，准确鉴别 LC 相关 CLF 和 ACLF 对于决策患者救治时机和选择合适救治方案十分重要。虽然 LC 相关 ACLF 与 CLF 均发生在 LC 基础上，但它们之间亦有明显不同，其主要不同点应着重强调进展过程中的时间点概念、恢复潜能（图 32-2-1）、是否存在诱发加重事件和进行性发展为多器官衰竭趋势。肝硬化并发 ACLF（II 型）临床表现常常呈现快速演化为多器官功能异常过程[11-12]。临床上最常见的是原本代偿良好或适度代偿的 LC 患者，在促发因素驱动下数周内发生肝功能急剧恶化，接着出现多器官衰竭。其促发因素包括病毒重叠感染和间接肝毒性因子。并可能诱发致命性并发症，例如肾衰、感染、肝昏迷和全身血流动力学障碍[11-12]。毫无疑问，在这些并发症的联合影响下病死率高达 50%~90%[13-16]。而 CLF 病变基础是肝脏炎症坏死导致纤维间隔和假小叶形成，门体分流，渐进性肝功能恶化，并最终进展为 CLF[11-12,17-18]。LC 相关 ACLF 与 CLF 的另一重要差别在于控制 ACLF 加重因素后具有自然恢复的潜能。与 CLF 相比，ACLF 患者肝功能潜在可逆，如果及时救治，仍然有可能恢复到病情恶化前状态，但是 CLF 患者病情呈进行性发展，直至出现 MOF，疾病逆转可能性非常有限，唯一有效治疗选择是 LT（图32-2-1）。

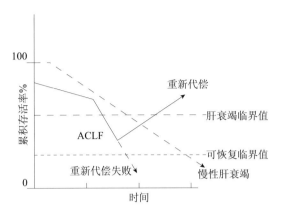

图 32-2-1　肝硬化相关 ACLF 与 CLF 临床发展趋势对比

第三节　预后评估

一、肝硬化相关肝衰竭患者预后

并发 MOF 的 LC 患者短期预后很差，甚至可能伴有无限期 ICU 支持。例如，近来两个 LC 系列研究数据显示入住 ICU 患者 6 个月病死率分别为 41% 和 62%[19-20]。并发 1、2 或 3 个器官/系统衰竭患者住院病死率分别为 48%、65% 和 70%[20]。另有研究显示高达 59% 的 LC 患者在入住 ICU 期间死于机械通气[21]。大多数死于住院后首周[20]，主要死因是 MOF，包括顽固性循环衰竭。然而，不同系列研究显示的 LC 患者入住 ICU 住院病死率差异明显，从 40%[20] 至 >80%[22]。这种差异可能与各地掌握的 ICU 入住标准不同有关，其中少部分患者选择性接受 LT 标准也不尽一致。但入住 ICU 救治的 LC 患者病死率难以撼动的实质性升高，其平均值明显高于接受血管升压药救治的非肝硬化 ICU 患者（约50%）[23]。

入住 ICU 危重 LC 患者预后不良的原因是：①缺乏有效的人工肝支持系统（ALSS）；②不良事件常常级联成串导致晚期 LC 患者恶性循环和许多并发症。的确，LC 并发任何一种严重并发症均可能诱导进一步肝功能恶化，并且可能促发其他器官/系统衰竭，即：损伤的肝功能导致 MOF，而 MOF 反过来又进一步损伤肝功能，形成恶性循环。

尽管危重 LC 患者预后不良，多年来国际性关注焦点在于 LT 重病优先的 MELD 评分策略，即 MELD 评分最高患者容许快速获得 LT。

二、预后评估

LC 相关肝衰竭患者预后评估对于进一步提高存活率十分重要，但在临床实践中存有困惑临床医师的相关问题。因为 LC 相关肝衰竭潜在致命性发作和严重 LC 及其复杂多变的并发症融合在一起，导致准确预测其预后难度增加。使得目前临床通用的肝病特异性评分（CTP 和 MELD，见第 7 章）评估 LC 并发肝衰竭患者预后具有一定局限性，这是因为一旦肝外器官发生衰竭，死亡与否决定于肝外终末器官功能障碍程度（短期病死率为 46%~89%），而不是肝病严重性[24-26]。十多年来，不断努力探索另外两类 ICU 危重症严重程度和预后评估系统预测模型：急性生理功能及慢性健康状况评分（APACHE）和序贯性器官衰竭评分（SOFA），各有优缺点。

（一）MELD 和 CTP 的局限性

MELD 除了采用肌酐评估肾衰竭外，并未考虑其他器官/系统衰竭指标。因为这些入住 ICU 救治的危重 LC 亚型患者很可能获得完备救治技术，使其存活机遇增加，这些因素明显影响 MELD 和 CTP 预测其预后的准确度。

（二）ICU 危重症严重程度和预后评估系统的有效性和局限性

至少已经提出 10 个不同的 ICU 评分系统，其目的在于评估 ICU 患者疾病严重性及其预后，例如 APACHE Ⅱ/Ⅲ，SAPS 和 MPM 评分系统，器官衰竭分层（LODS，MODS 和 SOFA 评分）或量化护理工作量（TISS，NEMS 和 NAS 评分)[27]。其中 APACHE Ⅱ 和 SOFA 是最常用的评估系统。

近来有队列研究[19,28-29]评估 2005~2008 年 ICU 收住的 LC 患者显示：住院后第一天并发 3~4 个非血液学器官衰竭患者病死率为 70%，而入院治疗 3 天后存在 3 个器官衰竭相关病死率为 89%。因此，有研究认为 APACHE Ⅱ 和 SOFA 是目前最相关的评估系统[24-26]。但亦有不少学者争议此观点。

多项研究比较肝病特异性评分（CTP 和 MELD）和 ICU 评分（APACHE Ⅱ 和 SOFA）评估危重 LC 患者预后的准确性（表 32-3-1）。这些研究提示 SOFA 评分准确度稍高于 APACHE Ⅱ，MELD 和 CTP。SOFA >8 分[24]及 MELD >25 分[29]患者的病死率特别高。肝病特异性 MELD 评分的准确度类似或甚至优于 ICU APACHE Ⅱ 评分。

表 32-3-1　不同评分系统评估入住 ICU 肝硬化肝衰竭患者预后准确度

作者［参考文献］	年度	患者（n）	病死率（%）	预后评分准确性（c statistic）			
				CTP	MELD	APACHE Ⅱ	SOFA
Wehler 等[26]	2001	143	36*	0.74	–	0.79	0.94
Rabe，C 等[21]	2004	76	59*	0.87	–	0.66	–
Cholongitas，E 等[29]	2006	312	65*	0.72	0.81	0.78	0.83
Chen，YC 等[30]	2005	102	69**	0.74	–	0.79	0.94
Das，V 等[19]	2010	138	49*	0.76	0.75	0.78	0.84†

注：＊ICU 病死率；＊＊住院病死率；†修正 SOFA 评分（不含血小板计数）

ICU 评分评估伴或不伴有 LC 并发 MOF 患者分级更准确。然而，问题在于即便是并发 MOF 的危重 LC 患者，肝脏病态仍然在预后评估中处于关键地位。诚然，对于 LC 患者采用 ICU 评分评估肝功能并不适当。例如，SOFA 评分依赖神经病学、心血管、肾、呼吸、血液学和肝功能障碍指标。MELD 中的 2/3 参数，即：肌酐和胆红素被纳入 SOFA 评分。尽管如此，LC 患者采用 SOFA 评分可能有一些限制。首先是 SOFA 和 MELD 给予肌酐和胆红素参数的权重并不一致；其次是凝血因子，这一反映肝功能的关键指标并未纳入 SOFA 评分系统。最后是血小板计数（PLT）在 SOFA 评分中反映 LC 和 PHT 患者病情容易出现偏差。近年来一项研究提出修正的"非血液学"SOFA 评分未将 PLT 纳入，变得比其他 ICU 评分更准确[19]。综上所述，MELD 和 CTP 评估危重 LC 患者预后具有重要局限性。这类患者采用非血液学 SOFA 评分似乎比 ICU 评分更准确。

必须注意独立于这些评分系统之外的因素，例如一些入住 ICU 的特殊指征（静脉曲张出血和 HE）与其他指征（休克和呼吸窘迫）比较可能伴有较好预后[20]。新近指南[31]认为 MELD 和 ICU 评分系统预测入住 ICU 的 LC 并发上消化道出血患者病死率近似。

近年来 EASL-慢性肝衰竭小组（CLIF 小组）多中心前瞻性研究 CLF 和 ACLF，建立了 CLIF-序贯器官衰竭评分系统（CLIF-SOFA），涉及反映肝、肾、脑、凝血、循环和肺功能多项指标[4]。入院确诊 ACLF 患者的 CLIF-SOFA 评分主要源自欧洲酒精性及非酒精性脂肪性肝病为主的相关 ACLF 患者病情进展和死亡的独立危险因素[4]。在此基础上，EASL-CLIF 联盟提出了简化的器官功能衰竭评分系统 CLIF-C OFs[32]，后经 1349 例患者资料验证 CLIF-C OFs 诊断 ACLF 的准确度确实优于 CLIF-SOFA；但用于预测 ACLF 患者预后两者无明显差异，也均不优于 MELD[32]。为了优化 CLIF-C OFs 的预测，Jalan 在充分考虑年龄和白细胞计数是独立预测死亡因子后，提出新的 CLIF-C ACLF 评分 = $10 \times [0.22 \times$ CLIF-C OFs $+ 0.04 \times$ 年龄 $+ 0.63 \times \ln($ 白细胞计数 $) - 2]^{[32]}$。该模型对患者 28、90 天死亡预测优于 MELD/MELD-Na 和 CTP。但应强调 ACLF 是一个固定时间点的断面评价指标，可动态进展或缓解，3 ~ 7 天内再次评价 ACLF 分级更有助于判断预后，其分级越高预后越差。CLIF-SOFA 可能是今后临床研究的主要参考。

基于肝脏是机体代谢的中枢器官，肝衰竭时必然引发一系列代谢紊乱。据此，近年来检测肝衰竭患者的代谢物图谱作为预测 ACLF 患者预后的潜在标志。Nie 等[33]通过高效液相色谱 – 质谱联合建立以溶血卵磷脂、溶血磷脂酸、磷脂酸为主的 ACLF 代谢图谱，并发现一些血清代谢物质可能与病情严重程度和预后有关。近来研究显示转铁蛋白饱和度和平均血小板体积也有一定的判断预后价值[34-35]。肝衰竭时大量肝细胞凋亡或坏死，肌动蛋白进入血循环，γ-球蛋白、凝溶胶蛋白消耗增加，使其血清水平下降，与肝衰竭预后有关[36]；ACLF 时外周血中的 M65/M30 比值可评价凋亡和坏死比重，有助于判断患者 3 个月预后[37]。肝病患者外周血鞘脂表达谱可用于判断乙型肝炎 ACLF 患者预后[38]。另有报道肝硬化患者中性粒细胞吞噬活力下降，可预测感染、器官功能障碍进展，及其 90 天和 1 年的生存状态[39]。均值得进一步研究。

总之，目前常用的 LC 相关肝衰竭患者预后评估系统存在敏感度和特异度不足等问题，临床上不管选用哪一种评分系统，动态监测其积分变化，可能更有助于弥补其不足、提高对疾病进展和生存期判断准确度。仍然需要继续探寻早期诊断标志和疾病严重程度的评估方法，以便更好地指导临床。

第四节　治　　疗

LC 相关肝衰竭患者病情危重，病死率极高，如何延长患者生存期，一直是临床研究热点和难点。病因和促发因素治疗是关键，特别是近年来 HBV 和 HCV 相关 LC 并发肝衰竭患者的抗病毒治疗取得显著进展（第 10、11 章）。但不应忽视内科综合基础治疗措施、重症监护和并发症防治技术的实施。

一、肝移植（LT）

LT 是救治 LC 相关肝衰竭最有效的治疗手段之一（第 43 章）。估计将来因肝衰竭接受 LT 的患者会越来越多。其注意力更多地集中在 ACLF 和 CLF 之间治疗方法的优选上。仅仅 LT 可能挽救 CLF 患者的生命，然而对于 ACLF，任何救治尝试都有可能将肝脏失代偿带回到支持基本生命代谢的肝功能临界值（即便是暂时的）而受益。近年来欧美国家倡导强化过渡治疗 LC 相关肝衰竭，以便达到更好的 LT 标准。从而引发不断升温的关注聚焦在 ALSS[11-12]。

二、ALSS

救治肝衰竭包括内科综合治疗、人工肝和 LT。目前内科治疗病死率仍然较高，而肝源匮乏使 LT 受限，发展体外 ALSS 的理论基础是"毒素理论"，此点早已被关注。清除血管活性物质、神经和肝脏毒性物质，不仅有利于终末期器官衰竭恢复，而且将为肝细胞再生改善肝内微环境，帮助肝脏重建回复到虚弱的肝细胞功能临界阈值之上[1,12]。ALSS 作为治疗肝衰竭的一种手段已经在临床上探索近 40 年，近来积累经验最多的是非生物 ALSS。

（一）ALSS 的种类

目前应用的非生物型人工肝方法包括血浆置换（plasma exchange，PE）、血液灌流（hemoperfusion，HP）、血浆胆红素吸附（plasma bilirubin absorption，PBA）、血液滤过（hemofiltration，HF）、血液透析（hemodialysis，HD）、白蛋白透析（albumin dialysis，AD）、血浆滤过透析（plasma diafiltration，PDF）和持续性血液净化疗法（continuous blood purification，CBP）等，由于各种人工肝的原理不同，因此应根据患者的具体情况选择不同方法单独或联合使用：例如伴有脑水肿或肾衰竭时，可选用 PE 联合 CBP、HF 或 PDF；伴有高胆红素血症时，可选用 PBA 或 PE；伴有水电解质紊乱时，可选用 HD 或 AD。另有较多组合型人工肝模式，例如血液滤过、透析和置换组合；选择性血浆置换和超滤组合（PERT）；将两个不同吸附柱串联组合（DPMAS）等。

（二）国内外研究简况

十多年来，国内 ALSS 研究较多的是 PE、HP、PBA、HF、HD、AD、PDF、CBP 及其个性化联合治疗，主要目的是清除因肝衰竭后体内聚集的有毒、有害物质，同时补充肝脏所需的一些物质，有助于内环境稳定和肝细胞再生，优选适应证和规范操作下取得了一定疗效。国内外采用全身透析去除血浆中的水溶性和非水溶性物质，其中最广泛应用的是 MARS。该系统中的 Ha 结合血液中多种内源性物质和毒素，包括胆红素、胆盐、长链脂肪酸和一氧化氮等[40]，通过透析去除这些 Ha 结合的毒物。除 MARS 外，另外两个方法类似的系统也研发成功，分次血浆分离和吸收系统（Prometheus）和单程蛋白透析（SPAD）。Prometheus 指分次血浆分离和吸附（FPSA）配合高通量血液透析，以去除与 Ha 结合的和水溶性毒素。SPAD 与 MARS 类似，但不同点在于透析白蛋白溶液稀释度不同（SPAD 为 4.4%，MARS 为 20%）。另外，富含 Ha 的透析液不能再循环利用，因为单循环后被弃掉（因此得名）。临床应用 SPAD 的经验报道有限[41-44]。

生物型及混合生物型人工肝理论上不仅具有解毒功能，而且还具备部分合成和代谢功能。细胞来源可分为肝细胞、肿瘤源性肝细胞、永生化肝细胞、干细胞等。虽然国内外最新研究集中在人源性肝细胞生物反应器，这也是人工肝发展方向，但在培养方式、生物安全性方面遇到极大挑战，仅仅处于初始研究阶段。

（三）疗效评价

研究显示人工肝治疗肝衰竭患者生化和神经学改善，并伴有血流动力学好转[45-52]，特别是早中期患者。但实际生存益处有限。

有很多有关重症 LC 和重叠并发症患者临床应用 MARS 的报道[49-50,52]。但因随机对照临床疗效研究很少，因此，LC 并发 ACLF 或 CLF 患者采用 MARS 救治的疗效仍不完全清楚。一项随机研究显示 MARS 比标准疗法能够更有效改善 3～4 期 HE 患者病情，并且血氨水平显著降低[52]。另一 ACLF 患者的随机对照试验采用 MARS 治疗后 HE 改善，与标准疗法比较，30 天存活率分别为 91% 和 54%[50]。近年来两项欧洲多中心大样本 RCTs 采用 MARS 或 Prometheus 比较标准疗法治疗 ACLF 患者显示：两种疗法患者 28 天存活率无任何疗效益处[53-54]。这两项临床试验报告均期待进一步探索重症 LC 患者的高效救治策略。近年来国内一项单中心 234 例乙肝相关 ACLF 患者的研究[55]显示，采用血浆置换为主的人工肝治疗组 104 例患者与对照组比较，90 天生存率（60% vs 47%，$P < 0.05$）、5 年生存率（43% vs 32%，$P < 0.05$）均高于

对照组。

　　在缺少大样本 RCT 的支持下，科学评估依据转向对现有资料的荟萃分析。但在获得的 3 个关于 ACLF 采用非生物人工肝治疗的荟萃分析结果矛盾。第一个 Khuroo 荟萃分析[56] ACLF 患者的 4 项随机和 2 项非随机试验，在病死率方面未显示任何效果。第二个是循证医学数据库收集相关研究数据进行探索性分析[57]（14 项研究，588 患者）显示：采用非生物人工肝支持治疗 ACLF 患者，与常规内科综合治疗组比较，病死率明显降低。第三个是 Zheng 等[58]荟萃分析显示非生物人工肝可有效降低 ACLF 患者病死率。目前，大多数国内外研究认为 Ha 透析似乎能够改善这类患者的 HE。但肝脏支持治疗的指征和疗程需进一步研究定义。

　　几十年来全球对 ALSS 给予了广泛深入的研究，尽管中国学者在大量应用 ALSS 治疗肝衰竭观察到了一定疗效，并且积累了越早应用 ALSS 治疗患者症状改善越明显的临床经验。但尚缺乏高级别的循证医学证据。目前研究数据显示 ALSS 治疗 LC 相关肝衰竭（ACLF 和 CLF）患者的存活率益处尚存争议。而且换血疗法，血浆去除，人交叉循环，猪肝交叉循环，血液灌流尚未被证实能够提高存活率。近年来国际学术界部分专家不建议在临床试验范围外使用 ALSS。其主要的临床问题是血液通过人工肝装置时可能会大量丢失血小板，干扰 LC 患者十分脆弱的凝血 – 抗凝血平衡，并恶化患者的凝血参数[59]。总之非生物人工肝、生物人工肝、肝细胞移植和异种肝脏移植均处于实验阶段，均未获得全球公认降低急性肝衰竭或 ACLF 患者病死率的最终结论。但目前普遍接受的观点是可采用非生物人工肝作为 LT 的过渡治疗。

三、肝细胞移植

　　近来报道[60] 7 例 ACLF 患者股动脉插管经脾动脉肝细胞移植，获得 3 例完全恢复，1 例顺利 LT 的疗效；随访 48 个月行 MRI 检查可见脾内存活的肝细胞，为临床救治 ACLF 提供了新策略。

四、干细胞和粒细胞集落刺激因子

　　研究发现肝损伤时骨髓干细胞（BMSC）迁徙至肝脏分化为肝细胞样细胞，参与肝病修复。粒细胞集落刺激因子（G-CSF）是最强的 BMSC 动员因子，连同 BMSC 介导的治疗作用包括肝细胞转分化、增殖、融合、旁分泌、抑制活化的肝星形细胞、增强纤维蛋白溶解的基质金属蛋白酶活性和肝脏再生机制。有报道将 BMSC 静脉输入 ESLD 患者体内后，其肝功能和症状改善[61]。近年来 G-CSF 已经成为治疗 ACLF 的研究热点，初步研究证实，G-CSF 显著增加 ACLF、DC 患者生存时间，降低脓毒血症发生率，各时间点 CTP、MELD 评分（1 周至数月）显著低于对照组[62]。另有研究显示 G-CSF 能加速骨髓细胞动员，增强受损肝细胞修复，提高患者生存率[63-64]。在 HBV-ACLF 患者中，G-CSF 能够间接促进肝细胞再生，改善肝功能，预防 HE、HRS 等并发症，并能降低 MELD、SOFA 评分值和提高生存率[65-66]。为 ESLD 患者带来了新的前景。

五、肝硬化相关不同程度肝衰竭患者重症监护益处比较

　　入住 ICU 的 LC 患者（ACLF 或 CLF）预后不良。基于入住 ICU 危重 LC 患者和不给予强化支持患者的存活概率差异已争议多年。争议源自许多因素，包括患者短期和长期预后，救援性 LT 可能性和卫生技术资源。实际上不同地区提供 LT 和救治设施可能存在广泛性差异。

　　数项选择性危重 LC 患者的系列 ICU 研究已经获得相对好的结果[19-21,29-30,67]。但应综合评估勉强入住 ICU 患者能否获益。一般而言，对于任何无并发症、MELD < 15 分患者，一旦并发一种威胁生命的急性并发症，应立即考虑收住 ICU。与此相反，对于终末期 LC（MELD > 30），≥3 个器官衰竭[29]，并且缺乏救

援性 LT 远景的患者，任何积极治疗均不可靠。临床医师常常面临这种两难之间困惑抉择的局面。在救死扶伤理念的驱动下，已经提出切合实际的对策包括无限制试验性重症监护 3 天[19]。按照这种策略，3 或 4 个非血液学器官衰竭的 LC 患者不应是收住 ICU 的禁忌证。然而，用尽 3 天 ICU 救治措施后持续性≥3 个器官衰竭的患者几乎是长久不变的致命性结局，可能被迫无奈限制生命支持措施。

总之，由于 LC 相关 ACLF 和 CLF 患者并发症复杂多变，SIRS 和败血症催化疾病快速恶化，众多促发因素驱导 MOF，并且晚期 LC 患者缺乏肝细胞增生潜能，使得评估单一疗法的有效性极为困难。迫切需要加大对肝衰竭发病机制、肝细胞再生修复机制的研究，也需要强化 CLF/ACLF 患者肝－肾、肝－肺、肝－肠间相互串扰机制的研究。几十年来 LC 并发肝衰竭相关临床研究均受到上述复杂因素困扰，因此，即便对既往认为治疗有效的技术仍然需要 RCTs 重新评估，可能需要进一步修正适应证，论证早期治疗效价比和不同支持疗法对预后的影响。

参考文献

[1] Katoonizadeh A, Laleman W, Verslype C, et al. Early features of acute-on-chronic alcoholic liver failure: a prospective cohort study. Gut, 2010, 59: 1561-1569.

[2] Sarin SK, Kedarisetty CK, Abbas Z, et al. Acute-on-chronic liver failure: consensus recommendations of the Asian Pacific Association for the Study of the Liver (APASL) 2014 [J]. Hepatol Int, 2014, 8 (4): 453-471.

[3] Olson JC, Wendon JA, Kramer DJ, et al. Intensive care of the patient with cirrhosis [J]. Hepatology, 2011, 54 (5): 1864-1872.

[4] Moresu R, Jalan R, Gines P, et al. Acute-on-chronic liver failure is a distinct syndrome that develops in patients with acute decompensation of cirrhosis [J]. Gastroenterology, 2013, 144 (7): 1426-1437.

[5] 张学海. 乙型肝炎与肝癌 [M]. 天津: 科学技术出版社, 2015, 322-327.

[6] Jalan R, Yurdaydin C, Bajaj JS, et al. Toward an improved definition of acute-on-chronic liver failure [J]. Gastroenterology, 2014, 147 (1): 4-10.

[7] Bernardi M, Moreau R, Angeli P, et al. Mechanisms of decompensation and organ failure in cirrhosis: from peripheral arterial vasodilation to systemic inflammation hypothesis. Journal of Hepatology, 2015, 63: 1272-1284.

[8] Arroyo V, García-Martinez R, Salvatella X. Human serum albumin, systemic inflammation, and cirrhosis. Journal of Hepatology, 2014, 61: 396-407.

[9] Moreau R, Jalan R, Gines P, et al. Acute-on-chronic liver failure is a distinctsyndrome that develops in patients with acute decompensation of cirrhosis. Gastroenterology, 2013, 144: 1426-1437.

[10] Fernandez J, Escorsell A, Zabalza M, et al. Adrenal insufficiency in patients with cirrhosis and septic shock: effect of treatment with hydrocortisone on survival. Hepatology, 2006, 44: 1288-1295.

[11] Laleman W, Wilmer A, Evenepoel P, et al. Review article: non-biological liver support in liver failure. Aliment. Pharmacol. Ther, 2006, 23: 351-363.

[12] Jalan R, Williams R. Acute-on-chronic liver failure: pathophysiological basis of therapeutic options. Blood Purif, 2002, 20: 252-261.

[13] Martin JA, Smith BL, Mathews TJ, et al. Births and deaths: preliminary data for 1998. In: National Center for Health Statistics. National Vital Statistics Report. Vol. 47, No. 25. Hyattsville MD (Ed.). National Center for Health Statistics, USA (1998).

[14] Kim WR, Brown RS Jr, Terrault NA, et al. Burden of liver disease in the United States: summary of a workshop. Hepatology, 2002, 36: 227-242.

[15] Leon DA, McCambridge J. Liver cirrhosis mortality rates in Britain from 1950 to 2002: an analysis of routine data. Lancet,

2006, 367：52 - 56.

［16］Roberts SE, Goldacre MJ, Yeates D. Trends in mortality after hospital admission for liver cirrhosis in an English population from 1968 to 1999. Gut, 2005, 54：1615 - 1621.

［17］Vilstrup H, Iversen J, Tygstrup N. Glucoregulation in acute liver failure. Eur. J. Clin. Invest, 1986, 16：193 - 197.

［18］Wanless IR, Wong F, Blendis LM, et al. Hepatic and portal vein thrombosis in cirrhosis：possible role in development of parenchymal extinction and portal hypertension. Hepatology, 1995, 21：1238 - 1247.

［19］Das V, Boelle PY, Galbois A, et al. Cirrhotic patients in the medical intensive care unit：early prognosis and long-term survival. Crit Care Med, 2010, 38：2108 - 2116.

［20］Fichet J, Mercier E, Genee O, et al. Prognosis and 1-year mortality of intensive care unit patients with severe hepatic encephalopathy. J Crit Care, 2009, 24：364 - 370.

［21］Rabe C, Schmitz V, Paashaus M, et al. Does intubation really equal death in cirrhotic patients? Factors influencing outcome in patients with liver cirrhosis requiring mechanical ventilation. Intensive Care Med, 2004, 30：1564 - 1571.

［22］Fang JT, Tsai MH, Tian YC, et al. Outcome predictors and new score of critically ill cirrhotic patients with acute renal failure. Nephrol Dial Transplant, 2008, 23：1961 - 1969.

［23］De Backer D, Biston P, Devriendt J, et al；SOAP II Investigators. Comparison of dopamine and norepinephrine in the treatment of shock. N Engl J Med, 2010, 362：779 - 789.

［24］Aggarwal A, Ong JP, Younossi ZM, et al. Predictors of mortality and resource utilization in cirrhotic patients admitted to the medical ICU. Chest, 2001, 119：1489 - 1497.

［25］Zimmerman JE, Wagner DP, Seneff MG, et al. Intensive care unit admissions with cirrhosis：risk-stratifying patient groups and predicting individual survival. Hepatology, 1996, 23：1393 - 1401.

［26］Wehler M, Kokoska J, Reulbach U, et al. Short-term prognosis in critically ill patients with cirrhosis assessed by prognostic scoring systems. Hepatology, 2001, 34：255 - 261.

［27］Vincent JL, Moreno R. Clinical review：scoring systems in the critically ill. Crit Care, 2010, 14：207.

［28］Warrilow SJ. Predictions and outcomes for the critically ill patient with cirrhosis：is it time to settle on the SOFA and let jaundiced views on the outcome MELD away. Crit. Care Med, 2010, 38：2259 - 2260.

［29］Cholongitas E, Senzolo M, Patch D, et al. Risk factors, sequential organ failure assessment and model for end-stage liver disease scores for predicting short-term mortality in cirrhotic patients admitted to intensive care unit. Aliment. Pharmacol. Ther, 2006, 23：883 - 893 .

［30］Chen YC, Tian YC, Liu NJ, et al. Prospective cohort study comparing sequential organ failure assessment and acute physiology, age, chronic health evaluation Ⅲ scoring systems for hospital mortality prediction in critically ill cirrhotic patients. Int J Clin Pract, 2006, 60：160 - 166.

［31］Tripathid, Stanleyaj, Hayespc, et al. UK guidelines on the management of varical haemorrhage in cirrhotic patients ［J］. Gut, 2015, 64（11）：1680 - 1704.

［32］Jalan RM, Saliba F, Pavesi M, et al. Development and validation of a prognostic score to predict mortality in patients with acute-on-chronic liver failure ［J］. JHepatol, 2014, 61（5）：1038 - 1047.

［33］Nie CY, Han T, Zhang L, et al. Cross-sectional and dynamic change of serum metabolite profiling for hepatitis B-related acute-on-chronic liver failure by UPLC/MS ［J］. J Viral Hepat, 2014, 21（1）：53 - 63.

［34］Maras JS, Mawall R, Harsha HC, et al. Dysregulated iron homeostasis is strongly associsted with multi-organ failure and early mortality in acute-on-chronic liver failure ［J］. Hepapol, 2015, 61（4）：1306 - 1320.

［35］Han L, Han T, Nie c, et al. Elevated mean platelet volume is associated with poor short-term outcomes in hepatitis B virus-related acute-on-chronic liver failure patients ［J］. Clin ResHepatol Gastroenterol, 2015, 39（3）：331 - 339.

［36］Liu M, Zheng SJ, Xiao SB, et al. Predictive value of serum gelsolin in hepatitis B virus（HBV）-related chronic liver disease [J]. African J Biotechnol, 2012, 11 (20): 4640 – 4645.

[37] Zheng SJ, Liu S, Liu M, et al. Prognostic value of M30/M65 for outcome of hepatitis B virus-related acute-on-chronic liver failure [J]. World J Gastroenterol, 2014, 20 (9): 2403 – 2411.

[38] Zheng SJ, Qu F, Li JF, et al. Serum sphingomyelin has potential to reflect hepatic injury in chronic hepatitis B virus infection [J]. Int J Infect Dis, 2015, 33: 149 – 155.

[39] Taylor NJ, Manakkat Vijay GK, Abeles RD, et al. The severity of circulating neutrophil dysfunction in patients with cirrhosis is associated with 90-day and 1-year mortality [J]. Aliment Pharmacol Ther, 2014, 40 (6): 705 – 715.

[40] Stange J, Ramlow W, Mitzner S, et al. Dialysis against a recycled albumin solution enables the removal of albumin-bound toxins. Artif Organs, 1993, 17: 809 – 813.

[41] Peszynski P, Klammt S, Peters E, et al. Albumin dialysis: single pass vs recirculation (MARS). Liver, 2002, 22 (Suppl. 2): 40 – 42.

[42] Chawla LS, Georgescu F, Abell B, et al. Modification of continuous venovenous hemodiafiltration with single-pass albumin dialysate allows for removal of serum bilirubin. Am. J. Kidney Dis, 2005, 45: 51 – 56.

[43] Sauer IM, Goetz M, Steffen I, et al. In vitro comparision of the molecular adsorbent recirculation system and single-pass albumin dialysis (SPAD). Hepatology, 2004, 39: 1408 – 1414.

[44] Kortgen A, Rauchfuss F, Götz M, et al. Albumin dialysis in liver failure: comparison of molecular adsorbent recirculating system and single pass albumin dialysis-a retrospective analysis. Ther. Apher. Dial, 2009, 13: 419 – 425.

[45] Stadlbauer V, Davies NA, Sen S, et al. Artificial liver support systems in the management of complications of cirrhosis. Semin. Liver Dis, 2008, 28: 96 – 109.

[46] Stange J, Mitzner SR, Risler T, et al. Molecular adsorbent recycling system (MARS): clinical results of a new membrane-based blood purification system for bioartificial liver support. Artif. Organs, 1999, 23: 319 – 330.

[47] Jalan R, Sen S, Steiner C, et al. Extra-corporeal liver support with molecular adsorbents recirculating system in patients with severe acute alcoholic hepatitis. J. Hepatol, 2003, 38: 24 – 31.

[48] Di Campli C, Zocco MA, Gaspari R, et al. The decrease in cytokine concentration during albumin dialysis correlates with the prognosis of patients with acute on chronic liver failure. Transplant. Proc, 2005, 37: 2551 – 2553.

[49] Mitzner SR, Stange J, Klammt S, et al. Improvement of hepatorenal syndrome with extracorporeal albumin dialysis MARS: results of a prospective, randomized, controlled clinical trial. Liver Transpl, 2000, 6: 277 – 286.

[50] Heemann U, Treichel U, Loock J, et al. Albumin dialysis in cirrhosis with superimposed acute liver injury: a prospective, controlled study. Hepatology, 2002, 36: 949 – 958.

[51] Sen S, Davies NA, Mookerjee RP, et al. Pathophysiological effects of albumin dialysis in acute-on-chronic liver failure: a randomized controlled study. Liver Transpl, 2004, 10: 1109 – 1119.

[52] Hassanein TI, Tofteng F, Brown RS Jr, et al. Randomized controlled study of extracorporeal albumin dialysis for hepatic encephalopathy in advanced cirrhosis. Hepatology, 2007, 46: 1853 – 1862.

[53] Banares R, Nevens F, Larsen FS, et al; Relief Study Group. Extracorporeal liver support with the molecular adsorbent recirculating system (MARS) in patients with acute-on-chronic liver failure. The Relief Trial. Abstracts of the 45th Annual Meeting of the European Association for the Study of the Liver (EASL). J Hepatol, 2010, 52 (Suppl 1): S459 Abs No. 1184.

[54] Rifai K, Kribben A, Gerken G, et al. Extracorporeal liver support by fractionated plasma separation and absorption (Prometheus) in patients with acute-on-chronic liver failure (HELIOS study): a prospective randomized controlled multicenter study. Abstracts of the 45th Annual Meeting of the European Association for the Study of the Liver (EASL). J Hepatol 2010, 52 Suppl 1: S3, Abs No. 6.

[55] Qin G, Shao JG, Wang B, et al. Artificial liver support system improves short-and long-term outcomes of patients with HBV-associated acute-on-chronic liver failure: a single-center experience [J]. Medicine (Baltimore), 2014, 93 (28): e338.

［56］Khuroo MS，Farahat KL. Molecular adsorbent recirculating system for acute and acute-on-chronic liver failure：a meta-analysis. Liver Transpl，2004，10：1099－1106.

［57］Liu JP，Gluud LL，Als-Nielsen B，Gluud C. Artificial and bioartificial support systems for liver failure. Cochrane Database Syst. Rev，2004，1：CD003628 .

［58］Zheng Z，Li X，Li Z，et al. Artificial and bioartificial liver support systems for acute and acute-on-chronic hepatic failure：a met-analysis and meta-regression ［J］. Exp Thr Med，2013，6（4）：929－936.

［59］Faybik P，Bacher A，Kozek-Langenecker SA，et al. Molecular adsorbent recirculating system and hemostasis in patients at high risk of bleeding：an observational study. Crit Care，2006，10：R24.

［60］Wang F，Zhou L，Ma X，et al. Monitoring ofintrasplenic hepatocyte transplantation for acutr-on-chronic liver failure：a prospective five-year follow-up study ［J］. Transplant Proc，2014，46（1）：192－198.

［61］Vainshtein JM，Kabarriti R，Mehta KJ，et al. Bone marrow-derived stromal cell therapy in cirrhosis：clinical evidence，cellular mechanisms，and implications for the treatment of hepatocellular carcinoma ［J］. Int J Radiat Oncol Biol Phys，2014，89（4）：786－803.

［62］Huebert RC，Rakela J，Cellular. Therapy for Liver Diseease ［J］. Mayo Clin Proc，2014，89（3）：414－424.

［63］DI Campli C，Zocco MA，Saulnier N，et al. Safety and efficacy profile of G-CSF therapy in patients with acute on chronic liver failure ［J］. Dig Liver Dis，2007，39（12）：1071－1076.

［64］Gustot T. Beneficial role of G-CSF in acute-on-chronic liver failure：effects on liver regeneration，inflammation/immuno-paralysis or both? ［J］. Liver Int，2014，5（4）：484－486.

［65］Duan XZ，Liu FF，Tong JJ，et al. Granulocyte-colony stimulating factor therapy improves survival in patients with hepatitis B virus-associated acute-on-chronic liver failure ［J］. World J Gastroenterol，2013，19（7）：1104－1110.

［66］Garg V，Garg H，Khan A，et al. Granulocyte colony-stimulating factor mobilizes CD34（+）cells and improves survival of patients with acute-on-chronic liver failure ［J］. Gastroenterology，2012，142（3）：505－512.

［67］Arwal A，Ong JP，Younossi ZM，et al. Predictors of mortality and resource utilization in cirrhotic patients admitted to the medical ICU. Chest，2001，119：1489－14

第三十三章 肝硬化性心肌病

肝硬化（LC）常常并发心肌病（cirrhotic cardiomyopathy CCM），表现为休息时心功能基本正常，但在应激状态下呈现心脏收缩力减弱。但因缺乏明显心衰体征使其临床诊断困难，至今缺乏共识性诊断标准。因此，目前难以做出治疗推荐意见，关键在于全面认识 CCM，并给予细心防护。本章综述 CCM 发病机制、临床和近年来被关注的一些治疗措施。

第一节 CCM 研究历史回眸

近代医史早有记载肝脏在血液循环中发挥重要作用。医疗技术进步至 20 世纪中叶已能准确检测心血管功能，Kowalski 等[1]确认 LC 与心血管功能障碍有关。特别是酒精性肝硬化（AC）患者的心排血量（CO）增加，全身血管阻力和血压降低。并把这种高动力循环（HDC）归咎于肝病诱发的循环血管扩张。随后很多研究确认 LC 存在 HDC[2-5]（第 6 章）。Kowalski 等报道 LC 患者心电图（ECG）QT 间期延长。此发现应追溯至过去近百年。但直到 1969 年 CCM 一直被忽略。可能是因为将 LC 并发的心脏病变视为HDC 的一部分，当时发现的 CO 增加似乎给人的印象是心脏收缩功能"正常"。Regan 等[6]对 AC 患者在血管收缩药应激情况下细心观察心脏收缩功能，发现健康者舒张期充盈量增加的正常反应是每搏输出量显著增加，但 AC 患者平均每搏输出量仅仅表现出轻微增加，甚至一些患者还表现出减少。5 年后，Limas等[7]研究再次显示 AC 患者心肌收缩力对刺激反应迟钝，并且采用短效强心苷类药物哇巴因难能增加患者心肌收缩力。尔后十多年很多研究确认了 LC 患者心脏应激反应性减弱，所有研究结果均显示 AC 患者存在潜在的"酒精性心肌病"[8-13]。这些 LC（而不是酒精）导致的心肌收缩力应激反应钝化现象直到 20 世纪 80 年代后期仍捉摸不定。1986 年，Caramelo 等[14]给 CCl₄诱导的 LC 鼠注射生理盐水吃惊地发现其 CO降低 50%。这项里程碑式的研究完全被当时科学界忽略，可能是因为没有合理解释，便认为这是一种意外结果。1989 年，Lee[8]明确提出这种心脏应激反应钝化由 LC 本身导致，而不是酒精。尔后十多年很多研究认同此结论[9-13]。现代'肝病学'研究确认肝病与心血管紊乱相关。从早期模糊的科学好奇心演变为临床重要的实体病。研究发现的 LC 患者 CO 增加，而且存在潜在的心功能不全，包括心肌收缩力减弱，伴收缩期和舒张期功能障碍和心肌电生理异常，这种综合征被称为 CCM[15]。目前认为 CCM 是 LC 的一个严重并发症；表现为休息时心功能可能正常，但在体力、药物学应激、出血、血循环扩容和一些外科操作（例如 TIPS 和 LT）时呈现心脏应激反应性减弱，甚至心衰或猝死[9-10,16]。因此，越来越引起临床医生重视。因为目前没有广泛接受的特异性诊断标准，CCM 的实际发病率尚不清楚[11]。Baik 等[18]研究 CTPB级和 C 级 LC 患者几乎均有不同程度的 CCM。

第二节 发病机制

由于难以获得 LC 患者死亡前心脏组织及其临床侵入性研究方法，大多数发病机制研究由动物实验完成，特别是胆总管结扎（CBDL）鼠胆汁性 LC。CBDL 鼠模型可显示 LC 患者的几乎所有特征，包括 PHT、腹水、黄疸、HE、HDC，HPS 和 CCM[19-21]；并发现心肌细胞 Fas 蛋白表达明显增加，注射抗-Fas 单克隆抗体后心肌收缩和舒张功能明显改善，提示心肌细胞凋亡[19]。

一、心肌细胞膜机制

心肌收缩力主要受 β-肾上腺素受体系统调节。Gerbes 等[22]研究发现仅仅失代偿型肝硬化（DC）患者的 $β_2$-肾上腺素能受体密度减低和敏感性减低，进而心肌收缩力较弱。

二、心肌细胞钙动力学

心肌细胞内游离钙是其收缩力的关键因素。CBDL 鼠模型心肌细胞钙通道基线和异丙基肾上腺素刺激后钙内流显著减少[23]。

三、cGMP-介导的机制

一氧化氮（NO）通过抑制 β-肾上腺素受体功能或钙离子细胞动力学辅助调节心肌收缩力[24]。证据提示它可能直接抑制腺苷酸环化酶，或通过细胞内信使 cGMP 抑制钙通道[24]。LC 患者全身或心脏本身高表达 NO 也可能在其心脏衰弱中发挥作用[25-27]。

四、延迟复极化机制

Ward 等[28]观察 CBDL 鼠模型心室肌细胞 K^+ 和 Ca^{2+} 电生理学明显异常。并且呈现动作电位和 QT 间期延长。CCM 病理学可能由多因素参与，如 β-肾上腺受体信号减弱、心肌细胞质膜功能障碍和心抑制物质（如：细胞因子类、内源性大麻酚类和一氧化氮）水平升高或活性增强等[29]。

第三节　组织学变化

几乎全部 LC 患者和动物模型研究均发现轻微 CCM，但左心室显著肥大。既往观念是容量负荷过度诱导心脏扩大，而压力负荷过度诱导肥大，新的认识认为这太简单化。一个实例是 LC 患者心脏伴随着 HDC 的恶化显示一种低压力、血容量负荷过度状态。普遍认为左心房扩大，符合容量过度和 HDC。ECG 显示左心室壁和室间隔增厚[30-32]。

很难获得 LC 患者的心脏活检标本。虽然有几项大样本 LC 患者的组织学系列研究，但均为尸体解剖研究，并且几乎所有研究均为 AC 患者[8,10-12]。研究显示 CCM 形态学基础是心肌肥大，心内膜下和心肌细胞水肿，斑片状纤维化，渗出，核空泡，色素沉着罕见和心脏重量显著增加[33]。可能导致心肌壁僵硬，或左心室充盈和舒张功能受损。这些病变是否真实反映 CCM，还是酒精性心肌毒性仍然难以确认。唯一研究死亡前同一患者的心内膜心肌和肝活检。但标本量很少，由此可能带来参照/选择性偏倚影响其结果可靠性。尽管如此，这种少量心脏标本显示心肌不规则纤维化和肥厚与尸体解剖观察到的结果类似。然而，CCM 是一种独立疾病，还是仅代表在 HDC 状态下工作负荷增加导致的左心室异常，尚有争议[31]。新近 Wroński 等[34]研究发现 53.2% 的 LC 患者心室壁异常，其中 9.3% 左室壁增厚，31% 右室壁变薄，同时出现上述病变者占 12.9%，25.8% 的患者易死于心衰（特别是单纯左室壁增厚患者）。

第四节　临床表现

一、心脏收缩功能障碍

LC 患者心脏做功能力下降伴有潜在收缩期和舒张期功能障碍[31,33,35]。运动后左心室舒张末期压升高，然而，心脏指数和左心室射血分数下降，表明心室对心室充盈压响应异常[12]。患者仰卧位时主要表现为 HDC，而在直立位时变为正常[36-37]。LC 患者体位变换研究提示仰卧位时心脏前负荷增加促进 CO 增加[36]。左心室射血分数仰卧位多为正常，站立位下降[38]。心率反应迟钝，心肌收缩力减弱，骨骼肌消耗，氧摄取及其传递受损联合导致心脏功能减退。

二、心脏舒张功能障碍

LC 并发心脏功能衰竭以左心室充盈受损和舒张期功能障碍为主，并且先于收缩功能障碍。对 LC 患者心室舒张期充盈的研究支持存在亚临床型 CCM，伴舒张期功能障碍。扩充血容量可增加心脏前负荷，严重超负荷时可使心肌收缩力进一步受损[31]。LC 腹水患者舒张期功能障碍在腹腔穿刺大量放腹水（LVP）后改善，而在 TIPS 后恶化[31-32,39-40]。

三、重要血流动力学参数变化

LC 相关心血管系统变化包括循环和心脏[40]。大多数研究显示 LC 患者右心室压（RVP），肺动脉压（PAP）和左心房或肺动脉楔压（PAWP）处于正常范围上限，但在休息时回复至正常范围（表 6 - 2 - 1）。LC 患者右心房压轻微升高，特别是 DC 患者，并且 LVP 后呈现 RAP，PAP 和 PAWP 降低[41]。LC 患者血流动力学紊乱是进行性有效动脉血容量降低，主因是全身血管阻力减弱，主要表现在内脏血管区域，这是由于血管活性物质产生过多（例如，一氧化氮，一氧化碳，内源性大麻酚类），诱导血管扩张，并阻碍对血管收缩介质的反应性。这代偿性激活神经体液系统，促进血管收缩和肾脏钠水潴留，包括肾素血管紧张素醛固酮轴（RAA），交感神经系统（SNS）和精氨酸血管加压素（ADH）。因此，就功能性观点而论，DC 患者呈现出 ECBV 减少和心血管反应性减弱，甚至在其 CO 正常或增加的情况下。然而，一旦发生 CO 下降，将会导致 ECBV 的进一步减少，在更晚期 LC 患者中可观察到这种现象，提示 CCM 进一步恶化。

四、心脏前后负荷变化

LC 患者在休息时因为心脏后负荷减轻，心脏做功减少。但在劳累时心脏前负荷和 CO 增加，并伴有潜在心衰风险[33,42]。LC 腹水患者左心室射血分数下降，特别是 LVP 后，作为 LVP 综合征临床表现的一部分[31]。采用静脉输注血管收缩药物使较低的全身血管阻力恢复正常，进而使左心房、左心室充盈压升高，但其 CO 并未发生明显变化。因此，若增加原本降低的心脏后负荷可能诱发潜伏性心室衰竭，患者心脏表现出对变力性药物反应性减弱。

有充分证据支持 LC 患者心脏功能不全类型以潜在低反应性、高排型心衰为特征。挑战心脏功能的任何事件均可能诱发心衰。一些 LC 患者轻微体力活动便可诱发心脏收缩期功能不全；而在 LT 后，患者体力活动和心功能逐渐恢复[43-44]。隐匿性 CCM 在临床上常遭遇物理、药理和应激性操作诱导后暴露显症性

CCM，例如，LVP 不给予适量扩容、TIPS、腹腔静脉分流和外科手术[45-47]。TIPS 将门静脉血液分流至右心，不出意外，TIPS 后患者心室应激收缩力、特别是舒张功能恶化[40,48-49]，出现明显的左心室衰竭。的确，在一项大样本 TIPS 和 LVP 治疗顽固性腹水的 RCT 中，TIPS 治疗组显症充血性心衰（CHF）发生率为 12%，而 LVP 组未出现心衰[50]。

五、CCM 并发症

推测在 LC 患者心室功能障碍，外周血管扩张和钠潴留之间可能具有相关性。不管是 '原发性外周血管扩张'，还是钠水潴留 '超负荷' 学说，肾脏血流灌注依赖心血管系统的功能。不管血管或其血容量处于什么状态，泵功能必须满足适当肾灌注。然而，最终难以证实心脏功能减退在肾钠潴留发生机制中的促进作用。有研究腹水前期 LC 患者高钠饮食 7 天[51]，诱发钠水潴留。而健康受试者心脏反应正常，收缩压峰值与收缩末期容量关系斜率升高；但约半数腹水前期的 LC 患者显示异常的负相关，即，收缩压降低伴有收缩末期容量增加。也就是说 LC 患者心脏收缩力基础水平已经处于减弱状态，并且在钠负荷增加和肾钠潴留挑战下更加恶化[51]。提示 LC 患者心室收缩功能障碍可能促进肾脏水潴留。CCM 对 LC 肝细胞增生或肝功能的影响尚不清楚，但在理论上似乎难以否认。

第五节　辅助检查

一、心脏收缩和舒张功能检测

可采用多种方法检测心室收缩力。包括检测每搏输出量，舒张末期、收缩末期容量和射血分数（EF）。Gould 等[52]首先采用运动激应性测试 AC 患者左心室收缩功能，呈现显著性钝化反应，血液淤滞于左心房。其后更多先进技术用于检测心室激应功能，例如：ECG 和放射性核素心血管造影[53]。鉴于 LC 患者和健康对照组基线射血分数近似，采用亚极量运动刺激健康受试者后这些参数升高 14%，但 LC 患者仅仅升高 6%。随着左心房增大，LC 患者心室壁顺应性降低。

所有类型 LC 患者均伴有运动心脏收缩功能损伤[30]。这些研究还显示运动过程中 LC 患者最大射血指数和 CO 增加，并发腹水患者比无腹水患者显示更严重的功能障碍（图 33-5-1）[30]。

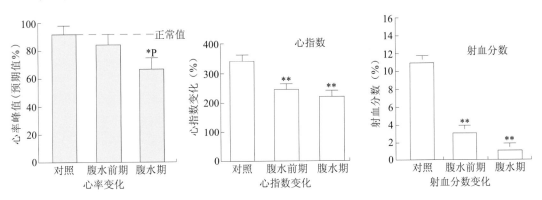

图 33-5-1　健康受试者，腹水前期肝硬化和肝硬化腹水患者最大运动量刺激下的
心脏功能变化（心率、心指数、射血分数）[30]

注：与对照组显著性差异：$^*p<0.05$，$^{**}p<0.01$。†腹水前期和腹水患者之间的显著性差异：$p<0.05$

尽管 LC 患者对血管活性药物反应性研究存在缺陷，但这些研究信息很有用。Regan 等[6] 开拓性研究采用血管收缩药增加后负荷；其他研究注入血管收缩药后显示外周血管阻力恢复正常[7]。尽管呈现肺动脉毛细管楔压倍增，但 CO 并未变化，提示心室功能障碍。LC 变时性心功能不全表现为心脏对适度兴奋激应性减弱。典型实证是 LC 患者和动物模型对运动性心动过速或血管活性药刺激反应钝化[30,53]（图 33-5-1）。最显著临床后果是迫使患者活动能力受限。

二、电生理异常

临床上常常发现慢性肝病患者 Q-T 间期延长（图 33-5-2），导致潜在室性心律失常和心脏猝死[12,43]。Bernardi 等[54] 报告 Q-T 间期延长与肝病严重程度、血浆 NE 水平与存活率显著相关。伴随着肝功能改善这种 Q-T 间期延长似乎能够恢复，例如 LT 后[43]。临床观察发现口服 β 受体阻滞剂可使部分患者 Q-T 间期延长恢复正常[55]。有学者建议可将 CCM 伴有的 Q-T 间期延长作为识别 LC 患者潜在风险标志[9-10]。需要对慢性肝病患者 Q-T 间期延长进行病理生理学和临床研究，以便评估其预后和优化治疗。

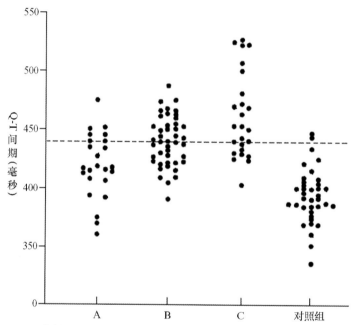

图 33-5-2　CTP 分级（A、B、C）LC 患者和健康受试者心电图 Q-T 间期（QTc）比较

注：虚线代表公认的正常值上限（440ms）[54]

三、血清学标志

有一些反映心肌劳损的血清学标志，例如心肌肌钙蛋白 I 和钠尿肽家族，它们与传统心肌坏死/损伤标志（例如肌酸激酶）不同，心肌劳损不会出现心肌坏死那样的血清学标志显著升高。心房受到牵张性刺激释放心房钠尿肽（ANP），而心室则释放 B 型钠尿肽（BNP）。充血性心衰（CHF）专家共识同意将 BNP 和前-BNP 作为心室压力/容积过度负荷病损的极好指标[56]。研究提示这些血清学标志可用于 CCM 的诊断，但确切的诊断界值尚未确定。

四、影像学检查

超声检查发现在 LC 早期，心脏射血前期时间缩短，而左室射血时间延长，其比值减小能够很好地反映心肌收缩功能变化[18]。目前 MRI 是评价心脏形态和功能的金标准，Sampaio 等[57]研究 LC 患者心脏对多巴酚丁胺应答反应，发现比常规方法更灵敏的检测到心脏功能异常。

第六节　诊　　断

由于 CCM 缺乏明显心衰体征使其临床诊断困难。在缺乏共识性诊断标准情况下，2006 年专家组赞同初步推荐 CCM 诊断标准如下：①休息时左心室收缩力正常或增加，但激应性收缩和舒张反应减弱；②心电生理学异常，例如 ECG 显示 QT 间期延长；③心脏结构和组织学相应变化；④心脏受损相关血清学标志阳性。并非存在所有这些特征才疑诊 CCM。

有时较大手术或 TIPS 等因素诱发急性血流动力学变化和显症 CCM。入住 ICU 的 LC 患者对正性肌力药物反应性减弱也可能是 CCM 的诊断线索，但常伴复杂因素，例如败血症导致心肌功能改变。因此，应有的疑诊指数和知晓本病是做出诊断的关键。

第七节　治　　疗

因为 CCM 缺乏共识性诊断标准，相关 LC 并发 CCM 治疗研究很少[58]。因此，目前难以做出标准治疗推荐意见。值得庆幸的是在缺乏共存酒精性心肌病情况下，LC 患者很少发生严重心衰。这可能由 LC 外周血管扩张导致左心室负荷下降，及心肌抑制系统（例如毒蕈碱系统）补偿性降低引起。近年来被关注的一些治疗措施讨论如下。

针对 CCM 患者心室激应性减弱的显著特征，应特别警醒主管医师格外关注能够引发心衰的各种病因，例如外科手术、出血、感染、快速补液扩容、LVP、TIPS 和应用血管活性药物。

若难以确认是否存在心脏功能不全，采用影像学技术（例如 MRI，放射性核素或 ECHO）检查也难以发现休息状态下患者轻度心脏功能病变。因此，需要一种应激性刺激，例如运动或药物挑战。若出现显著性 CHF，可按照非肝硬化 CHF 治疗原则处理，但有两点需要关注：一是洋地黄类药物可能无效或效果很差。然而，此结论仍待确认，因为支持此结论的研究入组患者可能患有酒精性心肌病。其次是降低心脏后负荷是治疗非 LC 并发 CHF 患者的主要措施，但应谨慎用于 LC 患者。这是因为很多 LC 患者伴潜在低血压，若给予冲击性大量血管扩张剂极易诱发循环系统虚脱和肾闭症。治疗严重 CHF 应包括诸如卧床休息，限盐，利尿，降低前负荷，吸氧和谨慎应用血管扩张剂降低心脏后负荷的治疗措施。

LC 动物模型研究显示采用 β-肾上腺素受体变力性刺激药物治疗无效，因为相关药理信号传导过程有很多缺陷，有限研究数据也支持这种观点。若采用多巴酚丁胺和异丙肾上腺素治疗 LC 患者，显示心脏变时性或血管反应性减弱[8]。磷酸二酯酶拮抗剂（例如氨力农）抑制 cAMP 降解，因此，可能具有临床应用价值，因为很多 β-肾上腺素受体信号缺陷处于腺苷酸环化酶上游。但遗憾的是，仅有的一项应用这类药物的研究未能显示疗效。对 LC 并发 HCC 肝脏部分切除患者，试图采用氨力农降低围手术期缺血再灌注损伤[59]，但这种药物并未影响这些患者的 CO 或动脉血压。

对于非 LC 患者心衰，目前共识是采用 β 受体阻滞剂（NSBB）阻断交感神经心脏效应。有研究应用普萘洛尔治疗 LC 患者[55]，结果显示患者延长的 QTc 显著缩短，从平均值 460ms 缩减至 440ms，心脏肌电偶联改善。但 Wong 等[60]研究发现普萘洛尔能够降低 LC 患者心排血量,特别是在并发感染、顽固性腹水时应用可能损害心脏,降低患者长期生存率,因此,这类患者应禁用[61]。是否长期应用 NSBB 能够缓解或保护 LC 患者的心脏病变需深入研究。

研究显示静脉输注人血白蛋白(Ha)能够改善 SBP 患者的循环功能障碍[62];同时心搏指数的改善支持 Ha 对心脏功能的直接效应[62],这正如肝硬化腹水鼠动物实验模型研究[63]提示的那样,采用 Ha 进行血浆扩容改善了左心室功能。Ha 对 LC 患者循环功能和心脏收缩力的正效应也可能由其非胶体性质介导[62-63]。

Pozzi 等[64]报道采用醛固酮受体拮抗剂烯睾丙酸钾(坎利酸钾)治疗 CCM 患者 24 周后显著降低左心室壁厚度和外周交感神经活性。Wong 等[65]发现 CCM 患者长期应用螺内酯和阿米洛利能够显著降低门静脉压力,改善心脏纤维化和左室肥厚,QTc 间期缩短。提示长疗程醛固酮受体拮抗剂药物治疗可能最终改善舒张期功能障碍。需要进一步研究确认。

对于 LC 及其所有并发症,LT 是最终治疗选择。研究显示 LT 能够完全逆转 CCM,一般在 LT 后数月 CCM 病情改善或恢复正常[66]。但 LT 并不能普遍获得,并且另有研究[18]发现 CCM 患者 LT 后约半数患者出现心功能不全,7%~21% 的患者死于心衰。因此,进一步研究 CCM 的内科疗法仍是紧迫任务。

参考文献

[1] Kowalski HJ, Abelmann WH. The cardiac output at rest in Laennec's cirrhosis. J Clin Invest 1953; 32: 1025 – 1033.

[2] Wong F, Blendis L. The hyperdynamic circulation in cirrhosis: an overview. Pharmacol Ther 2001; 89: 221 – 231.

[3] Menon KV, Kamath PS. Regional and systemic hemodynamic disturbances in cirrhosis. Clin Liver Dis 2001; 5: 617 – 627.

[4] Lebrec D, Moreau R. Pathogenesis of portal hypertension. Eur JGastroenterol Hepatol 2001; 13: 309 – 311.

[5] Garcia-Tsao G. Portal hypertension. Curr Opin Gastroenterol 2003; 19: 250 – 258.

[6] Regan TJ, Levinson GE, Oldewurtel HA, et al. Ventricular function in noncardiacs with alcoholic fatty liver: role of ethanol in the production of cardiomyopathy. J Clin Invest 1969; 48: 397 – 407.

[7] Limas CJ, Guiha NH, Lekagul O, Cohn JN. Impaired left ventricular function in alcoholic cirrhosis with ascites. Ineffectiveness of ouabain. Circulation 1974; 49: 754 – 760.

[8] Lee SS. Cardiac abnormalities in liver cirrhosis. West J Med 1989; 151: 530 – 535.

[9] Ma Z, Lee SS. Cirrhotic cardiomyopathy: getting to the heart of the matter. Hepatology 1996; 24: 451 – 459.

[10] Liu H, Lee SS. Cardiopulmonary dysfunction in cirrhosis. J Gastroenterol Hepatol 1999; 14: 600 – 608.

[11] Blendis L, Wong F. Is there a cirrhotic cardiomyopathy? Am J Gastroenterol 2000; 95: 3026 – 3028.

[12] Moller S, Henriksen JH. Cirrhotic cardiomyopathy: a pathophysiological review of circulatory dysfunction in liver disease. Heart 2002; 87: 9 – 15.

[13] Baik SK, Lee SS. Cirrhotic cardiomyopathy: causes and consequences. J Gastroenterol Hepatol 2004; 19 (Suppl1): S185 – S190.

[14] Caramelo C, Fernandes-Munoz D, Santos JC, et al. Effect of volume expansion on hemodynamics, capillary permeability, and renal function in conscious, cirrhotic rats. Hepatology 1986; 6: 129 – 134.

[15] Moller S, Henriksen JH. Cirrhotic cardiomyopathy. J Hepatol 2010; 53: 179 – 190.

[16] D'Amico G, Pagliaro L, Bosch J The treatment of portal hypertension: a meta-analytic review. Hepatology 1995; 22: 332 – 354.

[17] RUIZ-DEL-ARROL L, SERRADILLA R. Cirrhotic cardiomyopathy [J], World J Gastroenterol, 2015, 21 (41): 11502 – 11521.

［18］Baik SK，Fouad TR，Lee SS. Cirrhotic cardiomyopathy［J］. Orphanet J Rare Dis，2007，2：15.

［19］Nam SW，Liu H，Wong JZ，et al. Cardiomyocyte apoptosis contributes to pathogenesis of cirrhotic cardiomyopathy in bile duct-ligated mice［J］. Clinial Science，2014，127（8）：519－526.

［20］Ma Z，Meddings JB，Lee SS. Membrane physical properties determine cardiac beta-adrenergic receptor function in cirrhotic rats. Am J Physiol，1994，267：G87－93.

［21］Ma Z，Zhang Y，Huet PM，et al. Differential effects of jaundice and cirrhosis on b-adrenoceptor signaling in three rat models of cirrhotic cardiomyopathy. J Hepatol，1999，30：485－491.

［22］Gerbes AL，Remien J，Jungst D，et al. Evidence for downregulation of beta-2-adrenoceptors in cirrhotic patients with severe ascites. Lancet，1986，1：1409－1411.

［23］Ward CA，Liu H，Lee SS. Altered cellular calcium regulatory systems in a rat model of cirrhotic cardiomyopathy. Gastroenterology，2001，121：1209－1218.

［24］Hare JM，Colucci WS. Role of nitric oxide in the regulation of myocardial function. Prog Cardiovasc Dis，1995，38：155－166.

［25］Garcia-Estan J，Ortiz MC，Lee SS. Nitric oxide and renal and cardiac dysfunction in cirrhosis. Clin Sci，2002，102：213－222.

［26］van Obbergh L，Vallieres Y，Blaise G. Cardiac modifications occurring in the ascitic rat with biliary cirrhosis are nitric oxide related. J Hepatol，1996，24：747－752.

［27］Liu H，Ma Z，Lee SS. Contribution of nitric oxide to the pathogenesis of cirrhotic cardiomyopathy in bile duct-ligated rats. Gastroenterology，2000，118：937－944.

［28］Ward CA，Ma Z，Lee SS，et al. Potassium currents in atrial and ventricular myocytes from a rat model of cirrhosis. Am J Physiol，1997，273：G537－G544.

［29］Alqahtani SA，Fouad TR，Lee SS. Cirrhotic cardiomyopathy. Semin Liver Dis，2008，28：59－69.

［30］Wong F，Girgrah N，Graba J，et al. The cardiac response to exercise in cirrhosis. Gut，2001，49：268－275.

［31］Pozzi M，Carugo S，Boari G，et al. Evidence of functional and structural cardiac abnormalities in cirrhotic patients with and without ascites. Hepatology，1997，26：1131－1137.

［32］Finucci G，Desideri A，Sacerdoti D，et al. Left ventricular diastolic function in liver cirrhosis. Scand J Gastroenterol，1996，31：279－284.

［33］Grose RD，Nolan J，Dillon JF et al. Exercise-induced left ventricular dysfunction in alcoholic and non-alcoholic cirrhosis. J Hepatol，1995，22：326－332.

［34］Wroński J，Fiedor P，Kwolczak M，et al. Retrospective analysis of liver cirrhosis influence on heart walls thickness［J］. Pathol Res Pract，2015，211（2）：145－149.

［35］Møller S，Henriksen JH The systemic circulation in cirrhosis. In：Arroyo V，Gines P，Rodes J et al.（eds）Ascites and Renal Dysfunction in Liver Disease. Malden：Blackwell，pp，1999，307－329.

［36］Bernardi M，Fornale L，Dimarco C，et al. Hyperdynamic circulation of advanced cirrhosis：a re-appraisal based on posture-induced changes in haemodynamics. J Hepatol，1995，22：309－318.

［37］Møller S，Nørgaard A，Henriksen JH，et al. Effects of tilting on central haemodynamics and homeostatic mechanisms in cirrhosis. Hepatology，2004，40：811－819.

［38］Laffi G，Lagi A，Cipriani M，et al. Impaired cardiovascular autonomic response to passive tilting in cirrhosis with ascites. Hepatology，1996，24：1063－1067.

［39］Huonker M，Schumacher YO，Ochs A，et al. Cardiac function and haemodynamics in alcoholic cirrhosis and effects of the transjugular intrahepatic portosystemic stent shunt. Gut，1999，44：743－748.

［40］Møller S，Henriksen JH. Cardiovascular complications of cirrhosis. PostgraduateMedical Journal 2009；85：44－54.

［41］Ruiz del Arbol L，Monescillo A，Jiménez W，et al. Paracentesis-induced circulatory dysfunction：mechanism and effect on hepatic hemodynamics in cirrhosis. Gastroenterology, 1997, 113：579－586.

［42］Epstein SK, Ciubotaru RL, Zilberberg MD, et al. Analysis of impaired exercise capacity in patients with cirrhosis. Dig Dis Sci, 1998, 43：1701－1707.

［43］Torregrosa M, Aguade S, Dos L, et al. Cardiac alterations in cirrhosis：reversibility after liver transplantation. J Hepatol, 2005, 42：68－74.

［44］Myers RP, Lee SS. Cirrhotic cardiomyopathy and liver transplantation. Liver Transpl 6 (Suppl.), 2000：S44－S52.

［45］Cazzaniga M, Salerno F, Pagnozzi G, et al. Diastolic dysfunction is associated with poor survival in patients with cirrhosis with transjugular intrahepatic portosystemic shunt. Gut, 2007, 56：869－875.

［46］De BK, Majumdar D, Das D, et al. Cardiac dysfunction in portal hypertension among patients with cirrhosis and noncirrhotic portal fibrosis. J Hepatol, 2003, 39：315－319

［47］Møller S, Henriksen JH Cardiovascular complications of cirrhosis. Gut, 2008, 57：268－278

［48］Wong F, Sniderman K, Liu P, et al. Transjugular intrahepatic portosystemic stent shunt：effects on hemodynamics and sodium homeostasis in cirrhosis and refractory ascites. Ann Intern Med, 1995, 122：816－822.

［49］Merli M, Valeriano V, Funaro S, et al. Modifications of cardiac function in cirrhotic patients treated with transjugular intrahepatic portosystemic shunt (TIPS). Am J Gastroenterol, 2002, 97：142－148.

［50］Gines P, Uriz J, Calahorra B, et al. Transjugular intrahepatic portosystemic shunting versus paracentesis plus albumin for refractory ascites in cirrhosis. Gastroenterology, 2002, 123：1839－1847.

［51］Wong F, Liu P, Lilly L, et al. Role of cardiac structural and functional abnormalities in the pathogenesis of hyperdynamic circulation and renal sodium retention in cirrhosis. Clin Sci, 1999, 97：259－267.

［52］Gould L, Shariff M, Zahir M, et al. Cardiac hemodynamics in alcoholic patients with chronic liver disease and a presystolic gallop. J Clin Invest, 1969, 48：860－868.

［53］Kelbaek H, Eriksen J, Brynjolf I, et al. Cardiac performance in patients with asymptomatic alcoholic cirrhosis of the liver. Am J Cardiol, 1984, 54：852－855.

［54］Bernardi M, Calandra S, Colantoni A, et al. Q-T interval prolongation in cirrhosis：prevalence, relationship with severity, and etiology of the disease and possible pathogenetic factors. Hepatology, 1998, 27：28－34.

［55］Henriksen JH, Bendtsen F, Hansen EF et al. Acute non-selective beta-adrenergic blockade reduces prolonged frequency adjusted Q-T (Q-TC) in patients with cirrhosis. J Hepatol, 2004, 40：239－246.

［56］Silver MA, Maisel A, Yancy CW, et al. BNP Consensus Panel 2004：A clinical approach for the diagnostic, prognostic, screening, treatment monitoring, and therapeutic roles of natriuretic peptides in cardiovascular diseases. Congest Heart Fail, 2004, 10 (Suppl 3)：1－30.

［57］Sampaio F, Lamata P, Battencourt N, et al. Assessment of cardiovascular physiology using dobutamine stress cardiovascular magnetic resonance reveals impaired contractile reserve in patients with cirrhotic cardiomyopathy ［J］. J Cardiovasc Magn Reson, 2015, 17 (1)：61.

［58］Liu H, Song D, Lee SS. Cirrhotic cardiomyopathy. Gastroenterol Clin Biol, 2002, 26：842－847.

［59］Orii R, Sugawara Y, Hayashida M, et al. Effects of amrinone on ischaemia-reperfusion injury in cirrhotic patients undergoing hepatectomy：a comparative study with prostaglandin E1. Br J Anaesth, 2000, 85：389－395.

［60］Wong F, Salerno F. Beta-blockers in cirrhosis：friend and foe? ［J］. Hepatology, 2010, 52 (3)：811－813.

［61］Sersté T, Melot C, Francoz C, et al. Deleterious effects of beta-blockers on survival in patients with cirrhosis and refractory ascites ［J］. Hepatology, 2010, 52 (3)：1017－1022.

［62］Fernández J, Monteagudo J, Bargallo X, et al. A randomized unblinded pilot study comparing albumin vs. hydroxyethyl starch in spontaneous bacterial peritonitis. Hepatology, 2005, 42：627－634.

［63］Bortoluzzi A, Ceolotto G, Gola E, et al. Positive cardiac inotropic effect of albumin infusion in rodents with cirrhosis and ascites：molecular mechanisms. Hepatology，2013，57：266 – 276.

［64］Pozzi M，Grassi G，Ratti L，et al. Cardiac，neuroadrenergic and portal hemodynamic effects of prolonged aldosterone blockade in postviral Child A cirrhosis. Am J Gastroenterol，2005，100：1110 – 1116.

［65］Wong KY，Wong SY，Mcswiggan S，et al. Myocardial fibrosis and QTc are reduced following treatment with spironolactone or amiloride in stroke survivors：a randomized placebo-controlled cross-over trial ［J］. Int J Cardiol，2013，168（3）：5229 – 5233.

［66］Sampathkumar P，Lerman A，KIM BY，et al. Post-liver transplantation myocardial dysfunction ［J］. Liver Transpl Surg，1998，4（5）：399 – 403.

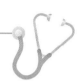

第三十四章 肝硬化内分泌功能障碍

肝脏不但是激素代谢的重要器官，而且也是很多激素的主要靶器官。同时肝脏合成血浆激素结合蛋白，并影响血浆激素水平及其组织分布。肝脏合成许多激素，例如胰岛素样生长因子-1（IGF-1），影响其他内分泌腺激素表达和分泌。毫无疑问，肝硬化（LC）代谢紊乱可导致神经内分泌功能和循环激素水平异常；易发各种各样的内分泌紊乱。因此，肝脏病学家不仅要熟知肝病本身知识，还要懂得肝病以外相关各种器官疾病。知晓内分泌紊乱相关临床表现，准确解读内分泌试验结果对于完善 LC 并发症诊疗十分重要。本章综述 LC 并发胰岛素、生长素（GH）、甲状腺素、皮质类固醇、性激素代谢紊乱。

第一节　肝源性糖尿病

1906 年 Naunyn 发现慢性肝病和 LC 并发糖尿病，首次提出"肝源性糖尿病"（HD）概念[1]。此后的研究发现 HD 在肝硬化任何阶段均可发生，不仅会进一步加重肝损伤，还可增加消化道出血，HCC 等风险[2]。糖代谢异常是影响 LC 患者长期生存的危险因素之一[3]。因此，临床防控 HD 具有重要意义。

一、流行病学

LC 是一种易发糖尿病的疾病，糖代谢紊乱是 LC 常见并发症，几乎所有 LC 患者空腹和餐后血胰岛素水平升高，包括 HD[4-7]。LC 患者糖耐量受损发生率 60%～80%，其中 10%～35% 的患者将发展为 HD[8-9]，高于普通人群 2～4 倍[10]。既往病例对照研究显示 HD 发病率 21%～40%[11-14]；在 2 型糖尿病（T2D）流行率和发病率较高人群中，LC 患者并发 HD 高达 40%[14]。AC 患者以肝细胞损伤为主，故肝糖原储备和糖异生能力下降更明显，再加上慢性酒精性胰腺损伤，因此，其糖代谢异常不但出现较早，而且低血糖发生率高于 HBV 相关 LC[15]。然而，这些研究并未明确 LC 与糖尿病之间的时间相关性[16]。台湾学者随访 8237 例慢性乙型肝炎（CHB）患者 10 年，其中发现并确证代偿型和失代偿型 LC 新发 HD 患者持续增加（图 34-1-1）[17]

研究发现不同病因 LC 患者的糖代谢异常发生率、临床特征有所不同。NAFLD、ALD、HCV 相关 LC 和血色病与 T2D 的相关性更为密切，一些研究提示酒精性肝硬化（AC）与糖尿病强相关[14]；无法解释血色病性 LC 患者糖尿病患病率高达 60%～70%。与其相反，胆汁淤积性肝病 LC 患者并未增加这种风险[18]。有研究[19] 401 例 LC 患者发现糖耐量减低的主要因素是肝病严重程度、糖尿病家族史和年龄。反之，T2D 是肝病发生和进展的危险因素，使 LC 患者肝病相关发病率和病死率增加，并加重 CVR 风险[20]。

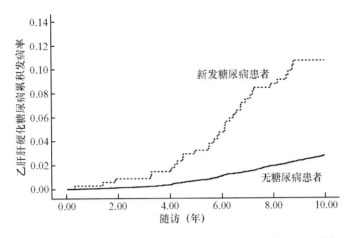

图 34-1-1　随访乙型肝炎相关 LC 患者糖尿病累进性患病率[17]

二、发病机制

目前认为肝脏、肌肉、脂肪等各种组织 IR 继发的慢性高胰岛素血症是发生 HD 的主要病理生理学基础[11]。

（一）胰岛素抵抗（IR）

LC 患者常出现胰岛素和胰高血糖素水平高于正常值 2~3 倍；应用胰岛素治疗患者仅可使其血糖水平轻微降低。LC 患者高胰岛素葡萄糖钳夹试验显示其处理葡萄糖能力比健康受试者降低约 50%[4]。糖尿病主要发病机制是其外周组织处理葡萄糖能力受阻（IR）。在 LC 前期、糖耐量正常患者已经初现 IR。通常认为 IR 诱导胰腺 β-细胞分泌胰岛素代偿性升高，因此，出现高胰岛素血症，试图维持正常糖代谢。高胰岛素血症不但由高血糖刺激胰腺分泌胰岛素增加引起，而且还起因于肝窦毛细血管化后的胰岛素首过肝脏清除降低和广泛侧支循环[8]。另外，胰腺分泌胰岛素和肝脏摄取胰岛素指数的研究显示胰岛素高分泌、低清除共同促进 LC 患者空腹和餐后高胰岛素血症[7]，但清除降低似乎在分量上显得更重要。高胰岛素血症还与外周胰岛素受体下调及其功能障碍有关，使得高水平胰岛素并不足以克服外周 IR；并伴有胰岛素依赖性组织细胞摄取葡萄糖减少，骨骼肌和脂肪组织糖转化率降低，肝糖原储存量减少[21]。虽然门体分流可使少量葡萄糖进入体循环导致血糖轻微升高，但骨骼肌 IR 是导致糖耐量减低的主要原因。HD 患者不但骨骼肌摄取葡萄糖能力受损，而且抑制肝脏输出葡萄糖能力也减弱，导致血糖负荷增加，形成显症糖尿病（图 34-1-2）。

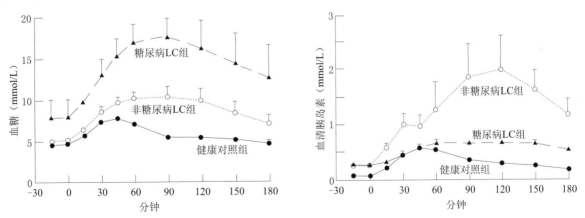

图 34-1-2　肝硬化并发糖尿病、无糖尿病 LC 和健康对照组整夜空腹背景下

口服 75g 葡萄糖后血糖和血清胰岛素反应（平均值±标准误）[22]

在大多数情况下，LC 患者 IR 并不足以使其并发显症糖尿病。并发糖尿病需要另外胰岛素分泌缺陷机制。而部分胰岛素分泌缺陷患者可能起因于酒精性胰腺损伤，这种背景下发生的糖尿病也可缺乏明显肝病或外周组织 IR。但就 LC 并发糖尿病而言，是否长期 IR 能够诱导正常胰岛衰退，或是否必须同时存在胰岛缺陷才能发生糖尿病仍不清楚。T2D 患者的非糖尿病亲属胰岛素分泌异常支持后一种学说[23]。对于伴有糖尿病遗传易感性的 LC 患者，并发 T2D，胰岛素不敏感似乎能够最终导致其胰岛 β-细胞衰竭。其他因素，例如酒精效应或产生细胞因子对胰腺胰岛作用也可能是重要因素。

大多数 LC 患者并发糖尿病很可能伴有 T2D 遗传易感性。伴有糖尿病家族史的 LC 患者具有较高的糖尿病患病率支持这一观点[19]。在糖尿病型 LC 患者中发现的胰岛素分泌异常与那些 T2D 类似。T2D 患者血糖正常一级亲属的前瞻性研究和一些 T2D 高危人群的研究显示：可预测 IR 和高胰岛素血症的非糖尿病受试者即将发生糖尿病[23]。Ling 等[24]研究提出，TCF7L2 基因多态性可能与 HD 发生有关。

（二）HD 胰岛素分泌特征

HD 患者口服和静脉注射葡萄糖后胰岛素分泌严重受损[3]（图 34-1-2）。健康受试者对持续静脉滴注葡萄糖的胰岛素分泌反应分为两个时相，首先是血糖升高后 1 ~ 3 分钟内胰岛素快速分泌（第一相），随后 6 ~ 10 分钟回复至基线水平，然后再逐渐升高（第二相）。一旦空腹血糖 > 6.7 mmol/L，LC 患者丢失对静脉注射葡萄糖刺激胰岛素分泌的第一相反应[3]，但他们仍然具有对其他促分泌素，例如静脉注射甲苯磺丁脲或精氨酸后的快速胰岛素分泌反应，虽然这种反应低于那些非糖尿病型 LC 患者[3]（图 34-1-2）。更显著的空腹高血糖与静脉注射甲苯磺丁脲缺乏胰岛素反应有关。在血糖 12、19 和 28 mmol/L 时的连续高糖钳夹试验中，最大剂量精氨酸刺激后检测胰岛素、C-肽和上述各相应血糖水平反应，能够评估 LC 患者最大胰岛素分泌量降低程度[25]。对非糖性促胰岛素分泌激应性微弱的 LC 患者，需要采用胰岛素控制其糖尿病，而那些对甲苯磺丁脲治疗胰岛素应答良好的 LC 患者，通常采用磺酰脲类药物即可控制血糖。

三、危险因素

诱发 HD 最危险的因素是酗酒，酗酒患者发生 HD 风险是非酗酒患者的 3.352 倍。随着 LC 患者病程延长，致病因素长期持续作用，残存肝细胞数减少伴肝细胞胰岛素受体数目相对减少、胰岛素后效应减弱，诱发 IR 更加明显。年龄大也是主要危险因素之一。因此，对于年长、病程长，且有酗酒史的 LC 患者应检测餐后 2 小时血糖，或 IR 指数，以便早期诊断 HD。

四、HD 临床特征

LC 是一种病因复杂的异质性疾病，这导致讨论 LC 患者糖代谢紊乱很困难。一般来讲，很多中度肝病患者的营养状态正常，内生葡萄糖（EGP）速率 [整夜空腹后 1.8 ~ 2.2 mg/（kg·min）] 和血糖水平正常或接近正常。因为大多数这些患者伴有 IR[26]，其 EGP 速率和血糖水平正常是肝脏代偿，及外周 IR 的结果。然而，显著比例的 LC 患者对葡萄糖负荷刺激难以耐受，提示他们难以达到糖负荷需要的胰岛素增加量[27]。LC 患者静脉注射葡萄糖后高胰岛素分泌者比"正常"分泌者对口服和静脉注射葡萄糖的耐受性更好[28]。一些研究显示 LC 患者肝糖原分解（GL）相应的 EGP 能力下降，和对糖异生（GNG）影响增加。例如，Petersen 等[27]采用 ^{13}C-磁共振波谱分析[29]测定整夜禁食前后的肝糖原含量变化，发现 LC 患者净 GL 比健康受试者降低 3.5 倍（分别占 EGP 的 13% 和 40%），而 GNG 增加（分别占 EGP 的 87% 和 60%）。Wahren 等[30]通过检测动脉、静脉葡萄糖差和 EGP 和 GNG，发现 LC 患者整夜禁食后，GNG 占 67%，而 GL 占 33%。LC 患者 GL 降低原因尚不清楚，但可能与 LC 患者肝内糖原含量降低有关。因此，LC 患者糖代谢异常有 3 种表现形式：空腹血糖受损、糖耐量异常和 HD，而空腹低血糖常常与其中任一形式并存。很多 LC 患者为维持相对正常的肝脏糖代谢，以 GNG 增加方式代偿 GL 下降。进而驱导体内蛋白质耗竭趋势。

五、HD 并发症

研究证实糖代谢异常与 LC 患者多种并发症如 PHT、AVB、HE、SBP 等的发生相关[31]。众所周知，原发性高脂血症与心血管病风险（CVR）相关性已经被良好定义。与此相反，LC 并发糖代谢紊乱是否存在 CVR 和其他并发症及其严重程度远未定义。视网膜病变，神经病变，肾病和大血管病变（缺血性心脏病/脑卒中）均可见于 HD 患者，虽然并不常见。考虑到 LC 患者自然生存期较短，很可能他们没有足够时间发生这些并发症。众盼在于实现延长 LC 患者生命期望，必须最终揭开糖代谢紊乱对 LC 自然史真正影响的面纱。虽然已经确认糖尿病型 LC 患者长期遭受糖尿病性微血管和大血管并发症威胁。但仍然缺乏 HD 患者并发症发生率研究数据。LC 患者 LT 后的心血管病事件极其常见，并且伴有 T2D 和 MS 的 LC 患者 LT 后并发 CVR 较高[32]。奇怪的是不同的肝病病原学伴有的 CVR 也表现在 LT 受者，例如，胆汁淤积性肝病患者 CVR 较低，而那些 NASH 相关 LC 患者 CVR 较高[33]。Kingston 等[14]研究 49 例 HD 患者（主要为乙肝 LC），并发神经病者占 37%，并发视网膜病变者占 18%。

LT 可使 LC 患者糖耐量和胰岛素敏感性获得改善或正常化[34]。但对 37 例年龄超过 50 岁的 ESLD 接受 LT 患者的血管造影研究发现中度或重度冠心病者占 27%；糖尿病是最重要的危险因素[35]。因此，伴随着更多患者考虑 LT，需要倍加关注预防这些长期糖尿病并发症。

六、HD 诊断标准

诊断 HD 可参照原发性糖尿病标准。近年来研究发现，HD 以空腹低血糖或空腹血糖正常、但餐后血糖升高为主要特征。Jeon 等[36]研究发现：62.0% 的 HD 患者空腹血糖正常，需要通过糖耐量试验诊断。

七、HD 治疗

HD 促发 LC 患者肝功能快速失代偿，并增加相关并发症风险。因此，所有 HD 患者均应主动接受综合治疗。但目前缺乏采用不同方案治疗 HD 患者短期和长期益处的对照研究。

很多 LC 患者空腹血糖水平正常，但按照 WHO 诊断糖尿病标准，患者口服葡萄糖后 2 小时血糖符合糖尿病诊断标准时即可确诊[37]。这些患者血清胰岛素水平常常很高，这是由于延迟性分泌过多，并且清除减少的缘故。这类患者一次性口服葡萄糖负荷后 3~4h 常常出现反应性低血糖症状。目前没有证据显示这些患者将会从降低他们的餐后血糖水平中获益，虽然这些反应性低血糖能够对饮食措施产生应答。

餐后高血糖，而空腹血糖水平仅仅轻微升高患者应初始采用饮食调整措施试验性治疗。因为组织对胰岛素敏感性降低和胰岛素分泌受损与饮食碳水化合物含量低于总热量的 40% 有关，推荐依照患者的耐受程度，摄取碳水化合物比例应占总热量的 45%~55%。这种饮食方式应是含糖指数较低的复合糖和富含可溶性纤维食物。推荐以豆类食品、燕麦、大麦和尚未煮烂的食物为主。可接受少量蔗糖（<30 g/d）作为混合膳食一部分，但应避免快速吸收食谱。LC 患者食用上述食谱时，其血糖和胰岛素反应较低。食物饱和脂肪酸含量应低于总热量 10%，并且要求多不饱和/饱和脂肪酸比值至少为 1.0 或更高。摄入脂肪总量应占总热量的 30%~35%。对于传统食用橄榄油患者，可将上述餐食脂肪比适当提高，因为橄榄油以单和多不饱和脂肪酸形式提供营养。推荐上述食物脂肪成分可降低 HD 患者体内胆固醇和甘油三酯水平，也有助于控制血糖，或许也能够提高胰岛素敏感性。

一旦发生食疗失败（餐后血糖水平持续超过 6.0 mmol/L 或下次用餐前血糖仍然较高），应考虑联合其他治疗措施。两项治疗选择是采用口服降糖药或注射胰岛素。小肠 α-糖苷酶抑制剂，例如阿卡波糖可延迟碳水化合物吸收。这类药物没有控制空腹血糖的效果，但可剂量依赖性抑制餐后血糖及胰岛素分泌峰值。其不良反应包括剂量依赖性胃肠胀气，腹泻和腹痛，但随着用药时间延长趋向于缓解。对于碳水化合物饮食比例超过 50% 的患者（西餐约为 55%~60%）效果更佳。初始治疗剂量应较低（每天 3 次主餐同服 25 mg）。在患者摄入单糖类和双糖类为主的食物时，口服阿卡波糖后对血糖的控制反应很小，因此患者应依从上述饮食用药指南，即应在摄入复合糖时应用阿卡波糖才能获得良好治疗效果。Nakaya 等[38]比较晚间口服葡萄糖，一种富含碳水化合物零食，或混合富含 BCAA 零食的营养效果。后两组患者的呼吸商（RQ）和血糖均有类似程度的升高，而口服葡萄糖组导致的血糖水平显著升高，因为很多 LC 患者伴有糖耐量减低[9]。然而，有研究对糖耐量受损患者同时应用葡萄糖苷酶抑制剂伏格列波糖获得血糖控制[39]。

LC 患者应避免应用双胍类（二甲双胍），特别是那些伴有潜在急性并发症（例如出血，肾损伤和败血症）风险患者，因为伴有潜在乳酸酸中毒风险。LC 患者一般对磺酰脲类耐受性良好，但 AC、饮食量不足和饮食无规律性患者应特别谨慎应用。磺酰脲类药最重要的不良反应是低血糖，因为它主要经过肝脏代谢，LC 时其血浆半衰期明显延长，因此，低血糖风险增加。虽然格列苯脲血浆半衰期仅 2~3 小时，重要的是它可能诱发潜在延迟性低血糖反应（2~3 天），这与氯磺丙脲类似[40]；采用低剂量格列苯脲（2.5 mg/d）治疗 LC 患者也有致死性并发症报道。尚不清楚格列苯脲导致延迟性低血糖反应的确切机制，但可能是由于非特异性活性代谢物，或因为胰岛蓄积这种药物。肠道吸收这种药物很慢也可导致延迟性效应。因此，LC 患者最好避免应用格列苯脲。

甲苯磺丁脲和格列吡嗪均为短效，快速吸收，应用标准剂量时诱发低血糖风险较低，可供肝病患者选择。甲苯磺丁脲是一种短效（6~10 小时）药物，但可能伴有加重水潴留趋势；可另选格列吡嗪或格列齐特（均为疗效较长药物），其耐受性较好。

在磺酰脲类药物无效或难以耐受时，应依照患者特殊病情制定个性化治疗目标。糖尿病强化动员脂肪组织代谢，促进骨骼肌蛋白分解，并且组织对葡萄糖利用受损。因此，很多 LC 患者突出特征是组织消耗和衰弱，有效胰岛素疗法可能发挥重要作用。但良好自我监督血糖水平至关重要。因为空腹血糖水平常轻度升高，这些患者的最优对策是在每次主餐前 30~45 分钟注射短效胰岛素；按照血糖反应可在晚餐前或睡前注射中效胰岛素。但 LC 患者更易出现空腹和夜间低血糖，并且可能与应用中效胰岛素有关，应倍加注意。LC 患者激素和生理性调节机制紊乱程度、和发生神经症状的血糖阈值、是否也受共存肝病的影响均不清楚。强化这些临床问题的研究将有助于优化针对这类患者的临床治疗方案。

HD 接受 LT 患者并发细菌和真菌感染风险增加[41]。良好控制糖尿病可降低此风险。不应将重症 HD 患者列为 LT 候选者，主要考虑长期糖尿病性微血管和大血管并发症风险增加。然而，尝试良好血糖控制的 HD 患者仍然具有足够理由考虑 LT。

第二节　肝硬化生长素代谢紊乱

一、LC 患者生长素（GH）代谢紊乱

LC 患者白天 GH 分泌量显著增加[42]。很多 LC 患者口服葡萄糖后 GH 水平异常升高[43]；LC 患者静脉

推注促甲状腺素释放激素（TRH）刺激 GH 分泌增加。葡萄糖摄入后的生长激素水平升高可能促进了白天生长激素水平的显著紊乱。

LC 患者肝脏合成功能受损和循环 IGF-1 水平降低[44-46]，导致 GH 分泌反馈抑制作用受损，这可能是 GH 分泌增加最重要的因素。对于显著男性女性化、伴门体分流患者，雌激素可能促进 GH 分泌模式异常，因为女性 GH 脉冲更频繁，并且她们的基础 GH 水平较高[47]。

二、肝脏 GH 抵抗

LC 患者肝脏合成 IGF-1 减少，其循环 GH 水平升高意味着肝脏抵抗 GH[42,44-45]。很少有证据支持残存肝细胞数量减少本身在合成 IGF-1 损伤中发挥作用。很多因素，特别是营养状态和胰岛素水平，影响肝脏 IGF-1 对 GH 的反应。蛋白热量营养不良和胰岛素缺乏通过降低肝脏 GH 受体数量和受体后机制诱导肝脏抵抗 GH[48]。

GH 异常可能促进年轻慢性肝病（或 LC）患者生长障碍（或生长矮小）。患有 Alagille 综合征病儿（与小叶间胆管缺乏有关的慢性胆汁淤积，以面部、骨骼肌和心脏异常为特征），在无营养不良情况下常常生长迟缓。具有抵抗 GH 促进其生长的证据。Alagille 综合征病儿血清 GH 和 GH 结合蛋白水平较高，但其 IGF-1 水平很低，与那些 GH 缺乏儿童发现的情况类似。但与 GH 缺乏儿童不同的是：采用重组人 GH 治疗 Alagille 儿童相关生长迟缓时，其血清 IGF-1 水平并未升高[49]。这种 IGF-1 对 GH 的反应与 LC 病状类似。

第三节　肝硬化甲状腺素代谢紊乱

LC 患者常常表现为甲状腺功能正常。但实验室检测可发现低-T_3 综合征（常常伴甲状腺功能正常，T_4 正常）。AC 患者每天合成 T_4 量正常[50]或轻微减少。放射标记 T_4 研究显示 LC 患者肝脏 T_4 摄取率下降，并且缩减了肝脏甲状腺素池容量。肝脏将 T_4 转化为 T_3 的能力下降，而肝外组织由 T_4 转化为反 T_3（γT_3）能力增强。出现血浆 T_3 水平下降和 γT_3 升高的临床表现。晚期 LC 患者的 T_4 水平也常常下降。但不是甲状腺素替代疗法的适应证[51]。Green 等[52]观察 23 例不同病因 LC 患者，发现很多患者促甲状腺素对 TRH 应答延迟，提示下丘脑垂体功能障碍。

研究发现 $\gamma T_3/T_3$ 比值与肝脏功能具有良好相关性。在一项大样本 ESLD 患者研究中，发现那些 $\gamma T_3/T_3$ 比值较高的患者在等待 LT 期间死亡风险更大。

第四节　LC 氢化可的松代谢异常

一、临床特征

LC 患者伴有皮质醇结合球蛋白[53]和 Alb 水平降低。这可导致早晨总皮质醇水平降低，但具有生物活性的游离皮质醇水平通常正常[54]；或许稍微高于正常受试者，虽然仍可在正常值范围内[53]。特别是 DC 和那些酒精性肝病患者[53]的总和游离皮质醇水平高于正常受试者，白天皮质醇分泌钝化现象也发现在无显著肝损伤的饮酒患者，并在戒酒后恢复正常。

LC 患者清除皮质醇能力降低。Renner 等[55]发现失代偿 AC 患者的波尼松龙清除率与半乳糖清除量密切相关，并且伴随着肝功能衰退，患者血浆波尼松龙非蛋白结合比例增加。

二、LC 患者胰岛素诱导低血糖刺激的皮质醇反应

胰岛素诱导低血糖刺激血浆促肾上腺皮质素（ACTH）和皮质醇低反应发现在终末期非酒精性肝病[54]及一些酗酒无严重肝病患者。酗酒无严重肝病患者对 ACTH 的皮质醇反应正常[56]，但 ESLD 患者可能受损，意味着下丘脑－垂体水平和肾上腺反应均存在缺陷[54]。McDonald 等[54]发现 CTP 评分肝功能很差的患者胰岛素诱导低血糖和 ACTH 刺激血浆皮质醇反应受损最为显著。临床医师在处理这些低血压危重症患者时，应牢记可能发生不充分皮质醇应激反应。

第五节　肝硬化性功能障碍

肝脏是性激素代谢的重要器官。DC 和 AC 患者常并发显著性功能障碍，其中男性表现更显著，常常导致男性女性化。而女性主要表现为卵巢功能不全征。据报道 LC 患者性功能减退症患病率高达 70%～80%[57-61]；具有睾丸萎缩临床和组织学证据的患者超过 50%[62]。LC 患者睾丸萎缩、缩小和软化是性腺功能减退症的具体表现。复杂多因素参与性功能病理生理学。

一、男性性功能减退症及其激素变化

男性 AC 患者性腺萎缩是细精管数量减少的反映，它占睾丸体积的 90%～95%，并且精液成分严重异常。LC 患者总血浆睾酮水平常常降低[57,59-60,63]，伴随着 LC 病情恶化进行性降低[60,63]。

虽然 LC 与性腺功能减退症有关[57,60-61,63]，但大多数研究是针对男性 AC 患者，其中很多患者伴长期饮酒。酗酒，甚至在缺乏肝病情况下，也可导致性腺功能减退。男性 AC 患者的睾酮水平比非酒精性 LC 患者更低，并且与 LC 严重程度相关[57,64]，显示酒精对睾丸的直接毒性。因此，AC 患者的酒精毒性作用叠加在肝硬化之上，毫无疑问酒精是发现在 AC 患者中的性腺功能减退症高流行率的重要因素[58,65]；男性 AC 患者主诉性欲缺乏、勃起功能障碍或不育者占 80%。戒酒后可改善性功能[58]。

对于 ESLD 患者，肝病本身、营养状态、体质量丢失、可能并发的疾病等原因均可产生暂时性、继发性性腺功能减退，生化检测发现雄性激素缺乏[65]。但这些因素各自在发生性腺功能减退症中的相对重要性尚不清楚。

男性女性化征的临床特征包括性欲丢失，第二性征减少，表现为阴毛减少和男性女性型乳房。LC 患者体毛丢失和体内脂肪异常再分布发生率为 20%～50%。男性女性型乳房常常表现为双侧，但也有为单侧者。蜘蛛痣和肝掌常常被视为男性女性化象征。

二、女性 LC 患者卵巢功能不全

女性 LC 患者性腺功能减退表现为不育、月经紊乱或闭经，绝经前女性丢失女性特质。类似的肝脏卵巢综合征可较早发生痛经或闭经和性欲丧失。20～40 岁女性 AC 患者尸体解剖发现其卵泡发育贫乏、很少或无黄体。女性酗酒者伴或不伴有 LC 患者常常早现闭经[66]。

绝大部分生理性闭经前期 ESLD 女性闭经患者在成功 LT 后月经和生育力预期恢复[67]。对于那些在 LT

后 1 年内未能恢复月经的患者可考虑给予雌激素替代疗法。

参考文献

［1］ Garcia-compean D, Jaquez-quintana JO, Mal-donado-garza H. Hepatogenous diabetes. Current views of an ancient problem ［J］. AnnHepatol, 2009, 8（1）：13 – 20.

［2］ Hickman IJ, Macdonald GA. Impact of diabetes on the severity of liver disease ［J］. Am J Med, 2007, 120（10）：829 – 834.

［3］ Garcia-compean D, Jaquez-quintana JO, Lavalle-gonzalez FJ, et al. Subclinical abnormal glucose tolerance is a predictor of death in liver cirrhosis ［J］. World J Gastroenterol, 2014, 20（22）：7011 – 7018.

［4］ Conn HO, Schreiber W, Elkington SG. Cirrhosis and diabetes II. Association of impaired glucose tolerance with portalsystemic shunting in Laennec's cirrhosis. Am J Dig Dis, 1971, 16（3）：227 – 239.

［5］ Kruszynska YT, Meyer-Alber A, Darakhshan F, et al. Metabolic handling of orally administered glucose in cirrhosis. J Clin Invest, 1993, 91：1057 – 1066.

［6］ Petrides A, Vogt C, Schulze-Berge D, et al. Pathogenesis of glucose intolerance and diabetes mellitus in cirrhosis. Hepatology, 1994, 19：616 – 627.

［7］ Kruszynska YT, Home PD, McIntyre N. The relationship between insulin sensitivity, insulin secretion and glucose tolerance in cirrhosis. Hepatology, 1991, 14：103 – 111.

［8］ Bahr, M. J., K. H. Boeker, et al. Decreased hepatic RBP4 secretion is correlated with reduced hepatic glucose production but not associated with insulin resistance in patients with liver cirrhosis. Clin Endocrinol 2008（Oxf）.

［9］ Muller, M. J., M. Pirlich, et al. Glucose intolerance in liver cirrhosis：Role of hepatic and non-hepatic influences. Eur J Clin Chem Clin Biochem, 1994, 32：749 – 758.

［10］ Creutzfeldt W, Frerichs H, Sickinger K. Liver diseases and diabetes mellitus. In：Popper H, Schaffner F（eds）Progress in liver disease, Vol. 3. New York：Grune and Stratton, pp, 1970, 371 – 407.

［11］ Garcia-Compean D, Jaquez-Quintana JO, Gonzalez-Gonzalez JA, et al. Liver cirrhosis and diabetes：risk factors, pathophysiology, clinical implications and management. World J Gastroenterol, 2009, 15：280 – 288.

［12］ Chen YW, Chen HH, Wang TE, et al. The dissociation between the diabetes and both Child-Pugh score and in-hospital mortality in cirrhotic patients due to hepatitis B, hepatitis C, or alcoholic. Hepatol Int, 2011, 5：955 – 964.

［13］ Custro N, Carroccio A, Ganci A, et al. Glycemic homeostasis in chronic viral hepatitis and liver cirrhosis. Diabetes Metab, 2001, 27：476 – 481.

［14］ Kingston ME, Ali MA, Atiyeh M, et al. Diabetes mellitus in chronic active hepatitis and cirrhosis. Gastroenterology, 1984, 87：688 – 694.

［15］ Li JN, Lai YM, Qian JM, et al. Trends in etiologies of chronic pancreatitis within 20 years：analysis of 636 cases ［J］. Chin Med J, 2011, 124（21）：3556 – 3559.

［16］ Hsieh PS, Hsieh YJ. Impact of liver diseases on the development of type 2 diabetes mellitus. World J Gastroenterol, 2011, 17：5240 – 5245.

［17］ Yi-Wen Huang, Ting-Chuan Wang, Shih-Chang Lin. et al. Increased Risk of Cirrhosis and Its Decompensation in Chronic Hepatitis B Patients With Newly Diagnosed Diabetes：A Nationwide Cohort Study. Clinical Infectious Diseases, 2013, 57（12）：1695 – 1702.

［18］ Zein NN, Abdulkarim AS, Wiesner RH, et al. Prevalence of diabetes mellitus in patients with end-stage liver cirrhosis due to hepatitis C, alcohol, or cholestatic disease. J Hepatol, 2000, 32：209 – 217.

［19］ Blanco DCV, Gentile S, Marmo R, et al. Alterations of glucose metabolism in chronic liver disease. Diabetes Res Clin Pract, 1990, 8, 29 – 36.

［20］ Loria P, Lonardo A, Anania F. Liver and diabetes. A vicious circle. Hepatol Res, 2013, 43：51－64.

［21］ Selberg O, Burchert W, vd Hoff J, et al. Insulin resistance in liver cirrhosis. Positron-emission tomography scan analysis of skeletal muscle glucose metabolism. J Clin Invest, 1993, 91 (5)：1897－1902.

［22］ Thuluvath PJ, Triger DR Autonomic neuropathy and chronic liver disease. Q J Med, 1989, 72 (268)：737－747.

［23］ Taylor SI, Accili D, Imai Y. Insulin resistance or insulin deficiency. Which is the primary cause of NIDDM? Diabetes, 1994, 43 (6)：735－740.

［24］ LING Q, DONG F, GENG L, et al. Impacts of TCF7L2gene polymorphisms on the susceptibility of hepatogenous diabetes and hepatocellular carcinoma incirrhotic patients ［J］. Gene, 2013, 522 (2)：214－218.

［25］ Kruszynska K, Ghatei MA, Bloom SR, et al. Insulin secretion and plasma levels of glucose-dependent insulinotropic peptide and glucagon-like peptide 1 ［7－36 amide］ after oral glucose in cirrhosis. Hepatology, 1995, 21：933－941.

［26］ Stewart A, Johnston DG, Alberti KGMM. Hormone and metabolic profiles in alcoholic liver disease. Eur J Clin Invest, 1983, 13：397－403.

［27］ Petersen KF, Krssak M, Navarro V, et al. Contributions of net hepatic glycogenolysis and gluconeogenesis to glucose production in cirrhosis. Am J Physiol, 1999, 276：529－535.

［28］ Dobbins RL, Davis SN, Neal DW, et al. Compartmental modeling of glucagon kinetics in the conscious dog. Metabolism, 1995, 44：452－459.

［29］ Rothman DL, Magnusson I, Katz LD, et al. Quantitation of hepatic glycogenesis and gluconeogenesis in fasting humans with 13C NMR. Science, 1991, 254：573－576.

［30］ Wahren J, Felig P, Cerasi E, et al. Splanchnic and peripheral glucose and amino acid metabolism in diabetes mellitus. J Clin Invest, 1972, 51：1870－1878.

［31］ YANG CH, CHIU YC, CHEN CH, et al. Diabetesmellitus is associated with gastroesophageal variceal bleeding in cirrhotic patients ［J］. Kaohsiung J Med Sci, 2014, 30 (10)：515－520.

［32］ Madhwal S, Atreja A, Albeldawi M, et al. Is liver transplantation a risk factor for cardiovascular disease? A meta-analysis of observational studies. Liver Transpl, 2012, 18：1140－1146.

［33］ Albeldawi M, Aggarwal A, Madhwal S, et al. Cumulative risk of cardiovascular events after orthotopic liver transplantation. Liver Transpl, 2012, 18：370－375.

［34］ Merli M, Leonetti F, Riggio O, etal Glucose intolerance and insulin resistance in cirrhosis are normalized after liver transplantation. Hepatology, 1999, 30：649－654.

［35］ Carey WD, Dumot JA, Pimentel RR, et al. The prevalence of coronary artery disease in liver transplant candidates over age 50. Transplantation, 1995, 59 (6)：859－864.

［36］ JEON HK, KIM MY, BAIK SK, et al. Hepatogenous diabetes in cirrhosis is related to portal pressure andvariceal hemorrhage ［J］. Dig Sci, 2013, 58 (11)：3335－3341.

［37］ WHO Study Group Diabetes mellitus. Technical Report Series 727. Geneva：WHO, pp, 1985, 80－82.

［38］ Nakaya, Y., N. Harada, S. Kakui, et al. Severe catabolic state after prolonged fasting in cirrhotic patients：Effect of oral branched-chain amino-acid-enriched nutrient mixture. J Gastroenterol, 2002, 37：531－536.

［39］ Korenaga, K., M. Korenaga, K. Uchida, et al. Effects of a late evening snack combined with alpha-glucosidase inhibitor on liver cirrhosis. Hepatol Res, 2008, 38：1087－1097.

［40］ Ferner RE, Neil HA. Sulphonylureas and hypoglycaemia. Br Med J (Clin Res Ed), 1998, 296 (6627)：949－950.

［41］ Trail KC, Stratta RJ, Larsen JL, et al. Results of liver transplantation in diabetic recipients. Surgery, 1993, 114 (4)：650－656；discussion 656－658.

［42］ Cuneo RC, et al. Altered endogenous growth hormone secretory kinetics and diurnal GH-binding protein profiles in adults with chronic liver disease. Clin Endocrinol, 1995, 43：265 – 275.

［43］ Shankar TP, Solomon SS, Duckworth WC, et al. Growth hormone and carbohydrate intolerance in cirrhosis. Horm Metab Res, 1998, 20（9）：579 – 583.

［44］ Moller S, Juul A, Becker U, et al. Concentrations, release, and disposal of insulin-like growth factor（IGF）-binding proteins（IGFBP）, IGF-I, and growth hormone in different vascular beds in patients with cirrhosis. J Clin Endocrinol Metab, 1995, 80：1148 – 1157.

［45］ Donaghy A, Ross R, Gimson A, et al. Growth hormone, insulin-like growth factor-I, and insulin-like growth factor binding proteins 1 and 3 in chronic liver disease. Hepatology, 1995, 21：680 – 688.

［46］ Shmueli E, Stewart M, Alberti KGMM, et al. Growth hormone, insulin-like growth factor-I and insulin resistance in cirrhosis. Hepatology, 1994, 19：322 – 328.

［47］ Ho KK, O'Sullivan AJ, Weissberger AJ, et al. Sex steroid regulation of growth hormone secretion and action. Horm Res, 1996, 45（1 – 2）：67 – 73.

［48］ Thissen JP, Ketelslegers JM, Underwood LE. Nutritional regulation of the insulin-like growth factors. Endocr Rev, 1994, 15（1）：80 – 101.

［49］ Bucuvalas JC, Horn JA, Carlsson L, et al. Growth hormone insensitivity associated with elevated circulating growth hormonebinding protein in children with Alagille syndrome and short stature. J Clin Endocrinol Metab, 1993, 76（6）：1477 – 1482.

［50］ Faber J, Francis Thomsen H, Lumholtz IB, et al. Kinetic studies of thyroxine, 3, 5, 3'-triiodothyronine, 3, 3'5'-triiodothyronine, 3'5'-diiodothyronine, 3, 3'-diiodothyronine, and 3'-monoiodothyronine in patients with liver cirrhosis. J Clin Endocrinol Metab, 1981, 53：978 – 984.

［51］ Häussinger D. Leber und endokrines system. In：Gerok W, Blum HE（Hrsg.）Hepatologie. 2. Aufl age. Urban & Schwarzenberg, München-Wien-Baltimore, pp, 1995, 789 – 809.

［52］ Green JR, Snitcher EJ, Mowat NA, et al. Thyroid function and thyroid regulation in euthyroid men with chronic liver disease：evidence of multiple abnormalities. Clin Endocrinol（Oxf）, 1977, 7（6）：453 – 461.

［53］ Rosman PM, Farag A, Benn R, et al. Modulation of pituitaryadrenocortical function：decreased secretory episodes and blunted circadian rhythmicity in patients with alcoholic liver disease. J Clin Endocrinol Metab, 1982, 55：709 – 717.

［54］ McDonald JA, Handelsman DJ, Dilworth P, et al. Hypothalamic-pituitary adrenal function in end-stage non-alcoholic liver disease. J Gastroenterol Hepatol, 1993, 8：247 – 253.

［55］ Renner E, Horber FF, Jost G, et al. Effect of liver function on the metabolism of prednisone and prednisolone in humans. Gastroenterology, 1986, 90（4）：819 – 828.

［56］ Berman JD, Cook DM, Buchman M, et al. Diminished adrenocorticotropin response to insulin-induced hypoglycemia in nondepressed, actively drinking male alcoholics. J Clin Endocrinol Metab, 1997, 1（3）：712 – 717.

［57］ Bannister P, Oakes J, Sheridan P, et al. Sex hormone changes in chronic liver disease：a matched study of alcoholic versus nonalcoholic liver disease. Q J Med, 1987, 63：305 – 313.

［58］ Gluud C, et al. No effect of oral testosterone treatment on sexual dysfunction in alcoholic cirrhotic men. Gastroenterology, 1988, 95：1582 – 1587.

［59］ Wang YJ, et al. Changes of sex hormone levels in patients with hepatitis B virus-related postnecrotic cirrhosis：relationship to severity of portal hypertension. J Hepatol, 1993, 18：101 – 105.

［60］ Handelsman DJ, Strasser S, McDonald JA, et al. Hypothalamic-pituitary-testicular function in end-stage nonalcoholic liver disease before and after liver transplantation. Clin Endocrinol, 1995, 43：331 – 337.

［61］ Wang YJ, Wu JC, Lee SD, et al. Gonadal dysfunction and changes in sex hormones in postnecrotic cirrhotic men：a matched study with alcoholic cirrhotic men. Hepato-Gastroenterology, 1991, 38：531 – 534.

［62］Baker HWG, et al. A study of the endocrine manifestations of hepatic cirrhosis. Q J Med, 1976, 45：145 – 178.

［63］Zifroni A, Schiavi RC, Schaffner F. Sexual function and testosterone levels in men with nonalcoholic liver disease. Hepatology, 1991, 14：479 – 482.

［64］van Thiel DH, Kumar S, Gavaler JS, et al. Effect of liver transplantation on the hypothalamic-pituitary gonadal axis of chronic alcoholic men with advanced liver disease. Alcohol Clin Exp Res, 1990, 14：478 – 481.

［65］Gavaler JS, van Thiel DH. Gonadal dysfunction and inadequate sexual performance in alcoholic cirrhotic men. Gastroenterology, 1988, 95：1680 – 1684.

［66］Becker U, et al. Menopausal age and sex hormones in postmenopausal women with alcoholic and non-alcoholic liver disease. J Hepatol, 1991, 13：25 – 32.

［67］Cundy TF, O'Grady JG, Williams R. Recovery of menstruation and pregnancy after liver transplantation. Gut, 1990, 31（3）：337 – 338.

第三十五章　肝硬化凝血功能障碍

因为肝脏是合成和清除大多数促凝血因子、抗凝血蛋白（纤溶系统主要成分）的主要场所。因此，肝脏在止血中的作用至关重要。肝脏合成功能受损可扰乱凝血因子和抗凝血因子这两种路径的自平衡稳态；特别是 LC 患者常并发血小板减少及其功能障碍；表现出不同程度止血和抗凝血功能障碍。本章综述肝硬化（LC）并发血小板减少及其功能障碍、凝血和抗凝血系统异常及其动态平衡变化、实验室评估和凝血功能障碍及其对策。

第一节　血小板减少及其功能障碍

一、血小板减少

LC 患者常常并发血小板数量和功能变化。LC 并发血小板减少症者占 30%~64%[1-2]。临床上常见 DC 患者血小板计数（PLT）降至（30~40）×10⁹/L；其主要原因是门静脉高压（PHT）导致的脾功能亢进（脾亢）（第 39 章）[3]，或肝脏阻留[4]，或免疫介导性血小板寿命缩短（例如 PBC）。LC 患者血小板生成受损。血小板生成素（TPO）主要由肝细胞合成。TPO 与骨髓巨核细胞系 TPO 受体（c-Mpl）结合，促进巨核细胞生长、成熟以及血小板生成。LC 患者 TPO 水平低于慢性肝炎患者[5]。LC 患者残存功能性肝细胞数量与其合成 TPO 减少导致外周血血小板减少成比例降低[6]。TPO 合成减少或脾脏裂解血小板能力增强协同促进血小板减少[7]。慢性 DIC 导致血小板消耗促进或加重血小板减少症[8]。

酒精性肝病和病毒性肝炎患者骨髓产生血小板减少特别明显。血小板生成障碍的其他因素还有药物、叶酸缺乏症、血小板聚集抑制剂前列环素和 NO 增加等。消耗性凝血病，抗血小板抗体，血液丢失等均可导致血小板减少。肝脏星形细胞合成的 ADAMTS13 因子缺乏，也可促进肝病相关血小板减少症[9]。LT 后血小板减少症与同时伴有的 ADAMTS13 因子降低有关[10]。研究确认 LT 后血小板数量增加，并且 TPO 水平升高，提示 LC 患者患有显著的血小板生成缺陷[11]。至今仍然围绕着 LC 血小板减少症患者血小板脾脏阻留，血小板生成减少和生成增加因素的相对重要性存在一些争论[12-13]。LC 患者可能伴有维勒布兰德因子（VWF）升高，这或许对血小板数量和功能缺陷给予部分补偿[14]。

二、血小板增多

LC 并发血小板增多一般为暂时性增多。这种并发症多发生脾切除术或门－体静脉吻合术后，出血或采用可的松治疗后。LC 并发 HCC 与血小板增多症有关。其原因是 HCC 过度表达 TPO[5]。血小板增多可诱发高凝状态或血栓形成。

三、血小板功能障碍

LC 及其并发症和相应治疗用药均可发生血小板功能障碍。LC 血流状态下血小板和血管壁之间相互作用异常，甚至并不太晚期的肝衰竭患者也可发生血小板黏附功能缺陷[15]。获得性异常纤维蛋白原（Fg）血症和循环血小板抑制因子，例如纤维蛋白降解物也可损伤血小板黏附聚集功能[16-17]。虽然这种病态可能导致严重止血紊乱，但值得注意的是 LC 患者仅偶尔发生明显血小板聚集功能和释放血小板因子Ⅲ低下。大多数 LC 患者的这种病态由药物诱发（乙酰水杨酸、NSAIDs、右旋糖酐、抗生素等），因此，应提醒临床医师注意区别处理。

第二节　凝血因子异常

一、凝血因子及其抑制因子合成部位

生理止血功能需要多种细胞和物质支持，肝脏合成凝血因子最多（表 35-2-1）；血小板、红细胞、白细胞、内皮细胞等也合成少部分凝血因子，并且与肝脏合成的凝血因子共同发挥血液凝固作用，或参与调节凝血过程。虽然有关它们的功能研究信息有限。

表 35-2-1　凝血因子及其抑制因子的合成部位

来　源	凝血因子/抑制因子
血小板	FⅠ、FⅤ、FⅪ、FⅩⅢ、VWF、PAI-1
巨核细胞	VWF、TFPI
内皮细胞	FⅤ、VWF、TF、PAI-1、血栓调节蛋白、内皮 PC 受体
肝脏	FI、FⅡ、FⅤ、FⅦ、FⅧ、FⅨ、FⅩ、FⅪ、FⅫ、FⅩⅢ、HK、ADAMTS13、AT、PC、PS、TFPI、ZPI、LRP、PAI-1、前激肽释放酶、肝素辅因子Ⅱ、α_2-抗纤溶酶、纤维蛋白溶酶原
单核细胞	TF

注：VWF：维勒布兰德因子（血友病因子）；PAI-1：纤溶酶原激活物抑制剂-1；TFPI：组织因子通道抑制剂；TF：组织因子；HK：高分子激肽原；AT：抗凝血酶；PC：蛋白C；PS：蛋白S；ZPI：蛋白Z-依赖蛋白酶抑制因子；LRP：低密度脂蛋白受体-相关蛋白

二、肝硬化凝血因子变化

正如表 35-2-1 所示，肝脏合成几乎所有血浆凝血因子和纤维蛋白溶解物，包括凝血因子Ⅱ、Ⅶ、Ⅴ、Ⅸ和 Fg 等，其水平在晚期 LC 和其他病因导致的显著肝功能受损患者中明显降低，但凝血因子Ⅷ水平可能升高。由于凝血因子活性缺陷导致其血浆半衰期很短（凝血因子Ⅶ含量首先减少），其生物学功能表现十分快速或短暂[18]。

（一）维生素 K 相关凝血因子

维生素 K 是合成凝血因子Ⅱ、Ⅶ、Ⅸ和Ⅹ及人体蛋白抗凝系统蛋白 C、S、Z 所必需的辅因子，在血液凝固和纤溶过程中发挥重要的平衡作用。缺乏维生素 K 可导致所有这些维生素 K 依赖性因子和抗凝蛋白水平降低；其中 FⅦ和 PC 水平较早、并快速降低，随后是 FⅡ和 FⅩ，然后是 FⅨ。实验室检测这些病变初始表现为 PT 延长，最后是实质性 PT 和 APTT 异常[19]。

胆汁淤积[20]和口服抗生素能够妨碍肠道对维生素 K 的吸收，因此，胆汁淤积促进凝血功能障碍。维生素 K 缺乏症也可由饮食，药物诱发，并且可作为肝硬化并发症。

（二）肝病患者纤维蛋白原（Fg）代谢异常

肝脏是合成 Fg 的唯一场所。严重肝病（包括急性肝衰竭，晚期 LC）和消耗性疾病或消耗性凝血病患者肝脏合成 Fg 减少，使其血浆水平降低。但这些患者低 Fg 血症也可能发生于因 DIC 导致的 Fg 消耗增加[21]。急性和慢性肝病和肝癌患者可能合成无功能的凝血因子，特别是 Fg（异常 Fg 血症），其发生率 60%~70%[22]；特征是 Fg 分子功能异常，纤维蛋白单体聚合作用受损，导致 PT 延长。这是由于在凝血酶影响下 Fg 向纤维蛋白凝块转化时间延迟[23]。

（三）肝硬化 FⅧ代谢

肝脏、肾脏、脾、肺脏、脑均可表达 FⅧ[24]，并且肝病时可刺激其他部位表达 FⅧ。使得急性和慢性肝病患者 FⅧ水平常常显著升高[25]。近年来研究集中在 LC 患者 FⅧ水平升高的发生机制，这并非 LC 患者肝脏转录表达的结果，但肝脏合成 VWF 的量可能相对增加[26]。而 VWF 保护 FⅧ抵抗失活及过早清除。LC 表达 LRP 减少，它涉及 FⅧ摄取和降解[27]。因此，LRP 表达降低和清除减少可能致 FⅧ水平升高。

（四）肝硬化清除凝血和纤溶相关因子功能障碍

肝脏具有独特识别非活化和活化凝血因子的能力，并且能够将活化凝血因子连同纤溶酶原激活物及时从血流中清除。Fg-纤维蛋白降解产物作为凝血酶抑制剂易于被健康肝脏所清除。但严重肝病，阻塞性胆囊病，胆汁淤积或胆汁性 LC 患者对凝血因子（特别是因子ⅩⅢ）、纤维蛋白降解产物清除功能严重受损。LC 显著扰乱组织型纤溶酶原激活物（t-PA）清除。这扰乱了止血系统，并且纤维蛋白溶解增加。

第三节　LC 抗凝血系统异常

实验室检测肝病患者纤溶系统常获得不一致结果，主因是含量测定方法不一，并难以评估纤溶系统的总体活性，包括同时检测促纤溶和抗纤溶因子。因此，目前仍然难以揭开临床相关各种参与纤溶系统因子水平变化规律及其临床意义的黑箱。然而，研究显示有关参与纤维蛋白凝块降解的蛋白发生显著量变，并且肝脏合成除了 t-PA 和 PAI-1 以外的所有这类蛋白。因此，有必要讨论 LC 与纤溶系统相关性。

慢性肝病患者的纤溶异常是纤溶因子合成受损和清除减少的结果。LC 患者的凝血酶激活的纤溶抑制因子（TAFI）水平显著降低，并且其降低程度与肝病严重程度成比例[28]。慢性肝病与高纤溶状态有关，其特征是 D-二聚体，纤维蛋白降解产物升高，并且全血优珠蛋白血块溶解时间缩短[29]。伴随着肝细胞损伤加重似乎 D-二聚体含量增加[29]。目前认为高纤溶状态与肝脏功能障碍的程度成正比[30]。慢性肝衰竭患者的高纤溶状态与患者血浆纤维蛋白溶酶原[31]，α_2-抗血纤维蛋白酶[32-33]和 TAFI 水平降低[31]，和 t-PA 显著升高有关[34]。

有研究显示失代偿型肝硬化（DC）患者 t-PA 升高者高达 37%[34]。t-PA 含量增加可导致其抑制因子消耗。LC 腹水中存在的 D-二聚体和纤维蛋白降解产物增加提示其处于高纤溶状态，并易于重吸收进入体循环，促进全身高纤溶状态的形成[32]。

研究显示在静脉曲张破裂出血和异常纤溶试验结果之间缺乏相关性[35]。因此，目前实验室相关检测数据的临床意义经常引发争议。虽然一些研究提示处于高纤溶状态的患者出血风险增加[34]，但仍然需要更多研究确认 LC、纤溶体外实验结果和出血倾向之间的相关性。

第四节　LC 促凝血和抗凝血动态平衡变化

一、凝血和纤溶系统消耗增加

虽然 LC 患者常并发止血功能紊乱导致凝血障碍病，并伴有出血倾向。但临床上常表现出凝血和纤溶系统的促凝血和抗凝血因子之间相对平衡状态失衡（表 35-4-1），即表现为出血，也可能诱发高凝状态，伴血栓形成倾向，甚至出现血栓病[36]。

血浆凝血因子和纤维蛋白溶解物被肝脏单核 - 吞噬细胞系统清除。纤维蛋白溶解物抑制剂的合成降低及/或肝脏清除纤维蛋白溶解物的活性减低可激活纤维蛋白溶解系统。一旦激发纤维蛋白溶解活性增强，可并发威胁生命的出血[34]。

表 35-4-1　肝硬化凝血、抗凝血因子和纤维蛋白溶解系统变化

凝血因子		抗凝血系统		纤维蛋白溶解系统	
Fg（I）	↓	抗凝血酶 III	↓	纤溶酶原	↓
II，IX，X 因子	↓	蛋白 C	↓	α_2-抗纤维蛋白溶酶	↓
VII因子↓	↓	蛋白 C 抑制剂	↓	前激肽释放酶	↓
V，IX，XII，XIII因子	↓	蛋白 S	↓	HRGP	↓
VIII因子	↑	肝素辅因子	↓	t-PA	↑
TPT 和 PTT	↑			D-二聚体	↑
Quick's 值	↓				

注：TPT：促凝血酶原激酶时间；PTT：部分促凝血酶原时间；HRGP：富含组氨酸糖蛋白；t-PA：组织型纤溶酶原激活物

临床上凝血因子消耗增加常见于 DIC，继发性进展型纤溶亢进症。同时激活凝血级联反应或纤溶系统，导致凝血因子及其抑制因子消耗[36]。慢性肝病并发 DIC 并不常见，但一旦发生将会强化出血风险。LC 患者 DIC 的发生机制尚不清楚。DIC 诱发消耗性凝血病。这种凝血功能障碍可发生在不同疾病和临床病态的病程中。可能的促发因素包括感染、中毒、内毒素、脱水、酸中毒、抗原抗体复合物或血流淤滞等。

二、肝硬化促凝血和抗凝血因子动态平衡变化

正常止血涉及止血期，凝固期和纤溶期。肝病可诱发各期紊乱，但确切机制知之甚少。LC 患者凝血功能受损因素包括：①肝脏合成凝血因子和纤溶因子最多；②很多促凝和抗凝血因子必须通过肝脏转化为功能活性状态；③多种凝血和纤溶因子通过血流被肝脏清除；④血小板减少；⑤维生素 K 依赖因子缺乏。LC 可在不同的凝血或纤溶阶段使止血系统发生不同程度的紊乱。疾病严重程度比其 LC 特征、慢加急性肝损伤或其病因（HCC 可能除外）更能确定止血紊乱状态。这些凝血功能障碍常常参与因素众多而复杂多变[19,37-38]。凝血和抗凝血再平衡极易遭受各种应激因素影响而改变，例如：重复感染和肾衰[39]（表 35-4-2）。

表 35-4-2　肝硬化凝血功能障碍和止血相关因素

出　血	血栓形成
• 门静脉高压及脾大	• 凝血抑制因子合成降低：蛋白 C、蛋白 S、抗凝血酶
• 食管静脉曲张	• 肝细胞衰竭
• 血小板减少症	• 维生素 K 缺乏（蛋白 C、蛋白 S）
• 慢性或急性 DIC	• 清除活化的凝固蛋白功能衰竭（DIC）
• 凝血因子合成减少	• 异常 Fg 血症
• 肝细胞衰竭	• 医源性：输注凝血酶原复合体浓缩物
• 维生素 K 缺乏	• 抗纤维蛋白溶解药：EACA，氨甲环酸
• 全身纤维蛋白溶解	
• DIC 和异常 Fg 血症	

注：DIC：弥散性血管内凝血；EACA：氨基己酸

总之，LC 患者体内促凝血因子和抗凝血因子平行下降使其凝血功能处于病状动态平衡[40]（图 35-4-1），再加上血小板减少连同 PHT 相关解剖和血流动力学异常是 LC 患者出血倾向的病理基础。虽然 LC 患者常常并发凝血功能异常，并且易发出血倾向。但就总体而言，这种病态再平衡决定是否会发生出血、血栓形成，或两者均未发生的无症状病态。需要警醒临床医师的是这种病理性再平衡极端脆弱，很可能被临床诊断性或侵入性操作及生化或中毒等因素快速损毁而呈现失衡病态，应引起特别注意。

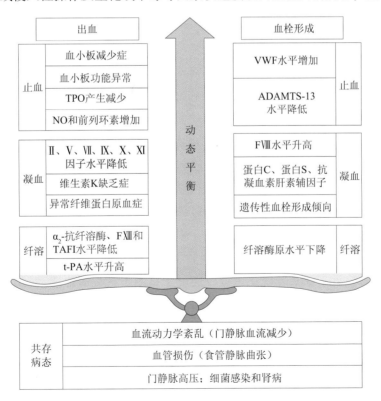

图 35-4-1　肝病患者的止血平衡

注：TAFI：凝血酶激活的纤溶抑制因子；t-PA：组织型纤溶酶原激活物；VWF：维勒布兰德因子（血友病因子）；TPO：血小板生成素

第五节　凝血功能障碍临床特征

一、临床特点

　　LC 最常见的临床表现是凝血障碍，结合血小板功能缺陷和数量不足，导致出血并发症。止血功能紊乱主要继发于肝脏合成凝血因子和纤溶因子衰竭，血小板数量减少及其功能障碍或血管内凝血。LC 患者并发凝血病可能无症状，也可发生胃肠道、鼻咽、腹膜后、支气管、生殖泌尿道、皮下组织或颅内出血。脾亢患者可能出现紫癜、鼻出血或恶化凝血病。针刺处常见瘀血斑，而肺脏和颅内出血可能引发致死性事件。LC 患者并发的出血倾向明显与血小板减少进展速率有关。患者常常能够耐受慢性血小板减少过程，但快速血小板减少患者轻微创伤后常见广泛性血肿。中度至重度血小板减少症与胃食管出血有关[8,41]。

二、感染对凝血功能的影响

　　LC 患者易发感染或败血症或内毒素血症，并可通过免疫介导的破坏机制使血小板减少[42]，这与 IL-2、IL-6 和 TNFα 等激活血小板，并缩短其寿命有关[43]。LC 患者体内内毒素与 NO 水平升高，并强力抑制血小板黏附和聚集作用。细菌感染免疫应答相关细胞因子可激活凝血因子和纤溶系统[44]。LC 患者的肝素类物质水平增加，并且可被肝脏清除[45]，但 LC 并发感染后由于肝素清除率降低，使凝血功能发生改变[46]。LC 并发严重败血症患者的血小板活性低于无感染 LC 患者[47]。细菌感染或败血症可能影响原发性、继发性止血功能和纤溶系统而诱发出血[37]。

三、高凝状态

　　大多数文献报道的肝病相关止血功能集中在患者潜在出血。病情稳定的肝病患者应用止血疗法后临床出血表型常常轻微。然而，随着疾病进展，止血和出血平衡稳定状态难以维持，这种病态下患者止血平衡比健康受试者更容易被打破。此外，这种止血平衡常常受共存并发症影响，例如感染和肾衰竭。基于 LC 患者临床出血并发症及其实验室查验的凝血功能障碍，例如 PT/APTT 延长，临床医师长期认为这类患者似乎受到抑制血栓因素的保护，不大可能发生静脉血栓栓塞（VTE）。然而，慢性肝病患者抗凝血蛋白显著降低，特别是 LC 患者同时存在促凝血因子含量和功能成比例降低也可能预防高凝状态。按照魏克氏三特征，血流动力学紊乱和血管壁受损也是促发因素，并且 LC 患者也可能伴有潜在的上述两种病变过程。内皮素功能紊乱和细菌易位可促进血栓形成[37]。积累的临床经验已经证明这些患者伴有血栓形成风险，近十年来的研究证实可发生 VTE[48]。不但门静脉系统，而且也可发生在下肢和肺脏。肝病相关性栓塞症常见于晚期 LC 患者。近来证实肝硬化患者可能由于Ⅷ因子（促凝血驱动器）水平增加联合蛋白 C（抗凝血驱动器）水平降低而患有促凝血失衡症[49]。实际上，LC 患者有时并发静脉血栓，各种原因致静脉回流压降低，血黏度增加，血小板增多和血液凝固性增高，血管栓塞；包括深静脉血栓形成和肺栓塞[50]，和 PVST。高凝状态本身可加重肝内血管血栓性阻塞致循环紊乱，进而导致 LC 基础上的进一步肝损伤和 PHT[51]。肝硬化患者常见这些病态，并可解释 VTE 风险增加。具有血栓形成遗传倾向证据的 LC 患者可能增加 PVST 风险。估计肝病患者发生静脉血栓和肺栓塞概率为 0.5%～1.9%。血栓形成是 DC 并发症之一，是 LC 疾病进展的危险因素[52]。高凝状态导致的肝实质性细胞坏死可能是引起血小板减少症的另外机制；因为有研究显示 LC 患者的肝脏坏死组织内及其周围发生血小板聚集的组织学证据[51]。这些发现的含意与错误排除晚期肝病患者血栓症有关，甚至在凝血时间延长病态下。因此，应警醒临床医师谨慎避免这些患者实验室异常参数的矫枉过正（图35-4-1）。

"易栓症"定义为伴有增加静脉血栓风险相关的遗传和获得性因素，并处于高凝状态。近年来研究显示内脏静脉血栓（SVT）往往以易栓症为基础，再叠加暴露危险因素而逐步形成[53]。遗传因素决定个体血栓形成的不同易感性，如凝血酶原G20210A基因突变、蛋白C、蛋白S、活化蛋白C抑制因子缺乏等；获得性易栓症指伴有的糖尿病、妊娠、口服避孕药、恶性肿瘤和骨髓增殖性疾病（MPD）等[54]。FV莱顿可使活化的FV抵抗降解。因为FV联合FX可使凝血酶原转化为凝血酶，FV莱顿诱发过度产生凝血酶。这种基因突变和静脉血栓之间的相关性并不令人惊奇[55]。PVST是LC常见并发症，一项荟萃分析显示凝血酶原G20210A基因变异过度产生凝血酶者发生PVST风险增加4~5倍[56]。在某些人群中，近1/4的BCS患者伴有FV莱顿突变，并且也观察到FⅡ突变，但不超过5%[57]。血栓调节蛋白的遗传缺陷也可诱发血栓形成倾向，并且增加与PC遗传缺陷相关静脉血栓风险。这些LC患者常见FⅧ水平增加，合并这些遗传因素可使患者病情加重[26]。各种各样的化学制品暴露也可能诱发高凝状态。

近年来的研究表明，部分LC患者处于高凝状态，血栓风险增加。多数研究表明LC合并静脉血栓的发病率非常高，即使在应用药物干预后静脉血栓仍会发生[58]。但PHT相关静脉曲张破裂出血是LC的严重并发症，抗凝治疗是否会诱发出血，目前尚不清楚。据《Hepatology》Cerini F等2015报道52例抗凝治疗的上消化道出血患者，发现应用抗凝治疗后影响其出血的因素是MOF和并发症的严重程度，而不是抗凝治疗本身。

第六节　凝血功能障碍实验室评估

随着科技进步，体外检测技术能够更科学地总观肝病患者促凝血和抗凝血系统因子水平及其活性变化。LC患者的促凝血和抗凝血因子水平可发生同种程度降低，以维持其止血和抗凝再平衡状态（病态平衡）。但实际上内含患者潜在的止血功能障碍、在临床表现上比实验室检测到的异常数据提示的疾病严重性要轻得多。这一点应该引起临床医师诊疗中的注意。

肝细胞合成的凝血因子减少导致凝血酶原时间（PT）和PTT延长。临床上常常采用简单的凝血试验筛选肝性凝血病患者，例如：活化部分凝血活酶时间（APTT）、PT-INR（临床上通常以INR≥1.5判断为凝血功能下降）。为优化选择治疗策略，不管是控制活动性出血，还是为LC患者侵入性操作和抗凝治疗前，均应给予实验室凝血功能评估；但因影响因素特多，综合分析检验结果极为复杂。出血时间不应用于预测LC患者的出现风险[37]。PT反映肝脏合成凝血因子，并且是决定进行LT前最实用的评估工具；然而，PT不应用于预测LC患者出血，也不应用于监测其凝血功能是否被纠正[37]。新技术血栓弹力图检测血凝块形成速度、强度及其稳定性，可全面评估凝血因子、Fib、血小板及纤溶功能，反映低凝或高凝状态及判断纤溶亢进发生，有助于指导LC患者的血栓预防和靶向输血，如新鲜冰冻血浆（FFP）[59]。凝血酶生成实验（TGA）可能有助于LC伴出血或血栓风险患者进行分层[37]。晚期肝病患者普遍伴有Fg质和量缺乏，Fg水平下降仅发生在暴发性肝炎、DC或晚期肝病，或并发DIC患者。因子Ⅶ半衰期短于其他凝血因子，是很敏感的一种肝脏功能指示器；类似的还有FV，其合成并不依赖维生素K，并且FV唯一由肝细胞合成，FV水平显著降低可能提示肝细胞衰竭。若凝血因子Ⅱ、Ⅶ、Ⅸ和Ⅹ活性降低，但凝血因子V水平正常，提示维生素K缺乏，而不是晚期肝病。尽管纤溶亢进可能增加LC患者出血风险，但当前实验室技术尚不能评估纤溶进程[37]。

LC 患者合成抗凝血酶，蛋白 C 和蛋白 S 功能受损及可能的遗传缺陷使其体内含量很低，因此，单独测定抗凝血酶，蛋白 C 和蛋白 S 含量难以评估患者的易栓症风险[37]；而且采用维生素 K 拮抗剂（VKA）治疗将会阻碍蛋白 C 和蛋白 S 缺乏症的诊断。检测既往有血栓史或血栓家族史的 LC 患者的因子 V 莱顿、凝血酶原基因多态性和血浆 VIII 因子可能有助于 PVT 风险分层[37]。TGA 或 TGA 联合血栓调节蛋白/Protac 可能有助于评估 LC 发生静脉血栓风险[37]。检测肝硬化患者抗 Xa 因子活性难以反映实际抗凝水平。

第七节　凝血功能障碍预防

在任何诊断和治疗措施实施前，其基本的凝血功能相关实验室参数应满足最小阈值。一般参考值为：PLT $>80 \times 10^9/L$，Quick 值 $>40\%$，Fg $>1.5g/L$，AT III $>40\%$，出血时间正常。

考虑到 LC 患者止血功能高度不稳定，虽然仍处于出血和凝血的病态相对平衡状态，但普遍伴有凝血因子水平下降，若有特别紧急需要临床介入操作，其适应证也应从严掌控，仅仅限于诸如胃，膀胱导管插入等轻微刺激性操作[60]。同样，应用任何可能影响止血系统的药物（例如，乙酰水杨酸，某些抗生素，抗组胺药物，抗风湿药物，氯贝丁酯，右旋糖酐，利尿药，皮质类固醇，强心剂和精神治疗药物，呋喃妥因和造影剂）均应谨慎评估后应用。甚至应用微量的阿司匹林也可能隐藏着一些医疗问题，或可能严重扰乱止血，或突如其来的打破艰难维持的脆弱的病态出血－凝血平衡。应用 H_2-受体拮抗剂或奥美拉唑有助于预防控制胃肠道出血。限制感染措施也能够发挥预防出血作用。采用几乎不吸收抗生素（例如，新霉素，利福昔明）进行 SID 及/或乳果糖抑制革兰阴性菌群，并且能够限制内毒素血症风险十分重要。

患者止血和纤溶之间的平衡是基于较低凝血因子水平，虽然确实处于某种不稳定状态，但它并未导致大多数患者自发性出血。因此，在患者无侵入性操作计划情况下，或在尚未发生出血并发症之前通常并不需要止血治疗。也不需要调整或治疗 LC 患者伴有的凝血功能障碍。但有时预防出血特别重要。例如，对于适应证患者在侵入性操作前需要给予止血因子替代疗法，可选择 FFP，因为它不仅含有混合平衡的促凝血和抗凝血因子，而且还含有纤维连接蛋白，还可增援单核吞噬细胞系统清除能力。然而，需要大量 FFP，但为了维持血流动力学，重要的是给予个性化扩容限制。对于疑似并发维生素 K 缺乏症患者，推荐预防性应用维生素 K（10mg/周），若口服无效或肌内注射可能伴有风险时可选择皮下注射。这些措施也可在采用头孢菌素类治疗前应用，特别是 β-内酰胺类抗生素，或若肠道菌群受到侵袭时。

第八节　凝血功能障碍治疗

一、止血

LC 相关止血功能障碍的治疗主要根据相关症状，并且治疗方案应个性化调整。严重肝功能障碍必然伴有出血风险，特别是 LC 基础上广泛性肝坏死导致释放促血栓形成复合物，加重微循环和血流动力学紊乱。因此，在这种病态下，有必要及早和适当纠正凝血和纤溶参数[39,42,61-63]。可酌情考虑下列止血措施。

（一）新鲜冷冻血浆（FFP）
并发活动性出血或在侵入性操作前，和 INR >1.5 的晚期肝病患者需要采用大剂量健康者 FFP，或凝血因子，或血小板纠正。肝衰竭患者采用 FFP 治疗是最有效的正确止血法。静脉输注 FFP（5~10 ml/kg）能够提高正常凝血因子和抑制因子水平的 10%~20%，因为因子Ⅶ半衰期仅 6 小时，这是为什么安排 6~12 小时剂量周期的原因。但 FFP 不能纠正 PT 或 APTT。即便是采用大剂量 FFP（20 ml/kg）治疗，所有患者也难能纠正凝血时间。动态观察患者临床出血病况将有助于确定初次静脉输注 FFP 后 6~12 小时是否需要重复剂量治疗。凝血障碍改善一般持续 1~2 天。近来有报道凝血弹性描记法评估 LC 患者止血功能优于常规凝血试验[64]，可能有助于指导 FFP 应用。但 FFP 治疗价值近年来受到质疑，并且临床上大量静脉输注 FFP 并不安全[37]。因为同时伴有抗凝血因子病变，其出血风险并非与 INR 相关。并且其疗效短暂和诱发容量过度负荷的挂虑可能限制了这种疗法的应用。因此，LC 患者行有创操作前并不推荐常规应用 FFP[37]。此外，应警醒强化凝血必然承担血栓形成风险（必要时，需要 AT Ⅲ 替代疗法）[65]。因此，在患者缺乏活动性出血时，不应采用 FFP 纠正凝血异常。

（二）ATⅢ

ATⅢ具有抑制活化因子Ⅱa、Ⅸa、Ⅹa、Ⅺa 和Ⅻa 的作用（因此得名），它是最有效的凝血酶抑制剂。并且是消耗性凝血病的一种特异性标志（活性常<70%），此时可补充 AT Ⅲ 1000~2000U/d，直到血浆 AT Ⅲ值超过 70%（正常值为 80%~130%）。

（三）维生素 K

因为肝衰竭时残存肝细胞存储维生素 K 受损，胆汁酸代谢病变或胆汁淤积限制了维生素 K 吸收，因此，维生素 K 水平降低的肝衰竭患者和 LC 并发营养不良及维生素 K 缺乏症患者采用维生素 K 替代疗法有助于止血。但并不推荐常规应用维生素 K 增加 LC 患者的血浆凝血因子水平[37]。维生素 K 口服吸收极佳。静脉滴注维生素 K（1 mg/d）可获得比口服（5~10 mg/d）更快的纠正 PT 效果；一般在 6~12 h 内开始起效，峰效时间为 24 h，尔后持续 7 天。但临床上必须审慎评估适应证，因为凝血因子缺乏的 DC 患者采用这种疗法效果极差；另外，因为它可导致 Quick 值下降，因此，应避免过量应用。个别病例可发生维生素 K 过敏反应，在胃肠外给药时应采用低剂量，并在缓慢静脉给药（超过 30 min）过程中观察不良反应和可能的低血压风险。

（四）浓缩血小板

据报道自身免疫性疾病患者 PLT<50×10⁹即可增加内出血发生率[66]。LC 患者 PLT<50×10⁹时可静脉输注浓缩血小板，特别是在侵入性操作前，但仍缺乏循证医学支持[37]。血小板受体激动剂艾曲波帕并未降低有创操作后出血风险及减少血小板输入剂量[37]。

（五）Fg

LC 患者出血时，推荐 Fg 剂量为 2~4g（iv），6~8 h 一次。同时禁用对等小剂量肝素，特别是对肝素敏感者更应提高应用条件，因为此病态下用肝素可能潜伏着很高的出血风险。

（六）凝血酶原复合物

该药可改善 LC 患者的 PT/INR，但在常规用于临床前还需要进一步验证其止血效果[37]。

（七）重组人活化凝血因子Ⅶa（rFⅦa）

rFⅦa 能缩短 LC 患者 PT，但并未改善其预后[37]。静脉曲张破裂出血患者应用 rFⅦa 尚存争议，虽然一些亚组患者治疗后可能获益。但其价格昂贵，可能伴有血栓形成风险（1%~2%）。

（八）肝衰竭患者应用抗纤溶药物控制出血的安全性尚未被完全确认，应予避免

二、高凝状态的防治

LC 患者血栓形成病因复杂，常见的有凝血功能障碍、各类炎症和手术等，且因发病隐匿，临床症状

不典型，易误诊及延误治疗时间造成严重后果。早在 1963 年，为了预防 LC 患者消耗性凝血病推荐应用肝素。但尔后长期将抗凝剂视为 LC 禁忌证。对伴有易栓症的 LC 患者，近年来产生了采用抗凝剂，例如肝素或维生素 K 拮抗剂（VKA）治疗的新概念[67-68]。但 LC 患者应用肝素的主要挂虑是抗凝血酶减少（晚期肝病特征），APTT 延长，不推荐 LC 患者静脉注射普通肝素[37]。而应用 LMWH 的关键问题在于是否 LC 患者需要实验室检测调整其剂量，仅有少数相关非对照的研究[69]和采用 LMWH 治疗 LC 患者血浆体外实验结果[70-71]。非对照[69]和对照研究[72]PVST 患者采用固定预防剂量的 LMWH（4000 IU/d SC）安全有效，并且未给予实验室检测。LC 患者血浆似乎对 LMWH 介导的抗凝反应更加快速，尽管在实际上他们含有较低水平的抗凝血酶[71]。LC 患者应用 LMWH 时是否需要实验室监测尚不清楚[37]。近来一项随机对照试验也显示代偿期 LC 患者预防性应用 LMWH 抗凝治疗可延缓 LC 病程进展[73]。2015 年 Ageno 等发表一项关于内脏静脉血栓（SVT）长期临床预后的全球注册研究显示：604 例 SVT 患者最常见的危险因素是 LC（167/604，27.8%），最常见的血栓位置是门静脉（77%）和肠系膜静脉（44%）。抗凝治疗在大多数 SVT 患者中安全有效。

LC 患者应用 VKA 的主要挂虑是基线 PT 延长，需要调整 VKA 剂量使 INR 达到 2～3[31]；其次是应用 INR 作为 PT 结果的标度（此处称为 INR-vka）并未反映实际抗凝水平!![74]。因此，使用不同凝血酶原的实验室难能获得 INR 差异最小化。因为采用特殊剂量抗凝患者在任何特定实验室获得的 INR-vka 结果可能反映，或也难能反映实际凝血状态。但对于 LC 患者的有效性（被称为 INR-肝脏）已经获得进展[74]。但仍需随机试验评估 VKA 对 LC 患者的有效性和安全性[37]。LC 并发 SVT 患者的抗凝治疗见第 23 章。

直接口服抗凝剂（DOAC）（与 VKA 不同）是直接特异性靶向活化因子［例如凝血酶（达比加群）或 FXa（利伐沙班和阿哌沙班）］药物。DOAC 已经被批准用于房颤和 VTE 的防治[75]。LC 患者被 DOAC Ⅲ期临床试验特意排除在外，虽然他们可能具有一些理论上超越肝素或 VKAs 的优点[49]。所以，目前缺乏相关信息。DOAC 的主要优点是不需要实验室指导下的药物剂量调整。但近来有报道采用利伐沙班治疗与严重症状性肝损伤有关[76]。因此，代偿期肝病患者应用新一代的抗凝药物（包括利伐沙班、达比加群）是否利大于弊需要进一步验证；但晚期 LC 患者可能蓄积药物浓度，使得潜在出血风险增加，应禁用。

然而，由于 LC 患者凝血功能不稳定，且抗凝疗效监测方法并不完全可靠，导致 LC 抗凝疗效不可预知。并且肝素疗效依赖 AT Ⅲ值正常。因此，LC 抗凝治疗方案的制定有一定难度，并且很难达到理想的抗凝效果，也可能增加血栓形成、复发及出血事件概率。抗凝治疗前，应充分衡量风险/获益。其风险主要来源于食管静脉曲张以及严重血小板减少!!。务必充分预防胃肠道出血风险!!![67]。虽然 LC 抗凝治疗研究数据非常有限，轻、中度 LC 患者应用抗凝治疗可能延缓疾病进展。目前最佳策略可能是按照 LC 患者分层，病因，伴有的遗传因素和外因不同而给予个性化抗凝治疗。迫切需要 RCT 评估 LMWH，VKA 和 DOAC 治疗 LC 患者的有效性和安全性。另外应完善和验证 LC 患者采用 LMWH 或 VKA 治疗的实验室监测。

一项前瞻性研究提示，在确诊 PVST 的 6 个月内进行抗凝治疗更有效，超过 12 个月的血栓治疗再通的可能性很低。需要随机对照试验比较抗凝治疗或不治疗门静脉部分血栓患者的效果，从而避免不必要的抗凝治疗。然而，证据提示抗凝治疗对 CTP 分级 B 级患者有益，可以预防肝脏功能失代偿、并降低病死率。但较高的自发性 PVST 再通率会严重干扰门静脉血栓形成对肝病进展、失代偿和生存率影响的分析。

总之，LC 合成凝血、抗凝血因子和纤溶系统相关蛋白功能障碍，并伴有遗传异质性、病态差异和影响因素的不确定性相互交织在一起，使得临床医师在大多数 LC 疾病背景下难以理清恰如其分的凝血和抗凝血诊疗思路。虽然多数患者能够长期维持凝血、抗凝血功能相对平衡，但伴随着病态进展，这种平衡越来越变得脆弱多变，在复杂诱因（表 35-4-2）驱导下极易发生严重失衡，使多数晚期 LC 患者并发出血倾向，部分伴有高凝状态。临床上应准确评估每一位 LC 患者的凝血、抗凝血病态，权衡 LC 患者发生血栓及严重出血风险，谨慎把握止血和抗凝治疗适应证，严防人为打破上述 LC 患者极为脆弱的凝血、抗凝血平衡，从而造成不可收拾的医源性恶果。当前常规检测凝血、抗凝血指标的干扰因素较多，结果稳定性、可靠性不足。而临床上也难以评定每例患者不同时间点凝血、抗凝血功能障碍程度，更难以掌控止血和抗凝治疗强度。虽然 2015 年 9 月 De Pietri L 等在 Hepatology 发表文献显示血栓弹力图比常规试验更能全面地评估肝硬化凝血功能状态，且可避免侵袭性操作前不必要的输血。但需要进一步验证。大多数临床医师认为尽量不干扰晚期 LC 患者的凝血、抗凝血系统，特别是预防性止血和抗凝血治疗措施更应从严把控，因为无论是止血，还是抗凝治疗均难以完全排除矫枉过正而诱发严重出血或血栓形成的灾难性后果。近年来虽然 LC 患者潜在高凝状态临床治疗备受关注，但迫切需要临床研究确认抗凝药物的有效性和安全性数据。临床医生在面对某一患者时，应在充分了解有关本病的最佳临床证据（抗凝、止血、密切观察证据），并认真考虑患者具体病情及其意愿的基础上，根据现有专业技能资源、临床经验和可利用的医疗资源，制订全面合理的诊疗方案。

参考文献

［1］Lechner, K., Niessner, H. and Thaler, E. Coagulation abnormalities in liver disease. Semin Thromb Hemost，1977，4（1）：40-56.

［2］Bashour, F. N., Teran, J. C., Mullen, K. D. Prevalence of peripheral blood cytopenias（hypersplenism）in patients with nonalcoholic chronic liver disease. Am J Gastroenterol，2000，95（10）：2936-2939.

［3］Aster, R. H. Pooling of platelets in the spleen：role in the pathogenesis of "hypersplenic" thrombocytopenia. J Clin Invest，1966，45（5）：645-657.

［4］Peck-Radosavljevic, M. Thrombocytopenia in liver disease. Can J Gastroenterol，2000，14（Suppl D）：60D-66D.

［5］Hwang, S. J., Luo, J. C., et al. Thrombocytosis：a paraneoplastic syndrome in patients with hepatocellular carcinoma. World J Gastroenterol，2004，10（17）：2472-2477.

［6］Giannini, E., Botta, F., Borro, P., et al. Relationship between thrombopoietin serum levels and liver function in patients with chronic liver disease related to hepatitis C virus infection. Am J Gastroenterol，2003，98（11）：2516-2520.

［7］Rios R, Sangro B, Herrero I, et al. The role of thrombopoietin in the thrombocytopenia of patients with liver cirrhosis. Am J Gastroenterol, 2005, 100：1311-1316.

［8］Ben-Ari, Z., Osman, E., Hutton, R. A. et al. Disseminated intravascular coagulation in liver cirrhosis：fact or fiction？Am J Gastroenterol，1999，94（10）：2977-2982.

［9］Matsushita, T. and Saito, H. Abnormal hemostasis tests and bleeding in chronic liver disease：are they related？No, but they need a careful look. J Thromb Haemost, 2006, 4（9）：2066-2067.

［10］Ko, S., Okano, E., Kanehiro, H., et al. Plasma ADAMTS13 activity may predict early adverse events in living donor liver transplantation：observations in 3 cases. Liver Transpl, 2006, 12（5）：859-869.

［11］Haeh M, Hauser SP, Nydegger UE. Transient thrombopoietin peak after liver transplantation for end-stage liver disease. Br J Haematol, 2001, 112：493-498.

［12］Giannini E, Borro P, Botta F, et al. Serum thrombopoietin levels are linked to liver function in untreated patients with hepatitis C virusrelated chronic hepatitis. J Hepatol, 2002, 37：638-644.

［13］Sanjo A, Satoi J, Ohnishi A, et al. Role of elevated plateletassociated immunoglobulin G and hypersplenism in thrombocytopenia of chronic liver diseases. J Gastroenterol Hepatol, 2003, 18：638-644.

［14］Lisman T, Bongers TN, Adelmeijer J, et al. Elevated levels of von Willebrand Factor in cirrhosis support platelet adhesion despite reduced functional capacity. Hepatology, 2006, 44：53 - 61.

［15］Ordinas, A., Escolar, G., Cirera, I., et al. Existence of a platelet-adhesion defect in patients with cirrhosis independent of hematocrit：studies under flow conditions. Hepatology, 1996, 24 (5)：1137 - 1142.

［16］Kujovich, J. L. Hemostatic defects in end stage liver disease. Crit Care Clin, 2005, 21 (3)：563 - 587.

［17］Albornoz, L., Bandi, J. C., Otaso, J. C., et al. Prolonged bleeding time in experimental cirrhosis：role of nitric oxide. J Hepatol, 1999, 30 (3)：456 - 460.

［18］Pluta A, et al. Coagulopathy in liver diseases. Adv Med Sci. Jun, 2010, 55 (1)：16 - 21.

［19］Mammen, E. F. Coagulation defects in liver disease. Med Clin North Am, 1994, 78 (3)：545 - 554.

［20］Sherlock, S. Nutritional complications of biliary cirrhosis. Chronic cholestasis. Am J Clin Nutr, 1970, 23 (5)：640 - 644.

［21］Lisman, T., Leebeek, F. W., de Groot, P. G. Haemostatic abnormalities in patients with liver disease. J Hepatol, 2002, 37 (2)：280 - 287.

［22］Green, G., Thomson, J. M., Dymock, I. W. et al. Abnormal fibrin polymerization in liver disease. Br J Haematol, 1976, 34 (3)：427 - 439.

［23］Green, G., Poller, L., Thomson, J. M. et al. Association of abnormal fibrin polymerization with severe liver disease. Gut, 1977, 18 (11)：909 - 912.

［24］Hollestelle, M. J., Thinnes, T., et al. Tissue distribution of factor VIII gene expression in vivo-a closer look. Thromb Haemost, 2001, 86 (3)：855 - 861.

［25］Kelly, D. A., Summerfield, J. A. Hemostasis in liver disease. Semin Liver Dis, 1987, 7 (3)：182 - 191.

［26］Hollestelle, M. J., Geertzen, et al. FVIII expression in liver disease. Thromb Haemost, 2004, 91 (2)：267 - 275.

［27］Saenko, E. L., Yakhyaev, et al. Role of the low density lipoprotein-related protein receptor in mediation of factor VIII catabolism. J Biol Chem, 1999, 274 (53)：37685 - 37692.

［28］Van Thiel, D. H., George, M. et al. levels of thrombin activatable fibrinolysis inhibitor (TAFI) in patients with chronic liver disease. Thromb Haemost, 2001, 85 (4)：667 - 670.

［29］Gursoy, S., Baskol, M., Torun, E., et al. Importance of anticoagulant proteins in chronic liver diseases. Turk J Gastroenterol, 2005, 16 (3)：129 - 133.

［30］Hu, K. Q., Yu, A. S., et al. Hyperfibrinolytic activity in hospitalized cirrhotic patients in a referral liver unit. Am J Gastroenterol, 2001, 96 (5)：1581 - 1586.

［31］Stein, S. F., Harker, L. A. Kinetic and functional studies of platelets, fibrinogen, and plasminogen in patients with hepatic cirrhosis. J Lab Clin Med, 1982, 99 (2)：217 - 230.

［32］Agarwal, S., Joyner, K. A. Jr and Swaim, M. W. Ascites fluid as a possible origin for hyperfibrinolysis in advanced liver disease. Am J Gastroenterol, 2000, 95 (11)：3218 - 3224.

［33］Biland, L., Duckert, F., et al. Quantitative estimation of coagulation factors in liver disease. The diagnostic and prognostic value of factor XIII, factor V and plasminogen. Thromb Haemost, 1978, 39 (3)：646 - 656.

［34］Violi, F., Ferro, D., Basili, S., et al. Hyperfibrinolysis resulting from clotting activation in patients with different degrees of cirrhosis. The CALC Group. Coagulation abnormalities in liver cirrhosis. Hepatology, 1993, 17 (1)：78 - 83.

［35］Boks, A. L., Brommer, E. J., Schalm, S. W. et al. Hemostasis and fibrinolysis in severe liver failure and their relation to hemorrhage. Hepatology, 1986, 6 (1)：79 - 86.

［36］Trotter, J. F.：Coagulation abnormalities in patients who have liver disease. Clin. Liver Dis, 2006, 10：665 - 678.

［37］PENG Y, QI XS, GUO XZ. Recommendation for consensus statement by the Italian Association for the Study of Liver Diseases (AISF) and the Italian Society of Internal Medicine (SIMI)：hemostatic balance in patients with liver cirrhosis ［J］. J Clin

Hepaol, 2016, 32（6）：1052 – 1053. （in Chinese）

［38］Kaul V, Munoz SJ. Coagulopathy of liver disease. Curr Treat Options Gastroenterol 2000；3：433 – 437.

［39］Caldwell SH, Hoffman M, Lisman T, etal Coagulation disorders and hemostasis in liver disease：pathophysiology and critical assessment of current management. Hepatology, 2006, 44：1039 – 1046.

［40］Violi f, Basili s, Raparelli V, et al. Patients with liver cirrhosis suffer from primary haemostatic defects? Fact or fiction? ［J］. J Hepatol, 2011, 55（6）：1415 – 1427.

［41］Schepis, F., Camma, C., Niceforo, D., et al. Which patients with cirrhosis should undergo endoscopic screening for esophageal varices detection? Hepatology, 2001, 33（2）：333 – 338.

［42］Scharf, R. E., Aul, C. Alcohol-induced disorders of the hematopoietic system. Z Gastroenterol , 1988, 26（Suppl 3）：75 – 83.

［43］Samuel, H., Nardi, M., Karpatkin, M., et al. Differentiation of autoimmune thrombocytopenia from thrombocytopenia associated with immune complex disease：systemic lupus erythematosus, hepatitis-cirrhosis, and HIV-1 infection by platelet and serum immunological measurements. Br J Haematol, 1999, 105（4）：1086 – 1091.

［44］Grignani, G. and Maiolo, A. Cytokines and hemostasis. Haematologica, 2000, 85（9）：967 – 972.

［45］Teien, A. N. Heparin elimination in patients with liver cirrhosis. Thromb Haemost, 1977, 38（3）：701 – 706.

［46］Montalto, P., Vlachogiannakos, J., Cox, D. J., et al. Bacterial infection in cirrhosis impairs coagulation by a heparin effect：a prospective study. J Hepatol, 2002, 37（4）：463 – 470.

［47］Thalheimer, U., Triantos, C. K., Samonakis, D. N., et al. Infection, coagulation, and variceal bleeding in cirrhosis. Gut, 2005, 54（4）：556 – 563.

［48］Sogaard KK, Horvath-Puho E, Gronbaek H, et al. Risk of venous thromboembolism in patients with liver disease：a nationwide population-based case-control study. Am J Gastroenterol, 2009, 104：96 – 101.

［49］Tripodi A, Mannucci PM. The coagulopathy of chronic liver disease. N Engl J Med, 2011, 365：147 – 156.

［50］Northup, P. G., McMahon, M. M., Ruhl, A. P., et al. Coagulopathy does not fully protect hospitalized cirrhosis patients from peripheral venous thromboembolism. Am J Gastroenterol , 2006, 101（7）：1524 – 1528.

［51］Northup, P. G., Sundaram, V., Fallon, M. B., et al. Hypercoagulation and thrombophilia in liver disease. J Thromb Haemost, 2008, 6（1）：2 – 9.

［52］Anstee QM , Wright M , Goldin R , et al. Parenchymal extinction：coagulation and hepatic fibrogenesis. Clin Liver Dis, 2009, 13：117 – 126.

［53］VAISH AK, KUMAR N, JAIN N, et al. Cavernous transformation of portal vein a missed cause of extrahepatic portal hypertension ［J］. BMJ Case Reps, 2012, bcr12201115331.

［54］Amitrano, L., Brancaccio, V., Guardascione, M. A., et al. Inherited coagulation disorders in cirrhotic patients with portal vein thrombosis. Hepatology, 2000, 31（2）：345 – 348.

［55］Bertina, R. M., Koeleman, B. P., Koster, T., et al. Mutation in blood coagulation factor V associated with resistance to activated protein C. Nature, 1994, 369（6475）：64 – 67.

［56］Dentali F, Galli M, Gianni M, et al. Inherited thrombophilic abnormalities and risk of portal vein thrombosis. a meta-analysis. Thromb Haemost, 2008, 99：675 – 682.

［57］Deltenre, P., Denninger, M. H., et al. FV Leiden related Budd-Chiari syndrome. Gut, 2001, 48（2）：264 – 268.

［58］Aldawood A, Arabi Y, Aljumah A , et al. The incidence of venous thromboembolism and practice of deep venous thrombosis prophylaxis in hospitalized cirrhotic patients. Thromb J, 2011, 9：1.

［59］Pekelharing J, Furck A, Banya W, et al. Comparison between thromboelastography and conventional coagulation tests after cardiopulmonary bypass surgery in the paediatric intensive care unit ［J］. Int J Lab Hematol, 2014, 36（4）：465 – 471.

［60］Friedman, E. W., Sussman, I. I.：Safety of invasive procedures in patients with the coagulopathy of liver disease.

Clin. Lab. Haemat, 1989, 11：199 – 204.

［61］Amitrano, L., Guardascione, M. A., Brancaccio, V., et al. Coagulation disorders in liver disease. Semin. Liver Dis, 2002, 22：83 – 96.

［62］Mammen, E. F.：Coagulopathies of liver disease. Clin. Lab. Med, 1994, 14：769 – 780.

［63］Sallah, S., Bobzien, W.：Bleeding problems in patients with liver disease. Ways to manage the many hepatic effects on coagulation. Postgrad. Med, 1999, 106：187 – 195.

［64］Lisman T, Caldwell SH, Burroughs AK, et al. Hemostasis and thrombosis in patients with liver disease：the ups and downs. J Hepatol, 2010, 53：362 – 371.

［65］Youssef, W. I., Salazar, F., Dasarathy, S., et al. Role of fresh frozen plasma infusion in correction of coagulopathy of chronic liver disease：A dual phase study. Amer. J. Gastroenterol, 2003, 98：1391 – 1394.

［66］Cines DB, Blanchette VS. Immune thrombocytopenic purpura［J］, N Engl J Med, 2002, 28, 346 (13)：995 – 1008.

［67］EASL Clinical Practice Guidelines：Vascular diseases of the liver. J Hepatol (2015), http：//dx. doi. org/10. 1016/j.

［68］Guyatt GH, Akl EA, Crowther M, et al. American College of Chest Physicians Antithrombotic Therapy and Prevention of Thrombosis Panel Executive summary：antithrombotic therapy and prevention of thrombosis, 9th ed：American college of chest physicians evidence-based clinical practice guidelines. Chest, 2012, 141：7S-47S.

［69］Rodriguez-Castro KI, Simioni P, Burra P, et al. Anticoagulation for the treatment of thrombotic complications in patients with cirrhosis. Liver Int, 2012, 32：1465 – 1476.

［70］Bechmann LP, Wichert M, Kroger K, et al. Dosing and monitoring of low-molecular-weight heparin in cirrhotic patients. Liver Int, 2011, 31：1064.

［71］Senzolo M, Rodriguez-Castro KI, Rossetto V, et al. Increased anticoagulant response to low-molecular-weight heparin in plasma from patients with advanced cirrhosis. J Thromb Haemost, 2012, 10：1823 – 1829.

［72］Villa E, Camma C, Marietta M, et al. Enoxaparin prevents portal vein thrombosis and liver decompensation in patients with advanced cirrhosis. Gastroenterology, 2012, 143：1253 – 1260.

［73］Villa E, Camma C, Marietta M, et al. Enoxaparin prevents portal vein thrombosis and liver decompensation in patients with advanced cirrhosis. Gastroenterology, 2012, 143：1253 – 1260

［74］Tripodi A, Chantarangkul V, Mannucci PM. The international normalized ratio to prioritize patients for liver transplantation：problems and possible solutions. J Thromb Haemost, 2008, 6：243 – 248.

［75］Tripodi A, Palareti G. New anticoagulant drugs for treatment of venous thromboembolism and stroke prevention in atrial fibrillation. J Intern Med, 2012, 271：554 – 565.

［76］Liakoni E, Ratz Bravo AE, Terracciano L, et al. Symptomatic hepatocellular liver injury with hyperbilirubinemia in two patients treated with rivaroxaban. JAMA Intern Med, 2014, 174：1683 – 1686.

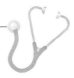

第三十六章　肝硬化低钠血症

体液及电解质平衡对于人体各器官健康代谢非常重要。传统认为低钠血症是肝硬化（LC）患者较小的临床问题，然而，近年来研究显示低钠血症并非以往认为的那么简单。稀释性低钠血症是 LC 自然史中的严重并发症，不但影响患者预后，并且与 LT 后严重神经学事件有关。关键在于临床医师较早识别这种并发症。近年来促排水药物是高效治疗 LC 稀释性低钠血症的一线药物，已经成为稀释性低钠血症治疗史中里程碑式的进展。本章聚焦在低钠血症发病机制、诊断、鉴别诊断和治疗进展。

第一节　发病机制

人体内存在复杂的水盐代谢调节机制，主要集中在肾脏。钠是调节血管和细胞内外体液量及其渗透压的关键离子。通过压力感受器，渗透压感受器和中枢神经体液调节系统包括口渴驱动力，抗利尿激素或精氨酸加压素（AVP）之间复杂的相互作用维持血钠水平正常。晚期失代偿型肝硬化（DC）和肾功能不全易发自发性稀释性低钠血症，其定义为伴有腹水及（或）水肿证据的细胞外液量增加的血钠浓度降低。主要原因是继发于有效循环血容量（ECBV）不足刺激 ADH 分泌过多，导致水排泄受损，最终形成水与钠潴留不成比例[1]。采用同位素技术研究显示 LC 腹水并发低钠血症患者的体内总钠量显著升高，提示血清钠浓度降低继发于水排泄受损后体液稀释。更好地了解水调节机制能够清晰认识水代谢关键步骤，主要是 AVP 合成和释放调节，肾脏集合管细胞基底膜 V_2 受体特征（AVP 靶器官），并发现选择性水通道 AQP2，水分子从集合管管腔膜水通道进入循环。LC 患者分泌 AVP 增加，与 V_2 受体结合后增加水的重吸收，导致水潴留和稀释性低钠血症。当 AVP 与 V_2 受体结合后，同时也激活钠通道，促进钠重吸收。因此，稀释性低钠血症也可与显著钠潴留同时发生；然而，这种钠潴留自然跟随着水潴留，导致体液稀释和血清钠浓度降低。

由于低钠血症时血浆渗透压下降，细胞外间隙水流入细胞内维持细胞内外渗透压平衡[2]。这种变化诱发脑细胞水肿挤压细胞内液，以便降低脑渗透压。上述水转移使脑与血浆间渗透压维持新的平衡，这种调节使得患者初始不会发生低钠血症相关症状。但若病情持续恶化，水将会持续流入细胞内诱发脑水肿、颅内压升高，甚至脑疝。

虽然低钠血症是否发生症状依赖其严重程度和患者敏感度；但大多数患者低钠血症相关症状与血清钠下降速率相关性更密切，并且血清钠降低程度与症状严重程度并不成比例，例如慢性病过程中逐渐诱发的严重低钠血症（钠浓度 <110 mmol/L）患者可能无明显症状，这是因为人体脑组织经过持续数周至数月慢性病程，已经逐步适应了内环境渗透压下降。血浆渗透压降低后产生的渗透压梯度主宰着血浆和脑脊液中水进入脑细胞的渗透力。这种复杂机制使得钠浓度的改变导致的症状谱范围很宽或差异显著，从轻微的认知、行为功能障碍至癫痫、昏迷和死亡。

第二节　临床表现

住院 LC 腹水患者低钠血症流行率高达 30%~35%[3-4]。LC 患者可发生两种类型的低钠血症：低血容量性和高血容量性低钠血症。最常见的是高血容量性低钠血症，呈现出血清钠水平降低、细胞外液量增加，伴腹水和水肿。它可自发性发生或由过量输入低渗液（即 5% 葡萄糖）诱发，或继发于 LC 并发症，特别是细菌感染。与此相反，低血容量性低钠血症较少见，以缺乏腹水和水肿为特征，最常见于过度利尿治疗。

LC 患者通常经过数天至数周才可能发生稀释性低钠血症，虽然偶尔一些患者发生较快[1]。轻微低钠血症（130~135 mmol/L）通常无症状。大多数患者表现为轻度低钠血症（125~130 mmol/L）；部分患者表现为中度低钠血症（115~125 mmol/L）；重度低钠血症（<115 mmol/l）患者少见。慢性低钠血症患者很少出现明显症状。而急性进展型（数小时至数天）低钠血症可能发生严重症状。虽然缺乏 LC 并发稀释性低钠血症相关症状研究，常见症状包括恶心、呕吐、表情淡漠、食欲减退。若低钠血症持续恶化可见严重症状，例如：昏睡、肌肉痉挛、倦态、定向障碍、头痛和意识模糊。最严重的症状是呼吸停止，癫痫，昏迷，持久性脑损伤，但 LC 基础上单纯由低钠血症导致的脑疝和死亡罕见[1]。上述神经学症状难以与 HE 区别，或这两种并发症可能同时发生。采用 V_2 受体拮抗剂治疗能够有效逆转这种病态，并且能够更好地鉴别稀释性低钠血症相关症状。

过快纠正重度低钠血症（不论是强力治疗，还是单独严格限制水摄入），因患者缺乏适应过程，可诱发医源性最严重的低钠血症并发症：渗透性脱髓鞘综合征（ODS）[5-7]。其发病机制是患者对低钠血症诱发的脑容量负荷增加恢复过程中脑组织皱缩导致桥脑和桥脑外神经元脱髓鞘。ODS 患者四肢麻痹，假性延髓麻痹，癫痫和昏迷，并且具有致命性后果[7]。营养不良，酒精中毒，或 LC 并发慢性严重低钠血症患者特别易发 ODS。ODS 可发生在纠正低钠血症或低钠血症神经学病变开始恢复后的数天内。低钠血症过程中并发低氧血症可促发 ODS。而且这种神经学病变灾难性的难能逆转。

第三节　实验室检查

实验室评估应包括血清电解质、肌酐、渗透压和尿钠。血清 BUN 和肌酐升高提示肾脏功能障碍，因为这是导致低钠血症的潜在病因，而高钾血症提示肾上腺功能减退或醛固酮减少症。应常规检测血糖；血糖每升高 5.6 mmol/L，血浆 Na^+ 浓度下降 1.6~2.4 mmol/L，这是因为血糖渗透性诱导细胞内水外流；在纠正高血糖后这种低钠血症就会消退。也应检测血清尿酸；然而，伴有不适当抗利尿激素分泌综合征（SIADH）的 LC 患者典型表现为低尿酸血症（血清尿酸 <240 μmol/L），而低血容量患者通常伴有高尿酸血症。在特定临床背景下，也应检测肾上腺功能，因为原发性肾上腺衰竭可导致低血容量性低钠血症。尿电解质和渗透压是初始评估低钠血症的关键检测项目。在临床缺乏高血容量情况下，尿 Na^+ <20~30 mmol/L 符合低血容量性低钠血症，例如充血性心衰（CHF）。与此相反，并发 SIAD 患者尿 Na^+ >30 mmol/L。然而，SIADH 患者的尿 Na^+ 值与低血容量性低钠血症相重叠，特别是年长患者；最终诊断低血容量性低钠血症的"金标准"是静脉输注生理盐水后证实血 Na^+ 浓度被纠正。噻嗪类利尿剂相关低钠血症也可能使尿 Na^+ 增加。尿渗透压 <100 mmol/kg 提示多饮；尿渗透压 >400 mmol/kg 提示 AVP 过度分泌，而中间值最可能由多因素病理生理学机制引发（例如，AVP 过度分泌伴有显著多饮）。最后需要检测尿钾浓度，以便计算尿与血浆电解质比值，有助于预测患者液量限制应答程度。

第四节　诊断和鉴别诊断

一般将血清钠 < 130 mmol/L 定义为低钠血症[3-4,8-9]，但按照近来指南[10]，血清钠 < 135 mmol/L 即可诊断为低钠血症。低钠血症患者的临床评估应聚焦在原发疾病病因；仔细评估病史，用药史，液量摄入变化（多饮、食欲减退、静脉输液速度及其成分），体液排出量（恶心、呕吐、腹泻、造瘘术排液、多尿、少尿、不显性丢失）。通过上述病史，体检和基本的实验室检查能够确定大多数患者低钠血症病因。同等重要的是仔细评估血容量状态，以便准确分类诊断低钠血症（低血容量性，等血容量性或高血容量性低钠症）。其中低血容量性和高血容量性低钠血症鉴别诊断很重要。低血容量性低钠血症常常发生在长期负钠平衡之后，伴细胞外液显著丢失。临床上常见的高血容量性低钠血症多由 LC、心脏疾病、SIADH 引起。临床医师在区别低血容量和正常血容量等渗性低钠血症时常常面临诊断困境。低血容量性低钠血症的证据有相关临床病史，直立性低血压，肾外体液丢失背景下的尿钠浓度降低，血浆尿素和尿酸浓度升高。转移性低钠血症多由停用大剂量葡萄糖液或甘露醇治疗后诱发，当然绝大多数这类患者对这种脱水和体液变化具有自发性调节血清钠能力，无需给予特殊治疗。但有时需要鉴别诊断。

第五节　治　疗

低钠血症会增加 LC 患者 HE 发作频率，也是影响患者预后的重要因素之一[11]，因此，应及早调控。传统治疗稀释性低钠血症的措施包括限制水摄入，但罕见显效。虽然这种病态背景下补钠可能暂时性提升血钠，但可能付出腹水增加、水肿加重的代价。

研究发现 V_2 受体拮抗剂效应似乎不依赖远端肾小管至集合管对钠的重吸收。这类药物联合利尿剂尚未发现任何显著临床问题。该领域研究已经持续了几十年，伴随着相关调节路径分子生物学快速进展，显示很有希望的促排水（水利尿）改善低钠血症效应。采用 V_2 受体拮抗剂治疗受试者稀释性低钠血症似乎安全有效。

虽然尚无充分的证据证实血清钠低于何值时开始治疗最合理，通常认为血清钠 < 130 mmol/L 时应给予治疗，包括限制液体摄入，停用利尿剂，和静脉输注高渗盐水，尽管对后一种疗法至今仍富有争议[11]。症状性和严重低钠血症一般需要住院治疗，细心监测血清钠，体液平衡和体质量变化，及时优化个体治疗方案。一旦患者需要紧急纠正低钠血症，不应忽视病因治疗这一至关疗效反应的主要措施。

一、液体疗法

限制患者饮水被长期作为治疗慢性低钠血症的基石。LC 并发稀释性低钠血症的公认最佳对策是预防全身含水量进一步增加，不论患者血容量状态如何，所有努力均应兼顾限制水和维持钠基本生理代谢的低渗液摄入。口服和静脉摄入的水一般应 < 1 ~ 1.5 L/d（等血容量型低钠血症患者可仅仅采用限制水摄入疗法）。然而，仅仅能够排泄微量电解质水的患者更需要严格液量限制；但患者难以依从，因为显著口渴刺激令其难以耐受。对于严重低钠血症患者，临床上可利用尿/血浆电解质值（尿 [Na^+] + [K^+]/血

浆［Na^+］）作为游离电解质水排泄指示器；其比值 >1 患者应给予更严格液量限制（<500 ml/d），其比值 ≈1 的患者推荐液量限制标准为 500～700 ml/d，而那些比值 <1 患者的液量限制标准为 <1 L/d。若不能检测上述有关指标，可按照 1000 ml/d 标准限制患者液体摄入[1,12]。遗憾的是限制 LC 并发稀释性低钠血症患者的液体摄入对于提升血清钠水平并不是很有效。而且长期疾病使患者生活质量很差，从而难以严格依从医嘱限制水摄入。Gerbes 等[13]RCT 显示，液量限制并未能提升血清钠水平，仅仅能够预防血清钠进一步降低。除了限水之外，患者也必须依从低钠饮食（70～90 mmol/d），因为他们患有显著钠潴留。对于既往无血钠浓度检测记录的患者也应按此类患者管理。虽然强调病因治疗、保肝护肾和确保有效循环功能是救治严重低钠血症患者的基础，但稀释性低钠血症的另外临床问题是有效治疗腹水对这种并发症形成挑战，因为利尿可能加重低钠血症，并且易发 HE。

当临床上出现低钠血症治疗适应证时应考虑 3 个基本问题：①并发 ODS 风险；②提升血清钠水平最佳方法？纠正低钠血症适宜速率？③患者缺少多少钠？临床医师熟悉这些问题答案将会显著降低 ODS 风险。理想纠正显症稀释性低钠血症的速率尚未达成共识，但其目标速率不应超过 0.5 mmol/L/h，更快速率 1～1.5 mmol/L/h（最大纠正值 10～12 mmol/L）仅用于重症患者。中度低钠血症初始 24 小时提高的总钠浓度不应超过 8 mmol/L。应尽可能每 2 小时监测一次血清钠水平。随着症状改善和消退，纠正低钠血症速率应降低至大约 0.5 mmol/L/h；以避免矫枉过正，初级治疗目标是将患者的血钠稳定在 125～130 mmol/L 之间。

对于重症患者，临床医师应计算缺钠量，并且可酌情给予 3% 的高渗盐水。缺钠量计算公式是：缺钠量 = 全身含水量（TBW）×（目标血清 Na^+ – 实际血清 Na^+），女性 TBW 占其体质量的 50%（男性占55%）。例如，无水肿，重症 70 kg 女性患者的血清钠为 122 mmol/L，初始治疗 24 小时，应将其血清钠纠正至近 132 mmol/L。其缺钠量计算方法是：钠缺乏 = 70 kg×0.5×（132 mmol/L – 122 mmol/L）= 350 mmol，3% 高渗盐水含有的钠浓度为 514 mmol/L。其静脉输注速率可按照如下计算：静脉输注速率 = 钠缺乏/514 mmol/L/24h = 350 mmol/514 mmol/L/24h = 28 ml/h。一般 3% 高渗盐水静脉输注速率不应超过 0.5 ml/kg/h；更高速率可能是缺钠量计算错误或数学错误。初始 24 小时血清钠纠正目标不应超过 10～12 mmol/L。临床上应严格掌控静脉输注高渗盐水适应证，因为高渗盐水给予高血容量性低钠血症患者可能伴有风险，或导致进一步血容量超负荷，诱发肺水肿或加重腹水，并且其提升血清钠效果并不明显[14]。虽然疾病显著扰乱了患者体液调节自我平衡，但患者能够长期耐受轻度低钠血症，因此，应强调仅仅对于症状性低钠血症或钠浓度低于 125～130 mmol/L 的患者需要上述特殊治疗。

二、高血容量性稀释性低钠血症

高血容量性低钠血症患者的钠和水均发生潴留，但钠水潴留比例异常（水相对多），其基本治疗策略是在去除多余钠和水的基础上，联合补充的钠水比例是水少于钠。因此，治疗高血容量性低钠血症的关键是诱导水代谢负平衡，目的是使体内增加的水总量恢复正常，改善血钠浓度。限制液体摄入已经成为标准治疗方法，但罕见有效，可能是由于事实上每天总摄入液体量并未限制在少于 1 升标准范围内，和诸多不充分或实际原因，例如患者通常由于有效循环血量（ECBV）下降，血管紧张素 II，其他介质和低钾血症导致超强渴驱力。此外，适当营养需要热量摄入，而这难以避免伴随的水摄入和代谢水产生。因此，高血容量性低钠血症患者每天摄入的液量应限制在 1000 ml 之内，以便获得有效提高血清钠水平的目的，并有效预防血清钠水平的进一步降低！！！低钠症状及其严重性决定治疗紧迫性及近期目标。常常需要限水以外的措施，以便缓解低钠血症。

对于液量限制、补钾治疗失败患者应考虑联合药物治疗。较早的尝试是应用地美环素或 κ-阿片激动剂，因其不良反应均未获成功[15-18]。伐坦类（Vaptans）药物属于低分子量、非肽类化合物[19]，近年来伴随着这类药物的研发和临床应用，使得治疗高血容量性低钠血症的药理学方法获得显著进展，托伐普坦（tolvaptan）、利希普坦（lixivaptan）和萨特普坦（satavaptan）可选择性阻断肾脏集合管细胞基底膜 V_2 受体，介导利水效应[19]；而考尼普坦（conivaptan）拮抗 V_{1a} 和 V_2 受体。托伐普坦的排钠效应与基线血钠值有关，在患者血钠 <132 mmol/L 时排钠不明显；而当基础血钠 >132 mmol/L 时排钠显著[20]。这些药物治疗各种亚型低钠血症患者的临床试验显示尿量增加，尿液渗透压降低，水清除率和尿钠排泄增加。

对于 LC 腹水并发低钠血症患者采用托伐普坦治疗的优势明显，不仅能够纠正低钠血症[21]，而且能够减轻低钠血症诱发的脑水肿、改善认知功能、提高生活质量[22]。近来美国学者研究证实托伐普坦可用于治疗 LC 腹水、心衰和 SIADH 患者并发的高血容量性低钠血症。最新 LC 腹水治疗指南[23]论证欧洲指南和美国指南均支持 V_2 受体拮抗剂在治疗高血容量性低钠血症（血钠 <125 mmol/L）。托伐普坦仅用于治疗住院患者，并密切监护血清钠变化，特别是初始治疗数天和无论何时上调剂量时，以便调整其剂量使得血清钠缓慢升高。伐坦类药物的疗程尚不清楚。仅仅确认了短期治疗的安全性（1 个月）!!。显然需要托伐普坦长期治疗 LC 患者的对照研究。

萨特普坦 II 期临床研究联合固定剂量的利尿剂治疗显示，除可改善血清钠水平外，还与体质量下降相关[24]；然而，萨特普坦的 III 期随机对照研究并未证实联合利尿剂控制腹水的显著疗效，并且治疗与病死率增加有关，导致这种现象的原因尚不清楚[25]。但近年来研究进一步证实萨特普坦可改善 LC 患者的稀释性低钠血症和腹水，减少大量排放腹水的次数及提高生活质量[26]。

考尼普坦被美国 FDA 批准短期（5 天）静脉注射治疗高血容量性低钠血症。首次考尼普坦剂量为 20 mg，在 30 分钟以上输注，其后 24 h 持续应用 20 mg。尔后每 1~3 天持续输注 20~40 mg/d[27]。必要时按照患者血清钠变化可渐进性调整至 30~60 mg/d。由于抑制了 V_{1a} 受体，伴有适度诱发患者低血压反应的潜能。因此，采用这类药物治疗时患者必须住院。用药后可放宽对患者的液量限制（>2 L/d），但应密切监测患者的血 Na^+ 浓度变化。

伐坦类药物在加压素水平较高的情况下可有效改善血清钠浓度，能够高效治疗 SIADH 和因 CHF 或 LC 导致的高血容量性低钠血症[13,19,28-30]。近年来临床研究结果一致证实短期应用伐坦类药物（大多数研究为 1 周至 1 月）可增加尿量和水排泄，在纠正低钠血症超过 1 周时，具有剂量相关性疗效反应。患者低钠血症改善率为 45%~82%。已经观察到肾功能，尿钠，循环功能和 RAAS 无显著变化。但对于不能饮用适当液体的 HE 患者不应给予伐坦类药物治疗，因为潜在发生的脱水和高钠血症风险。伐坦类药物由肝脏 CYP3A 酶代谢；因此，CYP3A 的强力抑制剂，例如酮康唑和克拉霉素等，可增加伐坦类药物暴露，并且可能与大量增加血清钠浓度有关。相反，诱导 CYP3A 系统的药物，例如利福平，巴比妥类和苯妥英，可降低伐坦类药物疗效。因此，应避免同时应用具有强力抑制或诱导 CYP3A 的药物。

V_2-受体拮抗剂给高血容量性低钠血症治疗带来了革命性变化，特别是心衰和晚期 LC 患者。对于 LC 顽固性腹水并发稀释性低钠血症患者采用伐坦类药物联合利尿药强化水排泄的事实具有很强的吸引力，在这种技术背景下，慢性低钠血症的处理理论上变得可能更容易和简单。伐坦类药物（促排水药物）可作为治疗稀释性低钠血症的一线药物。但临床应用这些药物治疗 LC 患者的疗效评估仅仅有短期研究数据。在 V_2 受体拮抗剂联合利尿剂，例如呋塞米治疗时，需要倍加审慎，因为这种联合疗法可能诱发显著的利尿效应，并且可能导致患者的血容量不足，并继而发生脱水及/或肾衰，其中最常见的不良反应是口渴。其潜在不良反应还包括高钠血症或因血清钠浓度提升过快导致的 ODS；特别是在慢性低钠血症患者的血浆 Na^+ 浓度在最初 24 小时内纠正速率 >8~10 mmol/L，及（或）在最初 48 小时内纠正速

率 >18 mmol/L，诱发 ODS 风险更高。虽然近来报告的高钠血症，脱水和肾损害发生率很低，且无 ODS 病例报道。然而，应关注这些并发症，并避免使血清钠快速增加超过 8 ~ 10 mmol/L/d，以便预防 ODS。液量限制和应用钠盐均不能与伐坦类药物联合治疗，以避免血清钠浓度过快升高。目前缺乏前瞻性研究评估考尼普坦治疗 LC 和低钠血症患者的疗效和安全性数据。进一步大样本临床试验研究将有助于科学定义 V_2 受体拮抗剂在临床实践中的应用价值。目前仍然缺乏研究数据支持应用生理盐水或高渗氯化钠治疗高血容量性低钠血症!!! 。

临床上常常使用袢利尿剂增加患者的尿量，但精明之举是联合食物或胃肠外适量补钾和钠，谨防细胞外液和钾浓度朝向不利方向变化。对于伴有低钾血症患者，补钾将有利于提高血浆 Na^+ 浓度，并且强力补钾具有潜在的过度纠正血浆 Na^+ 浓度的可能性，甚至在不用高渗盐水的情况下。而对于严重高血容量型低钠血症患者需要袢利尿剂或透析，或这两种疗法联合应用，以便强力纠正体内钠和水总量增加。LC 患者接受地美环素治疗后可能诱发更严重的肾毒性。因此，LC 患者应避免应用地美环素。

临床上对于重症低钠血症患者在实施高渗盐水，V_2-受体拮抗剂或透析治疗前，应组织专家会诊，以便完善治疗方案。对于严重、复杂和顽固性低钠血症患者，为优化其诊疗方案，应请肾病专家或内分泌专家会诊。未来对 V_2-受体拮抗剂研究不应仅局限在血清钠和水排泄，也必须强化在纠正低钠血症后脑渗透物变化（采用磁共振技术）和患者经历的神经病理生理学过程研究。

三、低血容量性稀释性低钠血症的治疗

轻度低血容量性低钠血症（通常为过度应用利尿剂诱发）治疗包括应用生理盐水和病因治疗（常常需要停用利尿药）!!! 。除此之外，根据相关指南无需进一步考虑治疗措施。晚期 LC 患者常并发 CCM（第 33 章），应一并综合分析、统筹治疗。对于中度或重度 LC 并发低血容量性稀释性低钠血症患者需要适当补充等渗液（生理盐水），以便抑制低血容量刺激 ADH 释放[31]，从而诱导水利尿，而不是输注溶质后的渗透效应。但病史提示为慢性低钠血症患者应降低纠正速率。然而，采用等渗盐水治疗这类患者时应十分审慎，部分亚型患者采用小量等渗盐水治疗后可快速诱发尿液渗透压降低，并且伴有水利尿和过快地纠正低钠血症。因此，临床上对于确诊或疑似低血容量性低钠血症患者采用等渗盐水或其他形式的扩容治疗时，需要细心的逐个小时动态监测尿量，尿液渗透压，血浆钠浓度和血浆渗透压变化。发现水利尿性尿液渗透压快速下降时应及时停止扩容治疗。对于部分患者，可考虑给予低渗溶液或 AVP 阻止或逆转钠浓度快速升高。若发生钠浓度快速上升，应按照推荐标准使钠浓度回降至安全水平。在无清晰低血容量证据，但又难以排除时，给予盐水后尿液渗透压快速下降可证实低血容量；与此相反，尿液渗透压无应答支持正常血容量性低钠血症的诊断。

严格限水将会影响热量摄入和患者依从性。对于这类患者，应逐步增加水代谢负平衡。虽然已经证实加压素受体拮抗剂可用于治疗所有的低钠血症，但对于治疗低血容量性低钠血症和急性低钠血症的临床适应证并不完全清楚，也未获得证实治疗急性低钠血症的作用。

治疗急性症状性低钠血症应包括 3% 高渗盐水（513 mmol/L），以便快速提高血浆 Na^+ 浓度 1 ~ 2 mmol/L/h 至 4 ~ 6 mmol/L；这种适度升高足以缓解急性症状，然后遵循"慢性"低钠血症的纠正指南。采用高渗盐水的给药速率需要评估，因为已经发生了许多临床相关问题。传统的方法是计算 Na^+ 缺乏，随后计算给药速度（本章液体疗法）。不管采用什么方法确定给药速率，在采用高渗盐水治疗过程中，患者的血浆 Na^+ 提升高度不可预测，这是因为病理生理学快速变化；血清 Na^+ 浓度的矫枉过正发生在 AVP 水平快速正常化时，例如，慢性低血容量性低钠血症采用静脉输注盐水或皮质类固醇替代治疗垂体功能减

退症和继发性肾上腺衰竭后。采用考尼普坦治疗患者矫枉过正发生率近 10%；若未能放宽摄入水限制，其危险性增加。若治疗后血浆 Na^+ 浓度矫枉过正（不论是高渗盐水，等渗盐水，或考尼普坦哪种诱因），可采用加压素激动剂去氨精氨酸加压素（DDAVP）及（或）给予水，或静脉注射 5% 葡萄糖，安全或稳定的再次诱导低钠血症；其目标是预防或逆转 ODS。对选择静脉途径治疗应答患者，例如高渗盐水，和加压素拮抗剂，治疗应答可能高度不可预知，因此，在纠正低钠血症期间，必要时应每隔 2 ~ 4 小时检测一次患者血浆 Na^+ 浓度。

四、人血白蛋白（Ha）治疗低钠血症

Ha 通过改善 ECBV，从而钝化非渗透性高分泌 ADH，因此，临床基于坚实的病理生理学原理应用 Ha，很多肝病学家认为 Ha 是一种有效治疗低钠血症的药物。但尚无直接评估 Ha 疗效的对照试验结果发表。除少数病例报道有效[32]外，2007 年仅以摘要形式发表一项较小样本的 RCT 显示：应用 HA 改善了血清钠水平[33]。基于病理生理学基础和有限临床研究数据，Ha 纠正标准疗法无应答的严重低钠血症可能有效，特别是症状性低钠血症或等待 LT 患者！

第六节　预　后

血清钠水平是 LC 患者主要预后标志之一，一旦并发低钠血症患者存活率降低[3,34-39]。促发事件诱发稀释性低钠血症（例如出血或感染）的 LC 患者预后好于那些自发出现这种并发症患者（图 36-6-1）[4]。

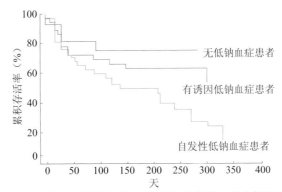

图 36-6-1　有和无低钠血症 LC 患者的存活率。伴有促发因素
患者的病死率低于自发性稀释性低钠血症患者[3]

低钠血症，特别是严重型（＜125 mmol/L），可诱导神经学并发症，或突然促发 HE，并且与 LT 后存活率下降有关[40-42]，虽然现有的研究结果显示其存活率存在差异。对于 LT 患者，肝源供者血清钠水平是一个移植肝存活的主要预测器[43]。很多供者血钠水平和渗透压较高，并且研究证据显示在供者血清钠和受者血清钠之间存在显著血清钠浓度差异，易于较早诱发移植肝功能障碍，其部分原因可能与快速纠正 LT 受者低钠血症诱发 ODS 有关[43]。快速纠正 LT 受者的低钠血症可导致其神经学并发症，例如 ODS 或癫痫[44]。LT 后发生 ODS 和脑桥外髓鞘破坏已经被很好地研究描述，并且所有死亡后回顾性病例综述报道均揭示围术期血清钠水平显著升高超过 20 mmol/l[45]。庆幸的是 LT 技术的进展已经能够更好鉴定出易发 ODS 患者；但 LT 患者血清钠水平降低仍然是一个常见临床问题，因此，努力避免围术期患者血清钠显著波动仍然是预防这种致命性并发症的关键[46-47]。

参考文献

[1] Ginès P, Berl T, Bernardi M, et al. Hyponatremia in cirrhosis：from pathogenesis to treatment. Hepatology, 1998, 28：851 – 864.

[2] Fraser C, Arieff AI. Epidemiology, pathophysiology, and management of hyponatremic encephalopathy. Am J Med, 1997, 102：67 – 77.

[3] Arroyo V, Rodés J, Gutiérrez-Lizarraga MA, et al. Prognostic value of spontaneous hyponatremia in cirrhosis with ascites. Am J Dig Dis, 1976, 21：249 – 256.

[4] Porcel A, Diaz F, Rendon P, et al. Dilutional hyponatremia in patients with cirrhosis and ascites. Arch Intern Med, 2002, 162：323 – 328.

[5] Graff-Radford J, et al. Clinical and radiologic correlations of central pontine myelinolysis syndrome. Mayo Clin Proc, 2011, 86（11）：1063 – 1067.

[6] Lien YH, Shapiro JI, Chan L. Study of brain electrolytes and organic osmolytes during correction of chronic hyponatremia：implications for the pathogenesis of central pontine myelinolysis. J Clin Invest, 1991, 88：303 – 309.

[7] Sterns RH, Riggs JE, Schochet SS Jr. Osmotic demyelination syndrome following correction of hyponatremia. N Engl J Med, 1986, 314：1535 – 1542.

[8] Runyon BA. Introduction to the revised American Association for the Study of Liver Diseases Practice Guideline management of adult patients with ascites due to cirrhosis 2012. Hepatology, 2013, 57：1651 – 1653.

[9] Fernández-Esparrach G, Sanchez-Fueyo A, Ginès P, et al. A prognostic model for predicting survival in cirrhosis with ascites. J Hepatol, 2001, 34：46 – 52.

[10] European Association for the Study of the Liver. EASL clinical practice guidelines on the management of ascites, spontaneous bacterial peritonitis, and hepatorenal syndrome in cirrhosis. Journal of Hepatology, 2010, 53：397 – 417.

[11] Qureshi MO, Khokhar N, Saleem A, et al. Correlation of hyponatremia with hepatic encephalopathy and severity of liver disease［J］. J Coll Physicians Surg Pak, 2014, 24（2）：135 – 137.

[12] Gross P. Correction of hyponatremia. Semin Nephrol, 2001, 21：269 – 272.

[13] Gerbes AL, Gulberg V, Ginès P, et al. VPA Study Group. Therapy of hyponatremia in cirrhosis with a vasopressin receptor antagonist：a randomized double-blind multicenter trial. Gastroenterology, 2003, 124：933 – 939.

[14] Cárdenas A, Ginès P. Pathogenesis and treatment of dilutional hyponatremia in cirrhosis. In：Arroyo V, Forns X, Garcia-Pagan JC, Rodés J, eds. Progress in the Treatment of Liver Diseases. Barcelona：Ars Medica, 2003, 31 – 42.

[15] Troyer A, Pilloy W, Broeckaert I, et al. Demeclocycline treatment of water retention in cirrhosis. Ann Intern Med, 1976, 85：336 – 337.

[16] Pérez-Ayuso RM, Arroyo V, Camps J, et al. Effect of demeclocycline on renal function and urinary prostaglandin E2 and kallikrein in hyponatremic cirrhotics. Nephron, 1984, 36：30 – 37.

[17] Carrilho F. Bosch J, Arroyo V, Mas A, et al. Renal failure associated with demeclocycline in cirrhosis. Ann Inter Med, 1977, 87：195 – 197.

[18] Gadano A, Moreau R, Pessione F, et al. Aquaretic effects of niravoline, a kappa-opioid agonist, in patients with cirrhosis. J Hepatol, 2000, 32：38 – 42.

[19] Decaux G, Soupart A, Vassart G. Non-peptide arginine-vasopressin antagonists：the vaptans. The Lancet, 2008, 371：1624 – 1632.

[20] Imamura T, Kinugawa K, Minatsuki S, et al. Urine sodium excretion after tolvaptan administration is dependent upon baseline serum sodium levels［J］. Int Heart J, 2014, （14）：131 – 137.

［21］Cardenas A，Gines P，Marotta P，et al. Tolvaptan，an oral vasopressin antagonist，in the treatment of hyponatremia in cirrhosis［J］. J Hepatol，2012，56（3）：571－578.

［22］Ahluwalia V，Heuman DM，Feldman G，et al. Correction of hyponatremia improves cognition，quality of life，and brain edema in cirrhosis［J］. J Hepatol，2015，1（62）：75－82.

［23］Pericleous M，Sarnowski A，MOOR A，et al. The clinical management of abdominal ascites，spontaneous bacterial peritonitis and hepatorenal syndrome：a review of current guidelines and recommendations［J］. Eer J Gastroenterol Hepatol，2016，28（3）：e10－e18.

［24］Ginès P，Wong F，Watson M，et al. Effects of satavaptan，a selective vasopressin V_2 receptor antagonist，on ascites and serum sodium in cirrhosis with hyponatremia. Hepatology，2008，48：204－213.

［25］Wong F，Bernardi M，Horsmans Y，et al. Effects of satavaptan，an oral vasopressin V_2 receptor antagonist，on management of ascites and morbidity in liver cirrhosis in a long-term，placebo-controlled study. J Hepatol，2009，50（Suppl 1），50：S42－43.

［26］Wong F，Watson H，Gerbes A，et al. Satavaptan for the management of ascies in cirrhosis：efficacy and safety across the spectrum of ascetes severity. Gut，2012，61：108－116.

［27］Robertson GL. Vaptans for the treatment of hyponatremia. Nat Rev Endocrinol，2011，7（3）：151－161.

［28］Schrier RW，Gross P，Gheorghiade M，et al. Tolvaptan，a selective oral vasopressin V_2-receptor antagonist，for hyponatremia. N Engl J Med，2006，355：2099－2112.

［29］Afdhal N，Cardenas A，Ginès P，et al. Randomized，Placebo-Controlled Trial of Tolvaptan，a Novel V_2-Receptor Antagonist，in Hyponatremia：Results of the SALT 2 Trial With Emphasis on Efficacy and Safety in Cirrhosis.［Abstract］. Hepatology，2005，42：LB19A.

［30］O'Leary JG，Favis G. Conivaptan increases serum sodium in hyponatremic patients with end stage liver disease. Liver Transpl，2009，15：1325－1329.

［31］Sterns RH，et al. Treatment of hyponatremia. Curr Opin Nephrol Hypertens，2010，19（5）：493－498.

［32］McCormick PA，Mistry P，Kaye G，et al. Intravenous albumin infusion is an effective therapy for hyponatraemia in cirrhotic patients with ascites. Gut，1990，31：204－207.

［33］Jalan R，Mookerjee R，Cheshire L，et al. Albumin infusion for severe hyponatremia in patients with refractory ascites：A randomized clinical trail.［Abstract］. J Hepatol，2007，46：232A［Abstract］.

［34］Kim WR，Biggins SW，Krmers WK，et al. Hyponatremia and mortality among patients on the liver transplant waiting list. New Engl J Med，2008，359：1018－1026.

［35］Luca A，Angermayr B，Bertolini G，et al. . An integrated MELD model including serum sodium and age improves the prediction of early mortality in patients with cirrhosis. Liver Transpl，2007，13：1174－1180.

［36］Biggins S，Rodriguez HJ，Bachetti P，et al. Serum sodium predicts mortality in patients listed for liver transplantation. Hepatology，2005，41：32－39.

［37］Ruf AE，Kremers WK，Chavez LL，et al. Addition of serum sodium into the Meld score predicts waiting list mortality better than Meld alone. Liver Transpl，2005，11：336－343.

［38］Biggins SW，Kim WR，Terrault NA，et al. Evidence-based incorporation of serum sodium concentration into Meld. Gastroenterology，2006，130：1652－1660.

［39］Londoño MC，Cardenas A，Guevara M，et al. Meld score and serum sodium in the prediction of survival of patients with cirrhosis awaiting liver transplantation. Gut，2007，56：1283－1290.

［40］Londoño MC，Guevara M，Rimola A，et al. Hyponatremia impairs early Post transplantation outcome in patients with cirrhosis undergoing liver transplantation. Gastroenterology，2006，130：1135－1143.

［41］Dawas MF，Lewsey JD，Neuberger J，et al. The impact of serum sodium concentration on mortality after liver transplantation：a cohort multicenter study. Liver Transpl，2007，13：1115 – 1124.

［42］Yun BC，Kim WR，Benson JT，et al. Impact of pretransplant hyponatremia on outcome following liver transplantation. Hepatology，2009，49：1610 – 1615.

［43］González FX，Rimola A，Grande L，et al. Predictive factors of early postoperative graft function in human liver transplantation. Hepatology，1994，20：565 – 573.

［44］Estol CJ，Faris AA，Martinez AJ. Ahdab-Barmada M. Central pontine myelinolysis after liver transplantation. Neurology，1989，39：496 – 498.

［45］Wszolek ZK，McComb RD，Pfeiffer RF，et al. Pontine and extrapontine myelinosis following liver transplantation. Relationship to serum sodium. Transplantation，1989，48：1006 – 1012.

［46］Abbasoglu O，Goldstein RM，Vodapally MS，et al. Liver transplantation in hyponatremic patients with the emphasis on central pontine myelinolysis. Clin Transplant，1998，12：263 – 269.

［47］Bronster DJ，Emre S，Boccagni P，et al. Central nervous system complications in liver transplant recipients—incidence，timing，and long-term follow-up. Clin Transplant，2000，14：1 – 7.

第三十七章　肝硬化代谢异常

肝脏是全身代谢的中枢器官，并在所有主要宏营养及复杂微营养代谢中发挥关键作用。随着 LC 病情恶化肝脏代谢渐进性紊乱。本章综述 LC 代谢特征，碳水化合物、蛋白质、脂肪代谢障碍和微营养缺乏症。

第一节　肝硬化代谢特征

肝病显著影响蛋白质，碳水化合物和脂肪代谢[1]。肝细胞需要的能量主要通过线粒体内柠檬酸循环、短链脂肪酸和氨基酸氧化提供。也可由果糖和乙醇氧化提供。LC 患者通常呈现负能量平衡，甚至在 LC 早期，主要是由于蛋白质缺乏，被称为蛋白质能量营养不良（PEM）。LC 患者 PEM 病理性代谢发生率高达 70%~80%，应用 β 受体阻滞剂后诱导能量消耗和儿茶酚胺水平降减，从而使代谢效应明显改善。

此外，LC 典型表现为快速出现饥饿状态，这时主要代谢蛋白质和脂肪[2]。LC 患者整夜空腹过程中较早转变为糖异生状态（体内）；这种糖异生源自动员骨骼肌分解蛋白质氨基酸，以便提供适量葡萄糖，这主要是因为 LC 缺乏足量肝糖原储备，并且肝细胞合成肝糖原能力受损[3]。相比而言，健康受试者仅仅在持续空腹近 3 天后才可能观察到上述异常代谢状态[4]。

LC 患者代谢活性增加与 CTP 分级直接相关。已证实 LC 患者经历的饥饿式分解代谢速率比健康受试者更快。Zillikens 等[5]发现 LC 患者夜间蛋白转换率加快，早晨游离脂肪酸、乳酸、胰岛素、胰高糖素和生长激素水平升高。夜间口服葡萄糖能够改善氮平衡，使蛋白转换率、尿素和胰高血糖素水平均降低。Nakaya 等[6]也证实整夜空腹后呼吸商（RQ）显著降低。CO_2 产生和 O_2 消耗商减少提示蛋白质和脂肪氧化增加。显证 LC 糖原储量不足，并且不能维持禁食期间的血糖水平。这些非蛋白 RQ 降低对 LC 患者特别有害，并易发营养不良。

研究发现 LC 患者代谢亢进发生率大约为 15%~34%，并与预后不良相关[7-8]。因为这些患者静息时能量消耗（REE）高度可变，很难预测，因此，应给予评估检测[7]。此外，吸收不良，代谢亢进和生长因子抵抗加重 LC 患者病理生理学变化。

LC 患者通过活动性脂肪代谢获取能量，因此，脂肪组织减少，体质量下降；持续能量需求必然引发骨骼肌蛋白降解而产生大量氨基酸，进而转用于肝脏糖异生。分解代谢增加导致骨骼肌萎缩，此外，生长激素（GH）高含量和 IGF-I 低水平扰乱了生长激素/胰岛素样生长因子（GH/IGF）轴，提示严重 GH 抵抗状态，这可能是蛋白质分解代谢主要促进因素，进而观察到 LC 患者肌萎缩[9]，这被称为消耗综合征[10-16]。

第二节　碳水化合物代谢异常

肝脏在碳水化合物代谢中的关键作用是通过 4 个主要途径维持碳水化合物代谢平衡，即糖原贮存、糖原异生、糖原分解和碳水化合物转化为脂肪。因此，人体能够维持血糖平衡状态。摄入的碳水化合物可用于合成糖原。大量吸收的葡萄糖通过肝脏到达外周器官（组织利用葡萄糖主要场所）。糖原异生，即激素调节下由乳酸和糖基化氨基酸转化为 EGP。通常约 80% 的葡萄糖来自于糖原分解后的葡萄糖，另外 20% 来自糖异生。通过果糖和葡萄糖氧化分解和脂肪酸 β-氧化产生能量。在 LC 患者中，可出现 3 种形式的碳水化合物代谢障碍：①低血糖，②肝源性糖尿病，③糖原分解和糖异生受损。

一、低血糖

低血糖通常由糖异生减少诱发，主要发生在肝实质损失 >80% 的 LC 患者。慢性酗酒或急性酒精中毒可导致低血糖。

二、肝源性糖尿病（第 34 章）

三、糖原存储受损

LC 患者常常并发糖原存储减少。Krahenbuhl 等[17] 研究酒精性和胆汁性 LC 患者证实单位体积内肝细胞存储的肝糖原减少。推断肝细胞丢失及肝细胞糖原代谢受损，例如葡萄糖激酶活性降低，是导致糖原存储不足的原因，进而诱发脂肪酸供能及增加氨基酸转化为葡萄糖的糖异生作用。

四、糖原分解障碍

肝内糖原含量和糖原分解降至正常水平的 20%~30%。通过糖异生（高于正常值 3~4 倍）代偿性糖原分解明显降低，这需要骨骼肌蛋白分解氨基酸。肝脏对葡萄糖吸收减少，特别是门体分流患者。

第三节 蛋白质代谢异常

肝脏蛋白质和氨基酸代谢以三项基本功能为特征：①蛋白质合成和分解；②氨基酸生成和降解及其血浓度调节，③合成尿素（排泄）和谷氨酰胺（非毒性物质转运或存储），并调节酸碱平衡。骨骼肌脱氨作用是唯一降解支链氨基酸（亮氨酸、异亮氨酸、缬氨酸）的代谢方式。在肝病早期，便可出现蛋白质和氨基酸代谢紊乱。在 LC 期，主要是支链氨基酸减少[18]。其他导致体内蛋白量减少的因素有各种蛋白质合成不足及 LC 患者肝脏蛋白质存储量减少[3]。

一、分解代谢

LC 时机体出现代谢亢进、IR 和脂质过氧化作用增加，并通过分解脂肪替代碳水化合物作为能量补给，导致患者发生 PEM。早期 LC 患者可表现为多种蛋白合成降低，并伴有 Alb 合成障碍。脂肪存储，肌肉量和蛋白质转换减少。最终导致分解代谢（应激性代谢）和肌肉萎缩增加（消耗综合征）。肌肉萎缩也是交感神经兴奋伴儿茶酚胺水平升高的结果。

二、氨基酸代谢失衡

LC 血浆氨基酸水平调控进行性紊乱，导致其分布类型明显改变（第 28 章）。

三、蛋白质需要量增加

稳定型 LC 患者餐后 Alb 合成及非氧化亮氨酸处理能力明显降低[19]，而健康者与此相反[20]。研究显示晚期 LC 患者禁食后蛋白质分解代谢[20]高于 CTP A 级 LC 患者[21]。然而，当进食高蛋白质食物时，患者能够显著提高其氮储备，不管疾病严重程度如何，提示 LC 患者需要提高蛋白质供应量[22]。研究提示 60g 蛋白质足以使 LC 患者获得正氮平衡，而 40g 则不然。其他研究也发现需要增加蛋白质的证据[23]，有报道采用增加蛋白质摄入获得有效的蛋白质储备依赖于能量平衡。另外，研究显示 AC 患者每天蛋白质摄入增加至 50g 后，其肝脏功能性氮清除率增加近 40%，这已经比得上健康受试者[24]。

第四节　脂代谢异常

肝脏具有五项重要的脂代谢功能特征：①β-氧化和生酮作用；②脂肪生成；③脂蛋白代谢；④胆固醇代谢；⑤胆酸代谢。肠腔食糜中的短链脂肪酸被水解后转运至肝脏。并在线粒体 β-氧化。在此过程中生成乙酰辅酶 A，并通过柠檬酸循环氧化生成 CO_2，或在糖类缺乏情况下生成酮体。食物中长链脂肪酸被肠道吸收后再次被掺合在甘油三酯中；以乳糜微粒的形式经由淋巴液传递至外围组织或输送至肝脏，可在线粒体内被 β-氧化。在脂肪生成过程中，碳水化合物通过乙酰辅酶 A 被转化。脂肪生成过程主要受胰岛素 – 胰高血糖素控制。

LC 患者肝脏合成能力受损，血脂和脂蛋白异常。在非胆汁淤积性肝细胞病变中，血浆载脂蛋白和血脂水平降低与肝衰竭严重程度呈正相关[25]。血脂和脂蛋白代谢紊乱常常包括：①血清脂类和脂蛋白水平降低：CH、TG、VLDL、HDL、Apo-AI、Apo-B、载脂蛋白-C（Apo-C）、Lp（a）；②脂蛋白成分改变：LDL 中富含 TG，并且缺乏酯化胆固醇；HDL 富含 TG，磷脂类（PL）和游离 CH[26]。从肝硬化 CTP A 级至 B 级患者 LDL、HDL 和总血清胆固醇进行性降低，提示低胆固醇血症与预后不良有关[27-28]。一项近来研究证实 HBV 和 HCV 相关 LC 患者均伴有总 CH，胆固醇酯，LDL-和 HDL-CH 低于无肝病者，而 TG 和 VLDL-CH 类似；这两亚组 LC 之间无显著性差异[29]。另一研究发现酒精性 LC（AC）患者总和 LDL-CH 水平显著高于非 AC 患者，并且伴有共存病（T2D 和高血压）AC 患者的血脂水平高于那些无共存病患者[30]。

常常观察到 LC 患者的特殊酶缺陷解释了那些血脂和脂蛋白代谢特殊变化。卵磷脂 – 胆固醇乙酰转移酶（LCAT）活性与血浆 Alb 含量直接相关[31]，因此晚期 LC 患者 LCAT 常常降低，并伴有游离 CH 和卵磷脂升高，并且胆固醇酯和溶血卵磷脂相应降低[25]。作为 LCAT 和肝脏脂肪酶活性降低的结果[26]，VLDL 至 LDL 代谢途径受损，酯化/游离 CH 值降低，HDL 和 LDL 缺乏胆固醇酯，并且 TG 和 PL 比例增加[26,31]。

LC 并发 CVR 严重程度尚存争议；因为 LC 病因不同，随着时间的推移可能有所变化。近来研究显示 NASH 和 ALD 肝硬化患者动脉粥样硬化和冠心病主要风险因素流行率较高[32]，既往观察提示 LC 伴有免受心血管病侵袭的保护效应（主要是针对病毒性 LC）[33]，可能是由于 CH，纤维蛋白原和血小板计数减少的原因[34]。

据报道 LC 患者伴有较低水平的 LCAT 提示 HDL 降低，并且改变了脂蛋白成分[26,31]。对于原发性 LCAT 缺乏症患者，尽管 HDL-CH 水平较低，心血管病并不常见[35]。LCAT 缺乏症患者与健康对照组比较，LDL 含有的 TG 较多，并且胆固醇酯较少；然而，LDL 含量正常。LDL 放射标记活性从血浆中清除更快（与健康受试者比较），提示 LDL 分解代谢增加，并且 LDL 受体路径上调。这些变化将最终导致血管壁摄取 LDL 减少[26]。

酒精性肝病（ALD）与脂肪变性、IR 和典型脂质代谢谱有关。饮酒、2 型糖尿病（T2D）和 CVR 之间的相关性描绘出一个 J 形曲线。NAFLD，很可能包括 NASH，与 IR、血脂异常致动脉粥样硬化和 CVR 增加有关，并不依赖传统风险因素。另外，NASH 相关 LC 和 T2D 促进 LT 受者心血管病风险（CVR）增加。HBV 感染一般并不促进 IR，脂肪变性和 CVR。但 HCV 感染与代谢异常综合征、特征性脂肪变性、低胆固醇血症和 IR 有关，进而显示与实质性 CVR 增加有关。PBC 患者几乎普遍存在高脂血症。ALD、NAFLD 和慢性 HCV 感染者所有病态下的 IR 和脂肪变性均增加 CVR。因此，不论血清脂质表型，肝脂肪变性和 IR 均增强各种病因肝病患者的 CVR。

LT 患者 LT 后的心血管病事件极其常见，并且 LT 后伴有 T2D 和代谢综合征患者并发 CVR 增加[36]。值得关注的是不同肝病病原学伴有的 CVR 也同样表现在 LT 受者，例如，胆汁淤积性肝病患者 CVR 较低，而那些 NASH 相关 LC 患者 CVR 较高[37]。

第五节　肝脏在营养代谢中的作用

肝脏在营养代谢中的作用非常重要。在机体代谢中，肝脏通过合成、存储或降解宏营养素，在饮食和内源性能源和肝外器官能源利用之间发挥着重要的中间枢纽作用[38]。宏营养主要包括碳水化合物、脂肪和蛋白质；微营养主要包括电解质、微量元素和维生素[39]。肝脏在转运和存储很多种微营养元素，并具有众多其他功能（表 37-5-1）。

表 37-5-1　肝脏在营养代谢中的作用

营养元素	肝功能
蛋白质	合成血浆蛋白质（转铁蛋白、白蛋白、铜蓝蛋白等） 氨基酸脱氨后的尿素合成 氨基酸合成及其转氨基作用 氨基酸氧化
碳水化合物	糖原异生 糖原生成 糖原分解
脂肪	产生胆汁分解并存储脂肪 合成胆固醇和甘油三酯 摄取并氧化脂肪酸 合成脂蛋白
维生素	摄取并存储多种维生素（A、D、E、B_{12}、K） 维生素酶活性（B_6、B1、D、叶酸） 通过肝脏合成的载体蛋白转运维生素（A、B_{12} 等）
矿物质	存储多种矿物质（锌、铁、铜等）

糖原异生、胆固醇合成、脂肪酸氧化、氨基酸氧化、尿素生成和产生胆酸均是肝脏众多功能的一部

分[38,40-42]。肝纤维化、LC 和正常肝组织以复杂多变的不同模式呈现上述功能的广泛异质性[43]。

第六节　微营养代谢异常及其对策

维生素和微量元素作为人体内两大营养素，虽然所占比例极少，但在整个生命活动中却发挥巨大作用。LC 患者可发生选择性维生素和微量元素代谢异常，这归因于摄食减少、肠吸收不良、肝贮备功能下降、合成分泌、代谢障碍和需要量增加等因素[44-46]（第 38 章）。选择性营养不良及其相关肝病见表 37-6-1。

表 37-6-1　选择性营养不良及其相关肝病[47]

营养缺乏	相关肝病	有关症状或体征
蛋白质	肝脏合成和转运功能降低	肌萎缩、水肿、腹水
脂肪	肝病吸收不良	皮肤干燥、脱皮、指/趾甲软脆
维生素		
维生素 B_1	LC 时新陈代谢需要量增加，特别是酒精性肝病	唇干裂
维生素 B_6	LC 时降解加快	虚弱
维生素 B_{12}	LC 吸收不良	神经病
叶酸	LC 常见缺乏	贫血
脂溶性维生素（A、D、E、K）	LC 吸收不良	夜盲 角化病 骨质疏松 神经病 出血风险增加
矿物质		
锌	LC 吸收不良，新陈代谢需要量增加，是诱发 HE 的风险因素[48-49]	感染风险增加，味/嗅觉改变，伤口愈合减缓
镁	LC 可见缺乏	味觉改变

肝脏代谢和维生素对人体生命代谢、保持健康至关重要。肝病患者常见特殊的微营养缺乏症[50]。例如脂溶性和水溶性维生素或各种矿物质缺乏可见于各种肝病，基于特殊物质的不足可导致独特并发症[51-54]。这些微营养和其他营养元素缺乏对肝病转归产生严重影响的证据越来越多[55-56]。所有 LC 患者均易并发维生素缺乏症（发生率近 50%）[57]。LC 患者常常缺乏脂溶性维生素，特别是胆汁淤积性肝病，这是因为胆汁排泄减少、饮食量下降、肝脏合成转运蛋白降低和其他原因[58]。因此，若临床疑诊维生素缺乏应予检测维生素含量，或对所有胆汁淤积性肝病患者常规检测维生素水平[1]。但血清维生素含量正常（包括脂溶性维生素）并不能排除维生素缺乏症。通常认为初始维生素缺乏症即可出现临床症状，并且需要替代疗法。甚至在尚未出现维生素缺乏症临床表现时也推荐给予这种替代疗法。

可检测到 LC 患者肝内维生素 B_2、B_6、B_{12}、C 和烟酸或泛酸含量减少。酒精性肝病患者常缺乏叶酸、

维生素 B_1、维生素 B_6 和维生素 A，除非食源性补给足够的水溶性维生素。另外，LC 腹水及其使用利尿剂，合并糖尿病等原因致尿量增加水溶性维生素严重丢失。但水溶性维生素缺乏的危险性远远低于脂溶性维生素缺乏。

（一）维生素 A 缺乏症

LC 维生素 A 缺乏可能原因有：①吸收障碍；②内质网内视黄醇结合蛋白（RBP）合成减少；③锌缺乏；④由于细胞色素 P450 活性增强导致维 A 酸降解增加。LC 门体分流患者肝脏和血浆中维生素 A 及 RBP 含量降低。维生素 A 缺乏症和锌缺乏症症状非常类似：夜盲、迷路性耳聋及（或）眩晕、味和嗅觉障碍、皮肤改变。推荐维生素 A 缺乏症患者的治疗方法是每 4 周补充维生素 A 10 万 ~ 20 万 IU[59]。同时应联合补锌治疗。虽然 AC 患者也可发生维生素 A 缺乏症，但并不推荐常规补充，因为可能导致这种维生素潜在的肝脏中毒及其与酒精，维生素 A 和药物之间的相互作用[60]。

（二）维生素 D 缺乏症（第 40 章）

（三）维生素 E 缺乏症

维生素 E 在细胞代谢中作为抗氧化剂清除活性氧中间物发挥关键作用。维生素 E 转运至肝脏后与 VLDL 一起转送至其他器官，并在肠内重吸收。维生素 E 缺乏症见于酒精、Wilson 病、血色病和无 β 脂蛋白血症导致的 LC 患者。维生素 E 缺乏症可发生神经病学紊乱（反射消失、步行困难、眼源性麻痹、震动觉减弱）；也可诱导溶血或由于红细胞膜内不饱和脂肪酸的环氧化物形成而变得更加严重。LC，特别是那些晚期 LC 患者常常并发维生素 E 缺乏症[61]。虽然维生素 E 是最有效的抗氧化剂，但给予这些患者长期补充维生素 E 的有益疗效尚未被证实[62]。

（四）维生素 K 缺乏症

维生素 K 是体内合成凝血因子Ⅱ、Ⅶ、Ⅹ 和Ⅺ及蛋白 C、S 和 M 的必须维生素；此外，维生素 K 对于骨钙素合成必不可少，骨钙素刺激成骨细胞活性。它随同 VLDL 从肝脏进入血流。这种缺乏症的临床特征与那些出血素质者观察到的症状类似。肠道重吸收障碍或肝细胞功能障碍（特殊的维生素 K 依赖转运蛋白合成降低）也可导致维生素 K 缺乏症。

老年 LC 患者脂溶性维生素吸收减少[63]，因此，不应等到维生素缺乏后才给予补充；此外，检测患者体内维生素含量减少的生化证据价格昂贵，也不可靠。因此，有足够理由应当每天口服多种维生素片（作为饮食补充剂）。

（五）维生素 B 缺乏

酒精中毒患者常常并发维生素 B 族缺乏，包括维生素 B_1、B_6、尼克酸（PP）和叶酸。这些缺乏症可导致严重的神经系统和血液系统病变。因此，应及早补充，例如每天提供维生素 B_1 500 mg，维生素 B_6 100 mg，维生素 PP 100 mg 和叶酸 5 mg。对于临床显症患者最好采用静脉途径补充[64]。一些肝活检研究显示 LC 患者肝细胞内维生素 B_{12} 含量显著降低；但另有研究显示 LC 患者血清维生素 B_{12} 水平显著升高，其升高程度与 LC 严重性有关[65-66]；并且达到正常参考值上限的 4 ~ 5 倍[66]。推断受累肝脏对维生素 B_{12} 摄取受限促进了患者血浆维生素 B_{12} 水平升高[66]。尽管如此，患者仍具有并发神经病变的潜能。

（六）矿物质代谢

微量元素以多种形式在体内保持着动态平衡，缺乏或过剩均可改变机体正常生理活动和生化过程，导致细胞代谢异常和内分泌代谢紊乱等。锌是人体多种酶的必需成分和激活剂，直接参与 DNA、RNA 聚合酶合成和核酸代谢，是生物膜不可缺少的成分。镁在许多必需的酶反应中作为一种辅助离子发挥关键作用，如参与 DNA 合成与降解，参与蛋白质合成等。LC 患者可累及很多矿物质代谢。例如锌或镁缺乏症，导致味觉障碍或味觉敏感度改变[50]，特别是 AC 患者。锌缺乏症被认为部分由于纳食减少、吸收不良、丢失增加，或可能由利尿诱导[58,67-68]。锌缺乏导致很多并发症，包括味/嗅觉改变、CAID、蛋白代谢异常[58,69]和可能的 HE[48-49]。因此，锌缺乏时推荐补锌，并且有研究显示口服补锌 3 个月后患者肝脏合成尿素能力增强，并且 HE 也同步改善[70]。但迄今为止，很多研究包括大样本 RCT[71]，均未能显示补锌疗法对认知功能的改善。

镁缺乏症将会影响患者食欲，并且镁水平是肌力的一种独立预测器[72]。LC 或酗酒是否能够导致低镁血症仍有争议，并且是否补镁能够获益也在争议中[73-74]。另外，LC 患者味觉敏锐度受损与低镁血症有关；LT 患者肝功能恢复后显示这一化学感受器功能改善[55]。

硒是一种重要的微量元素，人体无法合成，必须从外界摄取，在体内以硒蛋白或硒酶形式存在[75]。LC 患者的血硒水平低于正常人，补硒具有保护肝细胞，调节细胞免疫功能，减轻免疫病理性损伤的作用[69]。其他矿物质，LC 患者全身锰水平常常升高，这是继发于胆汁排泄受损，门体分流导致体内选择性锰蓄积，特别是脑组织[76]。这种发现的临床意义是否与并发 HE 有关尚不清楚，虽然似乎具有合理性，因此，近来国际学会 HE 和氮代谢共识报告书推荐 LC 患者应避免营养补充锰[77]。

综合上述研究结果，推荐 LC 患者每天常规补充脂溶性维生素（A、D、E 和 K）、B 族维生素、维生素 C 及微量元素（锌和硒），对有出血倾向和凝血缺陷者应补充维生素 K。

参考文献

［1］Cheung K，Lee SS，Raman M. Prevalence and mechanisms of malnutrition in patients with advanced liver disease，and nutrition management strategies. Clin Gastroenterol Hepatol，2012，10：117.

［2］Charlton M. Alcoholic liver disease：energy and protein metabolism in alcoholic liver disease. Clin Liver Dis，1998，2：781.

［3］Tsiaousi ET，Hatzitolios AI，Trygonis SK，et al. Malnutrition in end of stage liver disease：recommendation and nutritional support. J Gastroenterol Hepatol，2008，23：527 – 533.

［4］Owen，O. E.，V. E. Trapp，et al. Nature and quantity of fuels consumed in patients with alcoholic cirrhosis. J Clin Invest，72：1821 – 1832.

［5］Zillikens，M. C.，J. W. van den Berg，et al. Nocturnal oral glucose supplementation. The effects on protein metabolism in cirrhotic patients and in healthy controls. J Hepatol，1993，17：377 – 383.

［6］Nakaya，Y.，N. Harada，et al. Severe catabolic state after prolonged fasting in cirrhotic patients：Effect of oral branched-chain amino-acid-enriched nutrient mixture. J Gastroenterol，2002，37：531 – 536.

［7］Muller，M. J.，J. Bottcher，et al. Hypermetabolism in clinically stable patients with liver cirrhosis. Am J Clin Nutr，1999，69：1194 – 1201.

［8］Peng，S.，L. D. Plank，J. L. McCall，et al. Gane. Body composition，muscle function，and energy expenditure in patients with liver cirrhosis：A comprehensive study. Am J Clin Nutr，2007，85：1257 – 1266.

［9］Plank，L. D.，E. J. Gane，et al. Nocturnal nutritional supplementation improves total body protein status of patients with liver cirrhosis：A randomized 12-month trial. Hepatology，2008，48：557 – 566.

［10］Cabre，E.，Gonzalez-Huix，F.，Abad-Lacruz，A.，et al. Effect of total enteral nutrition on the short-term outcome of severely malnourished cirrhotics. A randomized controlled trial. Gastroenterology，1990，98：715 – 720.

［11］Campillo，B.，Bories，P.，Devanlay. M.，et al. The thermogenic and metabolic effect of food in liver cirrhosis：Consequences on the storage of nutrients and the hormonal counterregulatory response. Metabolism，1992，41：472 – 482.

［12］Greco，A. V.，Mingrone，G.，Benedetti，G.，et al. Daily energy and substrate metabolism in patients with cirrhosis. Hepatology，1998，27：346 – 350.

［13］Kondrup，J.，Nielsen，K.，Juul，A. Effect of long-term refeeding on protein metabolism in patients with cirrhosis of the liver. Brit. J. Nutr, 1997, 77：197－212.

［14］ Marchesini, G., Bianchi, G., Merli, M., et al. Nutritional supplementation with branched-chain amino acids in advanced cirrhosis：A doubleblind randomized trial. Gastroenterology, 2003, 124：1792－1801.

［15］ Morrison, W. L., Bouchier, I. A. D., Gibson, J. N. A., et al. Skeletal muscle and whole-body protein turnover in cirrhosis. Clin. Sci, 1990, 78：613－619.

［16］ Okamoto, M., Sakaida, I., Tsuchiya, M., et al. Effect of a late evening snack on the blood glucose level and energy metabolism in patients with liver cirrhosis. Hepatol. Res, 2003, 27：45－50.

［17］ Krahenbuhl, L., C. Lang, S. Ludes, et al. Krahenbuhl. Reduced hepatic glycogen stores in patients with liver cirrhosis. Liver Int, 2003, 23：101－109.

［18］ Michitaka K, Hiraoka A, Kume M, et al. Amino acid imbalance in patients with chronic liver diseases ［J］. Hepatol Res, 2010, 40（4）：393－398.

［19］ Tessari, P., R. Barazzoni, E. Kiwanuka, G. Davanzo, et al. Impairment of albumin and whole body postprandial protein synthesis in compensated liver cirrhosis. Am J Physiol Endocrinol Metab, 2002, 282：E304－E311.

［20］ Dichi, J. B., I. Dichi, R. Maio, et al. Burini. Whole-body protein turnover in malnourished patients with Child class B and C cirrhosis on diets low to high in protein energy. Nutrition, 2001, 17：239－242.

［21］ Dichi, I., J. B. Dichi, S. J. Papini-Berto, et al. Protein-energy status and 15N-glycine kinetic study of Child A cirrhotic patients fed low-to high-protein energy diets. Nutrition, 1996, 12：519－523.

［22］ Swart, G. R., J. W. van den Berg, J. K. van Vuure, et al. Minimum protein requirements in liver cirrhosis determined by nitrogen balance measurements at three levels of protein intake. Clin Nutr, 1989, 8：329－336.

［23］ Nielsen, K., J. Kondrup, L. Martinsen, et al. Jensen. Long-term oral refeeding of patients with cirrhosis of the liver. Br J Nutr, 1995, 74：557－567.

［24］ Hamberg, O., K. Nielsen, H. Vilstrup. Effects of an increase in protein intake on hepatic efficacy for urea synthesis in healthy subjects and in patients with cirrhosis. J Hepatol, 1992, 14：237－243.

［25］ McIntyre N. Plasma lipids and lipoproteins in liver disease. Gut, 1978, 19：526－530.

［26］ Feely J, Barry M, Keeling PWN, et al. Lipoprotein（a）in cirrhosis. Br Med J 1992；304：545－6.

［27］ Bhala N, Angulo P, van der Poorten D, et al. The natural history of nonalcoholic fatty liver disease with advanced fibrosis or cirrhosis：an international collaborative study. Hepatology, 2011, 54：1208－1216.

［28］ Abbasi A, Bhutto AR, Butt N, et al. Serum cholesterol：could it be a sixth parameter of Child-Pugh scoring system in cirrhotics due to viral hepatitis? J Coll Physicians Surg Pak, 2012, 22：484－487.

［29］ Vere CC, Streba CT, Streba L, et al. Lipid serum profile in patients with viral liver cirrhosis. Med Princ Pract, 2012, 21：566－568.

［30］ Varghese JS, Krishnaprasad K, Upadhuyay R, et al. Lipoprotein profile in cirrhosis of liver. Eur J Gastroenterol Hepatol, 2007, 19：521－522.

［31］ Day RC, Harry DS, Owen JS, et al. Lecithin-cholesterol acyltransferase and lipoprotein abnormalities of parenchymal liver disease. Clin Sci（Lond）, 1979, 56：575－583.

［32］ Kalaitzakis E, Rosengren A, Skommevik T, et al. Coronary artery disease in patients with liver cirrhosis. Dig Dis Sci, 2010, 55：467－475.

［33］ Berzigotti A, Bonfiglioli A, Muscari A, et al. Reduced prevalence of ischemic events and abnormal supraortic flow patterns in patients with liver cirrhosis. Liver Int, 2005, 25：331－336.

［34］ Minemura M, Tajiri K, Shimizu Y. Systemic abnormalities in liver disease. World J Gastroenterol, 2009, 15：2960－2974.

［35］ Nishiwaki M, Ikewaki K, Bader G, et al. Human lecithin：cholesterol acyltransferase deficiency：in vivo kinetics of low-density lipoprotein and lipoprotein-X. Arterioscler Thromb Vasc Biol, 2006, 26：1370－1375.

［36］ Madhwal S, Atreja A, Albeldawi M, et al. Is liver transplantation a risk factor for cardiovascular disease? A meta-analysis of observational studies. Liver Transpl，2012，18：1140－1146.

［37］Albeldawi M，Aggarwal A，Madhwal S，et al. Cumulative risk of cardiovascular events after orthotopic liver transplant- ation. Liver Transpl，2012，18：370－375.

［38］Muller MJ. Hepatic energy and substrate metabolism：a possible metabolic basis for early nutritional support in cirrhotic patients. Nutrition，1998，14（1）：30－38.

［39］Jungermann K，Kietzmann T. Zonation of parenchymal and nonparenchymal metabolism in the liver. Annu Rev Nutr，1996，16：179－203.

［40］Sherlock S. Carbohydrates changes in liver disease. Am J Clin Nutr，1970，22（4）：462－466.

［41］Tavill AS. The synthesis and degradation of liver-produced proteins. Gut，1972，13（3）：225－241.

［42］Hasse J. Nutrition and liver disease：complex connections. Nutr Clin Pract，2013，28（1）：12－14.

［43］Racine-Samson L，Scoazec JY，D'Errico A，et al. The metabolic organization of the adult human liver：a comparative study of normal，fibrotic，and cirrhotic liver tissue. Hepatology，1996，24（1）：104－113.

［44］Thuluvath PJ，Triger DR. Autonomic neuropathy in chronic liver disease. Q J Med，1989，72（268）：737－747.

［45］MaddenAM，BradburyW，MorganMY. Taste perception in cirrhosis：its relationship to circulating micronutrients and food preferences. Hepatology，1997，26（1）：40－48.

［46］Quigley EM. Gastrointestinal dysfunction in liver disease and portal hypertension. Gut-liver interaction revisited. Dig Dis Sci，1996，41（3）：557－561.

［47］Morrison S. Clinical nutrition physical examination. Support Line，1997，19（2）：16－18.

［48］van der Rijt CC，Schalm SW，Schat H，et al. Overt hepatic encephalopathy precipitated by zinc deficiency. Gastroen- terology，1991，100（4）：1114－1118.

［49］Rahelic D，Kujundzic M，Romic Z，et al. Serum concentrations of zinc，copper，manganese，and magnesium in patients with liver cirrhosis. Coll Antropol，2006，30（3）：523－528.

［50］Henkel AS，Buchman AL. Nutritional support in patients with chronic liver disease. Nat Clin Pract Gastroenterol Hepatol，2006，3（4）：202－209.

［51］Gruengreiff K，Gruengreiff S，Reinhold D. Zinc deficiency and hepatic encephalopathy：results of a long term follow-up on zinc supplementation. J Trace Elem Exp Med，2000，13（1）：21－31.

［52］Collier JD，Ninkovic M，Compston JE. Guidelines on the management of osteoporosis associated with chronic liver disease. Gut，2002，50（Suppl 1）：i1－9.

［53］Tsouka A，Mclin VA. Complications of chronic liver disease. Clin Res Hepatol Gastroenterol，2012，36（3）：262－7.

［54］Kitson MT，Roberts SK. D-livering the message：the importance of vitamin D status in chronic liver disease. J Hepatol，2012，57（4）：897－909.

［55］Duerksen DR，Nehra V，Palombo JD，et al. Essential fatty acid deficiencies in patients with chronic liver disease are not reversed by short-term intravenous lipid supplementation. Dig Dis Sci，1999，44（7）：1342－1348.

［56］Vos MB，Ryan C，Patricia B，et al. the NASH CRN Research Group. Correlation of vitamin E，uric acid and diet composition with histologic features of pediatric nonalcoholic fatty liver disease. J Pediatr Gastroenterol Nutr，2012，54（1）：90－96.

［57］Look MP，Reichel C，Von Falkenhausen M，et al. Vitamin E status in patients with liver cirrhosis：normal or deficient？Metabolism，1999，48（1）：86－91.

［58］Johnson TM，Overgard EB，Cohen AE，et al. Nutrition assessment and management in advanced liver disease. Nutr Clin Pract，2013，28（1）：15－29.

［59］Gundling F，Teich N，Strebel HM，et al. Ernahrung beileberzirrhose. Med Klin，2007，102：435－444.

［60］Leo ML，Lieber CS Alcohol，vitamin A and â-carotene：adverse interactions，including hepatotoxicity and caroto- genicity. Am J Clin Nutr，1999，69：1071－1085.

［61］Ferré N，Camps J，Prats E. et al. Impaired vitamin E status in patients with parenchymal liver cirrhosis：relationships with lipoprotein compositional alterations，nutritional factors，and oxidative susceptibility of plasma. Metabolism，2002，51：609－615.

［62］De la Maza MP，Petermann M，Bunout D，et al. Effects of long-term vitamin E supplementation in alcoholic cirrhotics. J Am Coll Nutr，1995，14：192 – 196.

［63］Ukleja，A.，Scolapio，J. S.，McConnell，J. P.，et al. Serum and hepatic vitamin E assessment in cirrhotics before transplantation. J. Parent. Ent. Nutr，2003，27：71 – 73.

［64］Campillo B Les problèmes nutritionnels chez l'alcoolique chronique. Cah Nutr Diet，2000，35：93 – 98.

［65］Andrès E，Serraj K，Zhu J，Vermorken AJ. The pathophysiology of elevated vitamin B_{12} in clinical practice. QJM，2013，106：505 – 515.

［66］Ermens AA，Vlasveld LT，Lindemans J. Significance of elevated cobalamin（vitamin B_{12}）levels in blood. Clin Biochem，2003，36：585 – 590.

［67］O'Brien A，Williams R. Nutrition in end-stage liver disease：principles and practice. Gastroenterology，2008，134：1729 – 1740.

［68］Stamoulis，I.，G. Kouraklis，S. Theocharis. Zinc and the liver：An active interaction. Dig Dis Sci，2007，52：1595 – 1612.

［69］Lin CC. Selenium，iron，copper，zinc levels and copper-to-zinc ratios in serum of patients at different stages of viral hepatic diseases. Biol Trace Elem Res，2006，109（1）：15 – 24.

［70］Marchesini G，Fabbri A，Bianchi G，et al. Zinc supplementation and amino acid-nitrogen metabolism in patients with advanced cirrhosis. Hepatology，1996，23：1084 – 1092.

［71］Bresci G，Paris G，Banti S. Management of hepatic encephalopathy with oral zinc supplementation：a long-term treatment. Eur J Med，1993，2：414 – 416.

［72］Aargaard NK，Andersen H，Vilstrup H，et al. Muscle strength，Na，K-pumps，magnesium and potassium in patients with alcoholic liver cirrhosis—relation to spironolactone. J Intern Med，2002，252（1）：56 – 63.

［73］Aargaard NK，Andersen H，Vilstrup H，et al. Decreased muscle strength and contents of Mg and Na，K-pumps in chronic alcoholics occur independently of cirrhosis. J Intern Med，2003，253（3）：359 – 366.

［74］Aargaard NK，Andersen H，Vilstrup H，et al. Magnesium supplementation and muscle function in patients with alcoholic liver disease：a randomizedplacebo-controlled trial. Scand J Gastroenterol，2005，40（8）：972 – 979.

［75］KRYUKOV GV，CASTELLANO S，NOVOSELOV SV，et al. Characterization of mammalianselenoproteomes［J］，Science，2003，300（5624）：1439 – 1443.

［76］Inoue E，Hori S，Narumi Y，et al. Portal-systemic encephalopathy；presence of basal ganglia lesions with high signal intensity on MR images. Radiology，1991，179：551 – 555.

［77］Amodio P，Bemeur C，Butterworth R，et al. The nutritional management of hepatic encephalopathy in patients with cirrhosis：international society for hepatic encephalopathy and nitrogen metabolism consensus. Hepatology，2013，58：325 – 336.

第三十八章　肝硬化营养不良

翻阅历史所有时期的医学书，均有有关食疗治肝病重要作用记载。随着医学科技进步，近代医学已经完全确立了肝病或其并发症需要特殊营养配方治疗的科学理念。近二十年来肝硬化（LC）发病率不断攀升，催生慢性肝病与营养这一迷人的医学分支。

慢性肝病和营养状态之间的关系非常复杂；终末期肝病（ESLD）及其并发症均对患者能量代谢产生复杂影响（第 37 章），进而影响营养状态。公认营养不良（本章特指营养不足）是 LC 常见并发症[1-4]，以蛋白质能量营养不良（PEM）为特征[5-7]。PEM 不但与内、外科复杂并发症相关，而且晚期 LC 涉及营养元素代谢更为复杂。LC 诊疗的主要内容之一是评估营养状态，采用最优化的营养疗法最大限度的满足患者营养需求，特别是在终末期 LC 肝移植前后。优化营养支持能够降低 ESLD 患者相关发病率和病死率，改善预后。本章主要综述非 NAFLD 肝硬化常见营养不良发病机制，营养状态评估，食补对策和营养疗法进展。

第一节　流行病学

所有晚期肝病患者营养不良发生率高达 65%～90%，并且 LT 候选者营养不良发生率 100%[8]。近来研究显示 LC 患者营养不良发生率为 50%～90%。约 70% 的 ESLD 患者伴有恶病质[9]。Carvalho 等[10]观察 300 例非住院 LC 患者（晚期肝病者占 75%）均有不同程度的营养不良。另有研究显示 CTP A、B、C 级 LC 患者营养不良发生率分别为 46%，84% 和 95%。采用手握力检测 CTP A 级 LC 患者营养不良发生率为 63%，而采用主观整体营养评估（SGA）和预后营养指数（PNI）检测到的营养不良发生率分别为 28% 和 19%[11]。很多研究显示 DC 患者 PEM 发生率为 50%～100%，而代偿型 LC 患者至少为 20%[12-14]。PEM 与并发症发生率升高有关，包括腹水、静脉曲张破裂出血、外科发病率和病死率增加、存活率降低和肝功能恶化[15]。营养不良患者并发症发生率显著高于营养良好患者（65% vs 11%；$P<.05$）。住院 LC 患者的营养不良发病率较高[3]。美国全国住院 LC 和门静脉高压（PHT）患者分析数据证实：并发腹水，HRS 和住院较久 LC 患者 PEM 发生率更高，并且其住院病死率比营养良好患者高 2 倍[16]。随着肝功能恶化，男女营养耗竭发病率均上升。男性患者骨骼肌质量降低比女性更快，而对于女性，其脂肪质量受到的影响比男性更大。男性和女性 CTP C 级 LC 患者伴有骨骼肌质量显著下降率分别为 50% 和 40%[17]（图 38-1-1）。

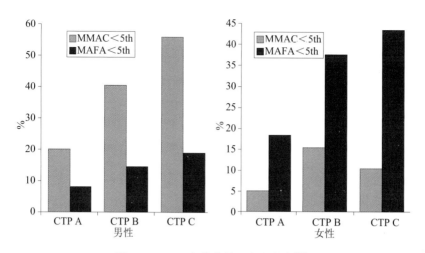

图 38-1-1　LC 患者营养不良患病率[17]

注：男性和女性 LC 患者上臂肌围（MMAC）和上臂脂肪围（MAFA）比同龄和同性别健康人群标准降低 5% 以下者

第二节　病因及发生机制

虽然 LC 患者营养不良与其并发症发生及病死率升高有关。但 LC 营养不良发病机制尚不完全清楚。慢性肝病患者对能量和营养的需求量增加，特别是 LC 可诱导高代谢状态，即便是静息状态下的能量消耗也会增加。再加上不适当的饮食摄入，消化吸收不良和代谢改变等（表 38-2-1）。

表 38-2-1　LC 营养不良和肌萎缩潜在病因

病　　因	后　　果
TNF-α 和瘦素增加导致食欲缺乏	营养质量不足，热卡缺乏，营养不良
PHT/腹水使胃膨胀受限导致早饱	营养质量不足，热卡缺乏，营养不良
HE 意识障碍饮食锐减	营养质量不足，热卡缺乏，营养不良
大量饮酒替代营养	营养质量不足，热卡缺乏，营养不良
胆汁淤积	营养物质消化和吸收不良
细菌过度生长	营养物质消化和吸收不良
门静脉高压性胃病	营养物质消化和吸收不良
代谢亢进状态[a]	蛋白质加速分解，较早降解骨骼肌蛋白
糖原合成量减少	较早降解骨骼肌蛋白
蛋白质需要量增加	PEM
蛋白质丢失	PEM
炎症	PEM
身体活动量减少	肌萎缩
肝糖原储备减少	代谢紊乱/快速启动分解代谢状态
GH/IGF 轴紊乱	代谢紊乱
糖耐量减低/胰岛素抵抗	代谢紊乱

注：a：LC 患者的代谢亢进发生率高达 34%；GH：生长素；IGF：胰岛素样生长因子

一、营养摄入量不足

肝脏是涉及饮食代谢控制的主要器官。酒精性肝硬化（AC）特征是强化分泌细胞因子 TNF 和 IL-6 等，进而显著诱发厌食。据观察大多数 LC 患者因恶心、胃胀、消化不良和显著腹水而主诉缺乏食欲和纳食减少，这是促进 LC 营养不良的主要因素。晚期 LC 住院患者常常伴有热卡、蛋白质和微营养素摄入不足。脂肪组织分泌的瘦素是一种调节激素，可促发厌食症。LC 患者瘦素水平比健康受试者增加 2 倍[18]。Aqel 等[19]观察 LC 腹水患者胃纳量发现：餐后胃容量和胃纳量比值降低，并且腹腔穿刺大量放腹水（LVP）后患者的空腹胃容量和纳食胃容量均增加，直到最大饱食及热量摄入。继发于腹水的胃容量缩小产生早饱症状，导致营养摄入不足[19]。类似饮食摄入很差的原因还有肝性脑病（HE）。据报道不规律饮食占 LC 患者的 40%，并且每天仅仅 1 次饮食者占 36%[20]。酒精诱导食欲减退（不依赖 LC），常常单纯以源自酒精的热量替代营养。在 CTP C 级 LT 患者中，热卡和蛋白质摄入量分别低于其需要量的 80% 和 60%[3]。治疗 LC 并发症，例如利尿，限水措施，或因 HE 摄入含氮物质减少，是另外导致营养不良潜在因素。不加盐饮食配方可能促进食欲减退，降低蛋白质摄入和恶化营养不良。

二、消化吸收障碍

（一）消化不良和营养吸收障碍

有很多因素导致 LC 患者营养吸收不良，特别是常见脂肪和蛋白质吸收不良。任何肝病期均可并发 PEM。其临床表现具有广泛异质性，并且缺乏特异性组织学和生化学特征[8]。LC 并发 PEM 通常由吸收不良、高代谢综合征和纳食减少引发[21-24]。PEM 典型表现为恶病质和骨骼肌萎缩，但有时可能被 LC 并发的水肿所掩盖[24-25]。伴随着 LC 进展和 PVP 升高，许多营养素绕过肝脏并未能进行适宜代谢，其最终结果是危及细胞代谢[26]。另外，LC 患者常见问题是细菌过度生长，这可导致小肠黏膜和绒毛膜萎缩，进而加重营养吸收和利用障碍。

渗出性肠病连同胆汁淤积可促进 LC 患者吸收不良。肝脏分泌胆汁，然后存储在胆囊，排入肠腔有助于长链脂肪酸吸收进入淋巴系统[27]。LC 患者胆汁产生量减少，常见肠腔内胆酸缺乏[28]。胆汁淤积及门静脉高压性胃病（PHG）可导致脂肪和脂溶性维生素吸收障碍，可并发维生素和微量矿物质缺乏。总之，LC 患者的纳食减少结合吸收不良催化分解代谢状态共同促发营养不良（图 38-2-1）。

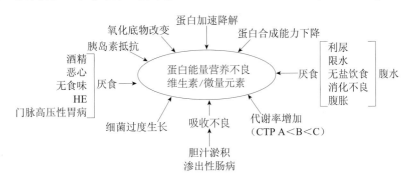

图 38-2-1　LC 患者 PEM 和维生素和微量元素缺乏机制

（二）炎症作用

大多数 LC 恶病质病态与存在的炎症过程有关，部分与炎症细胞因子增加有关，例如 TNF-α[29]。肝脏代谢活化信号转至脑干[30]，TNFα 通过作用于中枢神经系统，改变神经递质释放及功能，影响患者食欲[31]，并且在代谢亢进，蛋白质分解和胰岛素抵抗（IR）中发挥作用。有报道 LC 肠壁结构完整性受损，使细菌内毒素容易进入血流[32]。实际上，晚期 LC 营养不良患者的小肠通透性高于营养状态正常的 LC 患者[33]。在恶病质综合征发病机制中，肠道可能发挥着重要作用[34]。然而，LC 并发恶病质患者细胞因子受体高表达[35]，并且与 REE 有关。

此外，疾病诱导消化不良/吸收不良（例如：胆盐缺乏，PHG）可导致基本营养成分缺乏（通常长期潜伏式存在）。

三、代谢异常和蛋白需要量增加（第 37 章）

第三节　营养不良标志

一、血清 Alb，快速更新蛋白

血清 Alb 是肝脏合成的主要分泌型蛋白质，具有维持胶体渗透压、配体结合和转运、酶活性和抗氧化活性等功能[36]。LC 患者合成和降解 Alb 比率低于健康受试者。血清 Alb 是营养不良及/或肝脏受损程度的标志（CTP 分级）[37]。当血清 Alb 用作评估 LC 患者营养状态时，临床医师应确认是否每天摄入的食谱和病理生理学状况相适宜，并且给予个性化评估。

慢性肝病进展的重要因素是氧化应激[38]。LC 患者血清总白蛋白降低，然而氧化白蛋白比值进行性增加[39]。此外，近来研究显示补充支链氨基酸（BCAAs）后 LC 患者血清白蛋白氧化状态改善[40]。这些发现提示血清白蛋白氧化状态不仅可作为肝脏损伤新的重要标志，而且也是 LC 患者营养不良标志。然而，检测血清白蛋白氧化状态在临床上因耗时而罕见应用。

肝脏合成的快速更新蛋白包括前白蛋白，视黄醇结合蛋白（RBP-4）和转铁蛋白，均为短期营养状态指标[41-42]，其半衰期明显短于 Alb，是反映营养状况更好、更敏感、更有效的指标（表 38-3-1）。这些蛋白质也受患者病态影响，例如外科手术、感染和贫血[43-44]。血清 RBP-4 可能是 LC 患者有用的营养不良标志。血清 RBP-4 水平降低与 CTP 评定的肝损伤程度密切相关[45]。需要进一步研究阐明血清 RBP-4 促进 LC 患者营养不良机制。

表 38-3-1　白蛋白和快速更新蛋白特征

		白蛋白	前白蛋白	RBP	转铁蛋白
半衰期		17～21 d	1.9 d	0.4～0.7 d	7～10 d
分子量		6.7 万	5.5 万	2.1 万	7.65 万
功能		维持胶渗压，物质转运，包括激素，抗氧化作用	甲状腺素结合蛋白，转运维生素 A	转运维生素 A	运载铁的蛋白，合成血红蛋白
血清正常值		35～55 g/L	20～40 mg/L	22～74 mg/L	2000～4000 mg/L
血清水平变化	升高	脱水、应用激素（皮质类固醇、胰岛素、甲状腺素）	慢性肾衰、甲亢、妊娠	慢性肾衰、脂肪肝	缺铁性贫血、妊娠性激素治疗
	降低	肝损伤、肾病综合征、胃肠病蛋白丢失、急性炎症、感染、烧伤	PEM、肝损伤、肾病综合征、胃肠病、急性炎症	维生素 A 缺乏症、甲亢、肝损伤、感染、烧伤	PEM、肝损伤、肾病综合征、炎症

注：RBP：视黄醇结合蛋白

表 38-3-2　LC 患者血清 RBP-4 临床意义

1. LC 患者血清 RBP-4 水平降低，并且与肝损伤严重程度直接相关
2. LC 患者血清 RBP-4 水平与其 IR 无关
3. 最低 RBP-4 水平见于伴有组织学恶化的 LC 患者
4. LC 患者肝脏表达 RBP-4 水平低于正常肝脏

注：LC：肝硬化；RBP-4：视黄醛结合蛋白 4

二、血浆游离氨基酸

　　LC 患者血浆游离氨基酸谱显示特征性变化[46-47]。肝损伤严重程度影响 Fischer 比值（图 38-3-2），并且与 HE 密切相关（第 28 章）。但采用高效液相色谱法分析氨基酸谱费用昂贵，并且耗时。因此，一种价廉的酶法直接检测血清 BCAA/酪氨酸值（BTR）有助于判断氨基酸平衡和肝脏损伤程度[48]。肝功能失代偿时，氨基酸及蛋白质代谢失衡，血浆氨基酸谱发生相应改变。多数 LC 并发 HCC 患者显示 BTR 降低[49]，可能与血浆 Fischer 比值和血清 Alb 有关。近来研究显示 BTR 有助于预测血清 Alb 下降水平[50]。因此，血清 BTR 可作为 LC 营养不良的可靠标志。

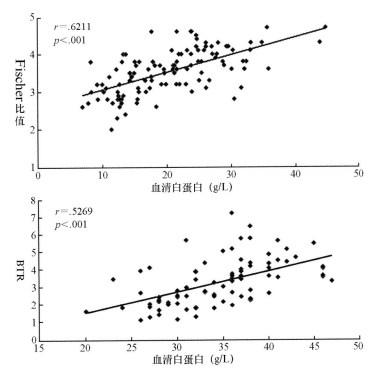

图 38-3-2　85 例 LC 患者伴或不伴 HCC 住院患者血清 Alb 与血浆 Fischer 比值和血清 BTR 之间的相关性
注：Fischer 比值：缬氨酸 + 亮氨酸 + 异亮氨酸/苯丙氨酸 + 酪氨酸。BTR：缬氨酸 + 亮氨酸 + 异亮氨酸/酪氨酸
（From Victor R. Preedy et al "Nutrition, diet therapy, and the liver"）

三、氮平衡

　　氮平衡是评价机体蛋白质营养状况可靠而又常用的指标。氮平衡 = 摄入氮 − 排出氮。若氮的摄入量大于排出量，为正氮平衡。机体处于正氮平衡时，合成代谢大于分解代谢，意味着蛋白净合成。而负氮平衡时，分解代谢大于合成代谢。

四、脂肪因子

瘦素是一种脂肪组织产生的肽类激素，通过下丘脑交感神经影响饮食和能量代谢，因此控制体内脂肪比值（%）[51-52]。瘦素涉及肝纤维化[53]。女性 LC 患者血清瘦素水平高于男性 LC 患者和健康者，并且其水平与 BMI 呈正相关，但与肝病严重程度无关[54-55]。血浆瘦素水平被认为是病态［例如肥胖、IR、2型糖尿病（T2D），高血压和幽门螺杆菌感染］指标[18,56]。此外，瘦素水平也与 MMAC 和肱三头肌皮皱厚度（TST）有关[57]。因为 LC 营养不良患者常见 MMAC 和 TST 降减，血清瘦素水平可能有助于评估这些患者的营养不良，虽然应考虑性别差异。

脂联素是一种脂肪组织产生的肽类激素[58-59]。LC 患者血浆脂联素水平显著高于健康者，并与肝损伤程度（CTP 分级）有关。有 3 种形式的脂联素：低、中和高分子量（HMW），并且 HMW 与糖尿病和代谢综合征有关[60]。图 38-3-1 显示血浆 HMW 水平和 LC 营养不良之间的相关性。

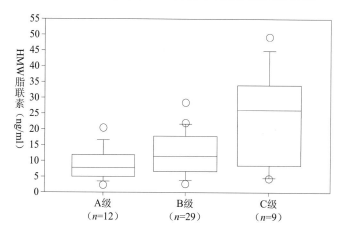

图 38-3-1　血浆 HMW 脂联素水平和肝损伤程度的关系

注：观察 47 例 LC 患者（男性，29；女性，18）伴或不伴 HCC 住院患者。病因为 HBV（3 例），HCV（23 例），HCV + 酒精中毒（11 例），
　　酒精中毒（3 例），PBC（3 例），NASH（1 例），和不明病因（3 例）。肝脏损伤程度按照 CTP 分类为 A、B 或 C 级。所有患者收集
　　外周空腹血采用 ELISA 检测 HMW 脂联素水平。（From Victor R. Preedy et al "Nutrition, diet therapy, and the liver"）

五、总淋巴细胞计数

总淋巴细胞计数是评价细胞免疫功能的简易方法，测定简便、快速，适用于各年龄段，正常值为 $(2.5 \sim 3.0) \times 10^9/L$。LC 患者血液和尿液中营养状态标志见表 38-3-3。

表 38-3-3　评估 LC 患者营养状态的标志

标　　本	生物标志	备　　　注
血液	白蛋白	<35 g/L 提示营养不良；28~35 g/L 为代偿性营养不良；<28 g/L：严重营养不良。此值增加反映正氮平衡
	前白蛋白	<180 mg/L 为营养不良；100~150 mg/L，50~100 mg/L，<55 mg/L 分别为轻、中、重度蛋白质消耗；此值增加反映正氮平衡
	RBP	敏感而又有效的短期营养状态指标

标　本	生物标志	备　注
血液	转铁蛋白	敏感而又有效的短期营养状态指标
	肌酐	<53 μmol/L，提示长期能量缺乏导致肌萎缩；反映骨骼肌质量
	Fischer 比值	BTR，有助于判断氨基酸平衡和肝损程度，可靠的营养不良标志
	脂肪细胞因子	瘦素，脂联素，抵抗素等
	维生素	维生素 A、D、E、K、B_1、B_6、B_{12}、C，核黄素，尼克酸和叶酸
	矿物质	铜、锌、铁、锰、硒等
	激素类	IGF，IGF 结合蛋白 3，反 T_3 等
	总淋巴细胞计数	$(1.8 \sim 1.5) \times 10^9/L$、$(1.5 \sim 0.9) \times 10^9/L$ 和 $<0.9 \times 10^9/L$ 分别提示轻、中和重度营养不良
尿	氮平衡	
	24h 肌酐	正常值为 500～1200 mg/d；此值降低提示长期能量缺乏导致骨骼肌萎缩
	肌酐 – 身高指数	
	3-甲基组氨酸类	

注：BTR：总支链氨基酸/酪氨酸比值；RBP：视黄醛结合蛋白

第四节　营养状态评估

评估 LC 患者营养状态是为了确认宏营养素（能量、蛋白质、水）和微营养素（电解质、矿物质、维生素、微量元素）（第 37 章）营养状态。虽然尚无评估 LC 营养状态金标准，但已探索很多方法。鉴于 LC 营养不良发病率高，并显著影响其预后，每一位 LC 患者均应评估其营养状态，特别是住院患者。全面收集病史和体格检查，必要时进行更详细的检测。

一、体重和饮食评估

新近 ESPEN 共识[61]推荐采用 BMI <18.5 kg/m²；或无主观意识的体质量减轻 >10%（或近 3 个月 >5%）结合年龄 <70 岁者 BMI <20 kg/m²（≥70 岁者 <22 kg/m²）或女性和男性非脂肪质量指数分别 <15 和 17 kg/m²诊断营养不良。但在诊断前应常规筛检"濒临风险"因素。

回顾每天 24 小时饮食（凭患者每天饮食和零食叙述）可评估患者膳食量，虽然可能并不准确，但可帮助整体评价食物摄入量。应量化饮酒量，因为一些患者饮酒量可能占热卡摄入的大部分。AC 患者处于典型的分解代谢状态，常常并发蛋白质和其他营养元素缺乏[62]。

胃肠道症状也可能影响营养状态。应评估患者恶心、呕吐、腹泻、食欲减退和脂肪泻持续时间和频率等。采用乳果糖治疗患者的稀便可能难以与吸收不良相鉴别。这种症状持续存在可能限制患者营养吸收，进而可能影响 LC 患者预后。

二、营养状态评估工具

临床上营养不良筛查方法有很多种，但 LC 营养不良程度较难评估，与 LC 患者细胞内外水分布异常、白蛋白及肌肉蛋白代谢异常、骨质疏松等因素有关，使得单一方法难能准确评估，临床常常结合人体测量、生化指标、SGA 进行综合评估。欧洲胃肠外和肠营养学会（ESPEN）[63] 推荐采用 SGA，人体测量学评估营养状态。

（一）SGA

SGA 是一种床边问卷式营养状况综合评估工具，包含患者饮食，体重变化和胃肠道症状，皮下脂肪丢失，肌肉萎缩，水肿和腹水等信息[64]；其优势在于其可靠性，因其不受体液潴留或腹水影响，不但简单，且效价比较高[65]。SGA 8 项指标中有 5 项为 C 级时定为重度、至少 5 项属于 B 级为轻中度营养不良。但 SGA 难以敏感的量化评估营养状态变化。

（二）人体测量指标

临床采用人体测量参数（表38-4-1）评估 LC 营养不良时并不受腹水和体液潴留影响[64]。这些参数包括上臂围（MAC）、MMAC 和 TST。采用刻度带测量 MAC 和采用皮厚度计测量 TST。然后即可应用如下公式计算出 MMAC（cm）＝ MAC（cm）－ π × TST（cm）。MMAC 反映骨骼肌质量，而 TST 反映脂肪质量。这些方法的优点是价廉和简单，并可在床边使用。但应由富有经验的临床医师测量这些参数以便控制不同测量者间误差。比较分析时应考虑年龄和性别因素。营养不良诊断值为 18～74 岁患者下降5%，或超过 74 岁患者下降10%[66]。

表 38-4-1　肝病患者常用的人体测量指标

工　具	测量目标
上臂肌围（MMAC）	评估骨骼肌质量
皮皱厚度（肱三头肌、二头肌等）	评估体脂肪
手握力（HGS）	体力评估用于测量营养不良
体细胞质量（BCM）	评估身体成分
体重指数（BMI < 18.5 kg/m^2 为营养不良）	测量体质量
腰围	测量腹壁脂肪量

人体测量指标用于 LC 患者的流行病学研究十分可靠，可作为 2 年存活率独立预测因素[67]；也用于评价营养支持疗效。但两次测量间隔不应短于 3～4 周，以便弥补人体测量指标不能评价人体成分快速变化的缺点。

手握力试验是检测手的力量，也可采用测力计检测前臂肌肉力量，已作为一种检测慢性肝病患者营养不良的简单方法用于临床[68]。Alvares 等[11] 采用手握力检测 50 例 LC，并与标准 SGA 比较，发现手握力是 LC 并发症（例如难以控制的腹水，HE，SBP 和 HRS）的良好预测器。采用手握力和 SGA 诊断的 LC 营养不良患者随访 1 年临床并发症发生率分别为 65% 和 37.5%，虽然 2 组间存活率和 LT 率无差异。检测手握力是简单、快速、价廉、敏感的体细胞质量（BCM）耗竭指标和营养不良并发症预测器。

（三）身体成分

采用专业设备，例如，生物电阻抗分析（BIA），双能 X-线吸收仪（DEXA），CT，超声或 MRI 能够客观的检测非脂肪量（FFM，主要指骨骼肌量）和脂肪量（FM）。

近年来采用多频生物电阻抗法（BIA）检测人体成分间的电阻抗差异，测定细胞内水（ICW）、细胞外水（ECW）、体内总水分（TBW）、蛋白质、脂肪、骨骼肌含量、非脂肪质量指数（FFMI）等的客观性和准确性获得临床肯定。可用于评估 LC 患者营养不良状态。

全面评估 LC 患者营养状态见表 38-4-2。其中最精确反映营养不良的 3 个变量是体重减轻，BMI 下降和 FFMI 降低[61]。

表 38-4-2　推荐评估 LC 患者营养状态指标[24,69]

营养状态	营养指标	备　注
1. 相对固定营养状态	a. 每天膳食量	
	b. 体格参数和身体成分	身高，体重，BMI，人体测量指标，蛋白质、脂肪、骨骼肌含量（FFMI），也应考虑种族和地区差异
	c. 营养标志	红细胞计数，Hb，肝脏功能，血清 Alb，快速更新蛋白，胆固醇，胆碱酯酶，PT 等。尿肌酐 – 身高指数
	d. 免疫能力	淋巴细胞总数，迟发性皮肤过敏和 PPD 应答
2. 动态营养状态	a. 能量代谢	间接测热法检测非蛋白呼吸熵 <0.85 预示生存率降低
	b. 氮平衡	
	c. 尿 3-甲基组氨酸排泄	
	d. 营养标志	血浆游离氨基酸（Fischer 比率，BTR）

虽然推荐简单方法例如 SGA 和人体测量指标评估营养状态[70]，但很多营养状态标志由肝脏合成，并受一些因素影响，例如感染、烧伤、外科手术、胃肠道疾病、慢性肾衰和不适当饮食[43,71]。因此，应仔细、正确解读评估 LC 患者的 PEM 指标，营养状态评估流程图见图 38-4-1。

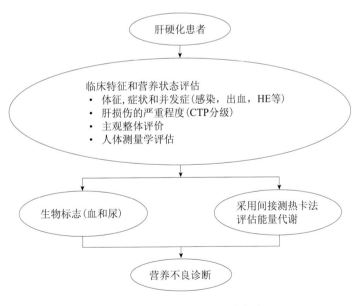

图 38-4-1　LC 患者营养不良诊断流程

正确操作时上述方法准确，但临床推广的主要障碍是繁琐及其重现性较差。确定一种简单的评估方法仍然富有挑战性，并且存在争议。血清 Alb 水平并非理想的营养标志，因为晚期肝病患者 Alb 水平降低，且在炎症期间 Alb 水平容易变化[65]。很多常规方法的研究报道例如按照体重或采用生物电阻抗分析法均不一定准确，因为 DC 患者普遍存在水肿或腹水[63]。Campillo 等[66] 报道采用体质量指数（BMI）评估获更为理想的结果；但 DC 患者的 BMI 常受钠水潴留和利尿治疗影响。依照体液潴留严重程度，采用 BMI 截断值评估营养不良被认为是一种可靠参数。无腹水患者 BMI 值 $<22 \ kg/m^2$，轻度腹水患者 $<23 \ kg/m^2$ 和张力性腹水患者 $<25 \ kg/m^2$ 被认为处营养不良状态，其 PPV 为 92.7%[72]。

人体测量指标，例如 TFT，反映液体潴留体表变化，异常多发生在 LC 晚期。因此，可作为准确评估营养不良的工具。这导致了检测方法的优化，例如 SGA，PNI 和手握力。而对于 DC 患者还应增加评估项目（表 38-4-3）。传统临床和生化学参数（BMI，前白蛋白等）难以评估 ESLD 患者的营养状态，但 MMAC 和手握力可能是最敏感的指标[73]。一些学者近来提出采用 CT 扫描腰肌厚度评估少肌症在预测 LT 后发病率和病死率中的作用[74]。

表 38-4-3　LC 营养评估

所有 LC 患者	失代偿 LC 患者（CTP B 或 C）
MELD 和 CTP	评估净体重
基线和定期测量 SGA	锌水平（特别是并发 HE 患者）
人体测量指标（体重，MAC，皮肤厚度）	脂溶性维生素（A，D，E，K）缺乏评估（也适用于非 LC 胆汁淤积性肝病患者）
手握力	CT 检测腰肌面积和厚度

第五节　临床特征及预后

一、临床特征

早期 LC 患者全身蛋白质含量、BCM 和脂肪质量可降低。营养不良与肝衰竭程度相平衡。一般规律是肝损伤越重并发营养不良的可能性越大，其发生概率依照 LC 患者的 CTP A、B、C 级、ACLF、CLF 递增。其主要特征是内脏器官功能低下（血浆 Alb 水平降低）及蛋白缺乏，例如表现出骨骼肌和 BCM 下降[24]，伴有肌无力[24]，生活质量下降[75]（表 38-5-1）。营养摄入减少[76]。最终，LC 患者常伴有血浆维生素和微量元素缺乏[77]。重要微量元素锌和硒也常缺乏。

表 38-5-1　肝病营养不良临床特征

对身体成分的影响	BCM 减少	临床特征	HE 发病率升高
	肌肉质量减少		肠通透性增加
	脂肪质量减少		免疫功能降低
功能	肌力下降和乏力加重	后果	肝移植后果不良
	生活质量降低		总存活率下降

LC 并发症促使营养不良恶化。营养不良最相关的临床特征是腹水。重症患者出现恶病质。显著肌萎缩表现为近端肌病和患者站立时无力。应注意鉴别能量缺乏型（MARASMUS 综合征）和蛋白质缺乏型（KWASHIORKOR 综合征）营养不良，并实施针对性防控措施（表 38-5-2）。

表 38-5-2　能量缺乏型和蛋白质缺乏型营养不良比较

	能量缺乏型营养不良	蛋白质缺乏型营养不良
临床背景	能量摄入↓	应激时无法解释的蛋白质摄入↓
诱发时间	数月或数年	数周
临床特征	饥饿表现	外表营养状况尚好
	比标准体质量下降>20%	易脱发[b]
	TST<3 mm，或 MMAC<15 cm	水肿，无力
实验室发现	肌酐-身高指数<60%标准	血清 Alb<28 g/L
		总铁结合量<2000 μg/L
		淋巴细胞计数<1500/μl
临床过程	对短期强化治疗适度应答	感染伤口愈合不良，应激性溃疡，皮肤皲裂
病死率	较低，除非伴潜在疾病	较高
诊断标准	TST<3 mm	血清 Alb<28 g/L
	MMAC<15 cm	至少符合下列一项：感染伤口愈合不良，应激性溃疡，皮肤皲裂，易脱发[a]，水肿

注：a：采用拇指和示指抓握牵拔头顶部头发（而不是头部一侧或后部头发）做实验。平均每次容易拔掉≥3根头发为异常。TST：肱三头肌皮皱厚度；MMAC：上臂肌围

LC 可诱发营养缺乏及其并发症，其营养不良程度并未发现与肝病病因直接相关[4]。但是否 ALD 比其他肝病导致更严重的营养不良仍有争议[4]。Thuluvath 等[78]和 Caregaro 等[1]报道 ALD 与病毒性肝病比较，营养不良程度及其发生率并无差异，但 Caly 等[79]研究发现 AC 患者的营养状态似乎比 HCV 相关 LC 更差。提示不同病因 LC 对营养不良严重程度及其流行率的影响需要进一步研究评估。

二、营养不良对患者临床预后的影响

营养不良对 LC 进展及（或）并发症发生率、LT 后存活率均有影响！！！[80-81]。营养不良与 LT 后的存活率降低有关，BMI<18.5 的患者是预后不良的高危人群[82]。LC 营养不良患者 1 年病死率为 20%，而那些适当营养治疗的患者 1 年内无一例死亡[11]。PEM 可预测酒精性肝炎患者预后[83]。随访 24 个月显示 MMAC 及（或）TST 下降 5% 患者的存活率显著低于那些升高 5% 的患者[1]。MMAC 预测价值高于 TST[67]。但是否营养不良作为独立预测死亡的危险因素尚存争议。

营养不良是 LC 手术患者的一项危险因素[84]。营养不良与 LT 患者并发症和病死率高风险有关。不论 LC 病因如何，营养不良影响外科手术风险、LT 后感染、住院或 ICU 救治时间和存活率。值得关注的是营养不良降低急性排斥风险可能是由于它的免疫抑制效应[85]。

人体测量指标结合食谱摄入，例如 RFH-SGA 方案，是一种有价值的评估 LC 患者营养状态和判断预后的工具（图 38-5-1）。

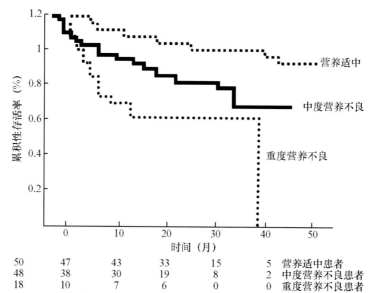

图 38-5-1　116 例 LC 患者采用 RFH-SGA 评估方案确定营养状态分层后的累及存活率

注：每个时间点不同分类风险患者数分列在制表下面。各组间存在显著差异（$\chi^2 = 15.04$；$df = 2$；$p = 0.0005$）[86]

第六节　治　　疗

营养不良使得 LC、HCC 和肝衰竭患者的平均住院天数延长、并发症发生率及病死率均明显升高，显著影响患者临床预后。因此，特殊营养饮食对于 LC 及其并发症患者常常发挥重要治疗作用，其营养管理指导原则（表 38-6-1）是为每天活动提供充足能量，并补偿肝病增加的能量需求，预防蛋白分解代谢。一旦发现 LC 营养不良应强化营养措施。对尚未发生营养不良的代偿型 LC 患者，没有必要给予特殊饮食，通常掌握营养平衡即可。仅对重症患者给予肠营养或短期胃肠外营养（PN）[26,77,87]。ESPEN 指南[63] 推荐意见反映了 LC 或酒精性肝炎患者较高营养需求及吸收障碍和代谢改变。

表 38-6-1　LC 患者的营养措施

整体推荐	特殊推荐
非 HE 患者：25 ~ 35 kcal/（kg·d） HE 患者：35 kcal/kg/d，蛋白质热量 1.2 ~ 1.5 kcal/kg/d	腹水患者：低钠饮食（<2 g/d）
为预防低血糖，推荐每天 4 ~ 6 餐	HE 患者：补锌（若缺乏）；补充支链氨基酸；避免补充锰；轻微 HE 患者可考虑应用益生菌
每天补充多种维生素（第 37 章）	AC 患者：补维生素 B_1 和叶酸；维生素 D 缺乏症：每周补充 5 万 IU×12 周，然后每天补充 1000IU（联合补钙）；维生素 A 缺乏症：每周补充 10 万 ~ 20 万 IU×12 周

一、日常饮食营养疗法

（一）LC 患者何时开始食疗

鉴于 LC 营养不良严重影响其预后，普遍认为有必要对所有 LC 患者进行营养评估。一旦发现营养指标异常，即应开始食疗，但尚无特殊共识指导临床医师决策 LC 患者何时营养支持[88]。一项荟萃分析显示不同疾病（包括肝病）住院患者适当口服或管饲营养后其并发症、感染发生率和病死率显著降低[89]。公认营养支持能够促进患者临床预后。但医护人员和患者对营养不良知晓度普遍较低（特别是患者），导致住院 LC 患者营养治疗常不适当。理想的食补策略是始终坚持预防营养耗竭状态，尽早给予 LC 患者营养支持。而对于 DC 患者，一旦确诊应将营养支持作为重要治疗措施，特别是那些等待 LT 患者[90]。

（二）食谱调整

完善 LC 患者饮食营养简单可行。大多数营养不良患者能够通过饮食获取营养。LC 患者饮食配方必须多种多样、营养平衡可口和有助于足量热卡和蛋白质摄入。

20 世纪 70 ~ 80 年代，限制 LC 伴或不伴 HE 患者蛋白饮食成为普遍的临床实践，但是显然缺乏循证医学依据。相反，过去十年，ESPEN 指南推荐 LC 患者高蛋白饮食（表 38-6-2）。

表 38-6-2　慢性肝病肠道营养 ESPEN 循证改良实践指南

项	推　荐
推荐摄入能量	35 ~ 40 kcal/(kg·d) [147 ~ 168kJ/(kg·d)]
推荐摄入蛋白质量	1.2 ~ 1.5 g/(kg·d)
应用	个性化营养饮食忠告（每日 5 ~ 6 餐，包括含碳水化合物和蛋白质的晚间零食）
	若不能通过经口饮食途径满足其热量需求，应用肠营养补充
途径	若患者不能足量饮食，可采用经口补充营养或鼻饲（甚至在伴食管静脉曲张时）
配方类型	1. 全蛋白质配方
	2. 并发腹水患者的浓缩高能量配方
HE	1. 富含 BCAA 配方
	2. 蔬菜源性高蛋白配方

注：此表为肝病肠营养 ESPEN 循证指南和 LC 患者营养实践忠告。ESPEN：欧洲胃肠外和肠营养学会；BW：体重；BCAA：支链氨基酸

正氮平衡的益处可提高肝脏和肌肉解毒能力[91]。为实现上述目标，有必要对高分解代谢状态的 LC 患者强化实施高蛋白饮食 [1.2 g/(kg·d)][92]。应始终坚持补充乳品（例如山羊奶或牛奶）和蔬菜蛋白；因为其营养成分（产生氨基酸量较高）优于动物和鱼类蛋白质。应适当调整糖尿病型 LC 患者的食谱。确保摄入足量维生素，微量元素和粗杂粮[87,93-94]。LC 患者每天饮食标准可参照表 38-6-3、表 38-6-4。

表 38-6-3　LC 患者食谱构成[95]

食　谱	标　准	食　谱	标　准
理想体质量 kcal/(kg·d)	30 ~ 40 kcal/(kg·d)	总脂肪 kcal	28% ~ 30%
总蛋白质 kcal	16%	钙（mg/d）ᵃ	500 ~ 600
植物蛋白质	10%	铁（mg/d）	18
动物蛋白质	6%	钠（mg/d）	1000
总碳水化合物 kcal	55%	钾（mg/d）	2000 ~ 3000

续表

食 谱	标 准	食 谱	标 准
可溶性碳水化合物	15%	磷（mg/d）	1200～1400
复合碳水化合物	40%		

注：病毒性 LC 患者的食谱。数据为总摄入热量的百分比（%），除非另有表明。a：所有患者口服补钙

表 38-6-4　无腹水 LC 患者推荐食谱（注意：选择食谱必须考虑当地膳食习惯）

早 餐

- 无糖咖啡或含全麦面及 5 种谷物慢吸收淀粉的面包

- 低脂奶（150 g）或清淡型酸奶（125 g）

- 包含全麦粉等 7 种杂粮全营养成分的饼干（下称 7 种杂粮全麦粉饼干，或船用饼干）

零 食

- 新鲜无盐钙奶饼干（25 g）或 7 种杂粮全麦粉饼干（150 g）

午 餐

- 豆类（黄豆，小扁豆，蚕豆等100 g）配全麦面包（30 g）至少每周 2 次；或八宝粥或粳米（50 g）配豆类（60 g）；或菜汁（200 g）配豆类（40 g）；八宝粥或粳米（40 g）或八宝粥或粳米（60 g）配熟蔬菜（250 g）；或不超过每周 1 次的八宝粥或粳米（80 g）配番茄酱或土豆（350 g）；或土豆（150 g）配熟蔬菜（250 g）；或土豆（200 g）配生蔬菜（150 g）

- 蛋白类（不论哪种），肉片（120 g）或至少每周 2 次鱼（150g）或不超过每周 2 次的 2 个鸡蛋或干酪（80 g），脱脂乳粉制奶酪（150 g），新鲜乳酪（45 g）

- 蔬菜沙拉（100 g）或熟蔬菜（200 g）

- 全麦及五种谷物慢吸收淀粉的面包（50 g）

- 新鲜水果（150 g）

晚 餐

- 小米糊或米饭或粗粒麦粉或"玉米粥"或玉米（60 g）或土豆（260 g）或全麦面包（70 g）

- 蔬菜沙拉（150 g）或熟蔬菜（250 g）

- 全麦面包（50 g）

- 新鲜水果（150 g）

每天额外增加 3 大汤匙初榨橄榄油

每天实例

早餐：1 份咖啡，低脂奶（150 g），7 种杂粮全麦粉饼干零食；新鲜无盐饼干（25 g）

午餐：米糊（50 g）和豆类（60 g），海鱼（50 g）和番茄酱（100 g），蔬菜沙拉（100 g），全麦面包（50 g），苹果（150 g）

晚餐：全麦面包（120 g），煮西葫芦（250 g），梨（150 g）

调味品：3 汤匙初榨橄榄油（用于蒸煮及/或拌沙拉）

（三）能量和氮需要量

LC 患者能量需求是基于其疾病严重程度和营养不良状态。1g 甘油三酯彻底氧化可产生 38 kJ 能量。1g 蛋白质或 1g 碳水化合物只产生 17kJ 能量。可按照 Harris-Benedict 方程（1918）计算慢性肝病患者静息时能量消耗（REE）（kcal），主要考虑患者体质量（W）kg，身高（H）cm 和年龄（A）岁，其计算公

式为：男性 = 66.47 +（13.7 × W）+（5.0 × H）–（6.8 × A）；女性 = 65.51 +（9.6 × W）+（1.8 × H）–（4.7 × A）。需要依照每天正常活动因素采用 1.2 ~ 1.4 乘以 REE（kcal）计算能量需求量（但在特殊背景下，例如创伤，运动等应上调活动指数至 6.0，甚至更高）。但肝病危重症患者的能量需求高度可变，难以采用简单的方程式准确推算。

ESPEN 指南推荐稳定型 LC 或酒精性脂肪性肝炎患者能量摄入 35 ~ 40 kcal/（kg·d）[147 ~ 168 kJ/（kg·d）]，对无法达到热量需求患者推荐 1.2 ~ 1.5 g/（kg·d）蛋白质摄入和采用肠营养增补；美国胃肠外和肠营养学会（ASPEN）[96] 推荐无 HE 患者能量摄入 25 ~ 35 kcal/（kg·d），急性 HE 患者能量摄入 35 kcal/（kg·d）。对伴有致命性并发症风险的患者，更应确保摄入 35 ~ 40 kcal/（kg·d）的非蛋白质能量和 1.5 g/（kg·d）蛋白质能量。食谱中蛋白质，脂肪和碳水化合物比例必须满足康复需要的范围，分别占 16%，28% ~ 30% 和 55%（表 38-6-4），还应特别指出单纯碳水化合物（例如精糖）不应超过 10%。遗憾的是，直到目前，上述指标仍难以实现。

NAFLD 相关 LC 患者的营养摄入需要特别提及（第 13 章）。就广义而言，NAFLD 是一种营养过剩性疾病，与代谢综合征、IR、过量热卡摄入（碳水化合物和脂肪）和总热量摄入超过总消耗有关。应较早介入 NASH 食疗，且应在尚未发生 LC 前，LC 前期 NASH 多科治疗方案的主要措施被认为是饮食调整（第 13 章）。在 NASH 患者中特别常见糖尿病，若需要应积极较早采用胰岛素治疗，以便维持正常血糖水平，同时应注意少量多餐避免低血糖发生。

（四）进食方案

因为大多数 LC 患者的营养不良与食量不足有关，强化计划饮食应调整患者饮食习惯，而不能简单补偿单一营养素缺乏。因为动态观察发现患者营养饮食依从性良好[95]。LC 患者应少食多餐，白天禁食时间不应 > 3 ~ 6 h。为预防 LC 患者蛋白分解代谢，推荐日摄取食物次数应始终分散至 5 次膳食以上（即 3 次主餐和 2 次零食），并特别强调晚间零食。这种进食方案（正如糖尿病患者饮食要求那样）易于消化，并且分解代谢期较短。另有专家主张每天 6 餐。为了计算禁食状态下的快速代谢转换[97]，随机研究小样本 LC 患者，观察富含碳水化合物晚间零食（50 g）对能量代谢和底物氧化效果。接受晚间零食组患者呼吸商（RQ）和二氧化碳生成量均显著增加，提示缩短整夜禁食间隔期伴有更经济、科学的热量利用。

上述增加餐次具有强力证据。因为 ESLD 患者并发 T2D 或 IR 者比例较高。但并不推荐 LC 患者主观限制碳水化合物摄入，因为这类患者糖原合成受损，糖原存储甚少易使其并发低血糖。并且伴随着 LC 病情恶化，低血糖发作频率增加[98]。研究显示睡前加餐富含碳水化合物的食物可改善 LC、肝衰竭患者能量代谢障碍，表现为呼吸商（RQ）升高，碳水化合物氧化率（CHO%）上升，脂肪氧化率（FAT%）下降[99]。因此，推荐 LC 患者每天增加餐次，提倡适时零食以降低低血糖发作风险，推荐每天 4 ~ 6 餐，富含 45% ~ 65% 碳水化合物的高热量饮食[100]。

Swart 等[101] 观察 LC 患者晚间零食对氮平衡的影响，采用随机交叉研究比较一日 3 餐组与一日 4 餐，6 餐组患者营养效果；各组均在晚间 11:00 pm 给予零食（占日总蛋白和能量摄入的 20%）。结果接受计划膳食组包括晚间零食获得了氮平衡改善。这些研究结果也被尔后 103 例 LC 患者 12 个月随机干预性研究[102] 确认，患者接受日间（9:00 am 和 7:00 pm 之间）或夜间（9:00 pm 和 7:00 am 之间）任一时间点零食补养。夜间零食补养导致全身蛋白显著增加，而日间补养并非如此，虽然每天能量和蛋白摄入量两组间没有差别。夜间补养组比日间补养组生活质量较早改善[102]。

（五）规律性饮食效果评价和营养咨询

研究证实给予 LC 患者合理和简单补养即可改善其营养不良指数。对于能走动的 LC 患者，个性化饮食指导有助于改善能量摄入和营养状态，是一种简单、实用的方法。大量研究数据证实 LC 患者存在营养不良和特殊营养元素缺乏症，但观察饮食干预后营养状态变化的研究甚少[95]。Bories 等[103]报道住院 AC 患者（n = 30）有规律增加能量和蛋白饮食［提供 40 kcal/（kg·d）］1 个月后，患者肝功能参数改善，如 Alb 和 PT。另外，一项小样本严重营养不良 LC 患者（n = 26，平均 CTP 评分为 9.1 ± 0.5）非随机研究给予规律饮食 1 个月，由康复中心营养师监督，发现人体测量参数改善[104]。研究发现 LC 患者的顽固性腹水和代谢异常是口服补养改善其营养状态的不利因素，但不管 CTP 分级高低，规律性饮食后能够同时改善营养状态和肝功能[105-106]。

观察能走动 AC 患者（n = 29）饮食补养（近 370 kcal/d）3 个月和反复营养咨询的效果，约 2/3 患者接受了营养治疗和人体参数测量，研究显示血清蛋白及 CTP 评分获得改善[95]。研究 HCV 相关 LC 患者（n = 90；CTP A 或 B），采用随机，交叉研究设计，联合个性化营养咨询，观察适当营养饮食（30 ~ 40 kcal/kg 体质量，16% 蛋白质）效果。在调控营养饮食期后两组患者均显示良好的营养治疗依从性，营养参数改善及血清 Alb 增加。

二、补充特殊营养

（一）高蛋白饮食

研究数据足以证实高蛋白饮食能够预防和治疗 LC 患者蛋白质分解代谢。令人担忧的是目前临床上仍然流行着无益低蛋白饮食[107-108]。另外，肠道高蛋白质营养研究已经显示能够改善肝功能参数，例如，PT 和 Alb[109-111]，并且并无诱发 HE 迹象。HE 患者蛋白饮食见第 28 章。

（二）补充 BCAA

为改善晚期 LC 患者预后，应用 BCAA 治疗需要专题讨论。LC 患者 BCAA 与 AAA 之间的相关性已经被确认（第 28 章），并对 LC 患者并发 HE 和肝功能及其蛋白质合成产生影响[112-114]。因为 BCAA 对于蛋白质合成和更新很重要，并提供氨解毒替代路径。

应用 BCAA 可能促进夜间蛋白质合成。Yamauchi 等[115]随机研究 BCAA 作为晚间零食对蛋白质代谢的影响。证实接受晚间 BCAA 零食（10∶30 pm）与晚餐后（7∶00 pm）摄食补充 BCAA 比较，能够降低 3-甲基组氨酸分泌及降低血清游离脂肪酸水平，提示晚间补充 BCAA 零食能够改善蛋白质代谢和减少脂肪氧化。Okamoto 等[116]也报告晚间摄入含有 BCAA 的零食后能够降低体内脂肪氧化，并提高 RQ。虽然餐后血糖水平升高，但在 7 天的研究期间空腹血糖没有变化。Tsuchiya 等[117]比较单次晚间 BCAA 零食（10∶00 pm）和两次 BCAA 零食（一次在 10∶00 am 或 3∶00 pm；另一次在 10∶00 pm）的营养效果；发现两组患者在提高 RQ 和降低脂肪氧化方面效果类似。Fukushima 等[118]报告夜间补充 BCAA 超过一周，能够改善患者的血清 Alb，然而，采用同样剂量的日间补充 BCAA 未能改变血清 Alb。使用 BCAA 治疗 LC 患者可显著提高患者血清 Alb 水平，减少腹水发生，降低 CTP 评分，其疗效并不受摄入热量和蛋白质的影响[119]。显示晚间给予 BCAA 通过维持较高氮平衡更能使患者获益。

这些短期提供晚间 BCAA 零食的较小样本研究结果受到临床研究的进一步验证。Nakaya 等[100]应用 BCAA 合剂治疗 48 例 HCV 相关 LC 患者 3 个月，结果显示 BCAA 零食组患者血清 Alb 水平，氮平衡和 RQ 比对照组显著改善。不但患者分解代谢状态改善，并且厌食症发病率降低，虽然 BCAA 不良味道使患者非依从性发生率较高和基于简表问卷法显示的总体生活质量没有改变。提示无论哪种饮食，均不会在短期内对患者的生活质量产生显著影响。

ESPEN 2006 指南支持补充 BCAA，以改善 LC 患者预后，主要基于 3 项关于 BCAA 和 HE 相关性研究结果。Marchesini 等[120]进行为期 1 年的 RCT 研究，对 174 例晚期 LC 患者补充 BCAA（14 g/d），2 个对照组采用等热卡的乳蛋白或麦芽糖合剂。主要观察终点是患者死亡或肝脏功能失代偿，定义为 HE 恶化，顽固性腹水或 CTP 评分≥12。BCAA 组达到主要观察终点的患者百分比显著低于对照组。但研究整体结论提示采用 BCAA 治疗后适度获益，但无显著性获益。Muto 等[121]组织多中心 RCT 研究，采用 BCAA（12 g/d）治疗 646 例 LC 患者 2 年。研究观察过程中仅有少数患者中止治疗（因为采用了较好的味道配方）。虽然治疗组并未改善重要客观终点，例如 AVB 发生率，但采用顽固性腹水或 HE 作为肝脏失代偿的定义，BCAA 治疗组显示总体降低了肝脏失代偿发生率，因此，研究者推荐补充 BCAA[121]。

近 20 年来，肝病营养学研究长期聚焦在 BCAA。大样本多中心临床试验研究显示：长期补充 BCAA 不但能够改善 LC 患者 HE，而且也已证实能够改善营养参数、无并发症生存及生活质量[120-122]（表 38-6-5）。但最新美国胃肠外和肠营养学会（ASPEN）指南[123]明确指出仍然缺乏证据支持富含 BCAA 配方比标准全蛋白质配方更能改善肝病危重症患者预后及肝昏迷程度。

表 38-6-5　LC 营养不良主要特征及高蛋白饮食和 BCAA 营养疗法总结

1. LC 常见营养不良，并影响其预后
2. 营养摄入常常不足，但通过个性化营养咨询和口服补养可获得强化营养支持
3. 高蛋白饮食有益，应给予强力推荐
4. 高蛋白饮食罕见导致 HE
5. 晚上补充能量和蛋白质（例如，BCAA）能够降低脂肪和蛋白质氧化，改善氮储备和蛋白合成。但尚缺乏富含 BCAA 配方比标准全蛋白质配方更能改善肝病危重症患者预后的证据

总之，基于 ESPEN 指南和上述研究普遍支持晚期 LC 患者应用 BCAA。这些研究表明晚间提供能量和蛋白质有益于缓解 LC 患者整夜空腹诱导的分解代谢状态。大多数学者认为 BCAA 能够改善 LC 患者氨基酸谱，提高 Alb 水平，治疗 HE，抑制 HCC 发生。然而，在临床实践中，BCAA 的味道令患者很难耐受，并且 BCAA 合剂的昂贵现实已经使其临床应用受限。综合考虑医学经济学和患者的医疗经济负担，临床上多数 LC 患者应用特殊富含支链氨基酸药物治疗一般并不必要，倡导食补富含 BCAA 的豆类和蔬菜蛋白可能更为经济，而且有效；但对不能耐受标准蛋白质的 DC 患者推荐食补 BCAA 或应用 BCAA 制剂，以改善患者预后！！。

（三）口服营养补充（ONS）是以特殊医学用途（配方）食品补充日常饮食的不足

Philipson TJ 等[124]回顾性分析 4400 万成人住院患者，ONS 使用率为 1.6%，回归分析发现 ONS 可缩短住院时间、节约医疗费用，减少 30 天再次入院风险。

（四）微营养缺乏症（第 37 章）

三、HE 患者高蛋白饮食安全性（第 28 章）

四、人工喂养

人工喂养适应证是肝病患者因某些复杂因素长期不能饮食，或长期不想饮食，或因疾病不允许食用任何食物，或通过饮食不能达到其营养需求的厌食患者，可采用鼻饲管实施肠内人工喂养，和采用中心静脉导管 PN。这种措施可在患者短期住院治疗期间，或门诊患者长期在家实施；是成功预防营养不良及快速消除能量缺乏的基本方法。

（一）肠道营养

肠道营养对于刺激局部肠黏膜产生 IgA，维持并改善其完整性（作为抵抗细菌易位的屏障作用），摄入营养成分适应性调节（在生理性首过肝脏效应中获得适宜的营养支持）及控制肠液和激素分泌均具有显著效果。因此，应持续强化肠道食物营养。推荐应用鼻胃管灌食已经超越或替代了经皮内镜胃造瘘术（此技术与较高的并发症风险有关）。鼻饲管远端放置位置必须检查核实，并给予记录，最好采用放射学检查核实！

临床对照试验结果显示肠营养治疗 LC 患者能够明显改善其营养状态[110,125-128]。这些研究已经显示鼻饲管肠营养的安全性，甚至在 EV 情况下也未增加 EVB 或 HE 风险。大多数研究显示肠营养能够改善患者营养状态，并且降低住院病死率[125]。虽然最理想的肠营养液成分尚未验证，但 LC 患者肠营养液配方已原则上达成共识，即高热量（1.5 kcal/ml）和低钠含量（40 mmol/d）。一例体重75 kg患者应摄入 2625~3000 kcal/d 的热量，内含 90~120 g 蛋白质/d，这些蛋白质能够转化近 360~480 kcal的热量。为缓解 LC 腹水患者液体过剩，一般推荐浓缩高能量全蛋白配方。

（二）PN

凡是需要营养支持，但又不能或不宜接受肠内营养支持的 LC 患者为 PN 适应证。具体为：①一周以上不能进食或因胃肠道功能障碍或不能耐受肠内喂养者；②通过肠内营养无法达到机体需要的目标量时。必须牢记 LC 患者常伴内源性高胰岛素血症。因此，应避免摄入过多的葡萄糖，必要时同样也应给予适量的胰岛素。脑葡萄糖需要量的计算是 1.5 mg/(kg·min)（即 140~160 g 碳水化合物，560~700 kcal）。脂肪是最重要的能源；人体总热量的 20%~50% 需要以脂肪的形式提供，LC 患者可有效利用胃肠外给予的脂肪，并将其从血液中清除。优选 MCT/LCT 乳剂（1 g 脂肪/kg BW）。此配方也容易被 LC 患者代谢[79-80,129]。必须给予充分的维生素，电解质和微量元素。并每天监测 PN 状态[78-79]。特别应常规监测血糖和血乳酸水平。

虽然 LC 患者并发严重 HE（Ⅲ~Ⅳ级）也是 PN 适应证。但对于重症 LC 患者，PN 受到一些因素限制。严重缺乏凝血因子和血小板减少症使得患者在插管期间易诱发出血。这时通常尽可能的短期应用 PN，并且应用期间必须严格预防严重并发症：①静脉血栓形成；②局部感染；③全身感染；④伴随着长期 PN，可能发生各种形式肝损害并发症[130-131]。据报道这种肝损害发生率为 15%~100%，虽然具有可逆性。然而，特别是导管相关性感染，可能需要停止 PN，并且相关死亡发生率为 3%[78,129,132]。因此，PN 应严格限制在对肠营养有禁忌证的特殊患者。

五、益生菌治疗

肝功能与肠道微生态平衡密切相关。随着 LC 严重程度恶化，肠内细菌总数增多，肠杆菌类和齿双歧杆菌等数量增加，而双歧杆菌、发酵乳杆菌等有益菌数量减少，以及菌群毒力基因多样性指数上升[133-134]，结肠和小肠下段正常类杆菌等上行定居及繁衍。另有研究[135]DC 与代偿型 LC 患者比较肠运输时间分别为 6.17 h 和 3.56 h。多因素综合促使 LC 患者肠道菌群紊乱、细菌易位、易发肠源性内毒素血症、SBP、HE 等[136-137]。最新研究表明 LC 患者除了有益菌（陪伴粪球菌具有抗炎性，柔嫩梭菌能产生丁酸盐促进肠道健康）减少外，还存在口腔菌入侵肠道的风险[138]，并可能对促发 LC 及研发微生态制剂产生重要影响。含肠道有益原籍菌（益生菌）制剂可促使肠道内乳酸等代谢产物的产生，抑制致病菌生长定植，提供维持肠道正常微生态平衡的厌氧条件，抑制上述发病机制。

六、肝移植患者的营养治疗

LT 前 LC 患者的营养措施可能发挥重要作用，但难以获得营养效果。迄今为止，尚未鉴定出任何一种营养措施能够提供令人信服的疗效益处[139]，而且尚未建立 LC 等待 LT 患者理想营养方案[140]。可按照上述讨论的营养支持方案尽力纠正营养不良。而对于 BMI >40 的肥胖型 LC 患者，其 LT 后的临床结局似乎比体质量正常患者更差[82]。而且这类患者常伴有糖尿病或 MS，LT 后处于高危糖尿病和心血管事件中[141]。这类患者的营养处理见第 13 章。

LT 后患者常常伴有显著性氮丢失，手术后 28 天持续性负氮平衡表明蛋白需要量增加[92]。另外，LT 患者需要的其他大量营养元素成分不同于那些普通外科手术患者。大多数患者能够很好耐受较早肠营养；并且能够降低并发症发生率和整体医疗费用。短期有效的及早肠营养疗效可与 PN 相比较[93,142]。尽早采用包含益生元和有益菌种（乳酸菌）的肠营养液与 SID 联合标准肠营养配方比较，已经显示良好耐受性；并且能够显著降低 LT 术后感染率[143]。

另外，肝脏是重要代谢感受器，可将代谢、体液和神经信号通过脑干传导至下丘脑。LT 患者的上述肝脏传入性体液和神经反射丢失，进而影响能量代谢的自我平衡，并且促进体重增加[144]。因此，LT 后患者食欲和脂肪摄入增加，长期诱导身体成分变化，特征是体内脂肪量增加和肥胖。这种营养失衡倾向应注意防范。

总之，营养不良是 ESLD 患者常见并发症，且明显影响其预后。但目前临床上关于 LC 患者营养支持在很多医疗条件下尚未被列为重点。较早评估 LC 患者营养状态十分重要，以便实施科学饮食、补充营养。适宜 LC 患者的治疗措施是改善其营养状态，但迄今为止，仍然缺乏公认的标准治疗方案[141]。虽然最理想的食疗方案仍在研究中，但足够的热卡摄入，特别是蛋白质及按需要增补营养特别重要。LC 患者需要个性化营养咨询。营养治疗应包括完善高蛋白饮食和晚间零食在内的高频率饮食（表 38-6-2）。这些零食应富含碳水化合物和蛋白质，以便降低整夜分解代谢。此外，有证据显示 LC 患者可能从长期补充含有 BCAA 的食物中获益。初诊 LC 患者可检测维生素 D 和脂溶性维生素（A、D、E、K）水平，若缺乏应给予补充。AC 患者补充维生素 B₁ 和叶酸很重要。LC 并发 HE 患者应检测锌水平。仍然需要进一步研究定义一些特殊治疗方法（例如益生菌和 BCAA）是否能够真正提供临床治疗益处。也需要更多针对 LC 患者特殊营养评分的研究。进一步理清不同营养素对肝脏功能的确切影响及其在肝脏代谢中的确切作用非常重要。但至今获得的大量信息可能在很大程度上仍然遮掩着真正的谜底。只要重视肝病营养，及早识别其营养风险，早期合理干预（规范化、个性化）将有助于改善患者预后。

参考文献

［1］Caregaro, L., F. Alberino, P. Amodio, et al. Malnutrition in alcoholic and virus-related cirrhosis. Am J Clin Nutr, 1996, 63：602 - 609.

［2］Roongpisuthipong, C., A. Sobhonslidsuk, K. Nantiruj, et al. 2001. Nutritional assessment in various stages of liver cirrhosis. Nutrition, 2001, 17：761 - 765.

［3］Campillo, B., J. P. Richardet, E. Scherman, et al. Evaluation of nutritional practice in hospitalized cirrhotic patients: Results of a prospective study. Nutrition, 2003, 19：515 - 521.

［4］Cabre, E., M. A. Gassull. Nutrition in liver cirrhosis. Curr Opin Clin Nutr Metab Care, 2005, 8：545 - 551.

［5］Tajika, M., M. Kato, H. Mohri, et al. Prognostic value of energy metabolism in patients with viral liver cirrhosis. Nutrition, 2002, 18：229 - 234.

［6］Guglielmi, F. W., C. P. Panella, A. Buda, et al. Nutritional state and energy balance in cirrhotic patients with or without hypermetabolism. Multicenter prospective study by the 'Nutritional Problems in Gastroenterology' Section of the Italian Society of Gastroenterology (SIGE). Dig Liver Dis, 2005, 37：681 - 688.

［7］Tsiaousi, I. E., A. I. Hatzitolios, S. K. Trygonis, et al. Malnutrition in end stage liver disease: Recommendations and nutritional support. J Gastroenterol Hepatol, 2008, 23：527 - 533.

［8］ Lautz HU, Selberg O, Korber J, et al. Protein calorie malnutrition in liver cirrhosis. Clin Investig, 1992, 70 (6)：478 – 486.

［9］ Cruz Jr RJ, Dew MA, Myaskovsky L, et al. Objective radiologic assessment of body composition in patients with end stage liver disease：going beyond the BMI. Transplantation, 2013, 95：617 – 622.

［10］ Carvalho L, Parise ER. Evaluation of nutritional status of nonhospitalized patients with liver cirrhosis. Arq Gastroenterol, 2006, 43 (4)：269 – 274.

［11］ Alvares-da-Silva MR, Reverbel DS. Comparison between handgrip strength, subjective global assessment, and prognostic nutritional index in assessing malnutrition and predicting clinical outcome in cirrhotic outpatients. Nutrition, 2005, 21：113 – 117.

［12］ Mezey E, Potter JJ, Rennie-Tankersley L, et al. A randomized placebo controlled trial of vitamin E for alcoholic hepatitis. J Hepatol, 2004, 40：40.

［13］ Altamirano J, Higuera-de laTijera F, Duarte-Rojo A, et al. The amount of alcohol consumption negatively impacts short-term mortality in Mexican patients with alcoholic hepatitis. Am J Gastroenterol, 2011, 106：1472.

［14］ Liangpunsakul S. Clinical characteristics and mortality of hospitalized alcoholic hepatitis patients in the United States. J Clin Gastroenterol, 2011, 45：714.

［15］ Altamirano J, Fagundes C, Dominguez M, et al. Acute kidney injury is an early predictor of mortality for patients with alcoholic hepatitis. Clin Gastroenterol Hepatol, 2012, 10：65.

［16］ Sam J, Nguyen GC. Protein-calorie malnutrition as a prognostic indicator of mortality among patients hospitalized with cirrhosis and portal hypertension. Liver Int, 2009, 29：1396 – 1402.

［17］ Italian Multicentre Cooperative Project on nutrition in liver cirrhosis Nutritional status in cirrhosis. J Hepatol, 1994, 21：317 – 325.

［18］ Kalaitzakis E, Bosaeus I, Ohman L, et al. Altered postprandial glucose, insulin, leptin, and ghrelin in liver cirrhosis：correlations with energy intake and resting energy expenditure. Am J Clin Nutr, 2007, 85：808 – 815.

［19］ Aqel, B. A., J. S. Scolapio, R. C. Dickson, D. D. Burton, et al. Contribution of ascites to impaired gastric function and nutritional intake in patients with cirrhosis and ascites. Clin Gastroenterol Hepatol, 2005, 3：1095 – 1100.

［20］ Green JH, Bramley PN, Losowsky MS. Are patients with primary biliary cirrhosis hypermetabolic? A comparison between patients before and after liver transplantation and controls. Hepatology, 1991, 14 (3)：464 – 472.

［21］ Muller MJ, Bottcher J, Selberg O, et al. Hypermetabolism in clinically stable patients with liver cirrhosis. Am J Clin Nutr, 1999, 69 (6)：1194 – 1201.

［22］ Dolz C, Raurich JM, Ibanez J, et al. Ascites increases the resting energy expenditure in liver cirrhosis. Gastroenterology, 1991, 100 (3)：738 – 744.

［23］ Peng S, Plank LD, McCall JL, et al. Body composition, muscle function, and energy expenditure in patients with liver cirrhosis：a comprehensive study. Am J Clin Nutr, 2007, 85 (5)：1257 – 1266.

［24］ Henkel AS, Buchman AL. Nutritional support in patients with chronic liver disease. Nat Clin Pract Gastroenterol Hepatol, 2006, 3 (4)：202 – 209.

［25］ Dudrick SJ, Kavic SM. Hepatobiliary nutrition：history and future. J Hepatobiliary Pancreat Surg, 2002, 9：459 – 68.

［26］ Badley BW, Murphy GM, Boucheir IA, et al. Diminished micellar phase lipid in patients with chronic non-alcoholic liver disease and steatorrhea. Gastroenterology, 1970, 58：781 – 789.

［27］ Vlahcevic ZR, Buhac I, Farrar JT, et al. Bile acid metabolism in patients with cirrhosis. I. Kinetic aspects of cholic acid metabolism. Gastroenterology, 1971, 60 (4)：491.

［28］ TNF-α13 Plauth M, Schütz ET. Cachexia in liver cirrhosis. Int J Cardiol, 2002, 85：83 – 87.

［29］ Friedman, M. I., P. E. Sawchenko. Evidence for hepatic involvement in control of ad libitum food intake in rats. Am J Physiol, 1984, 247 (1 Pt 2)：R106-R113.

［30］ Grsberg AJ, Scarlett JM, Marks DL. Hypothalamic mechanisms in cachexia. Physiol Behav, 2010, 100：478 – 489.

［31］ Pascual, S., J. Such, A. Esteban, et al. Intestinal permeability is increased in patients with advanced cirrhosis. Hepatogastroenterology, 2003, 50：1482 – 1486.

［32］ Norman, K., S. Buhner, U. Friedrich, K. Schelwies, et al. Enhanced intestinal permeability in liver cachexia. JPEN J Parenter Enteral Nutr, 2007, 31：35.

［33］ Norman, K., M. Pirlich. Gastrointestinal tract in liver disease：Which organ is sick? Curr Opin Clin Nutr Metab Care, 2008, 11：613 – 619.

［34］ Gerstner, C., T. Schutz, A. Roske, et al. Correlation between energy expenditure, nutrient intake, malnutrition and activation of the inflammatory system in patients with liver cirrhosis. Clin Nut, 2000, 19：7.

［35］ Quinlan, G. J., G. S. Martin, T. W. Evans. Albumin：Biochemical properties and therapeutic potential. Hepatology, 2005, 41：1211 – 1219.

［36］ Pugh, R. N. H., I. M. Murray-Lyon, J. L. Dawson, et al. Transection of the oesophagus for bleeding oesophageal varices. Br J Surg, 1973, 60：646 – 649.

［37］ Moriya, K., K. Nakagawa, T. Santa, et al. Oxidative stress in the absence of inflammation in a mouse model for hepatitis C virus-associated hepatocarcinogenesis. Cancer Res, 2001, 61：4365 – 4370.

［38］ Watanabe, A., S. Mastuzaki, H. Moriwaki, et al. Problem in serum albumin measurement and clinical significance of albumin microheterogeneity in cirrhosis. Nutrition, 2004, 20：351 – 357.

［39］ Fukushima, H., Y. Miwa, M. Shiraki, et al. Oral branched-chain amino acid supplementation improves the oxidized/reduced albumin ratio in patients with liver cirrhosis. Hepatol Res, 2007, 37：765 – 770.

［40］ Brose, L. Prealbumin as a marker of nutritional status. J Burn Care Rehab, 1990, 11：372 – 375.

［41］ Devakonda, A., L. George, S. Raoof, et al. Transthyretin as a marker to predict outcome in critically ill patients. Clin Biochem, 2008, 41：1126 – 1130.

［42］ Johnson, A. M. Low levels of plasma proteins malnutrition or inflammation? Clin Chem Lab Med, 1999, 37：91 – 96.

［43］ Gabay, C., I. Kushner. Acute-phase proteins and other systemic responses to inflammation. N Engl J Med, 1999, 340：448 – 454.

［44］ Yagmur, E., R. Weiskirchen, A. M. Gressner, et al. Insulin resistance in liver cirrhosis is not associated with circulating retinol-binding protein 4. Diabetes Care, 2007, 30：1168 – 1172.

［45］ Fischer, J. E., H. M. Rosen, A. M. Ebeid, et al. The effect of normalization of plasma amino acids on hepatic encephalopathy. Surgery, 1976, 80：77 – 91.

［46］ Morgan, M. Y., J. P. Milsom, S. Sherlock. Plasma ratio of valine, leucine and isoleucine to phenylalanine and tyrosine in liver disease. Gut, 1978, 19：1068 – 1073.

［47］ Azuma, Y., M. Maekawa, Y. Kuwabara, et al. Determination of branched-chain amino acid and tyrosine in serum of patients with various hepatic diseases and its clinical usefulness. Clin Chem, 1989, 35：1399 – 1403.

［48］ Ishikawa T. Branched-chain amino acids to tyrosine ratio value as a potential prognostic factor for hepatocellular carcinoma ［J］. World J Gastroenterol, 2012, 18（17）：2005 – 2008.

［49］ Suzuki, T, K. Suzuki, K. Koizumi, et al. Measurement of serum branched-chain amino acid to tyrosine ratio level is useful in a prediction of a change of serum albumin level in chronic liver disease. Hepatol Res, 2008, 38：267 – 272.

［50］ Zhang, Y., R. Procnca, M. Maffei, et al. Positional cloning of the mouse obese gene and its human homologue. Nature, 1994, 372：425 – 432.

［51］ Weigle, D. S., T. R. Bukowski, D. C. Foster, et al. Recombinant ob protein reduces feeding and body weight in the ob/ob mouse. J Clin Invest, 1995, 96：2065 – 2070.

［52］ Din, X., N. K. Saxena, S. Lin, et al. The role of leptin and adiponectin：A novel paradigm in adipocytokine regulation of liver fibrosis and stellate cell biology. Am J Pathol, 2005, 166: 1655 – 1699.

[53] McCullough, A. J. E. Bugianesi, G. Marchesini, et al. Gender-dependent alterations in serum leptin in alcoholic cirrhosis. Gastroenterology, 1998, 115: 947 – 953.

[54] Campillo, B., E. Sherman, J. P. Richardet, et al. Serum leptin levels in alcoholic liver cirrhosis: Relationship with gender, nutritional status, liver function and energy metabolism. Eur J Clin Nutr, 2001, 55: 980 – 988.

[55] Nwokolo, C. U., D. A. Freshwater, P. O'Hare, et al. Plasma ghrelin following cure of Helicobacter pylori. Gut, 2003, 52: 637 – 640.

[56] Onodera, K., A. Kato, K. Suzuki. Serum leptin concentrations in liver cirrhosis: Relationship to the severity of liver dysfunction and their characteristic diurnal profiles. Hepatol Res, 2001, 21: 205 – 212.

[57] Schere, P. E., S. Williams, M. Fogliano, et al. Novel serum protein similar to Clq produced exclusively in adipocytes. J Biol Chem, 1995, 270: 26746 – 26749.

[58] Tietge, U. J., K. H. Boker, M. P. Manns, et al. Elevated circulating adiponectin levels in liver cirrhosis are associated with reduced liver function and altered hepatic hemodynamics. Am J Physiol Endocrinol Metab, 2004, 287: 82 – 89.

[59] Kadowaki, T., T. Yamauchi. Adiponectin and adiponectin receptors. Endocr Rev, 2005, 26: 439 – 451.

[60] Hara, K., M. Horikoshi, T. Yamauchi, et al. Measurement of the high-molecular weight form of adiponectin in plasma is useful for the prediction of insulin resistance and metabolic syndrome. Diabetes Care, 2006, 29: 1357 – 1362.

[61] Rehm J, Samokhvalov AV, Shield KD. Global burden of alcoholic liver diseases. J Hepatol, 2013, 59 (1): 160 – 168.

[62] Plauth M, Cabre`E, Rggio O, et al. ESPEN guidelines on enteral nutrition: liver disease. Clin Nutr, 2006, 25: 285 – 294.

[63] Gunsar F, Raimondo ML, Jones S, et al. Nutrition status and prognosis in cirrhotic patients. Aliment Pharmacol Ther, 2006, 24: 563 – 572.

[64] MathanLK, Escott-Stump S. Krauses's food nutrition and diet therapy. Philadelphia: WB Saunders, 2000.

[65] Campillo B, Richardet JP, Bories PN. Enteral nutrition in severely malnourished and anorectic cirrhotic patients in clinical practice. Gastroenterol Clin Biol, 2005, 29: 645 – 651.

[66] Alberino F, Gatta A, Amodio P, et al. Nutrition and survival in patients with liver cirrhosis. Nutrition, 2001, 17: 445 – 450.

[67] Andersen H, Borre M, Jakobsen J, et al. Decreased muscle strength in patients with alcoholic liver cirrhosis in relation to nutritional status, alcohol abstinence, liver function, and neuropathy. Hepatology, 1998, 27: 1200 – 1206.

[68] Madden, A. M., M. Y. Morgan. Resting energy expenditure should be measured in patients with cirrhosis, not predict. Hepatology, 1999, 30: 655 – 664.

[69] Atalay, B. G., C. Yagmur, T. Z. Nursal, et al. Use of subjective global assessment and clinical outcomes in critically ill geriatric patients receiving nutrition support. JPEN J Parenter Enteral Nutr, 2008, 32: 454 – 459.

[70] Kalender, B., B. Mutlu, M. Ersoz, et al. The effects of acute phase proteins on serum albumin, transferrin and haemoglobin in haemodyalysis patients. Int J Clin Pract, 2002, 56: 505 – 508.

[71] Campillo B, Richardet JP, Bories PN. Validation of body mass index for the diagnosis of malnutrition in patients with liver cirrhosis. Gastroenterol Clin Biol, 2006, 30 (10): 1137 – 1143.

[72] Figueiredo FA, Dickson ER, Pasha TM, et al. Utility of standard nutritional parameters in detecting body cell mass depletion in patients with end-stage liver disease. Liver Transpl, 2000, 6: 575 – 581.

[73] Durand F, Buyse S, Francoz C, et al. Prognostic value of muscle atrophy in cirrhosis using psoas muscle thickness on computed tomography. J Hepatol, 2014, 60: 1151 – 1157.

[74] Norman, K., H. Kirchner, H. Lochs, et al. Malnutrition affects quality of life in gastroenterology patients. World J Gastroenterol, 2006, 12: 3380 – 3385.

［75］ Marchesini, G., G. Bianchi, P. Lucidi, et al．Plasma ghrelin concentrations, food intake, and anorexia in liver failure. J Clin Endocrinol Metab, 2004, 89：2136 – 2141.

［76］ Loguercio, C., V. De Girolamo, A. Federico, et al. Trace elements and chronic liver diseases. J Trace Elem Med Biol, 1997, 11：158 – 161.

［77］ Thuluvath PJ, Triger DR. Evaluation of nutritional status by using anthropometry in adults with alcoholic and non-alcoholic liver disease. Am J Clin Nutr, 1994, 60：269 – 273.

［78］ Crawford, D. H. G., Cuneo, R. C., et al. Pathogenesis and assessment of malnutrition in liver disease. J. Gastroenterol. Hepatol, 1993, 8：89 – 94.

［79］ Caly WR, Strauss E, Carrilho FJ, et al. Different degrees of malnutrition and immunological alterations according to aetiology of cirrhosis：a prospective and sequential study. Nutr J, 2003, 2：10.

［80］ DEFRANCHISR, Baveno VI Faculty. Expanding consensus in portal hypertension：report of the Baveno VI Consensus Workshop：stratifying risk and individualizing care for portal hypertension ［J］. J Hepatol, 2015, 63（3）：743 – 752.

［81］ Dick AA, Spitzer AL, Seifert CF, et al. Liver transplantation at the extremes of the body mass index. Liver Transpl, 2009, 15：968 – 977.

［82］ Mendenhall CL, Tosch T, Weesner RE, et al. VA cooperative study on alcoholic hepatitis II：prognostic significance of protein calorie malnutrition. Am J Clin Nutr, 1986, 43：213 – 218.

［83］ Merli M, Nicolini G, Angeloni S, et al. Malnutrition is a risk factor in cirrhotic patients undergoing surgery. Nutrition, 2002, 18：978 – 986.

［84］ Shaw BW, Jr, Wood RP, Gordon RD, et al. Influence of selected patient variables and operative blood loss on six-month survival following liver transplantation. Semin Liver Dis, 1985, 5：385 – 393.

［85］ Morgan M. Y., Madden, A. M., et al. Hepatology, 2006, 44：823 – 835.

［86］ Moriwaki, H.：Nutritional assessment in liver cirrhosis（editorial）. J. Gastroenterol, 2006, 41：511-512

［87］ Kondrup, J. Nutrition in end stage liver disease. Best Pract Res Clin Gastroenterol, 2006, 20：547 – 560.

［88］ Stratton, R. J., C. J. Green, M. Elia. Combined analysis of the effects of oral nutritional supplements and enteral tube feeding. In Disease-Related Malnutrition：An Evidence-Based Approach to Treatment. Wallingford：CABI Publishing, pp, 2003, 276 – 287.

［89］ Stickel, F., D. Inderbitzin, D. Candinas. Role of nutrition in liver transplantation for end-stage chronic liver disease. Nutr Rev, 2008, 66：47 – 54.

［90］ Morgan TR, Moritz TE, Mendenhall CL, et al. Protein consumption and hepatic encephalopathy in alcoholic hepatitis. VA Cooperative Study Group #275. J Am Coll Nutr, 1995, 14：152 – 158.

［91］ Plauth M, Merli M, Kondrup J, et al. ESPEN guidelines for nutrition in liver disease and transplantation. Clin Nutr, 1997, 16：43 – 55.

［92］ Hasse, J. M., Blue, L. S., Liepa, G. V., et al. Early enteral nutrition support in patients undergoing liver transplantation. J. Parenter. Enter. Nutr, 1995, 19：437 – 443.

［93］ Marsano, L. S., Martin, A. E., Randall, H. B.：Current nutrition in liver disease. Curr. Opin. Gastroenterol, 2002, 18：246 – 253.

［94］ Manguso, F., D'Ambra, G., Menchise, A., et al. Clin Nutr, 2005, 24：751 – 759.

［95］ Delich PC, Siepler JK, Parker P. Liver disease. In：Gottschlich MM, editor. The A. S. P. E. N. nutrition support core curriculum：a case based approach-the adult patient. Silver Spring（MD）：American Society for Parenteral and Enteral Nutrition, 2007, 540 – 557.

［96］ Chang, W. K., Y. C. Chao, H. S. Tang, et al. Hsu. Effects of extracarbohydrate supplementation in the late evening on energy expenditure and substrate oxidation in patients with liver cirrhosis. JPEN J Parenter Enteral Nutr, 1997, 21：96 – 99.

［97］Matos C，Porayko MK，Francisco-Ziller N，et al. Nutrition and chronic liver disease. J Clin Gastroenterol，2002，35：391－397.

［98］HOU W，LI J，LU J，et al. Effect of a carbohydrate-containing late-evening snack on energy metabolism and fasting substrate utilization in adults with acute-on-chronic liver failure due to Hepatitis B［J］. Eur J Clin Nutr，2013，67（12）：1251－1256.

［99］Nakaya Y，Okita K，Suzuki K，et al. BCAA-enriched snack improves nutritional state of cirrhosis. Nutrition，2007，23：113－120.

［100］Swart，G. R.，M. C. Zillikens，J. K. van Vuure，et al. van den Berg. Effect of a late evening meal on nitrogen balance in patients with cirrhosis of the liver. BMJ，1989，299：1202－1203.

［101］Plank，L. D.，E. J. Gane，S. Peng，et al. Nocturnal nutritional supplementation improves total body protein status of patients with liver cirrhosis：A randomized 12-month trial. Hepatology，2008，48：557－566.

［102］Bories，P. N.，B. Campillo. One-month regular oral nutrition in alcoholic cirrhotic patients. Changes of nutritional status，hepatic function and serum lipid pattern. Br J Nutr，1994，72：937－946.

［103］Campillo，B.，P. N. Bories，M. Leluan，et al. Short-term changes in energy metabolism after 1 month of a regular oral diet in severely malnourished cirrhotic patients. Metabolism，1995，44：765－770.

［104］Campillo，B.，P. N. Bories，B. Pornin，et al. Influence of liver failure，ascites，and energy expenditure on the response to oral nutrition in alcoholic liver cirrhosis. Nutrition，1997，13：613－621.

［105］Cunha，L，N. M. Happi，A. L. Guibert，et al. Effects of prolonged oral nutritional support in malnourished cirrhotic patients：Results of a pilot study. Gastroenterol Clin Biol，2004，28：36－39.

［106］Soulsby，C. T.，M. Y. Morgan. Dietary management of hepatic encephalopathy in cirrhotic patients：Survey of current practice in United Kingdom. BMJ，1999，318：1391.

［107］Heyman，J. K.，C. J. Whitfield，K. E. Brock，et al. Dietary protein intakes in patients with hepatic encephalopathy and cirrhosis：Current practice in NSW and ACT. Med J Aust，2006，185：542－543.

［108］Cabre，E.，F. Gonzalez-Huix，A. Abad-Lacruz，et al. Effect of total enteral nutrition on the short-term outcome of severely malnourished cirrhotics. A randomized controlled trial. Gastroenterology，1990，98：715－720.

［109］Kearns，P. J.，H. Young，G. Garcia，et al. Accelerated improvement of alcoholic liver disease with enteral nutrition. Gastroenterology，1992，102：200－205.

［110］Norman，K.，C. Smoliner，N. Stobaeus，et al. T1475 Early enteral nutrition improves functional parameters in liver cirrhosis. Gastroenterology，2008，134：A-563.

［111］Rossi Fanelli F，Cangiano C，Capocaccia L，et al. Use of branched chain amino acids for treating hepatic encephalopathy：clinical experience. Gut，1986，27：111－115.

［112］Holecek M，Simek J，Palicka V，et al. Effect of glucose and branched chain amino acids（BCAA）infusion on onset of liver regeneration and plasma amino acid pattern in a partially hepatectomized rat. J Hepatol，1991，13：14－20. 41.

［113］Alexander WF，Spindel E，Harty RF. acute or chronic hepatic encephalopathy. Am J Gastroenterol 1989；84：91－96.

［114］Yamauchi，M.，K. Takeda，K. Sakamoto，et al. The usefulness of branched chain amino acids in patients with hata，and G. Toda. Effect of oral branched chain amino acid supplementation in the late evening on the nutritional state of patients with liver cirrhosis. Hepatol Res，2001，21：199－204.

［115］Okamoto，M.，I. Sakaida，M. Tsuchiya，et al. Effect of a late evening snack on the blood glucose level and energy metabolism in patients with liver cirrhosis. Hepatol Res，2003，27：45－50.

［116］Tsuchiya，M.，I. Sakaida，M. Okamoto，et al. The effect of a late evening snack in patients with liver cirrhosis. Hepatol Res，2005，31：95－103.

［117］Fukushima，H.，Y. Miwa，E. Ida，et al. Nocturnal branched-chain amino acid administration improves protein metabolism in patients with liver cirrhosis：Comparison with daytime administration. JPEN J Parenter Enteral Nutr, 2003, 27：315 – 322.

［118］Yatsuhashi H, Ohnishi Y, Nakayama S, et al. Antihypoalbuminemic effect of branched-chain anino acid granules in patients with liver cirrhosis is indepenaent of dietary energy and protein intakes ［J］. Hepatol Res, 2011, 41（11）：1027 – 1035.

［119］Marchesini G, Bianchi G, Merli M, et al. Nutritional supplementation with branched-chain amino acids in advanced cirrhosis：double blind randomized trial. Gastroenterology, 2003, 124：1792 – 1801.

［120］Muto Y, Sato S, Watanabe A, et al. Effects of oral branched chain amino acid granules on event-free survival in patients with liver cirrhosis. Clin Gastroenterol Hepatol, 2005, 3：705 – 713.

［121］Ichikawa K, Okabayashi T, Maeda H, et al. Oral supplementation of branched-chain amino acids reduces early recurrence after hepatic resection in patients with hepatocellular carcinoma：a prospective study ［J］. Surg Today, 2013, 43（7）：720 – 726.

［122］Stephen A. McClave, Beth E. Taylor, Robert G, et al. Guidelines for the Provision and Assessment of Nutrition Support Therapy in the Adult Critically Ill Patient：Society of Critical Care Medicine（SCCM）and American Society for Parenteral and Enteral Nutrition（A. S. P. E. N.）. J Parenter Enteral Nutr, 2016, 40（2）：159 – 211.

［123］Philipson TJ, Snider JT, Lakdawalla DN, et al. Impact of oral nutritional supplementation on hospital outcomes. Am J Manag Care, 2013, 19（2）：121 – 128.

［124］Cabré E, Gonzalez-Huix F, Abad-Lacruz A, et al. Effect of total enteral nutrition on the short term outcome of severely malnourished cirrhotics. Gastroenterology, 1990, 98：715 – 720.

［125］De Lédinghen V, Bean P, Mannant PR, et al. 1997；Early feeding or enteral nutrition in patients with cirrhosis after bleeding fromoesophageal varices? A randomized controlled study. Dig Dis Sci, 42, 536 – 541.

［126］Cabré E, Rodriguez-Iglesias P, Caballera J, et al. Short and long-term outcome of severe alcohol-induced hepatitis treated with steroids or enteral nutrition, a multicenter randomized trial. Hepatology, 2000, 32：36 – 42.

［127］Le Cornu KA, Mc Kiernan FJ, Kapadia SA, et al. A prospective randomized study of preoperative nutritional supplementation in patients awaiting elective orthotopic liver transplantation. Transplantation, 2000, 69：1364 – 1369.

［128］Gaddipati, K., Yang, P.. Hepatobiliary complications of parenteral nutrition. Gastroenterologist, 1996, 4：98 – 106.

［129］Wang, H., Khaoustov, V. I., Krishnan, B., et al. Total parenteral nutrition induces liver steatosis and apoptosis in neonatal piglets. J. Nutrit, 2006, 136：2547 – 2552.

［130］Plauth M, Cabre E, Campillo B, et al. ESPEN guidelines on parenteral nutrition：hepatology. Clin Nutr, 2009, 28：436 – 444.

［131］Alpers, D. H.. Liver complications and failure in patients on home parenteral nutrition. Gastroenterology, 2001, 17：147 – 149.

［132］Xu M, Wang B, Fu Y, et al. Changes of fecal bifidobacterium species in adult patients with hepatitis B virus-induced chronic liver disease ［J］. Microb Ecol, 2012, 63（2）：304 – 313.

［133］Chen Y, Yang F, Lu H, et al. Characterization of fecal microbial communities in patients with liver cirrhosis ［J］. Hepatology, 2011, 54（2）：562 – 572.

［134］Chandler Roland B, Garcia-Tsao G, Ciarleglio MM, et al. Decompensated cirrhotics have slower intestinal transit times as compared with compensated cirrhotics and healthy controls. J Clin Gastroenterol, 2013.

［135］Bajaj JS, Heuman DM, Hylemon PB, et al. Altered profile of human gut microbiome is associated with cirrhosis and its complications ［J］. J Hepatol, 2014, 60（5）：940 – 947.

［136］Wiest R, Lawson M, Geuking M. Pathological bacterial translocation in liver cirrhosis ［J］. J Hepatol, 2014, 60（1）：197 – 209.

［137］Qin N, Yang F, Li A, et al. Alterations of the human gut microbiome in liver cirrhosis ［J］. Nature, 2014, 513

（7516）：59 – 64.

［138］Langer G，Grossmann K，Fleischer S，et al. Nutritional interventions for liver-transplanted patients. Cochrane Database Syst Rev，2012，8：CD007605.

［139］Ferreira LG，Anastacio LR，Correia MI. The impact of nutrition on cirrhotic patients awaiting liver transplantation. Curr Opin Clin Nutr Metab Care，2010，13：554 – 561.

［140］EASL Clinical Practice Guidelines：Liver transplantation. J Hepatol（2015），http：//dx. doi. org/10. 1016/j. jhep. 2015. 10. 006.

［141］Wicks C，Somasundaram S，Bjarnason I，et al. Comparison of enteral feeding and total parenteral nutrition after liver transplantation. Lancet，1994，344：937 – 940.

［142］Rayes N，Seehofer D，Hansen S，et al. Early enteral supply of lactobacillus and fiber versus selective bowel decontamination：a controlled trial in liver transplant recipients. Transplantation，2002，74：123 – 127.

［143］Richardson RA，Garden OJ，Davidson HI，Chronic liver disease and transplantation-uncovering the role of the liver in ingestive behaviour. Clin Nutr，2001，20：S141 – S145.

第三十九章　肝硬化并发脾功能亢进

　　LC 并发脾功能亢进（脾亢）以脾增大，单或多系血细胞缺乏，受累细胞系骨髓更新加快为特征的综合征。晚期肝硬化（LC）患者脾亢发生率较高，且与相关并发症和死亡风险增加有关。目前认为严重脾亢是独立预测患者死亡的因素之一。为增加患者血小板（PLT）数，临床上可采用脾切除，部分脾动脉栓塞术（PSE），或应用（PLT）生成素（TPO）受体激动剂等治疗。本章综述 LC 并发脾亢发病机制和诊疗进展。

第一节　肝硬化脾脏结构和功能变化

　　脾脏是人体内最大的单个储血性淋巴器官。每分钟近 150～300 ml 血液通过脾脏，约占心排血量（CO）的 5%。据此计算每个红细胞每天通过脾脏的次数平均为 1000 次。青春晚期脾脏生长至最大，可触及 3% 的健康年轻成年人脾脏[1]。脾脏接受脾动脉血，脾静脉血液流入门静脉。脾脏白髓由脾动脉围绕的淋巴组织构成，好像一种动脉周围淋巴鞘，内含淋巴、单核细胞和淋巴样滤泡。红髓由网状组织组成，位于脾动脉和静脉窦之间，内含巨噬细胞。

一、脾脏微循环

　　脾脏有两个并行血流路径，90% 的血流通过快速路径。脾动脉血流入毛细血管样网络组织，其分布并不均一。在红、白髓结合部被称为边缘窦的区域接受主要血流。此区域内的静脉窦开口快速将血液排泄入静脉循环。剩余的血液通过红髓静脉窦壁排泄，其结构类似于盲端囊。脾脏白髓和红髓的独特结构分别给人体脾脏免疫活性和血液滤过提供了完美内环境。

二、脾脏功能

　　脾脏具有重要的免疫和滤过功能[2]。白髓与淋巴结结构和功能类似，具有免疫应答功能。脾脏巨噬细胞是产生免疫应答的关键细胞，具有高效免疫吞噬功能。脾血流中所有细胞成分必然诱发体液和细胞免疫应答。脾脏内不同亚群成熟 B 细胞对抗原刺激和多克隆活化因子的反应速度很快，称为边缘区（MZ）B 细胞[3]。脾脏作为巨大的血液颗粒性物质过滤器清除衰老的红细胞和再循环铁。脾脏具有储血功能，在大量出血或脱水时有限度调节体内血流再分布。

三、LC 脾脏结构及其功能变化

　　LC 患者常见脾肿大。但不同病因 LC 患者脾肿大发生率差异较大（36%～92%）[4]。特发性门静脉高压症患者通常伴有巨脾，有报道非酒精性肝硬化比 AC 患者易患脾肿大[5]。LC 患者的脾肿大与血小板减少、贫血及/或多形核中性白细胞（PMN）减少并不成比例。LC 并发严重脾亢患者预后很差。脾脏被动性静脉充血被认为是 PHT 脾肿大的主要原因，LC 并发 PHT 动物试验模型显示 PVP 与脾脏大小呈正相关[6]，但临床研究显示其相关性较差。

四、脾亢定义

脾亢这一术语很多年来被用于描述以脾脏增大，一种或多种血细胞系缺乏，缺损细胞系骨髓表现正常或增生，且受累细胞系更新加快为特征的综合征。但随着对这一特殊疾病病理生理学理解的不断深入，就广义脾亢而言（并非狭指 LC 并发脾亢）已经显示脾亢程度并非与脾脏大小相当。一些疾病虽然伴有脾依赖性血液成分破坏，但并不表现出脾亢特征。如脾肿大是免疫性血小板减少性紫癜的一个罕见体征，且采用脾切除治疗并不一定治愈。与此相反，其他疾病并发的脾肿大可能并不导致血液成分破坏或阻留（无血细胞减少）。在已知的发病机制中，近来研究进展趋势是将其分为不同的疾病单元，而不是粗放的概称为脾亢。

第二节 发病机制

PHT 诱导脾肿大的详细机制仍未完全阐明。LC 伴脾肿大患者的脾静脉回流阻力增加及 PVP 逆传到脾脏，使其被动淤血性肿大，脾组织和脾内纤维组织增生。这时脾脏血流更加迂曲，迫使脾红髓体积扩大，有时正常血细胞也可能被阻留。此外，肠道抗原物质经门 – 体侧支循环进入体循环，被脾脏摄取，抗原刺激脾脏单核巨噬细胞增生，形成脾亢。脾亢时，患者外周血白细胞减少、增生性贫血和 PLT 减少，易并发感染及出血。

一、血小板减少症

生理状态下体内循环血小板的 30%~45% 存储在脾池，其中大约 30% 隐退在脾脏。LC 门静脉高压相关脾脏淤血是脾脏肿大的主要原因。脾肿大表现为红髓扩大，使得血液通过脾脏的 PLT 群被阻留率高达 80%~95%。大量 PLT 淤滞在脾脏，单核—巨噬细胞吞噬 PLT 能力增强，同时增生活跃。除肿大的脾脏阻留 PLT 外，病毒及干扰素对骨髓的抑制、肝功能不全导致 PLT 生成素（TPO）减少、酒精损伤、叶酸缺乏、感染、某些药物及免疫介导的破坏等均可导致 PLT 减少[7]。虽然脾脏大小和 PLT 之间呈现明显负相关，但这种相关性在不同病因或不同患者之间存在很大差异[8]。PLT 减少症是 LC 和脾亢患者的最常见临床问题。实施缩小脾脏措施后 PLT 增加，在应激情况下或静脉输注肾上腺素时脾脏均可释放部分 PLT[9]。脾亢患者的脾脏也能够快速阻留外源性 PLT，使得输注 PLT 后 2 小时内仅仅有近 20% 的输入 PLT 存留在循环血液中；而健康受试者相应数据高达 60%[9]。LC 患者的脾脏除阻留 PLT 数量增加外，PLT 存活时间也缩短。一项研究显示，LC 患者与健康受试者平均 PLT 存活时间分别为 5.8 天和 9.5 天[10]；这可能部分与其免疫相关性破坏有关。长期以来人们一直认为脾肿大是病毒性肝炎患者 PLT 减少的主要原因，但有些患者无明显脾肿大，而约 1/3 脾肿大患者的 PLT 基本正常，部分患者在脾切除后 PLT 也未能恢复正常，因此脾肿大并不是肝炎患者 PLT 减少的唯一原因。Olariu 等对慢性丙型肝炎（CHC）伴 PLT 减少患者进行综合研究，发现在 PLT 轻度减少时以 PLT 免疫性破坏为主，而 PLT 严重减少往往与 PLT 免疫性破坏与骨髓巨核细胞抑制有关。一般认为 PLT 相关免疫球蛋白（PAIgG）更易使患者 PLT 遭受单核吞噬细胞系统免疫性破坏。LC 门静脉高压患者的 PAIgG 增加，并且其水平与 PLT 存活时间缩短相关[11]。

二、白细胞减少症

脾亢患者白细胞减少比 PLT 减少明显少见，并且在脾脏大小和 PMNs 数量之间的相关性相对较弱[8]。白细胞减少也有 PLT 减少的类似原因，即脾亢阻留、自身免疫介导破坏和病毒对骨髓的直接抑制等[12]。放射标记法研究提示脾池存储的白细胞在生理性应激时（例如训练）被释放入循环[13]。LC 患者的血浆髓过氧化物酶水平比健康受试者增高[14]。这是脾池白细胞破坏增加，从而促进白细胞减少的间接证据。除脾脏阻留外，LC 患者 PMNs 减少或许是循环 PMNs 凋亡增加的结果。Ramirez 等[15]培养 DC 患者的 PMNs 活性比健康受试者降低。这些细胞具有凋亡的形态学特征。上述机制解释了为什么小于 2 岁儿童脾脏切除后发生败血症风险增加。即便是在成人脾脏切除后也可导致轻度，但很明确的免疫功能降低[16]。

三、贫血

脾内有红细胞池，其内储有占全身红细胞总量 5%～40% 的红细胞。脾池随着脾肿大而增加，但两者并非密切相关[17]。正常红细胞可快速通过脾脏，而异常和衰老红细胞缓慢通过脾脏，并被阻留。衰老红细胞被巨噬细胞吞噬。但 LC 脾肿大患者轻度贫血病因很多，可能还包括胃肠出血导致的缺铁性贫血，或维生素缺乏，例如酒精性肝病时的叶酸缺乏，溶血性贫血或中毒效应（酒精对骨髓的毒性作用）等。红细胞脆性增加导致脾内溶血。这典型的表现在棘红细胞性贫血或近年来描述的与血清可溶性唾液酸糖蛋白受体变异体有关的溶血性贫血[18]。两者均常见于酒精性肝病患者。

第三节　临床表现

一、脾亢发生率

据报道肝病脾亢发生率差异很大。Liangpunsakul 等[19]评估 419 例连续入组肝移植（LT）患者脾亢患病率。其中 215 例（51%）表现为脾亢和 108 例（33%）患者表现为严重脾亢。DC 和过量酗酒史患者是并发脾亢的独立危险因素。令人惊奇的是另一组 81 例并发白细胞减少或 PLT 减少患者并未出现脾肿大。提示脾亢发生率可能也取决于肝病病因学。在 18 例囊性纤维化相关 LC 患者中有 13 例脾亢（72%）[20]。235 例非酒精性严重纤维化/LC 患者脾亢发生率为 64%，白细胞减少症占 5%[21]。El-Khishen 等[8]对 563 例外科分流术后患者的回顾性研究发现，手术前有 33 例（6%）患者出现 PLT $< 50 \times 10^9$/L 和 30 例（5%）患者 WBC $< 2.5 \times 10^9$/L。

二、临床特征

脾亢临床表现主要依赖于原发疾病或继发于脾亢导致的循环血细胞减少。LC 脾亢临床特征是初期贫血和 PLT 减少通常轻微，且进展缓慢，常在临床体检或实验室检查时确诊。PLT 降低是 PHT 征兆，随着脾大、脾亢加重，红细胞及白细胞也降低。PLT 通常为轻或中度降低，仅个别患者 $< 30 \times 10^9$/L，罕见低至 10×10^9/L 者，且 PLT 减少相关临床出血很少见[22]。PLT 减少症以皮肤瘀点、瘀斑、鼻出血与齿龈轻度出血为主，但紫癜，擦伤出血和弥漫性黏膜出血并不常见。发展至脾切除适应证的患者并不多见[23]。多发性感染见于并发严重白细胞减少症患者。LC 患者的脾肿大可导致红细胞和 PLT 更新加快。随访血细胞减少和血细胞正常 LC 患者 5 年发现，前者肝功能失代偿发生率和病死率显著增高[24]。另有报道

$PLT < 75 \times 10^9/L$ 和白细胞 $< 2 \times 10^9/L$ 的严重脾亢患者的食管静脉曲张出血和死亡风险更高[25]。

脾大是 LC 门静脉高压较早出现的体征。约 60% 的 LC 患者脾肿大，在肋缘下触及脾脏前脾脏可能已经发生成倍增大，这时，脾肿大可能导致左肋缘上部叩诊浊音区扩大。在一些 LC 患者中，脾的位置更靠后，并且难以触及，除非让患者腹部处于轻度左侧卧位时。脾大在仰卧位腹部 X-线下显示向胃侧移位（向内移位）和向横结肠侧移位（向下移位），并表现出脾曲和脾尾、脾中间体增大，脾尖部平第九或第十肋软骨。脾脏大小、活动度、质地与病程、病因有关。如大结节性 LC 者比小结节性 LC 患者的脾大更明显，血吸虫性 LC 患者的脾大比 AC 患者更突出。CT 扫描是鉴别脾脏和其他腹部肿块的有用工具，并且能够诊断脾脏肿大或脾内病变。有些疾病可并发巨脾（脾重 > 1500 g），脾边缘常低于髂嵴或横过腹中线。

第四节　鉴别诊断

脾亢病因包括：①肿瘤侵袭；②骨髓疾病时脾脏成为髓外血细胞生成的场所；③代谢/遗传性疾病；④各种病因导致的 LC（表 39-4-1）。

表 39-4-1　继发性脾亢相关疾病

- 充血性脾肿大（LC，门静脉或脾静脉阻塞）
- 肿瘤（白血病，转移性癌）
- 炎症性疾病（结节病，红斑狼疮）
- 急性感染伴有脾肿大
- 慢性感染（结核，布氏杆菌病，疟疾）
- 戈谢病，组织细胞增多症，淀粉样变性
- 慢性溶血性贫血（球形细胞增多症，地中海贫血，葡萄糖-6-磷酸脱氢酶缺乏症，椭圆形红细胞性贫血）
- 骨髓增生性疾病（骨髓纤维化伴骨髓化生）

CVH 患者的 PLT 减少发生率 10.6% ~ 17.7%，HCV 比 HBV 更易发生 PLT 减少（发生率分别为 17.7% 与 13.1%）。美国大规模统计资料显示，HCV 感染者免疫性 PLT 减少症发生率为 30.2/10 万，而在无病毒性肝炎者为 18.5/10 万。免疫性 PLT 减少症与脾亢的发病机制及治疗既有相同之处，又有很大区别。此问题尚未引起足够重视。临床医生往往简单地参照免疫性 PLT 减少症方案对 PLT 减少患者进行治疗。临床上应予鉴别。

第五节　治　疗

晚期 LC 并发 PLT 减少牵涉 LC 与 PLT 减少两方面的问题，对其中一方面的治疗可能加重另一方面的病情，临床医生往往处于两难选择，使得治疗决策难度增加。LC 患者不同的基础疾病对其脾亢病程，治疗应答及其预后表现出显著差异。在临床实践中，认识大多数 LC 并发脾亢本身罕有需要特殊治疗十分重要。尽管外周血白细胞和 PLT 较低，LC 脾肿大患者通常能够动员白细胞控制感染，而在面对出血时动员

PLT 参与止血（代偿状态）。但严重 PLT 减少症患者可能伴有更多麻烦，常需接受 PLT 静脉输注，以保护外科和侵入性操作或作为急性静脉曲张出血（AVB）治疗的一部分。由美国胃肠病学会组织的一项研究对胃肠出血患者登记，共收集 725 例 AVB 患者的数据；每一次 AVB 发作静脉输注的 PLT 中位数为 1.5 单位[26]。输注 PLT 被肿大的脾脏快速阻留，输注后 2 小时仍然处在循环中的 PLT 仅占约 20%，而正常受试者为 60%[9]。提示在侵入性操作过程中或操作前应给予预防性 PLT 输注，以便使其疗效最大化。遗憾的是 LC 脾亢患者 PLT 输注疗效的相关研究很少。PLT 资源相对稀少，新型替代治疗策略备受关注（下文）。PLT 减少症在临床很多情况下是一个短期或自限性问题，例如选择性外科操作或活检。而对于其他病态，例如复发性 AVB 或严重脑出血，PLT 减少症可能是一个重要而又十万火急的问题。但这些病态下的直接针对出血部位治疗，例如 EVL 或 TIPS，或许能够更有效地解决此类问题，而不是直接治疗脾亢。虽然目前治疗 LC 并发脾亢缺乏统一方案，但为了增加 LC 患者的 PLT 数，临床上可采用的措施有脾切除、PSE，或应用 TPO 受体激动剂等[27]。

一、G-CSF 在脾亢治疗中的应用

若患者伴有的 PMNs 数量很低，可采用白细胞集落刺激因子（G-CSF）治疗[27]，大部分患者可获得升高白细胞的有限而又短暂疗效。但对提高 PLT 效果并不明显[28]。再加上药物费用昂贵，副作用较多，因此，临床上多作为过渡性治疗。

二、促红细胞生成素（EPO）

EPO 能够有效提高 PLT。在一项较小样本的随机研究中，包括 AC 和 PLT < 12 × 10⁹/L 的患者，EPO 治疗后平均 PLT 大约提高 25%[29]。

三、PLT 生成素（TPO）

1994 年成功纯化 TPO 给有效治疗脾亢带来希望。重组人 PLT 生成素（rhTPO）通过刺激巨核细胞增殖与 PLT 生成使外周血 PLT 增加。迄今为止，研究结果提示其峰值响应时间延迟数日，因此，需要预先治疗。目前，已经研发出 TPO 类似肽结合并激活 TPO 受体。TPO 或 TPO 类似物可用于 LC 和 PLT 减少症患者，特别是选择性外科或肝活检患者。因为这类药物起效较慢，对急症患者的治疗价值受到限制，例如 AVB 患者。

目前主要有两种 TPO 类似物，一种为重组肽制剂罗米司亭（romiplostim）；另一种为小分子非肽类似物艾曲波帕（eltrombopag）。艾曲波帕是一种口服新型 PLT 受体激动剂，能够刺激 PLT 生成，治疗 HCV 相关 LC 并发重度 PLT 减少患者，已经显示 PLT 数量增加。进而有助于抗病毒治疗[27]。有研究采用三种剂量（30、50、75mg）艾曲波帕治疗 HCV 相关 PLT 减少患者，4 周后分别有 75%、79% 和 95% 的患者 PLT 明显上升，分别有 36%、53% 和 65% 的患者完成了干扰素联合利巴韦林抗病毒治疗；而在未服用艾曲波帕对照组患者完成抗病毒治疗者仅仅占 6%。在最新多中心 RCT Ⅲ期临床研究中，慢性 HCV 感染合并 PLT 减少患者口服 TPO 类似物艾曲波帕或安慰剂，同时给予 P-IFNα-2a 联合 RBV（ENABLE1 方案）或 P-IFNα-2b 联合 RBV（ENABLE2 方案），结果 ENABLE1 组 60% 的患者 PLT 升高至 50 × 10⁹/L，未用艾曲波帕对照组仅为 15%；ENABLE 2 组 81% 的患者 PLT 数持续增高，对照组为 23%。此外，ENABLE 1 组与 ENABLE 2 组分别有 23% 和 1% 的患者成功抑制 HCV 复制，而对照组分别为 14% 与 13%。此结果清楚地表明，艾曲波帕升高 PLT 作用使原本不适宜 AVT 患者可以接受干扰素治疗，提高了抗病毒治疗的有效性。美国 FDA 最近已正式批准艾曲波帕用于慢性 HCV 感染 PLT 减少症患者。但 TPO 类似物治疗 LC 并发 PLT

减少症患者的疗效及不良反应尚不完全清楚。个别患者因肝酶升高而被迫停药。据报道给予相应治疗措施纠正血细胞减少并不能改善患者预后，例如艾曲波帕组相比安慰剂组脾亢患者接受 PLT 输注的比例虽然明显减少，但却与 PVST 发生率呈正相关（治疗组 6 例，安慰剂组 1 例）[30]。因此，目前脾亢患者是否需要纠正血细胞减少及选择何种治疗方法纠正应慎重对待。重要的是应根据 LC 患者肝储备程度、PLT 水平、出血严重程度与药物不良反应等多种因素进行个性化处理。

四、脾切除术

（一）脾切除适应证及其疗效评价

几十年来公认 LC 所致 PHT、脾肿大相关脾亢是脾切除术的绝对指征，不仅可改善外周血象，还能延缓 LC 进展，临床上广泛应用。Imura 等[31] 报道脾切除改善了患者的肝功能，逆转了 DC 患者的 CTP 值。对于 HCV 感染相关代偿型 LC 伴 PLT $<50 \times 10^9$/L 患者，日本丙型肝炎指南推荐初始采用 IFN 抗病毒治疗前给予脾切除或 PSE[32]。另有研究显示 LC 脾亢患者脾切除术后肝纤维化改善[33]。腹腔镜脾切除术具有创伤小、出血量少和术后恢复快的技术优势。比较研究 37 例和 70 例 PHT 患者分别接受腹腔镜和开腹脾切除联合门–奇静脉断流术[34] 显示，前者手术期出血量、术后住院天数、体温 >38℃ 时间及总体并发症均减少。并且腹腔镜脾切除术可使 HCV 相关 LC 患者接受充分的 IFN 抗病毒治疗[35]。有报道 CTP B7 的 DC 患者可考虑腹腔镜脾切除术。随着微创技术进展，目前国内腹腔镜脾切除术已成为肝炎肝硬化脾亢患者的标准治疗方法。但术后能否改善患者长期预后尚不清楚。实际上 LC 时脾脏仍然有一定的免疫功能，脾切除后使机体对血液中颗粒性物质清除能力下降，T 细胞数量减少及功能紊乱，特异性体液免疫功能减弱（特别是儿童患者），可能面临不可抗拒的败血症风险。因此，对于 PHT 性脾亢长期预后良好的患者不应脾切除。因为一旦脾切除，脾静脉不能用于将来任何形式的分流操作，而对于晚期 LC 患者，手术或许有技术困难，可能与并发症和病死率升高有关。因此，主张治疗 LC 合并脾亢时应尽量保留脾脏；特别是对于血吸虫病或非 LC 门静脉高压患者[36]。实际上大多数 PHT 并发脾亢患者仅表现为实验室检测异常，并不需要处理[37]。近年来西方国家一般不推荐 LC 患者脾切除，因为在很多国家 TIPS 已经替代了外科门体分流。

（二）脾切除术后血液学变化

成人脾切除术后红细胞数可能无变化[38]。但脾切除术后患者白细胞立刻发生变化，而淋巴细胞和单核细胞需要数周才能恢复至正常范围。脾切除术后 PLT 常常较快升高，偶尔显著升高，其峰值可达（400～500）$\times 10^9$/L，并且可能持续 1 年以上。对 32 例部分脾切患者长期随访（1～12 年）发现循环白细胞和 PLT 升高患者比例数分别为 31% 和 22%[39]。

（三）脾脏切除术后并发症

有关脾切除术并发症相对少见，但可并发肺不张、胰腺炎、术后出血、难以控制的脾切除后急危型感染（OPSI）[40]、PVST 和肝衰竭[41]。也可发生继发性出血，甚至在 PLT 快速上升的病况下。应特别关切手术相关肝脏失代偿，PVST，及其后 LT 难度和并发假膜细菌（例如肺炎球菌）败血症风险增加。据报道 19 例 LC 脾亢患者脾切除术安全性良好，除 PVST 外并未发现其他严重并发症，而且 PVST 通过有效治疗后并未影响肝功能[42]。有报道 LC 脾亢患者脾切除术后 PVST 发生率为 1.6%～11%[43]；另一项前瞻性研究为 12.3%，经抗凝治疗后 PVST 发生率降至 4%，其风险与术前脾脏体积（特别是巨脾并发溶血性贫血患者），术后 PLT 升高数及门静脉血流量降低有关[25]。防治 PVST 策略应参照风险分层，抗凝血酶Ⅲ和低分子肝素可明显降低 PVST 发生，且安全有效[44]。

以往对 PVST 采用肠系膜上动脉置管溶栓或经皮经肝门静脉穿刺碎栓、抽栓及置管溶栓的常规介入治疗，并没有从根本上改变患者血流动力学状态，因此，未能较好的预防 PVST 复发。此外，PVST 未能完全复通者的门静脉管腔不规则狭窄，血流缓慢及血栓段形成湍流，促发或加重 PVST。对于有 LC 基础病变的 PVST 患者，经颈静脉途径将 PVST 清除后，采用改良的 TIPS 建立肝内门静脉分流通道，以降低门静脉血流阻力，增加门静脉血流量和血流速度，减少 PVST 复发率。可获得较好的近、中期效果。

LC 脾切除术后患者清除血液中细菌的能力、血中 IgM 水平、调理素活性均降低，影响患者免疫功能。随访脾切除患者 20 年发现这些患者易感急性菌血症[45]；特别伴有遭受假膜细菌（例如肺炎球菌，嗜血流感杆菌和脑膜炎球菌）暴发性感染风险。一般认为，脾切除患者的年龄越小和肝病越严重，并发致死性 OPSI 风险越高[46]。虽然成人脾切除术后 OPSI 风险较低，但亦可伴有潜在而又明显的感染风险。脾切除术后第一年 OPSI 发生率最高。但成人发生致命性败血症者少见[40]。有一种特殊的临床感染综合征：轻微、非特异性症状后接着发生高热和败血症性休克，并可能很快导致死亡；肺炎链球菌、嗜血流感杆菌、脑膜炎球菌是最常见的致病菌[47]。DIC 是常见并发症，对这种致命性并发症的临床认识迫使尽量避免脾切除术，以便尽力保留适当的脾脏功能。

（四）预防 OPSI

对于所有外科脾切除或功能性无脾患者均应给予肺炎菌苗预防接种，以预防肺炎球菌败血症[48]。日本全国性调查脾切除患者最常见死亡病因是感染病，但接种肺炎疫苗后死亡病例数减少[49]。因此，在实施脾切除时应接种菌苗防御细菌感染（例如肺炎球菌）。因为无脾患者对菌苗的免疫应答可能减弱，因此，给予较早的接种多价（23 价）肺炎球菌菌苗是明智的选择[50]。这种菌苗提供的保护期成人和大龄儿童为 4～5 年，尔后应给予复种。并且终生警醒必要时采用青霉素预防这种脾切除术后发生的严重感染[51]。其他可采用氨苄青霉素提供覆盖嗜血流感杆菌及肺炎球菌感染。抗生素预防对于小于 2 岁脾切除儿童是必要的，至少应预防至 6 岁。一般而言，脾切除应尽可能推迟到 6 岁后，除非特别严重的血液学疾病。

五、脾栓塞术（PSE）

随着介入放射技术进展，PSE 已广泛用于治疗各种原因造成的脾亢患者。与脾切除术不同，PSE 通过在脾动脉注射栓塞剂致脾梗死，改善血液学指标，因为脾梗死体积与血细胞恢复程度成正比，要求栓塞面积 >50%。PSE 后外周白细胞和 PLT 显著升高，并且 PLT 存活时间延长[11]。据报道 PSE 治疗儿童 PHT 性脾亢可使病儿血象改善率 >70%，但复发率高达 30%。其长期疗效已经在儿科患者中得到证实[52]。为适当缓解脾亢症状，60%～70% 的患者需要进行脾栓塞术。然而，因其不良反应发生率较高，包括疼痛、发热、脾脓肿、脾破裂、急性胰腺炎和败血症，使得初期采用这种方法治疗的热情不高。尔后采用严格无菌技术操作、预防性应用抗生素、脾栓塞体积小于 70% 的患者上述不良反应发生率降低。PSE 后发热和异常疼痛可持续数周，并伴有脓肿形成风险。PSE 在治疗脾亢患者中的位次仍然不完全清楚。因此，只有肝功能正常和在脾脏肿大至一定程度时才可考虑 PSE。而 PSE 并不能纠正已经存在的 PHT。

LC 并发脾亢患者接受 PSE 和开腹脾切除术的随机对照研究显示术后血细胞均升高，开腹脾切除术比 PSE 患者住院天数延长，PVST 发生率分别为 15% 和 5%[53]。近年来采用可解脱球囊治疗 PHT 和脾亢取得良好疗效。这是基于 PHT 患者 60%～70% 的门静脉血来自脾静脉，脾动脉断流后门静脉血流量减少。有效降低 PVP 和缓解脾亢[54]。Wang 等[55]认为因脾动脉主干与其周围腹腔组织、器官存在广泛侧支循环，脾动脉主干栓塞后不久脾脏即可通过侧支循环代偿性供血，因此，脾动脉主干断流术后脾脏不会大面积梗死。有研究对 27 例 LC 脾亢患者给予脾总动脉栓塞，34 例患者接受部分脾动脉栓塞，随访观察 6 个月至 4 年，发现前者白细胞和 PLT 数更高，并发症更少，并认为脾总动脉栓塞是更好的选择[56]。一项 PHT

并发 PLT 减少症患者队列研究显示：采用 EVL 联合 PSE 治疗患者出血风险低于单用 EVL 治疗者，而且预后改善[57]。

综合现有研究数据，PSE 后初期 PLT 升高较脾切除缓和，但远期无明显差异；PSE 具有操作简便、创伤小、愈合快、住院时间短、并发症少和较好维持患者免疫储备功能的优点。但 PSE 是否可取代脾切除作为 LC 脾亢治疗的首选方法尚存争议，仍需高质量研究论证此观点。

六、脾脏射频消融术

射频消融可使脾脏发生凝固性坏死，导致其发生不可逆性功能损害，降低脾功能，纠正脾亢，其安全性和有效性早已获得实验证实[58]。采用脾脏射频消融技术治疗 9 例 LC 患者的初步报告显示脾亢改善和不良反应发生率较低[59]。脾切除术和脾射频消融术的前瞻性 RCT 发现，后者出血较少，残留脾免疫功能，PVST 并发症发生率较低，并为将来的 LT 创造了良好条件。若消融脾脏总体积 >50%，5 年后白细胞和 PLT 数仍然高于术前基线水平 2 倍多，并认为消融脾脏总体积的 50%~70% 是理想选择[43]。近年来射频消融术治疗脾亢是一个成熟、微创、安全性较高的治疗方法[7,43]。可作为 LC 并发 PHT 脾亢患者的备选疗法。但此项技术伴有对周围器官的热损伤，栓塞面积难以控制，对富含血窦的脾脏进行射频消融操作明显伴有并发严重腹腔内出血、甚至死亡风险，这或许限制了它的临床应用。鉴于这项技术临床研究数据有限，目前仍然需要大样本、多中心临床对照研究，以便验证期长期有效性。

七、LT

LC 并发脾亢患者 LT 不仅可治愈 LC，同时 PVP 降低也减轻了脾亢[60]。LT 后脾脏体积常常缩小，但是随着时间的推移，很多患者仍然残留脾肿大。LT 后 PLT 或许进一步下降，这是 PLT 消耗，或应用免疫抑制剂或排斥的结果。尔后大多数患者的 PLT 增加，但是部分患者在长期随访过程中持续性 PLT 减少[61]。严重 PLT 减少症患者的症状在 LT 后或许持续存在，并且需要特殊治疗，例如脾切除术[62]。一项 89 例 LT 患者对照研究包括 59 例单纯 LT 和 30 例 LT 联合脾切除患者，结果显示后者不仅纠正了脾亢，改善了机体对病毒的耐受力，提高了抗病毒效果，且通过改变门静脉血供缓解了小移植物综合征（有限肝体积移植物导致肝功能障碍）[63]。

八、门体分流和 TIPS

外科门体分流和 TIPS 治疗脾亢有一定疗效，但其获效程度难以预测。在两项外科分流患者的对照研究中，分流术患者常使肿大的脾脏缩小[4,64]。然而，仅一项研究证实患者外周白细胞和 PLT 改善[64]。分流术后血细胞数改善患者约占 50%。据报道 TIPS 对 PLT 减少症疗效评价不一。一项奥地利 45 例 PLT 减少症患者采用 TIPS 治疗一年后显示 PLT 中位数增加 19.7%[65]，110 例对照组患者同期 PLT 中位数下降 17.1%。HVPG 下降百分比并不是升 PLT 疗效预测因素。相反，一项 60 例采用 TIPS 治疗的美国 PLT 减少症患者显示 PLT 无显著性变化[66]。近年来的研究显示 LC 患者 TIPS 后发现血细胞数可升高、可降低或也可能保持不变[67]。

已有大量研究对 LC 并发脾亢患者的多种处理方法进行比较，总体分析欧美国家更多选择 LT 和微创疗法，而我国和日本等亚洲国家则主要选择脾切除，随着对脾脏免疫功能的重视及微创技术循证医学数据不断积累（保留脾、创伤小、痛苦小、疗效尚可），近年来明显趋向于临床应用微创技术。但因 LC 并发 PHT 脾亢患者病情复杂，制定个性化治疗方案非常重要。

第六节　预　　后

一项包括 108 例 LC 并发脾亢和 221 例不伴有脾亢患者的对照研究显示：AVB 发生率分别为 19% 和 5%（$P=0.001$），SBP 发生率分别为 16% 和 3%。并发严重脾亢与无严重脾亢患者比较：其生存中值分别为 32 个月和 47 个月（$P=0.03$）。晚期 LC 患者脾亢发生率较高，并且发生肝病相关并发症和死亡风险增加。然而，多变量分析显示严重脾亢仍然是独立预测死亡的因素。脾亢严重程度和病死率之间存在相关性，甚至在控制了 CTP 分级入组标准后依然如此[19]。多普勒超声可检测门静脉血流速度、方向和血流量。LC 患者肝内血管阻力增高至足以使脾静脉血流逆向流动的患者预后更差。随访 50 例肝活检证实的重症 AC 患者发现，脾静脉离肝性脾向血流患者和那些向肝性血流患者 1 年存活率分别为 41.7% 和 82.4%；$P=0.34$）[68]。

LC 并发 PLT 减少症患者 AVB 风险增加；并且 PLT 减少与 PT 延长显著相关[14]。严重 PLT 减少症患者表现为出血时间延长，也容易诱发更严重的出血。一项大样本 695 例 LC 并发 AVB 住院患者系列研究显示：PLT 是独立预测早期再出血的因素[69]，但 PLT 减少并不是死亡的独立预测因素，虽然控制出血失败或较早再出血与病死率较高有关。

参考文献

［1］Ebaugh FG, McIntyre OR. Palpable spleens：ten-year follow-up. Ann Intern Med, 1979, 90：130 – 131.

［2］Dailey MO. The immune functions of the spleen. In：Bowdler AJ（ed.）The Complete Spleen：Structure, Function and Clinical Disorders. Totowa, NJ：Humana Press, pp, 20002, 51 – 69.

［3］Lopes-Carvalho T, Kearney JF. Development and selection of marginal zone B cells. Immunol Rev, 2004, 197：192 – 205.

［4］Mutchnick MG, Lerner E. Conn HOEffect of portocaval anastomosis on hypersplenism. Dig Dis Sci, 1980, 25：929 – 938.

［5］Soper NJ, Rikkers LF Effect of operations for variceal hemorrhage on hypersplenism. Am J Surg, 1982, 144：700 – 703.

［6］Huang HC, Haq O, Utsumi T, et al. Intestinal and plasma VEGF levels in cirrhosis：the role of portal pressure. J Cell Mol Med, 2012, 16：1125 – 1133.

［7］OMER S, ZARA O, IACOBESCU C, et al. Partial splenic embolization forhyperspienism in cirrhotic patients. A case series ［J］. J Gastrointestin Liver Dis, 2014, 23（2）：215 – 218.

［8］El-Khishen MA, Henderson JM, Millikan WJ, et al. Splenectomy is contraindicated for thrombocytopenia secondary to portal hypertension. Surg Gynecol Obstet, 1985, 160：233 – 238.

［9］Aster RH Pooling of platelets in the spleen：role in the pathogenesis of 'hypersplenic' thrombocytopenia. J Clin Invest, 1966, 45：645.

［10］Stein SF, Harker LA. Kinetic and functional studies of platelets, fibrinogen and plasminogen in patients with hepatic cirrhosis. J Lab Clin Med, 1982, 99：217 – 230.

［11］Noguchi H, Hirai K, Aoki Y, et al. Changes in platelet kinetics after a partial splenic arterial embolization in cirrhotic patients with hypersplenism. Hepatology, 1995, 22：1682 – 1688.

［12］Sheehan VA, Weir A, Waters B. Hepatitis C and neutropenia ［J］. Curr Opin Hematol, 2014, 21（1）：58 – 63.

［13］Allsop P, Peters AM, Arnot RN, et al. Intrasplenic blood cell kinetics in man before and after brief maximal exercise. Clin Sci, 2005, 83：47 – 54.

［14］Blake JC, Sprengers D, Grech P, et al. Bleeding time in patients with hepatic cirrhosis. Br Med J, 1990, 301：12 – 15.

［15］ Ramirez MJ, Titos E, Claria J, et al. Increased apoptosis dependent on caspase-3 activity in polymorphonuclear leukocytes from patients with cirrhosis and ascites. J Hepatol, 2004, 41：44－48.

［16］ Scandella JT, etal：Form follows function：lymphoid tissue microarchitecture in antimicrobial immune defence. Nature Reviews. Immunology, 2008, 8：764.

［17］ Christensen BE. Red blood cell kinetics. Clin Haematol, 1975, 4：393－405.

［18］ Hilgard P, Schreiter T, Stockert RJ, et al. Asialoglycoprotein receptor facilitates hemolysis in patients with alcoholic liver cirrhosis. Hepatology, 2004, 39：1398－1407.

［19］ Liangpunsakul S, Ulmer BJ, Chalasani N. Predictors and implications of severe hypersplenism in patients with cirrhosis. Am J Med Sci, 2003, 326：111－116.

［20］ Psacharopolous HT, Howard ER, Portman B, et al. Hepatic complications of cystic fibrosis. Lancet, 1981, 2 (8237)：78－80.

［21］ Bashour FN, Teran JC, Mullen KD. Prevalence of peripheral blood cytopenias (hypersplenism in patients with nonalcoholic chronic liver disease. Am J Gastroenterol, 2000, 95：2936－2939.

［22］ Ordinas, A., Escolar, G., Cirera, I., et al. Existence of a platelet-adhesion defect in patients with cirrhosis independent of hematocrit：studies under flow conditions. Hepatology, 1996, 24：1137－1142.

［23］ Habermalz B, etal：Laparoscopic splenectomy：the clinical practice e guidelines of the European Association for Endoscopic Surgery. Surg Endosc, 2008, 22：821.

［24］ Qamar AA, Grace ND, Groszmann RJ, et al. Incidence, prevalence, and clinical significance of abnormal hematologic indices in compensated cirrhosis ［J］, Clin GastroenterolHepatol, 2009, 7 (6)：689－695.

［25］ Tomikawa M, Hashizume M, Akahoshi T, et al. Effects of splenectomy on liver volume and prognosis of cirrhosis in patients with esophageal varices ［J］, JGastroentol Hepatol, 2002, 17 (1)：77－80.

［26］ Sorbi D, Gostout CJ, Peura D, et al. An assessment of the management of acute bleeding varices：a multicenter prospective member-based study. Am J Gastroenterol, 2003, 98：2424－2434.

［27］ McHutchison JG, Dusheiko G, Shiffman ML, et al. Eltrombopag for thrombocytopenia in patients with cirrhosis associated with hepatitis C. N Engl J Med, 2007, 357：2227－2236.

［28］ Gurakar A, Fagiuoli S, Gavaler JS, et al. The use of granulocyte-macrophage colony-stimulating factor to enhance hematologic parameters of patients with cirrhosis and hypersplenism. J Hepatol, 1994, 21：582－586.

［29］ Homoncik M, Jilma-Stohlawetz P, Schmic M, et al. Erythropoietin increases platelet reactivity and platelet counts in patients with alcoholic liver cirrhosis：a randomized double-blind, placebo-controlled study. Aliment Pharmacol Ther, 2004, 20：437－443.

［30］ Afdhal NH, Giannini EG, Tayyab G, et al. Eltrombopag before procedures in patients with cirrhosis and thrombo cytopenia ［J］. N Engl J Med, 2012, 367 (8)：716－724.

［31］ Imura S, Shimada M, Utsunomiya T, et al. Impact of splenectomy in patients with liver cirrhosis：results from 18 patients in a single center experience. Hepatol Res, 2010, 40：894－900.

［32］ Editors of the Drafting Committee for Hepatitis Management Guidelines：The Japan Society of H. Guidelines for the Management of Hepatitis C Virus Infection：First edition. The Japan Society of Hepatology. Hepatol Res, 2012, (43)：1－34.

［33］ Nomura Y, Kage M, Ogata T, et al. Influence of splenectomy in patients with liver cirrhosis and hypersplenism ［J］. Hepatology Res, 2014, 44 (10)：e100－e109.

［34］ Bai DS, Qian JJ, Chen P, et al. Modified laparoscopic and open splenectomy and azygoportal disconnection for portal hypertension ［J］, Surge Endosc, 2014, 28 (1)：257－264.

［35］ Shigekawa Y, Uchiyama K, Takifuji K, et al. A laparoscopic splenectomy allows the induction of antiviral therapy for patients with cirrhosis associated with hepatitis C virus. Am Surg, 2011, 77：174－179.

［36］Becmeur HG，etal：Laparoscopic partial splenectomy：indications and results of a multicenter retrospective study. Surg Endosc，2008，22：45.

［37］Boyer TD，Habib S. Big spleens and hypersplenism：fix it or forget it?［J］. Liver Int，2015，35（5）：1492－1498.

［38］William BM，etal：Hyposplenism：a comprehensive review. Part I：basic concepts and causes. Hematology，2007，12：1.

［39］Petroianu A，da Silva RG，Simal CJ，et al. Late postoperative follow-up of patients submitted to subtotal splenectomy. Am Surg，1997，63：735－740.

［40］Okabayashi T，Hanazaki K. Overwhelming postsplenectomy infection syndrome in adults-a clinically preventable disease. World J Gastroenterol，2008，14：176－179.

［41］Ikegami T，Shimada M，Imura S. Recent role of splenectomy in chronic hepatic disorders. Hepatol Res，2008，38：1159－1171.

［42］Inaoaki Y，Suqimoto K，Shiraki K，et al. The long-term effects of splenectomy and subsequent interferon therapy in patients with HCV-related liver cirrhosis［J］，Mol Med Rep，2014，9（2）：487－492.

［43］Feng K，Ma K，Lir Q，et al. Randomized clinical trial of splenic radiofrequency ablation versus splenectomy for severe hypersplenism［J］. Br JSurg，2011，98（3）：354－361.

［44］Kaeanaka H，Akahoshi T，Itoh S，et al. Optimizing risk stratification in portal vein thrombosis after splenectomy and its primary prophylaxis with antithrombin III concentrates and danaparoid sodium in liver cirrhosis with portal hypertension［J］. J Am Coll Surg，2014，219（5）：865－874.

［45］Cadili A，et al. Complications of splenectomy. Am J Med，2008，121：371.

［46］Price VE，et al. The prevention and management of infections in children with asplenia or hyposplenia. Infect Dis Clin North Am，2007，21：697.

［47］Spelman D，etal：Guidelines for the prevention of sepsis in asplenic and hyposplenic patients. Intern Med J，2008，38：349.

［48］Shatz DV，etal：Vaccination practices among North American trauma surgeons in splenectomy for trauma. J Trauma-Injury Inf & Crit Care，2002，53：950.

［49］Ikeda N，Imanishi H，Aizawa N，et al. Nationwide survey in Japan regarding splenectomy/partial splenic embolization for interferon treatment targeting hepatitis C virus-related chronic liver disease in patients with low platelet count. Hepatol Res，2014，44：829－836

［50］Shatz DV，etal：Antibody responses in postsplenectomy trauma patients receiving the 23-valent pneumococcal polysaccharide vaccine at 14 versus 28 days postoperatively. J Trauma-Injury Inf & Crit Care，2002，53：1037.

［51］El Khishen MA，Henderson JM，Millikan WJ Jr，et al. Splenectomy is contraindicated for thrombocytopenia secondary to portal hypertension. Surg Gynecol Obstet，1985，160：233－238.

［52］Nio M，Hayashi Y，Sano N，et al. Long-term efficacy of partial splenic embolization in children. J Pediatr Surg，2003，38：1760－1762.

［53］Amin AM，EL Gendy MM，Dawound IE，et al. Partial splenic embolization versus splenectomy for the management of hypersplenism in cirrhotic patients［J］. World JSury，2009，33（8）：1702－1710.

［54］Petermann A，Chabrot P，Cassagnes L，et al. Hypersplenism due to portal hypertension：retrospective evaluation of 17 patients treated by splenic embolization［J］. Diagn Interv Imaging，2012，93（1）：30－36.

［55］Wang W，Tam MD，Spain J，et al. Gelfoam-assisted amplatzer vascular plug technique for rapid occlusion in proximal splenic artry embolization［J］. AJR Am J Roentgenol，2013，200（3）：677－681.

［56］He Xh，Gu Jj，LI WT，et al. Comparison of total splenic artery embolization and partial splenicemboliazation for hypersplenism［J］. World J Gastroenterol，2012，18（24）：3138－3144.

［57］Ohmoto K，Yamamoto S Prevention of variceal recurrence，bleeding，and death in cirrhosis patients with hypersplenism， especially those with severe thrombocytopenia. Hepatogastroenterology, 2003, 50：1766 – 1769.

[58] Liu Qd, Ma Ks, He Zp, et al. Experimental study on the feasibility and safety of radiofrequency ablation for secondary splenomegaly and hypersplenism [J]. World J Gastroenterol, 2003, 9 (4)：813 – 817.

[59] Liu Q, Ma K, He Z, et al. Radiofrequency ablation for hypersplenism in patients with liver cirrhosis：a pilot study. J Gastrointest Surg, 2005, 9：648 – 657.

[60] Rodrigues S, Martins A, Barroso E. Hepatic artery thrombosis in liver liver donor transplantation：how to solve-a case report. [J]. Transplant Proc, 2014, 46 (6)：1892 – 1893.

[61] Yanaga K, Tzakis AG, Shimada M, et al. Reversal of hypersplenism following orthotopic liver transplantation. Ann Surg, 1989, 210：180 – 183.

[62] Altaca G, Scigliano E, Guy SR, et al. Persistent hypersplenism early after liver transplant：the role of splenectomy. Transplantation, 1997, 64：1481 – 1483.

[63] Chu HC, Hsieh CB, Hsu KF, et al. Simultaneous splenectomy during liver transplantation augments anti-viral therapy in patients infected with hepatitis C virus [J]. Am JSurg, 2014, 209 (1)：180 – 186.

[64] Felix WR Jr, Myerson RM, Sigel B. et al. The effect of portocaval shunt on hypersplenism. Surg Gynecol Obstet, 1974, 139：899 – 904.

[65] Gschwantler M, Vavrik J, Gebuer A, et al. Course of platelet counts in cirrhotic patients after implantation of a transjugular intrahepatic portosystemic shunt-a prospective, controlled study. J Hepatol, 1999, 30：254 – 259.

[66] Sanyal A, Freedman AM, Purdum PP, et al. The hematologic consequences of transjugular intrahepatic portosystemic shunts. Hepatology, 1996, 23：32 – 39.

[67] Barney EJ, Little EC, Gerkin RD, et al. Coated transjugular intrahepatic portosystemic shunt does not improve-thrombocytopeniain patients with liver cirrhosis [J]. Dig Dis Sci, 2012, 57 (9)：2430 – 2437.

[68] Duvoux C, Radier C, Roudot-Thoraval F, et al. Low grade steatosis and major changes in portal flow as new prognostic factors in steroid-treated alcoholic hepatitis. Hepatology, 2004, 40：1370 – 1378.

[69] Ben-Ari Z, Cardin F, McCormick PA, et al. A predictive model for failure to control bleeding during acute variceal haemorrhage. J Hepatol, 1999, 31：443 – 450.

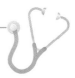

第四十章　肝硬化骨营养障碍

肝病相关骨营养障碍（HO）是慢性肝病并发的代谢性骨病。LC 常常并发 HO，包括骨质疏松和骨软化症，以骨质疏松更常见。HO 是 LC 患者的最重要并发症之一，并且与其骨脆性增加、生活质量降低、发病率和病死率升高有关。HO 常常隐匿性起病，在尚未发生 HO 并发症（例如骨折）之前常难以发现任何症状，受累患者大多意识不到自己骨密度（BMD）降低伴有的骨折风险。HO 基本治疗方法是去除病因和调整生活方式，但因其病因很广，知晓或增强病因警觉性，及早识别并治疗病因是逆转 HO 病情的关键。本章重点综述 HO 风险评估、诊断和防治对策。

第一节　骨代谢生理及影响因素

一、骨代谢生理

人体骨骼终生处于更新状态（骨降解和新骨形成），涉及局部因子（IL-1、IL-6、TNF 等）和全身因子甲状旁腺素（PTH），维生素 D 和降钙素调节破骨细胞[1]。活化的破骨细胞释放再吸收酶，导致再吸收过程，尔后细胞凋亡。同时成骨细胞合成骨基质，矿化作用促进其转变为骨细胞。钙和磷沉积在骨基质，导致骨骼硬化。临床上很多因素可促进骨吸收和新骨形成负平衡，进而诱发骨质疏松。

维生素 D 来自食物和阳光（紫外线作用于皮肤制造维生素 D）。维生素 D 有效促进钙和磷利用，参与强健骨骼和牙齿。近来研究显示维生素 D 在体内的代谢作用超出了单纯钙调节，也包括抗炎、抗纤维化和免疫调节作用[2]。钙是人体内最重要、含量最多的矿物元素，约占体质量的 2%；其中 99% 分布在骨骼和牙齿，并维持其正常生理功能。钙缺乏主要影响骨骼发育。临床症状表现为婴幼儿佝偻病和成年人骨质软化症及骨质疏松。

二、常见骨代谢影响因素

常见引起骨质疏松的因素有老年、女性、缺乏运动、长期应用皮质类固醇、酗酒和吸烟，相关附加因素还有维生素 D 受体多态性、成骨细胞营养因子（例如：IGF-I）和破骨细胞调节因子（例如：细胞核因子 NF-κB 配体激活受体和骨保护素等[3-5]）。雌激素缺乏也降低胃肠道钙吸收，年龄相关体力活动减少和生长激素分泌量下降，最终均导致成骨功能低下[6]。

年龄相关骨丢失归因于多种因素（表 40-1-1）。达到生理性骨峰值后骨重建过程处于平衡状态直到更年期。停止分泌雌激素导致脊椎骨年骨丢失 2%~3%，并且持续 6~8 年，约占正常女性脊椎骨骨丢失总量的 50%[6]。尔后因人体衰老骨丢失相对缓慢（0.5%/年）。

表 40-1-1　骨质疏松性骨丢失影响因素[6]

非激素类	激素类
• 年龄	• 雌激素
• 女性	• 雄激素
• 遗传特征（维生素 D 受体多态性等）	• PTH
• 钙和维生素 D	• 甲状腺素
• 局部细胞因子和生长因子	• 皮质类固醇
• 酗酒和吸烟	• 生长激素
• 缺乏运动	

最常见继发性骨质疏松病因是应用皮质类固醇，它对骨形成和骨质吸收均产生不良影响（表 40-1-2），直接抑制成骨细胞生长及分化[7]。这也被组织形态学测定研究证实[8]。

表 40-1-2　皮质类固醇对骨骼的影响

• 降低成骨细胞生长、分化和功能，增加成骨细胞凋亡
• 延长破骨细胞寿命，降低骨保护素（OPG）
• 降低性腺类固醇
• 增加钙排泄和诱发继发性甲状旁腺功能亢进症

第二节　骨营养障碍流行病学

一、非肝病骨质疏松和维生素 D 缺乏症流行病学

（一）骨质疏松

骨质疏松是一种以骨量降低、骨微结构破坏、骨脆性增加、骨强度下降、骨折风险增加、生活质量降低为特征的全身代谢性骨病。全球约 >2 亿患者受到骨质疏松困扰[9]。中国 2006 年估算 50 岁以上人群中约有 6944 万人患骨质疏松。未治疗女性一生中骨质疏松骨折风险预计高达 50%[10]。

（二）维生素 D 缺乏症

据报道老年和普通人群维生素 D 缺乏症流行率分别为 30% ~ 54%[11]和 14%[12]。体内维生素 D 含量具有季节性变化，并且居住人群所在的纬度也影响该病流行率[13]，在寒冷地区居住者发病率较高[14]。

二、HO 流行率

HO（又称肝性骨病）包括骨质疏松和骨软化症。骨软化症是指一定单位体积内骨组织有机成分正常，而矿物质含量减少，因骨钙盐含量降低而发生的骨质软化。骨质疏松是 LC 患者的一种常见并发症，特别是那些慢性胆汁淤积性肝病导致的 LC 患者表现得最为显著[15-16]。LC 比非肝病者骨质疏松和维生素

D 缺乏程度更严重，并且与肝病严重程度密切相关[17]。较早的研究显示 LC 患者骨软化症患病率很高。后来采用更严格的诊断标准后显示这种并发症发生率相对较低[5]。LC 患者（不论病因如何）HO 患病率为 16%~23%。AIH 患者可能需要接受长疗程大剂量皮质类固醇治疗，因此这些患者的骨折风险可能更高，特别是 AIH 相关 LC 患者[18]。慢性肝病患者的椎体及其附件骨折发生率是对照组的 2 倍[3]。原发性胆汁性胆管炎（PBC）患者并发骨质疏松和骨折风险中度升高，主要影响女性和老年患者[3,19]。LT 后第一年骨折发生率为 8%~65%，PBC 肝移植受者骨折发生率最高。维生素 D 缺乏症是慢性肝病患者常见并发症，并且与 LC 并发骨质疏松有关[20]。一项研究显示晚期肝病患者维生素 D 缺乏症患病率高达 90%[21]。因此，任何病因导致的维生素 D 缺乏均应给予评估及采用 BMD 仪检测患者的基线 BMD。

第三节　病因及发病机制

一、病因

继发性骨质疏松病因十分常见（表 40-3-1）。据报道男性伴有继发性骨质疏松病因者高达 64%[22-23]，绝经前和更年期女性超过 50%，绝经后女性大约为 20%~50%[24]。

表 40-3-1　继发性骨质疏松常见病因

● 药物（皮质类固醇，免疫抑制剂，肝素，抗惊厥药）	● 酒精中毒
● 原发性甲状腺功能亢进症	● 特发性高尿钙症
● 胃肠道疾病（乳糜泻，炎症性肠病）	● 性腺功能减退症
● 内分泌紊乱（甲状腺功能亢进症，库欣综合征）	● 维生素 D 缺乏症
● 血液学疾病（多发性骨髓瘤，肥大细胞病）	● LC
● 终末期器官衰竭和移植	● 肾病

二、HO 发病机制

常见骨质疏松病因及相关因素见表 40-1-1 和表 40-3-1。循证医学证据充分显示 LC 是骨质疏松的主要病因[5,15]。LC 患者常见性腺功能减退（第 34 章），这是一项重要促发 HO 因素，但其发病机制尚不清楚。很清楚的是 HO 并不是单纯由于维生素 D 缺乏和钙吸收不良引起[5]，因为单一补充维生素 D 并不能预防 HO。研究提示 LC 前期患者即可发生骨形成减少，而晚期 LC 患者骨吸收增加。LC 营养不良和骨骼肌质量减少，及维生素 D、降钙素、PTH、生长激素和性激素变化均可能在 HO 发病中发挥作用。由于骨形成功能受损使整体成骨速度下降，而不是破骨降解增强。当然，短期阻塞性黄疸并不会诱发骨病；但长期胆汁淤积常诱发 HO，并发骨痛和骨折。虽然可能发生维生素 D 吸收不良，但依赖脂肪泻程度，PBC 和 PSC 患者并发骨质疏松最常见。晚期 PBC 和 PSC 患者的 BMD 降低，特别是重症患者[25]。黄疸也可能抑制患者的成骨细胞增生[26]。非结合胆红素，而不是胆盐，也具有上述抑制效应。实验室检测血浆 25-羟维生素 D_3（25-OHD$_3$）水平能够可靠反映体内维生素 D 储备[27]；25-OHD$_3$ <80 nmol/L 与钙吸收减少，骨质疏松和骨折风险增加有关[28]。然而，虽然 LC 患者血清 25-OHD$_3$ 水平降低，但与成骨速度并无相关性[29]。尽管 LC 患者维生素 D 和钙代谢改变（例如：肠道吸收脂溶性维生素减少）；但维生素 D_3 的25-羟化作用仍

保持完整（甚至晚期 LC 患者），所以其骨矿化功能并未受到影响，甚至晚期胆汁淤积性肝病患者[15,30]。因此，HO 发病机制很复杂，不仅包括维生素 D 代谢变化，而且也有其他因素，例如维生素 K 活性受损、营养不良和性腺功能减退。

女性、BMI 较低和吸烟是 HO 主要危险因素。LT 后最初 6 ~ 12 月骨丢失和骨折发生率最高，归因于多因素，其中重要的可能是骨形成和骨吸收解偶联发挥作用。使用大剂量皮质类固醇和其他免疫抑制剂、缺乏运动和营养不良被认为是 LT 后骨质过度丢失的促发因素[31]。

第四节　临床表现

一、临床特征

HO 潜伏期很长，常隐匿性起病。在尚未发生 HO 相关并发症前常难以发现任何症状。其主要表现是长期肝病（特别是晚期肝病）诱发的椎骨和非椎骨疼痛和运动障碍[32]。LC 患者背痛被认为是发生 HO 并发症的早期征兆。此后特征是伴有骨松质结构损失的骨小梁骨质减少。这可导致椎体压缩性骨折伴脊柱后凸，并导致身高下降。易发生股骨颈和前臂骨骨折。

骨软化症是 HO 的少见表现，主要导致肌肉疼痛，但骨痛较轻。ALP 显著升高；伴钙、磷和 25-羟胆钙化醇缺乏。

二、辅助检查

成功治疗骨质疏松需要仔细选择生化测定项目，以判断患者是否存在继发性骨质疏松。另外，骨骼更新生化指标愈来愈多的用于初始和随访评估这类患者。

（一）HO 相关临床常规检验项目

1. 全血细胞计数　全血细胞计数（CBC）能够确定贫血，见于很多骨质疏松病因；包括腹泻和其他吸收不良病态、慢性肝病、慢性肾衰竭、代谢性骨病和多发性骨髓瘤。

2. 肾功能　常规评估肾功能（第 27 章），以便确保及时发现或排除肾病性骨质疏松，晚期 LC 患者常常伴有潜在肾功能不全，特别是老年慢性肝病患者更常见隐匿性肾功能不全。而肾功能不全极易诱发维生素 D 缺乏症和继发性甲状旁腺功能亢进症。

3. 肝功能检测　见第 7 章。

4. 血清钙和磷　钙、磷是骨骼基本元素。因为钙与血清蛋白结合，只有游离钙与患者症状和体征直接相关；检测 LC 低蛋白血症患者的血清钙将会低估游离钙或离子钙（假性血清钙降低，这种偏差常常误导临床医师）。因此对于低蛋白血症患者（特别是晚期 LC）应给予校正血清钙，可采用如下公式计算：校正钙 = 检测钙 – 检测 Alb 值 +4）。但检测离子钙可能更可靠。部分轻度原发性甲状腺功能亢进症患者的校正钙可能正常，但离子钙轻微升高。然而，必须注意，仅仅在严重维生素 D 和钙缺乏时才导致真正的低钙血症。但患者可能较早出现低钙尿，并且更常见于那些轻、中度维生素 D 缺乏症患者。

磷是骨形成的主要成分之一。临床上评估骨质疏松和骨量减少患者时必须检测的项目之一是血清磷。血清磷降低最常见于维生素 D 缺乏症、原发性甲状腺功能亢进症、低血磷性佝偻病和营养缺乏症（罕见）患者。

5. 25-羟维生素 D（25-OHD）　因为体内维生素 D 以储存形式存在，检测 25-OHD 能够精确判断维生素 D 储量。研究显示当 25-OHD 水平低于 30 ng/ml 时，PTH 水平开始升高，提示 30 ng/ml 作为临界值可区分维生素 D 缺乏状态[12]。并且维生素 D 水平的下降能够反映肝损伤严重程度[33]。

（二）骨骼代谢生化学指标

有两类重要的骨更新生化指标（BTMs）：一些用于检测骨形成率；而另一些用于检测骨吸收率（表 40-4-1）。这些指标的动态监测进一步完善了 BMD 评估和骨折风险预测。

表 40-4-1　骨骼代谢生化学指标

标　本	骨形成指标	骨吸收指标
血清	骨特异性碱性磷酸酶（BSAP）	Ⅰ型胶原交联羧基端肽（ICTP）
	骨钙素（OC）	耐酒石酸盐酸性磷酸酶 5b（TRACP5b）
	Ⅰ型胶原羧基端前肽（PICP）	
	Ⅰ型胶原氨基端前肽（PINP）	
尿		胶原交联氨基端肽（NTX）
		胶原交联羧基端肽（CTx）

诚然，对于每一例 LC 患者检测上述生化学指标显然使医疗费用猛增。然而，重要的是获得这些生化学检测数据能够帮助临床医师对患者分层，并且有助于分析继发性病因。因为维生素 D 缺乏症的流行率如此之高（特别是晚期 LC 患者），每一例骨量丢失的 LC 患者均应优选检测项目筛检。其中 25-OHD 是理想的筛检项目。

（三）放射学检查

骨质疏松直到晚期才可采用 X 射线影像（正侧位平片）检测到。但 CT 扫描和双能 X 线吸收法（DEXA）检测 BMD 可提供早期诊断。测定骨密度可预测 LC 患者病理性骨折风险，指导实施预防措施。所有 LT 患者的手术前评估均必须包括测定骨密度[34]。既往有骨质疏松和骨量减少史患者应每年筛检一次骨密度，而对于骨密度正常患者应每隔 2～3 年筛检一次骨密度。尔后，依照骨密度动态变化和风险因素调整筛检间隔！！

第五节　诊　　断

一、骨质疏松诊断标准

骨质疏松以骨强度降低、骨折风险增加为特征[22]。而骨强度主要反映 BMD 和骨质量。BMD 以单位面积或体积矿物质的克数表示。临床上可采用很多方法检测 BMD（骨量）。最精确的定量检测骨量的技术是 DEXA，是目前国际公认的诊断骨质疏松或骨质减量的准确、可靠、敏感的非侵入性方法。因此，所有长期肝病和 LC 患者均应采用 DEXA 评估 BMD，协助诊断是否并发 HO。WHO 和中国老年学学会诊断标准学组推荐的骨质疏松诊断标准见表 40-5-1。

表 40-5-1　评估骨质疏松标准

诊断分类	WHO 推荐 T 值 (SD)[a]	中国人 T 值 (SD)
正常	≥ − 1.0	≥ − 1.0
骨量减少	− 1.0 ~ − 2.5	− 1.0 ~ − 2.0
骨质疏松	≤ − 2.5	≤ − 2.0
严重骨质疏松	< − 2.5 伴骨折	< − 2.0 伴骨折

注: a: 骨量 T 值: 与同性别年轻成人骨量峰值比较, 患者 BMD 降低的标准差 (SD) 数值, 用于诊断骨质疏松。

二、维生素 D 缺乏症诊断标准

维生素 D 缺乏症定义为血清 25-OHD < 30 ng/ml[35] (或诊断为轻度维生素 D 缺乏症); < 20 ng/ml, 但 > 10 ng/ml 为中度维生素 D 缺乏症, < 10 ng/ml 为重度维生素 D 缺乏症。认识中、重度维生素 D 缺乏症可能诱发骨软化症十分重要。因为这些患者是采用抗吸收或蛋白同化疗法的适应证。

第六节　风险评估及预防策略

采用 DEXA 检测 BMD 是最重要的临床评估工具, T-评分, 骨折风险评估和长期监测 BMD 可为临床医师治疗骨质疏松提供最佳数据信息。再加上病史, 患者症状和体征, 结合 BMD 和骨代谢生化学指标结果, 可指导临床医师评估年龄相关骨丢失和骨代谢状态。所有 LC 伴有骨折史的绝经前或近期绝经的女性患者均应综合评估骨折风险。随着年龄增长骨折风险明显升高, 并且在更年期后骤然升高。70 岁后髋骨骨折发生率急剧升高。BMD 降低与骨折发生率升高密切相关, 椎体, 髋骨和前臂尤易发骨折。伴有继发性病因者的骨折风险更高 (表 40-6-1)。

表 40-6-1　WHO 确认的 10 年骨折风险因素

• BMD 降低	• 老年
• 脆性骨折史	• 皮质类固醇治疗史
• 风湿性关节炎	• 吸烟
• 过度饮酒	• 家族史

BMD 与骨折风险强相关, 其降低能够准确预测骨折风险。然而, 治疗后早期 BMD 变化很小。荟萃分析显示抗吸收治疗后骨吸收指标显著降低与非椎骨骨折风险显著降低有关[36]。因此, 治疗开始后数月即可能预告骨折风险降低。

第七节　治　疗

目前治疗骨质疏松的有效性在于减少骨折发生率, 改善 BMD 和骨骼代谢生化学指标。可纠正的骨质疏松继发性病因十分常见（表 40-3-1）。应强调及早识别并治疗这些病因是逆转骨质疏松的关键。2003 年美国肝病学会和美国肠胃病学会联合发布指南推荐调节生活方式和药物治疗，包括补钙、维生素 D_3 和二膦酸盐类药物防治长期应用皮质类固醇患者的骨量丢失[37]。总体而言，HO 与普通人群骨质疏松患者的治疗方法基本相同，但推荐 HO 治疗方法的循证医学证据级别为 D 级，明显低于普通人群骨质疏松循证医学级别 A 级[3]。

一、调整生活方式

治疗 HO 的基本方法是坚持健康生活方式：包括摄入富含维生素 D、钙、低盐和适量蛋白质的均衡膳食，有规律运动锻炼、戒酒、戒烟和慎用影响骨代谢药物等。伴有危险因素的女性给予维生素 K_2。LC 患者应坚持有规律的负重锻炼！！或下列运动：缓慢膝关节弯曲 10～15 次（锻炼大腿骨骼肌）。反复足尖站立 10～15 次（锻炼腓肠肌），上臂屈曲（锻炼二头肌）10～15 次，和腰部弯曲（锻炼背部骨骼肌）10～15 次。每天坚持上述锻炼 2～3 次能够确保大约 60% 的骨骼肌群得到锻炼，并有助于防治 HO。

LC 并发维生素 D 缺乏症或骨质疏松或骨软化症患者需要强化营养增补措施。国外推荐补充元素钙 1500 mg/d，维生素 D 800IU/d（治疗剂量为 800～1200 IU/d）。典型维生素 D 缺乏症患者每周口服维生素 D 50000IU，连用 12 周后重复检测确认是否获得充分补充。然后每天维持 400～800IU 剂量的维生素 D 足够（在无吸收不良病态下）。我国营养协会推荐普通成人元素钙摄入量 800 mg/d，绝经后妇女和老年人为 1000 mg/d。我国目前膳食营养调查显示老年人平均每日从饮食中获得元素钙 400 mg，平均每天缺少 500～600 mg。推荐成人维生素 D 剂量为 200 IU/d，因老年人缺乏日照及摄入和吸收障碍，推荐 400～800 IU/d。

二、药物治疗

骨质疏松的药物治疗策略是促进骨强度和降低骨折风险。临床医师必须恰当的做出是否给予药物治疗，并决策选择哪种药物治疗。具体方法见表 40-7-1 和表 40-7-2。

表 40-7-1 骨质疏松的治疗方法分类

抗吸收治疗
• 二膦酸盐类：阿仑膦酸钠、利塞膦酸钠、伊班膦酸钠
• 选择性雌激素调节剂：雷洛昔芬
• 降钙素
• 激素替代疗法
蛋白同化治疗
• 特立帕肽
非药物疗法
• 补充钙和维生素 D
• 预防跌落
• 支重锻炼

表 40-7-2　美国 FDA 批准的治疗骨质疏松药物

药　　物	预　防	治　疗
雌激素替代治疗	√	
降钙素		√
雷洛昔芬	√	√
阿仑膦酸钠	√	√
利塞膦酸钠	√	√
伊班膦酸钠		√
特立帕肽		√

（一）二膦酸盐类药物

有证据支持骨质疏松症及/或复发性骨折患者应考虑二膦酸盐类作为一线药物治疗!![38]。通过抑制骨吸收，保护骨量，显著改善骨密度降低椎骨和髋骨骨折率。这类药物适用于 HO 患者，例如：阿仑膦酸钠（70 mg po qw）或利塞膦酸钠。可采用唑来膦酸钠（5 mg iv 每年一次）替代口服二膦酸盐类药物治疗。然而，尚未获得 LC 患者的相关疗效研究数据。

（二）激素替代疗法

激素替代疗法作为一项治疗原则治疗绝经后的女性 HO 患者有效。雌二醇和甲羟孕酮联合维生素 D 和钙治疗可增加女性 PBC 患者的 BMD，其中雌激素替代疗法对于改善 PBC 患者 BMD 更有效[39]；LC 患者采用透皮吸收雌激素替代疗法相关严重不良反应极少[40]。与此相反，单一补充维生素 D 或钙未能获得有益疗效[40]。并发性腺功能减退症或出现早期闭经（45 岁前）女性患者是应用经皮雌激素替代疗法的适应证（避免了首过肝脏效应），疗程 24 个月。也可联合孕酮治疗。雌二醇日剂量约为 0.6 mg。男性可选择睾酮治疗。

（三）降钙素

在患者对二膦酸盐禁忌或难以耐受情况下，可考虑采用降钙素经鼻腔给药（双鼻孔交替喷射剂量 200IU qd）或皮下注射（100IU qd 或 qod）作为替代疗法。然而，与二膦酸盐比较，降钙素治疗骨质疏松的疗效较差。

（四）雷洛昔芬

雷洛昔芬为是一种选择性雌激素受体调节剂，适用于不耐受二磷酸盐的女性患者。

（五）特立帕肽（PTH）

对上述药物不能耐受、或有禁忌证或治疗无效、或患有严重骨质疏松患者（例如：DEXA T 值 < -3.5），可在骨科专家指导下选择 PTH（重组人甲状旁腺激素）治疗。PTH 能够增加骨密度[41]，并且通过增加骨膜骨形成降低骨折风险[42]。

（六）肝移植患者

LT 患者更需要较早防治骨质疏松。LT 后采用钙调磷酸酶抑制剂（CNI）治疗的患者可能并发快速骨丢失。因此，对于计划接受 LT 的患者，应在术前开始治疗 HO。

三、疗效监测和评估

目前还难以定义抗骨吸收药物或同化剂治疗骨质疏松的最佳骨生物学效应，因此，临床医师可采用替代标志（BMD 变化和 BTMs）联合骨折事件评价药物有效性，因为还没有公认可靠的临床工具测量骨质疏松度[43]。因此，评估疗效的方法包括：骨折事件，BMD 变化，测距仪系列检测身高变化。为确保治疗有效性，应督导患者用药依从性和必要的定期复检，一旦发现相关指标恶化，应查找原因及时纠正。LC 患者并发维生素 D 缺乏症非常普遍[44]。而维生素 D 水平降低可能影响骨质疏松患者药物治疗应答，这是因为不适当的钙吸收或继发性甲状旁腺功能亢进症，通常伴有很差的钙吸收[45]。

在口服二膦酸盐类药物期间发生骨折或 BMD 降低是治疗失败的证据，胃肠道吸收障碍可能是其原因，此时，有两种治疗选择：①变换给药途径，采用静脉输注二膦酸盐类药物，确保其对骨骼生长的效应；②换用皮下注射特立帕肽或降钙素。在治疗骨质疏松的最初几年获得的 BMD 增加量很小。采用二膦酸盐类药物治疗后显示的 BMD 增加幅度为 2%~5%[46]，采用特立帕肽治疗后增加至 9%[47]。两项趋势分析凸显较小的改善 BMD 便可降低骨折风险[48-49]。采用抗吸收药物治疗后相关指标降低 20%~80%[50]，而采用同化激素类药物特立帕肽能够增加骨骼形成指标。

参考文献

［1］Blair HC，Athanasou NA. Recent advances in osteoclast biology and pathological bone resorption. Histol Histopathol，2004，19：189－199.

［2］Kitson MT，Roberts SK. D-livering the message：the importance of vitamin D status in chronic liver disease. J Hepatol，2012，57（4）：897－909.

［3］Bernstein CN，Leslie WD，Leboff MS. AGA technical review on osteoporosis in gastrointestinal diseases. Gastroenterology 2003；124：795－841.

［4］Moschen AR，Kaser A，Stadlmann S，et al. The RANKL/OPG system and bone mineral density in patients with chronic liver disease. J Hepatol，2005，43：973－983.

［5］Rouillard S，Lane NE. Hepatic osteodystrophy. Hepatology，2001，33：301－307.

［6］Riggs BL，Khosla S，Melton LJ. III. Sex steroids and the construction and conservation of the adult skeleton. Endocr Rev，2002，23：279－302.

［7］Canalis E，Bilezikian JP，Angeli A，et al. Perspectives on glucocorticoid-induced osteoporosis. Bone，2004，34：593－598.

［8］Dalle Carbonare L，Arlot ME，Chavassieux PM，et al. Comparison of trabecular bone microarchitecture and remodeling in glucocorticoid-induced and postmenopausal osteoporosis. J Bone Miner Res，2001，16：97－103.

［9］EASL Clinical Practice Guidelines：Autoimmune hepatitis. J Hepatol（2015），http：//dx. doi. org/10. 1016.

［10］Chrischilles EA，Butler CD，Davis CS，et al. A model of lifetime osteoporosis impact. Arch Intern Med，1991，151：2026－2032.

［11］Thomas MK，Lloyd-Jones DM，Thadhani RI，et al. Hypovitaminosis D in medical inpatients. N Engl J Med，1998，338：777－783.

［12］Chapuy MC，Preziosi P，Maamer M，et al. Prevalence of vitamin D insufficiency in an adult normal population. Osteoporos Int，1997，7：439－443.

［13］McKenna MJ. Differences in vitamin D status between countries in young adults and the elderly. Am J Med，1992，93：69－77.

［14］Hochwald O，Harman-Boehm I，Castel H. Hypovitaminosis D among inpatients in a sunny country. Isr Med Assoc J，2004，6：82－87.

［15］Compston JE. Hepatic osteodystrophy：vitamin D metabolism in patients with liver disease. Gut，1995，27：1073－1090.

［16］Wibaux C，Legroux-Gerot I，Dharancy S，et al. Assessing bone status in patients awaiting liver transplantation. Joint Bone Spine，2011，78：387－391.

［17］ Reif S, Betov A, Sharvit E, et al. Vitamin D has a protective antifibrotic effect in rat model of liver fibrosis ［J］. Hepatology, 2011, 54：s747a.

［18］ De Vries F, Bracke M, Leufkens HG, et al. Fracture risk with intermittent high-dose oral glucocorticoid therapy. Arthritis Rheum, 2007, 56：208 – 214.

［19］ Solaymani-Dodaran M, Card TR, Aithal GP, et al Fracture risk in people with primary biliary cirrhosis：a population-based cohort study. Gastroenterology, 2006, 131：1752 – 1757.

［20］ Mobarhan SA, Russell RM, Recker RR, et al. Metabolic bone disease in alcoholic cirrhosis：a comparison of the effect of vitamin D2, 25-hydroxyvitamin D, or supportive treatment. Hepatology, 1984, 4（2）：266 – 273.

［21］ Arteh J, Narra S, Nair S. Prevalence of vitamin D deficiency in chronic liver disease. Dig Dis Sci, 2010, 55（9）：2624 – 2628.

［22］ NIH Consensus Development Panel on Osteoporosis Prevention, Diagnosis, and Therapy. Osteoporosis prevention, diagnosis, and therapy. JAMA, 2001, 285：785 – 795.

［23］ Harper K, Weber T. Secondary osteoporosis diagnostic considerations. Endocrinol Metab Clin North Am, 1998, 27：325 – 348.

［24］ Camacho P, Girgis M, Sapountzi P, et al. Correlations between vitamin D, parathyroid hormone, urinary calcium excretion, markers of bone turnover, and bone density of patients referred to an osteoporosis center. J Bone Miner Res, 2005, 20（Suppl 1）：S389.

［25］ Guanabens N, Pares A, Ros I, et al. Severity of cholestasis and advanced histological stage but not menopausal status are the major risk factors for osteoporosis in primary biliary cirrhosis. J Hepatol, 2005, 42：573 – 577.

［26］ Janes CH, Dickson ER, Okazaki R, et al. Role of hyperbilirubinaemia in the impairment of osteoblast proliferation associated with cholestatic jaundice. J Clin Invest, 1995, 95：2581 – 2586.

［27］ Crawford BA, Labio ED, Strasser SI, et al. Vitamin D replacement for cirrhosis-related bone disease. Nat ClinPract Gastroenterol Hepatol, 2006, 3：689 – 699.

［28］ Heaney RP. Functional indices of vitamin D status and ramifications of vitamin D deficiency. Am J Clin Nutr, 2004, 80：1706S-1709S.

［29］ Diamond T, Stiel D, Mason R, et al. Serum vitamin D metabolites are not responsible for low turnover osteoporosis in chronic liver disease. J Clin Endocrinol Metab, 1989, 69：1234 – 1239.

［30］ Guichelaar MM, Malinchoc M, Sibonga J, et al. Bone metabolism in advanced cholestatic liver disease：analysis by bone histomorphometry. Hepatology, 2002, 36：895 – 903.

［31］ Compston, J. E. . Osteoporosis after liver transplantation（review）. Liver Transplant, 2003, 9：321 – 330.

［32］ Hay JE. Bone disease in cholestatic liver disease. Gastroenterology, 1995, 108：276 – 283.

［33］ Schaalan MF, Mohamed WA, Amin HH, et al. Vitamin D deficiency：correlation to interleukin-17, interleukin-23 and PHINP in hepatitis C virus genotype 4. World J Gastroenterol, 2012, 18：3738 – 3744.

［34］ Alcalde Vargas A, Pascasio Acevedo JM, Gutierrez Domingo I, et al. Prevalence and characteristics of bone disease in cirrhotic patients under evaluation for liver transplantation. Transplant Proc, 2012, 44：1496 – 1498.

［35］ Weisman Y. Vitamin D. deficiency and insufficiency. Isr Med Assoc J, 2013, 15：377 – 378.

［36］ Siris E, Miller P, Barrett-Connor E, et al. Identification and fracture outcomes of undiagnosed low bone mineral density in postmenopausal women：Results from the National Osteoporosis Risk Assessment（NORA）. JAMA, 2001, 286：2815 – 2822.

［37］ American Gastroenterological Association. American Gastroenterological Association medical position statement：osteoporosis in hepatic disorders. Gastroenterology, 2003, 125：937 – 940.

［38］ Collier J. Bone disorders in chronic liver disease. Hepatology, 2007, 46：1271 – 1278.

［39］ Plauth M, Merli M, Kondrup J, et al. ESPEN guidelines for nutrition in liver disease and transplantation. Clin Nutr,

1997，16：43 – 55.

［40］Ormarsdottir S，Mallmin H，Naessen T，et al. An open randomized，controlled study of transdermal hormone replacement therapy on the rate of bone loss in primary cirrhosis. J Intern Med，2004，256：63 – 69.

［41］Hodsman AB，Bauer DC，Dempster D，et al. Parathyroid hormone and teriparatide for the treatment of osteoporosis：A review of the evidence and suggested guidelines for its use. Endocr Rev，2005，10：2004 – 2006.

［42］Zanchetta JR，Bogado CE，Ferretti JL，et al. Effects of teriparatide［recombinant human parathyroid hormone］on cortical bone in postmenopausal women with osteoporosis. J Bone Miner Res，2003，18：539 – 543.

［43］Miller PD，Hochberg MC，Wehren LE，et al. How useful are measures of BMD and bone turnover? Curr Med Res Opin，2005，21：545 – 553.

［44］Holick MF. High prevalence of vitamin D inadequacy and implications for health. Mayo Clin Proc 2006；81：353 – 373.，8Heaney RP，Rafferty K. Assessing nutritional quality. Am J Clin Nutr，2006，83：722 – 723.

［45］Heaney RP. Serum 25-hydroxyvitamin D and parathyroid hormone exhibit threshold behavior. J Endocrinol Invest，2005，28：180 – 182.

［46］Reginster J，Minne HW，Sorensen OH，et al. Randomized trial of the effects of risedronate on vertebral fractures in women with established postmenopausal osteoporosis. Vertebral Efficacy with Risedronate Therapy（VERT）Study Group. Osteoporos Int，2000，11：83 – 91.

［47］Black DM，Cummings SR，Karpf DB，et al. Randomised trial of effect of alendronate on risk of fracture in women with existing vertebral fractures. Fracture Intervention Trial Research Group. Lancet，1996，348：1535 – 1541.

［48］Wasnich RD，Miller PD. Antifracture efficacy of antiresorptive agents are related to changes in bone density. J Clin Endocrinol Metab，2000，85：231 – 236.

［49］Hochberg MC，Greenspan S，Wasnich RD，et al. Changes in bone density and turnover explain the reductions in incidence of nonvertebral fractures that occur during treatment with antiresorptive agents. J Clin Endocrinol Metab，2002，87：1586 – 1592.

［50］Bauer DC，Black DM，Garnero P，et al. Change in bone turnover and hip，nonspine，and vertebral fracture in alendronate-treated women：the fracture intervention trial. J Bone Miner Res，2004，19：1250 – 1258.

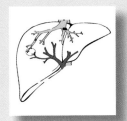
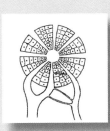
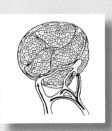

外　科　篇

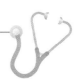

肝硬化外科风险及对策

普通人群外科手术后肝功能异常者占 25%～75%[1]，大多数表现为典型的一过性轻微肝酶水平升高，术后黄疸罕见。但慢性肝病患者术后肝功能失代偿、特别是肝硬化（LC）和门静脉高压（PHT）患者手术并发症风险显著增加，术后黄疸发生率高达 47%[2]。近年来肝病学、重症监护医学、放射学、外科学和肝移植（LT）技术进展使 LC 术前评估及其准备技术不断优化，有效降低了术后并发症。尽管如此，胃肠病和肝病专家常常参与 LC 术后肝衰竭患者的外科会诊。目前，LC 患者外科手术风险仍是一种挑战，且常常使临床医师陷入诊疗困境。本章重点讨论 LC 和 PHT 患者围手术期评估现代概念，聚焦在降低围手术期并发症风险的内科和外科对策，探讨改善患者预后的有效方法。

第一节　手术相关肝损伤病理生理学

过去 10 年麻醉和外科手术对肝脏影响的研究认知并没有显著改变[3]。手术后肝功能异常大体可分为 4 种类型：胆红素产生过多型、肝细胞损伤型、胆汁淤积型和术前已有肝病型。

一、胆红素产生过多型

健康肝脏每天能结合 250 mg 由衰老红细胞产生的胆色素，通常只有当胆红素超过 34.2 μmol/L 时临床上才显现黄疸；因此，术后黄疸患者所占比例很低。并且多发生于手术后前 2 周。术后黄疸的其他因素包括原有 LC、肝缺血、败血症、麻醉和肾储备受损。胆色素负荷增加原因还包括输注红细胞溶血（体外存储超过 2 周的红细胞输注后 24 小时内破碎率为 10%）、药物性溶血、瓣膜置换术输血、血色素再吸收、原有溶血性疾病（G6PD 缺乏症、病态细胞病、地中海贫血、自身免疫性溶血性贫血）、机械性心脏瓣膜、感染和医源性因素。单一非结合性高胆红素血症可发生于输红细胞后溶血，血色病重吸收或 Gilbert 综合征。

二、肝细胞损伤型

肝脏合成大多数血清蛋白，代谢营养物质、药物，解毒和过滤门静脉血液[3]。肝脏功能障碍可显著损伤所有这些功能[4-5]。特别是在很多药物应用过程中使得细胞色素 P450 酶代谢负荷增加，血浆结合蛋白降低，和胆汁排泄减少[6]。缺血性肝损伤、医源性、败血症、麻醉、胃肠外营养（PN）和病毒性肝炎均可产生术后肝细胞损伤。与缺血性肝损害类似，术后并发病毒性肝炎或药物性肝炎时肝酶水平会骤然升高，然而与缺血性肝损伤不同的是肝功能异常多发生于术后 2～3 周或更晚（第六节）。

三、胆汁淤积型

术后胆汁淤积可分为肝内和肝外淤积。术后良性胆汁淤积，败血症和药物病因占肝内淤积的大部分。术后良性胆汁淤积症以术后短时间内发生高胆红素血症、并进行性升高 2～3 周为特点。然而，胆总管结石、结石性胆囊炎、胰腺炎和胆管狭窄占肝外胆汁淤积的大部分。

四、术前已有肝病型

原有慢性肝病或遗传性胆汁代谢病（如 Gilbert 和 Dubin-johnson 综合征）患者手术后因叠加上述各种因素极易加重肝损伤和黄疸。虽然大部分术后黄疸可恢复正常，但个别患者可能伴有生命危险，需要及时救治。为降低 LC 患者手术后中枢神经系统抑郁症和肝性脑病（HE）风险，应避免应用阿片样药物吗啡和羟考酮，苯二氮䓬类药物，例如咪达唑仑和地西泮[7-8]。芬太尼，奥沙西泮和替马西泮似乎并未影响肝脏功能障碍[9-10]。上述复杂因素对肝脏产生的影响可解释为什么大多数慢性肝病患者外科手术后伴肝酶水平不同程度的升高，不管采用什么样的麻醉类型[11]。

第二节　术前肝病筛检及风险评估

肝病患者的初始评估与其他任何疾病类似。开始应依照患者的症状和相关实验室，内镜和放射学检查结果确定肝病病因和肝功能障碍程度。术前肝病筛检应询问患者有关肝病家族史和嗜酒史，查找酒精性肝病和病毒性肝炎相关高危行为。全面体格检查很重要，应细心筛检 LC 特征，如：黄疸、乳房增生、蜘蛛痣、腹水、肝脾肿大、下肢水肿、HE 等。常规实验室检查包括血小板计数（PLT）、凝血全项、电解质、和肝功能。但应注意肝病患者，甚至 LC 患者可能表现出肝酶水平正常，特别是 NASH 患者[12-13]。特殊患者的其他检查应包括病毒学和自身免疫血清学，并筛选 Wilsons 病、α-抗胰蛋白酶缺乏症、遗传性血色病、NASH、血清铜蓝蛋白、铁含量和血脂等。采用非侵入性技术（腹部 B 超、CT、MRI）筛查胆囊结石，胆管扩张或 PHT。在选择性手术前需要评估患者肝损伤程度，在原肝病不清楚时有时需要肝活检。

回顾性研究 7620 例选择性外科手术史患者发现术前筛检肝酶异常者仅 11 例（0.14%）[14]。因此，在临床实践中，除非患者病史和体检提示，一般对非肝病患者手术前并不常规全面评估繁多的肝脏功能项目[7,15]。若肝病患者转氨酶或 ALP 水平升高 >3×ULN 或伴有任何水平的 TBil 升高，其外科手术应暂缓，直到完全恢复[7,16-17]。无症状生化学异常患者 LC 确诊率占 6%~34%（既往尚未发现 LC），很可能伴有潜在的外科手术并发症风险[16-17]。与此相反，无 LC 的轻微肝病患者外科手术并发症风险较低[18-19]。

临床上常对肝病患者进行手术风险评级。无症状、体检正常、转氨酶水平 <3×ULN、仅有 ALP 或 GGT 单酶升高患者伴有手术低风险；酒精性脂肪肝，轻微慢性肝炎和药物诱导肝损害患者也归属于此组。单纯非结合性高胆红素血症患者常由 Giloerts 综合征引起。它并不伴有高手术风险。外科手术越紧急，其风险评估越差，特别是在威胁生命的紧急情况下。因此，不太紧急或择期手术风险评估对于预防手术并发症发挥重要作用，因为这时有时间评估患者病情，并且开始实施减轻风险策略或考虑替代治疗方案[20]。准确评估外科风险也能够强化患者知情同意，并可能影响外科决策，特别是在量化预测患者手术后病死率时。

第三节　手术时间选择和择期手术禁忌证

一、手术时间选择

发表文献的广泛共识是 LC 急症外科手术患者预后不良[21-25]（与肝功能正常和择期手术患者比较）

（表41-3-1）。特别是 CTP C 级 LC 患者择期手术具有最强挑战，其预后常引证隐源性 LC 患者腹部手术（如，门静脉分流术、胆道手术、肝叶切除术、胃十二指肠溃疡并发症手术、结肠切除术、小肠梗阻手术和胰腺手术）后病死率高达75%[26]。这似乎与 LC 患者疾病威胁生命影响力和急症手术前没有时间优化救治方案有关。因此，应严格把控 LC 患者手术适应证，并优化选择手术时机。

表41-3-1 LC 患者择期和急症外科手术后病死率比较

手术模式	Doberneck 等[27]	Garrison 等[26]	Aranha 等[29]	Mansour 等[30]	Farnsworth 等[21]	Telem 等[23]	Neeff 等[22]
择期手术病死率（%）	11	10	10	18	17	6	9
急症手术病死率（%）	45	57	86	50	19	25	47

急性和慢性肝病均提升手术风险级别。慢性肝病患者伴有手术后症状恶化和围手术期死亡风险，特别是肝酶 $>4 \times$ ULN 和黄疸患者[28]。既往研究急性病毒性肝炎患者经历诊断性剖腹术后病死率为 10%~100%[31-32]。因为大多数急性肝炎属于自限性疾病，因此，择期手术应推迟到肝功能正常后至少 1 月，除非绝对必要的急症手术（但伴有高风险）。这种观察性研究扩展至急性酒精性肝炎患者各种外科手术（开腹肝活检，门体分流术，剖腹探查术）病死率为 55%~100%[33-34]。因此，推荐过度饮酒患者或早期 AC 患者在手术前充分戒酒（最好禁酒 1~3 个月），以避免围手术期戒断症状[35]。

特殊肝病患者外科风险程度大多不清楚，因此，推荐意见很少[20]。对于自身免疫性肝炎（AIH）应用泼尼松治疗患者，推荐围手术期应用大剂量氢化可的松[3]。对 Wilson 病患者伴有的神经精神症状可能干扰知情同意，外科手术可能加重其神经学症状[36]。D-青霉胺可干扰胶原交联，并且可能损害伤口愈合，因此，应在手术后最初 1~2 周下调其剂量[36]。

二、择期手术禁忌证

肝病患者选择手术或半择期手术应严格避免一些临床病态（表41-3-2）。在 LT 过程中有时可安全实施其他手术，例如袖状胃改形术，脐疝修补术和冠状动脉旁路移植术（CABG），虽然经验有限[37-39]。伴有碎屑样或多个肝小叶坏死的重症慢性肝炎和 LC 患者不管是择期手术还是急症手术，其手术风险骤然升高，大多数患者伴有择期手术禁忌证，除非计划 LT。

表41-3-2 肝病患者择期手术禁忌证

• 急性肝衰竭	• 急性酒精性肝炎
• 亚急性肝衰竭	• ASA 分级 V
• 急性病毒性肝炎	

注：ASA：美国麻醉学会

应专门考虑急性肝卟啉病患者的手术安全性问题，这是一组罕见的肝脏遗传代谢性血红素生物合成路径障碍性疾病。全身麻醉连同外科手术伴有的细胞色素介导的代谢性和高脂溶性卟啉病特性与易发致命性卟啉病危象有关[40-41]。但在急性肝卟啉病患者表现为肝酶正常时，一般伴有各种手术安全性[40-41]。一项共识是虽然二异丙酚安全，但利多卡因和依托咪酯应用于卟啉病患者时并非安全[42-43]。在外科手术前，麻醉学家不但应关注麻醉用药安全，更应兼顾共存病对手术和麻醉的影响。增加手术风险的常见共存因素有肾衰、慢阻肺、术前感染或胃肠出血和男性[44]。具有这些共存因素的 LC 患者不应做肝切除术。

第四节　外科手术风险预测模型

LC 患者术前评估长期被认为是一项涵盖复杂因素、科学性更强的艺术技巧[45]。但一直缺乏前瞻性研究，相关病例研究通常伴有选择性偏倚，大多数研究反映的是不同时代临床、麻醉和外科手术技术进展。使得参照既往研究难以准确评估患有经历特殊外科手术患者的手术风险。反映肝病学病态总趋势的是引入临床的 MELD，使得 30 多年来常规采用 CTP 评估 LC 患者围手术期发病率和病死率的方法获得进展[7,45]。

一、预测模型 CTP

自从 20 世纪 70 年代以来，评估 LC 患者围手术期发病率和病死率的标准方法是 CTP 评分[7,20]。众多回顾性研究显示 CTP 与外科手术结局有良好相关性（表 41-4-1）[21-23,46]。

表 41-4-1　CTP 预测 LC 患者外科手术后病死率

	Garrison 等[26]	Mansour 等[30]	Costa 等[46]	Neeff 等[22]	Telem 等[23]
病例数	100	33	190	138	100
肝病病因	多为 ALD	不详	87% ALD	60% ALD	50% HCV
手术类型（%）	29 CC 23 PUD 9 C	100 CC	26 H 17 L 17 CC	28 H 22 PUD 17 C 11 CC	47 H 17 C
择期手术（%）	58	不详	59	51	68
CTP 病死率（%）	A：10 B：31 C：76	A：10 B：30 C：82	A：5 B：14 C：31	A：10 B：17 C：63	A：2 B：12 C：12

注：ALD：酒精性肝病；C：结肠切除术；CC：胆囊切除术；HCV：丙型肝炎病毒感染；H：疝修补术；L：肝切除术；PUD：消化性溃疡

对于不同病因 LC 患者依照肝储备将患者手术风险分级。数据源自数项最常被引证的研究[26,30,44]，CTP A、B、C 级 LC 患者外科手术后病死率分别为 10%、30%~31% 和 76%~82%。总体而言，A 级 LC 择期手术没有特别手术限制。B 级 LC 患者在认真全面术前准备大多能耐受择期手术。但是为降减肝功能恶化机会，肝大叶切除术应予避免。在正常生理情况下，肝动脉供血占肝脏血流量的 1/3，另外 2/3 由门静脉供应。而 LC 并发 PHT 患者更多依赖肝动脉供血。低血压、术中麻醉、肝血流下降常导致低氧血症。使得边缘性肝储备 LC 患者面临肝功能失代偿风险。败血症，胃肠道出血和 MOF 等并发症常见于 C 级 LC 手术后患者。隐源性 LC 患者腹部手术（例如门体分流术、胆道手术、肝叶切除术、胃十二指肠溃疡并发症手术、结肠切除术、小肠梗阻手术等）病死率高达 75%[26]。因此，应特别强调即便给予 CTP C 级 LC 患者择期手术也具有最强挑战性。这类患者在术前常伴有黄疸、HDC、CCM 和肝储备显著受损。表 41-4-1 包括近来研究比较认同的 CTP 评分预测价值，指导临床决策，改善了 CTP B 和 C 级 LC 患者的手术选择和预后。促进了肝病学进展。

既往研究[26,30]显示 LC 消化性溃疡和胃肠道出血并发症发生率分别为 12% 和 23%；且常为急症手术，病死率较高，但近年来这种类型的外科手术明显减少。有报道观察 100 例 LC 腹部手术患者，CTP 评分与手术病死率呈线性关系，CTP B 和 C 级 LC 患者手术后 30 天病死率为 12%[23]。但 CTP 评分受到一些限制（第七章）。最为典型的例子是 CTP B 级 LC（CTP 评分 7 分）患者因大量腹水评 3 分，比同样为 B 级的 LC 无腹水 CTP 评分相同患者更易遭受手术并发症风险。

二、预测模型 MELD

终末期肝病模型（MELD）（第七章）与手术后病死率有关[47]。近来数项回顾性研究验证了 MELD 作为预测 LC 患者外科手术风险的临床应用价值（表 41-4-2），MELD 预测准确度与 CTP 比较具有相等或稍优于 CTP 的优势[21-23]。

表 41-4-2　CTP 和 MELD 预测 LC 患者手术后病死率

	Farnsworth[21]	Northupet 等[49]	Costa 等[46]	Telem 等[23]	Neeff 等[22]
病例数	40	140	190	100	138
肝病病因（%）	58 病毒性	28 ALD；14 HCV	87 ALD	50 HCV	60 ALD
手术类型（%）	25 I&D 15 肝切除 13 CC	21 CC 10 Hip 9 疝修补 4 CABG	26 疝修补 17 肝切除 17 CC	47 疝修补 17 结肠切除	28 疝修补 22 PUD 17 结肠切除 11 CC
择期手术（%）	24	42	59	68	51
CTP 病死率（%）	A：15 B：9 C：60	N/A	A：5 B：14 C：31	A：2 B：12 C：12	A：10 B：17 C：63
MELD 病死率（%）	≤8：8 9~16：10 ≥17：57	5~10：5~8 10~15：8~14 15~20：14~25	≤14：9 ≥14：77	<15：5.5 ≥15：36	≤10：9 10~15：19 ≥15：54
结论	MELD = CTP	MELD AUC = 0.72	MELD = CTP = iMELD	MELD > CTP，特别是 Alb < 25/L 和 ASA 分级	CTP + ASA 分级 + 血清钠 < 130 > MELD

注：ASA：美国麻醉学会；ALD：酒精性肝病；AUC：受试者特征曲线下面积；CC：胆囊切除术；Hip：矫形外科髋关节固定术；I&D：切开引流；PUD：消化性溃疡；CABG：冠状动脉旁路移植术；iMELD：整合 MELD 模型

虽然 MELD 是一种持续性评分系统，具有上述诸多优点，但临床医师期望获得能够准确预测外科手术风险的 MELD 评分截断值，也就是说超过此值意味着手术风险增加。Perkins 等[48]报道 33 例 LC 患者接受单一类型胆囊切除术；研究中似乎有病例选择的显著偏倚（平均 CTP 和 MELD 评分值较低）。数项研究（表 41-4-2）显示 MELD 截断值 15 能够预测外科手术后不同的临床结局。可将 MELD 值 15 适宜作为最佳截断值。与 MELD < 15 患者比较，等待肝移植 MELD 值 15 ~ 34 患者的病死率较高（分别为 17.4%、8.8%）[50-51]。大多数肝病中心将 MELD≥15 的 LC 患者作为 LT 候选者[23,50]。Teh 等[52]大样本 LC 病例研究显示 MELD 是最适宜评估 LC 患者外科手术风险的方法。研究者鉴定出 772 例 LC 平均 MELD 值为 8 分的患者，主要经历消化、矫形和心脏外科手术，依照外科手术年代（1980 ~ 1990 年和 1994 ~ 2004 年）被分为 2 组。2 个对照组包括 562 例门诊 LC 无外科治疗患者和 303 例经历小手术的 LC 患者，例如阑尾切除术和疝修补术；多变量分析显示患者年龄、ASA 体格状态分级（表 41-4-3）和 MELD 能够预测术后 30 和 90 天和长期病死率[52]。所有 LC 患者至少为 ASA Ⅲ级；年龄大于 70 岁与较高病死率有关，而单独采用 ASA 分级能够强力预测患者手术后 7 天病死率。10 例 ASA 分级为 V 级的患者 100% 死亡，提示 ASA 分级 V 的 LC 患者应作为外科手术禁忌证[45,52]（但不是 LT 禁忌证）。

表 41-4-3　ASA 体格状态分级

ASA 分级	手术前健康状况
I	正常健康
II	轻微全身疾病
III	严重全身疾病
IV	严重全身疾病持续威胁患者生命
V	预测非手术难以生存的濒临死亡患者
VI	确认脑死亡意向捐献器官患者

外科手术对 MELD > 8 分患者的影响好像在手术 90 天后[52]，其 MELD 值与外科手术后死亡相对风险的相关性几乎完全呈线性关系，显示 MELD 每增加 1 分，患者手术后 30 天和 90 天病死率将会增加 14%[52]（图 41-4-1）。MELD 结合年龄和 ASA 分级评估可增加 LC 患者评估外科手术风险准确性。这种 iMELD 特别适用于评估外科手术风险，能够提供手术后 7 天，30 天和 90 天死亡风险概率（表 41-4-4），并可避免含糊不清的低、中、高度风险预测，也有助于知情同意[53]。在急症情况下，患者暂时出现谵妄、低血压、急性肾损伤、败血症性胆汁淤积、溶血等可能虚高 CTP 和 MELD 评分值，这时 CTP 和 MELD 评分值并不真正反映患者肝储备状态，临床医师应谨防这种现象误导。更有临床价值的是动态观察实验室和预测评分变化趋势，多个不同时间点的 MELD 评分具有更准确的预测价值。

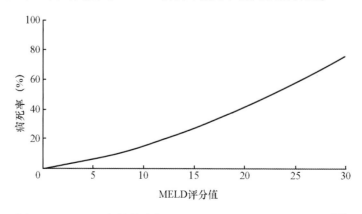

图 41-4-1　MELD 与外科手术后 30 天相对死亡风险之间的关系[52]

表 41-4-4　iMELD 预测 LC 患者手术后死亡风险[53]

iMELD 评分值	手术后病死率（%）		
	7 天	30 天	90 天
0～7	1.9	5.7	9.7
8～11	3.3	10.3	17.7
12～15	7.7	25.4	32.3
16～20	14.6	44.0	55.8
21～25	23.0	53.8	66.7
≥26	30.0	90.0	90.0

按照既往研究，LC 患者手术风险 MELD 截断值为 15，但很可能应该调低至 12。参照这种 MELD 值 12～15 风险评估灰区预测病死率为 25.4%，应暂缓手术治疗，更多考虑保守疗法（或姑息疗法）或转送至 LT 中心。这些边缘性 LC 患者（MELD ≥ 15）外科手术风险评估增加血清 Alb 可能有用，因为血清 Alb 高于 25 g/L 和低于 25 g/L 患者手术病死率分别为 14% 和 60%[23]。

临床采用 MELD 评估外科手术风险的缺点公认反映病情严重程度不足。MELD 值与 HE 或腹水患者病情严重程度度缺乏良好相关性[54]。并发利尿抵抗性腹水患者反而获得的 MELD 值相对较低，采用改良 MELD 预测外科手术病死率较低，可能并不适用于脐疝手术预测，其伤口愈合和体液管理与不涉及腹部矫形外科手术比较仍然属于临床难题。这些临床背景提示 CTP 评分中的主观参数有时更能获益，这是为什么至今仍然推荐 CTP 评分用于 LC 患者术前评估的原因。

其他同时增加手术风险的是肾衰竭、COPD、手术前感染、胃肠出血和男性[44]。伴有这些合并症的患者不应作肝切除术。若 CTP C 级 LC 患者需要择期手术，必须在手术前使患者病况恢复最大化。并细心注意肾功能、营养状态、液体平衡和生命体征。

第五节　不同类型手术风险及防范措施

有很多 LC 和 PHT 患者单一手术类型的病例报道和数项综述[15,20,55-59]。重要的是如何解读肝病学家和外科处理复杂 LC 和 PHT 患者的专业技术手段。也不应低估术中麻醉，术后重症护理对患者预后的影响[60-61]。

一、腹腔镜与开腹胆囊切除术比较

LC 患者胆结石患病率为 29.4%，高于普通人群 2 倍[56]。大多数这类患者无症状，不选择手术治疗。近年来常常选择腹腔镜胆囊切除术，但在腹腔镜探查发现禁忌证时（例如广泛性粘连）或腹腔镜手术未能获得成功时（腹腔镜转换至开腹胆囊切除术患者占 5%～12%），可选择开腹胆囊切除术。腹腔镜胆囊切除术治疗优点（与开腹胆囊切除术比较）是能够缩短手术时间和住院天数，患者术后恢复更快，并减少伤口并发症，降低病死率[62-66]。数项研究显示 CTP A 和 B 级或 MELD 值为 11～13 的 LC 患者胆囊切除术比较安全，手术病死率为 0～6%，优选腹腔镜胆囊切除术[62-64]。手术后可缓解超过 95% 患者的临床症状，但胆囊切除术并发总胆管结石和胆管损伤可导致术后胆汁淤积；胆管损伤比胆管结石引起的黄疸更常见。CTP 和 MELD 均能够预测患者手术后临床结局，并发血小板减少症和手术中静脉输注血小板也具有预测统计学效度[62-64]。当外科手术风险太高时，应考虑其他疗法，例如延长抗生素疗程，经皮胆囊造瘘术（并发腹水患者并不优选），和经十二指肠乳头胆囊管支架放置[67-68]。这种支架放置的疗效和可行性一般较差，因为采用口服熊去氧胆酸治疗 LC 相关胆结石的溶石效果很差。LC 患者采用腹腔镜诊疗技术的获益已经扩展至其他外科手术，例如脾切除术，结肠切除术和阑尾切除术等[69-70]。

二、疝修补术

LC 腹水患者并发脐疝（UH）风险为 20%[71]。脐疝囊内可含有多个囊腔，其内常含有网膜，且小肠和结肠也可能游入。LC 患者并发 UH 通常不能自发性愈合，而是逐渐增大。因为脐疝囊颈比疝囊狭小，患者可伴有局部疼痛和牵张性咳嗽；并且常诱发嵌顿型 UH。虽然罕见 UH 破裂，但一旦发生其相关病死率高达 30%~60%。因此，LC 并发 UH 是不吉祥预兆[72-73]。嵌顿型 UH 比破裂型或内脏显露型多见[74]。因此，为了预防嵌顿型 UH 发生，临床上需要尽快给予 UH 患者急症修补术。既往 LC 并发 UH 患者传统外科修补术临床体验效果很差，仅仅是 LC 发生 UH 并发症患者的无奈之举[75]。这是因为 LC 患者伴有的大量腹水给手术构成巨大挑战，使得手术后 UH 复发率和病死率均较高。因此应在手术前强化综合性腹水处理措施（第 21 章），并纠正水和电解质紊乱，加强营养支持，以便改善患者手术后临床结局。一项 34 例患者的病例研究，其中 17 例接受选择性 UH 修补术，13 例内科保守治疗，4 例 LT 联合 UH 修补术。保守治疗组嵌顿型 UH 发生率 69%，其中 1 例 UH 破裂[76]。强调及早给予规范清洁护理联合适当腹带加压很重要，更不应忽视适当应用利尿剂和低盐饮食在防治 UH 并发症中的作用。应注意观察腹腔穿刺大量放腹水（LVP）后不久可能发生的嵌顿型 UH，因为漂浮在腹水中的肠管在腹腔减压过程中可能游移入 UH。较大 UH、高龄和虚弱患者手术后并发症发生率和病死率较高。

近来研究显示 LC 并发 UH 患者采用选择性 UH 修补术结果极好，甚至 CTP C 级 LC 患者亦可采用这种疗法[71,77-80]。选择性外科手术治疗不仅可预防嵌顿型 UH 的发生，也可避免 UH 破裂，相关并发症较少，并且一些研究显示病死率降低[71,77-80]。一项经美国全国外科质量改善程序鉴定的 23000 例 LC 并发 UH 患者实施 UH 修补术研究，logistic 回归分析显示年龄 >65 岁、MELD >15、血清 Alb <30 g/L 和败血症与手术后病死率增加有关[79]。虽然 LT 患者可接受 UH 修补术，但考虑到 UH 并发嵌顿和破裂潜能，必须全面分析外科手术和内科保守治疗失代偿 LC 腹水风险与较高 CTP 和 MELD 评分值间的平衡。因为手术切口愈合很差，切口裂开、感染和脐疝复发与修补术后腹水有关，不应忽视的重要措施是在围手术期采用一些治疗方法确保降低门静脉压力（PVP）超过 1 年，包括腹腔静脉分流（近年来很少用，第 21 章），暂时放置腹腔透析管，非抽吸式密闭腹腔引流和 TIPS[81-83]（优选 TIPS）。

数项多中心随机对照试验研究显示对于选择患者采用 TIPS 控制腹水成功率高达 80%~90%，优于 LVP[79,84-85]。数项较小样本病例报道 PHT 患者手术前 TIPS 治疗效果[86-88]。大样本病例报道 25 例 MELD 评分为 15 的 LC 患者（CTP C 占 28%）在腹部和心胸外科手术前接受了 TIPS 治疗；围手术期病死率仅为 12%。手术前采用 TIPS 联合利尿剂降低 PVP 保护性获益超过了手术创伤并发症或腹水。另有报道 21 例 CTP B 和 C 级 LC 顽固性腹水（大多数病因为 CHC）并发 UH 嵌顿或破裂患者[80]；平均随访 3 年总病死率为 20%，并发 UH 破裂使得患者非 LT 存活率降低（与嵌顿型 UH 比较），而 LT 围手术期病死率很低。6 例手术前 1 天接受 TIPS 治疗患者的创伤并发症趋向于降低（与非 TIPS 治疗患者比较分别为 17% 和 27%），但单一采用抽吸式密闭腹腔引流未能观察到创伤并发症降低趋势。研究者[80]对 LC 并发 UH 破裂患者推荐 TIPS 联合选择性外科手术治疗。在观察到 TIPS 获益性疗效前可能需要超过 4~6 周过渡期。

一项病例报道[89]显示：与 UH 比较，LC 并发腹股沟疝患者接受修补术似乎安全；围手术期并发症未升高，并且与肝病严重程度（CTP 分级）无关。

三、结直肠外科手术

两项大样本病例报道 LC 患者外科手术治疗结直肠病（大多数为憩室病和结肠直肠癌）病死率 13%～23%；约半数患者的病态持续稳定[90]。急症手术与更差的临床结果有关[91]。基于全美国 1998～2005 年结直肠外科手术研究显示：LC 门静脉高压患者选择性结直肠外科手术病死率与非 LC 患者比较升高 11 倍[91]。

炎症性肠病（IBD）和原发性硬化性胆管炎（PSC）患者是否需要结直肠外科手术治疗常需要讨论。一项研究[92]23 例 LC 患者（大多数为 CTP A 和 B 级、平均 MELD 评分 9 分）实施直肠结肠切除重建术，术后几乎全部患者出现并发症（占 83%，主要为出血和肝功能恶化）。然而，围手术期病死率较低（9%）。

四、胸腔手术

有大量关于胸腔镜治疗顽固性肝性胸腔积液（HH）的文献[93-94]。长时间胸腔置管引流（>5d）患者可能诱发胆红素水平升高、HE、肝病加重和病死率升高[31]。另外，这种疗法并发症（例如疼痛、发热、气胸、肾衰和脓胸）使其变得无吸引力。有研究发现 14 例患者胸腔内置隧道式导管使胸水逐渐减少，8 例最终实施胸膜固定术，2 例并发脓胸[95]。因为侵袭力更强的外科手术极易对患者造成过度病态打击，然而，较小样本的病例系列研究获得了一些成功[96-97]。若精确调理限钠饮食，精细调整利尿药剂量和适时采用 TIPS 治疗，大多数 HH 患者可避免放置胸腔导管。当确认患者膈肌缺损时，采用更有效的视频辅助胸腔镜外科技术（VATS）修补膈肌缺损，随后采用胸膜固定术可能有效[97]。对选择的患者可成功消除胸水。近来有很多病例报道[98-100]对选择患者采用 VATS 闭塞膈肌缺损及/或机械或化学胸膜固定术，结果显示成功持续症状缓解率为 48%～75%，并且无死亡病例报告。然而，仅仅获得少数病例的治疗信息，并且手术操作与显著加重病情和病死率增加有关[101]。

五、减肥手术

详见第 13 章。

六、心脏外科

LC 和 PHT 患者常并发 HDC 和 CCM，因此，接受心脏外科手术后血流动力学严重紊乱风险极高。有限相关文献均显示术后病死率比其他手术明显升高[102-104]（表 41-5-1）。Klemperer 等[102]研究显示 CTP A 级 LC 患者心脏外科手术安全性尚可，但 CTP B 级患者结果较差。近来研究显示 CTP B 级 LC 患者手术后存活率提高，Filsoufi 等[104]观察发现心肺转流术（CPB）时间、CPB 类型和围手术期支持与肝脏失代偿有关。CTP≥8 能准确预测 LC 患者 CABG 后 90 天病死率；LC 患者手术病死率风险比对照组增加 5 倍[103,105]。

表 41-5-1　肝硬化患者心脏手术后病死率

CTP 分级	Klemperer 等[102]	Suman 等[103]	Filsoufi 等[104]
A（%）	0/8（0）	1/31（3）	1/10（10）
B（%）	4/5（80）	5/12（42）	2/11（18）
C（%）	—	1/1（100）	4/6（67）

七、肝切除术

LC 患者常常并发原发性和转移性肝癌。LC 患者年 HCC 发生率 2.5%[106]。肝癌外科切除仍是主要的治愈性手段。近 5%~15% 的 HCC 患者适合肝部分切除。常规筛检 LC 患者已经导致确诊 HCC 病例数增加，进而使接受外科切除疗法的患者比例增加。接受肝切除术的 LC 患者发病率和病死率风险显著升高，主要与肝脏功能失代偿，肝实质损失和 LC 基础上肝脏再生能力受限有关。手术后发病和死亡主要风险因素是需要切除的肝脏范围和肝脏功能障碍程度。最大限度地保留肝组织能够降低手术病死率及手术并发症。术前病例评估和选择、手术细节改进及术后复发转移的防治等是中晚期肝癌手术治疗的关键。DC 或确诊 PHT 患者是典型排除肝切除术指征，应评估 LT 适应证。CTP A 级或 MELD < 10，胆红素和血清 Alb 正常，和无 PHT 患者可考虑肝切除术[107]。肝功能（CTP）评分和吲哚氰绿 15 分钟潴留率（ICG15）是常用的肝储备功能评估方法。其他用于评估外科风险的肝脏功能储备受限指标包括 ICG15 和摄取放射性同位素锝标记聚合白蛋白显像剂^{99m}Tc-MAA[108-109]。对于中晚期 HCC，一般 CTP 为 A 级、HVPG < 12 mmHG，ICG15 < 20% 代表肝储备功能良好；在此基础上，再利用影像学技术估算预期切除后的余肝体积（须占标准肝体积的 40% 以上），有助于手术安全。

数项 LC 患者肝切除改善预后的围手术期技术已经应用于临床。手术前营养状态最优化。考虑半肝切除术患者经门静脉栓塞（PVE）主瘤肝叶，使无瘤肝叶代偿性增生后再切除主瘤肝叶，临床报告其毒副反应较少，较为安全有效。这种过渡性诱导增生策略的无瘤肝叶衰竭是肝脏再生潜能很差的标志，此时应谨慎重新评估肝切除术。对于 LC 经历肝大部切除术患者，上述 PVE 技术已经显著降低肝切除术后继发性肝脏失代偿发生率[110]。在肝切除手术过程中，应采用避免麻醉诱导血压降低的措施，十分谨慎减小肝脏血流变化。动态检测患者中心静脉压，应保持在 < 5 cmH$_2$O，以确保肝实质切除过程中肝静脉出血最少化。可采用增压措施维持患者血压（避免肝脏缺血），并且在完成肝切除后纠正低血容量。所有患者手术后一般引流 5~7 天，引流液减少时应及时撤除引流管，以预防腹腔内感染。

八、脾切除术

详见第 39 章。

第六节　围手术期风险及其对策

有很多降低 LC 患者围手术期风险的措施，但大多未经过随机对照试验验证，而是基于文献收集和专业科室的临床经验。有必要详细询问病史，全面体格检查，结合式式、输血及其制品情况，围手术期血流动力学参数，麻醉用药等。还应了解术后患者肝功能恶化时间和模式。围手术期及术后应用 PN 情况。所有术后肝功能恶化患者均应排除感染。选择性谨慎应用侵入性或非侵入性医学影像和肝活检。但无论如何应在术前认真专业评估和处理已存在的肝病，择期手术可将手术风险降至最低，术后密切随访。

一、手术前对策

采用手术前肝病评估程序（POLA）检核表不但有利于患者个性化会诊，而且完善了目前流行的电子病历和医疗服务信息共享（表 41-6-1）。

表 41-6-1　POLA 检核表

基本评估	全血细胞计数和血清电解质，胸片和 ECG 等
肝病特征	确定病因和慢性肝病
	若为急性病毒性或酒精性肝炎或药物性重症肝损伤，至少延期手术 3 个月
	若为慢性或轻微肝病，可予手术治疗
	若有 LC 或非 LC 门静脉高压证据，应持续评估肝脏功能
鉴定共存病	重点关注糖尿病，慢性肾病和 CVD
	若存在中、重度营养不良，采用经饮食，胃肠或胃肠外优化营养
肝脏影像学检查	首选 MRI 或 CT 评估肝脏形态、血管开放程度、HCC 和 PHT 证据（例如静脉曲张、脾脏大小）
	若有 CT 或 MRI 禁忌证，例如急性肾损伤，可另选多普勒超声
收集患者既往肝脏失代偿史	既往有腹水史患者可能影响伤口愈合和手术后恢复
	既往有 HE 史者应调整镇静和麻醉用药计划，密切观察规律性肠蠕动，不必严格限制食物蛋白［食补蛋白量为 1.2 ~ 1.5 g/(kg·d)］
	既往有 AVB 史者实施 EGD 检查和应用预防 AVB 措施
评估肝功失代偿状态	若有腹水应诊断性腹腔穿刺评估 SBP，若为中、重度腹水应在术前 LVP。若利尿抵抗或 MELD < 15，可考虑术前 TIPS。但典型急症病例除外。每天食钠量限制在 2 g，热量供给 35 ~ 45 kcal/(kg·d)
	HE 患者优化乳果糖治疗，维持每天排便 2 ~ 4 次（必要时鼻饲），并口服利福昔明。医嘱谨防误吸
	AVB 患者给予内镜治疗，并实施预防 AVB 措施
	低氧血症或 CHF 患者应排除 HPS 或 POPH。给予 ABG 和超声造影心动图（CEE）检查
评估肝功能、PHT	检测血清 TBil、Alb、INR、肌酐、血小板、HVPG（若可行）
评估手术后死亡风险	核查患者多个时间点的 CTP，MELD 和改良 MELD
	对于 CTP C 级或 MELD > 12 或更高风险的 LC 患者，应考虑另外的替代疗法或转送 LT，并应全面评估 LT 手术风险
评估凝血功能和贫血	手术前皮下注射维生素 K
	若并发肾功能不全给予 DDAVP
	顽固性出血患者推荐应用重组因子Ⅶa
	无活动性出血、PLT > 50 × 10⁹/L 患者，不必静脉输注血小板；或若纤维蛋白原 > 500 mg/L 不必给予冷沉淀药物
	一般认为健康者 Hb 80 g/L 能够安全的向组织输送生理性需要氧量，但应考虑 LC 患者因血流动力学紊乱和 CCM 导致心排血量下降。而对于 PHT 导致的 AVB 患者，应避免过度输血纠正贫血（采用 Hb 目标值为 70 g/L），以避免 PVP 升高
综合注意事项	避免肝毒性药物，例如草药和对乙酰氨基酚 > 2 g/d
	避免肾毒性药物，例如 NSAIDs（例如酮咯酸，布洛芬）或氨基糖苷类（例如庆大霉素）
	避免应用所有苯二氮䓬类药物治疗焦虑/失眠症，或应用那些半衰期短的药物
	动态检测并纠正电解质和酸碱平衡紊乱（可能促发 HE）
	避免预防性应用抗生素，特别是那些易诱导肝损伤高风险药物（例如阿莫西林/克拉维酸钾、呋喃妥因、复方新诺明、环丙沙星和左氧氟沙星）

注：ABG：动脉血气分析；CHF：充血性心衰；CT：电脑断层扫描；DDAVP：去氨-D-精氨酸加压素；INR：国际标准化比值；LVP：腹腔穿刺大量放腹水；MRI：磁共振成像；NSAIDs：非甾体类抗炎药；SBP：自发性细菌性腹膜炎；TMP/SMX：复方新诺明；PLT：血小板计数

　　这种简单的 LC 和 PHT 患者外科手术风险评估程序已经获得临床尝试，并且显示其临床应用价值，有助于评估患者手术发病率和病死率[111-113]。需要进一步验证 POLA 对患者治疗决策，护理和预后评估的辅助临床效果。因为肝肾功能担负着重要的清除各种麻醉剂作用，因此，应准确评估患者的肝肾功能状态。临床上也依照肝肾功能优选理想的麻醉剂。为了优化手术高风险患者的治疗方案，组织会诊优化诊疗方案至关重要。首先应评估肝病类型及其严重程度。患有轻微肝病者可实施外科手术，但对于急性肝衰竭和急性酒精性或病毒性肝炎近似于外科手术绝对禁忌证。也必须考虑严重共存病，特别是易发心血管风险的疾病，例如糖尿病。全面获取既往肝功能失代偿病史信息十分重要，因为可预测麻醉和外科手术后失代偿病态，以便实施针对性防范措施。若患者既往有腹水史，手术后应用利尿剂门槛应降低。若患者伴有潜在 HE，应减少镇静镇痛药用量，严密动态观察肠蠕动，并且注意防范误吸。

　　营养不良将会导致手术死亡率显著升高。体重下降 >20% 的 LC 患者不但手术相关病死率升高，而且手术后感染率增加 3 倍。因此，对于 LC 并发中、重度营养不良者，在择期手术前优化营养支持能够减轻对手术预后的负面影响[26]。若 LC 患者饮食或肠道营养不充分或空腹持续超过 72 小时，推荐 PN（第 38章）[114]。公认营养治疗能够促进伤口愈合及患者的免疫功能。

　　应首先评估肝脏失代偿早期症状和体征。对于中、重度腹水患者可实施 LVP 联合静脉补充 Ha 治疗，进而可通过降低腹腔内压缓解肺压缩对麻醉作用的影响。对于并发肾功能不全的 LC 患者可应用大剂量Ha[115]。并在术前限钠饮食。对于并发严重 HE 患者，可放置较细的柔软鼻胃管鼻饲乳果糖，尽管存在食管静脉曲张[115]。按照新近指南，每天补给食物蛋白量为 1.2 ~ 1.5g/kg[116]。若存在活动性或近期 AVB 证据，必须给予急症 EVL，以便降低围手术期 AVB 风险。若存在低氧血症或 CHF 症状，应采用动脉血气分析（ABG）和 CEE 检查排除 HPS 或 POPH。

　　综合上述检查数据和血液学检查结果评估肝功能和 PHT，应特别关注血清 TBil、Alb、INR、肌酐和PLT。手术前计算并记录患者 CTP，MELD 值。集体讨论患者手术风险，并给予量化预测，手术团队达成共识，患者及其家属知情同意。若 CTP C 级 LC 患者，或 MELD >12，或因其他原因伴有较高手术风险，手术前应评估替代疗法，或考虑转送至 LT 中心（图 41-6-1）。

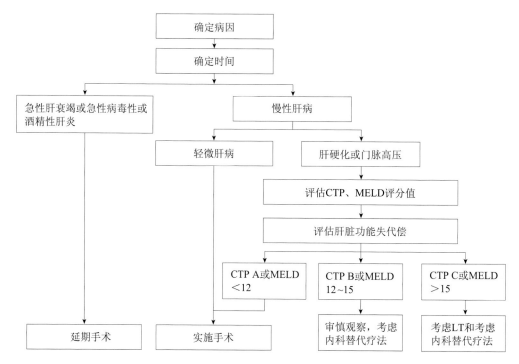

图 41-6-1　手术前风险评估和判断思路

应完成血液学评估。临床上通常给予皮下注射维生素 K 10 mg/d，连用 3 天，以纠正潜在维生素 K 缺乏及其对 INR 的影响（可能改变 CTP 或 MELD 评分）。若无出血证据，应避免应用新鲜冰冻血浆（FFP）纠正凝血障碍，但在非移植性外科手术前若患者 INR >1.5 可给予 FFP。对于肾功能不全患者应用去氨-D-精氨酸加压素/去氨加压素有助于纠正血小板功能障碍，剂量为 0.3 mg/kg。近来研究提示应避免过度输血，并且应适度掌控红细胞复升策略，使 Hb 增加的目标值为 70 g/L，以避免 PVP 升高[117]。若患者 PLT <50×10⁹/L，在手术前应静脉输注血小板。应强力避免电解质（特别是低钾血症）和酸碱平衡紊乱诱发的 HE 和心律失常。很多 LC 患者并发 QT 间期延长，因此，潜在的可能延长 QT 间期的药物应予避免。

成功完成 POLA 检核表和手术前评估并不意味着确保避免手术风险，因为手术后期通常是最危险期，需要再次风险评估，并实施降低风险的有效对策。

二、术中对策

术中麻醉团队在决定 LC 患者命运方面发挥重要作用。一个具有肝病专业献身精神的麻醉专家团队十分重要。应协助外科医生全力避免术中大量失血和麻醉剂诱导的低血压。准确止血很重要，因为术后凝血病和血小板减少症可能易发大出血，甚至轻微出血点即可诱发大出血。在实施急症 UH 修补术时，外科专家推荐给予筋膜缺损一期修补，以预防感染[118]。

三、术后对策

若术后饮食或肠营养不充分，LC 患者应在手术后较早接受 PN。研究发现腹部手术后 LC 患者采用 PN 替换静脉输液和补充电解质能够降低并发症发生率[119]。维持液应含有 5% Ha，以提高胶渗压。若放置引流管，不应超过手术后 5~7 天，以降低感染风险。一种替代引流的方法，采用间断、预防性 LVP 可避免大量腹水，并且使伤口并发症发生率最小化。

手术切口万一渗漏腹水或切口裂开，推荐尽早实施 LVP，接着短期静脉输注 Ha 联合呋塞米和螺内酯利尿。然而，这种病况常诱发急性肾损伤，从而影响利尿效果。因此，应想方设法预防或逆转肾损伤，必要时邀请介入放射学专家腹腔内引流，使腹水流向避开手术切口。细心观察腹水变化，酌情应用 Ha，力争腹水相关体液代谢负平衡非常重要。

LC 患者应完善手术后抗生素、镇痛剂、PPI、预防深静脉血栓药物和镇静药物应用。避免阿片样药物相关性便秘。口服聚乙二醇可获得乳果糖同样的肠蠕动效果，并可避免乳果糖增加肠胀气不良反应。另外，过量应用乳果糖诱发的过度腹泻可能诱发脱水和电解质紊乱，并可能诱导患者突发 HE。LC 患者手术后一旦发生肾上腺功能减退症可能伴有致命性风险，应审慎观察，必要时可应用皮质类固醇替代疗法。应采用预防静脉血栓的措施，包括早日活动，穿高弹力加压袜子，及/或若 INR <2 和 PLT >50×10⁹/L 时可皮下注射低分子肝素。

四、手术相关重要肝损伤及其对策

（一）缺血性肝损伤

LC 和 PHT 并发高动力循环和内脏血管扩张，激活交感神经系统和神经激素轴勉强维持动脉灌注压[120]。这种 LC 基础上虚弱的代偿功能背景很容易被术中麻醉、出血、低血压和血管活性药物"冲垮"[7]。因此，LC 患者手术后常常伴有缺血性肝损伤，并且诱发肝功能进一步恶化和黄疸加重[121]，多发生在手术后 1 天至 2 周内。以转氨酶和 LDH 升高为特点。损伤严重程度取决于缺血程度和缺血时间长短。

严重缺血性肝损伤患者也可出现结合型高胆红素血症。心源性，非心源性休克和呼吸衰竭是常见病因。神经肌肉阻滞剂和挥发性麻醉剂可在最初 30 min 内诱导健康者肝脏血流量降低 36%，其后较快改善[122]；但对于 LC 患者很有可能诱发突如其来的肝功能失代偿。因此，应在手术期间力争肝脏血流灌注减少最小化，避免发生低血压至关重要。应维持血容量正常，特别是在血容量大量丢失情况下，例如出血，大血管钳夹，或开腹后抽出大量腹水。在手术过程中每抽出 1 L 腹水应补充 12.5 g Ha。

氟烷可导致重症肝炎，并且与恩氟烷一样，也能够减少肝动脉血流量。虽然二异丙酚在肝脏广泛代谢，但它并不显著改变肝血流量，因此，LC 患者并不需要调整此药剂量[123-125]。脊髓硬膜外麻醉药可降低 MAP，并且显著增加 LC 和 PHT 患者出血风险[126]。腹水、HH、肝肺综合征（HPS）和 POPH 可能诱导低氧血症[55]。间歇性正压通气，腹腔镜气腹，甚至腹腔内脏牵拉均可减少肝脏血流量[55,127]。这些结果均可导致肝脏缺血缺氧，并增加肝脏失代偿风险[128]。

正如上述，手术过程中发生的低血压可导致内脏，门静脉和肝动脉血流减少诱发缺血性肝损伤，而肝血流恢复后又可能发生缺血 – 再灌注性肝损伤。麻醉剂常常诱发肝血流降低进而加重围手术期肝损伤[129]。右心衰竭导致的被动性肝淤血，联合左心衰导致的肝脏低灌注使肝缺血风险远大于单纯左心衰[121]。基于转氨酶（5~10×ULN）和 LDH 水平显著升高（而 ALP 仅升高至 2×ULN 或更少）诊断缺血性肝损伤。严重缺血性肝损伤患者可发生急性或亚急性肝衰竭，并且可能伴有进行性高胆红素血症、HE、凝血功能障碍、低血糖和肾衰竭。尽管缺血性肝损伤通常基于临床标准，但也有推荐肝活检以排除其他病因。病因解除后大多数患者转氨酶水平短期恢复正常。一般高胆红素血症发生较晚，并可持续数周（LC 患者持续时间更长）。一旦患者出现黄疸常提示病情严重。病死率高达 75%，其死亡原因常归因于其他非肝病性共存病。临床上对于缺血性肝损伤应与药物诱发肝损伤和病毒性肝炎相鉴别，然而，这些病因导致的转氨酶升高通常晚于缺血性肝损伤。

（二）病毒性肝炎

病毒性肝炎导致的术后黄疸较少见，术前患有慢性病毒性肝损伤者比输血诱发的肝损伤多见。病毒诱发的肝损伤常常发生于术后 2 周，通常表现为进行性转氨酶升高；并且多超过 10×ULN。ALP 和 LDH 仅轻微升高。发生严重肝损伤时可出现黄疸和凝血功能障碍。感染 HIV 或 HBV 患者应在术后立即重新开始抗病毒治疗（第 10、44 章），应注意预防任何形式的肾损害。HCV 相关 LC 患者外科手术时组织会诊，通常主张在术后停止干扰素抗病毒治疗，这有助于患者术后恢复。但近来采用直接抗病毒（DAA）治疗 HCV 相关 LC 患者已经获得进展，极大地促进了 SVR 提高[130]；并且最新进展采用多种 DAAs 无 IFN 联合抗病毒治疗方案已经被批准临床应用（第 11 章）。虽然 DAAs 疗效和安全性需要进一步研究确认，但很可能需要重新评估 HCV 相关 LC 手术风险。

（三）药物性肝损伤

药物性肝损伤常伴有独特发病机制；大多数发生于术后 2 周。挥发性麻醉剂可通过不同机制诱发肝损伤[129]。几乎所有麻醉剂均可导致 25%~75% 的手术患者发生一过性肝功能异常。但转氨酶常 <2×ULN；然而，麻醉并发症诱发的严重肝功能异常患者的病死率为 10%~30%。麻醉药代谢产物可直接导致肝损伤，或与肝细胞膜大分子结合成半抗原诱导免疫病理性肝损伤；常发生在短期内反复应用麻醉剂患者，并伴有嗜酸性粒细胞增多。

异氟烷，地氟烷和七氟烷在肝脏代谢程度轻微，因此 LC 患者可优先选择应用[3]。氟烷是导致严重肝损伤的典型代表[131-132]，其危险因素包括年龄 >30 岁、女性、肥胖者、遗传因素、多次暴露或两次暴露间隔期较短（常 <3 个月）。氟烷诱导肝损伤患者可在单剂暴露后的 2 周内出现发热和黄疸。其他临床表现包括皮疹，关节痛和轻微肝大。作为暴露后并发症，发热和黄疸可分别发生于手术后第 1~11 天和 5~

7 天。多次暴露氟烷患者的转氨酶水平显著升高。进行性肝损伤导致急性肝肾衰竭是其严重并发症。氟烷诱发的肝脏全叶和多叶点状坏死、亚大块融合性坏死和大块状坏死已获得肝活检证实。多次暴露后诱发大块型肝坏死发生率为 1/7000[131]。这种严重肝损伤发病机制被认为是免疫病理性损伤[131]。

麻醉剂诱发肝损伤潜能与其生物转化率有关。氟烷、恩氟烷、七氟烷和异氟烷/地氟烷的生物转化率分别为 20%、2%、1%、0.2%。由此可见异氟烷和七氟烷诱发的肝损伤并不多见。氟烷和甲氧氟烷导致的肝损伤临床表现类似，多在手术后 2~3 周内出现肝功能异常。在其他氟烷类药物中，肝损伤发生率最高的是恩氟烷，常在暴露后 3 天发热、食欲不振、恶心和呕吐；黄疸多在 3~9 天内出现，严重肝损伤者可并发急性肝衰竭，肾衰竭；有报道病死率为 21%[133]。所有氟烷类麻醉剂之间均有交叉反应，若既往有暴露氟烷和恩氟烷致敏患者，应用后发生肝损伤风险必然增加[134]。

总之，LC 和 PHT 患者常因肝功能严重失代偿使其手术并发症风险增加。MELD 预测围手术期发病率和病死率似乎比 CTP 评分预测更准确。准确评估外科手术风险能够优化知情同意及外科手术决策制定，并有助于降低风险。POLA 检核表能够指导 LC 和 PHT 患者外科手术风险评估，同样也可作为 TIPS 术前评估，并优化 TIPS 治疗决策，具有较好的临床实用价值。

参考文献

［1］ Lamont JT，Isselbacher KJ. Current concepts of postoperative hepatic dysfunction. Conn Med，1975，39（8）：461-4.

［2］ LaMont JT. Postoperative jaundice. Surg Clin North Am，1974，54（3）：637-645.

［3］ Friedman LS. The risk of surgery in patients with liver disease. Hepatology，1999，29（6）：1617-1623.

［4］ Friedman LS，Maddrey WC. Surgery in the patient with liver disease. Med Clin North Am，1987，71（3）：453-476.

［5］ Gholson CF，Provenza JM，Bacon BR. Hepatologic considerations in patients with parenchymal liver disease undergoing surgery. Am J Gastroenterol，1990，85（5）：487-496.

［6］ Delco` F，Tchambaz L，Schlienger R，et al. Dose adjustment in patients with liver disease. Drug Saf，2005，28（6）：529-545.

［7］ Hanje AJ，Patel T. Preoperative evaluation of patients with liver disease［review］. Nat Clin Pract Gastroenterol Hepatol，2007，4（5）：266-276.

［8］ Ochs HR，Greenblatt DJ，Verburg-Ochs B，et al. Temazepam clearance unaltered in cirrhosis. Am J Gastroenterol，1986，81（1）：80-84.

［9］ Pentika¨inen PJ，Va¨lisalmi L，Himberg JJ，et al. Pharmacokinetics of midazolam following intravenous and oral administration in patients with chronic liver disease and in healthy subjects. J Clin Pharmacol，1989，29（3）：272-277.

［10］ Ghabrial H，Desmond PV，Watson KJ，et al. The effects of age and chronic liver disease on the elimination of temazepam. Eur J Clin Pharmacol，1986，30（1）：93-97.

［11］ Clarke RS，Doggart JR，Lavery T. Changes in liver function after different types of surgery. Br J Anaesth，1976，48（2）：119-128.

［12］ Shah AG，Lydecker A，Murray K，et al. Comparison of noninvasive markers of fibrosis in patients with nonalcoholic fatty liver disease. Clin Gastroenterol Hepatol，2009，7：1104-1112.

［13］ Harrison SA，Oliver D，Arnold HL，et al. Development and validation of a simple NAFLD clinical scoring system for identifying patients without advanced disease. Gut，2008，57：1441-1447.

［14］ Schemel WH. Unexpected hepatic dysfunction found by multiple laboratory screening. Anesth Analg，1976，55（6）：810-812.

［15］ Millwala F，Nguyen GC，Thuluvath PJ. Outcomes of patients with cirrhosis undergoing non-hepatic surgery：risk assessment and management. World J Gastroenterol，2007，13（30）：4056-4063.

［16］ Hay JE, Czaja AJ, Rakela J, et al. The nature of unexplained chronic aminotransferase elevations of a mild to moderate degree in asymptomatic patients. Hepatology.

［17］ Hultcrantz R, Glaumann H, Lindberg G, et al. Liver investigation in 149 asymptomatic patients with moderately elevated activities of serum aminotransferases. Scand J Gastroenterol, 1986, 21 (1): 109 – 113.

［18］ Brolin RE, Bradley LJ, Taliwal RV. Unsuspected cirrhosis discovered during elective obesity operations. Arch Surg, 1998, 133 (1): 84 – 88.

［19］ Runyon BA. Surgical procedures are well tolerated by patients with asymptomatic chronic hepatitis. J Clin Gastroenterol, 1986, 8 (5): 542 – 544.

［20］ Friedman LS. Surgery in the patient with liver disease. Trans Am Clin Climatol Assoc, 2010, 121: 192 – 204 [discussion: 205].

［21］ Farnsworth N, Fagan SP, Berger DH, et al. Child-Turcotte-Pugh versus MELD score as a predictor of outcome after elective and emergent surgery in cirrhotic patients. Am J Surg, 2004, 188 (5): 580 – 583.

［22］ Neeff H, Mariaskin D, Spangenberg HC, et al. Perioperative mortality after nonhepatic general surgery in patients with liver cirrhosis: an analysis of 138 operations in the 2000s using Child and MELD scores. J Gastrointest Surg, 2011, 15 (1): 1 – 11.

［23］ Telem DA, Schiano T, Goldstone R, et al. Factors that predict outcome of abdominal operations in patients with advanced cirrhosis. Clin Gastroenterol Hepatol, 2010, 8 (5): 451 – 7 [quiz: e58].

［24］ Wahlstrom K, Ney AL, Jacobson S, et al. Trauma in cirrhotics: survival and hospital sequelae in patients requiring abdominal exploration. Am Surg, 2000, 66 (11): 1071 – 1076.

［25］ Christmas AB, Wilson AK, Franklin GA, et al. Cirrhosis and trauma: a deadly duo. Am Surg, 2005, 71 (12): 996 – 1000.

［26］ Garrison RN, Cryer HM, Howard DA, et al. Clarification of risk factors for abdominal operations in patients with hepatic cirrhosis. Ann Surg, 1984, 199 (6): 648 – 655.

［27］ Doberneck RC, Sterling WA Jr, Allison DC. Morbidity and mortality after operation in nonbleeding cirrhotic patients. Am J Surg, 1983, 146 (3): 306 – 309.

［28］ Befeler AS, Palmer DE, Hoffman M, et al. The safety of intra-abdominal surgery in patients with cirrhosis: model for end-stage liver disease score is superior to Child-Turcotte-Pugh classification in predicting outcome. Arch Surg, 2005, 140 (7): 650 – 654.

［29］ Aranha GV, Greenlee HB. Intra-abdominal surgery in patients with advanced cirrhosis. Arch Surg, 1986, 121 (3): 275 – 277.

［30］ Mansour A, Watson W, Shayani V, et al. Abdominal operations in patients with cirrhosis: still a major surgical challenge. Surgery, 1997, 122 (4): 730 – 735.

［31］ Harville DD, Summerskill WH. Surgery in acute hepatitis. Causes and effects. JAMA, 1963, 184: 257 – 261.

［32］ Powell-Jackson P, Greenway B, Williams R. Adverse effects of exploratory laparotomy in patients with unsuspected liver disease. Br J Surg, 1982, 69 (8): 449 – 451.

［33］ Greenwood SM, Leffler CT, Minkowitz S. The increased mortality rate of open liver biopsy in alcoholic hepatitis. Surg Gynecol Obstet, 1972, 134 (4): 600 – 604.

［34］ Mikkelsen WP. Therapeutic portacaval shunt. Preliminary data on controlled trial and morbid effects of acute hyaline necrosis. Arch Surg, 1974, 108 (3): 302 – 305.

［35］ Oppedal K, Møller AM, Pedersen B, et al. Preoperative alcohol cessation prior to elective surgery. Cochrane Database Syst Rev, 2012, (7): CD008343.

［36］ Yarze JC, Martin P, Mun~oz SJ, et al. Wilson's disease: current status. Am J Med, 1992, 92 (6): 643 – 654.

［37］ Axelrod D, Koffron A, Dewolf A, et al. Safety and efficacy of combined orthotopic liver transplantation and coronary artery bypass grafting. Liver Transpl, 2004, 10 (11): 1386 – 1390.

［38］ Heimbach JK，Watt KD，Poterucha JJ，et al. Combined liver transplantation and gastric sleeve resection for patients with medically complicated obesity and end-stage liver disease. Am J Transplant，2013，13（2）：363 – 368.

［39］ de Goede B，van Kempen BJ，Polak WG，et al. Umbilical hernia management during liver transplantation. Hernia，2013，17（4）：515 – 519.

［40］ James MF，Hift RJ. Porphyrias. Br J Anaesth，2000，85（1）：143 – 153.

［41］ Dover SB，Plenderleith L，Moore MR，et al. Safety of general anaesthesia and surgery in acute hepatic porphyria. Gut，1994，35（8）：1112 – 1115.

［42］ Meissner PN，Harrison GG，Hift RJ. Propofol as an IV anaesthetic induction agent in variegate porphyria. Br J Anaesth，1991，66：60 – 65.

［43］ Weir PM，Hodkinson BP. Is propofol a safe agent in porphyria? Anaesthesia，1988，43：1022 – 1023.

［44］ Ziser A，Plevak DJ，Wiesner RH，et al. Morbidity and mortality in cirrhotic patients undergoing anesthesia and surgery. Anesthesiology，1999，90（1）：42 – 53.

［45］ O'Leary JG，Friedman LS. Predicting surgical risk in patients with cirrhosis：from art to science. Gastroenterology，2007，132（4）：1609 – 1611.

［46］ Costa BP，Sousa FC，Seroˆdio M，et al. Value of MELD and MELD-based indices in surgical risk evaluation of cirrhotic patients：retrospective analysis of 190 cases. World J Surg，2009，33（8）：1711 – 1719.

［47］ Wait RB，Kahng KU. Renal failure complicating obstructive jaundice［review］. Am J Surg，1989，157（2）：256 – 263.

［48］ Perkins L，Jeffries M，Patel T. Utility of preoperative scores for predicting morbidity after cholecystectomy in patients with cirrhosis. Clin Gastroenterol Hepatol，2004，2（12）：1123 – 1128.

［49］ Northup PG，Wanamaker RC，Lee VD，et al. Model for End-Stage Liver Disease（MELD）predicts nontransplant surgical mortality in patients with cirrhosis. Ann Surg，2005，242：244 – 251.

［50］ Merion RM，Schaubel DE，Dykstra DM，et al. The survival benefit of liver transplantation. Am J Transplant，2005，5：307 – 313.

［51］ Washburn K，Pomfret E，Roberts J. Liver allocation and distribution：possible next steps. Liver Transpl，2011，17（9）：1005 – 1012.

［52］ Teh SH，Nagorney DM，Stevens SR，et al. Risk factors for mortality after surgery in patients with cirrhosis. Gastroenterology，2007，132（4）：1261 – 1269.

［53］ Henderson JM. What are the risks of general surgical abdominal operations in patients with cirrhosis? Clin Gastroenterol Hepatol，2010，8（5）：399 – 400.

［54］ Yoo HY，Edwin D，Thuluvath PJ. Relationship of the model for end-stage liver disease（MELD）scale to hepatic encephalopathy，as defined by electroencephalography and neuropsychometric testing，and ascites. Am J Gastroenterol，2003，98（6）：1395 – 1399.

［55］ de Goede B，Klitsie PJ，Lange JF，et al. Morbidity and mortality related to nonhepatic surgery in patients with liver cirrhosis：a systematic review. Best Pract Res Clin Gastroenterol，2012，26（1）：47 – 59.

［56］ Bhangui P，Laurent A，Amathieu R，et al. Assessment of risk for non-hepatic surgery in cirrhotic patients. J Hepatol，2012，57（4）：874 – 884.

［57］ Nicoll A. Surgical risk in patients with cirrhosis. J Gastroenterol Hepatol，2012，27（10）：1569 – 1575.

［58］ Rai R，Nagral S，Nagral A. Surgery in a patient with liver disease. J Clin Exp Hepatol，2012，2（3）：238 – 246.

［59］ Muir AJ. Surgical clearance for the patient with chronic liver disease. Clin Liver Dis，2012，16（2）：421 – 433.

［60］ Hevesi ZG，Lopukhin SY，Mezrich JD，et al. Designated liver transplant anesthesia team reduces blood transfusion，need for mechanical ventilation，and duration of intensive care. Liver Transpl，2009，15（5）：460 – 465.

［61］ Mandell MS，Pomfret EA，Steadman R，et al. Director of anesthesiology for liver transplantation：existing practices and recommendations by the United Network for Organ Sharing. Liver Transpl, 2013, 19（4）：425 – 430.

［62］ Quillin RC 3rd, Burns JM, Pineda JA. Laparoscopic cholecystectomy in the cirrhotic patient：predictors of outcome. Surgery, 2013, 153（5）：634 – 640.

［63］ Delis S, Bakoyiannis A, Madariaga J, et al. Laparoscopic cholecystectomy in cirrhotic patients：the value of MELD score and Child-Pugh classification in predicting outcome. Surg Endosc, 2010, 24（2）：407 – 412.

［64］ de Goede B, Klitsie PJ, Hagen SM, et al. Meta-analysis of laparoscopic versus open cholecystectomy for patients with liver cirrhosis and symptomatic cholecystolithiasis. Br J Surg, 2013, 100（2）：209 – 216.

［65］ Neri V, Ambrosi A, Di Lauro G, et al. Difficult cholecystectomies：validity of the laparoscopic approach. JSLS, 2003, 7：329 – 333.

［66］ Curet MJ, Contreras M, Weber DM, et al. Laparoscopic cholecystectomy. Surg Endosc, 2002, 16：453 – 457.

［67］ Aranha GV, Kruss D, Greenlee HB. Therapeutic options for biliary tract disease in advanced cirrhosis. Am J Surg, 1988, 155：374 – 397.

［68］ Schlenker C, Trotter JF, Shah RJ, et al. Endoscopic gallbladder stent placement for treatment of symptomatic cholelithiasis in patients with end-stage liver disease. Am J Gastroenterol, 2006, 101：278 – 283.

［69］ Zhou J, Wu Z, Pankaj P, et al. Long-term postoperative outcomes of hypersplenism：laparoscopic versus open splenectomy secondary to liver cirrhosis. Surg Endosc, 2012, 26（12）：3391 – 3400.

［70］ Cobb WS, Heniford BT, Burns JM, et al. Cirrhosis is not a contraindication to laparoscopic surgery. Surg Endosc, 2005, 19（3）：418 – 423.

［71］ Eker HH, van Ramshorst GH, de Goede B, et al. A prospective study on elective umbilical hernia repair in patients with liver cirrhosis and ascites. Surgery, 2011, 150（3）：542 – 546.

［72］ Granese J, Valaulikar G, Khan M, et al. Ruptured umbilical hernia in a case of alcoholic cirrhosis with massive ascites. Am Surg, 2002, 68：733 – 734.

［73］ Ginsburg BY, Sharma AN. Spontaneous rupture of an umbilical hernia with evisceration. J Emerg Med, 2006, 30：155 – 7.

［74］ Trotter JF, Suhocki PV. Incarceration of umbilical hernia following transjugular intrahepatic portosystemic shunt for the treatment of ascites. Liver Transpl Surg, 1999, 5：209 – 210.

［75］ Perkins JD. Another patient with an umbilical hernia and massive ascites：what to do? Liver Transpl, 2008, 14（1）：110 – 111.

［76］ Marsman HA, Heisterkamp J, Halm JA, et al. Management in patients with liver cirrhosis and an umbilical hernia. Surgery, 2007, 142（3）：372 – 375.

［77］ McKay A, Dixon E, Bathe O, et al. Umbilical hernia repair in the presence of cirrhosis and ascites：results of a survey and review of the literature. Hernia, 2009, 13（5）：461 – 468.

［78］ Choi SB, Hong KD, Lee JS, et al. Management of umbilical hernia complicated with liver cirrhosis：an advocate of early and elective herniorrhaphy. Dig Liver Dis, 2011, 43（12）：991 – 995.

［79］ Cho SW, Bhayani N, Newell P, et al. Umbilical hernia repair in patients with signs of portal hypertension：surgical outcome and predictors of mortality. Arch Surg, 2012, 147（9）：864 – 869.

［80］ Telem DA, Schiano T, Divino CM. Complicated hernia presentation in patients with advanced cirrhosis and refractory ascites：management and outcome. Surgery, 2010, 148（3）：538 – 543.

［81］ Slakey DP, Benz CC, Joshi S, et al. Umbilical hernia repair in cirrhotic patients：utility of temporary peritoneal dialysis catheter. Am Surg, 2005, 71：58 – 61.

［82］ Fagan SP, Awad SS, Berger DH. Management of complicated umbilical hernias in patients with end-stage liver disease and refractory ascites. Surgery, 2004, 135：679 – 682.

［83］ Elsebae MM, Nafeh AI, Abbas M, et al. New approach in surgical management of complicated umbilical hernia in the cirrhotic patient with ascites. J Egypt Soc Parasitol, 2006, 36（Suppl）：11 – 20.

［84］ Azoulay D, Buabse F, Damiano I, et al. Neoadjuvant transjugular intrahepatic portosystemic shunt：a solution for extrahepatic abdominal operation in cirrhotic patients with severe portal hypertension. J Am Coll Surg, 2001, 193：46 – 51.

［85］ Rossle M, Ochs A, Gulberg V, et al. A comparison of paracentesis and transjugular intrahepatic portosystemic shunting in patients with ascites. N Engl J Med, 2000, 342：1701 – 1707.

［86］ Vinet E, Perreault P, Bouchard L, et al. Transjugular intrahepatic portosystemic shunt before abdominal surgery in cirrhotic patients：a retrospective, comparative study. Can J Gastroenterol, 2006, 20（6）：401 – 404.

［87］ Schlenker C, Johnson S, Trotter JF. Preoperative transjugular intrahepatic portosystemic shunt（TIPS）for cirrhotic patients undergoing abdominal and pelvic surgeries. Surg Endosc, 2009, 23（7）：1594 – 1598.

［88］ Kim JJ, Dasika NL, Yu E, et al. Cirrhotic patients with a transjugular intrahepatic portosystemic shunt undergoing major extrahepatic surgery. J Clin Gastroenterol, 2009, 43（6）：574 – 579.

［89］ Oh HK, Kim H, Ryoo S, et al. Inguinal hernia repair in patients with cirrhosis is not associated with increased risk of complications and recurrence. World J Surg, 2011, 35（6）：1229 – 33.

［90］ Gervaz P, Pak-art R, Nivatvongs S, et al. Colorectal adenocarcinoma in cirrhotic patients. J Am Coll Surg, 2003, 196（6）：874 – 879.

［91］ Nguyen GC, Correia AJ, Thuluvath PJ. The impact of cirrhosis and portal hypertension on mortality following colorectal surgery：a nationwide, populationbased study. Dis Colon Rectum, 2009, 52（8）：1367 – 1374.

［92］ Lian L, Menon KV, Shen B, et al. Inflammatory bowel disease complicated by primary sclerosing cholangitis and cirrhosis：is restorative proctocolectomy safe? Dis Colon Rectum, 2012, 55（1）：79 – 84.

［93］ Hessheimer AJ, Earl TM, Chapman WC. Nonhepatic surgery in the cirrhotic patient. In：Jarnagin WR, Blumgart LH, editors. Blumgart's surgery of the liver, pancreas and biliary tract. London：Saunders, 2012, 1092 – 1098.

［94］ Alberts WM, Salem AJ, Solomon DA, et al. Hepatic hydrothorax. Cause and management. Arch Intern Med, 1991, 151（12）：2383 – 2388.

［95］ Kilburn JP, Hutchings J, Misselhorn D, et al. Use of indwelling tunneled pleural catheters for the management of hepatic hydrothorax. Chest J, 2010, 138（4_MeetingAbstracts）：418A.

［96］ Ferrante D, Arguedas MR, Cerfolio RJ, et al. Video-assisted thoracoscopic surgery with talc pleurodesis in the management of symptomatic hepatic hydrothorax. Am J Gastroenterol, 2002, 97（12）：3172 – 3175.

［97］ Milanez de Campos JR, Filho LO, de Campos Werebe E, et al. Thoracoscopy and talc poudrage in the management of hepatic hydrothorax. Chest, 2000, 118（1）：13 – 17.

［98］ Assouad J, Barthes Fle P, Shaker W, et al. Recurrent pleural effusion complicating liver cirrhosis. Ann Thorac Surg, 2003, 75（3）：986 – 989.

［99］ Mouroux J, Perrin C, Venissac N, et al. Management of pleural effusion of cirrhotic origin. Chest, 1996, 109（4）：1093 – 6.

［100］ Cerfolio RJ, Bryant AS. Efficacy of video-assisted thoracoscopic surgery with talc pleurodesis for porous diaphragm syndrome in patients with refractory hepatic hydrothorax. Ann Thorac Surg, 2006, 82（2）：457 – 459.

［101］ Cardenas A, Kelleher T, Chopra S. Review article：hepatic hydrothorax. Aliment Pharmacol Ther, 2004, 20：271 – 279.

［102］ Klemperer JD, Ko W, Krieger KH, et al. Cardiac operations in patients with cirrhosis. Ann Thorac Surg, 1998, 65（1）：85 – 87.

［103］ Suman A, Barnes DS, Zein NN, et al. Predicting outcome after cardiac surgery in patients with cirrhosis：a comparison of Child-Pugh and MELD scores. Clin Gastroenterol Hepatol, 2004, 2（8）：719 – 723.

［104］ Filsoufi F, Salzberg SP, Rahmanian PB, et al. Early and late outcome of cardiac surgery in patients with liver cirrhosis. Liver Transpl, 2007, 13（7）：990 – 995.

［105］ Macaron C, Hanouneh IA, Suman A, et al. Safety of cardiac surgery for patients with cirrhosis and Child-Pugh scores less than 8. Clin Gastroenterol Hepatol, 2012, 10 (5): 535 – 539.

[106] Gluud C, Brok J, Gong Y, et al. Hepatology may have problems with putative surrogate outcome measures. J. Hepatol, 2007, 46 (4): 734 – 742.

[107] Cucchetti A, Ercolani G, Vivarelli M, et al. Impact of Model for End-stage Liver Disease (MELD) score on prognosis after hepatectomy for hepatocellular carcinoma on cirrhosis. Liver Transpl, 2006, 12: 966 – 971.

[108] Yasui M, Harada A, Torii A, et al. Impaired liver function and long-term prognosis after hepatectomy for hepatocellular carcinoma. World J Surg, 1995, 19: 439 – 443.

[109] Kim YK, Nakano H, Yamagochi M, et al. Prediction of postoperative decompensated liver function by technetium-99m galactosyl-human serum albumin liver scintigraphy in patients with hepatocellular carcinoma complicating chronic liver disease. Br J Surg, 1997, 84: 793 – 796.

[110] Truty MJ, Vauthey JN. Uses and limitations of portal vein embolization for improving perioperative outcomes in hepatocellular carcinoma. Semin Oncol, 2010, 37: 102 – 109.

[111] Haynes AB, Weiser TG, Berry WR, et al. A surgical safety checklist to reduce morbidity and mortality in a global population. N Engl J Med, 2009, 360 (5): 491 – 499.

[112] Morrow R. Perioperative quality and improvement. Anesthesiol Clin, 2012, 30 (3): 555 – 563.

[113] Bo¨hmer AB, Wappler F, Tinschmann T, et al. The implementation of a perioperative checklist increases patients' perioperative safety and staff satisfaction. Acta Anaesthesiol Scand, 2012, 56 (3): 332 – 338.

[114] Plauth M, Cabre E, Campillo B, et al. ESPEN guidelines on parenteral nutrition: hepatology. Clin Nutr, 2009, 28 (4): 436 – 444.

[115] Perumalswami PV, Schiano TD. The management of hospitalized patients with cirrhosis: the Mount Sinai experience and a guide for hospitalists. Dig Dis Sci, 2011, 56 (5): 1266 – 1281.

[116] Amodio P, Bemeur C, Butterworth R, et al. The nutritional management of hepatic encephalopathy in patients with cirrhosis: International Society for Hepatic Encephalopathy and Nitrogen Metabolism consensus. Hepatology, 2013, 58 (1): 325 – 336.

[117] Villanueva C, Colomo A, Bosch A, et al. Transfusion strategies for acute upper gastrointestinal bleeding. N Engl J Med, 2013, 368 (1): 11 – 21.

[118] Ammar SA. Management of complicated umbilical hernias in cirrhotic patients using permanent mesh: randomized clinical trial. Hernia, 2010, 14 (1): 35 – 38.

[119] Fan ST, Lo CM, Lai EC, et al. Perioperative nutritional support in patients undergoing hepatectomy for hepatocellular carcinoma. N Engl J Med, 1994, 331: 1547 – 1552.

[120] Groszmann RJ, Atterbury CE. The pathophysiology of portal hypertension: a basis for classification. Semin Liver Dis, 1982, 2 (3): 177 – 186.

[121] Seeto RK, Feen B, Rockey DC. Ischemic hepatitis: clinical presentation and pathogenesis. Am J Med, 2000, 109 (2): 109 – 113.

[122] Cowan RE, Jackson BT, Grainger SL, et al. Effects of anesthetic agents and abdominal surgery on liver blood flow. Hepatology, 1991, 14 (6): 1161 – 1166

[123] Servin F, Desmonts JM, Haberer JP, et al. Pharmacokinetics and protein binding of propofol in patients with cirrhosis. Anesthesiology, 1988, 69 (6): 887 – 891.

[124] Costela JL, Jime`nez R, Calvo R, et al. Serum protein binding of propofol in patients with renal failure or hepatic cirrhosis. Acta Anaesthesiol Scand, 1996, 40 (6): 741 – 745.

[125] Mandell MS, Durham J, Kumpe D, et al. The effects of desflurane and propofol on portosystemic pressure in patients with portal hypertension. Anesth Analg, 2003, 97 (6): 1573 – 1577.

［126］ Martin P. Perioperative considerations for patients with liver disease. Cleve Clin J Med，2009，76（Suppl 4）：S93 – 97.

［127］ Sato K，Kawamura T，Wakusawa R. Hepatic blood flow and function in elderly patients undergoing laparoscopic cholecystectomy. Anesth Analg，2000，90（5）：1198 – 1202.

［128］ Gelman SI. Disturbances in hepatic blood flow during anesthesia and surgery. Arch Surg，1976，111（8）：881 – 883.

［129］ Ngai SH. Effects of anesthetics on various organs. N Engl J Med，1980，302（10）：564 – 566.

［130］ Boccaccio V，Bruno S. Management of HCV patients with cirrhosis with direct actingantivirals. Liver Int，2014，34（Suppl 1）：38 – 45.

［131］ Farrell G，Prendergast D，Mueeay M. Halothane hepatitis. Detection of a constitutional suscep-tibility factor. N Engl J Med，1985，313（21）：1310 – 1314.

［132］ Benjamin SB，Goodman ZD，Ishak KG，et al. The morphologic spectrum of halothane-induced hepatic injury：analysis of 77 cases. Hepatology，1985，5（6）：1163 – 1171.

［133］ Lewis JH，Zimmerman HJ，Ishak KG，et al. Enflurane hepatotoxicity. A clinicopathologic study of 24 cases. Ann Intern Med，1983，45（8）：984 – 992.

［134］ Brunt EM，White H，Marsh JW，et al. Fulminant hepatic failure after re-peated exposure to isoflurane anesthesia：a case report. Hepatology，1991，13（6）：1017 – 1021.

第四十二章

TIPS 治疗门静脉高压进展

经颈静脉肝内门体静脉分流术（TIPS）是经颈静脉和肝静脉导管将可展开钢丝网架置入肝实质，在肝内门静脉和肝静脉之间创建通道，从而降低门静脉高压（PHT）的方法，其主要目的是治疗 PHT 并发症。自从 1988 年[1]临床首次应用 TIPS 治疗肝硬化（LC）并发难以控制的胃食管静脉曲张出血（GOVB）以来，伴随着 20 多年来的研究进展，其临床应用范围明显扩展。并可用于测定 PHT 或评估 LC 严重程度。特别是 TIPS 治疗顽固性腹水、肝性胸腔积液（HH），部分布加综合征（BCS）和预防高危 GOVB 患者再出血[2-3]新理念引发广泛关注，临床应用有明显增加趋势[3]。近年来 TIPS 研究的快速进展已经基本替代了外科门体分流术。本章综述 TIPS 临床研究进展，并提出循证医学推荐意见。

第一节 TIPS 术前评估

TIPS 术前评估可参照第 41 章手术前筛检和评估部分。但考虑到 TIPS 对心脏功能的影响，特别是在伴有 PAH 情况下，所有怀疑心肺疾病患者均应在 TIPS 操作前做超声心动图（ECHO）检查，可发现隐匿性病变。推荐肝脏影像学评估潜在的血管病变和排除存在的肝细胞瘤或囊肿，这些病变是 TIPS 禁忌证。候选 TIPS 治疗者应由胃肠病学或肝病学专家评估适应证，了解肝脏大小、形态、肝静脉与门静脉关系、门静脉分叉位置、腹水状况。判断手术成功概率和相关风险（特别是急症 TIPS）。并附加 TIPS 备选救治方案风险评估。MELD 评分与残存肝功能有显著相关性。最初设计 MELD 是为 LC 患者 TIPS 操作前更好的预测患者生存期[4]，从而筛检出预测死亡高风险患者实施 TIPS 作为救援措施。一般将 MELD≥15（或 CTP >11）的 LC 患者作为 TIPS 安全上限。应用 iMELD 评分，结果 <14 的 LC 患者 TIPS 治疗后临床结局最佳。对于预后评估特别差的患者采用 TIPS 治疗难以保证其疗效。因此，临床选择 TIPS 治疗一般应避免 MELD >24 患者。对于晚期肝病或伴有严重肝外疾病的患者［例如细菌感染[5-6,8,]、肝性脑病（HE）>2 级或持续性 HE[7]、TBil >85.5 μmol/L[5,8]、INR >2[8]、肾衰[5-8]、年龄超过 70 岁、心脏射血分数 <55% 和呼吸衰竭］，因其 TIPS 疗效和安全性研究数据不足，不推荐采用 TIPS 治疗[5,8-9]！！。TIPS 绝对和相对禁忌证见表 42-1-1[2]。

表 42-1-1 TIPS 禁忌证[2]

绝对禁忌证	相对禁忌证
充血性心衰	肝脏肿瘤（特别是中央区）
多发性肝囊肿	肝静脉阻塞
未控制的败血症	门静脉血栓形成
未缓解的胆道阻塞	严重凝血病或严重血小板减少症（<20×10⁹/L）
重度肺动脉高压（PAH）	中度 PAH
三尖瓣反流	小型肝

第二节　TIPS 技术操作

一、TIPS 支架置入

TIPS 微创手术需丰富经验的医师操作，并有设备、器材和外科等后备支持。临床医师应耐心向患者及其家属解释 TIPS 目的和意义，穿刺步骤。缓解患者紧张情绪，请患者签署 TIPS 知情同意书。采用非侵入性技术（例如心电图，血压和指端血氧饱和度血氧测定）动态监护患者生命体征。优选穿刺点和路径几乎总是通过右颈静脉[10]（图 42-2-1），虽然其他路径也有报道。在局部麻醉和镇静下（咪达唑仑 0.02 mg/kg 静脉注射），或全身性麻醉下实施无菌操作。从事 TIPS 操作人员需要培训。超声引导下导管插入右颈静脉，并推送入肝静脉分支后启动静脉造影程序，总览肝静脉解剖影像。选择肝右或左静脉（左支分流优势明显），将穿刺针推进至肝静脉分支，沿导丝传送球囊导管，球囊充气扩展分流通道。然后传送缩陷支架，确认位置无误后将其展开。对于 LC 并发肾功能不全，胆红素 >51.3 μmol/L，或 HE 患者特别需要通气支持或血压支持。TIPS 术中和术后检测 HVPG 是评价 TIPS 纠正血流动力学效能的金标准。通过肝静脉楔压（WHVP）和游离肝静脉压（FHVP）计算[11]（第 5 章）。

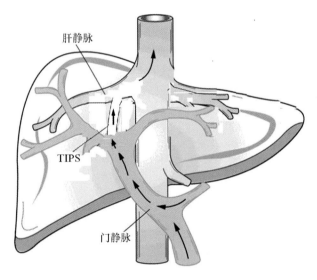

肝静脉

TIPS

门静脉

图 42-2-1　TIPS 操作图解

随访 TIPS 术后患者，若 HVPG < 12 mmHg 为分流正常；能够降低再次静脉曲张出血、腹水、SBP 和死亡风险[12-13]。而 HVPG >12mmHg 诊断为 TIPS 功能障碍，应采用气囊血管成形术校正或重新放置支架，以便预防 PHT 并发症复发。在 TIPS 插入时栓塞门体侧支血管可使患者再出血率低于单一 TIPS[14-15]。即便是 TIPS 后 HVPG 下降并不满意的患者，似乎也能够获得一定益处[16]。与既往广泛应用的 TIPS 裸支架比较，近年来 RCT 显示聚四氟乙烯（PTFE）覆膜支架优越性，并已大量替代裸支架，因其分流畅通率和患者存活率较高，并降低 HE 风险[17]。选择 TIPS 支架直径是降低 HVPG 和控制症状的关键，很显然其直径 10 mm 比 8 mm 支架分流效果更好。近年来 80%~90% 的 PHT 患者选择 TIPS，其操作成功率 >97%，操作病死率 <1%，1 年畅通率 >80%[18]。

二、术后措施

若无并发症，患者能够在 TIPS 术后 24 小时出院。应给予定期规范随访，以便及早防控可能出现的并发症。TIPS 术后 PHT 并发症治疗药物剂量可能需要调整，但是否需要常规抗凝治疗尚存争议。研究显示抗血小板药物联合肝素治疗能减少内膜增生[19]。也有研究认为抗凝治疗能减少早期因血栓形成导致的支架失功，但对支架中远期畅通率无明显影响[20]。目前 TIPS 术后长期抗凝治疗主要用于合并易栓症或 PVST 患者；并不推荐针对支架常规应用抗凝剂。

虽然支架开放性随访周期尚不清楚，通常采用 6 个月或 12 个月随访一次（各医院间有所不同）。若怀疑支架狭窄或阻塞，应采用静脉造影及测量 HVPG 确诊（金标准），必要时修正。

第三节　TIPS 相关血流动力学变化

TIPS 在门静脉和肝静脉之间建立通道，是一种特殊的门体分流[21]，因此，术后立刻导致心脏血流动力学显著变化：静脉回流血量增加导致心指数、舒张末期容量上升[10,22]，右心房和肺动脉压力升高，抑制内源性缩血管系统，继发性全身血管阻力降低，肺血管阻力和 ECBV 增加[23-24]。据报道 TIPS 使患者平均 HVPG 值从 20.9 降至 10 mmHG[23]；PVP 从 29.4 降至 21.8 mmHG。肝脏和内脏微循环均获得减压。对肾功能的有益效应包括尿钠排泄和肾小球滤过率增加[25-26]。随着时间的推移（约 6 个月[23]），TIPS 后增加的 CO 逐渐回复至 TIPS 前水平[10,23,25]。这些变化类似于外科门体分流。

然而，TIPS 仅能够使门静脉系统部分减压，虽然已经证实 TIPS 后 RAAS 系统活性减弱，但患者血浆肾素和醛固酮水平并未降至正常。内脏和全身血流动力学改善有利于腹水消失（或无需 LVP）。

第四节　TIPS 疗效评价

一、食管静脉曲张（EV）

（一）AVB 救援治疗

虽然非选择性 β 受体阻滞剂（NSBB）和内镜曲张静脉结扎（EVL）治疗 AVB 成功率较高，但约有 1/5 的 GOVB 患者在出血后 6 周内死亡[27]，特别是较早再出血患者（图 22-3-1）。LC 和 PHT 患者临床结局与其病情严重程度有关[27-28]，晚期 LC 患者能够从 TIPS 治疗中获得最大效益。临床上常将 TIPS 作为 NSBB 和 EVL 治疗失败患者（占 10%~20%）的二线挽救性治疗（一般在尝试 2 次 EVL 失败后考虑），可使 >90% 的患者获得快速止血，其早期再出血率为 6%~15%[29-30]。重症 LC 患者 1 月存活率为 60%~74%[29]，1 年存活率为 50%[30]。大多数研究显示 TIPS 后出血患者主要是既往内镜下注射硬化剂（EIS）患者，因此，可能伴有 EIS 诱导的食管溃疡，这并不能准确反映现代内镜治疗临床实践（目前 EVL 基本替代了 EIS）。一项近来报道较小样本的研究包括 10 例 AVB 和 CTP 评分较高的住院患者[30-31]，及 EVL 无效后被迫实施 TIPS 救援治疗患者[32]，结果 8 例患者成功止血。一项回顾性对照研究[33]19 例 AVB 患者采用 TIPS 治疗（TIPS 适应证包括 AVB 救援治疗 9 例，较晚再出血 2 例和 TIPS 继发性预防 8 例），对照组 19 例；结果 TIPS 组 6 周和 1 年病死率分别为 10.5% 和 21.1%，对照组为 47.4% 和 52.6%。5 例患者在 TIPS 后并发 HE，其中 2 例需要支架修正。

（二）TIPS 与外科分流疗效比较

Henderson 等[34]对 NSBB 联合内镜疗法无效的 CTP A 和 B 级 LC 并发顽固性 AVB 患者（$n = 140$），随机对照比较其末端脾肾分流（DSRS）和 TIPS 疗效。随访 2 ~ 8 年发现 2 年和 5 年存活率无显著性差别（DSRS 分别为 81% 和 62%；TIPS 分别为 88% 和 61%）。TIPS 组患者栓塞，狭窄和再介入率显著高于 DSRS 组（DSRS，11%；TIPS，82%；$p < .001$）。两组患者的再出血、HE、腹水、需要 LT、生存质量和医疗费均无显著差别。DSRS 和 TIPS 控制 CTP A 和 B 级 LC 并发顽固性 AVB 患者疗效近似，虽然 TIPS 治疗患者的再介入率显著高于 DSRS 组[34]，但 TIPS 优点在于创伤小，见效快。上述两种方法的应急止血成功率均为 90% ~ 100%。然而，急症外科分流相关的病死率高达 40% ~ 60%[35]。目前，TIPS 已经成为急症门静脉减压的优选方法。TIPS 特别用于那些内镜和药物治疗失败或外科治疗风险较大的患者。但采用 TIPS 治疗后 HE 发生率高达 20%，这是老年和那些既往有 HE 史患者的特殊医疗问题。

（三）超前应用 TIPS 疗效

急症 TIPS 是患者较早死亡的独立预测器[36]。RCT 显示应用 TIPS 治疗 EVL 后出血、或 AVB 5 日内高危再出血患者（采用 HVPG 和 CTP 分级确认）治疗失败率和病死率降低。对于初始内镜止血失败，或采用 EVL 成功止血后最初 3 ~ 5 天内再出血患者，应考虑采用 TIPS 治疗。TIPS 不但控制出血率高达 94%，而且早期再出血率较低。然而，将 TIPS 作为救援疗法时，患者 6 周住院病死率为 36%[29]。这种较高病死率可能是大量出血和潜在肝病 AVB 患者抵抗标准治疗的反映。有研究[37]对单次 EIS 治疗的 52 例 AVB 患者（HVPG > 20 mmHg）随机分为 TIPS 组和常规治疗组，随访发现止血失败率分别为 12% 和 50%（$P < 0.01$），需要输血量分别为 2.2 ± 2.3 单位和 3.7 ± 2.7 单位（$P < 0.01$），ICU 入住率分别为 3% 和 16%（$P < 0.05$），1 年病死率分别为 11% 和 31%（$P < 0.05$）；并且未观察到 HE 发生率升高，提示较早放置 TIPS 能够改善患者预后。近来研究[38]对初始应用血管活性药和内镜疗法的 CTP B 或 C 级、总评分 <13 的 AVB 患者，出血 72 h 内被随机分为 PTFE 覆膜支架 TIPS 组（32 例），和持续应用 NSBB 对照组（32 例，必要时 EVL，若失败转换为 TIPS）[38]；随访发现 TIPS 组和对照组发生较早再出血患者分别有 1 例（3%）和 4 例（13%），晚期再出血率分别为 0 例和 10 例（32%）；死亡病例数分别有 4 例（13%）和 12 例（39%）（$P = 0.01$）。两组患者 SAE 发生率无显著性差异。凸显超前应用 TIPS 的疗效益处。

（四）预防静脉曲张再出血

并未推荐 TIPS 原发性预防 AVB[2]。对于高危 EV 患者，NSBB 和 EVL 是原发性预防 AVB 的一线治疗选择（第 22 章），并取得显著疗效。但 AVB 后，再次出血发作患者病死率高达 30% ~ 50%[39]。TIPS 预防晚期 LC（CTP B/C 级）并发 EVB 患者再出血比药物预防更有效[40]：TIPS 和药物预防组患者再出血发生率分别为 13% 和 39%（$P = 0.07$）。然而，TIPS 组 HE 发生率较高，但两组患者存活率等同（72%）。包括 12 项 RCT 的荟萃分析比较 TIPS 和内科综合疗法显示：应用 TIPS 治疗 AVB 患者病死率显著降低（比值比，0.32，95% 可信区间 0.24 ~ 0.43，$P < 0.01$），但总体存活率无改善[41]，且 HE 发生率较高。采用 TIPS 比较普萘洛尔联合 IMN 预防晚期 LC（CTP B 或 C 级）患者静脉曲张再出血的唯一临床试验显示：TIPS 组患者总体静脉曲张再出血率和腹水发生率较低，但 HE 发生率明显升高；两组存活率相同[39]。虽然 TIPS 预防再出血比药物或单纯内镜疗法更有效，但导致更多次 HE，也未能获得总存活率益处。正如一项荟萃分析显示的比较 TIPS 和内镜治疗试验结果那样[42-43]，这些结果也是那些外科预防静脉曲张再出血试验结果的反映。基于上述研究数据，推荐 TIPS 作为 NSBBs 联合 EVL 预防静脉曲张再出血失败后的二线治疗选择[44-45]。TIPS 除了作为药物和（或）内镜治疗失败患者的抢救治疗外，对于存在高风险治疗失败的患者，如 CTP C（<14 分）或 B 级合并活动性出血患者，在药物和内镜治疗控制出血后应尽早行 TIPS 治疗，即实施早期 TIPS 的概念（72 小时内，最好 24 小时内）[38]。但近年来研究显示下列患者可考虑

TIPS 作为预防再出血的一线治疗措施：①采用 NSBBs 原发性预防期间并发 AVB 患者（临床无应答）[46]；②对 NSBBs 禁忌、又在 EVL 原发性预防期间出血患者；③或伴有出血以外的 PHT 并发症，特别是 HVPG >20 mmHg 或反复出血患者；④反复多次 AVB 患者或发生再出血风险特别高的患者[2]；⑤更易从 TIPS 治疗中获益的晚期 LC（CTP C 级）患者[47]；⑥其他患者（表 42-4-1）。

表 42-4-1　TIPS 替代 NSBB 联合 EVL 预防 EV 再出血适应证

亚型患者	特别考量
NSBBs 原发性预防期间静脉曲张出血患者	联合治疗应答不良患者[48]
NSBBs 禁忌证患者	仅依赖 EVL 预防患者应特别关注 EVL 原发性预防期间发生出血患者
晚期 LC 患者，腹水复发或顽固性腹水患者	关注顽固性腹水患者应用 NSBBs 的安全性[49]，晚期 LC 患者对 NSBBs 的疗效更差[14,50]，对于 HVPG >20 mmHG 患者，应发挥 TIPS 治疗腹水作用[51,52]
门静脉血栓患者	高危静脉曲张再出血患者 关注 NSBB 疗效 TIPS 可行性 75%~100%[8,53]
胃底静脉曲张患者	关注食管静脉曲张并发较大胃底静脉曲张患者的内镜疗法

总之，目前认为 TIPS 是预防 EVB 患者再出血的二线治疗措施，但对于实施 NSBB 联合 EVL 疗法仍然高危再出血患者，或那些患有其他 PHT 并发症（例如反复复发或顽固性腹水）亚型患者，TIPS 是更好的治疗选择（与标准疗法预防再出血效果比较）。

二、胃静脉曲张（GV）

虽然 GV 出血发生率低于 EV，但一旦发生出血，GVB 病死率较高[54]。一项回顾性研究[55]32 例胃静脉曲张出血（GVB）药物和内镜治疗无效患者采用 TIPS 治疗，在 TIPS 支架置入时活动性出血的 20 例患者中 18 例成功止血；1 月和 1 年内再出血率分别为 14% 和 31%，总存活率分别为 75% 和 59%。TIPS 预防 GV 和 EV 再出血比较似乎同样有效[56]。TIPS 治疗 GVB 很有效，初始止血成功率 >90%，其再出血率较低[55,57]。对于这类患者，很多肝病中心采用 TIPS 联合栓塞供给曲张静脉侧支血管的方法治疗。

一项 1997 年发表的研究采用 TIPS 治疗 EV 及/或 GV 患者的结果比较显示：TIPS 治疗后 EV 程度显著减轻；但 50% 的 GV 患者经 TIPS 治疗后没有变化，尽管获得了 HVPG <12 mmHG[58]。此发现受广泛关注，2007 年研究比较内镜下曲张静脉注射氰基丙烯酸酯组织胶（CAG）和 TIPS 治疗 GVB 疗效，尽管内镜随访发现 TIPS 组患者再出血率稍微低于 CAG 组，但 CAG 组患者持续性 GV 发生率比 TIPS 组更低，分别为 20% 和 57%[59]。自发性门体分流（SPSS）可能导致了这种现象，例如胃肾和脾肾分流[60]。最近 Kochhar 等[61]回顾性比较 169 例肝硬化急性 GVB 患者内镜注射 CAG 与 TIPS 效果，TIPS 组 140 例，内镜治疗组 29 例。两组患者 30 天内再出血、住院时间及住院病死率无显著性差异，白蛋白降低、高 MELD 和 CTP 评分、出血均与住院死亡显著相关。结论认为，内镜注射 CAG 及 TIPS 治疗急性 GVB 均有效，而内镜注射 CAG 是一种安全、快捷的治疗方法，可替代 TIPS 治疗 GVB。

一项 2003 年研究显示 TIPS 和 CAG 组患者 30 天再出血率分别为 15% 和 30%；但两组患者病死率无差异，分析 6 个月医疗费用显示注射 CAG 组患者显著降低[62]；并且 TIPS 诱导 HE 发病率增加。一项较早研究也显示注射 CAG 比对照组患者具有价格优势[63]。虽然 TIPS 仍然是一种常用、并且被广泛接受的控制 GVB 方法，但其应用仍然在许多患者中出现问题；甚至有时无效[64]。特别是选择左侧远端分流患者，有时受到 TIPS 支架放置不当导致肝内分流阻塞的挑战。另外，跨肝压梯度（THPG）较低患者的 TIPS 疗效可能较差，还应考虑自发性胃肾分流有效减压，可能迫使这些患者的边缘性肝储备进一步受损[65]。因此，临床医师应予个性化关注。

三、胃窦静脉扩张（GAVE）

GAVE 是一种 PHT 并发症[48]。GAVE 常常导致慢性失血，并需要输血。2 项病例系列报道显示 TIPS 控制这种 GAVE 导致的出血无效，并且也无预防再出血效果[66-67]。GAVE 治疗见第 24 章。

四、门静脉高压性胃病（PHG）

PHG 是一种 PHT 累及胃粘膜的常见病变，通常表现在胃体和胃底[68]，常常伴有慢性隐匿性出血。而重症 PHG 可并发急性出血。一项大样本系列报道包括 54 例 LC 并发重度 PHG 患者，采用 TIPS 治疗似乎是有效止血方法，能够减少患者输血需要量，并可使 PHG 轻度病变消退[66]。病例报告和系列报道也显示 TIPS 治疗 PHG 出血益处，在 6～12 周内内镜观察到胃黏膜病变改善，并且减少了需要 LT 患者数[69-71]。

五、门静脉高压性结肠病（PHC）

PHC 是 PHT 导致的以结肠黏膜毛细血管扩张为主的弥漫性黏膜病变（第 24 章）。有报道 LC 门静脉高压并发 PHC 持续性出血患者，初始采用普萘洛尔治疗失败，给予 TIPS 治疗后出血控制[72]。TIPS 治疗后 HVPG 降低，9 天时重复结肠镜检查显示结肠病变减轻。随访患者 18 个月 PHC 出血无复发[72]。

六、顽固性腹水

限钠和利尿治疗腹水失败（利尿顽固性腹水），或对利尿剂不良反应不能耐受的张力性腹水患者（第 21 章），可考虑 TIPS 作为一种替代 LVP 的治疗方法[2]，治疗后约 75% 的患者可获得肾钠分泌增加和利尿，肾灌注和自由水清除率改善。TIPS 是一种针对顽固型腹水的高效治疗方法，降低 LC 顽固型腹水患者对 LVP 的需求[49,52,73]。5 项 TIPS 与 LVP 随机对照试验[6-8,49,52]结果显示 TIPS 控制腹水的疗效优于 LVP，但 TIPS 后 HE 发病率较高。非对照研究显示 TIPS 可改善患者生存质量，但随机研究显示其改善程度与反复 LVP 联合 Ha 治疗患者类似[74]。2002 年类似研究获同样结论（图 42-4-1）。

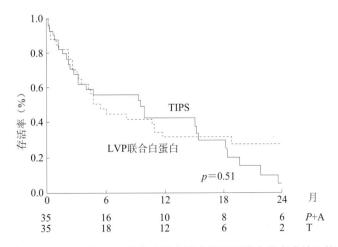

图 42-4-1　TIPS 和 LVP 联合白蛋白治疗顽固型腹水患者疗效比较

注：图下面的数据是两观察组相应时间点存活患者数（P + A：腹腔穿刺大量放腹水联合静脉输注白蛋白；T：TIPS）[7]

包括 5 项 RCT 及荟萃分析等研究的 TIPS 后患者存活率结果存在差异[51,75-79]。荟萃分析显示 TIPS 和 LVP 组患者存活率无差别[76,77]。但 2011 年发表的前瞻性 RCT 显示 TIPS 后存活率益处（3 年 58% 比 19%，$P < 0.01$）[75]。另一荟萃分析发现 TIPS 组患者非 LT 存活率增加[51]。2/3 ~ 3/4 的顽固型腹水患者采用 TIPS 治疗能够消除腹水，并且存活率改善[5,51,76]。最新 NICE 肝硬化指南推荐 TIPS 治疗顽固性腹水患者[78]。但 TIPS 后 HE 风险明显增加，特别是 CIP C 级 LC 患者、心衰、严重肺动脉高压患者应用 TIPS 后死亡风险增加[79]。综合现有研究数据显示 TIPS 并未比 LVP 获得令人信服的存活率改善！！！对于需要频繁 LVP 或那些采用 LVP 无效患者（例如：包裹性腹水），应考虑 TIPS 治疗！！然而，TIPS 后腹水消退是一个缓慢过程（1 ~ 3 个月内），95% 的患者需要持续给予利尿剂和限钠！！60 岁以上患者和那些做 TIPS 前 Ccr < 40 ml/min 患者疗效较差。控制腹水的益处以 HE 发生率升高为代价。其困扰患者的是支架狭窄或 TIPS 作用逆转。因此，必须仔细研讨个性化治疗方案。

七、肝性胸腔积液（HH）

鉴于 PHT 促发 HH（第 31 章），TIPS 降低 PVP 后能够减少腹水形成，进而也可能有效缓解 HH。TIPS 可用于治疗那些内科治疗无效，并且需要反复放胸水的 HH 患者。数项研究证实 TIPS 控制 HH 有效性[36,80-83]。也有报道显示 TIPS 可减少 60%~80% 的 HH 患者胸水量和改善症状[21,83]。研究[82]证实 73 例 HH 患者 TIPS 后临床应答和长期存活率与 TIPS 前 MELD < 15 有关，TIPS 后 1 个月和 6 个月临床显效率分别为 79% 和 75%，患者 30 天病死率为 19%，与 TIPS 治疗前肌酐水平有关。本组患者并发症包括 HE（15%）、感染（8.2%）、操作相关出血（6.8%）、急性肾衰竭和急性呼吸窘迫综合征（2.7%）。迄今为止基于病例报道和非随机试验获得的证据[84]，1 年存活率高达 64%。最大样本的病例系列报道包括 73 例 HH 患者，单中心回顾性综述[85]显示 1 年存活率为 48%；6 个月时完全应答率（定义为缺乏胸水相关症状，并且无需胸腔穿刺放胸水）为 60%。无应答者占 25%。14 例患者死于 TIPS 后的 30 天内（6 例肝衰竭，4 例 ARDS，2 例肾衰竭和 2 例败血症）；11 例患者并发 HE。上述研究提示对于选择的亚型患者，TIPS 可能有助于控制 HH 症状和预防其复发！！最初 MELD 设计是预测 TIPS 治疗后患者的临床结局，并非单一用于 LC 患者的风险分层[4]。TIPS 可治疗 HH 复发患者，并认为与肝功能和年龄密切相关[86-87]。尽管如此，这类患者仍然需要考虑 LT，因为其总体存活率仍然很差。

八、肝肾综合征（HRS）

HRS 是 LC 患者在缺乏其他病因情况下发生的功能性肾损伤[3]（第 27 章）。TIPS 治疗 HRS 可改善其肾功能，缩短 HRS 病程，降低 RAAS 活性和交感神经系统兴奋性[88]。已知 TIPS 能够快速改善 1 型 HRS 患者循环功能和肾血流量[22]。对于采用缩血管药成功治疗的患者，TIPS 或许能够进一步稳定肾功能。提示血管收缩剂联合 TIPS 或其序贯治疗特殊 1 型 HRS 患者值得深入探索[89]。但采用 TIPS 治疗 1 型 HRS 受限，因为这些患者常伴有严重肝衰竭[90]，例如 HE 或 TBil 显著升高（769.5 μmol/L）等。

2 型 HRS 患者的主要临床问题是顽固性腹水，可应用反复 LVP 联合 Ha 或 TIPS 治疗[9,91-92]。对于顽固型腹水患者，TIPS 可降低腹水复发率和 HRS 发生率。TIPS 可改善 2 型 HRS 患者肾功能，较好地控制腹水和降低进展至 1 型 HRS 风险[7]。少数 CTP < 12 的 LC 患者的初步资料显示：TIPS 后口服米多君联合皮下注射奥曲肽和静脉输注 Ha 能够持续改善肾功能，并且系列病例报道证实 HRS 改善，使近 60% 患者的 SCr 水平缓慢降低，治疗后患者生存中值为 2 ~ 4 个月[93-95]。然而，缺乏 2 型 HRS 患者采用 TIPS 与标准内科药物治疗效果比较的研究。一项研究比较 TIPS 与反复 LVP 联合 Ha，并未改善这些患者的存活率[76]。因此，应综合权衡 TIPS 降低 2 型 HRS 患者腹水复发率和预防进展为 1 型 HRS 的疗效益处与其缺乏存活率改善、HE 风险增加及其高价格。

总体而言，目前仅仅有不充分数据支持采用 TIPS 治疗 HRS，尚未常规推荐采用 TIPS 治疗 HRS[2-3]。需要更多研究评估 TIPS 治疗 HRS 患者的效果。

九、布加综合征（BCS）

BCS 病因是肝静脉或 IVC 血流阻塞，常见于易栓症患者[96]（第 17 章）。依照 BCS 临床相关因素（胆红素水平、HE、腹水、INR）及其严重程度可将 BCS 分为三级；对内科治疗无效、且无法行经皮血管成形术/支架置入术的 C 型或那些 II 级弥散栓塞型 BCS 患者，可尝试 TIPS 或外科门体分流[97-99]，而无并发症患者仅采用抗凝治疗[96]。对于 BCS 和持续性肝脏充血或血栓溶解治疗失败患者，可尝试 TIPS 治疗。TIPS 特别用于治疗急性 BCS、采用溶栓和血管成形术治疗失败的患者，例如那些并发 AVB 和暴发性肝衰竭的 BCS 患者，单用或作为 LT 过渡疗法[100-101]。TIPS 优于外科分流，因为它避免了剖腹术，并且伴有更少的操作并发症和病死率较低。其疗效并不受尾状叶肥大的影响，也可用于治疗门静脉血栓（PVST）患者[98,102-103]。对于采用其他疗法未能控制 BCS 症状、广泛性肝静脉闭塞、不可逆性 LC 合并 PHT 并发症、严重肝淤血伴肝功能进行性损伤的患者应选择 TIPS 治疗[104]。那些基线病情最严重的 BCS 患者采用 TIPS 治疗后，其存活率改善益处最明显。TIPS 能够改善 BCS 患者的肝功能[105]，并可获得极佳预后。BCS-TIPS 预后指数可预测 TIPS 术后患者的预后[99]!!。近年来欧洲大样本回顾性队列研究显示 TIPS 治疗非移植 BCS 患者 5 年存活率为 78%[106]。而既往将 TIPS 作为边缘辅助性治疗患者的 5 年存活率仅 45%[107]。BCS 和 LC 患者 TIPS 后 HE 发生率分别为 21% 和 50%[108-109]。采用 PTFE 覆膜支架能够长期维持分流畅通[110]。外科分流与 TIPS 比较并未证实改善患者长期存活率，因此，优选 TIPS 多于外科分流。虽然采用血管支架治疗 BCS 使长期畅通率提高至近 90%[111-113]，但 BCS 血管成形术和支架放置失败应立即考虑 TIPS 或外科门体分流[112]。对于 TBil 水平和 INR 值较高的老年患者，或 BCS-TIPS 预后指数 >7 的患者，采用 TIPS 和 LT 治疗预后较差[99]!!。并且一旦支架植入不能移除，而延伸至肝部 IVC 支架可能妨碍 LT，应予避免。

十、肝肺综合征（HPS）

肝肺综合征（HPS）是 LC 严重并发症，可使 LC 患者预后显著恶化[114]（第 29 章）。有 10 篇关于 TIPS 治疗 HPS 患者疗效的病例报道[115-124]，其结果与药物疗效类似。虽然一些患者采用 TIPS 治疗后氧合作用改善[116-120]，但 TIPS 后短期随访病情及 LC 并发（例如 HE）改善[124]难以辨别是否为 TIPS 疗效益处。一项病例报道采用肺灌注扫描显示未能改善肺内血管扩张，增加了怀疑 TIPS 治疗 HPS 的潜能[116]，并且有采用 TIPS 治疗后新发 HPS 的病例报道[115]。几十年来，已经采用 TIPS 治疗 HPS，但 TIPS 能否改善肺功能的研究数据相互矛盾[118,120,122]，不但观察患者数量太少，而且随访期太短，再加上其他共存潜在的致低氧血症因素（如胸腔积液），或可能存在 TIPS 后持久肺内分流；难以准确解读有限病例报道的研究结果。鉴于 TIPS 分流后疗效报道不一[115,120]和潜在肝脏失代偿和 HE 风险，而且至今缺乏 RCT 研究数据支持。因此，TIPS 救治 HPS 尚未获得一致公认益处。目前，并未常规推荐 TIPS 治疗 HPS。然而，也未观察到 TIPS 加重 HPS 患者的氧损伤现象。考虑到采用 TIPS 治疗的 HPS 患者症状改善[124]，并且 TIPS 治疗后常常可使患者过渡至 LT[117,121]。因此，仍然需要将 TIPS 作为一种试验性治疗 HPS 的方法，以便揭开 TIPS 治疗 HPS 真正疗效的面纱。

十一、门脉性肺动脉高压（POPH）

POPH 是门静脉高压（PHT）诱发的一种严重、不常见肺血管并发症（第 30 章），其特征是 PVR 升高和呼吸困难[125]。POPH 患者应谨慎采用 TIPS 治疗。因为 TIPS 后典型的血流动力学变化是右心室充盈压升高，并且有限 CO 增加可能难以克服 PVR 升高和右心室容量或压力超负荷[2,126]，表现为平均肺动脉压（mPAP）、心排血量（CO）和肺血管阻力（PVR）增加[126]，并至少持续 30 天。充血性心衰和严重的肺动脉高压（mPAP < 45 mmHG）应考虑为 TIPS 的相对禁忌证[2]。最新指南将严重 POPH（mPAP≥45 mmHG）推荐为 TIPS 的绝对禁忌证[127]。

表 42-4-2　TIPS 治疗 LC 或 PHT 并发症及效果评价

适应证		疗效评价
食管静脉曲张	原发性预防出血	无适应证
	AVB 药物和内镜治疗失败	TIPS 止血率 90%。早期再出血率 6%~15%[28-29]。1 年存活率 50%[29]
	高危患者（HVPG > 20 mmHg，晚期 LC）超前应用 TIPS	TIPS 与单一药物或 EVL 比较 1 年存活率分别为 14%~30% 和 39%~65%[33,38]
	预防再出血	TIPS 比药物或 EVL 更有效，但总体存活率无显著性差异[39-40]
胃静脉曲张	原发性预防出血	无适应证
	治疗急性出血	TIPS 治疗再出血和存活率与 EVO（CAG）疗效类似，TIPS 患者病态较重[61]
	预防再出血	TIPS 和内镜注射 CAG 再出血率分别为 11% 和 38%[59]，总体存活率类似
胃窦静脉曲张		无适应证
门静脉高压性胃病		可采用 TIPS 治疗其他疗法未能控制的急性出血或输血依赖性慢性出血
门静脉高压性结肠病		病例报道有效[23]
肝硬化腹水	无并发症型腹水	无适应证
	不耐受利尿药的张力性腹水或利尿顽固性腹水患者	TIPS 显著降低 LVP 次数，但存活率益处尚不清楚
肝性胸腔积液	预防	无适应证
	治疗	TIPS 可使 60% 的顽固型胸水患者不再需要胸腔穿刺放胸水[85]
1 型肝肾综合征		疗效可能有限
2 型肝肾综合征		可能有效，特别是作为 LT 过渡疗法
布加综合征（BCS）		TIPS 治疗抗凝无应答的中度 BCS 患者 5 年非 LT 存活率为 74%~78%[106]
LC 肺脏并发症	肝肺综合征	非常规适应证
	门脉性肺动脉高压	肺血管扩张剂治疗应答，且 mPAP≤35 mmHg 的 POPH 患者可考虑 LT，而 mPAP > 45 mmHg 患者为 LT 和 TIPS 禁忌证
非瘤性门静脉血栓		大多数有效[128-129]

十二、非瘤性门静脉血栓

LC 门静脉高压患者门静脉系统血栓（PVST）发生率大约 15%，不论是否完全栓塞，其预后很差（第 23、35 章）。大多数这类患者采用 TIPS 治疗安全有效，特别是那些选择 LT 患者获益更大，因为这种栓塞的扩展可能使外科手术变得更复杂[128]。

十三、肝硬化 PHT 合并肝癌

研究显示 TIPS 可作为缓解肝硬化 PHT 合并肝癌患者症状，改善其生活质量的有效方法[129]。

第五节　并发症及其处理

虽然一般认为 TIPS 属于一种微创、相对安全的操作，但仍然伴有风险，包括肝功能恶化、HE 发生率增加（超过 60 岁患者发生率更高）、TIPS 狭窄或阻塞、溶血性贫血、感染（19%）、肾衰竭（17%）和因心脏病患者前负荷升高引起的心衰；其中最常见的是诱发或加重 HE。几十年来各地报道的 TIPS 后病死率差异很大，例如 TIPS 治疗 LC 顽固性腹水患者的一年存活率极低，早期病死率（TIPS 后 30 日内）近 12% 和晚期病死率为 40%。患者存活的预测因素是 CTP 评分、年龄和 TIPS 治疗前患有 HRS[130]。另有报道 TIPS 后患者 3 个月病死率为 32%[131]。上述 TIPS 治疗后病死率显著差异可能与所选患者 TIPS 适应证和病情不一有关[132]；例如慢性肾病、舒张性心功能障碍、顽固性 HE 和高胆红素血症（>85.5 μmol/L）与 TIPS 相关病死率升高有关。TIPS 直接、早期和晚期并发症见表 42-5-1。

表 42-5-1　TIPS 并发症

直接并发症	早期（<3 个月）并发症	晚期（>3 个月）并发症
出血	HE	HE
胆囊穿孔	TIPS-炎症	TIPS-炎症
脓毒症	支架血栓形成	支架狭窄
肝脏撕裂伤	支架狭窄	
溶血（PTFE 覆膜支架少见）	支架移位	
肝脏部分缺血[75,139]		

一、HE

TIPS 后并发症主要是 HE[57,127]，其发生率为 30%~50%，并且 10% 的患者新发 HE[127-128]。既往有 HE 病史、年龄大、肌酐水平升高、低血钠及肝功能较差是加重 HE 相关因素。采用直径 8 mm 的 PTFE 覆膜支架 HE 发生率显著降低至 18%[133]。大部分 HE 患者采用标准内科治疗有效。然而，有时需要缩小支架直径，虽然较小直径的 TIPS 支架（8 mm 比较 10 mm）减少分流量后能够减轻 HE，但其降低 PHT 的效果减弱，并且可能增加临床事件，虽然未降低总体病死率[19,109]。

二、心脏并发症

TIPS 将门静脉血分流至体循环，加重了 LC 患者的 HDC 状态，可能诱发急性心衰。这时应给予利尿剂、吗啡、吸氧等常规治疗。最有效的预防方法是在 TIPS 前筛检患者心功能，若发现肺动脉高压、心功能不全等则禁止行 TIPS 治疗。

三、TIPS 功能丢失

TIPS 失功的定义是门静脉系统减压功能丢失，主要表现为支架内血栓形成和假性内膜增生[134]，导致 HVPG 升高 >12 mmHg，或再现 PHT 并发症[2]。使用裸支架失功率高达 80%[21,135]。近十年来覆膜支架的广泛应用显著降低了 TIPS 失功率，但仍然有 8%~31.5% 的患者发生术后支架失功，严重影响部分患者的中、长期疗效[136-138]。因此，应定期采用多普勒超声动态观察患者肝内支架是否畅通[2,139]。

支架再通方法包括单纯支架内球囊扩张[140]（短期内易再次出现支架失功）和支架内球囊扩张联合支架置入（能够较持久维持畅通率）。局部溶栓或放置另一支架[141]，也可恢复 TIPS 功能。研究显示单纯行支架内球囊扩张术患者 1~2 年的支架畅通率分别为 49.7% 和 25.3%，置入裸支架患者分别为 74.9% 和 64.9%，置入覆膜支架患者分别为 75.2% 和 65.4%，置入 Viatorr 支架患者分别为 88.1% 和 80%，经介入处理的再次畅通率可达 98.1%~100%。正确的支架放置和术后早期恰当的抗凝治疗是预防支架失功的重要措施。

四、TIPS 相关炎症

罕见 TIPS 感染，其发生率近 1%[142]。若并发菌血症，无任何其他明显病因时应怀疑 TIPS 感染。应延长抗生素疗程（约 3 个月），个性化分离病原菌。这是一种危险并发症，可能使 LC 患者面临严重失代偿或潜在死亡风险。

另外，LC 患者 TIPS 后的高氨血症及兴奋性神经递质谷氨酸含量升高可诱发可逆性毒性脑细胞水肿，亦可伴有进行性皮质坏死[143]。可给予以降血氨为主的综合治疗（第 28 章）。

五、TIPS 对肝移植的影响

需要 TIPS 治疗的患者大多数伴有晚期肝病，并且在 TIPS 后不久可能考虑 LT。TIPS 可能增添 LT 技术难度，特别是支架发生移位时。选择 TIPS 治疗的 LC 患者最终临床结局似乎类似于非 TIPS 患者[144]。对于计划 LT 患者，最好尽可能避免接受 TIPS 疗法。

总之，TIPS 已经成为 PHT 患者的重要治疗手段。TIPS 减轻肝硬化 PHT 患者并发的食管胃或肠静脉曲张出血，顽固性腹水或胸水病情，改善了患者的生活质量[78]；但 TIPS 对患者 HE，分流阻塞，感染和 CCM 等潜在问题及生活质量的影响研究数据甚少[78]。因此，应进一步综合评估 TIPS 治疗晚期 LC 患者的最终益处。广泛开展 TIPS 临床研究将会澄清 TIPS 疗效，并加深对优选 TIPS 最佳时机和获益患者选择的理解。

参考文献

[1] Rossle M, Richter GM, Noldge G, et al. Performance of an intrahepatic portocaval shunt (PCS) using a catheter technique: a case report. Hepatology, 1988, 8 (5): 1348.

[2] Boyer TD, Haskal ZJ. The role of transjugular intrahepatic portosystemic shunt (TIPS) in the management of portal hypertension: update 2009. Hepatology, 2010, 51 (1): 306 – 315.

[3] Suhockipv, Lungrenmp, Kapoorb, et al. Transjugular intrahepatic portosystemic shunt complications: prevention and management [J]. SeminIntervent Radiol, 2015, 32 (2): 123 – 132.

[4] Malinchoc M, Kamath PS, Gordon FD, et al. A model to predict poor survival in patients undergoing transjugular intrahepatic portosystemic shunts. Hepatology, 2000, 31 (4): 864 – 871.

[5] Rössle M, Ochs A, Gulberg V, et al. A comparison of paracentesis and transjugular intrahepatic portosystemic shunting in patients with ascites. N Engl J Med, 2000, 342: 1701 – 1707.

[6] Salerno F, Merli M, Riggio O, et al. Randomized controlled study of TIPS versus paracentesis plus albumin in cirrhosis with severe ascites. Hepatology, 2004, 40: 629 – 635.

[7] Ginès P, Uriz J, Calahorra B, et al. Transjugular intrahepatic portosystemic shunting versus paracentesis plus albumin for

refractory ascites in cirrhosis. Gastroenterology，2002，（6）123：1839－1847.

［8］Sanyal AJ，Genning C，Reddy KR，et al. The North American Study for the treatment of refractory ascites. Gastroenterology，2003，124：634－641.

［9］Moore KP，Wong，F，Gines P，et al The management of ascites in cirrhosis：report of the consensus conference of the international ascites club. Hepatology，2003，38：258－266.

［10］Gaba RC，Khiatani VL，Knuttinen MG，et al. Comprehensive review of TIPS technical complications and how to avoid them. AJR Am J Roentgenol，2011，196（3）：675－685.

［11］De Franchis R，Dell'Era A，Primignani M. Diagnosis and monitoring of portal hypertension. Dig Liver Dis，2008，40（5）：312－317.

［12］Bosch J，Garcia-Pagan JC. Prevention of variceal rebleeding. Lancet，2003，361（9361）：952－4.

［13］Abraldes JG，Tarantino I，Turnes J，et al. Hemodynamic response to pharmacological treatment of portal hypertension and long-term prognosis of cirrhosis. Hepatology，2003，37（4）：902－908.

［14］Tesdal IK，Filser T，Weiss C，et al. Transjugular intrahepatic portosystemic shunts：adjunctive embolotherapy of gastroesophageal collateral vessels in the prevention of variceal rebleeding. Radiology，2005，236（1）：360－367.

［15］Gaba RC，Bui JT，Cotler SJ，et al. Rebleeding rates following TIPS for variceal hemorrhage in the Viatorr era：TIPS alone versus TIPS with variceal embolization. Hepatol Int，2010，4（4）：749－756.

［16］Xiao T，Chen L，Chen W，et al. Comparison of transjugular intrahepatic portosystemic shunt（TIPS）alone versus TIPS combined with embolotherapy in advanced cirrhosis：a retrospective study. J Clin Gastroenterol，2011，45（7）：643－650.

［17］Bureau C，Pagan JC，Layrargues GP，et al. Patency of stents covered with polytetrafluoroethylene in patients treated by transjugular intrahepatic portosystemic shunts：long-term results of a randomized multicentre study［J］. Liver Int，2007，27（6）：742－747.

［18］SAAD WE. The history and future of transjugular intrahepatic portosystemic shunt：food for thought［J］. Semin intervent Radiol，2014，31（3）：258－261.

［19］Siegerstetter V，Huber M，Ochs A，et al. Platelet aggregation and platelet-derived growth factor inhibition for prevention of insufficiency of the transjugular intrahepatic portosystemic shunt：a randomized study comparing trapidil plus ticlopidine with heparin treatment［J］. Hepatology，1999，29（1）：33－38.

［20］Ochs A，Transjugular intrahepatic portosystemic shunt［J］. Dig Dis，2005，23（1）：56－64.

［21］Boyer TD，Haskal ZJ. The role of transjugular intrahepatic portosystemic shunt in the management of portal hypertension. Hepatology，2005，41：386－400.

［22］Umgelter A，Reindl W，Geisler F，et al. Effects of TIPS on global end-diastolic volume and cardiac output and renal resistive index in ICU patients with advanced alcoholic cirrhosis. Ann Hepatol，2010，9（1）：40－45.

［23］Merli M，Valeriano V，Funaro S，et al. Modifications of cardiac function in cirrhotic patients treated with transjugular intrahepatic portosystemic shunt（TIPS）. Am J Gastroenterol，2002，97：142－148.

［24］Huonker M，Schumacher YO，Ochs A，et al. Cardiac function and haemodynamics in alcoholic cirrhosis and effects of the transjugular intrahepatic portosystemic stent shunt. Gut，1999，44：743－748.

［25］Colombato LA，Spahr L，Martinet JP，et al. Haemodynamic adaptation two months after transjugular intrahepatic portosystemic shunt（TIPS）in cirrhotic patients. Gut，1996，39：600－604.

［26］Wong F，Sniderman K，Liu P，et al. The mechanism of the initial natriuresis after transjugular intrahepatic portosystemic shunt. Gastroenterology，1997，112：899－907.

［27］Amitrano L，Guardascione MA，Manguso F，et al. The effectiveness of current acute variceal bleed treatments in unselected cirrhotic patients：refining shortterm prognosis and risk factors. Am J Gastroenterol，2012，107（12）：1872－1878.

［28］Moitinho E，Escorsell A，Bandi JC，et al. Prognostic value of early measurements of portal pressure in acute variceal bleeding. Gastroenterology, 1999, 117（3）：626 - 631.

［29］Vangeli M, Patch D, Burroughs AK. Salvage TIPS for uncontrolled variceal bleeding. J Hepatol, 2002, 37（5）：703 - 4.

［30］Azoulay D, Castaing D, Majno P, et al. Salvage transjugular intrahepatic portosystemic shunt for uncontrolled variceal bleeding in patients with decompensated cirrhosis. J Hepatol, 2001, 35（5）：590 - 597.

［31］Gluud LL, Krag A. Banding ligation versus beta-blockers for primary prevention in oesophageal varices in adults. Cochrane Database Syst Rev, 2012,（8）：CD004544.

［32］Carbonell N, Pauwels A, Serfaty L, et al. Improved survival after variceal bleeding in patients with cirrhosis over the past two decades. Hepatology, 2004, 40（3）：652 - 659.

［33］Rudler M, Rousseau G, Thabut D. Salvage transjugular intrahepatic portosystemic shunt followed by early transplantation in patients with Child C14 - 15 cirrhosis and refractory variceal bleeding：a strategy improving survival. Transpl Int, 2013, 26（6）：E50 - 51.

［34］Corbett C, Murphy N, Olliff S, et al. A case-control study of transjugular intrahepatic portosystemic stent shunts for patients admitted to intensive care followingvariceal bleeding. Eur J Gastroenterol Hepatol, 2013, 25（3）：344 - 351.

［35］Henderson JM, et al. Distal splenorenal shunt versus transjugular intrahepatic portal systematic shunt for variceal bleeding：a randomized trial. Gastroenterology, 2006, 130：1643.

［36］Malt RA, Abbott WM, Warshaw AL, et al Randomized trial of emergency mesocaval and portacaval shunts for bleeding esophageal varices. Am J Surg, 1978, 135：584 - 588

［37］Chalasani N, Clark WS, Martin LG, et al. Determinants of mortality in patients with advanced cirrhosis after transjugular intrahepatic portosystemic shunting. Gastroenterology, 2000, 118：138 - 144.

［38］Monescillo A, Martinez-Lagares F, Ruiz-del-Arbol L, et al. Influence of portal hypertension and its early decompression by TIPS placement on the outcome of variceal bleeding. Hepatology, 2004, 40（4）：793 - 801

［39］Garca-Pagàn JC, Caca K, Bureau C, et al. Early use of TIPS in patients with cirrhosis and variceal bleeding. N Engl J Med, 2010, 362（25）：2370 - 2379.

［40］Chalasani N, Kahi C, Francois F, et al. Improved patient survival after acute variceal bleeding：a multicenter, cohort study. Am J Gastroenterol, 2003, 98（3）：653 - 659.

［41］Escorsell A`, Banˆares R, Garcı'a-Pagàn JC, et al. TIPS versus drug therapy in preventing variceal rebleeding in advanced cirrhosis：a randomized controlled trial. Hepatology, 2002, 35（2）：385 - 392.

［42］Zheng M, Chen Y, Bai J, et al. Transjugular intrahepatic portosystemic shunt versus endoscopic therapy in the secondary prophylaxis of variceal rebleeding in cirrhotic patients：meta-analysis update. J Clin Gastroenterol, 2008, 42（5）：507 - 516.

［43］Papatheodoridis GV, Goulis J, Leandro G, et al. Transjugular intrahepatic portosystemic shunt compared with endoscopic treatment for prevention of variceal rebleeding：a meta-analysis. Hepatology, 1999, 30（3）：612 - 622.

［44］Khan S, Tudur Smith C, Williamson P, et al. Portosystemic shunts versus endoscopic therapy for variceal rebleeding in patients with cirrhosis. Cochrane Database Syst Rev, 2006,（4）：CD000553.

［45］Garcia-Tsao G, Sanyal AJ, Grace ND, et al, Practice Guidelines Committee of the American Association for the Study of Liver Diseases; Practice Parameters Committee of the American College of Gastroenterology. Prevention and management of gastroesophageal varices and variceal hemorrhage in cirrhosis. Hepatology, 2007, 46（3）：922 - 938.

［46］Garcia-Tsao G, Bosch J. Management of varices and variceal hemorrhage in cirrhosis. N Engl J Med, 2011, 362（9）：823 - 832.

［47］de Souza AR, La Mura V, Reverter E, et al. Patients whose first episode of bleeding occurs while taking a b-blocker have high long-term risks of rebleeding and death. Clin Gastroenterol Hepatol, 2012, 10（6）：670 - 676.

［48］Jalan R, Bzeizi KI, Tripathi D, et al. Impact of transjugular intrahepatic portosystemic stent-shunt for secondary prophylaxis of oesophageal variceal haemorrhage：a single-centre study over an 11-year period. Eur J Gastroenterol Hepatol, 2002, 14

（6）：615 – 626.

［49］ Burak KW，Lee SS，Beck PL. Portal hypertensive gastropathy and gastric antral vascular ectasia（GAVE）syndrome. Gut，2001，49（6）：866 – 872.

［50］ Rossle M，Ochs A，Gulberg V，et al. A comparison of paracentesis and transjugular intrahepatic portosystemic shunting in patients with ascites. N Engl J Med，2000，342（23）：1701 – 1707.

［51］ Augustin S，Gonza'lez A，Badia L，et al. Long-term follow-up of hemodynamic responders to pharmacological therapy after variceal bleeding. Hepatology，2012，56（2）：706 – 714.

［52］ Salerno F，Camma C，Enea M，et al. Transjugular intrahepatic portosystemic shunt for refractory ascites：a meta-analysis of individual patient data. Gastroenterology，2007，133（3）：825 – 834.

［53］ Lebrec D，Giuily N，Hadengue A，et al. Transjugular intrahepatic portosystemic shunts：Comparison with paracentesis in patients with cirrhosis and refractory ascites：a randomized Trial. French Group of Clinicians and a Group of Biologists. J Hepatol，1996，25（2）：135 – 144.

［54］ Gine's P，Uriz J，Calahorra B，et al. Transjugular intrahepatic portosystemic shunting versus paracentesis plus albumin for refractory ascites in cirrhosis. Gastroenterology，2002，123（6）：1839 – 1847.

［55］ Sarin SK，Lahoti D，Saxena SP，et al. Prevalence，classification and natural history of gastric varices：a long-term follow-up study in 568 portal hypertension patients. Hepatology，1992，16（6）：1343 – 1349.

［56］ Barange K，Pe'ron J，Imani K，et al. Transjugular intrahepatic portosystemic shunt in the treatment of refractory bleeding from ruptured gastric varices. Hepatology，1999，30（5）：1139 – 1143.

［57］ Tripathi D，Therapondos G，Jackson E，et al. The role of the transjugular intrahepatic portosystemic stent shunt（TIPS）in the management of bleeding gastric varices：clinical and haemodynamic correlations. Gut，2002，51（2）：270 – 274.

［58］ Chau TN，Patch D，Chan YW，et al. 'Salvage' transjugular intrahepatic portosystemic shunts：gastric fundal compared with esophageal variceal bleeding. Gastroenterology，1998，114：981 – 987.

［59］ Sanyal AJ，Freedman AM，Luketic VA，et al. The natural history of portal hypertension after transjugular intrahepatic portosystemic shunts. Gastroenterology，1997，112（3）：889 – 898.

［60］ Lo GH，Liang HL，Chen WC，et al. A prospective，randomized controlled trial of transjugular intrahepatic portosystemic shunt versus cyanoacrylate injection in the prevention of gastric variceal rebleeding. Endoscopy，2007，39（8）：679 – 685.

［61］ Watanabe K，Kimura K，Matsutani S，et al. Portal hemodynamics in patients with gastric varices. A study in 230 patients with esophageal and/or gastric varices using portal vein catheterization. Gastroenterology，1988，95（2）：434 – 440.

［62］ Kochhargs，Navaneethanu，Hartmanj，et al. Comparative study of endoscopy vs transjugular intrahepatic port-systemic shunt in the management of gastricvariceal bleeding［J］. Gastroenterol Rep（Oxf），2015，3（1）：75 – 82.

［63］ Mahadeva S，Bellamy MC，Kessel D，et al. Cost-effectiveness of N-butyl-2-cyanoacrylate（histoacryl）glue injections versus transjugular intrahepatic portosystemic shunt in the management of acute gastric variceal bleeding. Am J Gastroenterol，2003，98（12）：2688 – 2693.

［64］ Greenwald BD，Caldwell SH，Hespenheide EE，et al. N-2-butyl-cyanoacrylate for bleeding gastric varices：a United States pilot study and cost analysis. Am J Gastroenterol，2003，98（9）：1982 – 1988.

［65］ Ryan BM，Stockbrugger RW，Ryan JM. A pathophysiologic，gastroenterologic，and radiologic approach to the management of gastric varices. Gastroenterology，2004，126（4）：1175 – 1189.

［66］ Tripathi D，Jalan R. Transjugular intrahepatic portosystemic stent-shunt in the management of gastric and ectopic varices. Eur J Gastroenterol Hepatol，2006，18（11）：1155 – 1160.

［67］ Kamath PS，Lacerda M，Ahlquist DA，et al. Gastric mucosal responses to intrahepatic portosystemic shunting in patients with cirrhosis. Gastroenterology，2000，118（5）：905 – 911.

［68］ Spahr L，Villeneuve JP，Dufresne MP，et al. Gastric antral vascular ectasia in cirrhotic patients：absence of relation with portal hypertension. Gut, 1999, 44 (5): 739 – 742.

[69] Thuluvath PJ, Yoo HY. Portal hypertensive gastropathy. Am J Gastroenterol, 2002, 97 (12): 2973 – 2978.

[70] Mezawa S, Homma H, Ohta H, et al. Effect of transjugular intrahepatic portosystemic shunt formation on portal hypertensive gastropathy and gastric circulation. Am J Gastroenterol, 2001, 96: 1155 – 1159.

[71] VignaliC, Bargellini I, Grosso M, et al. TIPS with expanded polytetrafluoroethylenecovered stent: results of an Italian multicenter study. AJR Am J Roentgenol, 2005, 185: 472 – 480.

[72] Urata J, Yamashita Y, Tsuchigame T, et al. The effects of transjugular intrahepatic portosystemic shunt on portal hypertensive gastropathy. J Gastroenterol Hepatol, 1998, 13 (10): 1061 – 1067.

[73] Balzer C, Lotterer E, Kleber G, et al. Transjugular intrahepatic portosystemic shunt for bleeding angiodysplasia-like lesions in portal-hypertensive colopathy. Gastroenterology, 1998, 115: 167 – 172.

[74] Ochs A, Rössle M, Haag K, et al The transjugular intrahepatic portosystemic stent-shunt procedure for refractory ascites. N Engl J Med, 1995, 332: 1192 – 1197

[75] Campbell MS, Brensinger CM, Sanyal AJ, et al. Quality of life in refractory ascites: transjugular intrahepatic portal-systemic shunting versus medical therapy. Hepatology, 2005, 42: 635 – 640.

[76] Narahara Y, Kanazawa H, Fukuda T, et al. Transjugular intrahepatic portosystemic shunt versus paracentesis plus albumin in patients with refractory ascites who have good hepatic and renal function: a prospective randomized trial. J Gastroenterol, 2011, 46 (1): 78 – 85.

[77] Albillos A, Bañares R, Gonzalez M, et al. meta-analysis of transjugular intrahepatic portosystemic shunt versus paracentesis for refractory ascites. J Hepatol, 2005, 43: 990 – 996.

[78] Deltenre P, Mathurin P, Dharancy S, et al. Lebrec D. Transjugular intrahepatic portosystemic shunt in refractory ascites: a meta-analysis. Liver Int, 2005, 25: 349 – 356.

[79] NICE guideline: Cirrhosis in over 16s: assessment and management. Published: 6 July 2016; nice. org. uk/guidance/ng50.

[80] LENZ K, BUDER R, KAPUN L, et al. Treatment and management of ascites and hepatorenal syndrome: an update [J]. Therap Adv Gastroenterol, 2015, 8 (2): 83 – 100.

[81] Strauss RM, Martin LG, Kaufman SL, et al. Transjugular intrahepatic portal systemic shunt for the management of symptomatic cirrhotic hydrothorax. Am J Gastroenterol, 1994, 89 (9): 1520 – 1522.

[82] Jeffries MA, Kazanjian S, Wilson M, et al. Transjugular intrahepatic portosystemic shunts and liver transplantation in patients with refractory hepatic hydrothorax. Liver Transpl Surg, 1998, 4 (5): 416 – 423.

[83] Dhanasekaran R, West JK, Gonzales PC, et al. Transjugular intrahepatic portosystemic shunt for symptomatic refractory hepatic hydrothorax in patients with cirrhosis. Am J Gastroenterol, 2010, 105 (3): 635 – 641.

[84] Gordon FD, Anastopoulos HT, Crenshaw W, et al. The successful treatment of symptomatic, refractory hepatic hydrothorax with transjugular intrahepatic portosystemic shunt. Hepatology, 1997, 25 (6): 1366 – 1369.

[85] Rossle M, Gerbes AL. TIPS for the treatment of refractory ascites, hepatorenal syndrome and hepatic hydrothorax: a critical update. Gut, 2010, 59 (7): 988 – 1000.

[86] Dhanasekaran R, Am J Gastroenterol, 2009, 105 (3): 635 – 641.

[87] Siegerstetter V, Deibert P, Ochs A, et al. Treatment of refractory hepatic hydrothorax with transjugular intrahepatic portosystemic shunt: longterm results in 40 patients. Eur J Gastroenterol Hepatol, 2001, 13: 529 – 534.

[88] Wilputte JY, Goffette P, Zech F, et al. The outcome after transjugular intrahepatic portosystemic shunt (TIPS) for hepatic hydrothorax is closely related to liver dysfunction: a long-term study in 28 patients. Acta Gastroenterol Belg, 2007, 70: 6 – 10.

[89] Guevara M, Ginès P, Fernandez-Esparrach G, et al. Reversibility of hepatorenal syndrome by prolonged administration of ornipressin and plasma volume expansion. Hepatology, 1998, 27: 35 – 41.

［90］ Wong F，Pantea L，Sniderman K. Midodrine，octreotide，albumin，and TIPS in selected patients with cirrhosis and type 1 hepatorenal syndrome Hepatololgy，2004，40：55 – 64.

［91］ Cardenas A，et al. Therapy insight：management of hepatorenal syndrome. Nature Clinical Practice Gastroenterology & Hepatology，2006，3：338.

［92］ Moreau R，et al. Diagnosis and treatment of acute renal failure in patients with cirrhosis. Best Pract Res Clin Gastroenterol 2007；21：111. Gines P et al. Hepatorenal syndrome. Lancet，2003，362：1819.

［93］ Guevara M，Ginès P，Bandi JC，et al. Transjugular intrahepatic portosystemic shunt in hepatorenal syndrome：effects on renal function and vasoactive systems. Hepatology，1998，28（2）：416 – 422.

［94］ Brensing KA，Textor J，Perz J，et al. Long term outcome after transjugular intrahepatic portosystemic stent-shunt in non-transplant cirrhotics with hepatorenal syndrome：a phase II study. Gut，2000，47（2）：288 – 295.

［95］ Testino G，Ferro C，Sumberaz A，et al. Type-2 hepatorenal syndrome and refractory ascites：role of transjugular intrahepatic portosystemic stent-shunt in eighteen patients with advanced cirrhosis awaiting orthotopic liver transplantation. Hepatogastroenterology，2003，50（54）：1753 – 1755.

［96］ Murad SD，Plessier A，Hernandez-Guerra M，et al. Etiology，management，and outcome of the Budd-Chiari syndrome. Ann Intern Med，2009，151（3）：167 – 175.

［97］ Bachet JB，Condat B，Hagege H，et al. Long-term portosystemic shunt patency as a determinant of outcome in Budd-Chiari syndrome. J Hepatol，2007，46：60 – 68

［98］ Mancuso A，Fung K，Mela M，et al TIPS for acute and chronic Budd-Chiari syndrome：a single-centre experience. J Hepatol，2003，38：751 – 754

［99］ DEFRANCHISR，Baveno VI Faculty. Expanding consensus in portal hypertension：report of the Baveno VI Consensus Workshop：stratifying risk and individualizing care for portal hypertension［J］. J Hepatol，2015，63（3）：743 – 752.

［100］ Ryu RK，Durham JD，Krysl J，et al. Role of TIPS as a bridge to hepatic transplantation in Budd-Chiari syndrome. J Vasc Interv Radiol，1999，10：799 – 805.

［101］ Ganger DR，Klapman JB，McDonald V，et al. Transjugular intrahepatic portosystemic shunt（TIPS）for Budd-Chiari syndrome or portal vein thrombosis：review of indications and problems. Am J Gastroenterol，1999，94：603 – 608.

［102］ Senzolo M，Cholongitas EC，Patch D，et al. Update on the classification，assessment of prognosis and therapy of Budd-Chiari syndrome. Nat Clin Pract Gastroenterol Hepatol，2005，2：182 – 190.

［103］ Mancuso A，Watkinson A，Tibballs J，et al. Budd-Chiari syndrome with portal，splenic，and superior mesenteric vein thrombosis treated with TIPS：who dares wins. Gut，2003，52：438.

［104］ QI X，GUO W，HE C，et al. Transjugular intrahepatic porto-systemic shunt for Budd-Chiari syndrome：techniques，indications and results on 51 Chinese patients from a single centre［J］. Liver Int，2014，34（8）：1164 – 1175.

［105］ Qi X，Yang M，Fan D，et al. Transjugular intrahepatic portosystemic shunt in the treatment of Budd-Chiari syndrome：a critical review of literatures. Scand J Gastroenterol，2013，48（7）：771 – 784.

［106］ Garcia-Pagan JC，Heydtmann M，Raffa S，et al. TIPS for Budd-Chiari syndrome：long-term results and prognostics factors in 124 patients. Gastroenterology，2008，135（3）：808 – 815

［107］ Darwish Murad S，Valla DC，de Groen PC，et al. Determinants of survival and the effect of portosystemic shunting in patients with Budd-Chiari syndrome. Hepatology.

［108］ Tripathi D，Helmy A，Macbeth K，et al. Ten years' follow-up of 472 patients following transjugular intrahepatic portosystemic stent-shunt insertion at a single centre. Eur J Gastroenterol Hepatol，2004，16（1）：9 – 18.

［109］ Riggio O，Angeloni S，Salvatori FM，et al. Incidence，natural history，and risk factors of hepatic encephalopathy after transjugular intrahepatic portosystemic shunt with polytetrafluoroethylene-covered stent grafts. Am J Gastroenterol，2008，103（11）：2738 – 2746.

[110] Hernandez-Guerra M, Turnes J, Rubinstein P, et al. PTFE-covered stents improve TIPS patency in Budd-Chiari syndrome. Hepatology, 2004, 40：1197 - 1202.

[111] Zhang CQ, Fu LN, Xu L, et al. Long-term effect of stent placement in 115 patients with Budd-Chiari syndrome. World J Gastroenterol, 2003, 9：2587 - 2591.

[112] Pisani-Ceretti A, Intra M, Prestipino F, et al. Surgical and radiologic treatment of primary Budd-Chiari syndrome. World J Surg, 1998, 22：48 - 53.

[113] Witte AM, Kool LJ, Veenendaal R, et al. Hepatic vein stenting for Budd-Chiari syndrome. Am J Gastroenterol, 1997, 92：498 - 501.

[114] Schenk P, Schöniger-Hekele M, Fuhrmann V, et al. Prognostic significance of the hepatopulmonary syndrome in patients with cirrhosis. Gastroenterology, 2003, 125 (4)：1042 - 1052.

[115] Corley DA, Scharschmidt B, Bass N, et al. Lack of efficacy of TIPS for hepatopulmonary syndrome. Gastroenterology, 1997, 113：728 - 730.

[116] Allgaier HP, Haag K, Ochs A, et al. Hepatopulmonary syndrome：successful treatment by transjugular intrahepatic portosystemic stent-shunt (TIPS). J Hepatol, 1995, 23：102 - 105.

[117] Benitez C, Arrese M, Jorquera J, et al. Successful treatment of severe hepatopulmonary syndrome with a sequential use of TIPS placement and liver transplantation. Ann Hepatol, 2009, 8：71 - 74.

[118] Chevallier P, Novelli L, Motamedi JP, et al. Hepatopulmonary syndrome successfully treated with transjugular intrahepatic portosystemic shunt：a threeyear follow-up. J Vasc Interv Radiol, 2004, 15：647 - 648.

[119] Nistal MW, Pace A, Klose H, et al. Hepatopulmonary syndrome caused by sarcoidosis of the liver treated with transjugular intrahepatic portosystemic shunt. Thorax, 2013, 68：889 - 890.

[120] Paramesh AS, Husain SZ, Shneider B, et al. Improvement of hepatopulmonary syndrome after transjugular intrahepatic portasystemic shunting：case report and review of literature. Pediatr Transplant, 2003, 7 (2)：157 - 162.

[121] Lasch HM, Fried MW, Zacks SL, et al. Use of transjugular intrahepatic portosystemic shunt as a bridge to liver transplantation in a patient with severe hepatopulmonary syndrome. Liver Transpl, 2001, 7：147 - 149.

[122] Martinez-Palli G, Drake BB, Garcia-Pagan JC, et al. Effect of transjugular intrahepatic portosystemic shunt on pulmonary gas exchange in patients with portal hypertension and hepatopulmonary syndrome. World J Gastroenterol, 2005, 11：6858 - 6862.

[123] Riegler JL, Lang KA, Johnson SP, et al. Transjugular intrahepatic portosystemic shunt improves oxygenation in hepatopulmonary syndrome. Gastroenterology, 1995, 109：978 - 983.

[124] Selim KM, Akriviadis EA, Zuckerman E, et al. Transjugular intrahepatic portosystemic shunt：a successful treatment for hepatopulmonary syndrome. Am J Gastroenterol, 1998, 93 (3)：455 - 458.

[125] Hoeper MM, Krowka MJ, Strassburg CP. Portopulmonary hypertension and hepatopulmonary syndrome. Lancet, 2004, 363 (9419)：1461 - 1468.

[126] Van der Linden P, Le Moine O, Ghysels M, et al. Pulmonary hypertension after transjugular intrahepatic portosystemic shunt：effects on right ventricular function. Hepatology, 1996, 23：982 - 987.

[127] Michael J. Krowka, MD, Michael B, et al. International Liver Transplant Society Practice Guidelines：Diagnosis and Management of Hepatopulmonary Syndrome and Portopulmonary Hypertension. [J]. Transplantation, 2016, 100：1440 - 1452.

[128] Luca A, Miraglia R, Caruso S, et al. Short-and long-term effects of the transjugular intrahepatic portosystemic shunt on portal vein thrombosis in patients with cirrhosis. Gut, 2011, 60 (6)：846 - 852.

[129] Bettinger D, Knuppel E, Euringer W, et al. Efficacy and safety of transjugular intrahepatic portosystemic shunt (TIPS) in 40 patients with hepatocellular carcinoma [J]. Aliment Pharmacol Ther, 2015, 41 (1)：126 - 136.

[130] Arrovo V, Cardenas A. TIPS in the treatment of refractory ascites. In：Arrovo V, Bosch J, Bruguera M et al. (eds)

Treatment of Liver Diseases. Barcelona：Masson，pp. 1999；43 – 51.

［131］Silva RF，Arroyo PC Jr，Duca WJ，et al. Complications following transjugular intrahepatic portosystemic shunt：a retrospective analysis. Transplant Proc，2004，36：926 – 928

［132］Jalan R，Redhead DN，Allan PL，et al. Prospective evaluation of haematological alterations following the transjugular intrahepatic portosystemic stent-shunt（TIPSS）. Eur J Gastroenterol Hepatol，1996，8（4）：381 – 386.

［133］Sauerbruch T，Mengel M，Dollnger M，et al. Prevention ofrebleeding from esophageal varices in patients with cirrhosis receiving small-diameter stents vs hemodynamically controlled medical therapy［J］. Gastroenterology，2015，149（3）：660 – 668.

［134］Cura M，Cura A，Suri R，er al. Causes of TIPS dysfunction［J］. AJR Am JRoentgenol，2008，191（6）：1751 – 1757.

［135］Casado M，Bosch J，Garcia-Pagan JC，et al. Clinical events after transyugular intrahepatic portosystemic shunt：correlation with hemodynamic findings. Gastroenterology，1998，114：1296 – 1303.

［136］Perarnau JM，Le Gouge A，Nicolas C，et al. Covered vs. Uncoverd stents for transjugular intrahepatic portosystemic shunt：a randomized controlled trial［J］. J Hepatol，2014，60（5）：962 – 968.

［137］Clark W，Golkar F，Luberice K，et al. Uncovering the truth about covered stents：is there a difference between covered versus uncovered stents with transjugular intrahepatic portosystemic shunts?［J］. Am JSurg，2011，202（5）：561 – 564.

［138］DARCY M. Evaluation and management of transjugular intrahepatic portosystemic shunts［J］. AJR Am JRoentgenol，2012，199（4）：730 – 736.

［139］Engstrom BI，Horvath JJ，Suhocki PV，et al. Covered transjugular intrahepatic portosystemic shunts：accuracy of ultrasound in detecting shunt malfunction. Am J Roentgenol，2013，200（4）：904 – 908.

［140］Tanaka T，Gu¨nther RW，Isfort P，et al. Pull-through technique for recanalization of occluded portosystemic shunts（TIPS）：technical note and review of the literature. Cardiovasc Intervent Radiol，2011，34（2）：406 – 412.

［141］Echenagusia M，Rodriguez-Rosales G，Simo G，et al. Expanded PTFE-covered stent-grafts in the treatment of transjugular intrahepatic portosystemic shunt（TIPS）stenoses and occlusions. Abdom Imaging，2005，30（6）：750 – 754.

［142］Kochar N，Tripathi D，Arestis NJ，et al. Tipsitis：incidence and outcome-a single centre experience. Eur J Gastroenterol Hepatol，2010，22（6）：729 – 735.

［143］Chen HJ，Zheng G，Wichmann JL，et at. The following transjugular intrahepatic portosystemic shunt：perspective from neuroimaging［J］. Metab Brain Dis，2015，30（6：1331 – 1341.）

［144］Tripathi D，Therapondos G，Redhead DN，et al. Transjugular intrahepatic portosystemic stent-shunt and its effects on orthotopic liver transplantation. Eur J Gastroenterol Hepatol，2002，14（8）：827 – 832.

第四十三章 终末期肝硬化肝移植进展

过去 30 年肝移植（LT）救治终末期肝硬化（LC）获得显著进展。伴随着手术、器官保存、捐献者管理技术进步，更强效低毒免疫抑制剂和抗感染药物的临床应用，使得 LT 患者预后显著改善，特别是儿童和青少年 LT 患者获得更好结局。儿童和青少年成功 LT 生存 20 年者高达 80%。导致 LT 需求者和供肝数量间悬殊越来越大。完善 LT 评估将有助于提高移植成功率、延长 LT 患者生存期和改善生存质量。本章重点综述 LT 适应证、优化评估、LT 技术要点和影响患者存活率因素。

第一节　肝移植适应证及优化评估

一、LT 适应证（图 43-1-1、表 43-1-1、表 43-1-2）

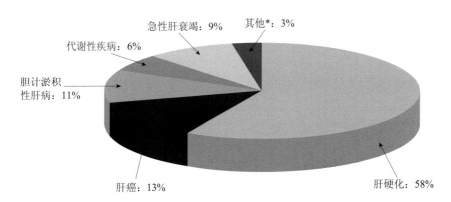

急性肝衰竭：9%　　其他*：3%
代谢性疾病：6%
胆计淤积
性肝病：11%
肝癌：13%
肝硬化：58%

图 43-1-1　LT 适应证（欧洲 LT 的主要疾病http：//www. eltr. org）
注：* 布加综合征（BCS）、良性肝脏肿瘤或多囊肝、寄生虫肝病、其他肝病

表 43-1-1　成人 LT 适应证

• 慢性肝炎 LC	• 急性肝衰竭	• NASH
• PBC	• 酒精性肝炎	• Caroli 病
• 继发性胆汁性肝硬化	• 慢性病毒性肝炎	• 隐源性 LC
• PSC	• HCC	• 肝静脉血栓
• AIH	• 肝腺瘤	• 多囊肝

最常见的成人终末期肝病 LT 适应证是肝硬化。对伴有主要并发症，例如静脉曲张破裂出血，腹水，HRS 和 HE，且 MELD 评分 >15 分的 LC 患者推荐 LT，且无年龄限制[1]。

表 43-1-2　儿童和青少年 LT 适应证

慢性肝衰竭	先天性代谢紊乱	急性肝衰竭	先天性代谢缺陷伴肝外疾病
胆道闭锁	Alagille 综合征	对乙酰氨基酚中毒	Ⅰ 型 Crigler-Najjar 病
多囊肝 ± Caroli 综合征	家族性肝内胆汁淤积（PFIC-3）	病毒性肝炎（A、B、C、E 或其他）	原发性草酸盐沉积病
病毒性肝炎（B、D、C、E 或其他）	α1-抗胰蛋白酶缺乏症和 Wilson 病	Ⅰ 型和 Ⅱ 型 AIH	
免疫缺陷病	囊性纤维化	Wilson 病	肝脏肿瘤
Ⅰ 型和 Ⅱ 型 AIH	Ⅳ 型糖原累积症		良性肿瘤
	Ⅰ 型酪氨酸血症		不能切除的恶性肿瘤

二、优化评估

过去 30 年 LT 技术不断完善，公认成功 LT 是 ESLD 患者的救命措施；全球性 HBV 和 HCV 感染和不断流行的 NAFLD 等导致 LC 和肝细胞癌（HCC）发病率攀升；使需求 LT 患者数和供肝数量悬殊越来越大。在当今每 10 例求助 LT 患者中，有 1 例在等待 LT 期间死亡[2]。因此，LT 中心面临的持续性挑战之一是扩展肝脏供体，以便使等待 LT 患者病死率最小化[3]。同时供体合理分配也具有挑战性，并且也是一个道德问题，因为科学合理分配供体有助于提高 LT 后长期存活率。

早期捐献者器官分配主要根据 LT 等待时间长短，使得 LC 很快并发多器官衰竭患者极不太可能及时获得器官。有 2 项研究发现登记列表时间与 LT 候选者死亡风险并无相关性[4]。为优化器官分配策略，欧美国家于 1998 年尝试新的 LC 预后 CTP 评分系统作为肝病严重程度和预后指标调整器官分配政策。但对于大多数严重肝病患者亦显示不公平而最终证实难以运转。在 UNOS 登记的 3437 例 LT 候选者采用 MELD 预测 3 个月存活率，发现其准确度优于 CTP[5]。2002 年 UNOS 采用 MELD 预测等待 LT 患者短期病死率，并实行'重病优先'政策作为获取器官的主要决定因素。尔后 MELD 评分获全球确认[6-8]。但 MELD 评分难能全面反映病情，如肝硬化只合并一项严重并发症（顽固性腹水、反复消化道出血、HE），血管性疾病、遗传性肝病、肝癌等，需专家特别评估[1]。近年来更加重视对移植前患者重要脏器功能的评估（例如肾功能）。诚然，评估肝硬化性心肌病（CCM）非常重要，但尚缺乏理想或准确评估方法，采用试图在 LT 前评估 CCM 的方法很多可能属于浪费医疗资源[1]。目前我国仍然缺乏 LT 前评估标准体系，无法评估终末期 LC 及其相关并发症患者获得肝源的优先权。

第二节　肝移植围术期技术要点

一、术前评估

完善 LT 术前评估将有助于提高 LT 成功率，延长 LT 后生存期和改善生存质量。应对计划 LT 患者严格评估各种危险因素，包括：①心、肺、肾功能；②凝血功能；③血清 Alb 值；④肥胖；⑤既往肝胆外科手术史；⑥门静脉系统血栓（PVST）；⑦自身免疫病；⑧病毒感染；⑨共存病；⑩相关成瘾问题；⑪不利的家庭和社会环境；⑫心理学鉴定和家庭准备；⑬肝病严重程度及其可能出现的并发症（表 43-2-1）；

⑭建立应激 LT 预案；⑮评估手术技术可行性；⑯排除 LT 禁忌证。

表 43-2-1   LT 术前评估

肝病评估	肝脏疾病的严重程度及预后的评估，确定诊断和优化管理
鉴定并发症	腹水，肝脾大，内镜发现静脉曲张
手术评估	确认需要移植，识别技术挑战（如腹部手术史，门静脉血栓等），探讨供体选择
心脏评估	ECHO 初评。ECG，胸部 X 线片（必要时心脏插管）
呼吸功能	氧饱和度，通气灌注扫描（若伴有发绀），肺功能试验
肾功能	尿素、肌酐、电解质类尿蛋白/肌酐比率
营养状态	身高、体重、肱三头肌皮皱厚度、上臂肌围
牙齿评估	识别龋齿，残留牙根和牙脓肿。
放射学	肝脾血管解剖超声检查，多普勒超声检查证明门静脉开放，MRI/血管造影（若怀疑门脉静脉解剖异常）
麻醉评估	若手术风险异常升高，需要评估，例如患者是否患有 POPH、心肌病、既往麻醉并发症
血清学	CMV、EBV、水痘-带状疱疹病毒、单纯疱疹病毒、HAV、HBV、HCV、HIV、麻疹病毒。在移植前需要处理（例如潜伏性肺结核，CMV 阴性受者）
血液学	全血细胞计数，血小板，血型
精神评估	患者和家庭认知及对疾病理解和治疗选择，既往/现在治疗依从性，心理识别和家庭关系

二、术前准备

（一）处理 LC 并发症和营养支持（第 21～39 章）

为理想控制潜在致命性感染，LT 前必须筛检潜伏性感染，并在 LT 后免疫抑制病况下预防感染加重。LT 前必须强制性筛检细菌、真菌和病毒感染。其活动性感染是 LT 禁忌证！！1 级筛检针对所有 LT 候选者，包括抗-HIV 1 和 2 型抗体，HBV 血清学，抗-HCV，抗-HAV，CMV 和胸部 X-线检查[9]。2 级筛检针对适宜 LT 的术前患者，包括结核分枝杆菌（病史 + PPD-试验 + IFN-γ 释放试验），EBV，人疱疹病毒 8（HHV-8），VZV，HSV-1，HSV-2，尿培养，寄生虫检查和粪培养（粪类圆线虫血清学，弓形虫 IgG），酶免疫法测定性病，鼻/腋窝拭子金黄色葡萄球菌和牙科检查[9]。3 级筛检针对伴有感染危险因素的患者或来自特殊地方性感染区的患者[9]，指依照病历，共存病和地方病和当地流行病学相关的亚组患者[9]。重要的是确保 LT 候选者免疫接种抗 HAV、HBV、流感、水痘疫苗和肺炎菌苗等。

（二）心理准备

技术娴熟的多学科综合小组，包括心理学家，应给予必要的咨询告知及其家庭准备。

三、LT 后处理

术后首周移植物失功能的主要原因包括原发性移植物无功能（PNFG），肝动脉血栓或 PVST，败血症和多器官衰竭（<10%）。其他严重并发症是急性排斥（50%）或慢性排斥（10%），胆汁漏/胆管狭窄（5%～25%），病毒感染（特别是 CMV 和 EBV），急性肾损伤和体液失衡[10-12]。

第三节　肝移植存活率及影响因素

过去 25 年，外科技术进展和新的、更强力免疫抑制剂及抗感染药物临床应用，使得 LT 患者预后显著改善，导致 LT 后患者 1 年和 10 年存活率分别为 96% 和 71%[13]。另有研究显示近年来 LT 先进技术使任何 LT 适应证患者 LT 后 1 年和 3 年存活率分别达到了 90% 和 85%[14]。中国 LT 术后受者 10 年生存率 < 60%[15]。长期存活率和生活质量受技术并发症，移植肝功能，免疫抑制剂不良反应，基础疾病复发（第 44 章），依从性和护理影响。

一、LT 并发症

（一）围术期并发症

LT 术后患者可能仍然处于体液蓄积状态，心血管超负荷；暂时性肾功能障碍和肺毛细血管通透性增强。应持续监测心肺功能，并采取措施维持 ECBV，及时治疗血管外容量超负荷，并关注潜在感染。尽管器官保存和 LT 手术技术显著进步，但近年来因器官保存/缺血再灌注肝损伤导致的术后并发症并未显著减少。围手术期缺血肝损伤，包括供肝体外超长保存时间冷缺血和移植时热缺血性肝细胞损伤。典型缺血再灌注肝损伤组织学特征包括小叶中央肝细胞苍白和气球样变性。胆管细胞对缺血再灌注性损伤比肝细胞更敏感[16]，导致胆红素、GGT 和 ALP 水平升高。胆管及肝动脉并发症是影响术后长期生存的主要因素。肝动脉并发症主要为吻合口狭窄及栓塞，肝动脉血栓（HAT）发生率为 1.6%~4%。应加强凝血功能监测，LT 后早期通常采用多普勒超声检查肝动脉和门静脉。预防和纠正围手术期高凝状态。预防 HAT。可采用血栓切除术处理早期 HAT。早期 PVST 罕见（<1%），但若不能再通可能导致移植肝衰竭。原发性移植肝无功能（PNFG）可在移植肝重新血供后很快出现。早期肝功能障碍包括 PT 延长、肝酶水平升高（转氨酶和反映胆汁淤积的酶）无下降趋势、乳酸升高和低血糖发作。PNFG 是一种危及生命的临床危象，需要立即再移植。

（二）迟发并发症

由于 LT 后短期结果极佳，主要关注转移至长期并发症。迟发并发症包括 HAT（3%~10%），迟发性 PVST（2%~10%），胆管狭窄（5%~25%）。关于 HAT 或 PVST，若新建侧支循环有适当血流通过，可能不需治疗。溶栓疗法无效，外科重建也属禁忌，因此，需要重新 LT，特别是并发 PHT 者。胆管狭窄有时需要介入治疗。研究[17]显示在 LT 术后 1 年死亡者中，63% 的死亡原因并非与移植肝功能直接相关，而是与心血管疾病、肾病、感染和新生肿瘤、骨质疏松和基础病复发等相关。这些并发症在很大程度上影响 LT 患者的长期生存。

（三）机会性感染

LT 后感染是导致发病和死亡的主要原因之一，约 2/3 的 LT 受者发生感染。抗微生物预防已降低了 LT 后感染发病率及其严重性，并促进了存活率提高[18]。预防感染和及早确诊至关重要。LT 后感染可用三个不同的时间点划分[19]：①LT 后首月，最常见外科和术后护理相关的院内感染；②LT 后 2~6 个月，免疫抑制剂应用剂量最大，机会性感染和潜伏性感染的再激活是主要原因；③LT 后超过 6 个月后的感染，主要是社区获得性感染。LT 后首月，最常见的感染是细菌，其次是较少见的真菌感染。LT 中、长期机会性感染主要是病毒和真菌感染。对于免疫抑制剂平稳减量维持治疗、移植肝功能良好患者，LT 6 个月后机会性细菌感染少见。已报告的感染危险因素包括老年、肾功能不全、营养不良和围手术期大量静脉输注血制品。

1. 细菌感染　LT 后最常见革兰阴性杆菌（例如大肠杆菌，肠杆菌属，假单胞菌属）感染，其次是革兰阳性菌（金黄色葡萄球菌，肠球菌）感染。主要涉及手术部位，腹腔，泌尿道和血流。其中腹腔感染与病死率和移植物失功能有关[20]。

LT 患者活动性结核患病率为 0.47%~2.3%，大多数发生在 LT 后初始 12 个月[21-22]。需要治疗 LT 患者的潜伏性结核，但这种感染的诊断并不容易，并且具有较高病死率。标准治疗是采用异烟肼治疗 9 个月（补充维生素 B₆），但应遵循下列适应证：PPD 皮试阳性，未经治疗的肺结核史，胸片发现肺结核影像。LT 受者的活动性结核病的治疗尚未标准化，并且现有的治疗方案并非基于 RCTs[23]。此外，活动性结核病的治疗背景是抗结核和免疫抑制剂，并且一线结核治疗药物伴有潜在肝毒性[21]。因此，若患者的结核病并不严重，治疗选择应包括异烟肼和乙胺丁醇，避免应用利福霉素类药物。在不适宜应用异烟肼的情况下，可选择左氧氟沙星替代。严重性结核病患者的最初和维持治疗阶段应采用利福霉素类药物。

2. 病毒感染

（1）LT 后最常见的病毒感染是巨细胞病毒（CMV）。急性 CMV 肝炎多发生在 LT 术后 1~4 个月，可由 CMV 阳性供肝（或献血）传播导致的原发性 CMV 感染。原发性感染一般更严重。或因 LT 后免疫抑制治疗使既往潜伏性 CMV 感染再激活。最常见的临床综合征是 CMV 病毒血症，骨髓抑制和累及胃肠道（例如结肠炎）和肝脏（肝炎）[24-25]；甚至肝衰竭。也可能增加慢性移植肝功能障碍、LT 后淋巴组织增殖性疾病（PTLD）和机会性感染风险。但大多数患者无症状或与传染性单核细胞增多症表现类似，伴有轻微转氨酶升高，白细胞和血小板减少（应与排斥反应鉴别）。可从尿、唾液、活检标本或其他体液中分离到 CMV，诊断试验包括 CMV pp65Ag，和定量 PCR，已经证实其诊断准确率类似，并且能够动态监测 LT 受者 CMV 载量[26]。应给予预防（高危 CMV 感染患者的预防感染措施至少 3 个月!!）或提前治疗。LT 供体和受者 CMV 血清学均阴性是降低 LT 后 CMV 感染的一种有效策略，但在活体供者移植中很难实现。为尽早诊断这种常见的感染，在 LT 后首月，有必要采用 CMV-PCR 检测病毒血症[18,24-25]。缬更昔洛韦是一种口服的更昔洛韦前体物具有多方面优点（生物利用度更高，临床应用率低使耐药发生率较低）[27]。对照临床试验证实口服缬更昔洛韦在预防器官移植（包括 LT）受者 CMV 感染方面与静脉注射更昔洛韦疗效和安全性近似[28]。静脉注射更昔洛韦或口服缬更昔洛韦是轻症患者治疗的选择，而对于更严重的感染患者应采用静脉注射更昔洛韦[24-25]。

（2）EB 病毒（EBV）属于人疱疹病毒 4 型（HSV-4）。感染 EBV 后像其他疱疹病毒一样，可遗留持续潜伏性感染。EBV 阴性儿童接受 EBV 阳性者供肝最易发生原发性 EBV 感染。EBV 感染后数倍增加 PTLD 风险，若 LT 受者接受抗-淋巴细胞抗体免疫抑制剂等治疗，这种风险进一步增加。需要尽早提高对 PTLD 警觉性。减量应用免疫抑制剂是预防 PTLD 的通用方法。也必须给予抗病毒预防，以便控制 LT 后病毒载量最低化，尽管这种方法的益处尚不清楚[29]。有报道 LT 儿童 EBV 感染长期采用缬更昔洛韦治疗后 EBV DNA 检测不到者占 47.6%[30]。

（3）LT 后免疫抑制可诱发人疱疹病毒 6 型（HSV-6）或 HSV-7 再激活，发生急性肝炎样发作[31]。临床表现从无症状至严重性感染[32]。实验室检查缺乏特异性，可表现为氨基转移酶、胆汁淤积酶升高和白细胞及血小板减少。从感染者外周血淋巴细胞中可分离到病毒，并可通过肝组织病理学负染、超薄切片电镜、DNA 杂交和免疫荧光技术予以鉴别[33]。LT 后并发水痘-带状疱疹病毒（VZV 或 HSV-3）感染与强力免疫抑制有关，并可在尚未出现皮疹时发生 VZV 相关急性肝炎，也可并发内脏广泛播散性暴发性器官衰竭。其治疗方法与非移植感染者相同。

（4）LT 受者感染 HEV：2008 年 Kamar 等[34]首先报道 LT 后慢性 HEV 感染（第 26 章），在 14 例实体

器官移植受者急性 HEV 感染者中，慢性感染率 57%，包括 3 例 LT 受者。尔后多个国家相继报道（表 43-3-1）。

表 43-3-1 LT 患者慢性 HEV 感染流行病学，治疗及预后

研　究	LT 患者数	HEV 阳性率 n（%）[a]	慢性 HEV 感染（n）	AVT 方案	临床结局
Haagsma 等[35-36] 2009、2008	285	10（3.9）	2	—	1 例进展为 HEV 相关 LC 并重新 LT
Pischke 等[37] 2010	226	10（4.0）	2	—	1 例进展为晚期复发性肝纤维化
Legrand 等[38] 2011	171	22（12.9）	16	—	LT 受者新发 HEV 感染率 4.8（2.2–7.4）%
Kamar 等[39] 2010	3	—	3	IS 减量和 P-IFN α2a×12W	2/3 患者获 SVR
Haagsma 等[40] 2010	2	—	2	IS 减量和 P-IFNα2a	1 例患者获 SVR；另一患者因无应答在 16 周时较早停药
Kamar 等[41] 2011	26	—	23	IS 减量 RBV 或 P-IFN α2a，或 PR	单纯 IS 减量获 SVR 32%，AVT 38 例患者，4 例获 SVR[c]
Halac 等[42] 2012[d]	80	22（27.5）	—	—	1 例患者进展为复发性肝硬化
Lhomme 等[43] 2012	3	—	2	—	趋化因子水平和 HEV 准种异质性分别与慢性肝炎和肝纤维化进展有关
Junge 等[44] 2013[d]	22[b]	1（4.5）	1	IS 减量和 RBV×6 个月	SVR（1/1）
Kamar 等[45] 2014	10	—	10	RBV 单药治疗平均 3 个月	初始治疗 SVR 为 78%（46/59），另外 2 例复发重新治疗后获 SVR[c]

注：P-IFN：聚乙二醇干扰素；RBV：利巴韦林；IS：免疫抑制剂

a：检测 HEV 包括临床及/或存储血清抗-HEV IgG、IgM，及/或 HEV RNA

b：所有患者肝功能试验异常

c：这些研究中的所有实体器官移植受者（包括肝、心脏、肺和肾）的治疗应答率

d：儿科患者

LT 受者慢性 HEV 感染遍及全球，且在中欧和发展中国家流行，相关研究包括实时诊断及回顾性存储标本检测[40]。但在 LT 受者中的 HEV 感染率总体较低。因 HEV 感染诊断试验尚未标准化，并且其重现性并不理想，难以确认 LT 受者真实 HEV 流行率和发病率。据报道依照检测方法和地区不同，检测 LT 受者抗-HEV IgM、IgG，及/或 HEV RNA 显示 HEV 感染血清流行病学阳性率从 1% 至 16.3%[37,46-47]。LT 后肝功能异常患者慢性 HEV 感染率可能高达 50%~60%[34,38,41]。可导致肝炎和移植物功能障碍。

LT 受者慢性 HEV 感染自然史尚不清楚，虽然一些中心报道可进展为晚期肝纤维化、LC 和死亡或重新 LT。近有最大系列器官移植患者感染 HEV 的报道[41]，汇集欧美 16 个中心的 85 例患者，其中 LT 患者 28 例；所有患者均为感染基因 3 型 HEV，并且 HEV IgM 血清转换率仅 41%。全队列慢性 HEV 感染率为 66%（56/85），其中在 LT 患者中有 23 例（23/28，82%）。这些慢性 HEV 感染者单一采用降低免疫抑制剂剂量后清除 HEV 感染者占 32%，有 20 例（20/56，36%）患者分别采用 P-IFN（5 例）、RBV（14 例）

或其联合疗法（PR，1例）抗病毒治疗后清除感染。最终随访发现14例获得SVR，6例病毒血症。在这些慢性HEV感染者中有8例（8/56，14%）进展为肝硬化，其中2例重新LT[47]。

近年来提出的LT后防控HEV感染的策略包括动态监测慢性感染的发生，强调应用钙调磷酸酶抑制剂（CNI）剂量最小化[48]，若仍然存在病毒血症，采用RBV[48]或P-IFN[49]单药治疗12周作为初始疗法。因为HEV病毒血症拖延可能诱发肝硬化和肝衰竭。更多报道治疗实体器官移植者采用RBV单药治疗（可能是由于关切IFN相关排斥反应），其应答率高达78%[45]。也有HEV感染复发患者重新采用RBV治疗3~6个月获得清除HEV感染的报道。

综上所述，LT受者并发无法解释的急性和慢性肝炎时应检测HEV（图43-3-1）；包括直接检测，例如检测血液和粪便HEV RNA，若阳性应密切观察是否演变为慢性感染。对于慢性HEV感染患者，应尽可能减量应用免疫抑制剂，并动态监测患者肝纤维化。若呈现持续慢性HEV感染状态应考虑抗病毒治疗，虽然理想治疗方案的研究数据有限。鉴于采用IFN治疗与不良反应和排斥风险有关，初始抗病毒治疗方案优选RBV单药治疗3个月。

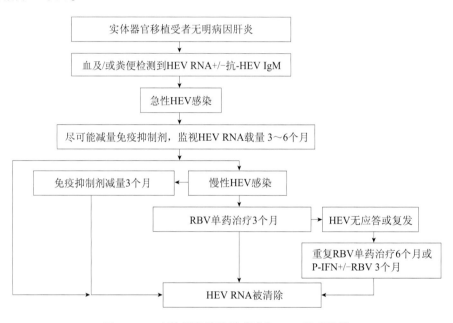

图43-3-1　实体器官移植受者感染HEV治疗路线

3. 真菌感染　20年来，LT受者总体侵袭性霉菌感染率仍无明显改变；然而，研究显示侵袭性念珠菌感染率显著下降，但侵袭性曲霉菌病感染率微升[50]。LT后早期感染主要是白色念珠菌和非白色念珠菌性真菌血症或腹膜炎。超过90%的真菌感染为医院获得性切口、腹腔内器官感染，或导管念珠菌感染[51]。另有报道显示曲霉菌属感染近15%；隐球菌，毛霉菌，毛孢子菌属，镰刀菌多为散发性真菌感染[52]。LT后首月推荐口服预防性抗念珠菌药物!!，因为这能够降低真菌感染病死率。目前，氟康唑是最常用的抗真菌药物[53]。抗真菌治疗不但依赖适当选择药物，而且依赖降低免疫抑制剂剂量。

（四）基础肝病复发（第44章）

（五）肾功能损害

LT后最常见并发症是CNI药物肾毒性导致的肾衰竭，其急性和慢性肾功能障碍发生率为24%~70%；大约30%的患者在LT后即刻发生肾功能不良，并且持续1~5年[54]。慢性肾功能不全发病率高达70%[55-56]。随访LT患者13年终末期肾病发生率为18%[57]。有报道117例儿童LT后生存超过15岁者肾功能障碍发生率为15%，其中5例患者需要肾移植[58]。

（六）LT 后肝损伤

LT 后肝功能异常发生时间有助于鉴别诊断。PNFG 和 HAT 是 LT 后 3 天内出现转氨酶显著升高的最常见病因。PVST 和 IVC 栓塞发生率为 1%~3%。并可出现肝血管梗阻及肝衰竭或 PHT。LT 很少发生超急性排斥（AR），但 LT 术后可能很快出现严重肝功能异常。AR、病毒性肝炎复发、HAT、胆汁渗漏和药物中毒是术后 3~14 天肝功能异常最常见病因。LT 后 14 天~3 个月期间出现转氨酶升高和黄疸应考虑机会性感染，例如 CMV 感染；但在此期 AR、丙型肝炎和药物性肝损伤也可导致移植肝功能不全。移植肝肝炎病因谱尚不完全清楚，也可能与较早免疫抑制方案有关。儿童 LT 后新生自身免疫性或其他无法解释的肝炎发病率为 5%~10%，但尚无报道需要重新 LT 者[59]。LT 后肝脏和非肝脏并发症见表 43-3-2。

表 43-3-2　LT 并发症

	非肝脏并发症		肝脏并发症
心血管疾病	心律失常，充血性心衰，心肌病	肝前性	胆色素负荷增加，溶血
肾功能不全	肾前性氮质血症 低灌注肾损害 （急性肾小管坏死） 药物中毒性肾损害	肝内早期	肝毒性药物 低灌注（低血压、休克、败血症） 良性胆汁淤积
肺功能减低	肺炎 肺毛细血管通透性增强 液体潴留	肝内晚期	输血相关性肝炎 原发性肝病加重
血液学异常	出血性贫血，或溶血性贫血 再生障碍性贫血 血小板减少症	肝后性	胆道梗阻 肾清除结合胆红素降低
感染	术后早期感染（细菌）；晚期机会性感染 （真菌、寄生虫、病毒）	原发性移植物无功能	
神经精神异常	癫痫 代谢性脑病 抑郁症	血管异常	门静脉血栓 肝动脉血栓 吻合口漏伴腹腔内出血
供体疾病	感染，恶性病	胆管异常	胆道狭窄、梗阻、胆汁漏
恶性肿瘤	B 细胞淋巴瘤；新生肿瘤（特别是鳞状细胞皮肤癌）	排斥	急性或慢性反应
较大胆管损伤	胆管狭窄	基础肝病复发	

（七）心血管疾病

成人 LT 患者共存心血管病是 LT 患者发病和死亡的主要病因，其中冠心病约占 1/4[60]。LT 患者 10 年冠心病发生率为 11%，而普通人群为 7%[61]。LT 患者发生缺血性心脏病相对风险比同龄、同性别普通人群增加近 3 倍[62]。控制 LT 患者心血管事件最小化措施是在 LT 前全面有效筛检（例如，采用 ECHO 和检测血清肌钙蛋白[63]）和处理 MS 相关并发症。CNI 也影响患者长期存活率，特别是肥胖或并发 MS 者[64]。

（八）骨病

终末期肝病患者常伴骨密度下降（与同龄人群比较，见第 40 章）。LT 后的最初 6 个月加速骨丢失，这并不依赖 LT 前骨密度，导致骨折风险和发病率显著增加，并降低生活质量（QOL）[65-66]。在 LT 后6 ~ 12 个月骨密度逆转，伴有骨密度增长。在 LT 后骨病发生的危险因素中，最重要的是 LT 前患者骨密度降低[67-68]。一般而言，其可能的原因是营养不良和缺乏身体锻炼，胆汁淤积性肝病使维生素 D 吸收不良，AIH 患者应用皮质类固醇和酗酒患者酒精的直接毒性[69]。LT 后免疫抑制剂治疗方案，特别是采用皮质类固醇，女性，老年，BMI 降低和肾功能障碍代表骨密度降低的危险因素，并增加骨折风险。因此，推荐 LT 患者在 LT 前后定期检测骨密度。对骨量减少和骨密度降低患者，补充钙剂和维生素 D，若患者能够耐受，应在 LT 前开始负重锻炼。目前治疗 LT 后骨质疏松最有效方法是应用二膦酸盐类药物[70]。

二、维持 LT 患者肝功能

（一）免疫抑制治疗进展

现代 LT 预后极佳可能直接归因于免疫抑制药物学进展。然而，很多这类药物应用后仍然诱发明显长期毒性；近年来持续探索如何适时停用这些药物或使其剂量最小化方案。

自从 1980 年环孢素（CsA）作为免疫抑制剂问世以来，实质性改善了 LT 生存率。他克莫司（TAC）与大环内酯类药物有着同样的作用机制，但其效力增高 10 ~ 100 倍。TAC 优点在于能够使排斥反应最小化，降低皮质类固醇需求量，并降低 LT 者对细菌和 CMV 易感性，简化 LT 患者处理。因此，TAC 已替代 CsA，改善了患者和移植肝存活率，并降低了排斥反应发生率。虽然大多数中心严重依赖 TAC，这种药物在 LT 早期很少单独应用。为改善疗效和减少毒性，60% 的 LT 中心对 LT 患者首月应用包括 TAC 的三联药物方案（图 43-3-2），并且用药数量逐渐减少，疗程延长。虽然每种药物特异性作用机制差异很大，但目前临床免疫抑制方案中所有药物的主要目标是减弱 T 细胞对移植肝异基因抗原反应。

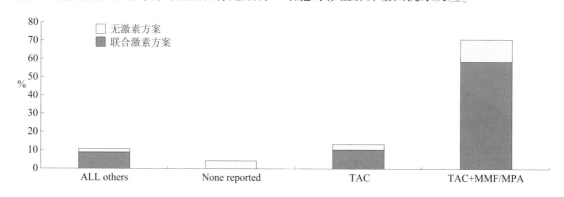

图 43-3-2　成人 LT 受者初始免疫抑制方案

注：MMF：霉酚酸脂；TAC：他克莫司。（源自 OPTN/SRTR 2011 年度数据报告）

因为免疫抑制是影响移植肝存活的因素之一，应在 LT 后给予调整，但因缺乏良好研究证据，优化联合免疫抑制方案尚未良好定义[71]。

（二）免疫抑制和免疫排斥对患者预后影响

有效免疫抑制剂研发的主要进展在于钙调磷酸酶抑制剂（CNI），对改变 LT 患者预后发挥重要作用。近年来，近 97% 的 LT 受者接受基于 CNI 为基础的免疫抑制方案，使排斥反应更少见[72]。进而显著改善了 LT 患者总体 3 年存活率（图 43-3-3）。近年来，LT 后最广泛应用的免疫抑制剂联合治疗方案（TAC 联合皮质类固醇 ± 霉酚酸脂）RCT 显示：LT 后最初 2 年肝活检证实急性细胞排斥（BPAR）发生率为 12% ~ 15%[73]。绝大多数 BPAR 发生在 LT 后第一年（>95%），其中绝大多数 BPAR 发生在 LT 后最初 6 周[73-74]。

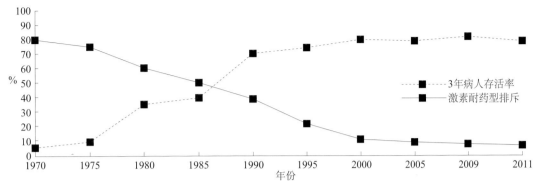

图 43-3-3　美国 LT 后 3 年存活率变化。3 年存活率升高与皮质类固醇耐药型排斥下降有关，
是免疫抑制疗效提高的反映（www. SRTR. org）

　　虽然需要有效免疫抑制维持移植肝功能，但必须平衡药物不良反应和过度免疫抑制风险。因为免疫抑制是导致 LT 后发病和死亡的常见原因，应为 LT 患者探索在获得移植肝功能极佳状态下的免疫抑制剂量最小化策略。但 LT 患者的免疫耐受仍然难以捉摸把控。目前免疫抑制停药或剂量最小化可减少与这些药物相关的长期发病率，但仅有很少的研究提供长期益处证据。十多年来的基础研究和临床实践证明，在 CNI 基础上增加抗体制剂（例如 IL-2 受体拮抗、阿伦单抗、抗 CD3 单抗和抗胸腺细胞球蛋白等）免疫诱导治疗可减少或避免 LT 后皮质类固醇及 CNI 暴露，从而有效降低感染发生、保护肾功能及阻止移植术后急性排斥反应的发生，最终改善移植受者预后。但尚未设计出理想的多药免疫抑制剂最小剂量联合方案。也迫切需要患者免疫反应性生物学标记指导免疫治疗。

（三）急性和慢性排斥反应

　　AR 常发生在 LT 后 7～10 天，但若免疫抑制不适当，也可发生在 LT 后任何时间[75]。不同病因肝病患者 LT 后 AR 对移植肝存活率有不同影响。AR 患者可能无明显症状或表现为发热，右上腹痛和全身乏力等非特异症状，AR 较可靠的指标是 TBil 和 ALT 升高。应与胆道梗阻、PNFG、血管病变、病毒性肝炎、CMV 感染、药物肝毒性和原发病复发相鉴别。肝活检是确诊 AR 的金标准。大剂量皮质类固醇（甲泼尼龙，500～1000 mg 连用 3 天）是 AR 的一线治疗。

　　慢性排斥反应（CR）发生于 LT 后数周至数月或数年，其发生率为 4%～8%[76]。虽然 CR 是移植肝功能丧失和患者死亡的不常见病因，但 CR 是一项导致长期移植肝功能障碍和纤维化的主要原因，并且是再次 LT 主要适应证。免疫抑制方案进展已显著降低了慢性胆管排斥和肝衰竭发生率。CR 危险因素包括免疫性损伤和非免疫因素，例如捐献年长者器官，冷缺血时间延长和器官捐献者患有动脉粥样硬化症；也与青少年非依从性有关[77]。最广泛公认的 CR 表现是栓塞性动脉病[78]。

（四）免疫抑制剂不良反应

　　LT 晚期死亡的 2/3 患者与 PNFG 无关，而是与免疫抑制，感染，或恶性肿瘤等相关。免疫抑制剂与肾功能不全、糖尿病、高脂血症、高血压、肥胖和 MS 风险增加有关[64,79-80]。

（五）LT 后 MS 与长期病死率和移植肝功能丧失

　　LT 后 CR 发生率下降使得 MS 影响力上升。MS 几乎是所有 LT 患者长期影响生存的主要因素。在 LT 受者的管理中，MS 越发显示出极富挑战性。综合国内外研究，随着 LT 术后时间的延长，代谢病患病率逐渐升高（50%～60%）[81]，其中糖尿病患病率为 10%～64%，高血压病为 40%～85%，高脂血症为 40%～66%[25]；不论单一还是联合发病均促进 LT 患者发病率和病死率升高。基于一些研究数据，这种升高的心血管病风险 LT 后 5 年约为 10%，10 年升至 25%[82-83]。LT 者长期随访结果提示心血管病几乎占死因的

$1/4^{[50,83]}$。术前基础疾病、肥胖、高龄和供者基因多态性等均是 LT 后发生代谢病的危险因素[84]。一些发表的文献显示现行的免疫抑制剂治疗方案不但导致 LT 受者原有全身和代谢性疾病恶化，而且诱导后新发高血压、高脂血症、糖尿病和肥胖[83]。因此，改善 LT 预后，不但需要调治 MS 影响最小化，防控相关风险因素，包括细化调整免疫抑制剂治疗方案；并且为避免心血管病相关发病和死亡，应评估心血管病风险分层，强力处理 MS，特别是早诊断，早治疗代谢性疾病。

1. 肥胖　肥胖是 MS 生理病理学引擎。全球不断升高的肥胖流行也反映在 LT 患者中。ESLD 患者超过 1/3 伴肥胖[85-86]。在 1990～2012 年间 LT 患者分类中，肥胖比例从 20 世纪 90 年代的 15% 升至 2002 年的 25%，2012 年为 27%，LT 患者每年平均体重增加近 1kg[87]。LT 时体重正常者 LT 后近 1/3 发生肥胖，LT 前超重或肥胖者将会在 LT 后仍超重或肥胖[87]。有研究 597 例 LT 后患者 1 和 3 年比 LT 前平均体质量分别增加 5.1 和 9.5 kg，并且肥胖者分别占 24% 和 31%（定义为 BMI > 30 kg/m^2）。LT 后体重增加的潜在因素包括糖尿病和 MS，相关并发症风险增加，包括 CVD，肾病和移植肝 NASH。LT 后难以获得持续性体重下降。近有报道明确指出对需要 LT 的肥胖患者应实施多学科综合调治措施，包括 LT 前体重降减计划，若无效，可选择 LT 联合袖状胃改型术（SG）[88]。在 37 例单一 LT 患者中，7 例 BMI > 35 患者接受 LT 联合 SG，LT 后其糖尿病、肝病、死亡和移植肝功能丧失发生率均明显下降。LT 后治疗肥胖的药物见第 13 章。

2. 糖尿病　LC 患者常常并发糖耐量减低，其主要原因是胰岛素抵抗（第 34 章）。虽然少部分患者在 LT 后胰岛素敏感性改善，但多数患者将会维持原有糖尿病，或 LT 后新发糖尿病（NOD），导致约 1/3LT 患者伴有糖尿病[89]。研究发现儿童和青少年 LT 后糖尿病（PTDM）发病率明显低于成人，初次 LT 后新发糖尿病仅仅为 10%，5 年累计糖尿病患病率为 11.2%。

大多数 NOD（80%）发生在 LT 后首月[89]。糖尿病显著影响 LT 患者预后，特别是 HCV 相关肝硬化 LT 患者[90-91]。在 LT 并发糖尿病治疗患者中，5 年进行性肝纤维化发生率为 49%，而胰岛素敏感患者仅仅为 20%（$P = 0.01$）。LT 患者糖尿病也与迟发性 HAT、AR 和 CR 密切相关[90]。LT 前后并发糖尿病患者的总发病率和病死率缓慢升高[91]。

糖皮质激素及 TAC 的使用均可诱发 NOD，或加重术前已患糖尿病。LT 前糖尿病、BMI 升高、HCV 感染（HR 2.5，$P = 0.001$）和甲基波尼松龙静脉注射（每注射一次的 HR 为 1.09，$P = 0.02$）是发生 NOD 独立危险因素[92]。新移植肝脏本身可加重 IR，因为 LT 过程中肝脏去神经支配/迷走神经切断术与加重 IR 有关。LT 后免疫抑制典型损伤了胰岛素敏感性。皮质类固醇通过降低胰腺 β-细胞分泌胰岛素，增加糖原异生和降低外周葡萄糖利用，以剂量依赖性方式诱导 IR[93]。CNIs（CsA 和 TAC）均减少胰岛素合成和分泌（胰腺 β-细胞毒性），并且诱导 IR 和高胰岛素血症[94]。研究证实 TAC 血药浓度 > 10 ng/ml 是 LT 后 NOD 的独立危险因素[95]。最新研究表明：LT 供者的 TCF7L2 基因多态性也是 NOD 的独立危险因素[95]。

非 LT 患者糖尿病治疗目标是糖化血红蛋白 < 7%，空腹血糖 3.9～7.2 mmol/L，和餐后血糖峰值 < 10 mmol/L。LT 后早期糖尿病患者主要采用胰岛素治疗。随着皮质类固醇逐渐减量，生活方式调整（饮食和体力锻炼），应鼓励患者更换为口服降血糖药治疗。但大多数降血糖药物尚未得到正式临床研究。借鉴非 LT 患者，双胍类（二甲双胍）比磺酰脲类或格列奈类治疗相关体重增加和低血糖症更少见。肾功能正常 LT 受者可用二甲双胍或磺酰脲类，但若肾功能减退推荐磺酰脲类或格列奈类药物。二甲双胍应避免用于肾衰患者，因其诱发乳酸酸中毒风险增加。应鼓励 LT 后并发糖尿病患者每年常规筛检眼底视网膜，尿蛋白，并且加强足护理。

3. 血脂异常　近 2/3 的 LT 患者血脂异常[63]，并且是 LT 后心血管病相关发病率和病死率的主要危险因素。虽然 TAC 并发血脂异常比 CsA 即轻又少，但这两种药物均与高脂血症有关[96]。西罗莫司和依维莫司均可诱发高脂血症[97]。研究显示供肝 LDLR 基因多态性与 LT 后高脂血症有关[98]。近年来探索激素减量或撤除，及 CNI 最小化免疫抑制方案的研究表明：含 MMF 的无激素方案，或 MMF 联合减量 CNI 方案，均能在保证免疫抑制疗效的同时，减少其他免疫抑制剂对 LT 受者并发代谢病的不良影响[99]。因为他汀类药物和 CNIs 类药物均被 CY P450-3A4 代谢；可能导致他汀类药物浓度升高，使得诱发横纹肌溶解风险增加。因此，临床应用他汀类药物应始终以低剂量开始，逐渐上调剂量，并密切随访，及时发现任何潜在不良反应。可优选氟伐他汀和普伐他汀，因其并不经过 CYP450-3A4 代谢，相关代谢相互作用较轻。

4. 高血压　LT 前高血压患者并不常见，但 LT 患者并发高血压者高达 70%[84]。LT 后皮质类固醇促进血压升高是盐皮质激素效应及其对心肌收缩力的影响。西罗莫司联合应用 CNIs 时增加高血压风险[100]。CNIs 是导致 LT 后高血压的重要原因，主要与肾（和全身）血管收缩，及 eGFR 和钠排泄受损有关。高血压病使 LT 后罹患心血管病和慢性肾病的风险增加[25]。LT 后高血压病的血压控制目标值为 130/80 mmHG[25]。因为肾动脉收缩促进 LT 患者高血压，钙通道阻滞剂（氨氯地平，伊拉地平和非洛地平）是极好的一线药物。硝苯地平是一种肠细胞色素 P450 抑制剂，可能诱导 CNI 水平增加促进 CNI 毒性潜能，并且可能导致下肢水肿，应予关注。

总之，LT 受者伴有较高的心血管病风险，必须有效并及时治疗风险因素，修正生活方式，细化调整免疫抑制方案，以预防严重心血管并发症！有报道身体锻炼有助于降低高血压和 BMI[101]。应完善药物治疗，控制高血压，高脂血症，糖尿病和肥胖！！健康饮食和有规律的锻炼有助于增加综合疗效！

第四节　活体肝移植发展趋势

20 世纪 90 年代美国首先采用活体肝移植（LDLT）治疗儿童肝病。尔后多因素联合促进了 LDLT 发展。LDLT 移植肝生长潜能巨大；可在移植后 4 周内双倍增长，LT 后第一周每秒可增殖超过 15 万个肝细胞[102]。自从 20 世纪 90 年代末以来，等待 LT 登记患者人数持续超过尸体肝捐献者数量，并且等待 LT 时间越来越长。这种较长的等待时间导致患者在等待 LT 期间死亡，或因医疗原因导致等待脱落或疾病恶化超出 LT 标准。另外，重要进展还在于手术技术进步改善了 LDLT 患者预后。LDLT 初始经验是应用较小的肝左叶。这种较小活体供肝适宜小体型受者（儿童），而最初用于成人的结果并不理想。20 世纪 90 年代末期一些中心采用较大的肝右叶移植改善了受者预后[103]。因肝右叶 LDLT 优势使得这种 LT 模式快速发展，从年度 LDLT 病例数少于 100 例，上升至 2002 年超过 500 例，占美国成人 LT 近 10%[104]。目前全球许多移植中心将右半肝作为活体供肝的常规选择[105]。然而，应给予供体和受者双方社会心理的细心照料。并且优秀肝脏外科和 LT 中心尽量限制 LDLT，并努力使供者风险最小化和受者临床预后最优化。过去 10 年，美国成人 LDLT 数量已显著降至每年不到 200 例，仅占所有 LT 患者的 3%。这种 LDLT 下降的真正原因尚不完全清楚，但可能与多种因素联合效应有关[106]。就临床新疗法扩展规律而言，引入任何一种新型治疗措施，最初的热情导致快速推广，伴随着临床应用时间延长，相关临床全貌，包括疗效，风险和并发症均显现。比如 LDLT，最近一项全球调查显示 LDLT 总的病死率和并发症发生率分别为 20% 和 24%，大部分死亡者是肝右叶活体供肝[107]。最常见的并发症是胆汁漏（9%），细菌感染（12%）和切口疝（6%）。日本随访 3565 例 LDLT 显示[108]，右半肝 LDLT 并发症多于左半肝；且右半肝 LDLT 严重并发症比例也显著增高。LDLT 最重要并发症是捐献者死亡（约为 0.3%），使得临床应用 LDLT 兴趣降温。在捐献者咨询潜在手术风险时应告知此数据。必须兼顾 LDLT 存活益处和健康捐献者死亡或并发症风险间平衡。一项回顾性分析 200 例左半肝 LDLT 和 112 例右半肝 LDLT，结果相似[109]。为降低供体风险，推动左半肝 LDLT 的应用已成为近年来的最显著进展。应全面强化详察有利于患者预后的各种相关因素，使得 LDLT 风险和益处天平全力趋向于存活，这种危险性和益处需要公开讨论，并得到所有参与者理解。由于 LDLT 对供者来说有一定风险，并影响最终 LDLT 决策，主张首先考虑尸体肝 LT（DDLT），只有在获得脑死亡供肝希望甚微时，才权衡利弊，考虑亲属 LDLT。LDLT 和 DDLT 患者预后没有发现令人信服的差别，再加上西方国家较易获得尸体供肝，使其 LDLT 热情有减弱趋势；美国主要在借鉴欧洲经验的基础上使得 LDLT 临床应用趋势受限，活体肝脏自愿捐献者占人群的近百万分之一（dpm）。但亚洲地区 LC 相关肝源十分紧缺，选择适宜患者进行 LDLT 的热情很高，其中韩国 LDLT 高达 17 dpm，其次是土耳其（8 dpm）、埃及（5 dpm）和日本（4 dpm）。其优势在于能够使患者等待 LT 时间缩短而获益。

移植手术应用利妥昔单抗使血型不相容肝和肾移植获得里程碑式进展。目前已经将生存率提高至几乎与 ABO 血型相容 LT 相同的水平。

第五节　儿童和青少年肝移植特点

过去 25 年，内科、儿科和外科治疗技术进展使得既往致命性儿童肝病生存至青少年和成人病例数量显著增多，不论是否采用 LT。伴随着 LT 相关技术进步，儿童和青少年 LT 获得了更好结局。这些先进技术导致 LT 后 1 年存活率 >90%，5～10 年存活率为 80%[10-11]。成功 LT 意味着 80% 的儿童和青少年 LT 受者长期生存可能长达 20 年；不论 LT 时间早晚。

青少年发育，心理和医疗特殊性与儿童和成人均有不同[110]。年轻人需要涉及可能的治疗决策制定，既往疾病经历，目前病态及其治疗，既往/现在对医嘱依从性和自我管理行为。必须完全告知家长及相关亲属患者 LT 必要性，手术风险，并发症和可能发生的长期后遗症。与成人比较，很少有青少年 LT 后疾病复发而需要再次 LT 患者。临床医师需要熟悉儿童和青少年 LT 长期后果（例如，肾衰、肝病复发、骨质疏松和 LT 后并发恶性肿瘤，特别是肝移植后淋巴组织增生病）。

因先天性缺陷导致代谢障碍患儿需要 LT 时，应告知其父母 LT 相关肝外疾病，因为这些年轻人可能并非死于肝病，发现肝病时难以接受其他相关风险和并发症，并需要长期依从免疫抑制治疗。

儿童 LC 病因复杂，生长发育快。理想营养提供合成、储存和解毒功能所需的能量对于预防肝损害非常重要。同时营养也促进生长，改善免疫学状态和安全达到 LT 目标。LC 儿童在 LT 前营养缺乏也可能诱发移植后并发症，例如线性生长衰竭，智力发育障碍和代谢性骨病。DC 患儿给临床医师提供了诊疗和营养学严峻挑战，应全面评估计划 LT 儿童，强化营养是改善患儿长期预后的首要而又基本治疗措施（第 38 章）。达到康复和生长需要的双适宜平衡。

为降低死亡风险，应优先考虑 LT。其适应证是 TBil > 150 mmol/L 持续升高；PT 延长（INR > 1.4）和血清 Alb < 35 g/L[111]。上述参数用于儿童 ESLD 评分（PELD）[112-113]，另有年龄 >12 岁儿童的改良公式[113]。考虑社会心理发育的重要性。儿童 LC 伴有较低的 IQ 评分[114-115]，并且显著妨碍运动技能[114]，但一些技能障碍，特别是运动技能迟钝，若适当较早实施 LT，可在 LT 后逆转[11,112]。因此，任何发育显著延迟或教育参数不良均是 LT 适应证。

第六节　二次肝移植

成人 LT 后移植肝失功达 7%~10%[116]，这类患者唯一适宜的救治方法是再次 LT[117]。二次 LT 占 LT 患者的 5%~15%。对于 LT 后数天或数周内重新 LT 通常因 PNFG 或血管血栓。其后的重新 LT 最常见原因是 CR 或原患肝病复发。重新 LT 显著增加住院费用，并且与首次 LT 比较患者存活率降低[116]。再移植患者的 1、5 和 10 年存活率分别为 61%，53.7% 和 50.1%。此存活率显著低于那些同期首次 LT 患者（分别为 82.3%，72.1% 和 66.9%）。再移植的时间选择是确定患者和移植物存活的关键点。再移植间隔短于 30 天的患者存活率低于那些更迟再移植患者[118]。一些中心的患者能够接受 3 次，4 次或更多次 LT。

LT 后系列肝活检证实存在移植肝肝炎，或病因难定性肝炎和纤维化，尽管生化学正常，5~10 年进展至 LC 者占 15%[119-121]，并可导致移植肝衰竭和重新 LT。随访 117 例儿童 LT 后生存超过 15 年患者显示：导致移植肝功能障碍主要是慢性排斥（CR）（33%）和移植肝纤维化（33%），但无一需要重新 LT[58]。许多 LT 受者和供肝者特征可预测重新 LT 后存活率不良，包括既往多次 LT 史、既往 LT 后 7~30 天内需要重新 LT、重新 LT 时 MELD 评分较高、手术前需要机械通气患者、冷缺血时间 >12 小时、老龄捐献者和采用劈离移植肝或移植肝取自心脏猝死后的供肝者。

一些风险预测模型为重新 LT 鉴定高风险候选者，提供了避免无益重新 LT 筛检方法。使得当代更好的重新 LT 候选者分层方法改善了重新 LT 患者的预后。

参考文献

［1］EASL Clinical Practice Guidelines：Liver transplantation. J Hepatol（2015），http：//dx. doi. org/10. 1016/j. jhep. 2015. 10. 006.

［2］Charlton MR. The lethal and enduring inequity of deceased donor liver allocation policy for hepatocellular carcinoma in the United States［editorial］. Am J Transplantation，2013，13：2794 – 2796.

［3］Dutkowski P，Linecker M，DeOliveira ML，et al. Challenges to liver transplantation and strategies to improve outcomes. Gastroenterology，2015，148：307 – 323.

［4］Institute of Medicine Committee on Organ Procurement and Transplantation Policy. Organ procurement and transplantation：assessing current policies and the potential impact of the DHHS final rule，vol. 1. Washington，DC：National Academy Press；1999. p. 1 – 38.

［5］Wiesner RW，Edwards E，Freeman R，et al. Model for end-stage liver disease（MELD）and allocation of donor livers. Gastroenterology，2003，124：91 – 96.

［6］Cejas NG，Villamil FG，Lendoire JC，et al. Improved waiting-list outcomes in Argentina after the adoption of a model for end-stage liver disease-based liver allocation policy. Liver Transpl，2013，19（7）：711 – 720.

［7］Dubowski P，Oberkofler CE，Bechir M，et al. The model for end-stage liver disease allocation system for liver transplantation saves lives，but increased morbidity and cost：a prospective outcome analysis. Liver Transpl，2011，17：674 – 684.

［8］Da Silva Machado AG，de Medeiros Fleck A Jr，Marroni C，et al. Impact of MELD score implementation on liver allocation：experience at a Brazilian center. Ann Hepatol，2013，12：440 – 447.

［9］Fagiuoli S，Colli A，Bruno R，et al. Management of infections pre-and post-liver transplantation：report of an AISF consensus conference. J Hepatol，2014，60：1075 – 1089.

［10］Duffy JP, Kao K, Ko CY, et al. Long-term patient outcome and quality of life after liver transplantation: analysis of 20-year survivors. Ann Surg, 2010, 252（4）: 652 - 661.

［11］Kamath BM, Olthoff KM. Liver transplantation in children: update Pediatr Clin North Am, 2010, 57（2）: 401 - 414.

［12］Heffron TG, Pillen T, Smallwood G, et al. Incidence, impact, and treatment of portal and hepatic venous complications following pediatric liver transplantation: a single-center 12-year experience. Pediatr Transplant, 2010, 14（6）: 722 - 729.

［13］Adam R, Karam V, Delvart V, et al. Evolution of indications and results of liver transplantation in Europe. A report from the European Liver Transplant Registry（ELTR）. J Hepatol, 2012, 57: 675 - 688.

［14］Singal AK, Guturu P, Hmoud B, et al. Evolving frequency and outcomes of liver transplantationbased on etiology of liver disease. Transplantation, 2013, 95: 755 - 760.

［15］WangH, JiangW, ZhouZ, et al. Liver transplantation in mainland China: the overview of CLTR 2011 annual scientific report［J］. Hepatobiliary Surg Nutr, 2013, 2（4）: 188 - 197.

［16］Washington K. Update on post-liver transplantation infections, malignancies, and surgical complications. Adv Anat Pathol, 2005, 12: 221 - 226.

［17］WattKD, PedersenRA, KremersWK, et al. Evolution of causes and risk factors for mortality post-liver transplant: results of the NIDDK long-term follow-up study［J］. Am J Transplant, 2010, 10（6）: 1420 - 1427.

［18］Gavalda J, Vidal E, Lumbreras C. Infection prevention in solid organ transplantation. Enferm Infecc Microbiol Clin, 2012, 30: 27 - 33.

［19］Karuthu S, Blumberg EA. Common infections in kidney transplant recipients. Clin J Am Soc Nephrol, 2012, 7: 2058 - 2070.

［20］Safdar N, Said A, Lucey MR, et al. Infected bilomas in liver transplant recipients: clinical features, optimal management, and risk factors for mortality. Clin Infect Dis, 2004, 39: 517 - 525.

［21］Torre-Cisneros J, Doblas A, Aguado JM, et al. Tuberculosis after solid-organ transplant: incidence, risk factors, and clinical characteristics in the RESITRA（Spanish Network of Infection in Transplantation）cohort. Clin Infect Dis, 2009, 48: 1657 - 1665.

［22］Munoz P, Rodriguez C, Bouza E. Mycobacterium tuberculosis infection in recipients of solid organ transplants. Clin Infect Dis, 2005, 40: 581 - 587.

［23］Yehia BR, Blumberg EA. Mycobacterium tuberculosis infection in liver transplantation. Liver Transpl, 2010, 16: 1129 - 1135.

［24］Kotton CN, Kumar D, Caliendo AM, et al. Updated international consensus guidelines on the management of cytomegalovirus in solid-organ transplantation. Transplantation, 2013, 96: 333 - 360.

［25］LuceyMR, TerraultN, OjoL, et al. Long-term management of the successful adult liver transplant: 2012 practice guideline by the American Association for the Study of Liver Diseases and the American Society of Transplantation［J］. Liver Transpl, 2013, 19（1）: 3 - 26.

［26］Martin-Davila P, Fortun J, Gutierrez C, et al. Analysis of a quantitative PCR assay for CMV infection in liver transplant recipients: an intent to find the optimal cut-off value. J Clin Virol, 2005, 33: 138 - 144.

［27］Lake KD. New prophylactic treatment strategy for cytomegalovirus disease. Am J Health Syst Pharm, 2003, 60（Suppl 8）: S13 - 16.

［28］Paya C, Humar A, Dominguez E, et al. Efficacy and safety of valganciclovir vs. oral ganciclovir for prevention of cytomegalovirus disease in solid organ transplant recipients. Am J Transplant, 2004, 4（4）: 611 - 620.

［29］Holmes RD, Orban-Eller K, Karrer FR, et al. Response of elevated Epstein-Barr virus DNA levels to therapeutic changes in pediatric liver transplant patients: 56-month follow up and outcome. Transplantation, 2002, 74: 367 - 372.

［30］Hierro L, Diez-Dorado R, Diaz C, et al. Efficacy and safety of valganciclovir in liver-transplanted children infected with

Epstein-Barr virus. Liver Transpl，2008，14：1185 – 1193.

［31］ Dockrell DH，Paya CV. Human herpesvirus-6 and-7 in transplantation. Rev Med Virol，2001，11：23 – 36.

［32］ Lautenschlager I，Hockerstedt K，Linnavuori K，et al. Human herpesvirus-6 infection after liver transplantation. Clin Infect Dis，1998，26：702 – 707.

［33］ Ward KN，Gray JJ，Efstathiou S. Brief report：primary human herpesvirus 6 infection in a patient following liver transplantation from a seropositive donor. J Med Virol，1989，28：69 – 72.

［34］ Kamar N，Selves J，Mansuy JM，et al. Hepatitis E virus and chronic hepatitis in organ-transplant recipients. N Engl J Med，2008，358：811 – 817.

［35］ Haagsma EB，Niesters HG，van den Berg AP，et al. Prevalence of hepatitis E virus infection in liver transplant recipients. Liver Transpl，2009，15：1225 – 1228.

［36］ Haagsma EB，van den Berg AP，Porte RJ，et al. Chronic hepatitis E virus infection in liver transplant recipients. Liver Transpl，2008，14：547 – 553.

［37］ Pischke S，Suneetha PV，Baechlein C，et al. Hepatitis E virus infection as a cause of graft hepatitis in liver transplant recipients. Liver Transpl，2010，16：74 – 82.

［38］ Legrand-Abravanel F，Kamar N，Sandres-Saune K，et al. Hepatitis E virus infection without reactivation in solid-organ transplant recipients，France. Emerg Infect Dis，2011，17：30 – 37.

［39］ Kamar N，Rostaing L，Abravanel F，et al. Pegylated interferon-alpha for treating chronic hepatitis E virus infection after liver transplantation. Clin Infect Dis，2010，50：e30 – 33.

［40］ Haagsma EB，Riezebos-Brilman A，van den Berg AP，et al. Treatment of chronic hepatitis E in liver transplant recipients with pegylated interferon alpha-2b. Liver Transpl，2010，16：474 – 477.

［41］ Kamar N，Garrouste C，Haagsma EB，et al. Factors associated with chronic hepatitis in patients with hepatitis E virus infection who have received solid organ transplants. Gastroenterology，2011，140：1481 – 1489.

［42］ Halac U，Beland K，Lapierre P，et al. Chronic hepatitis E infection in children with liver transplantation. Gut，2012，61：597 – 603.

［43］ Lhomme S，Abravanel F，Dubois M，et al. Hepatitis E virus quasispecies and the outcome of acute hepatitis E in solid-organ transplant patients. J Virol，2012，86：10006 – 10014.

［44］ Junge N，Pischke S，Baumann U，et al. Results of single-center screening for chronic hepatitis E in children after liver transplantation and report on successful treatment with ribavirin. Pediatr Transplant，2013，17：343 – 347.

［45］ Kamar N，Izopet J，Tripon S，et al. Ribavirin for chronic hepatitis E virus infection in transplant recipients. N Engl J Med，2014，370：1111 – 1120.

［46］ Hoerning A，Hegen B，Wingen AM，et al. Prevalence of hepatitis E virus infection in pediatric solid organ transplant recipients-a single-center experience. Pediatr Transplant，2012，16：742 – 747.

［47］ Pas SD，de Man RA，Mulders C，et al. Hepatitis E virus infection among solid organ transplant recipients，the Netherlands. Emerg Infect Dis，2012，18：869 – 872.

［48］ Wang Y，Zhou X，Debing Y，et al. Calcineurin inhibitors stimulate and mycophenolic acid inhibits replication of hepatitis E virus. Gastroenterology，2014，146（7）：1775 – 1783.

［49］ Unzueta A，Rakela J. Hepatitis E infection in liver transplant recipients. Liver Transpl，2014，20（1）：15 – 24.

［50］ Singh N，Wagener MM，Marino IR，et al. Trends in invasive fungal infections in liver transplant recipients：correlation with evolution in transplantation practices. Transplantation，2002，73：63 – 67.

［51］ Singh N. Fungal infections in the recipients of solid organ transplantation. Infect Dis Clin North Am，2003，17（1）：113 – 134.

［52］Walsh TJ，Groll AH. Emerging fungal pathogens：Evolving challenges to immunocompromised patients for the twenty first century. Transpl Infect，1999，1：247 － 261.

［53］Eschenauer GA，Lam SW，Carver PL. Antifungal prophylaxis in liver transplant recipients. Liver Transpl，2009，15：842 － 858.

［54］Arora-Gupta N，Davies P，McKiernan P，et al. The effect of long-term calcineurin inhibitor therapy on renal function in children after liver transplantation. Pediatr Transplant，2004，8（2）：145 － 150.

［55］Afonso RC，Hidalgo R，Zurstrassen MP，et al. Impact of renal failure on liver transplantation survival. Transplant Proc，2008，40（3）：808 － 810.

［56］Ziolkowski J，Paczek L，Senatorski G，et al. Renal function after liver transplantation：calcineurin inhibitor nephrotoxicity. Transplant Proc，2003，35（6）：2307 － 2309.

［57］Gonwa TA，Mai ML，Melton LB，et al. End-stage renal disease（ESRD）after orthotopic liver transplantation（OLTX）using calcineurin-based immunotherapy：risk of development and treatment. Transplantation，2001，72（12）：1934 － 1939.

［58］Legarda M，Smith M，Lewis P，et al. Long term outcome of children following liver transplantation. Pediatr Transplant，2013，17（1）：40.

［59］Gupta P，Hart J，Millis JM，et al. De novo hepatitis with autoimmune antibodies and atypical histology：a rare cause of late graft dysfunction after pediatric liver transplantation. Transplantation，2001，71（5）：664 － 668.

［60］Neal D，Tom B，Luan J，et al. Is there disparity between risk and incidence of cardiovascular disease after liver transplant？ Transplantation，2004，77：93 － 99.

［61］Johnston S，Morris J，Cramb R，et al. Cardiovascular morbidity and mortality after orthotopic liver transplantation. Transplantation，2002，73：901 － 916.

［62］Watt KD，Pedersen RA，Kremers WK，et al. Long-term probability of and mortality from de novo malignancy after liver transplantation. Gastroenterology，2009，137：2010 － 2017.

［63］Watt KD，Coss E，Pedersen RA，et al. Pretransplant serum troponin levels are highly predictive of patient and graft survival following liver transplantation. Liver Transpl，2010，16：990 － 998.

［64］Nobili V，de Ville de Goyet J. Pediatric post-transplant metabolic syndrome：new clouds on the horizon. Pediatr Transplant，2013，17：216 － 223.

［65］Guichelaar MM，Schmoll J，Malinchoc M，et al. Fractures and avascular necrosis before and after orthotopic liver transplantation：long-term follow-up and predictive factors. Hepatology，2007，46：1198 － 1207.

［66］Millonig G，Graziadei IW，Eichler D，et al. Alendronate in combination with calcium and vitamin D prevents bone loss after orthotopic liver transplantation：a prospective single-center study. Liver Transpl，2005，11：960 － 966.

［67］Leidig-Bruckner G，Hosch S，Dodidou P，et al. Frequency and predictors of osteoporotic fractures after cardiac or liver transplantation：a follow-up study. Lancet，2001，357：342 － 347.

［68］Monegal A，Navasa M，Guanabens N，et al. Bone disease after liver transplantation：a long-term prospective study of bone mass changes，hormonal status and histomorphometric characteristics. Osteoporos Int，2001，12：484 － 492.

［69］Sethi A，Stravitz RT. Review article：medical management of the liver transplant recipient-a primer for non-transplant doctors. Aliment Pharmacol Ther，2007，25：229 － 245.

［70］Ebeling PR. Transplantation osteoporosis. Curr Osteoporos Rep，2007，5（1）：29 － 37.

［71］Samonakis DN，Germani G，Burroughs AK. Immunosuppression and HCV recurrence after liver transplantation. J Hepatol，2012，56：973 － 983.

［72］Wiesner RH，Fung JJ. Present state of immunosuppressive therapy in liver transplant recipients. Liver Transpl，2011，17：S1 － S9.

［73］De Simone P，Nevens F，De Carlis L，et al. Everolimus with reduced tacrolimus improves renal function in de novo liver transplant recipients：a randomized controlled trial. Am J Transplant，2012，12：3008 – 3020.

［74］Wiesner RH，Demetris AJ，Belle S，et al. Acute hepatic allograft rejection：incidence，risk factors and impact on outcome. Hepatology，1998，28：638 – 645.

［75］Kelly DA，Bucuvalas JC，Alonso M，et al. Long-term medical management of the pediatric patient after liver transplantation：2013 Practice Guideline by the American Association for the Study of Liver Diseases and the American Society of Transplantation. Liver Transpl，2013，19：796 – 825.

［76］Neuberger J. Incidence，timing，and risk factors for acute and chronic rejection. Liver Transpl Surg，1999，5：S30 – 36.

［77］Watson AR. Problems and pitfalls of transition from paediatric to adult renal care. Pediatr Nephrol，2005，20（2）：113 – 117.

［78］Demetris AJ，Murase N，Lee RG et al. Chronic rejection. A general overview of histopathology and pathophysiology with emphasis on liver，heart and intestinal allografts. Ann Transplant，1997，2：27 – 44.

［79］Bartosh SM，Alonso EM，Whitington PF. Renal outcomes in pediatric liver transplantation. Clin Transplant，1997，11（5 Pt 1）：354 – 360

［80］McLin VA，Anand R，Daniels SR，et al，SPLIT Research Group. Blood pressure elevation in long-term survivors of pediatric liver transplantation. Am J Transplant，2012，12（1）：183 – 190.

［81］Watt KD，Charlton MR. Metabolic syndrome and liver transplantation：a review and guide to management. J Hepatol，2010，53：199 – 206.

［82］Madhwal S，Atreja A，Albeldawi M，et al. Is liver transplantation a risk factor for cardiovascular disease? A meta-analysis of observational studies. Liver Transpl，2012，18：1140 – 1146.

［83］Desai S，Hong JC，Saab S. Cardiovascular risk factors following orthotopic liver transplantation：predisposing factors，incidence and management. Liver Int，2010，30：948 – 957.

［84］Parekh J，CorleyDA，FengS. Diabetes，hypertension and hyperlipidemia：prevalence over time and impact on long-term survival after liver transplantation［J］. Am J Transplant，2012，12（8）：2181 – 2187.

［85］Bianchi G，Marchesini G，Marzocchi R，et al. Metabolic syndrome in liver transplantation：relation to etiology and immunosuppression. Liver Transpl，2008，4：1648 – 1654

［86］Poonawala A，Nair S，Thuluvath P. Prevalence of obesity and diabetes in patients with cryptogenic cirrhosis：a case-control study. Hepatology，2000，32：689 – 692.

［87］Everhart JE，Lombardero M，Lake JR，et al. Weight change and obesity after liver transplantation：incidence and risk factors. Liver Transpl Surgery，1998，4：285 – 296.

［88］Heimbach JK，Watt KD，Poterucha J，et al. Combined liver transplantation and gastric sleeve resection for patients with medically complicated obesity an end-stage liver disease. Am J Transplant，2013，13（2）：363 – 368.

［89］Moon J，Barbeito R，Faradji R，et al. Negative impact of new-onset diabetes mellitus on patient and graft survival after liver transplantation：long-term follow up. Transplantation，2006，82：1625 – 1628.

［90］John P，Thuluvath P. Outcome of patients with new-onset diabetes mellitus after liver transplantation compared with those without diabetes mellitus. Liver Transpl，2002，8：708 – 713.

［91］Baid S，Cosimi A，Farrell M，et al. Posttransplant diabetes mellitus in liver transplant recipients：risk factors，temporal relationship with hepatitis C virus allograft hepatitis，and impact on mortality. Transplantation，2001，72：1066 – 1072.

［92］Vodenik B，Rovira J，Campistol JM. Mammalian target of rapamycin and diabetes：what does the current evidence tell us? Transplant Proc，2009，41：S31 – 38.

［93］Ozbay LA，Moller N，Juhl C，et al. Calcineurin inhibitors acutely improve insulin sensitivity without affecting insulin secretion in healthy human volunteers. Br J Clin Pharmacol, 2011, 73：536 – 545.

［94］Newgard CB, An J, Bain JR, et al. A branched-chain amino acid-related metabolic signature that differentiates obese and lean humans and contributes to insulin resistance. Cell Metab, 2009, 9：311 – 326.

［95］LingQ, XieH, LuD, et al. Association between donor andrecipient TCF7L2 gene polymorphisms and the risk of new-onset diabetesmellitus after liver transplantation in a Han Chinese population［J］. J Hepatol, 2013, 58（2）：271 – 277.

［96］Sanchez EQ, Martin AP, Ikegami T, et al. Sirolimus conversion after liver transplantation：improvement in measured glomerular filtration rate after 2 years. Transplant Proc, 2005, 37：4416 – 4423.

［97］Saliba F, De Simone P, Nevens F, et al. Renal function at two years in liver transplant patients receiving everolimus：results of a randomized, multicenter study. Am J Transplant, 2013, 13（7）：1734 – 1745.

［98］NikkilaK, AbergF, IsoniemiH. Transmission of LDLR mutation from donor through liver transplantation resulting in hypercholesterolemia in the recipient［J］. Am J Transplant, 2014, 14（12）：2898 – 2902.

［99］TakadaY, KaidoT, AsonumaK, et al. Randomized, multicenter trial comparing tacrolimus plus mycophenolate mofetil to tacrolimus plus steroids in hepatitis C virus-positive recipients of living donor liver transplantation［J］. Liver Transpl, 2013, 19（8）：896 – 906.

［100］Lubel J, Herath C, Burrell L, et al. Liver disease and the renin-angiotensin system：recent discoveries and clinical implications. J Gastroenterol Hepatol, 2008, 23：1327 – 1338.

［101］Painter P, Krasnoff J, Paul SM, et al. Physical activity and healthrelated quality of life in liver transplant recipients. Liver Transpl, 2001, 7：213 – 219.

［102］Marcos A, Fisher RA, Ham JM, et al Liver regeneration and function in donor and recipient right lobe adult living donor liver transplantation. Transplantation, 2000, 69：1375 – 1379.

［103］Yamaoka Y, Washida M, Honda K, et al. Liver transplantation using a right lobe graft from a living related donor. Transplantation, 1994, 57：1127 – 1130.

［104］Available, at：http：//optn. transplant. hrsa. gov/latestData/rptData. asp. Accessed February 1, 2014.

［105］Suh KS, Suh SW, Lee JM, et al. Living donor liver transplantation using a left liver extended to right anteriorsector［J］. Transpl Int, 2015, 28（6）：765 – 769.

［106］Clavien PA, Dutkowski P, Trotter JF. Requiem for a champion? Living donor liver transplantation. J Hepatol, 2009, 51：635 – 637.

［107］Cheah YL, Simpson MA, Pomposelli JJ, et al. Incidence of death and potentially life-threatening near-miss events in lining donor hepatic lobectomy：a world-wide survey［J］. Liver Transpl, 2013, 19（5）：499 – 506.

［108］Trotter JF. Challenges in living donor liver transplantation［J］. Clin Liver Dis, 2014, 18（3）：651 – 660.

［109］Soejima Y, Shirabe K, Taketomi A, et al. Left lobe living donor liver transplantation in adults［J］. Am J Transplant, 2012, 12（7）：1877 – 1885.

［110］Radzik M, Sherer S, Neinstein LS. Psychosocial development in normal adolescents. In：Neinstein LS, Gordon C, Katzman D, et al, editors. Adolescent health care：a practical guide. Philadelphia：Lippincott Williams &Wilkins, 2007, 27 – 31.

［111］Kelly DA. Current results and evolving indications for liver transplantation in children. J Pediatr Gastroenterol Nutr, 1998, 27：214 – 221.

［112］McDiarmid SV, Anand R, Lindblad A, et al. Development of a pediatric end stage liver disease score to predict poor outcome in children awaiting liver transplantation. Transplantation, 2002, 74：173 – 181.

［113］Shneider BL, Suchy FJ, Emre S. National and regional analysis of exceptions to the Pediatric End-Stage Liver Disease scoring system（2003 – 2004）. Liver Transpl, 2006, 12（1）：40 – 45.

［114］Stewart SM, Uauy R, Waller DA, et al. Mental and motor development correlates in patients with end-stage biliary atresia awaiting liver transplantation. Pediatrics，1987，79：882 – 888.

［115］Moser JJ，Veale PM，McAllister DL，et al. A systematic review and quantitative analysis of neurocognitive outcomes in children with four chronic illnesses. Paediatr Anaesth，2013，23：1084 – 1096.

［116］Yoo PS，Umman V，Rodriguez-Davalos MI，et al. Retransplantation of the liver：review of current literature for decision making and technical considerations. Transplant Proc，2013，45：854 – 859.

［117］Pfitzmann R，Benscheidt B，Langrehr JM，et al. Trends and experiences in liver retransplantation over 15 years. Liver Transpl，2007，13：248 – 257.

［118］Chen GH，Fu BS，Cai CJ，et al. A single-center experience of retransplantation for liver transplant recipients with a failing graft. Transplant Proc，2008，40：1485 – 1487.

［119］Evans HM，Kelly DA，McKiernan PJ，et al. Progressive histological damage in liver allografts following pediatric liver transplantation. Hepatology，2006，43（5）：1109 – 1117.

［120］Scheenstra R，Peeters PM，Verkade HJ，et al. Graft fibrosis after pediatric liver transplant recipients：ten years of follow up. Hepatology，2009，49（3）：880 – 886.

［121］Hubscher S. What does the long-term liver allograft look like for the pediatric recipient? Liver Transpl，2009，15（Suppl 2）：S19.

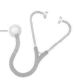

第四十四章　肝移植后原肝病复发及其对策

　　LT 已经成为急性或慢性肝衰竭及 HCC 患者广泛接受的治疗模式，不仅改善患者存活率，而且提高了生存质量。然而，LT 后原基础肝病复发影响患者及其移植肝存活率。特别是几十年来丙型肝炎病毒（HCV）相关 LC 患者 LT 后几乎全部重新感染 HCV，导致相当数量的患者 LT 后 5～10 年内快速纤维化和移植肝失功能[1-2]。伴随着近年来病毒性、非病毒性肝硬化 LT 长期存活患者数逐年增加，例如 AIH、PBC 和 PSC 终末期肝病患者 LT 后 5 年和 10 年存活率＞70%[3-9]。使得这些患者始终面临着原基础肝病复发风险而受到广泛关注，已经成为影响患者预后的重要临床事件。本章综述病毒性和非病毒性肝病 LT 后复发相关技术信息，特别注重其诊断、相关危险因素、治疗、复发对患者和移植肝影响。

第一节　HBV 相关慢性肝病

一、HBV 相关 ESLD 患者 LT 后存活率

　　过去缺乏 LT 后 HBV 再感染预防措施，HBV 相关终末期肝病 LT 患者 5 年存活率仅为 40%～60%，并频繁发生 HBV 相关死亡[10-11]。几十年来预防 LT 后乙肝复发技术显著进展。美国 HBV 感染 LT 受者 5 年存活率从 1987～1991 年的 53% 升至 1992～1996 年的 69%，再至 1997～2002 年的 76%[12]。在接受适当免疫预防的 206 例欧洲患者中，HBV 感染者 LT 结局与那些其他适应证 LT 患者类似，其 1、5 和 10 年存活率分别为 91%、81% 和 73%[13]。研究显示 HBV 相关 LC 患者 LT 后总体 5 年存活率高达 80%～90%[12-15]。另有研究 HBV 相关 LC 和 HDV 相关 LC 患者 LT 后 10 年存活率分别为 70.9% 和 89%[16]。多变量分析显示：仅仅协变量 HCC 和乙肝复发对患者存活率具有统计学意义的影响[13]。

二、HBV 相关 ESLD 患者 LT 后乙肝复发率

　　尽管抗病毒治疗（AVT）获得显著进展，HBV 相关 ESLD 和 HCC 仍然是全球 LT 主要适应证。在无预防措施情况下，LT 后乙型肝炎复发率高达 80%[17]；那些 HDV 相关 LC 患者移植物感染风险中等（～40%），而那些急性肝衰竭患者较低（＜20%）[18]。但自从有效预防 LT 乙肝复发方案：高效价乙型肝炎免疫球蛋白（HBIG）联合核苷（酸）类似物（NAs）引入临床以来，HBV 相关肝硬化 LT 患者预后显著改善。采用 HBIG 联合 LAM 预防 LT 后乙肝复发使其 2 年存活率从 1988～1993 年的 85% 升至 1997 年后的 94%（$P < 0.05$）；2 年乙肝复发率从 42% 降至 8%（$P < 0.05$）[13]。LT 后乙肝复发率与 LT 时 HBV 复制（检测血清 HBeAg 和 HBV DNA）状态有关。这些结果已被美国、欧洲和亚洲临床试验和长期随访研究所证实[16,19-20]。

　　尽管高效预防 LT 后乙肝复发技术显著进展，但仍有约 10% 的 LT 患者乙肝复发。并且长期使用 NAs 可能出现耐药，HBIG 价格昂贵，如何有效预防 LT 后 HBV 再激活是 LT 领域面临的重要课题。

三、LT 后乙肝复发的危险因素

LT 后尽管应用预防乙肝复发的措施，仍然可在 HBsAg 阴性情况下检测到血清、肝脏和外周血单核细胞中感染的 HBV DNA，或在肝组织中检测到 ccc DNA[16,21-24]。这些发现的意义尚不清楚，但提示一些 LT 患者存在隐匿性 HBV 感染，尽管给予了预防措施；若撤除预防措施可能伴有显性感染风险。在单纯接受抗病毒预防的患者中，可观察到持续或再现 HBsAg 阳性，但检测不到血清 HBV DNA[25-26]。一些研究显示部分 HBsAg 并不依赖 HBV DNA 表达[27-28]。HBV DNA 复制和 HBsAg 水平之间的关系固然重要，但 HBsAg 的低表达可能来自 HBV DNA 复制以外的路径，这可解释在这些患者中发现的低水平 HBsAg。不论采用什么样的预防措施，LT 后乙肝复发的主要风险因素与 LT 前 HBV 病毒载量有关（即，HBV DNA > $10^4 \sim 10^5$ 拷贝/毫升）[14,29-31]。HBV 与宿主免疫反应、抗病毒预防和 LT 后免疫抑制剂治疗等之间的相互影响综合控制病毒复制状态。与 LT 后乙肝复发率降低的其他相关因素是病毒复制水平降低的替代标志，包括等待 LT 时的 HBeAg 状态，暴发性乙型肝炎和 HDV 共感染[14,31]。感染 LAM 耐药 HBV 病毒株（YMDD 变异）患者，不论其病毒载量高低均增加 LT 后乙肝复发风险[32-33]。近年来数项研究显示 HCC 患者 LT 后 HCC 复发，或 HCC 患者化疗与乙肝复发风险增加独立相关[33-36]。那些 AVT 依从性差的患者也与乙肝复发风险增加有关[36]。

四、LT 后乙肝复发机制

移植肝快速再感染可能是循环 HBV 感染的结果；或源自肝外部位（例如外周血单核细胞）隐藏的 HBV 再感染，或上述两种感染同时存在[37]。对于接受 HBIG 预防的患者，HBV 再感染可能源自肝外过度产生 HBV，这是抗-HBs 滴度不充分，或出现免疫逃逸的结果；其中免疫逃逸可能更重要，因为 HBV 前-S/S（或继发于注射 HBIG）的 "a" 决定簇基因突变[38]。外周血单核细胞感染的 HBV 也可能涉及这种免疫压力选择机制；例如，HBV 再感染患者的 HBV 优势株为 LT 前患者单核细胞中的优势株[39]。这种逃逸性突变并非唯一机制，因为接受 HBIG 治疗的患者也可发生野生型 HBV 再感染[38]。在接受单一抗病毒预防的患者中，例如拉米夫定（LAM），残留 HBsAg 在 LT 后数月进行性衰减，直至检测不到。单一抗病毒预防服药依从性良好患者的 HBV 再感染原因为聚合酶（HBV DNA-P）变异[40]。仅仅在 LT 后持续检测到 HBV DNA 患者才可能伴有乙肝复发和移植肝衰竭风险[41]。

五、LT 后乙肝复发临床及诊断

LT 后大多数乙肝复发患者发生在 LT 后初始 3 年内，尔后很少复发[16]。HBV 再感染以再现血清 HBsAg 为特征，其临床经过可分为以下几个阶段[42]：①抗-HBs 下降期，首先血液中抗-HBs 水平迅速下降，增加 HBIG 注射剂量仍不能维持原抗-HBs 水平、HBsAg（－）、肝功正常；②HBsAg（＋）期，出现低滴度 HBsAg，抗-HBs 可同时低水平（＋），肝功能正常；③病毒学反弹期，出现 HBV DNA 低水平（＋），HBsAg（＋），检测不到抗-HBs。此时可能检测到 YMDD 变异，肝功能仍然正常或轻度 ALT 升高；④生化学反弹期，肝功能出现异常，ALT 水平升高，HBsAg 高滴度。HBV DNA 高度复制；⑤严重肝损伤期，出现黄疸并迅速加深，表现为亚急性肝炎或一种特殊形式的 LT 后乙肝复发被称为 "纤维化胆汁淤积性肝炎"。既往在抗病毒药物尚未问世以前，HBV 再感染严重影响移植肝和患者存活率，几乎所有患者进展为慢性肝病[10-11]。部分患者可并发急性肝衰竭。这种可怕的疾病演变可能与肝细胞核和细胞质存在大量 HBsAg、HBeAg 和 HBcAg 有关，提示 HBV 的直接细胞毒效应导致的肝损伤。

LT 后乙型肝炎复发的诊断标准：①有 HBV 再感染证据；②有肝炎症状与体征及（或）肝功能异常，并排除其他原因；③肝活检病理学符合病毒性肝炎病变。

六、LT 后乙肝复发的预防

（一）LT 前抗病毒治疗

所有因 HBV 相关终末期肝病或 HCC 而计划 LT 的 HBsAg 阳性患者，均应尽早应用 ETV 或 TDF 治疗，期望在 LT 前控制 HBV 复制[43]（第 10 章）。

（二）高效价乙肝免疫球蛋白（HBIG）单一预防的探索

Samuel 等[31]采用 HBIG 预防 LT 后乙肝复发里程碑式的研究证实：能够显著降低乙肝复发率（从不用或短期应用 HBIG 的 75% 降至长期应用 HBIG 的 33% $P < 0.001$），并且 3 年存活率从 54% 升至 83%。HBIG 可能通过不同的机制发挥作用，例如结合或中和循环血液中的病毒，封闭肝细胞 HBV 受体，抑制 HBV 细胞至细胞间的感染，通过抗体依赖性细胞介导的细胞毒效应促进感染细胞的溶胞作用而发挥预防作用[44]。但 HBIG 对病毒复制的抑制效能很弱，这与强力抑制肝细胞内和肝外病毒库 HBV 复制的直接抗病毒措施相反。临床上采用两种不同的方法管理静脉注射 HBIG：频繁调整其剂量维持抗-HBs 水平（即：100 IU/L）；或采用固定给药方案"过量"应用抗-HBs。后一种方法简单，需要检测的次数也更少，但更昂贵[45]。HBIG 伴有良好的安全记录，不良反应事件极少。患者 HBIG 预防失败提示 LT 后较早乙肝复发，与 HBIG 剂量不足和 LT 前 HBV 复制水平较高有关，而较晚的乙肝复发通常由 HBsAg "a"决定簇变异引起。单独长期使用 HBIG 仍有 20% 患者复发，其中 50% 是因为长期使用 HBIG 诱发 HBV 编码 HBsAg 的"a"决定簇基因突变形成免疫逃逸株[46]。因为 HBIG 仅结合循环中的 HBV，并阻止其入侵新移植肝，但对已侵入体细胞的 HBV 无效。所以 LT 后一旦出现乙肝复发，HBIG 将失去作用。两项研究选择 LT 后乙肝复发风险较低患者，长期采用 HBIG 单药比较 HBIG 联合抗病毒后换用 LAM 单药预防乙肝复发的效果[47-48]；停用 HBIG 后 1 年 HBV 再激活率无显著性差异；然而，在一些 LT 后尚未发生乙肝复发的患者中，采用 PCR 法检测到血清 HBV DNA。提示应谨慎实施这种预防方法。LT 时检测到 HBV DNA 的患者，采用 HBIG 单药治疗仍伴有不可接受的 LT 后乙肝复发率。LT 后采用抗病毒联合 HBIG 互补方式的预防可使乙肝复发最小化。

（三）联合预防

LAM 进入临床后进一步完善了 LT 后乙肝复发的预防措施，目前标准预防策略是 HBIG 联合 NAs，其成功率 >90%[49-50]。采用不同的 HBIG 联合 LAM 方案治疗超过 2162 例患者，随访 6~83 个月，仅发现 143 例（6.6%）HBV 感染[49]。另外，一项包含 6 项研究的荟萃分析显示 HBIG 联合 LAM（与 HBIG 单药比较）乙肝复发率和 HBV 相关病死率降低 >10 倍[51]。Dickson 等[52]报告 LAM 联合 HBIG 与降低 HBIG 需求量有关，并导致 LT 后早期血清 HBsAg 阴性。这种联合预防易于长期调低 HBIG 剂量。近年来研究认为 HBV 相关 HCC 患者 LT 术中无肝期静脉注射 HBIG，术后长期使用 NAs 和 HBIG 可有效预防乙肝复发！！！。伴随着联合预防措施的实施，LT 后 1~2 年乙肝复发率分别下降至 0、10%（表 44-1-1）。

表 44-1-1　LT 后 NAs 联合 HBIG 预防乙型肝炎复发

作者（年度）	患者（n）	LT 时 HBV DNA 阳性	预防乙肝复发措施	随访（月）	乙肝复发（%）	乙肝复发风险因素
无限期大剂量静脉注射 HBIG						
Markowitz[50] 1998	14	1（7%）	LAM + HBIG iv 10000 IU/月	13	0	

作者（年度）	患者（n）	LT 时 HBV DNA 阳性	预防乙肝复发措施	随访（月）	乙肝复发（%）	乙肝复发风险因素
无限期大剂量静脉注射 HBIG						
Steinmuller[13] 2002	206	NA	LAM ± FTC + HBIG iv（调剂量）维持抗-HBs >100 U/L	NA	8%	
Faria 等[34] 2008	51	21（41%）	LAM ± ADV 或 TDF + HBIG iv 10000 IU/月	43	6.6%	LT 前 HCC；LT 前 HBV DNA >10⁵ 拷贝/毫升；HBIG 单药预防
Chun 等[33] 2010	186	76（36.4%）	LAM + HBIG iv（调剂量）维持抗-HBs >350 IU/L	35	10.2%	HCC 复发；LT 前 HBV DNA >10⁵ 拷贝/毫升；LAM 治疗 >1.5 年
无限期低剂量注射 HBIG						
Zheng 等[30] 2006	114	NA	LAM + HBIG im 800 IU/月	20	13.5%/1y 15.2%/2y	LT 前 HBV DNA >10⁵ 拷贝/毫升
Gane[53] 2007	147	125（85%）	LAM + HBIG im 400 – 800 IU/月	17	1%/1y 4%/5y	LT 前 HBV DNA 水平
Yi 等[35] 2007	108	43（40%）	LAM 1 年 + HBIG iv 4000 IU/月	31	13.8%	皮质激素总用量 全身治疗 HCC
Xi 等[54] 2009	30 90	18（60%） 52（58%）	LAM + HBIG im 800 IU/抗-HBs ETV + HBIG im 800 IU/抗-HBs	NA	0、11%	NA
Jiang 等[55] 2010	254	53（21%）	LAM + HBIG im 800 IU/抗-HBs	41	2.3%/1y 6.2%/3y 8.2%/5y	LT 前 HBV DNA >10⁵ 拷贝/毫升 LT 3 个月后停泼尼松

注：ADV：阿德福韦酯；ETV：恩替卡韦；HCC：肝细胞性肝癌；LAM：拉米夫定；LT：肝移植；NA：无数据；TDF：替诺福韦酯；y：年

因为 HBIG 价格昂贵，一些研究评估了低剂量肌肉或皮下注射 HBIG 疗效，甚至对选择患者停用 HBIG。这些最低剂量预防策略，在联合应用 NAs 的情况下，可有效预防乙肝复发。据报道低剂量肌内注射 HBIG（400~800 IU/月）联合 LAM 治疗患者 4~5 年后乙肝复发率仅 4%[42,53]。重要的是这种预防策略将医疗费用降低 90%（与大剂量 iv HBIG 方案比较）。迄今为止报告的最具价效比的预防方案是低剂量 IM HBIG 联合 LAM 方案[53,56]。Hooman 等[56] 观察 LT 后口服 LAM 或 ADV 病情稳定患者，采用 iv 与 im HBIG 交叉研究，证实无论给药途径如何均具有可比较的 HBIG 药代动力学，能够维持保护性抗-HBs 水平。考虑到效能和价效比，im HBIG 联合 LAM 似乎优于 iv HBIG 联合 LAM，虽然有部分亚型患者（例如：LT 前 HBV DNA 水平较高患者）可能从较大剂量 iv HBIG 方案中获益[53]。Choudhary 等研究[57] 176 例乙肝肝硬化/HCC 患者（LT 前 HBV DNA >2000 IU/ml 患者 35 例，19.8%）术中无肝期 iv HBIG 10000IU，而后每天、7 日后改为每周，3 周后改为每月 IM HBIG 600~1000IU1 次，维持抗-HBs 水平 >100 mIU/ml 1 年。LT 后接受 ETV，TDF，ETV 联合 TDF（3 个月后改为 ETV 单药）患者分别为 126 例（71.5%），

20 例（11. 3 %）和 30 例（17%）。平均随访 43 个月（12 ~ 117 个月），仅发现 2 例（包括一例不依从患者）再现 HBV[57]。HBIG 联合 NUCs 是一种预防大多数 LT 受者乙肝复发的有效策略!!![18]。

LT 后实施 6 个月的皮下注射 HBIG 方案亦可提供有效预防，并伴有耐受性良好和可能在家庭内自助式实施预防的优点[58]。Degertekin 等[14]随访 183 例 2001 ~ 2007 年间 LT 患者，LT 时患者 HBeAg 阳性率 29%，HBV 病毒载量高水平者（定义为 HBV DNA >10^5 拷贝/毫升）占 38.5%；LT 后除 6 例患者外，所有患者均接受抗病毒（大多为 LAM）联合 HBIG 预防，其 HBIG 大剂量静脉注射者（25%，10000 IU/月）；iv 低剂量者（21.5%，3000 ~ 6000 IU/月）；IM 低剂量者（39%，1000 ~ 1500 IU/1 ~ 2 月）；或有限疗程（14.5%，平均疗程 12 个月），LT 后 1、3 和 5 年累计乙肝复发率分别为 3%、7% 和 9%。多变量分析显示 HBeAg 阳性和 LT 时病毒载量较高（并非 HBIG 预防方案）与 LT 后乙肝复发有关。在被评估的 HBIG 参数中，Cholongitas 等[49]系统综述仅显示 LT 后首周大剂量应用 HBIG 与乙肝复发显著相关。

最优 HBIG 预防方案尚未定义。但并非所有 LT 患者均需要无限期应用 HBIG 联合 NAs 预防乙肝复发。静脉注射 HBIG 具有其局限性，例如高价格、胃肠外应用、依从性受限、需要频繁临床就诊和实验室监测、LT 前 HBV 复制水平较高患者的预防效能较低，或可能诱发选择性 HBsAg 逃逸性突变。需要进一步研究确认 LT 后 HBIG 剂量和疗程，预防乙肝复发的适宜抗-HBs 水平和是否可停用 HBIG。应进一步探索廉价、最佳 HBIG 预防方案（包括采用低剂量肌内注射 HBIG[53]，HBIG 皮下给药[58]，有限疗程后的撤除 HBIG）和无 HBIG 预防方案。

对于 LT 时检测不到 HBV DNA 的患者，一种短疗程 HBIG 联合 LAM，随后采用 LAM 单药预防方案显示有效[53]。已有很多有限期 HBIG 联合 NAs 预防后停用 HBIG 的研究（表 44-1-2）[59-62]。Wong 等[59]报告停用 HBIG2、4 年后的乙肝复发率分别为 0、9%。发表的 HBIG 联合 LAM 或 ADV 文献最多。Angus 等[61]前瞻性随机研究 34 例 LT 后至少接受低剂量 IM HBIG/LAM 预防 12 个月的患者，有 16 例替换为 ADV/LAM 联合治疗，而其余的患者继续应用 HBIG/LAM 预防方案。方案替换[61]后平均随访 21 个月，无乙肝复发病例，虽然 ADV/LAM 组中有一例患者呈现低滴度的血清 HBsAg，但反复检测 HBV DNA 阴性。Cholongitas 等[49]发现 HBIG 和 ADV（加或不加用 LAM）联合预防 LT 后乙肝复发比 HBIG 联合 LAM 更有效（乙肝复发率分别为 2%~3% 和 6%~7%，P < 0.05）。因此，停用 HBIG，采用 NAs 治疗检测不到 HBV DNA，HBeAg 阴性的 LT 受者是一种可行的方法。伴随着 NAs 治疗获得的高效预防，产生了是否对所有患者均有必要应用 HBIG 的争议。另一预防策略是采用目前高耐药屏障的抗病毒药物替换联合预防 HBIg/LAM 方案中的 LAM。对于 LT 时 HBV DNA 阴性患者，有学者建议 LT 后短期应用 HBIG（6 ~ 12 个月）[63]，长期应用 ETV，TDF，或 ETV 联合 TDF 治疗。近来，Teperman 等[62]对 LT 患者采用 TDF/FTC 联合 HBIG 治疗 24 周后随机分为继续原预防方案组（N = 19）和停用 HBIG 组（TDF/FTC 组，N = 18），平均随访 3. 4 年；随机分组后 72 周时 TDF/FTC 组仅仅有一例患者因服药依从性差出现暂时检测到 HBV DNA。另有系统综述显示强效低耐药 NAs（ETV 或 TDF）比 LAM 联合 HBIG 预防 LT 后乙肝复发效果更优（1% vs 6. 1 %，p = 0.0004）[64]。

表 44-1-2　LT 后撤除 HBIG 的抗病毒治疗预防乙肝复发

作者（年度）	患者（n）	LT 时 HBV DNA 阳性	预防乙肝复发	随访（月）	乙肝复发（%）
Wong 等[59] 2007	21	71%	HBIG ± LAM（中位数 26 月）然后分为 LAM 或 ADV	40	1/21（4.7%）

作者（年度）	患者（n）	LT 时 HBV DNA 阳性	预防乙肝复发	随访（月）	乙肝复发（%）
Buti 等[60] 2007 随机试验	29	0	LAM + HBIG 1 月，然后分为 LAM 单药比较 LAM + HBIG	83	联合组 1/15（6.7%）单药组 3/14（21.4%）
Angus[61] 2008 随机试验	34	23%	LT 后低剂量 iM HBIG + LAM ＞ 12 月，然后分为 HBIG + LAM 比较 ADV + LAM	21	HBIG + LAM 0/18 ADV + LAM 组 1/16
Teperman[62] 2013 随机试验	37	47%	LT 后 HBIG + TRU 24 周，后随机分 HBIG + TRU 比较 TRU，平均随访 3.4 年	22	0

注：ADV：阿德福韦酯；LAM：拉米夫定；LT：肝移植；NA：无数据；TDF：替诺福韦酯

数项荟萃分析比较 HBIG、NAs，及其联合预防效果[49,51,65]。尽管这些荟萃分析包含的研究方法学存在差异，但均显示联合预防 LT 后乙肝复发效果显著优于抗病毒或 HBIG 单一预防。近年来的优化方案是对于 LT 时 HBV DNA 阴性患者给予短期 HBIG（6～12 个月），同时长期口服 ETV、TDF 或联合治疗。但对于 HBV 复发风险较高患者，主张长期 HBIG 联合 ETV 或 TDF 治疗[66-67]。LT 时检测不到 HBV DNA，并且无 NAs 耐药史的患者是最好的采用低剂量 HBIG 或短疗程 HBIG（1～3 个月）后采用 NA 单药治疗的候选者!!![18]。

有必要评估 LT 后乙肝复发风险较低患者撤除预防药物的安全性。Lenci 等[68]采用 HBIG 联合 LAM（±ADV）治疗 30 例乙肝复发风险较低患者（LT 时 HBeAg 和 HBV DNA 阴性，HDV 共感染者占 23%）至少 3 年；系列肝活检检测肝内总 HBV DNA 和 cccDNA。对于肝内未能检测到总 HBV DNA 和 cccDNA 的患者，采用阶梯性方式先停用 HBIG，然后停用 AVT。在撤除所有预防措施后平均随访 28.7 个月，无血清学 HBV 再感染复发者占 83%。5 例患者再现 HBsAg 阳性，但仅仅 1 例患者显示 HBV 病态证据（HBV DNA 阳性）；其他患者表现为 HBsAg 暂时性阳性。25 例 LT 患者中有 23 例患者肝活检从未检测到肝内 HBV DNA，而所有 5 例伴有 LT 后乙肝复发证据患者的肝内总 HBV DNA 阳性，并且 1 例患者检测到 cccDNA。然而，检测肝内总 HBV DNA 和 cccDNA 技术具有一定局限性：这种研究策略需要系列肝活检[69]，并且定量检测肝内总 HBV DNA 和 cccDNA 技术尚未标准化。

迄今为止，LT 后停用 HBIG 相关研究应考虑几个关键问题。首先是停用 HBIG 后乙肝复发风险随着时间的推移可能增加，这是因为病毒耐药或因为 AVT 依从性差。应评估联合抗病毒或采用强效低耐药 NAs（如 ETV 或 TDF）的实际预防效能。第二，LT 时 HBV DNA 水平较高患者停用 HBIG 后似乎伴有较高的乙肝复发风险。第三，部分 HBsAg 阴性 HBV 相关 LT 患者，甚至在 LT 10 年后其血清、肝脏或外周血单核细胞中持续存在 HBV DNA，在未来长期应用预防性治疗的大多数患者中，这些病毒库可能扮演 HBV 再感染源作用[16,21,24]。第四，临床医师难能鉴别哪些 LT 患者具有清除 HBV 的能力。

（四）单一抗病毒预防

LT 前检测不到 HBV DNA 患者可考虑高效低耐药 NAs（TDF 或 ETV）替代治疗方案。然而，那些 LT 后乙肝复发高风险患者（图 44-1-1）不应采用无 HBIG 预防方案[36-37]。

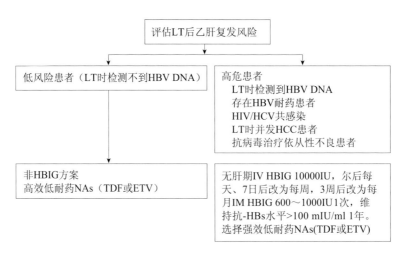

图 44-1-1　LT 后移植肝 HBV 再感染的预防

LT 前后均采用 LAM 单药预防（不用 HBIG）已经被评估；LT 后 1 年和 3 年乙肝复发率分别为 10% 和 22%~50%[25,40,70-71]（表 44-1-3）。LT 时患者 HBV DNA 水平与 AVT 前 HBV DNA 水平和疗程有关，并且影响 LT 后乙肝复发率。乙肝复发主要发生在治疗前 HBV 复制水平较高患者，由 HBV DNA 聚合酶 YMDD 变异引起。对于 LT 时无病毒复制的患者长期 LAM 单药预防的乙肝复发率 <10%[72]。对于 AVT 前 HBV 复制水平较高患者，采用 LAM 单药预防与不可接受的 HBV 再感染率较高有关，大多数 LT 后预防乙肝复发方案并不采用 LAM 单药治疗。Schiff 等[73]报告 61 例等待 LT 的 LAM 耐药患者采用 ADV 治疗；60% 的这些患者在 LT 后接受 HBIG 联合 ADV 预防，另外 40% 的患者采用 ADV ± LAM 预防。有趣的是两组患者均无乙肝复发性 HBV 感染（定义为 HBsAg 或 HBV DNA 两项或更多项检测结果阳性）；然而，随访期较短（18 月）。LT 前后一旦出现耐药，其抗病毒疗效受限。采用强效低耐药的抗病毒药物能够增加 LT 后检测不到 HBV DNA 患者的比例，并可降低 LT 后乙肝复发风险[75]。Wadhawan 等[76]报告 56 例 LDLT 患者在 LT 前接受不同的抗病毒药物治疗（LAM + ADV，N = 17；ETV，N = 25；TDF，N = 8；ETV + TDF，N = 2）；47 例 LT 前 HBV DNA <2000 IU/ml 的患者未给予 HBIG 治疗。LT 后平均随访 20 个月，所有患者均未检测到 HBV DNA。Fung 等[26]观察 80 例 HBV 相关 LT 患者采用 ETV 单药预防乙肝复发的效果，在 18 例（22.5%）LT 后血清 HBsAg 持续阳性患者中，从未发生血清 HBsAg 转阴者（N = 8）或初始 HBsAg 转阴后再现阳性者（N = 10）。末次随访时 17 例患者检测不到 HBV。其余患者在 LT 后 36 个月时伴有很低水平的 HBV DNA（217 拷贝/毫升）。HBsAg 转阴的一个关键相关因素是 LT 前患者血清 HBsAg 水平。是否其他 AVT 措施，例如 TDF 或联合抗病毒无 HBIG 方案能够有效预防尚不清楚。

表 44-1-3　LT 前后单用抗病毒治疗预防乙型肝炎复发

作者年度	患者数	AVT 前 HBV-M 阳性患者		LT 时 HBV DNA 阳性患者	LT 患者数	LT 后乙肝复发患者（%）	随访（月）	乙肝复发死亡病例数
		HBV DNA	HBeAg					
LAM								
Grellier[70]　1996 Mutimer[71] 2000	17	8	4	0	12	5（50）	32（16~51）	2
Lo[25] 2001	31	11	18	6	31	7a（23）	16（6~47）	0

作者年度	患者数	AVT 前 HBV-M 阳性患者		LT 时 HBV DNA 阳性患者	LT 患者数	LT 后乙肝复发患者（%）	随访（月）	乙肝复发死亡病例数
		HBV DNA	HBeAg					
LAM								
Perrillo[40] 2001	77	26	24	6	47	17（36）	38（2.7～48.5）	1
Zheng[30] 2006	51	51	NA	51	51	21（41）	29.8（6.5～60）	3
LAM + ADV								
Schiff[73] 2007	23	23	NA	NA	23	3b（13）	9（NA）	0
Gane[74] 2013	18	18	NA	18	18	0	22	0
Fung[26] 2011	80	NA	NA	59	80	18c（22）	26（5～40）	0

注：HBeAg：乙型肝炎病毒 e 抗原；HBV：乙型肝炎病毒；LT：肝移植；NA：无数据；PCR：聚合酶链反应

a：这些患者中的 6 例患者 HBsAg 阳性、PCR 法检测 HBV DNA 阴性

b：这些患者中的 2 例患者 HBsAg 阳性、3 例患者 HBV DNA 阳性

c：这些患者中的 17 例患者 HBsAg 阳性、PCR 法检测 HBV DNA 阴性

近来对 362 例患者单用 ETV 预防 LT 后 HBV 再感染（无 HBIG）安全有效，LT 后第 1、3、5、8 年病毒学复发率分别为 5%、10%、13% 和 16%；术后 8 年未检测到 HBV DNA 患者占 98%（存活率 83%），未发现乙肝复发相关死亡病例[77]。也有报道采用 TDF 联合恩曲他滨 ± HBIG 的初步研究数据显示安全有效[78]。其中一些仅采用 NAs 治疗的患者检测不到 HBV DNA，ALT 正常，但再现 HBsAg。这清晰显示无 HBIG 方案安全有效，并且很多研究证实了这种疗法的有效性[79-80]。上述研究引申出的问题是若我们期盼预防移植物感染需要应用 HBIG，但若仅需要控制感染复发，则可能不需要 HBIG[78]。然而，采用 HBIG 易于获得较高的 HBsAg 转阴率，这是由于抗-HBs 结合 HBsAg，导致其检出率进一步降低（与无 HBIG 方案比较）。部分 HBsAg 阴性 HBV 相关 LT 患者血清、肝脏或外周血单核细胞中持续存在 HBV DNA，这些病毒库扮演着未来再感染源角色，支持大多数患者需要长期预防性治疗[68]。采用 ETV 或 TDF 单药治疗可有效控制 HBV 感染乙肝复发，但可能并不足以预防移植物感染 HBV！！[18]。

（五）LT 后采用乙肝疫苗替代长期应用 HBIG 的研究

对于 LT 前 HBV DNA 阴性患者，LT 后采用乙肝疫苗替代长期应用 HBIG 的研究[81-82]显示：乙肝疫苗获得的抗-HBs 滴度有明显差异，并且似乎部分依赖乙肝疫苗类型、激发剂量或加用的佐剂，例如双剂量三代重组疫苗效果较好。不同研究之间伴有患者、疫苗类型、剂量、给药方案和应答定义等诸多方面的差异。这些研究数据清晰显示：采用乙肝疫苗成功替代 HBIG 似乎仅对少部分超选亚型患者可行，但最佳疫苗应用方案尚未确认。

（六）值得关注的临床问题

预防 LT 后 HBV 复发策略应是最大限度的强力 AVT，使得病毒耐药、价格、不良反应及风险最小化。然而，上述优化预防策略并未完全阻止 LT 后乙肝复发。自我感觉已经康复的 HBV 相关 LT 患者伴有终生乙肝复发风险，其长期抗病毒服药依从性是一个重要问题。

LT 后慢性 HBV 感染患者的 AVT 选择依赖患者既往治疗和预防史，耐药检测结果和肾功能。目前仍

然缺乏长期采用 NAs 预防 LT 后乙肝复发的有效性和安全性数据，并且缺乏 RCT 比较这些药物之间的疗效。近年来很多中心采用 ETV 或 TDF 治疗。对于初始治疗患者及/或既往未应用过 LAM 或 ETV 治疗的患者，ETV 是最具吸引力的选择，LT 后给予具有潜在肾毒性的药物 TDF 已经显示伴有较高肾功能障碍风险。应警醒 LT 后应用钙调磷酸酶抑制剂（CNI，例如 TAC 等）患者长期口服 TDF 伴有的肾毒性及骨密度降低风险；ETV 相关线粒体毒性风险。但目前仍然缺乏 LT 患者长期口服 ETV 或 TDF 的安全性数据。

亚太地区临床研究数据也显示：LAM/HBIG 联合疗法将 LT 后 HBV 复发率降至 5% 以下，5 年患者和移植肝生存率分别达 85% 和 80%。但新近研究证实在移植的肝脏中仍能检测到 HBV DNA，表明 HBIG 联合 LAM 并不能完全阻止 HBV 再感染，仅仅能将其抑制在可接受的较低水平，成功预防了绝大多数患者乙肝复发。一些中心已经采用循证风险策略，对于乙肝复发风险较高的患者（一般指 LT 时 HBeAg 阳性、HBeAg 阴性、HBV DAN 高水平、HBV/HDV 共感染或已知抗病毒耐药患者）应采用大剂量及（或）长疗程 HBIG[78]。这些患者也可能从强效低耐药 NAs 联合低剂量 HBIG 治疗方案中获益。与此相反，乙肝复发风险较低患者是指那些暴发性乙型肝炎，或 LC 血清 HBV DNA 含量较低和 HBeAg 阴性患者。这些患者采用强效低耐药 NAs 单药，或 NAs 联合有限疗程的 HBIG 治疗可能安全有效。判定 LT 后乙肝复发高或低风险相关 HBV DNA 阈值尚存争议，血清 HBV DNA 接近 5log 拷贝/毫升水平的患者可预测复发率较高[83]。在当今可选多种抗病毒方案的时代，完全有理由期盼将 LT 后的乙肝复发率降低为 0，然而，更低的截断值，例如近 100 拷贝/毫升已经获得更多支持[78]。ETV 或 TDF 联合低剂量 HBIG 相比 LAM 联合低剂量 HBIG，可更好地预防 LT 后乙肝复发！！！。亚太[84] 和 EASL[85] 乙型肝炎指南均推荐 LT 至少 1 年后，以 ADV 取代 HBIG 预防乙肝复发，可获得安全而又经济的预防效果！！。对于"低风险"患者，也可考虑 LT 后期改为 LAM 单药治疗！！！。

接受抗-HBc 阳性供肝的 LT 受者，若既往未感染过 HBV（HBsAg 阴性），并且抗-HBs 阴性，应在 LT 后立刻开始预防 HBV 复发！！；已经有 LT 后采用不同预防策略（HBIG 单药，LAM 单药，HBIG 联合 LAM，及/或乙肝疫苗）的研究[18]。然而，LAM 单药治疗是最具效价比的方法，因其移植物感染率较低（<3%）。而对于抗-HBc 和抗-HBs 阳性受者可能完全没有必要预防[86]。

对于 LT 后 HBIG 联合抗病毒获得 HBsAg 阴性、肝内外均检测到 HBV DNA 的患者达成一项共识是：这类患者需要终生预防性治疗。目前，低剂量 IM HBIg 联合强效 NAs 是最具价效比的预防方案。LT 时检测不到 HBV DNA 的患者适宜使用短期低剂量 IM HBIG 联合 NAs，然后替换为单一或联合 AVT（图 44-1-1）。对于那些 LT 前 HBV DNA 水平较高患者；那些已经发生过乙肝复发（即，HIV 或 HDV 共感染，既往耐药或不耐受药物）患者；那些高危 HCC 复发和伴有 AVT 依从性差风险的患者需要更谨慎或高效预防方案。这类患者不宜推荐无 HBIG 预防方案。

虽然新型、强效、低耐药的 NAs（如 ETV 和 TDF）有效性和安全性临床研究数据有限，但应重点考虑采用这些药物强力 AVT，因为对患者非常有益！！。当前，多数 LT 中心采用 HBIG 联合 LAM、或 ADV、或 ETV、或 TDF。并且大多数专家认为 ETV 和 TDF 的突出特点是强效低耐药，特别是联合 NAs 药物有可能替代 HBIG。关于 ETV 和 TDF 防治 LT 患者乙型肝炎复发的大量研究数据正在期待中。既便如此，也可能需要终生采用 AVT 预防 LT 后乙型肝炎复发！！。

七、LT 后乙肝复发的抗病毒治疗

LT 后乙肝复发的临床证据是血清再现 HBsAg，并检测到 HBV DNA。因此，LT 后 HBV 感染患者应强力 AVT；其目的是控制 HBV 复制，预防移植物失功能。LT 后 HBV 感染通常是预防失败的结果，服药依从性差和发生耐药变异均可导致预防失败。安全有效的抗病毒能够使大多数复发性 HBV 感染患者存活，并且不出现移植物失功能。

　　HBV 再感染的治疗选择依赖患者既往治疗史（即：未治疗、单一 HBIG、单一抗病毒或 HBIG 联合 AVT）。确保长期抑制 HBV 复制的理想策略是应用强效低耐药的 NAs，例如 ETV 或 TDF，或采用联合 AVT。密切监测初始应答和而后可能并发的病毒学突破是预防疾病进展和肝炎反跳的重要措施。AVT 应答欠佳患者需要优化治疗方案。对于初始 AVT 患者，或感染 S 基因突变 HBV 患者，ETV 或 TDF 是单药治疗的选择，也可考虑联合 AVT。并不推荐 LAM 或 ADV 单药治疗，因为耐药风险较高。研究显示 LAM 耐药性 HBV 感染患者，ADV 或 TDF 联合 LAM 有效[73]。对于那些 ADV 耐药 HBV 感染患者，采用 LAM 或 ETV 联合 ADV 有效[87]。对于伴有肾衰的患者 ETV 可能是较好的选择。而对于 LAM 耐药患者，TDF 是最好的备择药物[18]。既往药物暴露史和获得的耐药变异信息可指导优化药物选择，为了使治疗失败风险最小化，推荐联合 AVT，这明显优于单药序贯 AVT。详细优化 AVT 策略见第 10 章。

　　总之，HBV 相关 LT 患者的处理取得显著进展。LT 前高效 AVT 及 LT 后长期应用 HBIG 联合 NAs 预防乙肝复发获重大突破。对于 HBV 复发的患者应尽早开始采用 ETV 或 TDF 治疗！！使得 LT 后乙肝复发的治疗与以往比较，已经成为一项不太重要的临床问题；因为新一代高效低耐药 AVT（例如 ETV 和 TDF）能够救援初始预防失败患者。HBIG 和 NAs 联合预防的有效性已经降低了 LT 受者感染复发率，并显著改善其预后。目前 LT 受者 HBV 相关 LC 患者具有极佳的长期临床结局，其 5 年存活率≥80%[15]。这些数据具有可比或甚至优于那些其他病因慢性肝病 LT 受者。

第二节　HCV 相关慢性肝病

一、HCV 再感染及其对患者预后的影响

　　大量资料显示 HCV 相关 LC 患者 LT 后 HCV 复发率很高，特别是 LT 前 HCV RNA > 10^3 IU/ml 患者，LT 后几乎 100% 会再感染 HCV[88]；从而使其肝病快速恶化（与具有免疫力患者比较）。那些 AVT 中等待 LT、HCV RNA 转阴，尚未获得 SVR 患者的 LT 后丙型肝炎（丙肝）复发率降至 30%[89]；但仍可发生进行性肝纤维化[90]。由于全球 DAA 临床应用时间较短，既往 HCV 相关 LC 患者在 LT 前缺乏积极有效的 AVT，因此，目前积累的 HCV 相关 LC 患者 LT 后 HCV 复发率仍然很高；有近 40% 的患者 LT 后 5 年内再发肝炎 LC[91]。但 LT 后获得 SVR 患者并未发生移植物丙肝复发，尽管应用了免疫抑制剂；这类患者与其他病因 LT 患者比较，具有可比或甚至更好的 LT 预后结果。

　　移植肝通过循环病毒再灌注而受感染，在数小时内即可检测到 HCV 传播和复制[92]。主要原因是强力免疫抑制使得 HCV 生命周期明显加快，LT 后数周内 HCV RNA 含量通常高于 LT 前 1 个 log 级。大多数患者在 LT 后 4~12 周发生组织学证实的丙肝复发，并伴有循环 HCV RNA 含量的强力攀升[92]。通常在 LT 后 3~9 个月确诊 CHC；虽然其临床、生化和组织学发现与那些非 LT 丙肝患者类似，特别是 LC 肝移植后病毒载量较低患者（随访 5~10 年占 75%）大多表现为无或仅有轻微炎性病态[93]。但 LT 后丙肝复发患者肝脏组织学病变高度可变，相当一部分患者呈现暴发型或急进型病变过程；其肝纤维化进展速率更快。LT 后 CHC 复发患者系列肝活检显示年肝纤维化进展速率为 0.3~0.6 期（F0~F4），而伴有免疫活性者为 0.1~0.2[1,94]。组织学炎症活动度是最好的预测 5 年发生 LC 风险因素[95]。LT 后 5 年 LC 患病率高达 30%，而那些非 LT 患者进展为 LC 的时间平均需要 30 年[94-95]。一旦发生 LC 也加速失代偿，据报道 6 和 12 个月失代偿发生率分别为 17% 和 42%[96]；另有报道 1 年为 40%，3 年 > 70%，而具有免疫力患者

分别 <5% 和 <10% 。

少部分丙肝 LT 患者（2%~5%）在 LT 后 1~6 个月以独特的急性重症丙肝形式复发。纤维化胆汁淤积性肝炎综合征特征是无胆管梗阻的胆红素升高（ >102.6 μmol/L）和 ALP 升高。组织学缺乏明显肝小叶炎症，伴严重肝细胞气球样变，肝内胆汁淤积和胆管增生。HCV RNA 含量极高，其发病机制尚不清楚，目前认为大量肝细胞感染 HCV 后的直接细胞毒效应。尽管偶尔有采用 AVT 成功病例报道，但大多数患者在 LT 后 12 个月内快速进展为肝衰竭和死亡[89]。

LT 患者感染 HCV 后快速进展为显著肝纤维化，与其他病因 LT 患者比较，总体死亡风险增加 20%，移植肝衰竭风险增加 30%[97]。约 1/3 的感染 HCV 的 LT 受者患有 LT 后的富有攻击性的丙肝复发，并处于临床肝功能失代偿和移植物失功能风险之中[98]。据报道 1 年和 5 年生存率分别为 66% 和 30%[92]。2002 欧洲多中心研究 HCV 阳性受者 7 年移植肝和患者存活率分别为 51% 和 55%，而 HCV 阴性受者分别为 67% 和 70%[93]。

二、影响丙型肝炎复发因素

LT 后感染 HCV 患者预后很差的原因并非局限于丙肝复发。多种因素影响 LT 后肝纤维化进展速率及其肝病严重性。LT 后免疫抑制影响移植肝纤维化进展速率和存活率。LT 后反复静脉推注皮质类固醇和抗淋巴细胞抗体治疗排斥可加速丙肝纤维化。低剂量皮质类固醇者预后较好（与大剂量维持或缓慢减量比较）。通常 TAC 治疗者预后较好（与 CsA 比较）。RCT 研究提示长期硫唑嘌呤联合 TAC 治疗可能有益。动物试验显示 mTOR 抑制剂，西罗莫司和依维莫司与肝纤维化进展显著降低有关（与 CNI 比较）。回顾性研究支持这一发现，但仍缺乏 RCT 研究证实。

丙肝 LT 患者与较高的 HCC 发病率有关（与其他病因 LT 患者比较）。近十年来研究发现了多种可能影响丙肝 LT 受者和移植肝存活率的因素（表 44-2-1），一些因素可促进移植肝 HCV 再感染[92]。导致丙肝 LT 患者预后与其他病因 LT 患者比较仍然较差。

表 44-2-1　丙肝 LC 患者 LT 后肝组织学病变恶化因素

LT 受者因素	供肝者因素
外科因素（冷/热缺血时间）	供肝者年龄
年龄，性别	脂肪肝
非高加索人	
LT 前和 LT 后早期病毒载量较高	
基因型 1b	
莫罗单抗-CD3（OKT3）	
静脉推注皮质类固醇	
快速递减皮质类固醇	

关于免疫抑制剂和丙肝复发之间的相关性有不充分和争议的数据（表 44-2-2）。

表 44-2-2　丙肝 LC 患者 LT 后肝组织学恶化因素

免疫抑制剂	病毒载量	丙肝复发严重程度
钙调磷酸酶抑制剂	环孢素 A 和他克莫司间无差异	环孢素 A 和他克莫司间无差异
静脉推注皮质类固醇	↑	↑
硫唑嘌呤	↓	存在争议
吗替麦考酚酯	存在争议	存在争议
T-淋巴细胞耗减剂	不详	存在争议
西罗莫司	不详	不详

三、丙肝 LC 肝移植前后防控丙肝复发

在 LT 后大量应用免疫抑制剂等复杂因素共同影响下，LT 后患者 HCV RNA 水平与肝脏炎症严重程度相关性很差。较早发现累进恶化型丙肝患者十分重要，通常采用肝活检评估肝脏炎症坏死和纤维化分期，及排除其他潜在导致移植物失功的病因（排斥，药物毒性），并有助于确诊丙肝复发。因此，推荐丙肝 LT 后患者每年（或最长 2 年）定期进行一次肝活检。这对于决策治疗，排除排斥反应及评估抗病毒疗效特别重要。的确，LT 后 1 年存在显著纤维化（F > 2 METAVIR），PHT（HVPG > 6 mmHg）或 TE 值较高（> 8.6 kPa）能够极好的预测移植物失功，并能够较早发现"快速纤维化"患者[99]；是有用的评估肝损伤的工具！！。而新近指南推荐 LT 后可反复采用 TE 评估纤维化进展，无需采用侵袭性试验[18]。LT 后 1 年出现急性胆汁淤积性肝炎、中度至广泛肝纤维化和 PHT 患者，可预测其肝病快速恶化和移植肝失功，因此，更迫切需要 AVT！！！。LT 前预防 LT 后丙肝复发的 AVT 见第 12 章。

（一）预防性治疗 HCV 复发

目前尚未推荐主动预防 HCV 复发策略。与预防 HBV 相关 LT 后乙肝复发不同的是：从 HCV 感染者混合血清中提取高效价特异性 HCV 免疫球蛋白（HCIG）没有清晰的治疗作用。正在进行中的 HCIG 2 期随机临床试验将其作为 LT 前的辅助疗法，其目的是将 LT 后丙肝复发最低化。

LT 后首月，患者仍处于强力免疫抑制，机会性感染，外科并发症和多药治疗潜在毒性风险中。一些临床试验在 LT 后早期评估了采用 PR 超前抗病毒治疗（AVT），获效很差，且患者难以耐受，这是因为存在的肾损伤，感染和血细胞减少。LT 后预防性 AVT[89-90,92-93,98] 并未显示优于 HCV 复发后的 AVT 效果[90]。LT 后初始数月开始 IFN 联合 RBV 治疗获得临床和血小板计数稳定的患者很少，大多数这种治疗策略的 RCT 与组织学复发患者的治疗比较显示：主动预防性治疗的临床结局并未获得改善（120 周显著复发患者分别为 62% 和 65%，患者及其移植肝存活率无差别）[100]。因此，并不推荐在 LT 后早期尚未出现丙肝组织学复发前采用 PR 治疗。

HCV 相关 LT 围手术期 AVT 虽然尚处于研究初期，但近年来快速积累的新的无干扰素直接抗病毒（DAA）研究数据很快改变了 HCV 相关 LT 患者的自然史[101]。安全而又强效的 DAAs 联合治疗 HCV 相关 LT 患者的时代已经到来，虽然在 LT 前还不能完全治愈这些患者，但 LT 后在丙肝尚未明显复发前较早的给予预防性 AVT 可能将会成为新的治疗标准。

（二）LT 后丙肝复发患者的抗病毒治疗

迄今为止，最常用和标准治疗 LT 后丙肝复发的方法仍然是在确立组织学损伤后开始 AVT[98]。HCV

相关 LT 患者的一个关键治疗目标是获得 SVR，因为它与患者的存活率改善密切相关[102]。一项单中心大样本的研究显示获得 SVR 患者随着时间的延续疾病稳定及/或肝纤维化逆转者高达 75%，而对照组只有 50%[102]。但 10 多年来 LT 后基于 IFN 抗病毒治疗研究获得的 SVR 仍然普遍令人失望，PR 治疗获得的总 SVR 率为 30%~40%，主要原因是这些患者治疗中断率较高（20%~38%），药物剂量下调（66%~73%）和耐受不良。LT 受者易发血液学毒性（特别是贫血）。再加上基因 1 型或既往 AVT 无应答患者比例较高，及其免疫抑制状态均影响 HCV 复制动力学，在诸多因素的干扰下，难以掌控复杂停药规则。部分患者快速肝纤维化和移植物失功。并且干扰素（IFN）治疗复发性丙肝病毒学应答后未能始终如一的改善组织学病变，并伴有同种异体移植排斥风险（~5%）[90]，禁用于失代偿型肝硬化（DC）患者。

第一代 DAA 药物 Telaprevir 和 Boceprevir 上市使得 LT 后抗病毒 SVR 率提高至 60%；但不良事件发生率较高[103-104]，而且该类药物抑制 CYP450 3A，明显干扰免疫抑制剂代谢。而后 SOF 上市给 LT 后 HCV 复发、PR 方案不耐受患者带来新的治疗选择（表 44-2-3）。

表 44-2-3　DAA 治疗 HCV 相关 LT 患者丙肝复发

研究（年度）	患　者	治疗方案	治疗应答	安全性
Burton 等[103]2014	$N=81$ GT1	TPV 或 BOC + P-IFN + RBV ×48W	随访 SVR12 率为 63%（28/50）	7 例死亡，因 AE 较早停药率 15%
Brown 等[104]2013[a]	$N=46$ GT1	TPV + P-IFN + RBV ×48W	4 周和 12 周时检测不到 HCV RNA 率分别为 53% 和 60%。无 SVR	无死亡和排斥。贫血为 48%，肾功能恶化 22%，并发感染 22%
Faisal 等[105]2013[a]	$N=76$ GT1	TPV 或 BOC + P-IFN + RBV	28/37（76%）EOTR	10 例因 AE 较早停药，1 例死亡
Samuel 等[106]2014[a]	$N=40$ GT1-4	SOF + RBV ×24W	SVR4 率为 77%（27/35）	SAEs 6 例（15%），无死亡，无排斥
Forns 等[107]2014[a]	$N=87$	SOF + RBV ± P-IFN ×48W	SOF + RBV 和 SOF + RBV + P-IFN 的 SVR12 率分别为 54% 和 44%；改善率为 70%	因肝病死亡 13 例（17%）；SAEs 29 例（33%）

注：AE：不良反应事件；BOC：博赛匹韦；CH：胆汁淤积性肝炎；DCV：达卡他韦；GT：基因型；P-IFN：聚乙二醇干扰素；RBV：利巴韦林；SAE：严重不良反应事件；SOF：索菲布韦；TPV：特拉匹韦；EOTR：治疗结束时应答；W：周。a：以摘要形式报告初步结果

Charlton 等[108]前瞻性研究采用 SOF 联合 RBV 治疗各种 HCV 基因型感染的 LT 后丙肝复发患者，其中 LC 占 40%（16/40），经治患者占 88%（35/40），获得 SVR24 为 70%（28/40）。相关严重不良反应事件发生率为 5%。Pungpapong 等[109]进行全球首个 LT 后抗 HCV 治疗的多中心临床研究，发现 SOF + SMV ± RBV 抗病毒治疗 12 周，可使 LT 后 HCV 复发患者在终止治疗时病毒应答率、8 周 SVR 率、12 周 SVR 率分别达 98%、92% 和 91%；相关 SAEs 发生率 <1%。另有报告 26 例 LT 后 HCV 复发的基因 1 型 HCV 感染患者接受 SOF 联合 SMV 治疗 12 周，基线和治疗结束时检测 eGFR，结果安全，更多患者显示肾功能改善[110]。目前 SOF 和 DCV 用于 LT 后丙肝复发的数据较少，小样本临床数据显示 SVR 率 >90%，且耐受性良好[111]。

近来 Kwo 等[112]报告采用 ABT-450/r/OBV，150 mg/100 mg/25 mg qd；DSV，250 mg bid 联合或不联合 RBV 抗病毒治疗 LT 后基因 1 型丙肝和轻微纤维化（METAVIR ≤ F2）患者 SVR 为 96%；研究期间管理

CNI 剂量。对于 HCV 相关胆汁淤积性肝炎或 DC 是否适用于这种方案尚不清楚。

美国 FDA 并未批准 BOC 和 TPV 治疗 LT 后丙肝复发患者[113]。因为这两种蛋白酶抑制剂是细胞色素 P450 3A4 同工酶抑制剂，可能显著增加 LT 患者必须应用的免疫抑制剂，包括 CNI（表 44-2-4）[114]，mTOR 抑制剂[115]的血药浓度。因此，采用 TPV 抗病毒治疗的患者应大幅度调低 CNI 剂量（TAC 和 CsA 平均剂量分别调至 1/0.06 mg 和 200/50 mg），治疗相关不良反应事件包括 7 例死亡，急性排斥占 3%，肾功能恶化患者占 1/3。

表 44-2-4　DAA 与环孢素和他克莫司药物之间的相互作用[114-116]

DAA	环孢素		他克莫司	
	对 AUC 的影响a	剂量调整	对 AUC 的影响	剂量调整
TPV	↑4.6 倍	↓2 倍	↑70 倍	↓35 倍
BOC	↑2.7 倍	↓4 倍	↑17 倍	↓5 倍
SOF	无变化	无	无变化	无
SMV	↑19%	无	↓17%	无

注：SOF：索菲布韦；BOC：博赛匹韦；TPV：特拉匹韦；SMV：Simeprevir，西咪匹韦；AUC：受试者特征曲线下面积。DAA：直接抗病毒药物

a：对健康自愿受试者 AUC 的影响

DAAs 上市开启了丙肝治疗的新纪元。上述里程碑式的治疗方案将会伴随着时间的推移而获得进一步优化，可能极大降低 LT 后丙肝复发风险和并发症。推荐 LT 后所有丙肝复发患者 AVT；对于那些移植物显著损伤患者（F≥2）应尽早开始治疗。这些患者获得 SVR 后可改善其预后!!。因为 LT 后丙肝复发患者采用 PR 疗效较差（SVR～35%），不再推荐这种治疗方案!!。SOF/雷迪帕韦（LDV）联合 RBV 和 SOF 联合 SMV（±RBV）治疗 LT 受者基因 1 和 4 型丙肝复发（包括 LC 患者）安全，并且获得较高的 SVR 率。SOF 单药或联合 LDV 治疗 LT 后丙肝严重复发患者（例如，纤维化性胆汁淤积性肝炎）也显示出安全有效!!。对于初次轻微复发患者，采用 ABT450/r、翁比他韦 dasabuvir 联合 RBV 治疗已经显示出高效，但因药物间的相互作用需要调整环孢素和 Tac 药物剂量!!。并且需要观察相关药物动力学及药物间相互作用的更多信息!。未来丙肝相关 LC 患者再移植必要性将会降低。新型 DAA 治疗方案为高效控制 LT 后丙肝复发提供了可能性。尽管此领域的临床研究已进入快速进展期，但考虑到超前治疗带来的局限性和毒性反应，目前推荐 AVT 患者仍是确诊丙肝复发患者。所有 LT 后 CHC 复发患者均应 AVT，而不是延迟至晚期重症丙肝时才治疗。紧迫的是优化降低 LT 后复发策略和选择标准，避免失代偿发生，更需要优化 LT 前 AVT。基于近 2 年来的循证医学证据重点推荐见表 44-2-5。

表 44-2-5　终末期丙肝 LC 患者肝移植相关 AVT 推荐要点[101,113]

	基因型	推　荐	备　注
肝移植前	2 型	SOF/RBV ×12 周!!!	CTP > 12 分患者研究数据有限
	1、4、5、6 型	SOF/LDV/RBV ×12 周!!!	
	所有基因型	SOF/DCV/RBV ×12 周!!!	

续表

基因型	推荐	备注
所有基因型（CHC 或代偿期 LC）	SOF/DCV×12 周！！！	无需调整免疫抑制剂剂量
2 型（CHC 或代偿期 LC）	SOF/RBV×12～24 周！！！	
3 型（代偿期 LC）	SOF/RBV×24 周！！！	
3 型（失代偿期 LC）	SOF/RBV×24 周！！！	
1、4、5、6 型（CHC 或代偿期 LC）	SOF/LDV/RBV×12 周！！！	
1a 型（代偿期 LC）	PTV/R/OBV/DSV×24W！！	调整免疫抑制剂剂量
1 型	PTV/R/OBV/DSV×12W！！	
	PTV/R/OBV/DSV/RBV×24W！！	
4 型（CHC 或代偿期 LC）	PTV/R/OBV×12W（CHC）！！	
	PTV/R/OBV×24W（代偿期 LC）！！	
1、4 型（CHC 或代偿期 LC）	SOF/SMV/RBV×12 周！！	避免应用环孢素 A
	SOF/LDV/RBV×12 周！！	
	SOF/LDV×24 周！！	
2 型（失代偿 LC）	SOF/RBV×12 周！！	RBV 初始剂量为 600mg/d，逐月增加，禁用 P-IFN、SMV、TPV 和 BOC
1、4、5、6 型（失代偿 LC）	SOF/LDV/RBV×12 周！！	
所有基因型（失代偿 LC）	SOF/DCV/RBV×12 周！！	

（肝移植后）

注：SOF：sofosbuvir，索菲布韦；BOC：Boceprevir，博赛匹韦；TEL：Telaprevir，特拉匹韦；SMV：Simeprevir，西咪匹韦；LDV：Ledipasvir，雷迪帕韦；PTV：Paritaprevir；OBV：Ombitasvir；DSV：Dasabuvir；RBV：利巴韦林。PR：P-IFN + RBV；R：Ritonavir，利托那韦（用于增加 PTV 血药浓度）；DCV：Daclatasvir，达卡他韦

LC 患者接受 SMV 治疗，肝脏功能应处于代偿期。因为 LT 后丙肝复发的代偿期 LC 患者应用 P-IFN、TPV 和 BOC 有较大风险，不建议使用。表中的每一项内容均为基于感染基因型及初治 CHC 或显著纤维化/LC 患者的推荐治疗要点。但这些推荐治疗要点可能并非最优选择，仅仅是基于现有循证医学证据的重点推荐。

综上所述，HCV 相关终末期肝病 LT 患者的 AVT 获得快速进展。AVT 是预防 LT 后 HCV 感染复发的理想策略，可使等待 LT 患者获得根除 HCV 的希望，并具有消除 HCV 复发风险的潜能。尽管 2014～2015 年多个丙肝指南强调基于 DAA 治疗方案，联合 DAAs 无 IFN 方案已作为一线治疗选择，但仍缺乏治疗 LT 患者的安全性和疗效研究数据。其中免疫抑制剂对疗效的影响仍然未知。

第三节　自身免疫性肝炎

一、LT 后自身免疫性肝炎（AIH）复发率

研究显示 LT 后 AIH 复发率 10%～35%，5 年 AIH 复发风险可能高达 68%[5,117-119]。包括 25 项研究的文献综述[120]显示：LT 后平均随访 26.4 个月的 AIH 复发率为 23%。据报道，因多种与自身免疫无关的肝病而接受 LT 患者（尤其儿科），新发 AIH 者占 2%～7%[117,121]。

二、AIH 复发因素

一些观察显示 HLA-DR3 阳性 AIH 患者 LT 后 AIH 复发率较高，然而，其他研究未发现这种相关性[5-6,120,122]。LT 组织配型 HLA 抗原不相容和急性排斥在复发和无复发患者之间无差异。应用免疫抑制剂 CsA 或 TAC 和 LT 前后皮质类固醇疗程及其总剂量对 AIH 复发无差异[123]。LT 前诊断 AIH 指标，例如高γ-球蛋白血症、转氨酶升高和自身抗体阳性在 LT 后可能持续异常。

三、AIH 复发诊断

LT 后数年内可能出现再发和新发 AIH，但至今尚未统一 LT 后 AIH 复发诊断标准。由于缺乏特异性标志，诊断常面临困难。因为 LT 后共存众多导致 ALT 升高的因素，很多伴有轻微组织学复发证据的 AIH 患者可能被错过。临床上需要与急性感染、慢性感染、病毒感染和药物毒性反应相鉴别。特别是准确鉴别 AR 和 AIH 复发仍然是一种独特挑战。建议所有疑似 AIH 复发患者肝活检，检测 ALT、γ-球蛋白和自身抗体滴度[5]。大多数观察者基于患者血清 ALT 升高，自身抗体滴度 >1∶40，特别是抗核抗体（ANA），高γ-球蛋白血症，缺乏急性排斥反应或病毒性肝炎，出现门静脉（周）和小叶性肝炎伴淋巴细胞浸润组织学特征及/或激素依赖，可诊断 LT 后 AIH 复发[124]。其中病理学发现似乎是最适宜的诊断标志。有报道对肝功能正常者肝活检发现组织学 AIH 复发特征，证实这类患者肝活检诊断 AIH 复发的重要性。

四、治疗

AIH 患者 LT 后适当预防治疗能够降低复发率，并改善患者临床结局。研究数据显示：AIH 患者 LT 后需要持续激素治疗者占 64%，而相对其他病因 LT 患者仅占 17%。很显然对于 AIH 患者 LT 后持续激素治疗不但是预防排斥，而且也能够预防 AIH 复发[5]。因为糖皮质激素停药可能增加 AIH 复发风险，因此，特别重要的是 AIH 相关 LT 患者临床停用激素药物时应十分谨慎。

治疗 LT 后复发或新发 AIH 患者应遵循标准 AIH 治疗原则！！（第 14 章）。通常需要增加糖皮质激素剂量[117,119]、或重新采用糖皮质激素 ± 硫唑嘌呤或 MMF 治疗[119]；若无应答，使用西罗莫司替代硫唑嘌呤/MMF 可能有效[125]。预防性使用硫唑嘌呤尚无系统评估，需谨慎使用[18]。另外，LT 后新发 AIH 患者的治疗策略与再发 AIH 类似[125]。绝大部分复发患者并未对其长期预后产生负面影响。但若再发或新发的 AIH 患者进展至移植物失功，需考虑快速提供再次肝移植[121]。因 AIH 复发需要再次 LT 患者低于 5%[7]。

第四节　原发性胆汁性胆管炎

对于 PBC 相关 LC 和肝衰竭患者，LT 是最终治疗选择，特别是大多数年轻患者应考虑 LT。Mayo 风险评分 7.8 分似乎是最理想的 LT 时机[126]。PBC 患者 LT 后 1、5 和 10 年存活率分别为 92%、85% 和 75% ~ 80%，其预后优于其他肝病患者。

1982 年 Neuberger 等[127]首次报道 PBC 患者 LT 后复发。其诊断基于临床特征，肝功能试验异常，抗线粒体抗体（AMA）滴度升高和 PBC 组织学特征。因为临床表现、生化和自身免疫学参数的非特异性，使得早在 20 世纪 90 年代诊断 LT 后 PBC 复发的基本条件严格依赖组织学标准[128]。这些肝活检发现的 PBC 组织学病变（胆管破坏）是否真正为 PBC 复发，并完全排除其他类似 PBC 复发疾病（例如 CR 或胆管阻塞）仍有争议（表 44-4-1）。

表 44-4-1　LT 后 PBC 复发定义[128]

诊断标准	排除标准
• 切除肝组织学确诊 PBC	• 急性或慢性排斥
• AMA 或 AMA-M2 阳性	• 移植物抗宿主病
• 独特的组织学特征	• 胆汁流损伤或胆管炎
• 门静脉类上皮肉芽肿	• 血管并发症
• 单核细胞门静脉炎症浸润	• 病毒性肝炎
• 门静脉集合淋巴结	• 药物诱导肝损伤
• 胆管损伤	

据报道 PBC 患者 LT 后复发率为 10%~50%。Gautam 等[123]综述包括 35 项研究的 PBC 患者，LT 后平均随访 46.5 个月（分布范围为 25~78 个月）的复发率为 13%。大多数患者为女性（90%），平均年龄近 52 岁。LT 后 PBC 复发率随时间推移而增加，5 年和 10 年复发率分别为 8%~18% 和 22%~30%[129-130]。而报道的肝活检诊断 PBC 复发率高达 50%。然而，LT 后 PBC 复发患者病情进展缓慢。尽管如此，PBC 肝移植的 10 年和 15 年的再移植率分别为 30% 和 40%。

LT 后 PBC 复发危险因素例如供肝、老年受者和冷、热缺血时间延长仍存争议，因为相关研究数据相互矛盾[131]。不断增加的证据显示 PBC 患者遗传素质与 LT 后复发有关；近有报道提示 HLA-A、HLA-B 和 HLA-DR 不相容是 PBC 复发的重要危险因素[132]。然而，需要进一步研究确认这些发现。

一些研究证明 LT 后采用 TAC 治疗的患者 PBC 复发更常见，并且比采用 CsA 治疗者较早复发[3-4,133]。然而，其他研究显示接受 CsA 或 TAC 治疗患者的 PBC 复发率无差异[134-135]。但所有上述研究均为回顾性非随机设计。基于近来文献，不推荐 PBC 患者 LT 后采用针对预防 PBC 复发的免疫抑制剂治疗。然而，这一临床难题显然需要进一步评估，应采用 RCT 解决 PBC 患者 LT 后理想免疫抑制方案问题。

大多数研究显示 PBC 复发并未对 LT 患者长期存活率产生负面影响。一项德国研究显示仅有 2% 的 LT 后 PBC 复发患者发生移植肝功能障碍[4]。因此，有关移植肝 PBC 复发的挂虑不应剥夺患者 LT 有效治疗选择。过去 15 年，尽管 LT 患者总数上升，但需要 LT 的 PBC 患者比例下降，PSC 患者 LT 率无变化[5]；其原因尚不清楚，推测可能是由于熊去氧胆酸（UDCA）有效治疗的结果。

对于 PBC 肝移植受者，尚无研究证据支持采用 UDCA 预防复发！一旦确诊 PBC 复发，虽然没有获得临床研究相关验证数据，大多数临床医师推荐 UDCA 治疗，甚至对于肝脏生化学正常或轻微异常患者。在一项小样本研究中，采用 UDCA 治疗 LT 后 PBC 复发患者大多获得 ALP 改善[136]。非对照初步研究[137]也显示 UDCA 治疗 36 例 LT 后 PBC 复发患者 ALP 复常率为 52%（未治疗对照组仅为 22%），但 UDCA 并未影响患者及其移植肝存活率。遗憾的是本次研究[137]没有提供任何 UDCA 治疗 PBC 复发肝活检疗效数据。近年来关注采用基因治疗或诱导耐受疗法预防 LT 后 PBC 复发的效果。

第五节　原发性硬化性胆管炎

1988 年 Lerut 等[138]首次报道 LT 后 PSC 复发。此后有类似报道。Sheng 等[139]报道 PSC 患者 LT 后肝内和肝外胆管发生非吻合性狭窄比那些接受 Roux-Y 形胆总管空肠吻合术治疗其他 ESLD 患者更常见。一项研究提供 PSC 复发组织学证据，证实胆管纤维闭塞性损伤，这种 PSC 组织病理学特征仅在 PSC 肝移植患者中观察到[140]。LT 后 PSC 复发的诊断可能对临床医师构成挑战，因为移植肝发生胆管狭窄为非特异性，与 PSC 患者 LT 后移植肝缺血、缺血再灌注、HAT/狭窄性缺血、ABO 不相容、排斥反应、复发性胆管败血症或手术技术并发症等诸多因素导致的胆管损伤类似，因此，应审慎鉴别诊断[141-142]。

既往发表的 LT 后 PSC 复发患者不同系列研究多采用严格诊断入组标准和排除标准（表 44-5-1）。应采用肝活检及/或胆管造影确诊 LT 后 PSC 复发!!。磁共振胰胆管成像（MRCP）是诊断 PSC 复发的重要工具[143]。MRCP 除能够诊断胆管狭窄外，还具有鉴别血管并发症的临床价值。

表 44-5-1　LT 后 PSC 复发定义[144]

选择标准	排除标准
LT 前确认 PSC 诊断	1. 肝动脉血栓/狭窄
胆管造影术：LT 后至少超过 90 天出现肝内及/或肝外胆管狭窄，串珠样和不规则病变	2. 确认慢性排斥性胆管缺乏
	3. 单纯吻合口狭窄
组织学：纤维性胆管炎及/或纤维闭塞性损伤伴或不伴胆管发育不良，胆管纤维化或 PSC	4. LT 前 90 天内非吻合性狭窄
	5. 供体和受者间 ABO 不相容

PSC 患者 LT 后复发率尚存争议，估计为 10%~20%[145]，另有报道为 30%。但近来系统综述显示可能存在病例报道偏倚[123]。综合 30 项发表文献，LT 后 PSC 复发率为 5%~47%[123]。大多数研究未能明确复发时间点信息。因目前亚洲 LDLT 比率逐渐增加，PSC 患者 LDLT 后可能较早复发，特别是接受亲属供体时[146]。一些亚洲为主的研究提示：PSC 患者接受 LDLT（特别是亲属供体）PSC 复发风险高于DDLT[146-147]。但需谨慎解读这类研究结果，因观察样本量太少。应进一步研究分析所有 LT 中心 LDLT 综合数据确认。然而，LT 后 PSC 复发对移植物功能和患者存活率的影响很小[148]。但一项近来的研究显示PSC 患者 LT 后复发可能导致 25% 的患者移植物失功[149]。

PSC 复发危险因素包括：LT 年龄、男性、供体与受者性别不同、共存炎症性肠病（IBD）、CMV 感染、急性排斥、并发胆管细胞癌、冷缺血时间延长、既往胆道手术史和淋巴细胞毒性交叉配型结果欠佳等[123]，但不同中心研究数据均难能确认所有这些参数，需要进一步观察确认。LT 前对其并发的 UC 病变给予结肠切除术可能会降低复发风险。随着 LT 后生存期延长，疾病复发可能成为 PSC 患者主要发病和死亡病因[123]。

LT 后 PSC 复发患者的胆管狭窄或其并发症（例如胆管炎或胆总管结石）治疗，不论采用经皮、还是内镜方法是治疗选择。虽然大多数中心采用 UDCA 治疗，但其有效性尚未得到证实。也无证据支持 UDCA能够预防 LT 后 PSC 复发!。中期随访结果显示 LT 后 PSC 复发并未对患者及其移植肝存活率产生明显负面影响。但近来长期随访研究显示 LT 后 PSC 复发可能导致移植肝功能障碍，并且因 PSC 复发使得重新LT 患者数量似乎在增加[148-150]。

第六节　酒精性肝病

虽然 LT 可有效恢复肝脏功能，但难以治愈潜在酗酒。而 LT 后酗酒复发很常见。为降低 LT 后酒精性肝病复发率，大部分 LT 中心要求患者在 LT 前至少禁酒 >6 个月[151-154]。但很多近来研究对此提出质疑：是否戒酒 6 个月作为一项可靠预测 LT 后饮酒复发的因素。大多数患者在 LT 后仅仅残留少量饮酒或戒断症状[155-156]。因为缺乏广泛接受的饮酒复发定义，使得研究报道的有关复发率高低不一（低至 10%，高至 90%）。大多数研究定义的饮酒复发是不论饮酒量多少。估计酒精性肝病复发率为 10%~52%[157-159]。ALD 患者 LT 后的一种称为"成瘾"有害饮酒模式发生率为 5%~20%[159-160]。近来研究显示 AC 患者 LT 后酗酒率 16%。所有 ALD 患者 LT 后酗酒再发模式显示单次酗酒事件占 3.3%，间断性酗酒者占 7.3%，持续严重酗酒者占 5.3%。仅仅有害性酗酒复发者与进行性肝纤维化和移植肝存活率降低有关[160]。长期研究证实偶尔或适度饮酒并未影响移植肝功能或患者存活率。与此相反，基于数项研究报道，酗酒与进行性移植肝纤维化、中长期移植肝和患者存活率下降有关[152,160]。LT 患者重新酗酒将会危害其长期临床结局[161-162]。LT 后饮酒可导致肝脏组织学损害，包括肝纤维化[163]。LT 后重度饮酒对患者存活率具有不利影响，无论 LT 病因如何[152,156-157]。研究证实 ALD 肝移植受者伴有的新发恶性肿瘤和 CVD 风险较高，特别是有吸烟史者[164-165]。因此，应鼓励所有酗酒史 ALD 患者在 LT 后完全戒酒!!，并随访、评估相关酒精滥用，因为不太频繁的有害饮酒也与患者存活率降低有关!!。若在 LT 后再发规律性酗酒应给予精神治疗或专业咨询!!。

第七节　NAFLD 相关肝硬化

近年来，NAFLD 作为 LT 常见适应证逐年增多。一些研究显示 NASH 相关 LC 与其他病因 LC 患者 LT 预后类似[166-168]。然而，NASH 患者特别是合并肥胖和糖尿病者，通常有多种共存病，不但影响 LT 效果，使 LT 围手术期并发症增多，而且更易并发和死于 LT 后心血管并发症[166-167]。LT 并不能治愈 NASH 患者的代谢缺陷，并且 LT 患者 NAFLD 的危险因素持续存在，不但 LT 后 NAFLD/NASH 复发率高达 50%[167]，而且还可能进行性恶化，并可能进展为肝硬化及其并发症；特别是既往有空-回肠旁路减肥术史患者更易复发[169-173]。LT 后常见 NAFLD 和 NASH，不论是新发还是复发，但研究相关 NAFLD 和 NASH 复发率差异很大，从 8%~65% 至 4%~35%，主要依赖不同随访期、入组人群、是否肝活检和复发定义[173-174]。一些研究评估了组织学证实的 NAFLD 肝移植患者的 NAFLD，NASH 和晚期病变（显著肝纤维化）复发率差别（表 44-7-1）。

表 44-7-1　NAFLD 患者肝移植后复发特征

研究、年度	肝活检患者数（n）	脂肪肝复发率	NAFLD 复发患者中 NASH 比例（%）	NAFLD 复发患者中显著肝纤维化百分比
Kim[175] 1996	NAFLD（7）隐源性肝硬化（1）	75%	50%	15 个月无
Charlton[176] 2001	NAFLD（15）	60%/1 年	55.5%	22%
Malik[177] 2009	NAFLD（79）	69.9%	24.1%	17.7%
Yalamanchili[178] 2010	NAFLD（18）	45%/5 年	42%	16%
Dureja[167] 2011	NAFLD（63）	54%	73.5%	9%
Melanie[179] 2014	NAFLD（12）	92%	71.4%/5 年	71.4%/5 年

研究证实 NAFLD 相关肝硬化患者 LT 后 NAFLD 较早复发，并且相当比例的患者显示出更严重和不可逆性疾病进展。NAFLD/NASH 复发危险因素包括 LT 前或 LT 后并发 2 型糖尿病（T2D），肥胖和高脂血症[180]。另外，PNPLA3 基因多态性与 NAFLD、肥胖和 IR 有关，并且影响疾病进展[181-182]。两项近来发表的研究显示携带 PNPLA3 非-CC 基因型 NASH 相关 LC 患者 LT 后并发肥胖、IR 和脂肪肝风险增加[183-184]。LT 后 NAFLD/NASH 的新发或复发均可能表现为血清转氨酶升高及/或典型的超声特征；然而，为了 NAFLD/NASH 区别于其他病因导致的肝酶升高，需要肝活检![18]。迄今为止，大多数这些研究因随访期较短使其证据级别受限[174,167-168]。因此，终末期 NAFLD/NASH 患者 LT 后长期预后和自然史仍然不清楚，有待前瞻性研究确定。

对于因 NASH 肝硬化 LT 受者，尚无充分的研究数据提议特殊免疫抑制策略，似乎应审慎地选择皮质类固醇剂量最小化。LT 患者 NASH 复发不但可给予内科治疗，而且也可选择外科治疗。近来文献显示减肥手术联合 LT 未增加 LT 围手术期和 LT 后发病率和病死率风险，在 LT 前可选择持续肥胖和 MS 患者采取这种治疗策略[185]。关于 LT 后 NASH 复发的防治，总体而言，除了避免体重过度增长和控制糖尿病、血脂异常和高血压外，尚无特殊推荐意见!。

第八节　血色病

遗传性血色病和继发性血色病是全球罕见的 LT 适应证，占所有 LT 的 0.5%～1%[186]。然而，既往研究证实严重铁负荷过度（包括血色病）相关 LC 患者 LT 后存活率低于其他病因肝病，因为其心脏并发症和感染风险较高，但从 1997 年后，LT 患者存活率显著提高。近来文献显示其预后与其他病因 LT 适应证患者比较无差异[187-188]。然而，血色病患者似乎仍然在 LT 后伴有并发 CVD 潜能，其死亡风险较高，并且更易发生细菌和真菌感染[189-190]。大多血色病患者在 LT 后死于感染并发症或心衰[191]，预后明显差于其他肝病。并且 LT 也不能治愈遗传缺陷。

关于 LT 后血色病复发研究数据很不一致。一些研究未能显示新移植肝内铁重新蓄积[192-193]；与此相反，另有文献提示 LT 后可发生铁蓄积复发，并且导致移植肝存活率下降[194]。

参考文献

［1］Yilmaz N, Shiffman ML, Stravitz RT, et al. A prospective evaluation of fibrosis progression in patients with recurrent hepatitis C virus following liver transplantation. Liver Transpl, 2007, 13：975－983.

［2］Berenguer M. Natural history of recurrent hepatitis C. Liver Transpl, 2002, 8：S14－8.

［3］Liermann Garcia RF, Evangelista Garcia C, McMaster P, et al. Transplantation for primary biliary cirrhosis：retrospective analysis of 400 patients in a single center. Hepatology, 2001, 33：22－27.

［4］Jacob DA, Neumann UP, Bahra M, et al. Long-term follow-up after recurrence of primary biliary cirrhosis after liver transplantation in 100 patients. Clin Transplant, 2006, 20：211－220.

［5］Vogel A, Heinrich E, Bahr MJ, et al. Long-term outcome of liver transplantation for autoimmune hepatitis. Clin Transplant, 2004, 18：62－69.

［6］Molmenti EP, Netto GJ, Murray NG, et al. Incidence and recurrence of autoimmune/alloimmune hepatitis in liver transplant recipients. Liver Transpl, 2002, 8：519－526.

［7］Neuberger J. Transplantation for autoimmune hepatitis. Semin Liver Dis, 2002, 22：379－386.

［8］Goss JA, Shackleton CR, Farmer DG, et al. Orthotopic liver transplantation for primary sclerosing cholangitis. A 12-year single center experience. Ann Surg, 1997, 225：472－481.

［9］Graziadei IW, Wiesner RH, Marotta PJ, et al. Long-term results of patients undergoing liver transplantation for primary sclerosing cholangitis. Hepatology, 1999, 30：1121－1127.

［10］Todo S, Demetris AJ, Van Thiel D, et al. Orthotopic liver transplantation for patients with hepatitis B virus-related liver disease. Hepatology, 1991, 13（4）：619－626.

［11］O'Grady JG, Smith HM, Davies SE, et al. Hepatitis B virus reinfection after orthotopic liver transplantation. Serological and clinical implications. J Hepatol, 1992, 14（1）：104－111.

［12］Kim WR, Poterucha JJ, Kremers WK, et al. Outcome of liver transplantation for hepatitis B in the United States. Liver Transpl, 2004, 10（8）：968－974.

［13］Steinmuller T, Seehofer D, Rayes N, et al. Increasing applicability of liver transplantation for patients with hepatitis B-related liver disease. Hepatology, 2002, 35（6）：1528－1535.

［14］Degertekin B, Han SH, Keeffe EB, et al. Impact of virologic breakthrough and HBIG regimen on hepatitis B recurrence after liver transplantation. Am J Transplant, 2010, 10（8）：1823－1833.

［15］Burra P, Germani G, Adam R, et al. Liver transplantation for HBV-related cirrhosis in Europe：a ELTR study on evolution and outcomes. J Hepatol, 2013, 58（2）：287－296.

［16］Roche B, Feray C, Gigou M, et al. HBV DNA persistence 10 years after liver transplantation despite successful anti-HBS passive immunoprophylaxis. Hepatology, 2003, 38（1）：86－95.

［17］Zheng SS, Chen YM, Liangtb, et al. Prevention of hepatitis B recurrence after liver transplantation using lamivudine or lamivudine combined with hepatitis B immunoglobulin pmphylaxis ［J］. Liver Transpl, 2006, 12（2）：253－258.

［18］EASL Clinical Practice Guidelines：Liver transplantation. J Hepatol（2015）, http：//dx. doi. org/10. 1016/j. jhep. 2015. 10. 006

［19］Muller R, Gubernatis G, Farle M, et al. Liver transplantation in HBs antigen（HBsAg）carriers. Prevention of hepatitis B virus（HBV）recurrence by passive immunization. J Hepatol, 1991, 13（1）：90－96.

［20］Hwang S, Ahn CS, Song GW, et al. Posttransplantation prophylaxis with primary high-dose hepatitis B immunoglobulin monotherapy and complementary preemptive antiviral add-on. Liver Transpl, 2011, 17（4）：456－465.

［21］Hussain M, Soldevila-Pico C, Emre S, et al. Presence of intrahepatic（total and ccc）HBV DNA is not predictive of HBV recurrence after liver transplantation. Liver Transpl, 2007, 13（8）：1137－1144.

［22］Freshwater DA, Dudley T, Cane P, et al. Viral persistence after liver transplantation for hepatitis B virus：a cross-sectional study. Transplantation, 2008, 85（8）：1105－1111.

［23］Yasunaka T, Takaki A, Yagi T, et al. Serum hepatitis B virus DNA before liver transplantation correlates with HBV reinfection rate even under successful low-dose hepatitis B immunoglobulin prophylaxis. Hepatol Int, 2011, 5（4）：918－926.

［24］Coffin CS, Mulrooney-Cousins PM, van Marle G, et al. Hepatitis B virus quasispecies in hepatic and extrahepatic viral reservoirs in liver transplant recipients on prophylactic therapy. Liver Transpl, 2011, 17（8）：955－962.

［25］Lo CM, Cheung ST, Lai CL, et al. Liver transplantation in Asian patients with chronic hepatitis B using lamivudine prophylaxis. Ann Surg, 2001, 233（2）：276－281.

［26］Fung J, Cheung C, Chan SC, et al. Entecavir monotherapy is effective in suppressing hepatitis B virus after liver transplantation. Gastroenterology, 2011, 141（4）：1212－1219.

［27］Brunetto MR. A new role for an old marker, HBsAg. J Hepatol, 2010, 52（4）：475－477.

［28］Nguyen T, Thompson AJ, Bowden S, et al. Hepatitis B surface antigen levels during the natural history of chronic hepatitis B：a perspective on Asia. J Hepatol, 2010, 52（4）：508－513.

［29］Marzano A, Gaia S, Ghisetti V, et al. Viral load at the time of liver transplantation and risk of hepatitis B virus recurrence. Liver Transpl, 2005, 11（4）：402－409.

［30］Zheng S，Chen Y，Liang T，et al. Prevention of hepatitis B recurrence after liver transplantation using lamivudine or lamivudine combined with hepatitis B Immunoglobulin prophylaxis. Liver Transpl，2006，12（2）：253 – 258.

［31］Samuel D，Muller R，Alexander G，et al. Liver transplantation in European patients with the hepatitis B surface antigen. N Engl J Med，1993，329（25）：1842 – 1847.

［32］Xie SB，Zhu JY，Ying Z，et al. Prevention and risk factors of the HBV recurrence after orthotopic liver transplantation：160 cases follow-up study. Transplantation，2010，90（7）：786 – 790.

［33］Chun J，Kim W，Kim BG，et al. High viremia，prolonged lamivudine therapy and recurrent hepatocellular carcinoma predict posttransplant hepatitis B recurrence. Am J Transplant，2010，10（7）：1649 – 1659.

［34］Faria LC，Gigou M，Roque-Afonso AM，et al. Hepatocellular carcinoma is associated with an increased risk of hepatitis B virus recurrence after liver transplantation. Gastroenterology，2008，134（7）：1890 – 1899.

［35］Yi NJ，Suh KS，Cho JY，et al. Recurrence of hepatitis B is associated with cumulative corticosteroid dose and chemotherapy against hepatocellular carcinoma recurrence after liver transplantation. Liver Transpl，2007，13（3）：451 – 458.

［36］Roche B，Samuel D. Prevention of hepatitis B virus reinfection in liver transplant recipients. Intervirology，2014，57：196 – 201.

［37］Sarin SK，Kumar M，Lau GK，et al. Asian-Pacific clinical practice guidelines on the management of hepatitis B：a 2015 update ［J］. Hepatol Int，2016，10（1）：1 – 98.

［38］Terrault NA，Zhou S，McCory RW，et al. Incidence and clinical consequences of surface and polymerase gene mutations in liver transplant recipients on hepatitis B immunoglobulin. Hepatology，1998，28（2）：555 – 561.

［39］Brind A，Jiang J，Samuel D，et al. Evidence for selection of hepatitis B mutants after liver transplantation through peripheral blood mononuclear cell infection. J Hepatol，1997，26（2）：228 – 235.

［40］Perrillo RP，Wright T，Rakela J，et al. A multicenter United States-Canadian trial to assess lamivudine monotherapy before and after liver transplantation for chronic hepatitis B. Hepatology，2001，33（2）：424 – 432.

［41］Fox AN，Terrault NA. The option of HBIG free prophylaxis against recurrent HBV. J Hepatol，2012，56：1189 – 1197.

［42］Gane EJ，Angus PW，Strasser S，et al. Lamivudine plus low-dose hepatitis B immunoglobulin to prevent recurrent hepatitis B following liver transplantation. Gastroenterology，2007，132：931 – 937.

［43］Paul Martin，Daryl T. -Y. Lau，et al. Nguyen et al. A Treatment Algorithm for the Management of Chronic Hepatitis B Virus Infection in the United States：2015 Update. Clinical Gastroenterology and Hepatology，2015，13：2071 – 2087.

［44］Shouval D，Samuel D. Hepatitis B immune globulin to prevent hepatitis B virus graft reinfection following liver transplantation：a concise review. Hepatology，2000，32（6）：1189 – 1195.

［45］Di Paolo D，Tisone G，Piccolo P，et al. Low-dose hepatitis B immunoglobulin given "on demand" in combination with lamivudine：a highly cost-effective approach to prevent recurrent hepatitis B virus infection in the long-term follow-up after liver transplantation. Transplantation，2004，77（8）：1203 – 1208.

［46］SEEHOFER D. Preoperative antiviral treatment and postoperative prophyaxis in HBV DNA positive patients undergoing liver transplantation ［J］. Liver Transpl，2001. 72（8）：1381 – 1385.

［47］Dodson SF，de Vera ME，Bonham CA，et al. Lamivudine after hepatitis B immune globulin is effective in preventing hepatitis B recurrence after liver transplantation. Liver Transpl，2000，6（4）：434 – 439.

［48］Naoumov NV，Lopes AR，Burra P，et al. Randomized trial of lamivudine versus hepatitis B immunoglobulin for long-term prophylaxis of hepatitis B recurrence after liver transplantation. J Hepatol，2001，34（6）：888 – 894.

［49］Cholongitas E，Goulis J，Akriviadis E，et al. Hepatitis B immunoglobulin and/or nucleos（t）ide analogues for prophylaxis against hepatitis b virus recurrence after liver transplantation：a systematic review. Liver Transpl，2011，17（10）：1176 – 1190.

［50］Markowitz JS，Martin P，Conrad AJ，et al. Prophylaxis against hepatitis B recurrence following liver transplantation using combination lamivudine and hepatitis B immune globulin. Hepatology，1998，28（2）：585 – 589.

［51］Loomba R，Rowley AK，Wesley R，et al. Hepatitis B immunoglobulin and lamivudine improve hepatitis B-related outcomes after liver transplantation：metaanalysis. Clin Gastroenterol Hepatol，2008，6（6）：696－700.

［52］Dickson RC，Terrault NA，Ishitani M，et al. Protective antibody levels and dose requirements for IV 5% Nabi hepatitis B immune globulin combined with lamivudine in liver transplantation for hepatitis B-induced end stage liver disease. Liver Transpl，2006，12（1）：124－133.

［53］Gane EJ，Angus PW，Strasser S，et al. Lamivudine plus low-dose hepatitis B immunoglobulin to prevent recurrent hepatitis B following liver transplantation. Gastroenterology，2007，132（3）：931－937.

［54］Xi ZF，Xia Q，Zhang JJ，et al. The role of entecavir in preventing hepatitis B recurrence after liver transplantation. J Dig Dis，2009，10（4）：321－327.

［55］Jiang L，Yan L，Li B，et al. Prophylaxis against hepatitis B recurrence posttransplantation using lamivudine and individualized low-dose hepatitis B immunoglobulin. Am J Transplant，2010，10（8）：1861－1869.

［56］Hooman N，Rifai K，Hadem J，et al. Antibody to hepatitis B surface antigen trough levels and half-lives do not differ after intravenous and intramuscular hepatitis B immunoglobulin administration after liver transplantation. Liver Transpl，2008，14（4）：435－442.

［57］Choudhary NS，Saraf N，Saigal S，et al. Low-dose short-term hepatitis B immunoglobulin with high genetic barrier antivirals：the ideal post-transplanthepatitis B virus prophylaxis？ Transpl Infect Dis，2015，17（3）：329－333

［58］Di Costanzo GG，Lanza AG，Picciotto FP，et al. Safety and efficacy of subcutaneous hepatitis B immunoglobulin after liver transplantation：an open single-arm prospective study. Am J Transplant，2013，13：348－352.

［59］Wong SN，Chu CJ，Wai CT，et al. Low risk of hepatitis B virus recurrence after withdrawal of long-term hepatitis B immunoglobulin in patients receiving maintenance nucleos（t）ide analogue therapy. Liver Transpl，2007，13（3）：374－381.

［60］Buti M，Mas A，Prieto M，et al. Adherence to lamivudine after an early withdrawal of hepatitis B immune globulin plays an important role in the long-term prevention of hepatitis B virus recurrence. Transplantation，2007，84（5）：650－654.

［61］Angus PW，Patterson SJ，Strasser SI，et al. A randomized study of adefovir dipivoxil in place of HBIG in combination with lamivudine as post-liver transplantation hepatitis B prophylaxis. Hepatology，2008，48（5）：1460－1466.

［62］Teperman LW，Poordad F，Bzowej N，et al. Randomized trial of emtricitabine/ tenofovir disoproxil fumarate after hepatitis B immunoglobulin withdrawal after liver transplantation. Liver Transpl，2013，19（6）：594－601.

［63］Ku W，Wang U，Nguyen MH. Hepatitis B immunoglobulin（HBIG）for post-transplant HBV. Expert Opin Biol Ther，2015，15：665－677.

［64］Cholongitas E，Papatheodoridis GV. High geneticbarrier nucleos（t）ide analogue（s）for prophylaxis from hepatitis B virus recurrence after liver transplantation：a systematic review. Am J Transplant，2013，13：353－362.

［65］Rao W，Wu X，Xiu D. Lamivudine or lamivudine combined with hepatitis B immunoglobulin in prophylaxis of hepatitis B recurrence after liver transplantation：a meta-analysis. Transpl Int，2009，22（4）：387－394.

［66］Terrault NA，Zhou S，Combs C，et al. Prophylaxis in liver transplant recipients using a fixed dosing schedule of hepatitis B immunoglobulin. Hepatology，1996，24（6）：1327－1333.

［67］Roche B，Samuel D. Prevention of hepatitis B virus reinfection in liver transplant recipients. Intervirology，2014，57：196－201.

［68］Lenci I，Tisone G，Di Paolo D，et al. Safety of complete and sustained prophylaxis withdrawal in patients liver-transplanted for HBV-related cirrhosis at low risk of HBV recurrence. J Hepatol，2011，55（3）：587－593.

［69］EASL Clinical Practice Guidelines. Management of chronic hepatitis B. J Hepatol，2009，50：227－242.

［70］Grellier L，Mutimer D，Ahmed M，et al. Lamivudine prophylaxis against reinfection in liver transplantation for hepatitis B cirrhosis. Lancet，1996，348（9036）：1212－1215.

［71］Mutimer D，Dusheiko G，Barrett C，et al. Lamivudine without HBIg for prevention of graft reinfection by hepatitis B：

long-term follow-up. Transplantation，2000，70（5）：809 – 815.

［72］Yoshida H，Kato T，Levi DM，et al. Lamivudine monoprophylaxis for liver transplant recipients with non-replicating hepatitis B virus infection. Clin Transplant，2007，21（2）：166 – 171.

［73］Schiff E，Lai CL，Hadziyannis S，et al. Adefovir dipivoxil for wait-listed and postliver transplantation patients with lamivudine-resistant hepatitis B：final longterm results. Liver Transpl，2007，13（3）：349 – 360.

［74］Gane E，Patterson S，Strasser S，et al. Combination lamivudine plus adefovir without HBIG is safe and effective prophylaxis against HBV recurrence in HBsAg + liver transplant candidates. Liver Transpl，2013，19：268 – 274.

［75］Fox AN，Terrault NA. The option of HBIG-free prophylaxis against recurrent HBV. J Hepatol，2012，56（5）：1189 – 1197.

［76］Wadhawan MG，Gupta S，Vij V，et al. Living related liver transplant（LRLT）in HBV DNA negative cirrhosis without hepatitis B immune globulin（HBIG）. Hepatol Int，2011，5：38.（Abstract）.

［77］Fung J，Chan SC，Cheung C，et al. Oral nucleoside/nucleotide analogs without hepatitis B immune globulin after liver transplantation for hepatitis B. Am J Gastroenterol，2013，108：942 – 948.

［78］Terrault N. Prophylaxis in HBV-infected liver transplant patients：end of the HBIG era？ Am J Gastroenterol，2013，108：949 – 951.

［79］Wadhawan M，Gupta S，Goyal N，et al. Living related liver transplantation for hepatitis B-related liverdisease without hepatitis B immune globulin prophylaxis. Liver Transpl，2013，19：1030 – 1035.

［80］XI Z F，Xia Q. Recent advances in prevention of hepatitis B recurrence after liver transplantation. World J Gastroenterol，2015，21：829 – 835.

［81］Weber NK，Forman LM，Trotter JF. HBIg discontinuation with maintenance oral anti-viral therapy and HBV vaccination in liver transplant recipients. Dig Dis Sci，2010，55（2）：505 – 509.

［82］Di Paolo D，Lenci I，Cerocchi C，et al. One-year vaccination against hepatitis B virus with a MPL-vaccine in liver transplant patients for HBV-related cirrhosis. Transpl Int，2010，23（11）：1105 – 1112.

［83］Marzano A，Gaia S，Ghisetti V，et al. Viral load at the time of liver transplantation and risk of hepatitis B virus recurrence. Liver Transpl，2005，11：402 – 409.

［84］Asian Pacific Association for the Study of Liver. Asian-Pacific consensus statement on the management of chronic hepatitis B［J］. J Hepatol，2012，10（1007）：2 – 31.

［85］European Association for the Study of the Liver. EASL Clinical Practice Guidelines：management of chronic hepatitis B virus infection. J. Hepatol，2012，57（1）：167 – 185.

［86］Yu S，Yu J，Zhang W，et al. Safe use of liver grafts from hepatitis B surface antigen positive donors in liver transplantation. J Hepatol，2014，61：809 – 815.

［87］Perrillo R，Hann HW，Mutimer D，et al. Adefovir dipivoxil added to ongoing lamivudine in chronic hepatitis B with YMDD mutant hepatitis B virus. Gastroenterology，2004，126（1）：81 – 90.

［88］Guillouche P，Feray C. Systematic review：anti-viral therapy of recurrent hepatitis C after liver transplantation［J］. Aliment Pharmacol Ther，2011，33（2）：163 – 174.

［89］Narang TK，Ahrens W，Russo MW. Post-liver transplant cholestatic hepatitis C：a systematic review of clinical and pathological findings and application of consensus criteria. Liver Transpl，2010，16：1228 – 1235.

［90］Chalasani N，Manzarbeitia C，Ferenci P，et al. Peginterferon alfa-2a for hepatitis C after liver transplantation：two randomized，controlled trials. Hepatology，2005，41：289 – 298.

［91］Fontana RJ，Hughes EA，Appelman H，et al. Case report of successful peginterferon，ribavirin，and daclatasvir therapy for recurrent cholestatic hepatitis C after liver retransplantation［J］. Liver Transpl，2012，18（9）：1053 – 1059.

［92］Saab S，Niho H，Comulada S，et al. Mortality predictors in liver transplant recipients with recurrent hepatitis C cirrhosis. Liver Int，2005，25：940 – 945.

［93］Berenguer M，Prieto M，San Juan F，et al. Contribution of donor age to the recent decrease in patient survival among HCV-infected liver transplant recipients. Hepatology，2002，36：202 – 210.

［94］Sanchez-Fueyo A，Restrepo JC，Quinto L，et al. Impact of the recurrence of hepatitis C virus infection after liver transplantation on the long-term viability of the graft. Transplantation，2002，73：56 – 63.

［95］Gane EJ，Portmann BC，Naoumov NV，et al. Long-term outcome of hepatitis C infection after liver transplantation. N Engl J Med，1996，334：815 – 820.

［96］Berenguer M，Prieto M，Rayon JM，et al. Natural history of clinically compensated HCV-related graft cirrhosis after liver transplantation. Hepatology，2000，32（4 PT 1）：852 – 858.

［97］Forman LM，Lewis DJ，Berlin JA，et al. The association between hepatitis C infection and survival after orthotopic liver transplantation. Gastroenterology，2002，122：889 – 896.

［98］Crespo G，Marino Z，Navasa M，et al. Viral hepatitis in liver transplantation. Gastroenterology，2012，142：1373 – 1383.

［99］Crespo G，Lens S，Gambato M，et al. Liver stiffness 1 year after transplantation predicts clinical outcomes in patients with recurrent hepatitis C. Am J Transplant，2014，14：375 – 383.

［100］Bzowej N，Nelson DR，Terrault NA，et al. PHOENIX：a randomized controlled trial of peginterferon alfa-2a plus ribavirin as a prophylactic treatment after liver transplantation for hepatitis C virus. Liver Transpl，2011，17：528 – 538.

［101］EASL Recommendations on Treatment of Hepatitis C 2015. J Hepatol，2015，63：199 – 236（www. easl. eu）.

［102］Berenguer M，Aguilera V，Rubin A，et al. Comparison of two noncontemporaneous HCV-liver transplant cohorts：strategies to improve the efficacy of antiviral therapy. J Hepatol，2012，56：1310 – 1316.

［103］Burton JR Jr，O'Leary JG，Verna EC，et al. A US multicenter study of hepatitis C treatment of liver transplant recipients with protease-inhibitor triple therapy. J Hepatol，2014.

［104］Brown KA，Fontana RJ，Russo MW，et al. Twice-daily Telaprevir in combination with Pefinterferon Alpha-2a/Ribavirin in genotype 1 HCV Liver transplant recipients：interim week 16 safety and efficacy results of the prospective，multicenter REFRESH study. Hepatology，2013，58：209A.

［105］Faisal N，Renner EL，Bilodeau M，et al. Protease inhibitor-based triple therapy is highly effective in liver transplant recipients with genotype 1 hepatitis C recurrence：a Canadian multicenter experience. Hepatology，2013，58：238A.

［106］Samuel D，Charlton M，Gane E，et al. Sofosbuvir and Ribavirin for the treatment of recurrent hepatitis C infection after liver transplantation：results of a prospective，multicenter study. J Hepatol，2014，60：S499.

［107］Forns X，Prieto M，Charlton M，et al. Sofosbuvir compassionate use program for patients wtih severe recurrent hepatitis C including fibrosing cholestatic hepatitis following liver transplantation. J Hepatol，2014，60：S26.

［108］Charlton M，Gane E，Manns MP，et al. Sofosbuvir and ribavirin for treatment of compensated recurrent hepatitis C virus infection after liver transplantation［J］. Gastroenterology，2015，148（1）：108 – 117.

［109］Pungpapong S，Aqel B，Leise M，et al. Multicenter experience using simeprevir and sofosbuvir with or without ribavirin to treat hepatitis C genotype 1 after liver transplant［J］. Hepatology，2015，61（6）：1880 – 1886.

［110］Basil A，Bozorgzadeh A，Barnard GF. Renal function in liver transplant patients treated for recurrent hepatitis C with sofosbuvir and simeprevir. Hepatology，2014，60 Suppl 1：LB-24.

［111］Rahimi RS，Oleary JG. Post-liver transplant hepatitis C therapy［J］. Curr Treat Options Gastroenterol，2015，13（2）：249 – 258.

［112］Kwo P，Mantry P，Coakley E，et al. Results of the phase 2 study M12 – 999：interferon-free regimen of ABT-450/R/ABT-267 1 ABT-333 1 ribavirin in liver transplant recipients with recurrent HCV genotype 1 infection. J Hepatol，2014，60：S47.

［113］AASLD-IDSA recommendations for testing managing，and treating adults infected with hepatitis C virus［J］. Hepatol，

2015，62（3）：932－954.

［114］Hulskotte E，Gupta S，Xuan F，et al. Pharmacokinetic interaction between the hepatitis C virus protease inhibitor boceprevir and cyclosporine and tacrolimus in healthy volunteers. Hepatology，2012，56：1622－1630.

［115］O'Leary JG，McKenna GJ，Klintmalm GB，et al. Effect of telaprevir on the pharmacokinetics of sirolimus in liver transplant recipients. Liver Transpl，2013，19：463－465.

［116］Lens S，Gambato M，Londono M，et al. Interferon-free regimens in the livertransplant setting. Sem Liv Dis，2014，34：58－71.

［117］Neuberger J，Portmann B，Calne R，et al. Recurrence of autoimmune chronic active hepatitis following orthotopic liver grafting. Transplantation，1984，37：363－365.

［118］Milkiewicz P，Hubscher Sg，Skiba G，et al. Recurrence of autoimmune hepatitis after liver transplantation. Transplantation，1999，68：253－256.

［119］Liberal R，Longhi MS，Grant CR，et al. Autoimmune hepatitis after liver transplantation. Clin Gastroenterol Hepatol，2012，10：346－53.

［120］Kerkar N，Hadzic N，Davies ET，et al. De-novo autoimmune hepatitis after livertransplantation. Lancet，1998，351：409－413.

［121］Narumi S，Hakamada K，Sasaki M，et al. Liver transplantation for autoimmune hepatitis：rejection and recurrence. Transplant Proc，1999，31：1955－1956.

［122］Gonzalez-Koch A，Czaja AJ，Carpenter HA，et al. Recurrent autoimmune hepatitis after orthotopic liver transplantation. Liver Transpl，2001，7：302－310.

［123］Gautam M，Cheruvattath R，Balan V. Recurrence of autoimmune liver disease after liver transplantation：a systematic review. Liver Transpl，2006，12：1813－1824

［124］Hurtova M，Duclos-Vallee JC，Johanet C，et al. Successful tacrolimus therapy for a severe recurrence of type 1 autoimmune hepatitis in a liver graft recipient. Liver Transpl，2001，7：556－558.

［125］Hubscher SG. Recurrent autoimmune hepatitis after liver transplantation：diagnostic criteria，risk factors，and outcome. Liver Transpl，2001，7：285－291.

［126］Kim WR，Wiesner RH，Therneau TM，et al. Optimal timing of liver transplantation for primary biliary cirrhosis. Hepatology，1998，28：33－38

［127］Neuberger J，Portmann B，Macdougall BR，et al. Recurrence of primary biliary cirrhosis after liver transplantation. N Engl J Med，1982，306：1－4.

［128］Hubscher SG，Elias E，Buckels JA，et al. Primary biliary cirrhosis. Histological evidence of disease recurrence after liver transplantation. J Hepatol，1993，18：173－184.

［129］Davern TJ，Lake JR Recurrent disease after liver transplantation. Semin Gastrointest Dis，1998，9：86－109.

［130］Neuberger J Liver transplantation for primary biliary cirrhosis：indications and risk of recurrence. J Hepatol，2003，39：142－148.

［131］Duclos-Vallee JC，Sebagh M. Recurrence of autoimmune disease，primary sclerosing cholangitis，primary biliary cirrhosis，and autoimmune hepatitis after liver transplantation. Liver Transpl，2009，15（Suppl 2）：S25－34.

［132］Morioka D，Egawa H，Kasahara M，et al. Impact of human leukocyte antigen mismatching on outcomes of living donor liver transplantation for primary biliary cirrhosis. Liver Transpl，2007，13：80－90.

［133］Neuberger J，Gunson B，Hubscher S，et al. Immunosuppression affects the rate of recurrent primary biliary cirrhosis after liver transplantation. Liver Transpl，2004，10：488－491.

［134］Sanchez EQ，Levy MF，Goldstein RM，et al. The changing clinical presentation of recurrent primary biliary cirrhosis after liver transplantation. Transplantation，2003，76：1583－1588.

［135］Levitsky J，Hart J，Cohen SM，et al. The effect of immunosuppressive regimens on the recurrence of primary biliary cirrhosis after liver transplantation. Liver Transpl，2003，9：733－736.

［136］Guy JE，Qian P，Lowell JA，et al. Recurrent primary biliary cirrhosis：peritransplant factors and ursodeoxycholic acid treatment post-liver transplant. Liver Transpl，2005，11：1252－1257.

［137］Charatcharoenwitthaya P，Pimentel S，Talwalkar JA，et al. Long-term survival and impact of ursodeoxycholic acid treatment for recurrent primary biliary cirrhosis after liver transplantation. Liver Transpl，2007，13：1236－1245.

［138］Lerut J，Demetris AJ，Stieber AC，et al. Intrahepatic bile duct strictures after human orthotopic liver transplantation. Recurrence of primary sclerosing cholangitis or unusual presentation of allograft rejection? Transpl Int，1988，1：127－130.

［139］Sheng R，Campbell WL，Zajko AB，et al. Cholangiographic features of biliary strictures after liver transplantation for primary sclerosing cholangitis：evidence of recurrent disease. AJR Am J Roentgenol，1996，166：1109－1113.

［140］Harrison RF，Davies MH，Neuberger JM，et al. Fibrous and obliterative cholangitis in liver allografts：evidence of recurrent primary sclerosing cholangitis? Hepatology，1994，20：356－361.

［141］Khettry U，Keaveny A，Goldar-Najafi A，et al. Liver transplantation for primary sclerosing cholangitis：a long-term clinicopathologic study. Hum Pathol，2003，34（11）：1127－1136.

［142］Brandsaeter B，Schrumpf E，Clausen OP，et al. Recurrent sclerosing cholangitis or ischemic bile duct lesions-a diagnostic challenge? Liver Transpl，2004，10（8）：1073－1074.

［143］Graziadei IW，Wiesner RH，Batts KP，et al. Recurrence of primary sclerosing cholangitis following liver transplantation. Hepatology，1999，29：1050－1056.

［144］Brandsaeter B，Schrumpf E，Bentdal O，et al. Recurrent primary sclerosing cholangitis after liver transplantation：a magnetic resonance cholangiography study with analyses of predictive factors. Liver Transpl，2005，11：1361－1369.

［145］Gordon F. Recurrent primary sclerosing cholangitis：clinical diagnosis and long-term management issues. Liver Transpl，2006，12（11 Suppl 2）：S73－75.

［146］Tamura S，Sugawara Y，Kaneko J，et al. Recurrence of primary sclerosing cholangitis after living donor liver transplantation. Liver Int，2007，27（1）：86－94.

［147］Graziadei IW. Live donor liver transplantation for primary sclerosing cholangitis：is disease recurrence increased? Curr Opin Gastroenterol，2011，27：301－305.

［148］Graziadei IW. Recurrence of primary sclerosing cholangitis after liver transplantation. Liver Transpl，2002，8：575－581.

［149］Fosby B，Karlsen TH，Melum E. Recurrence and rejection in liver transplantation for primary sclerosing cholangitis. World J Gastroenterol，2012，18：1－15.

［150］Maheshwari A，Yoo HY，Thuluvath PJ. Long-term outcome of liver transplantation in patients with PSC：a comparative analysis with PBC. Am J Gastroenterol，2004，99：538－542.

［151］Tome S，Martinez-Rey C，Gonzalez-Quintela A，et al. Influence of superimposed alcoholic hepatitis on the outcome of liver transplantation for end-stage alcoholic liver disease. J Hepatol，2002，36：793－798.

［152］Pfitzmann R，Schwenzer J，Rayes N，et al. Long-term survival and predictors of relapse after orthotopic liver transplantation for alcoholic liver disease. Liver Transpl，2007，13：197－205.

［153］Perney P，Bismuth M，Sigaud H，et al. Are preoperative patterns of alcohol consumption predictive of relapse after liver transplantation for alcoholic liver disease? Transpl Int，2005，18：1292－1297.

［154］De Gottardi A，Spahr L，Gelez P，et al. A simple score for predicting alcohol relapse after liver transplantation：results from 387 patients over 15 years. Arch Intern Med，2007，167：1183－1188.

［155］DiMartini A，Crone C，Dew MA. Alcohol and substance use in liver transplant patients. Clin Liver Dis，2011，15：727－751.

［156］DiMartini A，Dew MA，Chaiffetz D，et al. Early trajectories of depressive symptoms after liver transplantation for alcoholic liver disease predicts long-term survival. Am J Transplant，2011，11：1287－1295.

［157］Schmeding M，Heidenhain C，Neuhaus R，et al. Liver transplantation for alcohol-related cirrhosis：a single centre long-term clinical and histological follow-up. Dig Dis Sci，2011，56：236－243.

［158］Biselli M，Gramenzi A，Del Gaudio M，et al. Long term follow-up and outcome of liver transplantation for alcoholic liver disease：a single center case-control study. J Clin Gastroenterol，2010，44：52－57.

［159］Faure S，Herrero A，Jung B，et al. Excessive alcohol consumption after liver transplantation impacts on long-term survival，whatever the primary indication. J Hepatol，2012，57：306－312.

［160］Rice JP，Eickhoff J，Agni R，et al. Abusive drinking after liver transplantation is associated with allograft loss and advanced allograft fibrosis. Liver Transpl，2013，19：1377－1386.

［161］McCallum S，Masterton G. Liver transplantation for alcoholic liver disease：a systematic review of psychosocial selection criteria. Alcohol Alcohol，2006，41：358－363.

［162］Kelly M，Chick J，Gribble R，et al. Predictors of relapse to harmful alcohol after orthotopic liver transplantation. Alcohol Alcohol，2006，41：278－283.

［163］Pageaux GP，Bismuth M，Perney P，et al. Alcohol relapse after liver transplantation for alcoholic liver disease：does it matter? J Hepatol，2003，38：629－634.

［164］Burra P，Senzolo M，Adam R，et al. Liver transplantation for alcoholic liver disease in Europe：a study from the ELTR（European Liver Transplant Registry）. Am J Transplant，2010，10：138－148.

［165］Finkenstedt A，Graziadei IW，Oberaigner W，et al. Extensive surveillance promotes early diagnosis and improved survival of de novo malignancies in liver transplant recipients. Am J Transplant，2009，9：2355－2361.

［166］Afzali A，Berry K，Ioannou GN. Excellent posttransplant survival for patients with nonalcoholic steatohepatitis in the United States. Liver Transpl，2012，18：29－37.

［167］Dureja P，Mellinger J，Agni R，et al. NAFLD recurrence in liver transplant recipients. Transplantation，2011，91：684－689.

［168］Wang X，Li J，Riaz DR，et al. Outcomes of liver transplantation for nonalcoholic steatohepatitis：a systematic review and meta-analysis. Clin Gastroenterol Hepatol，2014，12（3）：394－402. e1.

［169］Burke GW，Cirocco R，Hensley G，et al. Liver transplantation for cirrhosis following jejuno-ileal bypass—regional cytokine differences associated with pathological changes in the transplant liver. Transplantation，1992，54：374－377.

［170］Requarth JA，Burchard KW，Colacchio TA，et al. Long-term morbidity following jejunoileal bypass：the continuing potential need for surgical reversal. Arch Surg，1995，130：318－325.

［171］urke A，Lucey MR. Non-alcoholic fatty liver disease，non-alcoholic steatohepatitis and orthotopic liver transplantation. Am J Transplant，2004，4：686－693.

［172］Contos MJ，Cales W，Sterling RK et al. Development of nonalcoholic fatty liver disease after orthotopic liver transplantation for cryptogenic cirrhosis. Liver Transpl，2001，7：363－373.

［173］El-Masry M，Puig CA，Saab S. Recurrence of non-viral liver disease after orthotopic liver transplantation. Liver Int，2011，31：291－302.

［174］Patil DT，Yerian LM. Evolution of nonalcoholic fatty liver disease recurrence after liver transplantation. Liver Transpl，2012，18：1147－1153.

［175］Kim WR，Poterucha JJ，Porayko MK，et al. Recurrence of nonalcoholic steatohepatitis following liver transplantation. Transplantation，1996，62：1802－1805.

［176］Charlton M，Kasparova P，Weston S，et al. Frequency of nonalcoholic steatohepatitis as a cause of advanced liver disease. Liver Transpl，2001，7：608－614.

［177］Malik SM，Devera ME，Fontes P，et al. Recurrent disease following liver transplantation for nonalcoholic steatohepatitis cirrhosis. Liver Transpl，2009，15：1843－1851.

［178］Yalamanchili K，Saadeh S，Klintmalm GB，et al. Nonalcoholic fatty liver disease after liver transplantation for cryptogenic cirrhosis or nonalcoholic fatty liver disease. Liver Transpl, 2010, 16：431 – 439.

［179］Melanie Vallin, Olivier Guillaud, Olivier Boillot, et al. Recurrent or De Novo Nonalcoholic Fatty Liver Disease After Liver Transplantation：Natural History Based on Liver Biopsy Analysis. Liver Transpl, 2014, 20：1064 – 1071.

［180］Ong JP, Younossi ZM. Epidemiology and natural history of NAFLD and NASH. Clin Liver Dis, 2007, 11：1 – 16, vii.

［181］Valenti L, Al-Serri A, Daly AK, et al. Homozygosity for the patatin-like phospholipase-3/adiponutrin I148M polymorphism influences liver fibrosis in patients with nonalcoholic fatty liver disease. Hepatology, 2010, 51：1209 – 1217.

［182］Kotronen A, Johansson LE, Johansson LM, et al. A common variant in PNPLA3, which encodes adiponutrin, is associated with liver fat content in humans. Diabetologia, 2009, 52：1056 – 1060.

［183］Finkenstedt A, Auer C, Glodny B, et al. Patatin-like phospholipase domaincontaining protein 3 rs738409-G in recipients of liver transplants is a risk factor for graft steatosis. Clin Gastroenterol Hepatol, 2013, 11：1667 – 1672.

［184］Watt KD, Dierkhising R, Fan C, et al. Investigation of PNPLA3 and IL28B genotypes on diabetes and obesity after liver transplantation：insight into mechanisms of disease. Am J Transplant, 2013, 13：2450 – 2457

［185］Heimbach JK, Watt KD, Poterucha J, et al. Combined liver transplantation and gastric sleeve resection for patients with medically complicated obesity and end-stage liver disease. Am J Transplant, 2013, 13（2）：363 – 368.

［186］Kilpe VE, Krakauer H, Wren RE. An analysis of liver transplant experience from 37 transplant centers as reported to Medicare. Transplantation, 1993, 56：554 – 561.

［187］Brandhagen DJ. Liver transplantation for hereditary hemochromatosis. Liver Transpl, 2001, 7：663 – 672.

［188］Yu L, Ioannou GN. Survival of liver transplant recipients with hemochromatosis in the United States. Gastroenterology, 2007, 133：489 – 495.

［189］Dar FS, Faraj W, Zaman MB, et al. Outcome of liver transplantation in hereditary hemochromatosis. Transpl Int, 2009, 22：717 – 724.

［190］Tung BY, Farrell FJ, McCashland TM, et al. Long-term follow-up after liver transplantation in patients with hepatic iron overload. Liver Transpl Surg, 1999, 5：369 – 374

［191］Brandhagen DJ, Alvarez W, Therneau TM, et al. Iron overload in cirrhosis-HFE genotypes and outcome after liver transplantation. Hepatology, 2000, 31：456 – 460

［192］Powell LW. Does transplantation of the liver cure genetic hemochromatosis? J Hepatol, 1992, 16：259 – 261.

［193］Stuart KA, Fletcher LM, Clouston AD, et al. Increased hepatic iron and cirrhosis：no evidence for an adverse effect on patient outcome following liver transplantation. Hepatology, 2000, 32：1200 – 1207.

［194］Farrell FJ, Nguyen M, Woodley S, et al. Outcome of liver transplantation in patients with hemochromatosis. Hepatology, 1994, 20：404 – 410.

附　录

缩略词及中英文全称

缩略词	英文全称	中文全称
A		
α_1-AT	α1-antitrypsin deficiency	α_1-抗胰蛋白酶
AAA	aromatic amino acids	芳香族氨基酸
AaPO2	alveolar-arterial oxygen gradient	肺泡－动脉氧梯度
AAR	ALT/AST ratio	ALT/AST 值
AASLD	American association for the study of liver diseases	美国肝病协会
ABG	arterial blood gas	动脉血气分析
ACEI	Angiotensinconverting enzyme inhibiters	血管紧张素转换酶抑制剂
ACLF	acute-on-chronic liver failure	慢加急性肝衰竭
ADA	Adenosine deaminase	腺苷脱氨酶
ADC	apparent diffusion coefficient	表观扩散系数
ADH	antidiuretic hormone	抗利尿激素
AFL	alcoholic fatty liver	酒精性脂肪肝
AIC	autoimmune cholangitis	自身免疫性胆管炎
AIH	Autoimmune hepatitis	自身免疫型肝炎
A-II	angiotensin II	血管紧张素 II
AIP	autoimmune pancreatitis	自身免疫性胰腺炎
AIT	autoimmune Thyroiditis	桥本甲状腺炎
AKI	Acute kidney injury	急性肾损伤
Alb	Albumin	白蛋白（血清指标）
ALC	antibodies against liver cytosol	抗肝细胞胞质抗体
ALD	alcoholic liver disease	酒精性肝病
ALF	Acute liver failure	急性肝衰竭
ALSS	artificial liver support system	人工肝支持系统
ALT	alanine aminotransferase	丙氨酸氨基转移酶
AMA	anti-mitochondrial antibodies	抗线粒体抗体
ANA	antinuclear antibodies	抗核抗体

缩略词	英文全称	中文全称
ANCA	anti-neutrophilcytoplasmatic antibodies	抗中性粒细胞细胞质抗体
APACHE	acute physiology，age and chronic health evaluation	急性生理功能、年龄和慢性健康状况评分
APC	argon plasma coagulation	氩等离子凝固术
APCs	antigen presenting cells	抗原递呈细胞
Apo-AI	apoprotein-AI	载脂蛋白-AI
APRI	aspartate aminotransferase to platelets ratio index	AST/血小板比率指数
APTT	activated partial thromboplastin time	活化部分凝血活酶时间
AR	Acute rejection	急性排斥
ARFI	acoustic radiation force imaging	声脉冲辐射力弹性成像
ASA	American Society of Anesthesiologists	美国麻醉学会
ASGPR	asialoglycoprotein receptor antibodies	唾液酸糖蛋白受体抗体
ASH	alcoholic steatohepatitis	酒精性脂肪性肝炎
SMA	Anti-smooth muscle antibodies	抗平滑肌抗体
AST	aspartate aminotransferase	天冬氨酸氨基转移酶
ATDs	Antituberculosis drugs	抗结核药
AT-Ⅲ	Antithrombin Ⅲ	抗凝血酶Ⅲ
ATT	Antituberculosis therapy	抗结核治疗
AUC	area under the receiver operating curve	受试者特征曲线下面积
AVB	acute variceal bleeding	急性静脉曲张破裂出血
AVP	arginine vasopressin	精氨酸血管加压素
AVT	anti-viral therapy	抗病毒治疗
AWS	alcohol withdrawal syndrome	戒酒综合征
B		
BBB	blood-brain barrier	血脑屏障
BCAA	branched-chain amino acids	支链氨基酸
BCM	body cell mass	体细胞质量
BCS	Budd-Chiari syndrome	布加综合征
BMD	bone mineral density	骨密度
BMI	body mass index	体质量指数
BMSC	bone marrow stem cells	骨髓干细胞
BNP	B-type natriuretic peptide	B 型钠尿肽

缩略词	英文全称	中文全称
BOC	Boceprevir	博赛匹韦
BRTO	balloonoccluded retrograde transvenous obliteration	经静脉逆行球囊闭塞术
BT	balloon tamponade	气囊填塞
BTMs	bone turnover biochemical markers	骨更新生化指标
BTR	BCAA/tyrosine ratio	支链氨基酸/酪氨酸值
BW	body weight	体重
	C	
CAD	coronary artery disease	冠心病
CAG	cyanoacrylate glue	氰基丙烯酸酯组织胶
CAID	cirrhosis-associated immune dysfunction	肝硬化相关免疫功能障碍
CAP	Controlled attenuation parameter	受控衰减参数
CBDL	common bile duct ligation	胆总管结扎
CBP	continuous blood purification	持续性血液净化疗法
CCA	cholangiocarcinoma	胆管上皮癌
CCC	Cholangiocellular carcinoma	胆管细胞癌
CCM	cirrhotic cardiomyopathy	肝硬化性心肌病
Ccr	Endogenous creatinine clearance rate	内生肌酐清除率
CEE	contrast-enhanced echocardiogram	超声造影心动图
CEUS	Contrast-enhanced ultrasound	超声造影
CF	Cystic fibrosis	囊性纤维化
CFF	Critical flicker frequency	临界视觉闪烁频率
CH	Congestive hepatomegaly	充血性肝病
CH	cholesterol	胆固醇
CHB	Chronic Hepatitis B	慢性乙型肝炎
CHC	Chronic Hepatitis C	慢性丙型肝炎
CHE	cholinesterase	胆碱酯酶
CHF	congestive heart failure	充血性心力衰竭
CI	confidence interval	可信区间
CI	cardiac index	心脏指数
CLD	chronic liver disease	慢性肝病
CLF	chronic liver failure	慢性肝衰竭

缩略词	英文全称	中文全称
CMP	cardiomyopathy	心肌病
CMV	Cytomegalovirus	巨细胞病毒
CNI	calcineurin inhibitor	钙调磷酸酶抑制剂
CNP	C-type natriuretic peptide	C 型钠尿肽
CNS	central nervous system	中枢神经系统
CO	Cardiac output	心排血量
COPD	Chronic obstructive pulmonary disease	慢性阻塞性肺病
COX-1	Cyclo-oxygenase-1	环氧化酶-1
CP	constrictive pericarditis	缩窄性心包炎
CP	copper-protein	铜蓝蛋白
CPA	Collagen proportionate area	胶原蛋白面积比率
CR	Chronic rejection	慢性排斥
CRC	Colorectal carcinoma	结肠直肠癌
CRP	C-reactive protein	C 反应蛋白
CRS	Cirrhosis Risk Score	肝硬化风险评分
CSF	Cerebrospinal fluid	脑脊液
CSPH	clinically significant portal hypertension	临床显著门静脉高压
CT	computed tomography	电子计算机断层摄影
CTP	Child-Turcotte-Pugh	Child-Turcotte-Pugh 评分系统
CVD	cardiovascular disease	心血管疾病
CVH	Chronic viral hepatitis	慢性病毒性肝炎
CVR	cardiovascular risk	心血管病风险
CYP	cytochrome P	细胞色素 P
	D	
DAA	direct acting antiviral agent	直接抗病毒药物
DAMP	damage-associated molecular patterns	损伤相关分子模式
DC	decompensated cirrhosis	失代偿型肝硬化
DCs	dendritic cell	树突状细胞
DCE	dynamic contrast-enhanced	动态造影增强
DDAVP	1-deamino-8-d-arginine vasopressin	去氨精氨酸血管加压素
DDLT	deceased donor liver transplantation	尸体供肝肝移植

缩略词	英文全称	中文全称
DEXA	dual-energy X-rayabsorptometry	双能 X 线吸收法
DILI	Drug-induced liver injury	药物诱导肝损伤
DIOS	Dysmetabolic iron overload syndrome	代谢异常铁超负荷综合征
DTI		磁共振弥散张量成像
DV	Duodenal varices	十二指肠静脉曲张
DWI	diffusion-weighted imaging	弥散加权成像

E

缩略词	英文全称	中文全称
EASL	European association for the study of liver diseases	欧洲肝病学会
EBV	Epstein-Barr virus	EB 病毒
ECBV	effective circulating blood volume	有效循环血量
ECG	electrocardiogram	心电图
ECHO	echocardiography	超声心动图
ECM	extracellular matrix	细胞外基质
ECV	ectopic varices	异位静脉曲张
EEG	electroencephalogram	脑电图
EGD	esophagogastroduodenoscopy	食管胃十二指肠镜检查
eGFR		估算肾小球滤过率
EGP	endogenous glucose production	内生葡萄糖
eNOS	endothelial NO synthase	内皮一氧化氮合酶
EPO	erythropoietin	红细胞生成素
ERCP	endoscopic retrograde cholangiography	经内镜逆行胆管造影
ESLD	End-stage liver disease	终末期肝病
ESPEN	European Society of Parenteral and Enteral Nutrition	欧洲胃肠外和肠营养学会
ET	endothelin	内皮缩血管肽
EV	Esophageal Varices	食管静脉曲张
EVB	esophagealvariceal bleeding	食管静脉曲张出血
EVL	endoscopic varix ligation	内镜曲张静脉结扎
EVO	endoscopic vascular obturation	内镜曲张静脉闭塞
EIS	Endoscopicinjection sclerotherapy	内镜下注射硬化剂治疗

F

缩略词	英文全称	中文全称
FA	fatty acids	脂肪酸

缩略词	英文全称	中文全称
FDP	Fibrinogen degradation products	纤维蛋白溶解产物
FFP	fresh frozen plasma	新鲜冰冻血浆
FHVP	free hepatic venous pressure	游离肝静脉压
FNH	Focal nodular hyperplasia	局限性结节性增生
FLD	fatty liver disease	脂肪性肝病
FLL	Focal liver lesions	局灶性肝脏病变
FXR	farnesoid X receptor	法尼酯 X 受体
G		
GABA	γ-aminobutyric acid	γ-氨基丁酸
GAHS	Glasgow Alcoholic Hepatitis Score	酒精性肝炎评分
GALT	gut-associated lymphoid tissue	肠相关淋巴组织
GAVE	Gastric antral vascular ectasia	胃窦血管扩张
GE	gastroesophageal	胃食管
GGT	γ-glutamyltranspeptidase	γ 谷氨酰胺转肽酶
GL	glycogenolysis	糖原分解
GNB	Gram-negative bacteria	革兰阴性菌
GNG	gluconeogenesis	糖异生
GOV	Gastroesophageal varices	胃食管静脉曲张
GOV1	gastro-oesphageal varix type 1	I 型胃食管静脉曲张
GOVB	Gastroesophageal varices bleeding	胃食管静脉曲张出血
GPB	Gram-positive bacteria	革兰阳性菌
GV	gastric varix	胃静脉曲张
GVB	gastricvariceal bleeding;	胃静脉曲张出血
GWAS	Genome-wide association study	全基因组关联分析
H		
HA	Hyaluronic acid	透明质酸
Ha	human albumin	人血白蛋白（诊疗用）
HAART	highly active anti-retroviral therapy	高效抗逆转录病毒治疗
HAP	hospital-acquired pneumonia	医院获得性肺炎
HAT	hepatic artery thrombosis	肝动脉血栓

缩略词	英文全称	中文全称
HAV	hepatitis A virus	甲型肝炎病毒
HBV	hepatitis B virus	乙型肝炎病毒
Hb	hemoglobin	血红蛋白
HBIG		乙型肝炎免疫球蛋白
HCIG		丙型肝炎免疫球蛋白
HCC	hepatocellular carcinoma	肝细胞性肝癌
HCV	hepatitis C virus	丙型肝炎病毒
HD	hemodialysis	血液透析
HD	hepaticdiabetes	肝源性糖尿病
HDC	hyperdynamic circulatory	高动力循环
HDL	high-density lipoprotein	高密度脂蛋白
HDV	hepatitisD virus	丁型肝炎病毒
HE	Hepatic encephalopathy	肝性脑病
HEV	hepatitisE virus	戊型肝炎病毒
HH	Hepatic hydrothorax	肝性胸腔积液
HLA	human leukocyte antigen	人类白细胞抗原
HO	Hepatic osteodystrophy	肝性骨营养障碍
HPS	Hepatopulmonary syndrome	肝肺综合征
HRS	hepatorenal syndrome	肝肾综合征
HSC	hepatic stellate cell	肝星形细胞
HSCT	hematopoietic stem cell transplantation	造血干细胞移植
HSV	herpes simplex virus	单纯疱疹病毒
HVOO	hepatic venous outflow obstruction	肝静脉血流阻塞
HVPG	hepatic venous pressure gradient	肝静脉压力梯度

I

IBD	inflammatory bowel disease	炎症性肠病
IBO	intestinal bacterial overgrowth	肠细菌过度生长
ICAM-1	intercellular adhesion molecule 1	细胞间黏附分子-1
ICG	indocyanine green	吲哚氰绿
IFA	indirect fluorescent antibody	间接免疫荧光抗体试验
IFN	interferon	干扰素

缩略词	英文全称	中文全称
IGF	insulin-like growth factor	胰岛素样生长因子
IGV1	isolated gastricvaric type 1	孤立胃静脉曲张 1 型
IL-1	interleukin-1	白细胞介素-1
IMN	Isosorbide mononitrate	单硝酸异山梨酯
INR	PTinternational normalized ratio	PT 国际标准化比值
IPVD	intrapulmonary vasodilatation	肺内血管扩张
IR	insulin resistance	胰岛素抵抗
IVC	inferior vena cava	下腔静脉
	K	
KC	kupffer cell	肝巨噬细胞
LAM		拉米夫定
	L	
LBP	LPS-binding protein	脂多糖结合蛋白
LC	Liver cirrhosis	肝硬化
LCAT	lecithin cholesterol acyl transferase	卵磷脂 – 胆固醇乙酰转移酶
LCR	ligase chain reaction	连接酶链反应
LDH	Lactate dehydrogenase	乳酸脱氢酶
LDL	low-density lipoprotein	低密度脂蛋白
LDLT	Living donor liver transplantation	活体供肝肝移植
LDV	Ledipasvir	雷迪帕韦
LKM	liver/kidney microsomal	肝肾微粒体
LMWH	low molecular weight heparin	低分子肝素
LN	laminin	层粘连蛋白
LOLA	L-ornithine-L-Aspartic acid	L-鸟氨酸-L-天冬氨酸
Lp	lipoprotein	脂蛋白
LRP	LDL receptor-related protein	LDL 受体相关蛋白
LSEC	liver sinusoidal endothelial cell	肝窦内皮细胞
LSM	Liver Stiffness measurement	肝脏硬度检测
LSPS	Liver Stiffness Platelet Spleen index	肝脏硬度血小板脾指数
LT	Liver transplantation	肝移植
LVP	large-volume paracentesis	腹腔穿刺大量放腹水

缩略词	英文全称	中文全称
	M	
MAC	Midarm circumference	上臂围
MAP	mean arterial pressure	平均动脉压
MARS	molecular adsorbents recirculation systems	分子吸附再循环系统
MCV	mean corpuscular volume	平均血细胞容积
MDR	multi-drug resistant	多重耐药
MELD	Model for End-Stage Liver Disease	终末期肝病模型
MFB	myofibroblast-LIKE cells	肌成纤维样细胞
MHE	Minimal hepatic encephalopathy	轻微肝性脑病
MLN	mesenteric lymph nodes	肠系膜淋巴结
MLP	mosaic-like pattern	马赛克样病变模式
MMAC	Muscularmidarm circumference	上臂肌围
MMF	mycophenolate mofetil	霉酚酸脂
MMP	matrix metalloproteinases	基质金属蛋白酶
MOF	multi-organ failure	多器官功能衰竭
MOVC	Membranes occlusion of inferior vena cava	下腔静脉膜性阻塞
MPAP	Mean pulmonary artery pressure	平均肺动脉压
MPD	myeloproliferative disorders	骨髓增生性疾病
MRI	magnetic resonance imaging	磁共振成像
MRCP	Magnetic resonance cholangio-pancreatography	磁共振胰胆管成像
MRE	magnetic resonanceelastography	磁共振弹性成像
MRS	Magnetic resonance spectroscopy	磁共振波谱成像
MS	metabolic syndrome	代谢综合征
MUFA	Monounsaturated fatty acids	单不饱和脂肪酸
	N	
NAs	nucleoside or nucleotide analogues	核苷（酸）类似物
NAFL	nonalcoholic fatty liver	非酒精性单纯性脂肪肝
NAFLD	nonalcoholic fatty liver disease	非酒精性脂肪性肝病
NASH	non-alcoholicsteatohepatitis	非酒精性脂肪性肝炎
NCPF	Non-cirrhotic portal fibrosis	非肝硬化门静脉纤维化
NE	norepinephrine	去甲肾上腺素

续表

缩略词	英文全称	中文全称
NKT	natural killer T cells	自然杀伤性 T 细胞
NO	nitric oxide	一氧化氮
NOS	nitric oxide synthase	一氧化氮合酶
NPV	negative predictive value	阴性预测值
NSAIDs	non-steroidal anti-inflammatory drugs	非甾体类抗炎药
NSBB	Nonselectiveb β-blockers	非选择性 β-受体阻滞剂
	O	
OATP	organic anion transporting polypeptide	有机阴离子转运多肽
OBI	Occult hepatitis B virus infection	隐匿性 HBV 感染
OCI	Occult hepatitis C virus infection	隐匿性 HCV 感染
ODS	osmotic demyelination syndrome	渗透性脱髓鞘综合征
OPSI	overwhelming postsplenectomy infection	脾脏切除后急危型感染
OR	odds ratio	比值比
OS	overlap syndrome	重叠综合征
	P	
$PaCO_2$	partial pressure of carbon dioxide	动脉二氧化碳分压
PAH	Pulmonary arterial hypertension	肺动脉高压
PAI	plasminogen activator inhibitor	纤溶酶原激活物抑制剂
PAMP	Pathogen-associated molecular patterns	病原体相关分子模式
pANNA	peripheral antineutrophil nuclear antibodies	抗外周中性粒细胞胞质抗体
PaO2	partial pressure of oxygen	动脉氧分压
PBA	plasma bilirubin absorption	血浆胆红素吸附
PBC	primary biliary cirrhosis	原发性胆汁性肝硬化
PC	protein C	蛋白 C
PCR	Polymerase Chaim reaction	聚合酶链反应
PCWP	Pulmonary capillary wedge pressure	肺动脉楔压
PDC	pyruvate dehydrogenase complex	丙酮酸脱氢酶复合体
PDF	plasmadiafiltration	血浆滤过透析
PDGF	platelet-derived growth factor	血小板衍生生长因子
PE	plasma exchange	血浆置换

缩略词	英文全称	中文全称
PEG	polyethylene glycol molecule	聚乙二醇
P-IFN	pegylated interferon	聚乙二醇干扰素
PEM	protein-energy malnutrition	蛋白能量营养不良
PHT	portal hypertension	门静脉高压
PHC	portal hypertensive colopathy	门静脉高压性结肠病
PHG	portal hypertensive gastropathy	门静脉高压性胃病
PI	Protease inhibitor	蛋白酶抑制剂
PI	Prothrombin index	凝血酶原指数
PL	phospholipids	磷脂类
PLT	platelet count	血小板计数
PMNs	polymorphonuclear neutrophils	多形核中性白细胞
PN	parenteral nutrition	胃肠外营养
PNFG	Primary non-functioning graft	原发性移植物无功能
PNI	Prognostic nutritional index	预后营养指数
POLA	preoperative liver assessment checklist	手术前肝病评估程序
POPH	Portopulmonary hypertension	门脉性肺动脉高压
PPAR	peroxisome proliferator-activated receptors	过氧化物酶体增生物激活受体
PPCD	post-paracentesis circulatory dysfunction	腹腔穿刺放腹水后循环功能障碍
PPD	purified peptide derivative	纯蛋白衍生物（结核）
PPG	pressure gradient between the portal vein and the IVC	门静脉压力梯度
PPI	proton-pump inhibitors	质子泵抑制剂
PPV	positive predictive value	阳性预测值
PRR	Pattern recognition receptors	模式识别受体
PS	protein S	蛋白 S
PSC	primarysclerosing cholangitis	原发性硬化性胆管炎
PSE	partial splenic embolization	部分脾栓塞术
PSR	platelet count/spleen diameter ratio	血小板计数/脾直径比值
PT	prothrombin time	凝血酶原时间
PTA	Prothrombin timeActivity	凝血酶原活动度
PTFE	polytetrafluoroethylene	聚四氟乙烯
PTH	parathyroid hormone	甲状旁腺素

缩略词	英文全称	中文全称
PTLD	posttransplant lymphoproliferative disorder	肝移植后淋巴组织增生病
PTT	partial thromboplastin time	部分促凝血酶原时间
pTVR	Post transplantion of sustained virological response	肝移植后持续病毒学应答
PTX	Pentoxifylline	己酮可可碱
PUFA	polyunsaturated fatty acids	多不饱和脂肪酸
PV	Portal Vein	门静脉
PVE	portal vein embolization	门静脉栓塞
PVP	portal venous pressure	门静脉压力
PVR	Pulmonary vascular resistance	肺血管阻力
PVST	portal vein system thrombosis	门静脉系统血栓形成
R		
RAAS	Renin-Angiotensin-Aldosterone System	肾素－血管紧张素－醛固酮系统
RBP-4	Retinol-binding protein 4	视黄醇结合蛋白 4
RBV	ribavirin	利巴韦林
RCT	Randomized controlled trials	随机对照试验
REE	resting energy expenditure	静息时能量消耗
RHC	Right heart catheterization	右心导管检查
RLV	right liver lobe volume	肝右叶体积
RQ	respiratory quotient	呼吸商
RV	Rectal varices	直肠静脉曲张
RV	right ventricle	右心室
S		
SAAG	serum-ascites albumin gradient	血清－腹水白蛋白梯度
SAE	serious adverse event	严重不良反应事件
SaO2	arterial oxygen saturation	动脉血氧饱和度
SBEM	Spontaneous bacterial empyema	自发性细菌性脓胸
SBP	spontaneous bacterial peritonitis	自发性细菌性腹膜炎
sCr	serum creatinine	血清肌酐
SD-PSC	small duct PSC	小胆管型 PSC
SG	sleeve gastrectomy	袖状胃改形术
SGA	subjective global assessment	主观整体营养评估

缩略词	英文全称	中文全称
SIADH	syndrome of inappropriate antidiuretic hormone secretion	不适当抗利尿激素分泌综合征
SID	Selectivity intestinal decontamination	选择性肠净化
SIRS	systemic inflammatory response syndrome	全身炎症反应综合征
SLA	soluble liver antigen	肝可溶性抗原
SLA/LP	soluble liver antigen/liver pancreas antigen	肝可溶性抗原/肝胰抗原
SNPs	Single-nucleotide polymorphisms	单核苷酸多态性
SNS	Sympathetic nervous system	交感神经系统
SOF	Sofosbuvir	索菲布韦
SOFA	sequential organ failure assessment	序贯器官衰竭评估系统
SOS	Sinusoidal obstruction syndrome	肝窦阻塞综合征
SPAD	Single-pass albumin dialysis	单程蛋白透析
SPIO	superparamagnetic iron oxide	超顺磁氧化铁
SPSS	Spontaneous portosystemic shunt	自发性门体分流
SS	spleen stiffness	脾脏硬度
SSC	Secondary sclerosing cholangitis	继发性硬化性胆管炎
SVr	systemic vascular resistance	全身血管阻力
SVR	sustained virological response	持续病毒学应答
SVR12	12 week SVR	治疗结束后 12 周的病毒应答率
Svt	splenic vein thrombosis	脾静脉血栓
SVT	splanchnic vein thrombosis	内脏静脉血栓

T

缩略词	英文全称	中文全称
T2D	type 2 diabetes	2 型糖尿病
TAC	tacrolimus	他克莫司
TBW	Total body water	全身含水量
TBiL	Tatalbicirubin	总胆红素
TCR	T-cell receptor	T-淋巴细胞受体
TE	Transientelastography	瞬时弹性成像
TEL	Telaprevir	特拉匹韦
TF	tissue factor	组织因子
TG	triglyceride	甘油三酯
TGF-β_1	transforming growth factor β_1	转化生长因子-β_1
TIMP	tissue inhibitor of metalloproteinases	组织型基质金属蛋白酶抑制剂

缩略词	英文全称	中文全称
TIPS	transjugular intrahepatic portosystemic shunt	经颈静脉肝内门体静脉分流术
TLR	toll like receptor	toll-样受体
TNF	tumor necrosis factor	肿瘤坏死因子
TPO	thrombopoietin	血小板生成素
TR	Tricuspid regurgitation	三尖瓣反流
T-regs	T-regulatory cells	调节性 T 细胞
TRH	Thyrotropinsecreting hormone	甲状腺素释放激素
TST	triceps skinfold thickness	肱三头肌皮皱厚度
TT	thrombin time	凝血酶时间
U		
UC	ulcerative colitis	溃疡性结肠炎
UCA	ultrasound contrast agents	超声造影剂
UDCA	ursodeoxycholic acid	熊去氧胆酸
UFH	unfractionated heparin	普通肝素
ULN	upper limit of normal	正常值上限
US	ultrasound	超声
UTI	urinary tract infection	泌尿道感染
V		
VATS	video-assistedthorascopic surgical techniques	视频辅助胸腔镜外科技术
VCE	Videocapsule endoscopy	视像胶囊内镜
VEGF	vascular endothelial growth factor	血管内皮生长因子
VLDL	very-low-density lipoprotein	极低密度脂蛋白
VOD	veno-occlusive disease	静脉闭塞性疾病
VRS	variceal risk score	静脉曲张风险评分
VWF	von Willebrand factor	维勒布兰德因子
VZV	varicella herpes zoster virus	水痘 – 带状疱疹病毒
W		
WD	Wilson's disease	肝豆状核变性或 Wilson 病
WHVP	wedged hepatic vein pressure	肝静脉楔压
25-OHD	25-hydroxyvitamin D (25-OHD)	25-羟维生素 D
5-HT	5-hydroxytryptamine	5-羟色胺
^{99m}Tc-MAA	Technetiumlabelled macroaggregated albùmen	同位素锝标记聚合白蛋白